# 宫颈癌筛查及临床处理：细胞学、组织学和阴道镜学

# Cervical Cancer Screening and Clinical Management: Cytology, Histology, Colposcopy


主　　编　赵澄泉　周先荣　隋　龙　杨　敏

Chief Editors　Chengquan Zhao, Xianrong Zhou, Long Sui, Min Yang



北京科学技术出版社

**图书在版编目（CIP）数据**

宫颈癌筛查及临床处理：细胞学、组织学和阴道镜学 / 赵澄泉等主编 .— 北京 : 北京科学技术出版社，2017.10（2018.1 重印）
ISBN 978-7-5304-9282-6

Ⅰ . ①宫… Ⅱ . ①赵… Ⅲ . ①子宫颈疾病—癌—诊疗
Ⅳ . ① R737.33

中国版本图书馆 CIP 数据核字（2017）第 231464 号

**宫颈癌筛查及临床处理：细胞学、组织学和阴道镜学**

---

**主　　编：** 赵澄泉　周先荣　隋　龙　杨　敏
**策划编辑：** 朱　琳
**责任编辑：** 仲小春　严　丹　周　珊
**责任校对：** 贾　荣
**责任印制：** 李　茗
**封面设计：** 晓　林
**图文设计：** 北京八度出版服务机构
**出 版 人：** 曾庆宇
**出版发行：** 北京科学技术出版社
**社　　址：** 北京西直门南大街 16 号
**邮政编码：** 100035
**电话传真：** 0086-10-66135495（总编室）
0086-10-66113227（发行部）0086-10-66161952（发行部传真）
**电子信箱：** bjkj@bjkjpress.com
**网　　址：** www.bkydw.cn
**经　　销：** 新华书店
**印　　刷：** 北京捷迅佳彩印刷有限公司
**开　　本：** 889mm×1194mm　1/16
**字　　数：** 850 千字
**印　　张：** 31.75
**版　　次：** 2017 年 10 月第 1 版
**印　　次：** 2018 年 1 月第 2 次印刷
ISBN 978-7-5304-9282-6/R・2412

---

**定　　价：328.00 元**

# 编者名单

主　编　赵澄泉　周先荣　隋　龙　杨　敏

Chief Editors　Chengquan Zhao, Xianrong Zhou, Long Sui, Min Yang

编　者（按姓氏字母排序）

R. Marshall Austin　MD，PhD
Professor and Director of Cytopathology
Department of Pathology
Magee-Womens Hospital
University of Pittsburgh Medical Center
Pittsburgh PA USA

毕　蕙
主任医师
北京大学第一医院妇产科

陈晓莉（Xiaoli Chen）　MD，MBA
Adjunct Professor of Drexel University
Chairman/Medical Director
Clinical Laboratory and Pathology Services
Beebe Healthcare
Lewes DE USA

丛　青　医学博士
主治医师
复旦大学附属妇产科医院宫颈疾病诊疗中心

耿　力　医学博士
主任医师，教授
北京大学第三医院妇产科

黄文斌　医学博士
副主任医师
南京市第一医院病理科

李　青　医学博士
主任医师，主任
上海健康医学院附属浦东新区人民医院病理科

李再波（Zaibo Li）　MD，PhD
Assistant Professor，Associate Director of Resident Program
Department of Pathology
Ohio State University Medical Center
Columbus OH USA

钱德英
主任医师，主任
广东省人民医院妇产科

沈丹华
主任医师，主任
北京大学人民医院病理科

隋　龙　医学博士
主任医师，教授，主任
复旦大学附属妇产科医院宫颈疾病诊疗中心

王军臣　医学博士
主任医师，教授，主任
同济大学附属东方医院病理科
同济大学医学院病理学教研室

魏丽惠
主任医师，教授，名誉主任
北京大学妇产科学系，北京大学人民医院

徐海苗
主任医师，副主任
浙江省肿瘤医院病理科
浙江省中医药大学兼职教授

杨　敏
医之本医学网站创始人
华夏病理学网站创始人

杨怀涛（Huaitao Yang）　MD，PhD
Assistant Professor，Director of Molecular Pathology
Department of Pathology
University Cincinnati Medical Center
Cincinnati OH USA

俞　菁（Jing Yu）　MD，PhD
Associate Professor and Director of Fine Needle Aspiration
Department of Pathology
Magee-Womens Hospital
University of Pittsburgh Medical Center
Pittsburgh PA USA

张　莉　医学博士
中国医学科学院肿瘤医院流行病学研究室

张松林（Songlin Zhang）　MD，PhD
Associate Professor and Director of Breast/Gynecopathology
Department of Pathology
University of Texas at Houston
Houston Texas　USA

赵　昀　医学博士
副主任医师
北京大学人民医院妇产科

赵澄泉（Chengquan Zhao）　MD
Professor and Co-Director of Cytopathology
Department of Pathology
Magee-Womens Hospital
University of Pittsburgh Medical Center
Pittsburgh PA USA

赵方辉　医学博士
教授/研究员，副主任
中国医学科学院肿瘤医院流行病学研究室

赵淑萍　医学博士
主任医师，教授，首席专家
青岛市妇女儿童医院妇科中心
青岛大学附属妇女儿童医院

赵雪莲　医学博士
中国医学科学院肿瘤医院流行病学研究室

周　倩（Qian Zhou）　MD，PhD
Associate Professor and Director of Cytopathology
Department of Pathology
University of British Columbia
Vancouver Canada

周先荣
主任医师，教授，主任
复旦大学附属妇产科医院病理科

# 主编介绍

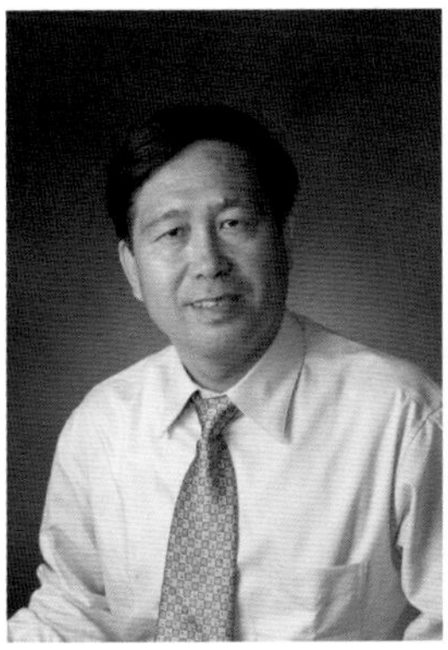

赵澄泉，医学博士，美国匹兹堡大学医学院教授，妇科病理学、乳腺病理学和细胞病理学专家，细胞病理学室共同主任。美国匹兹堡大学医学中心（UPMC）中国病理企业部主任。美国阴道镜及宫颈病理学会（ASCCP）国际教育委员会委员、中国阴道镜及宫颈病理学会（CSCCP)首席海外医学顾问。

他从青岛医学院医学系毕业后留校工作；1992年赴以色列希伯来大学从事DNA重组的分子生物学研究；1993—1999年在美国加州大学洛杉矶分校医学院从事抗菌肽分子生物学研究,科研成果获三项美国国家专利局专利；2000—2004年在美国Drexel大学医学院从事了4年病理住院医生工作，后在美国国防部部队病理学研究院（AFIP）完成1年的妇产科和乳房病理学专科训练，在南加州大学专攻1年细胞病理学；2006年至今，在UPMC Magee妇女医院从事乳腺/妇产科病理学和细胞病理学的临床诊断、教学和科研工作，任细胞病理室共同主任。因工作和科研成绩突出，他仅用6年时间由助理教授、副教授，破格晋升为匹兹堡大学医学院教授，主要科研方向为妇科肿瘤病理诊断、分子生物学、妇科宫颈细胞学、HPV的研究。现有2个NIH-R01研究课题作为共同研究者。已发表医学科研论文170余篇，论文摘要130余篇。受邀参加科研会议报告和讲课百余次，担任20余家英文医学杂志编委或特约审稿人。任美国病理学院(CAP) 细胞病理学委员会委员6年，领导多个CAP细胞病理学委员会组织的全美国实验室宫颈细胞学和HPV检查课题的调查研究。

赵教授积极参与中国病理医生教育和CSCCP组织的宫颈癌防治活动；负责CSCCP-ASCCP教育方面的联系工作，获ASCCP 2017年度卓越服务贡献奖；负责策划和组织华夏病理网络学院的《宫颈细胞病理学》《细针穿刺细胞学》课程；兼任上海复旦大学附属妇产科医院、中国人民解放军总医院、中南大学湘雅医院、山西医科大学第二医院、新乡医学院等多所国内大学和医院的特聘或客座教授。

他主编和参与国内多部医学书籍的编写和翻译。主编《宫颈癌筛查及临床处理：细胞学、组织学和阴道镜学》《妇科细胞病理学诊断与临床处理》《细针穿刺细胞病理学》《非妇科脱落细胞学》《乳腺病理诊断和鉴别诊断》《实用妇科细胞学教程》《细胞病理学常见病例诊断及鉴别诊断》。任主审的英文专著有《Blaustein女性生殖道病理学》(第6版)，《乳腺病理活检解读》《乳腺病理诊断难点》《乳腺病理活检解读》(第2版)，《子宫颈和子宫体病理活检解读》(第2版)，《现代阴道镜学》。

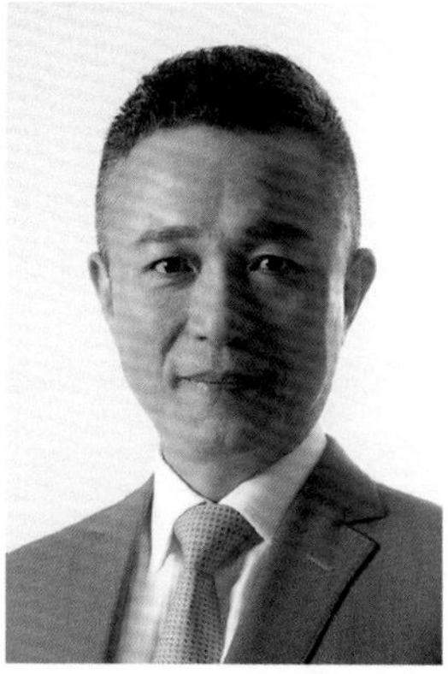

**隋龙**，医学博士，复旦大学附属妇产科医院（上海红房子妇产科医院）主任医师、博士生导师，女性下生殖道癌前病变、阴道镜学、宫腔镜学专家，宫颈疾病诊疗中心主任、妇产科学教研室副主任，国际宫颈病理及阴道镜联盟（IFCPC）理事。中国阴道镜宫颈病理学会（CSCCP）副主任委员、中国妇产科医师学会宫颈疾病–细胞病理学院副主任委员兼阴道镜学组组长、中国非公医疗协会妇产科专业委员会副主任委员、妇产科医学工程专业委员会主任委员。

1987年，上海第二军医大学毕业后就职于上海长征医院妇产科，先后担任住院医师、住院总医师和主治医师。2003年进入复旦大学附属妇产科医院工作至今，先后担任主治医师、副主任医师、主任医师。2005年获得复旦大学硕士生导师资格，2012年获得复旦大学博士生导师资格。1993年在第二军医大学研究生院从事“改良的抑制素（Inhibin）放射免疫测定方法及临床应用、白细胞雌激素受体含量的周期性变化及其调节”研究，1997年获得第二军医大学妇科内分泌专业硕士学位。2005年在复旦大学附属妇产科医院从事“乙二醛酶1与子宫内膜癌发生相关性”研究，2009年获得复旦大学妇科肿瘤博士学位。2005年参加英国皇家妇产科学院和Whittington医院举办的国际阴道镜高级培训班，获得结业证书。分别于2011年在美国哈佛大学医学院附属BIDMC医学中心、2014年在德国吕纳堡中心医院做高级访问学者。2004年至今，专注于女性下生殖道癌前病变以及各类宫腔疾病的微创伤诊疗、教学、科研工作。他的主要科研方向为HPV感染相关疾病的基础和临床研究；宫腔粘连的成因及防治基础与临床研究；子宫畸形的微创诊疗的临床研究。近5年先后承担了国家自然科学基金、国家科技支撑项目（子课题）、上海市科委重大项目（子课题）、上海市科委重点项目等6个课题。已发表医学科研论文80余篇。受邀参加科研会议报告和讲课百余次，担任10余家中、英文医学杂志编委或特约审稿人。近年来牵头10余项全国或上海市多中心临床研究课题。以第一完成人先后获得省部级科技进步三等奖一项、医疗成果三等奖一项、2015年获得国家实用专利两项。

他主编、主译和参与编写国内妇产科专业书籍近20部。主编《良性子宫出血性疾病的治疗》《白带异常》；主译第3版《下生殖道癌前病变》（Albert Singer著）；参编《实用妇产科学》《绝经–内分泌与临床》《自然流产》《神经肽基础与临床》等。2005年以来共主办国家级阴道镜技术培训班12期，协办各类阴道镜、宫腔镜培训班20场。

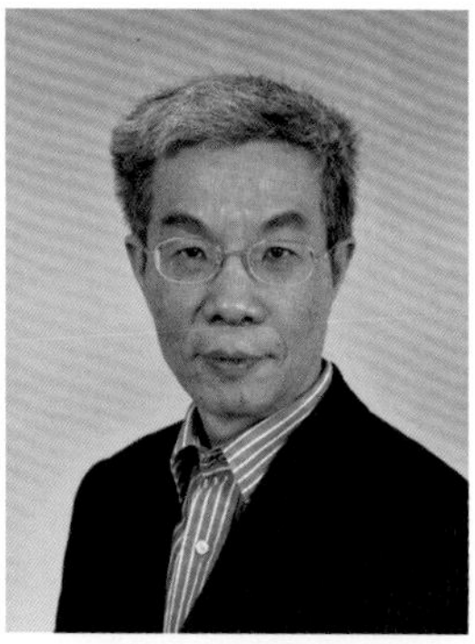

**周先荣**，复旦大学附属妇产科医院病理科主任医师，基础医学院病理系教授。中华医学会病理学分会女性生殖病理学组组长，全国病理工作者委员会副主任委员，上海市医学会病理学分会细胞病理学组组长。

1984年毕业于南京医科大学医学系获医学学士学位，1990年毕业于上海医科大学研究生院获医学硕士学位。1984年至1987年于江苏省扬州医学院附属医院妇产科担任住院医师，1990年至今，一直在复旦大学附属妇产科医院病理科从事病理学诊断工作，历任住院医师、主治医师、副主任医师和主任医师及教授，1994年开始担任病理科主任至今。专门从事妇产科病理学诊断领域的各个常见病变的研究，集中研究的领域包括子宫颈HPV感染的超微结构观察、临床随访，子宫颈腺癌尤其胃型分化腺癌的1955年至2005年的全部病例随访，50年阴道腺癌的临床病理学分析，异常子宫出血内膜形态学改变，临床常用激素对子宫内膜形态的影响，子宫内膜癌的50年病理分析与随访，子宫内膜不典型增生的保守性治疗与随访，子宫内膜间质肿瘤的60年分析，子宫平滑肌肿瘤的长期随访对照研究，卵巢各个主要亚型上皮性肿瘤的形态学和随访资料的临床病理学分析，性腺分化异常和生殖细胞肿瘤，围产儿解剖和畸形及胎盘病理学等，在妇产科病理学诊断领域积累了丰富的经验。积极参与全国妇产科病理教育活动。

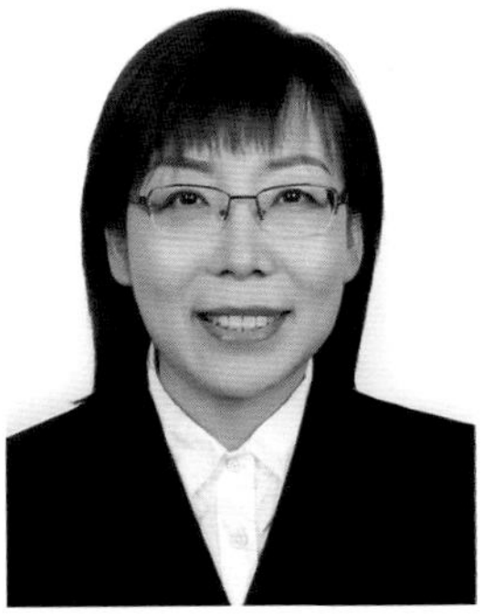

杨敏，医学学士，专业研究方向为细胞病理学诊断。曾任中国人民解放军总医院（301医院）病理科细胞学室负责人，中华医学会病理学分会细胞病理学专业委员会委员。在澳大利亚Dorevitch Pathology Melbourne学习工作多年。2017年7月回国创业，创建医之本医学网站，打造癌症病友网络家园。现任中国医疗保健国际交流促进会病理学分会常务副秘书长，北京肿瘤病理精准诊断研究会常务副秘书长，墨尔本东北同乡会理事。

1995年毕业于辽宁省锦州医学院，1999年在中国人民解放军总医院（301医院）病理科进修学习1年，2000年在北京协和医院病理科参观学习半年。2003年赴香港学习宫颈液基细胞学诊断，获SurePath液基细胞学诊断资格证书，2006年创建华夏病理学网站，2007年荣获中国人民解放军总后医技部嘉奖，2009年主编《细胞病理学诊断图谱及实验技术》，参编《女性生殖系统疑难病例临床病理讨论》；2011年主编《妇科细胞病理学诊断与临床处理》；2012年完成《细胞病理学诊断图谱及实验技术》第2版修订版；2013年主编《细针穿刺细胞病理学》；2014年主编《实用妇科细胞学教程》；2015年主编《非妇科脱落细胞学》；2017年主编《细胞病理学常见病例诊断及鉴别诊断》。

长期从事病理学诊断工作，具有丰富的专业理论知识和工作经验，始终以严谨的工作作风和热忱的工作态度致力于细胞学诊断和网络建设，联系国内外病理学专业人士进行学术交流和讲座，为促进临床病理学发展及国内病理专业技术水平的提高做了大量工作。

# 序 一

我们欣喜地看到，由美国匹兹堡大学医学中心病理学赵澄泉教授等主编的《宫颈癌筛查及临床处理：细胞学、组织学和阴道镜学》问世了。

本书是在《妇科细胞病理学：诊断与临床处理》（2011）的基础上，组织国内外26位专家，用了6个月时间完成的专著。新书结合了近年来国际国内的最新进展，根据国内妇科临床病理工作中的需要，在宫颈癌筛查、诊断和临床治疗策略等方面补充了大量内容，并对原有内容进行了多处修订。该书以宫颈癌筛查为主线，以细胞病理学为核心，详细地阐述了在宫颈癌筛查中涉及的各方面内容，包括细胞学的诊断标准、质量评估、各种异常细胞学的形态变化特点以及妊娠期的子宫颈细胞学表现和特殊部位肛管的细胞学。本书还介绍了近年来进展最快的HPV流行病学现状、HPV的筛查技术、HPV疫苗的应用，以及应用HPV疫苗后的筛查策略等。对于阴道镜在筛查的最后诊断起至关重要的作用和在治疗中的作用也做了专门介绍。本书还用专门章节介绍了全球主要国家（美国、英国和加拿大等国）的筛查指南以及人员培训要求。特别是引用了200余例宫颈癌案例解析在临床诊断中遇到的误区、经验和教训。为了满足医生的临床实践需求，书中选取了1100幅精美图片，图文并茂，易于理解。

本书是以细胞病理专业为基础，由妇科病理细胞学医生，联合妇科临床专业医生，包括专门从事阴道镜宫颈病变的医生、流行病学专业医生等，多学科专家从多视角共同完成，无疑大大推动了当前多学科融合的发展，提高了中国宫颈癌的防治水平。

本书不仅是细胞病理医生的参考书，对妇科临床医生以及对所有致力于宫颈癌防治的人员都有参考价值。

最后，感谢主编赵澄泉教授，他在推动中国宫颈癌筛查的同时，组织了美国、加拿大8位华人学者，联合我国18位从事宫颈癌防治的专家共同完成此书。感谢所有编者以及北京科学技术出版社搭建的中外合作的学术平台，通过此书，把国外先进经验与中国宫颈癌防治现状结合起来，对规范中国宫颈癌的筛查将起到积极促进的作用。

（魏丽惠）

北京大学人民医院妇产科教授

中国优生科学协会CSCCP主任委员

2017年7月于北京

# 序 二

由赵澄泉、周先荣、隋龙、杨敏主编的《宫颈癌筛查及临床处理：细胞学、组织学和阴道镜学》通过编委会和作者们的辛勤努力，即将出版，深值庆贺。

赵澄泉教授担任主编的《妇科细胞病理学：诊断与临床处理》一书于2011年问世，即受到国内许多地区病理医生的关注与欢迎。转眼6年光阴悄然而过，在过去的6年里，随着世界范围内新技术的发展及应用，宫颈癌的筛查方案和相应的临床处理也随之发生了很大变化。诸如美国FDA先后批准了Cervista、cobas 4800和Aptima HPV检测可用于ASC-US的反馈性检查和30岁及以上妇女的细胞学HPV共同筛查；2012年美国癌症协会（ACS）、美国阴道镜和宫颈病理学会（ASCCP）及美国临床病理学会（ASCP）共同发表了以循证医学为基础的新的宫颈癌筛查指南，对筛查的起止年龄、筛查间期做了重大改动，为不同年龄组妇女提出了不同的筛查策略。2013年ASCCP发表了新的宫颈癌筛查异常及癌前病变的处理共识指南。除了2价和4价HPV疫苗外，2014年FDA又批准了Merck公司的9价疫苗可用于临床。2015年美国细胞病理学会发表了第3版TBS宫颈细胞学报告系统；2016年美国妇产科医生学会也根据2012年ACS、ASCCP、ASCP/A的筛查指南发布了该学会对宫颈癌筛查和预防的最新实践指南。为反映上述日新月异的变化，促进国内宫颈癌筛查防治的标准化并与国际接轨，赵澄泉教授在百忙之中，抽出时间组织各领域专家共同编写了这部《宫颈癌筛查及临床处理：细胞学、组织学和阴道镜学》。本书反映了宫颈癌筛查的最新研究进展，结合了国内妇科临床病理工作的实际需要。本书作者均具有丰富的临床实践经验和理论知识，根据各人的专长、结合国内外有关文献和新进展撰写不同的章节，既包括了国际上的最新进展，又紧密结合中国实际情况，极具中国特色。该书图文并茂，除了对子宫颈细胞学、组织学进行了详尽阐述外，还以实际案例剖析细胞学诊断中的陷阱和经验教训，阐述宫颈病变临床处理原则、阴道镜的应用，介绍宫颈癌筛查新技术、HPV感染的流行病学、HPV疫苗应用现状及进展。本书强调内容的系统性、科学性、实用性和先进性，强调病理与临床的联系。我相信该书的出版将对我国宫颈癌的防治、细胞病理学诊断水平的提高和发展起到重要的推动作用。

（步宏）

四川大学华西医院病理学教授

中华医学会病理学分会主任委员

2017年7月于成都

# 前 言

2011年，我和众多国内外作者共同编写出版了一部《妇科细胞病理学：诊断与临床处理》。在过去6年时间里，随着科技进步及新技术的发展应用，宫颈癌的筛查、诊断和临床治疗策略也发生了巨大变化。参照国际和国内关于宫颈癌的最新成果，结合国内妇科临床病理工作中的实际需要，重新整理编写了这部《宫颈癌筛查及临床处理：细胞学、组织学和阴道镜学》。

本书共二十七章，主分七个部分及附录，48万字，并选取了1100多幅精美图片。第一部分，系统介绍宫颈细胞学诊断规范Bethesda报告系统及标本的采集和质量评估；第二部分，详述正常宫颈细胞、人工假象、污染、感染及各种鳞状上皮和腺上皮病变细胞的识别与鉴别诊断，同时详述妊娠期宫颈各种病变细胞的改变、女性生殖道少见和转移性肿瘤及肛管病变细胞的变化特征；第三部分，阐述正常宫颈及各种宫颈病变的组织学改变，便于细胞学与组织学的对照学习；第四部分，介绍阴道镜在诊断和治疗中的作用，以利于妇科医生应用和病理医生对阴道镜知识有所了解和学习；第五部分，介绍宫颈癌流行病学，HPV疫苗，宫颈癌防治的历史、现状及新技术的发展应用；第六部分，介绍中国、美国、英国和加拿大的宫颈癌防治共识和指南，为宫颈癌临床防治策略提供依据；第七部分，以美国宫颈细胞学检查诉讼案为例，剖析细胞学诊断中的陷阱及经验教训，介绍美国宫颈细胞学执业人员资质与技能测试，美国细胞病理学质量控制与管理，为中国同行提供借鉴。为便于学习交流和进一步查找阅读中英文相关书籍和文献，在附录部分介绍了细胞学和妇科病理学中常见的缩写和对照。

本书结构紧凑，图随文排，除了对宫颈细胞学知识进行系统阐述、介绍宫颈组织学之外，紧密联系临床，增加实际案例，剖析如何避免诊断陷阱，正确解决签发病理报告时遇到的问题及相关临床处理共识和指南等实用性内容，适用于病理学医生、妇科医生、流行病工作者、病理学专业的医学生、住院医生和进修医生的学习培训。相信本书能帮助广大医务工作者解决日常工作中遇到的难题，对学习宫颈细胞学、组织病理学和处理临床工作提供有益的帮助。

毋庸讳言，本书虽经反复推敲修改，但书中错误在所难免，恳请读者提出宝贵意见和建议。

本书凝聚了作者大量心血，国内外许多资深病理学专家、妇产科专家及流行病学专家参与编写，在本书出版之际，谨向所有作者和北京科学技术出版社人员表示衷心感谢。特别感谢优生优育CSCCP主任委员魏丽惠教授和中华医学会病理学分会主任委员步宏教授在百忙中为本书写序。最后也感谢我的家人对我工作的大力支持。

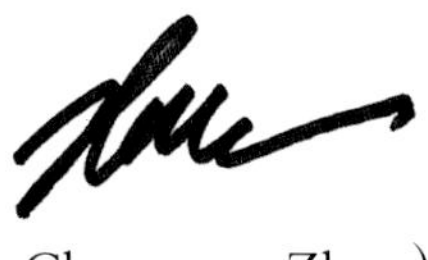

（赵澄泉，Chengquan Zhao）

于美国宾夕法尼亚州匹兹堡

2017年7月

# 目 录

Contents

## 第六章　正常宫颈细胞成分



## 第七章　微生物感染及污染



## 第八章　宫颈良性反应性改变、人工假象和污染



## 第九章　鳞状上皮异常



## 第十章　腺上皮细胞异常



## 第十一章　女性生殖道少见肿瘤和转移性恶性肿瘤

## 第十二章　妊娠期宫颈细胞学



## 第十三章　肛管细胞学



## 第十四章　宫颈组织病理学



## 第十五章　阴道镜在诊断和治疗下生殖道病变中的作用



## 第十六章　中国HPV感染的流行病学

# 第一章
# 妇科细胞学宫颈癌筛查的历史和现状

*R. Marshall Austin*（马歇尔·奥斯汀） 杨 敏 赵澄泉（*Zhao C*）

## 第一节 巴氏试验的建立和早期推广

美国用于检测或预防宫颈癌的现代细胞学筛查始于20世纪40年代后期。20世纪50年代初，美国癌症协会（American Cancer Society，ACS）和宫颈细胞学方法的奠基者、希腊裔美国人George N. Papanicolaou医生通力合作，共同推广宫颈细胞学筛查（又称巴氏检测）。

Papanicolaou（1883～1962）医生1883年生于希腊，1904年毕业于雅典大学医学院，并于1910年获得慕尼黑大学博士学位。1913年他举家从希腊移民美国，随后进入美国康奈尔大学纽约长老会医院病理科和康奈尔大学威尔医学院解剖系，在那里工作长达47年之久（图1-1～1-3）。

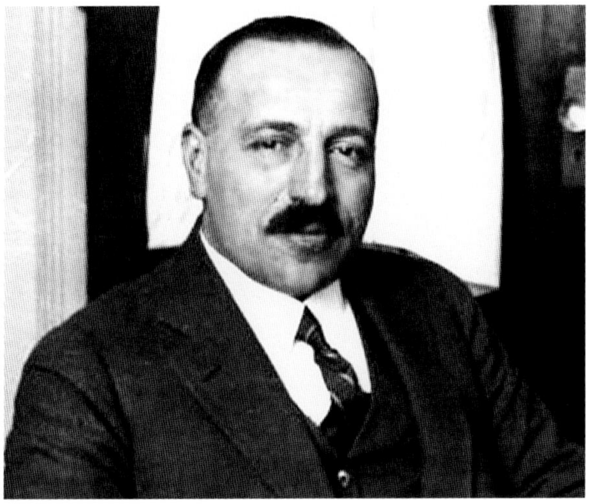

图1-1 Papanicolaou 医生（生于1883年5月13日，卒于1962年2月19日，享年78岁）

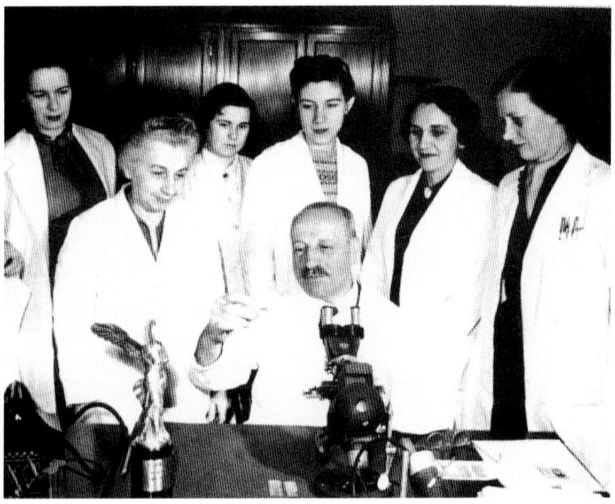

图1-2 Papanicolaou医生与他的学生、实验室工作人员，以及他的妻子Mary（终生的实验助理，左二）讨论病例

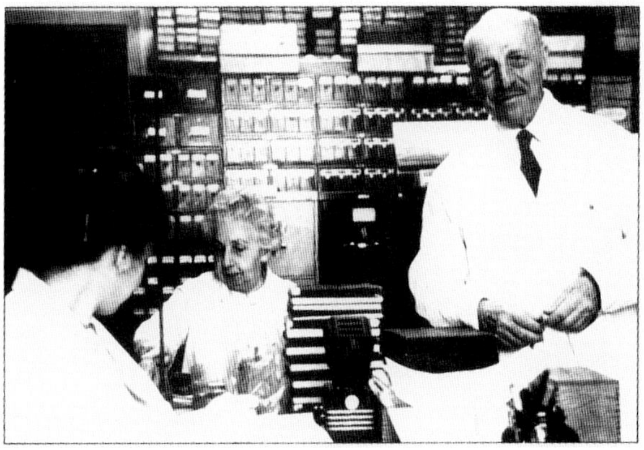

图1-3 1961年Papanicolaou医生搬到迈阿密筹建Papanicolaou癌症研究中心，不幸的是他于1962年研究所正式成立前过世。这张照片摄于他搬到迈阿密之前，在纽约医院康奈尔医疗中心他的办公室中，中间者为他的妻子Mary，晚年他们依然勤奋努力地工作着

20世纪20年代末，Papanicolaou医生（1928）和罗马尼亚病理学家Aurel Babes（1927）

分别报道了最早的宫颈细胞学检查方法。当时Papanicolaou医生并不知道Aurel Babes所做的研究。这些具有巨大潜能的宫颈细胞学检查方法当时在医学界并没有被充分认识，也没有被应用于临床实践。

直至1941年，Papanicolaou医生和妇科医生Herbert Traut共同在《美国妇产科学杂志》上发表了“阴道涂片在子宫癌中的诊断价值”一文，这种检查方法才引起重视。1943年，他们再度携手合作出版了《阴道涂片诊断子宫颈癌》一书，详尽地讨论了阴道和宫颈涂片的方法，月经周期生理性细胞学变化，各种病理情况对细胞学影响，以及宫颈癌、子宫内膜癌的细胞学表现（图1-4）。由于Papanicolaou医生发明了这种检测方法，因而命名为“Pap-巴氏涂片”或“巴氏方法”，进而被广泛地应用于宫颈癌的筛查、预防和女性生殖系统其他疾病的细胞学检查。

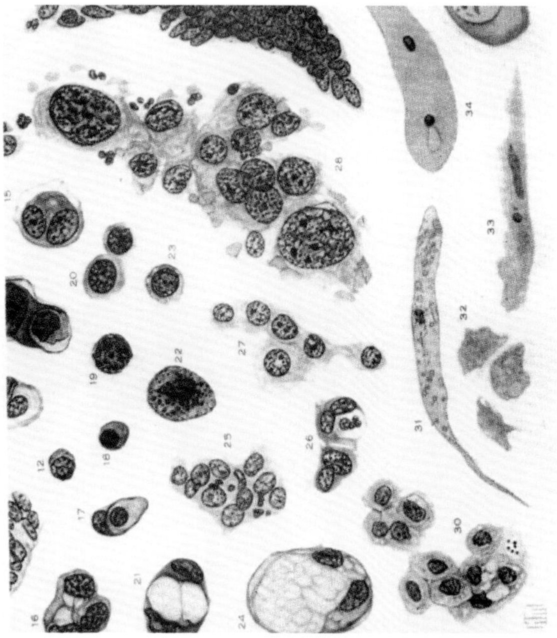

图1-4　取自Papanicolaou医生和Traut医生1943年所著《阴道涂片诊断子宫颈癌》一书，显微镜下所示阴道宫颈涂片中典型癌细胞和异型细胞

1945年，巴氏涂片的重要倡导者、美国癌症学会（ACS）主席Charles Cameron主张将巴氏涂片用于癌症预防研究领域。巴氏涂片技术简单，可以在医生办公室完成，很好地适应了ACS和美国国家癌症所（National Cancer Institute，NCI）关于癌症预防的宗旨，即早期诊断、早期治疗。

ACS和NCI大力支持宫颈细胞学筛查方法在美国的推广应用，包括为细胞学学校提供资金以支持细胞学技术员的培训，为细胞学技术员提供奖学金，为对宫颈细胞学方法感兴趣的妇科医生和病理学专家制订培训计划。

Papanicolaou医生因创建巴氏涂片（巴氏试验）而闻名于世，巴氏染色方法也被广泛应用于其他细胞学领域。

1954年，Papanicolaou医生编著了另一本著作《脱落细胞学图解》，从而奠定了现代妇科细胞病理学的基础。因此，Papanicolaou医生不仅是妇科细胞学巴氏试验的奠基人，也被誉为“现代细胞病理学之父”。

## 第二节　美国和发达国家对巴氏试验的广泛接受

妇科细胞学检查明显降低了筛查人群宫颈癌的发病率和死亡率，这种效果在20世纪50年代文献报告统计资料中更为明显，并且被认为是田纳西州、肯塔基州人口研究的里程碑。

大量的宣传报道使得宫颈巴氏细胞学检查方法被大多数发达国家的人们所接受。最早、最成功组织宫颈癌筛查来自斯堪的纳维亚半岛（Scandinavia）和其他部分欧洲国家。据估计，在那些应用最优化筛选程序的地区，筛查人群中宫颈癌的发病率在短短三年内降低了60%~90%。

尽管取得了这些成绩，但妇科细胞学方法在世界大多数国家尚未得到广泛应用，宫颈癌仍然是世界女性癌症死亡的第二大病因。妇科细胞学筛查的成功是细胞病理学学科发展的基础。细胞病理学专科杂志已发展到多种，它们分别是创刊于1957年的《细胞学报》（ActaCytologica）、1985年的《诊断细胞病理学》（Diagnostic Cytopathology）、1990年的《欧洲细胞病理杂志》（The European Journal Cytopathology）、1997年的

《癌症细胞学》(Cancer Cytology)、2004 年在线电子刊物《细胞病理学杂志》(Cyto Journal)以及英国细胞病理学协会(Cytopathology)和美国细胞病理学会 2012 年开始创建的 Journal of the American Society of Cytopathology(JASC)。在所有细胞学杂志中,《癌症细胞学》声誉最高,SCI 分数最高。

随着巴氏试验在美国被广泛接受,巴氏筛查成为美国女性每年常规体检或预防保健的必查项目。因为各项医疗费用支出增加,阻碍了巴氏涂片方法的改进和细胞学行业的发展。由于临床医生"保险费用"支出持续增长,以及可以从巴氏试验中获取保险折扣(保险公司仅支付医院约 1/3 巴氏试验检查费),使得巴氏涂片检查收益较低。随着巴氏筛查数量不断增加,细胞学技师需承担更多的临床工作。一些盈利商业实验室通过给临床医生提供廉价的巴氏涂片,使得临床医生可以从患者加入的保险公司获利,从而鼓励临床医生将更多的巴氏涂片送至商业实验室,商业实验室因样本数量的激增从中可获取高额利润,由此导致几个美国最大的细胞学检测商业实验室(公司)的成立。

样本数量持续增长,大量增加了细胞学技术员的工作量,但其工资收入却限定在低水平,这种现象使得对细胞学技术员这一职业感兴趣的年轻人大为减少,直接导致许多细胞学学校因生源不足而关闭,以至于 20 世纪 70 年代末到 80 年代细胞学技术人员严重短缺,进而导致了实验室检测的混乱和不规范。当时已经认识到巴氏试验并非预防宫颈癌的灵丹妙药,巴氏试验对癌前病变诊断失误在科学文献中也有诸多报道。然而,公众总是认为常规宫颈巴氏涂片检查后正常的女性不应该发生宫颈癌。1987 年底,美国新闻记者沃尔特·波格丹尼奇(Walt Bogdanich)在《华尔街日报》头版撰文"关于医学实验室非标准化问题",指出年轻宫颈癌患者死亡应归咎于"实验室检查的不规范和医生们的不认真",由此引起轰动效应,该记者因此获得 1988 年度的普利策新闻奖(Pulitzer Prize)。随后,新闻媒体大量报道巴氏试验出现假阴性的病例,诸多负面新闻使许多女性对巴氏试验的准确性和可信性产生高度怀疑。为回应公众的强烈抗议,美国国会举行了听证会,并于 1988 年通过《临床实验室修正案 1988》(CLIA'88),强调在美国妇科细胞学实践中要严格执行,重点限制细胞学技术员的工作量和启用一些新的质控程序和要求。《临床实验室修正案 1988》是美国实验室管理规定的最重要的法律条例。

## 第三节 宫颈细胞学新技术的发展和TBS系统

尽管大多数宫颈癌发生于从未筛查或不参加常规筛查的女性,但专家和媒体还是注意到巴氏检查的局限性,由此激发了致力于改进宫颈癌筛查方法的生物技术公司的浓厚兴趣。现在美国细胞实验室的质量控制管理条款要求基本都来自 CLIA'88,新技术主要致力于更新和优化传统的筛查方法。

新技术研究开发工作主要集中在三个领域:①计算机辅助的自动化半自动化筛查;②液基细胞学(最初研究的目的是为了用于计算机辅助的自动筛查);③辅助分子生物学检测。所有这些新方法都需要大量资金投入,最早涉足这些领域的生物工程公司都投入了大量的资金,促进了宫颈癌筛查方法的更新和优化。

美国政府也充分认识到了宫颈癌筛查的重要性。1988 年 12 月由国家癌症研究所(NCI)主办的研讨会在马里兰州贝塞斯达(Bethesda)召开,目的是更新和统一巴氏试验报告的判读术语。此次研讨会后不久,出版了《宫颈/阴道细胞学诊断的Bethesda报告系统》(TBS),该系统 1992 年被修订出版,2001 年被再次修订出版。TBS系统问世以来,得到美国众多医学专业学会的大力支持,并且被广泛应用于实验室实践。在世界范围内,一些国家也开始应用TBS系统,现在欧盟国家推荐诊断报告系统转为公认的TBS系统,现在中国多数医院也采用TBS报告系统。自

TBS-2001公布以来，宫颈癌筛查、预防和临床处理都发生了很大变化，为了适应新的变化，美国细胞病理学会2014年修订和再版了TBS报告系统，称为TBS-2014。

20世纪80年代和90年代一批新型取样器出现，优化了宫颈细胞学样本取样，尤其可获得满意的宫颈管细胞学样本。新型宫颈取样器——宫颈管刷现已在美国医疗实践中被广泛应用。1996年液基细胞学（Liquid Based Cytology，LBC）方法首次通过美国食品和药物管理局（FDA）认证，从而逐渐替代了传统的巴氏试验。另外，针对巴氏试验阴性的计算机辅助质控复筛（Rescreening）的两项方法也得到FDA认可，但未被广泛应用，主要因为保险公司不支付质控复筛的额外花费。LBC已成为美国妇科细胞学主要的检测方法，是一种针对传统巴氏涂片的改良技术。LBC与传统巴氏涂片最直观的差别在于取样后将取样器（宫颈刷）上的细胞全部转移至含有特定介质的保存液内，而不是直接涂抹于玻片，可防止细胞暴露在空气中，避免发生风干、细胞自溶而变形、变性从而影响诊断的准确率。大量临床研究表明，LBC能够增加细胞收集量，减少不满意样本的发生率，降低传统巴氏涂片检测的假阴性率与假阳性率，提高检测癌前病变和宫颈癌的敏感性与特异性。LBC的另一优点是巴氏细胞学检测后的剩余液体样本还可以用来做HPV DNA的检测。

现在获得FDA认证的三种LBC方法在美国市场存留两种：Hologic（豪洛捷）公司的新柏氏（ThinPrepPap test）和BD（碧迪）公司的SurePath。Monogen公司（MonoPrep）已于2008年底停产倒闭。据统计，2005—2006年，美国每年约有6千多万例巴氏宫颈细胞学检查。2011年美国修改了筛查方案以及增加了HPV在筛查中的作用，因此宫颈细胞学检查数量明显下降，到2015年大约有3千万例。豪洛捷的产品——新柏氏约占75%的市场份额，其余为BD公司的SurePath，传统细胞学涂片现在极其少见。

虽然宫颈癌筛查技术创新方法在美国实验室实现了快速普及，但数十年来其方法学方面很少改变。1998年计算机辅助巴氏筛查首先获得FDA认证，2003年FDA批准了计算机辅助定位筛查的应用。现在美国半数以上实验室用计算机辅助方法进行细胞学检查。

## 第四节　美国宫颈癌筛查指南和异常细胞学临床处理指南的修正和更新

在美国，宫颈细胞学筛查广泛应用后，宫颈鳞癌所致病死率明显下降。考虑到美国妇女宫颈癌发生率很低、高危型HPV检测在筛查中的作用、综合平衡筛查费用与减少患者损伤等因素，应用了近60年的每年筛查一次的方案应该进行修正。从2009年起以美国癌症学会（ACS）、美国阴道镜和宫颈病理学会（ASCCP）、美国临床病理学会（ASCP）为主联合了25个其他学会对宫颈癌筛查方案进行了广泛讨论，在循证医学基础上推出了2011年宫颈癌筛查共识指南，主要内容为21岁开始筛查，21～29岁每3年进行1次细胞学筛查，30～65岁推荐细胞学和HPV共同检查，如双阴性，每5年1次，明显延长了筛查间期。由于宫颈细胞学筛查指南做了很大变更，ASCCP在2012年又制定和发布了新的宫颈癌筛查试验异常及癌前病变的处理共识指南。新的共识指南特别强调试图使宫颈癌的发生率为零是不现实的，过度筛查式治疗可能对妇女造成不必要的伤害，对宫颈细胞学检查阴性伴高危HPV检测阳性妇女的临床处理方案进行了详细规定，不推荐检查低危HPV，妊娠妇女及年轻女性作为特殊人群临床处理方法可有不同等具体2个共识指南参见第十八章。

## 第五节　HPV DNA检测能否替代巴氏试验

1999年，人乳头状瘤病毒（HPV）DNA检测作为巴氏试验结果为非典型鳞状细胞（ASC-

US）的辅助性检测获得美国FDA认证。2003年，HPV DNA检测获得FDA的进一步认可，可作为30岁及以上女性巴氏试验的常规辅助检测。为统一女性异常宫颈细胞临床处理方法，2001年美国国家癌症研究所在马里兰州贝塞斯达举行了妇科细胞、病理及其他领域方面的专家研讨会。会议一致通过推荐宫颈液基细胞学判读为ASC-US的女性应同时常规检测HPV DNA，或称为反馈性HPV DNA检测（reflex HPV DNA testing），该推荐确立了美国HPV DNA检测的主要市场。几项大的研究均证实对巴氏检测为ASC-US的女性做HPV检测非常有价值。据最新研究统计，美国巴氏筛查85%ASC-US的女性在随后阴道镜检和常规宫颈细胞学复查前均做了HPV DNA检测。目前，在美国细胞学检查为ASC-US的女性做反馈性HPV DNA检测通常比30岁以上女性常规辅助性HPV检测应用更为广泛，多数研究表明前者比后者的成本-效益更好。

最早的HPV筛查方法始于英国和荷兰。欧洲许多地方正在致力于临床试验，想证实HPV DNA检测是否可以取代巴氏试验作为独立的宫颈癌筛查首选方法，即先做高危HPV检测，对高危型HPV阳性的女性再行宫颈细胞学检查。对于这一宫颈癌筛选观念和策略转变的可行性和实用性，欧美国家争论得非常激烈。支持HPV检测作为初筛方法的专家们认为：高危型HPV DNA检测发现癌前病变的敏感性高于细胞学检查，宫颈癌筛查行HPV DNA检测能早期发现CIN3及以上病变，这类病变的早期检测可以延长筛查间隔时间。支持仍然以细胞学检查作为初筛方法和结合HPV作为辅助检测的研究者们强调：巴氏细胞学试验具有最大的成本-效益，可使宫颈癌的发生率最低化，在宫颈癌筛查中，其发生率和死亡率明显降低是巴氏试验普及的依据。部分学者认为基于这种层次和水平，应该寻求新的替代技术。尽管大多数临床试验证明HPV DNA检测CIN2/3或宫颈癌的敏感性要优于传统涂片，但也有几个国际性的试验结果表明，纠正试验的偏倚后，液基细胞学检测的敏感性与HPV检测相同。由于HPV检测的阳性预测值很低，到目前为止，任何方法都不能证明初始HPV筛查比反馈性试验增加HPV试验的阳性预测值和成本-效益。欧洲HPV筛查的倡导者们继续推行另一实验以证明初始HPV筛查的效益，他们认为也许对HPV阳性女性进行细胞学检查，可发现宫颈癌前病变（CIN2/3/AIS），最大限度地减少宫颈癌的发病率和死亡率，因为死亡率主要归因于浸润性宫颈癌。

自2011年起，美国宫颈癌筛查共识指南指导对于30岁及以上妇女的细胞学和HPV共同筛查为推荐筛查方法，最近几年美国共同筛查者概率估计有所增加。2014年4月美国FDA批准罗氏HPV DNA检查（cobas HPV test）可用于25岁及以上妇女一线筛查，或称为单独筛查。HPV16/18阳性者可直接转诊阴道镜检查，而其他非HPV16/18型高危HPV阳性者则推荐做细胞学检查分流。此决定根据罗氏公司组织的由47000名妇女参与的ATHENA临床试验的结果。

HPV检查比细胞学检查能更好地鉴别妇女发展为高级别宫颈病变的危险，现在欧洲一些国家如荷兰、英国和澳大利亚可能考虑应用HPV检查作为初始筛查方法。美国虽然FDA2014已经批准罗氏HPV检查可以作为一线初始筛查，但过去60年以宫颈细胞学检查为主的筛查已明显降低了宫颈癌的发生率及死亡率，现在没有临床的证据表明HPV作为一线筛查的有效性，并且人们已经认识到部分宫颈癌患者，尤其是宫颈腺癌患者HPV检查阴性。美国临床医生和妇女都有一个复杂和疑惑的问题，在新技术新方法层出不穷的今天，宫颈癌筛查到底该采取什么方案？HPV检测是否可取代细胞学检查作为一线筛查？根据不同年龄选定筛查方案时，不同年龄妇女风险获益比应该如何平衡？总之，目前在美国极少用HPV检查作为一线筛查。中国现在宫颈癌筛查尚处于初级阶段，宫颈癌发病率高，更没有HPV检查作为一线筛查的临床经验，所以在中国没有证据表明HPV作为一线筛查是一项可行方案。

## 第六节 中国巴氏细胞学筛查的历史和现状

1951年，作为Papanicolaou医生的学生，临床妇产科医生杨大望教授（1912—1985）留美学成归来，率先在北京协和医院妇产科、北京医院妇产科及中国医科院肿瘤医院相继建立起中国第一批细胞学检验室。由她率先介绍引进了阴道细胞学及巴氏染色方法。她和她的助手——细胞学技术员万利珍女士，在中国最早开创了阴道脱落细胞学检查，她们举办了多期阴道细胞学培训班，为宫颈细胞学检测在中国的推广应用做了大量的工作。1958年，杨大望教授出版了中国第一本临床细胞学专著《阴道细胞学》，毫无疑问，她是中国临床细胞学最早的奠基人（图1–5）。

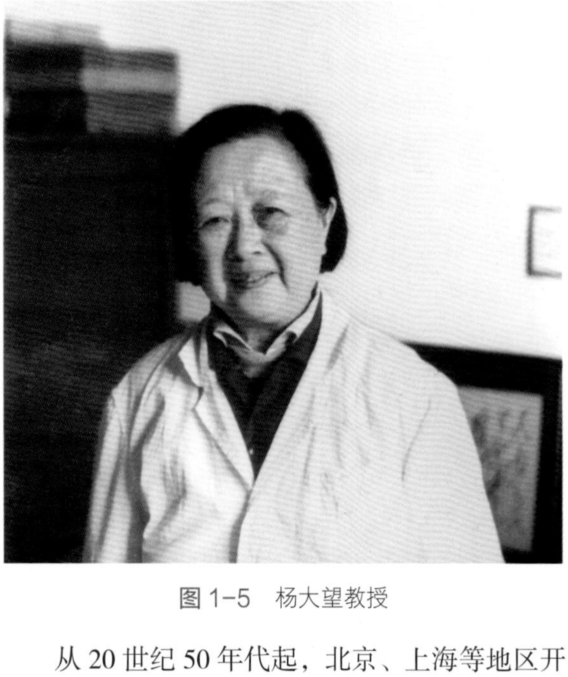

图1–5 杨大望教授

从20世纪50年代起，北京、上海等地区开展了大规模的宫颈癌普查工作，筛查出大批的早期宫颈癌患者。1960年在13个省市的400万人群中，宫颈细胞学检查女性58万名，发现宫颈癌患者1049例（180/10万）。1972—1979年北京市为25万名女性进行宫颈癌筛查，使得患病率下降到90.5/10万。上海纺织系统18万女职工，坚持宫颈癌普查20年之久，宫颈癌发病率由1958年的136/10万降至1977年为0，原位癌仅为9.5/10万。整个20世纪50~70年代末宫颈细胞学在中国得到了广泛的推广与普及。毫无例外，中国也是沿用在世界范围内通行多年的宫颈细胞学巴氏五级分类诊断方法。

1985年8月，中国医科院肿瘤研究所、肿瘤医院根据杨大望教授生前遗嘱及亲属的意愿，为促进我国临床细胞学事业的发展，将其毕生存款的一半1万元人民币捐赠设立“杨大望基金临床细胞学奖”。这项荣誉奖每三年在中国颁发一次，旨在奖励那些撰写临床细胞学领域优秀论文的作者、应用细胞学新技术新方法的卓有成效者或开拓者，以及积极推进临床细胞学事业的优秀细胞学工作者。迄今为止，这是中国病理学界、细胞病理学界唯一的荣誉基金。

从20世纪90年代初起，中国开始引进、推广并应用宫颈/阴道细胞学诊断Bethesda报告系统。1994年10月，美国国家癌症研究所（NCI）Diane Solomon教授作为Bethesda报告系统创建者及主要专家之一，应邀来华向中国细胞病理医生们介绍推广Bethesda报告系统（TBS）。这种描述性的诊断方法已成为现行国际通用的TBS宫颈细胞学报告方式，今天在中国已日益替代传统的“巴氏五级分类法”。

随着20世纪90年代细胞学实验室制片技术不断地革新，尤其FDA批准应用于临床诊断的液基细胞学产品——新柏氏（ThinPrep Test，TCT）及AutoCyte（Liquid Cytology Test，LCT）现称为SurePath（BD公司）于1999年和2000年相继被引进中国。液基细胞学意味着超薄、均匀、一致的细胞涂片。它可以提高检测癌前病变和宫颈癌的敏感性与特异性。

我国自1999年引入宫颈液基细胞学诊断技术，接受并使用TBS细胞学分类系统，逐渐与国际接轨。到目前为止，国内绝大多数医院已经使用TBS作为标准的宫颈细胞学报告方式。宫颈液基细胞学已由沿海发达地区向内陆省份、西部地区辐射推广，由中心大城市医院向周边中小城市医院直至基层医院逐渐普及，对TBS报告系统的应用起到了有力的推动作用。

2001年，北京协和医院郎景和教授提出了宫颈病变诊断的三阶梯原则：细胞学—阴道镜—组织学。以细胞学（传统巴氏涂片或液基细胞学）为基础，当出现细胞学异常时进行阴道镜检查，如在阴道镜下发现病变，则做阴道镜指导下活检，以组织学作为确诊的“金标准”。宫颈病变诊断三阶梯原则在全国范围推广，使广大临床医生逐渐接受了以细胞学，特别是液基细胞学作为宫颈病变筛查与诊断第一步的标准。

随着液基细胞学应用的不断扩展，临床对其应用的评价也随之更加深入。国内文献总结出液基细胞学相对传统巴氏涂片大大提高了样本满意率，提高了宫颈病变的阳性检出率，并与组织学结果相对一致等。2005年，国内宫颈液基细胞学年筛查量不足150万例。2008年底，年筛查量已突破400万例，年均增长率接近40%。政府部门、卫生部及医学会已认识到液基细胞学对宫颈癌筛查的重要性，液基细胞学已成为当前国内主流的宫颈细胞学检测方法。

尽管液基细胞学在中国已取得了显著的成效，但是作为一项细胞学新技术，在进入市场过程中由于缺乏统一的准入标准，必然会出现一些问题与不足。

由于进口TCT与LCT明显提高了诊断检出率并体现出良好市场前景，国内也相继涌现出很多其他国产品牌，这对于液基细胞学的发展起到了双重作用。一方面，产品种类的增加给医生提供了更多选择的机会，市场销售竞争压低了耗材的价格，使得大规模的宫颈癌筛查成为可能，覆盖到更多偏远的地区，让数千万的女性受益；另一方面，由于许多产品仓促上市，某些产品存在性能不稳定以及质量不可靠的问题，由此产生的后果不言而喻。良莠不齐的液基细胞学产品使制片质量产生较大的差异，低劣的制片直接影响恰当的诊断，增加误诊漏诊风险，使医院的风险管理成本大幅上升。不合格的液基细胞学产品会给整个行业带来较大的负面影响。相对质优价廉的产品是市场最终的选择，今后对液基细胞学产品认证与准入将纳入统一标准。在过去几年HC2（Qiagen），cobasHPV（Roche），Cervista（Hologic），Aptima（Hologic）等国外HPV检查产品已成功引进中国。除此之外，大量国产的HPV检查产品也进入市场，同宫颈细胞学检查方法一样，HPV检查方法、质量控制和质量管理也是中国迫切需要解决的问题。

为增强国内细胞学的可持续发展，未来需要加强液基细胞学制片以及诊断双重质量控制。提高细胞学制片质量，减少不满意样本数量，降低因制片因素造成的假阴性与假阳性。提高阅片质量，增强细胞学诊断敏感性与特异性，同时应对从业人员建立质控考核一系列量化标准，包括应限定每个工作日内合理的阅片数量。同时，我们仍然面临着细胞学诊断医生及细胞学技师经验有限、技术能力不足、缺乏大量资质合格的从业人员等问题。建立和完善细胞病理医生、细胞学技师职称资格的准入及培训体系，细胞学学校基地建立，从事宫颈细胞学TBS单项资格准入认证，继续再教育与从业执照的定期审核制等都亟待规范及立法，这也是细胞学质控从源头上的根本保证。上述讨论对于目前国内细胞学发展有深远的现实意义，它合乎对生命健康、对医学科学的尊重与承诺，遵循了医疗市场的发展规律与需要，同时也借鉴了发达国家在不断地摸索、修正、总结的基础上所制定出来一套规范临床细胞学的从业法规。

最后，值得一提的是应用计算机辅助阅片是细胞学发展的前景之一。对于减轻阅片工作者的劳动强度、提高阅片准确性和工作效率、应用于大批量的宫颈癌细胞学普查等方面将产生积极的作用。目前，美国Hologic（豪洛捷）的玻片扫描影像分析系统（ThinPrep Imaging System，TIS）已引入中国；美国BD（碧迪）公司的FocalPoint GS电脑辅助阅片系统已获得了美国FDA认证，也进入中国市场。毫无疑问，随着这些产品的引进，可望催生中国本土化的计算机辅助阅片扫描系统的问世，以造福更多的中国人。

## 参考文献

[1] 杨大望 . 阴道细胞学 . 北京 : 人民卫生出版社 , 1958.

[2] 阚秀 . 中国诊断细胞学 50 年—回顾与展望 . 中华医学信息导报 , 2000(16): 3-4.

[3] 刘树范 . 宫颈细胞病理学报告方式 (2001 年 TBS 术语学 ) 及诊断标准 . 癌症进展 , 2004, 2(1): 00064-69.

[4] 潘秦镜 , 乔友林. 液基细胞学与 HPV 检测对宫颈癌筛查的对比. 肿瘤防治研究 , 2002, 29(4): 303-305.

[5] 陈韵微 , 欧阳穗 , 何洁莹 . 液基细胞学检查与阴道镜联合应用诊断宫颈上皮内瘤样病变准确性的探讨 . 实用医学杂志 , 2005, 21(9): 930-932.

[6] 张威 , 梅平 . 液基细胞学与传统巴氏涂片对普查人群宫颈病变筛查的比较 . 广东医学 , 2005, 26(5): 640-641.

[7] Armstrong D. Lucrative Operation: How some doctors turn a $79 profit from a $30 test. Physician groups add markup to work done by others, despite ethics concerns. Wall Street Journal, 2005. September 30.

[8] Abluafia O, Pezzulo JC, Sherer DM. Performance of ThinPrep liquid-based cervical cytology in comparison with conventionally prepared Papanicolaou smears: a qualitative survey. Gynecol Oncol, 2003, 90:137-144.

[9] Babes A. Diagostic du cancer ducoluterinparlesfrottis. Presse Med, 1928, 36:451-454.

[10] Belinson J, Qiao YL, Pretorius R, et al .Shanxi Province Cervical Cancer Screening Study: a cross-sectional comparative trial of multiple techniques to detect cervical neoplasia. Gynecol Oncol, 2001, 83:439-444.

[11] Bernstein SJ, Sanchez-Ramos L, MD, Ndubisi B. Liquid-based cervical cytologic smear study and conventional Papanicolaou smears. A metaanalysis of prospective studies comparing cytologic diagnosis and sample adequacy. Am J Obstet Gynecol, 2001, 185:308-317.

[12] Bidus MA, Maxwell GI, Kulasingham S, et al. Cost-effectiveness analysis of liquid-based cytology and human papillomavirus testing in cervical cancer screening. Obstet Gynecol, 2006, 107:997-1005.

[13] Bogdanich W. Lax Laboratories: The Pap test misses much cervical cancer through labs' errors. Wall Street Journal,1987. November 2.

[14] Carmichael CE. The Pap Smear: Life of George N. Papanicolaou. Springfield: Charles C Thomas, 1973.

[15] Christopherson WM, Parker JE, Drye JC. Control of cervical cancer: preliminary report on a community program.JAMA, 1962, 182:179-182.

[16] Clinical Laboratories. Hearings before the committee on oversight and investigation of the Committee on Energy and Commerce, House of Representatives, 100th Cong, 2nd Sess, March 10, 1988. Washington DC, US Government Printing Office, 1988.

[17] Cuzick J, Mayrand MH, Ronco G, et al. New dimensions in cervical cancer screening. Vaccine, 2006, 24S3:S3/90- S3/97.

[18] Davey E, Irwig L, Machaskill P, et al. Accuracy of reading liquid based cytology slides using the ThinPrep Imager compared with conventional cytology: prospective study. BMJ, 2007, 335(7609) :31-35.

[19] Erickson CC, Everett BE Jr, Graves LM, et al. Population screening for uterine cancer by vaginal cytology: preliminary examination of first results of 108,000 and second testing of 33,000 women. JAMA, 1956, 62:167-173.

[20] Ferreccio C, Bratti MC, Sherman ME, et al. A comparison of single and combined visual, cytologic, and virologic tests as screening strategies in a region at high risk of cervical cancer. Ca EpidBiomPrev, 2003, 12:815-823.

[21] Hajdu SI. Cytology from antiquity to Papanicolaou. ActaCytol, 1977, 21: 668-676.

[22] Hutchison ML, Eisenstein LM, Martin JJ, et al. Homogeneous sampling accounts for the increased diagnostic accuracy using the ThinPrep Processor. Am J ClinPathol, 1994, 101:215-219.

[23] Janerich DT, Hadjmichael O, Schwartz PE, et al. The screening histories of women with invasive cervical cancer, Connecticut. Am J Publ Health, 1995, 85:791-794.

[24] Kitchener HC, Almonte M, Thomson C, et al. HPV testing in combination with liquid-based cytology in primary cervical screening (ARTISTIC) : a randomized controlled trial. Lancet Oncol, 2009, 10(7) :672-682.

[25] Koss LG, Sherman ME, Cohen MB, et al. Significant reduction in the rate of false-negative cervical smears with neural network-based technology (PAPNET) Testing System. Hum Pathol, 1997, 28:1196-1203.

[26] Lee KR, Ashfaq R, Birdsong GG, et al. Comparisons of conventional Papanicolaou smears and a fluid-based thin- layer system for cervical cancer screening. Obstet Gynecol, 1997, 90:274-278.

[27] Naylor B. The century for cytopathology.ActaCytol, 1999, 44:709-725.

[28] Naylor B. Perspectives in cytology. From Batter Creek to New Orleans.ActaCytol, 1988;32:613-621. [23] Naylor B. The history of exfoliative cancer cytology.UnivMich Med Bull, 1960, 26:289-296.

[29] Papanicolaou GN. New Cancer Diagnosis. oceedings of the 3rd Race Betterment Conference. Battle Creek: Race Betterment Foundation, 1928, 528-534.

[30] Papanicolaou GN, Traut HF. The diagnostic value of vaginal smears in carcinoma of the uterus. Am J Obstet Gynecol, 1941, 42:193-205.

[31] Patten SF, Lee KR, Wilbur DC, et al. The AutoPap 300 QC System multicenter clinical trials for use in quality control rescreening of cervical smears: I. A prospective intended use study. Cancer Cytopathology, 1997, 81:337-342.

[32] Solomon D. Comparison of three management strategies for patients with atypical squamous cells of undetermined significance: Baseline results from a randomized trial. J. Nat Cancer Inst, 2001, 93:293-299.

[33] Solomon D, Breen N, McNeel T. Cervical cancer screening rates in the United States and the potential impact of implementation of screening guidelines. CA Cancer J Clin, 2007, 57:105-111.

[34] Spriggs AI. History of cytodiagnosis. J ClinPathol, 1977, 30:1091-1102.

[35] Wied GL. Clinical cytology: past, present and future. BeitrOnkol, 1990, 38:1-58.

[36] Wilbur DC, Prey MU, Miller WM, et al. The AutoPap System for primary screening in cervical cytology: comparing the results of a prospective, intended-use-study with routine manual practice. ActaCytol, 1998, 42:214-220.

[37] Wright TC, Cox TR, Massad LS, et al. 2001 Consensus Guidelines for the management of women with cervical cytological abnormalities. JAMA, 2002, 287 (16) :2120-2129.

[38] Wright TC, Massad LS, Dunton CJ, et al. 2006 consensus guidelines for the management of women with abnormal cervical cancer screening tests. Am J Obstet Gynecol, 2007, 197:346-355.

[39] Solomon D, Davey D, Kurman R, et al. The 2001 Bethesda System: Terminology for Reporting Results of Cervical Cytology, JAMA, 2002, 287:2114-2119.

[40] Nayar R, Wilbur DC. The Bethesda System for Reporting Cervical Cytology.Third Edition Springer 2015.

[41] Saslow D, Solomon D, Lawson HW et al. American Cancer Society, American Society for Colposcopy and Cervical Pathology, and American Society for Clinical Pathology screening guidelines for the prevention and early detection of cervical cancer.J Low Genit Tract Dis. 2012, 16 (3) :175-204.

[42] Massad LS, Einstein MH, Huh WK et al. 2012 updated consensus guidelines for the management of abnormal cervical cancer screening tests and cancer precursors.Obstet Gynecol. 2013, 121 (4) :829-846.

# 第二章
# 中国宫颈癌筛查的过去、现在和展望

*魏丽惠*

在全球，宫颈癌仍然是当代严重威胁女性健康的恶性肿瘤之一，2012 年全世界新发宫颈癌病例共 52.8 万，死亡 26.6 万。我国也面临着宫颈癌发病率增高的问题，1989—2012 年间，全国宫颈癌粗发病率由 5.04/10 万上升到 13.40/10 万，且农村地区升高的速度高于城市地区。2016 年最新报道称 2012 年我国宫颈癌发病率达 14.93/10 万，占我国女性全部肿瘤发病率的第 5 位，新发病例约 9.89 万例，死亡病例约为 3.05 万例。

## 第一节　全球宫颈癌筛查策略对中国宫颈癌筛查的影响

发达国家多年的经验表明，通过筛查、早期诊断和早期治疗，降低宫颈癌的发病率和死亡率已成为全球的共识，开展宫颈癌的防治工作已成为国家和地区的公众卫生形象和医疗公平的一个标志。纵观发达国家近百年对宫颈癌的防治史，人类经历了探索并逐步完善的历程。至今，对宫颈癌筛查、诊断和治疗的方法仍在被广大学者不断更新。20 世纪 20 年代，美国的 Papanicolaou 和欧洲的 Babes 同时发现通过阴道脱落细胞可以发现宫颈癌患者，但直到 1943 年 Papanicolaou 等发表了“阴道涂片在子宫癌中的诊断价值”的论文后，才建立了应用宫颈脱落细胞做巴氏涂片进行宫颈癌筛查的方法。经过多年的探索，学术界确立了以细胞学作为宫颈癌主要的筛查方法，而且在过去 50 多年间，人群中筛查的数据显示，在发达国家，以细胞学为主体的宫颈癌筛查方法已经大幅度降低了宫颈癌的发病率。但是大量的数据也显示了以细胞学为主体的筛查方法的局限性。最突出的问题是单次细胞学检查对宫颈高级别病变的敏感性较低（50%～70%），需要通过增加筛查次数来弥补细胞学敏感性不足的问题。

随后，尽管通过建立了细胞学的 TBS 描述性报告标准和开展液基细胞学制片方法，提高了细胞学诊断的敏感性和特异性，但未能进一步降低宫颈癌的发病率。特别是宫颈腺癌的发病率并无明显变化，反映出细胞学对宫颈癌，特别是识别宫颈腺癌及其癌前病变有一定的局限性。因此，人们认识到宫颈癌的筛查需要建立更优化的筛查策略。

20 世纪末，诺贝尔获奖者、德国的 zur Hausen 教授发现并证实了高危型人乳头瘤病毒（HPV）感染与宫颈癌的发生密切相关，无疑成为 20 世纪人类防治宫颈癌的重大事件，并带来近 10 余年来应用 HPV 作为宫颈癌筛查方法之一的探索，同时推动了 HPV 疫苗的研发和应用。

许多发达国家的经验证明，对适龄人群进行有质量的筛查，宫颈癌的发病率和死亡率大大降低。在我国提出的对宫颈癌开展三级预防成为宫颈癌的防治策略。一级预防：对广大妇女进行宫颈癌防治的教育，自觉接受宫颈癌筛查，以及近十年来宫颈癌预防性疫苗的推广使用。二级预防：在女性中开展宫颈癌筛查，筛出癌前病变及早期宫颈癌。三级预防：对筛查出的早期宫颈癌及癌前病变进行干预治疗。

我国从20世纪50年代就开始了宫颈癌的防治和筛查工作。50年代初我国引进了巴氏细胞学和阴道镜，学术界开始对宫颈癌筛查方法进行了探索。20世纪70年代，在由中华医学会推动的在全国10个省市、61万的人群普查中，经巴氏细胞学发现癌和高度可疑癌，并经病理学检查确诊的病例达到全部检出癌的病例的61%，这大大推动了宫颈癌的防治工作。各大医院医生走向基层和农村，在人群中进行宫颈癌的普查普治。

1998年，随着全球在细胞学筛查方法推出了液基细胞学制片（Liquid based cytology test，LBC）和TBS描述性报告等新的方法及理念后，中国基本与全球同步，从国外引进了液基细胞学检查，并在全国推出了细胞学的TBS描述性报告系统。随着HPV感染与宫颈癌发生密切相关理论的建立，高危型HPV检测方法（HC2）也被引入中国并开始应用于筛查中。

中国癌症基金以及一些学者等结合国外已有的各种筛查常规，提出了在我国应用细胞学、HPV和醋酸染色及碘实验的肉眼筛查（acetic acid and Lugol' s iodine，VIA/VILI）等筛查方法。

## 第二节 中国政府为主导的筛查方法与全国多元化筛查策略相结合

21世纪初，我国开始了由政府主导推行的宫颈癌筛查工作。国家卫生部2006—2008年在政府领导下实施了国务院转移支付项目，在全国42个工作点开展以VIA/VILI为主，辅以电子阴道镜检查的方法进行宫颈癌筛查，推进了宫颈癌筛查制度的建立，提高了妇女对宫颈癌筛查的认知度。目前我国主流的筛查方法仍然是细胞学、HPV检测以及肉眼筛查（VIA/VILI）。VIA/VILI筛查的敏感度低于HPV和LBC检查。宫颈癌的肉眼筛查法在经济欠发达并缺乏卫生资源、缺乏细胞病理学医生的地区，是可供选择的宫颈癌筛查方法之一，其优势是价格低廉、操作简便、可以即时诊断。尽管当肉眼筛查与阴道镜及其四象限取材、宫颈管搔刮（ECC）结合，可以提高其诊断率，但是肉眼筛查法的局限性主要在于没有永久性记录，不能对检查结果进行评价，质控困难，假阳性率较高，可能导致部分女性过度诊断和治疗，以及由此带来不必要的焦虑。而且肉眼筛查法是通过肉眼观察宫颈在醋酸或碘试验下的变化，不能对位于宫颈管内的转化区进行评价，其灵敏度低（50%），容易出现漏诊。因此，肉眼筛查法只能作为在条件有限情况下的短期使用，不宜作为长期推广的初筛方法。当前，我国用VIA/VILI作为初筛方法不多，目前也有研究显示VIA可用于HPV分流，并被WHO向发展中国家推荐。

尽管如此，细胞学筛查作为传统的方法，至今仍然是不可或缺的重要筛查手段。

近十余年来，随着发现HPV感染与宫颈癌发生密切相关，不少文献报道了全球HPV感染状况。数据表明，25～35岁人群中持续感染导致CIN3的风险最大，随后会下降。30岁前的年轻女性最易被HPV感染。50%以上年轻女性在初次性生活后感染HPV，但可以通过自身免疫系统迅速清除。50%的被感染者6个月内清除，90%的被感染者2～3年内可以清除。在年轻女性中，高危型HPV感染后，仅有25%青少年女性发展为低度病变（LSIL），而90%的被感染者均可以自然消退，只有3%的被感染者发展为HSIL。

中老年女性感染后发生CIN3较青少年女性高。一项研究对细胞学阴性、HPV阳性的人群随访观察10年，初次筛查时年轻妇女为22～23岁，老年妇女为40～50岁，随访10年后两组发生的CIN2以上病变分别为13.6%和21.2%，并发现HPV感染型别以16、18、31、33亚型为主。

对高危型HPV进行检测在我国宫颈癌筛查中占有越来越重要的位置。我国人群流行病学资料显示：高危型HPV感染率为15%，农村为14.6%，城市为13.8%。与国外HPV感染30岁前呈高峰，30岁后逐渐下降不同，我国女性高危型HPV感染在30岁前后呈双峰状，即30岁前出现高危型HPV感染高峰，30岁后再次出现感染高峰。我国人群HPV感染型别以16、52、58亚型为主，宫颈癌患者HPV感染型别以16、18亚型为主，占到80%以上，与全球宫颈癌患者HPV感染主要型别相似。

上海的一项大样本研究显示高危型HPV感染率在宫颈炎、CIN1、CIN2/3以及宫颈鳞癌中分别为40.8%、74.9%、70.2%和83.3%，最常见的高危型HPV型别为16、58、52型，这也反映了我国HPV感染与宫颈病变的相关性。

在筛查中以何种方法为最佳方案，赵方辉等汇总了中国人群17年间的各项研究，比较了VIA、细胞学及HPV筛查出CIN2及以上病变的概率，其中HPV检测的敏感度97.5%，细胞学为87.9%，肉眼筛查仅为54.6%，得出在我国HPV检测具有很高的灵敏性和特异性。

2009年开始由政府为主导，国家卫生部启动了面对中国农村妇女的国家“两癌”（宫颈癌和乳腺癌）筛查项目。2009—2011年对1000多万农村妇女（35～59岁）进行了以细胞学为主，辅以肉眼筛查的宫颈癌筛查。2012年对农村妇女每年筛查人数增加至1000万（35～64岁）。2014年又对3000万名农村妇女（35～64岁）进行免费筛查。2014年开始在宫颈癌筛查中应用以HPV检测作为初筛方法的尝试，对54.6万名农村妇女进行了宫颈癌免费筛查。各地区由政府主导，联合各方社会力量，广大医务人员、妇幼保健人员也因地制宜，开展了宫颈癌筛查工作，在全国形成了关注宫颈癌筛查的良好局面。

不少学者结合国外的筛查常规，探讨了我国的宫颈癌的筛查方法，并对各种筛查方法进行优劣势评估，提出在我国现行状况下，在推进细胞学、HPV以及细胞学和HPV联合筛查的同时，应结合当地经济状况、筛查人员所掌握的技术水平和群众接受程度，因地制宜推行多元化的筛查策略。

## 第三节 中国宫颈癌发病现状

近几十年来，由于宫颈癌防治策略的实施，我国女性宫颈癌的发病率和死亡率有了明显下降。全国死因调查显示：1973—1975年宫颈癌的世界人口年龄标化死亡率为14.61/10万，1990—1992年和2004—2005年分别降至4.29/10万和2.45/10万。

随后的调查表明，近年来宫颈癌的新发病率有所增加。全国宫颈癌粗发病率1989—1990年为3.06/10万，2007—2008年上升为11.87/10万。死亡病率也有所增加。全国宫颈癌的粗死亡率1989—1990年为2.19/10万，2007—2008年上升到3.20/10万。因此在1989—2008年10年间，宫颈癌的粗发病率无论城市还是农村总体均呈上升趋势，分别在1997年和1999年后以平均每年14.4%和22.5%的速度递增。全国宫颈癌的粗死亡率1999年后平均每年上升8.1%，城市地区的粗死亡率2001年后均以平均每年7.3%的速度递增，而农村地区的粗死亡率在1989—2008年平均每年上升3.9%。

近十余年来，我国宫颈癌新发病率和死亡率上升的趋势，可能与经济发展、生活方式、性观念的变化以及人口老龄化相关。

## 第四节 我国子宫颈癌防治工作面临的挑战

我国人口众多，国家统计局2014年数据提示，我国35～64岁的女性约2.78亿。如何降低宫颈癌的发病率和死亡率，中国面临极大的挑战。有以下几方面需要大力加强。

（1）加强对群众的宣传教育，提高接受宫颈癌筛查的自觉性。目前中国妇女对宫颈癌的认知度远远不足，缺乏预防宫颈癌的自觉性，筛查覆盖率远远不足。2010年我国筛查覆盖率，城市仅为29.1%，即使东部城市也仅达到31.3%，而农村只有16.9%。

山西襄垣调查，2003年只有4%的受访女性知道HPV感染是发展到宫颈癌的主要危险因素，10%的受访女性了解巴氏涂片可检测癌前病变，31%的受访女性知道宫颈癌通过筛查在早期可被检测。北京大学人民医院对住院的宫颈癌患者进行调查，发现50%的患者从未接受过筛查。所以在宫颈癌的筛查工作中，应加大对女性的健康教育，提供更多的宫颈癌预防知识，包括了解宫颈癌高发因素、出现的症状以及筛查的目的，使其主动自觉地接受宫颈癌筛查。

（2）加强人员培训，提高筛查技术和质量。在加强对群众教育的同时，另一项重要内容就是制定筛查常规，建立培训制度，加强对参加筛查人员的培训，提高筛查质量。我国人口众多，地域辽阔，经济发展不平衡，各地专业人员技术力量极不平衡，需要开展多层次、多水平、多方位的培训来提高我国的筛查质量，包括细胞学、病理学、阴道镜等多方面都需要大力开展培训。2016年中国阴道镜及宫颈病理学分会（CSCCP）在全国范围内开展了细胞病理学和阴道镜培训，并提出了我国对宫颈癌筛查异常管理的专家共识。2017年CSCCP与美国阴道镜和宫颈病理学会（ASCCP）合作推出宫颈细胞学志愿者项目，利用海外优势师资，参与中国宫颈细胞学培训班的教学，促进宫颈癌筛查的规范化。

（3）规范新技术，明确定位。当前，我国推行宫颈癌防治的局面大好，各种筛查技术、检测方法如雨后春笋般涌现出来。国产液基细胞学、各种HPV检测方法多达几十种，但因缺乏大量的临床研究数据支持，对于筛查的意义不明确，所以对宫颈病变检测的特异性和敏感性缺乏有效的科学循证。目前大多以经美国FDA认证的HPV HC2（美国凯杰公司制）、16/18分型及12中高危型HPV检测（美国罗氏公司制）为标准。不少国产产品已显示了其HPV检测的临床意义。国家食品药品监督管理总局2015年11月做出明确规定（国家食品药品监督管理总局2015年第93号附件3），要求根据临床数据进行准入，推动了我国HPV试剂的规范生产和应用，这样势必会推进宫颈癌筛查工作，并能更好地推动我国宫颈癌的防治工作。

（4）迎接宫颈癌预防性疫苗进入中国。在全球，自从2006年四价疫苗（HPV6、11、16、18亚型）和2007年两价疫苗（HPV16、18亚型）相继批准上市以来，宫颈癌预防性疫苗的使用已成为全球防治宫颈癌的重要内容，成为宫颈癌防治体系的重要组成部分，也是我国医务界及广大群众关注的问题。

全球HPV疫苗10年来应用上亿剂的结果表明，应用四价及两价疫苗后，生殖道湿疣发生率明显下降，高危型HPV感染率明显下降，并且已经观察到HPV16、18亚型感染相关的高级别病变明显下降。一项在9个发达国家的20个中心对超过1.4亿人年应用HPV疫苗随访的荟萃分析显示，这些国家的女性至少有50%的疫苗接种覆盖率，在13～19岁的女孩中，HPV16和18亚型感染较接种疫苗前显著下降68%（*RR* 0.32，95% *CI* 0.19～0.52），肛门-生殖器疣显著降低61%（*RR* 0.39，95% *CI* 0.22～0.71），HPV31、33和45亚型感染也显著减少（*RR* 0.72，95% *CI* 0.54～0.96）。此外，在20岁以下的男孩（*RR* 0.66，95% *CI* 0.47～0.91）和20～39岁的女性（*RR* 0.68，95% *CI* 0.51～0.89）中肛门-生殖器疣显著下降，明显看到人群效果。当疫苗接种覆盖率低于50%，尽管可以显著减少20岁以下女孩的HPV16和18亚型感染（*RR* 50，95%*CI* 0.34～0.74）和肛门-生殖器疣（*RR* 0.86，95%*CI* 0.79～0.94）发生，但不会出现人群预防效果。所以要实现疫苗接种效果，应达到一定的人群覆盖面。

九价疫苗也已在国外上市，由于可以预防7种高危型别HPV感染（包括中国常见的几种高危型别HPV），因此可以预防90%以上的宫颈癌。但其更多的临床效果还有待观察。

疫苗上市以来，WHO以及美国FDA的免疫接种委员会（ACIP）就疫苗的推广和应用提出了一系列建议，包括接种适宜年龄。大量研究表明15岁以下可以接种2剂，15岁以上应该接种3剂，还特别强调，接种疫苗后仍需要进行宫颈癌筛查。

在我国，国外已上市的两价（Cervarix）和四价疫苗（Gardasil）已进行了三期临床试验，两种疫苗已得到国家食品药品监督管理总局批准在中国应用。两价疫苗在中国人群的Ⅲ期临床试验中期分析结果也显示很好的效果（Zhu FC，AOGIN2016），6051名18～25岁中国女性应用Cervarix（0、1、6个月），随访15个月后，该疫苗可预防94.2%的由HPV16/18亚型引起的HPV持续感染和（或）宫颈轻度及以上病变（CIN1+），均有很好的免疫原性。该项目在随访57个月后，CIN1+的有效率为93.2%，CIN2+的有效率为87.3%。

在我国，Gardasil四价疫苗也已完成三期临床试验，尽管揭盲后的数据尚未公布，但结果表明疫苗组与安慰剂组相比，疫苗组对CIN2+的有效率几乎达到100%。在中国人群试验中，两个疫苗都证实为安全有效。

在疫苗应用时，需要对群众加强宣传教育。在三期临床试验初期，接受调查对象中有14.8%的女性曾听说过HPV。HPV的知晓率与年龄、婚姻情况、户口类型及教育程度有关（$P < 0.05$）。经过简单宣教后，75.9%的适龄女性愿意接种HPV疫苗。

一项全国性流行病学调查显示，我国15～24岁女性发生初次性行为的平均年龄在17岁，因此多数专家认为我国主要接种适宜年龄应放在初中阶段女生，约13～15岁。由于这些女性大多为独生子女或少子女，在疫苗接种的推动工作中，还需要动员全社会做好宣传和教育工作。由于目前尚缺乏中国人群HPV疫苗接种的资料，在疫苗上市后需要继续进行临床观察，所以在应用国外生产的疫苗时，也期待国产疫苗尽快上市，造福于中国女性。

展望我国宫颈癌防治工作还有很长的路要走，今后需要结合我国国情，在政府的推动下，加强群众教育，加强对技术人员培训，制定适宜我国的常规，做好宫颈癌的防治工作。

## 参考文献


[1] 陈万青，郑荣寿，张思维，等．2012年中国恶性肿瘤发病和死亡分析[J]. 中国肿瘤，2015, 5(1): 1-10.

[2] 刘淑范，冼美生．宫颈及阴道细胞病理学诊断报告方式的建议．中华妇产科杂志．1998, 33(5): 316-318.

[3] 王友芳，郎景和．子宫颈细胞学检查及TBS描述．中国临床医生杂志．1999, 27(2): 14-16.

[4] 董志伟．中国癌症筛查及早诊早治指南(试行). 北京：北京大学医学出版社，2005.

[5] 李凌，李隆玉，乔志强等．肉眼观察(VIA、VILI)在中国农村地区宫颈癌筛查中的应用评价．实用癌症杂志．2008, 23(6): 599-601.

[6] 赵昀，赵超，江静，等．醋酸白及碘试验肉眼观察法在农村妇女宫颈癌筛查中的作用．中国实用妇科与产科杂志，2012, 28(9): 681-684.

[7] 郑宝文，Marshall Austin, 梁小曼等．来自CAP认证的中国最大独立医学实验室—广州金域诊断的1,394, 389例宫颈细胞学Bethesda系统报告结果分析．Achieve Pathology and Laboratory Medicine 2015, 139: 373-377.

[8] 赵昀，崔淑慧，任丽华，等．细胞学、HPV高危型检测在宫颈病变筛查中的应用．中国妇产科临床杂志．2006, 7(2): 89-93.

[9] 隋龙，丛青．人乳头瘤病毒检测临床应用误区．中国实用妇科与产科杂志．2016, 32(5): 395-398.

[10] 魏丽惠．在中国实施子宫颈癌多元化筛查的策略．中国妇产科临床杂志．2015, 16(1): 1-2.

[11] 卫生部肿瘤防治研究办公室．中国恶性肿瘤死亡调查研究[M]. 北京：人民卫生出版社，1980.

[12] 全国肿瘤防治研究办公室．中国恶性肿瘤死亡调查研究(1990—1992)[M]. 北京：人民卫生出版社，2008.

[13] 陈竺．全国第三次死因回顾抽样调查报告[M]. 北京：中国协和医科大学出版社，2008.

[14] 胡尚英，郑荣寿，赵方辉，等．1989至2008年中国女性子宫颈癌发病和死亡趋势分析．中国医学科学院学报．2014, 36(2): 119-125.

[15] 张永贞，马俊飞，赵方辉，等．农村地区醋酸/碘染色法筛查子宫颈癌的3年结果分析．癌症．2010, 29(1): 4-8.

[16] 王春芳，魏丽惠．子宫颈癌患者就医前后认知度的变化及筛查状况与诊断时临床分期的关系．中华妇产科杂志．2012, 47(5): 361-363.

[17] 中国优生科学协会阴道镜和宫颈病理学分会(CSCCP)专家委员会．中国子宫颈癌筛查及异常管理相关问题专家共识(一). 中国妇产科临床杂志．2017, 18(2): 190-192.

[18] 中国优生科学协会阴道镜和宫颈病理学分会(CSCCP)专家委员会．中国子宫颈癌筛查及异常管理相关问题专家共识(二). 中国妇产科临床杂志．2017, 18(3): 286-288.

[19] 张晓晓，赵超，崔淑慧等．河北丰宁地区妇女人乳头瘤病毒感染及疫苗认知状况初探．中国妇产科

临床杂志 . 2014, 15(4): 318-321.
[20] Zheng R, Peng X, Zeng H,et al. Incidence,mortality and survival of childhood cancer in China during 2000-2010 period:a population-based study[J]. Cancer Lett, 2015, 363 (2) :176-180.
[21] Cuzick J, Clavel C, Petry KU et al. Overview of the European and North American studies on HPV testing in primary cervical cancer screening. Int J Cancer 2006, 119:1095-1101.
[22] Bulk S, Visser O, Rozendaal L et al. Cervical cancer in the Netherlands 1989-1998: decrease of squamous cell carcinoma in older women, increase of adenocarcinoma in younger women. Int J Cancer 2005, 113:1005-1100.
[23] Cagle1 AJ, Hu SY, SellorsJW,et al. Use of an expanded gold standard to estimate the accuracy of colposcopy and visual inspection with acetic acid. Int. J. Cancer.2010, 126:156–161.
[24] Moscicki AB, Shiboski S, Hills NK, et al. Regression of low-grade squamousintraepithelial lesions in young women. Lancet 2004, 364 (9446) :1678–1683.
[25] KjaerS,Frederiksen K,Munk C,et al. Long-term absolute risk of cervical intraepithelial neoplasia grade 3 or worse following human papillomavirus infection: role of persistence. J Natl Cancer Inst. 2010;102 (19) :1478-1488.
[26] Chen, W, Zhang, X, Molijn, A et al. Human papillomavirus type-distribution in cervical cancer n China: the importance of HPV 16 and 18. Cancer Causes Control. 2009, 20 (9) : 1705-1713.
[27] Gu Y, Ma C, Zou J, et al. Prevalence characteristics of high-risk human papillomaviruses in women living in Shanghai with cervical precancerous lesions and cancer. Oncotarget. 2016, 7 (17) :24656-24663.
[28] Zhao FH, Lin MJ, Chen F, et al. Performance of high-risk human papillomavirus DNA testing as a primary screen for cervical cancer: a pooled analysis of individual patient data from 17 population-based studies from China. Lancet Oncology, 2012,11 (12) :1160 – 1171.
[29] Wang BH, He MF, Wang LH. Cervical cancer screening among adult women in China.2010. Oncol.2015, 20:627-634.
[30] Drolet M, Bénard É, Boily MC, et al. Population-level impact and herd effects following human papillomavirus vaccination programmes: a systematic review and meta-analysis. Lancet Infect Dis. 2015, 15 (5) :565-580.
[31] Iversen OE1, Miranda MJ2, Ulied A3, et al. Immunogenicity of the 9-Valent HPV Vaccine Using 2-Dose Regimens in Girls and Boys vs a 3-Dose Regimen in Women. JAMA. 2016 Nov 21.doi: 10.1001/jama.2016.17615.
[32] Zhao FH, Tiggelaar SM, et al. A multi-center survey of age of sexual debut and sexual behavior in Chinese women: suggestions for optimal age of human papillomavirus vaccination in China. Cancer Epidemiol 2012, 36 (4) :384-390.

# 第三章

# 宫颈细胞学Bethesda报告系统

*赵澄泉（Zhao C） 王军臣 杨 敏*

## 第一节 Bethesda系统简介

Bethesda系统（TBS）是用于宫颈或阴道巴氏细胞学诊断的报告系统。1988年，美国癌症研究院（NCI）发起一个工作会议，由病理医生、细胞病理医生、临床医生以及与宫颈癌预防诊断和治疗相关的不同专业代表组成，会议制定出宫颈/阴道细胞学判读结果的统一命名系统。按照会议召开城市和时间命名为：TBS-1988系统（召开会议城市是美国马里兰州的Bethesda市）。

两年后，第二次工作会议根据各实验室对TBS-1988系统的实际使用情况，将宫颈细胞学报告用语进行修订补充，命名为TBS-1991系统。到20世纪90年代中期，美国近90%实验室使用TBS系统报告宫颈/阴道细胞学诊断结果。

为了给宫颈细胞学判读可疑（ASCUS）或低度病变（LSIL）患者提供最佳临床处理方案，美国癌症研究院于2001年主持完成了ASCUS/LSIL分类筛查研究（ALTS）。此项研究根据细胞学检查结果分组并进行细胞学和组织学随访，然后结合充分临床数据决定如何处理这些常见的宫颈细胞学异常情况。

由美国癌症研究院主办、44家国际专业组织和机构合办的TBS-2001工作会议，由病理医生、细胞病理医生、妇科医生、律师、患者志愿者及从事女性保健相关工作者约400多人参加。在会上，TBS-2001系统修改稿经全体参会者公开讨论，投票表决。TBS-2001系统最终于2002年定稿并公布。此后，NCI与美国细胞病理学会（ASC）于2004年合作出版了第二版TBS“蓝皮书”。

推出TBS“蓝皮书”的同时，2003年11月5日，ASC-NCI在美国细胞病理学会网站（http://www.cytopathology.org/NIH）建成TBS图库，包括已出版TBS“蓝皮书”内容，约有图片350幅（40%为液基），图片均配有注释并免费下载。该网站具有数种图片搜索方法：TBS命名系统搜索、图谱章节标题搜索、关键词搜索以及标本类型搜索等。该网站还提供用户自评功能，用户可以通过“自测题”将判读结果与其他参与者相比较。

美国阴道镜和宫颈病理学会（ASCCP）于2001年针对患者临床处理问题召开比较共识工作会议，形成对应TBS-2001系统异常宫颈细胞学处理指南，并于2006年12月的一次共识会议中进行修订。在20多个学术委员会的共同参与下，ASCCP 2012年对临床处理共识指南再次做了修正和更新。因为在过去10多年中，宫颈癌筛查预防和临床处理都发生了很大变化，这些变化包括液基细胞学的广泛使用，细胞学、HPV的共同筛查，HPV疫苗的应用，美国FDA HPV通过检查可以用于一线筛查，2011年新的宫颈癌筛查指南以及2012年临床处理指南的修订，所以美国细胞病理学会在广泛听取意见的基础上（59个国家参与，2454条评论）对TBS报告系统也做出了修订，称为TBS-2014。第3版“TBS宫颈细胞学报告”一书，增加了页数、图片和解释，但其基本内容与第2版没有特别大的改变。脱落的正常子宫内膜细胞在第2版TBS中，如果在大于等于40岁的妇女宫颈细胞学片中查见，需要报告。在第3版年龄放宽至大于等于45岁，如果小于等于45岁，无须报告正常子宫内膜细胞。

## 第二节 TBS-2014系统报告格式

TBS系统问世以来即被世界许多国家接受并使用。TBS系统提供了标准的宫颈细胞病理学报告，统一了宫颈细胞学诊断分类，明确了诊断标准，增进了细胞病理学医生与临床医生的有效沟通，为患者提供了更恰当优质的服务。

TBS报告系统包括三项基本内容：①标本类型及满意度评估；②总分类；③描述性命名：判读/结果。TBS报告系统认为宫颈细胞学检查属于筛查性质，而不是诊断性质，因此，用“判读”或“报告”取代“诊断”一词。对于病理医生和临床医生，理解这一改变的意义非常重要。

## 第三节 TBS报告的具体内容

**样本类别**

标明传统涂片（巴氏涂片）、液基细胞制片或其他类别

**样本质量评估**

□ 阅片满意（说明有无宫颈管/转化区成分及任何其他质量的指标，如部分血涂片、炎症等）

□ 阅片不满意（注明原因）

样本拒收/未进入阅片过程（说明理由）

样本经制片并进行了阅片，但对判读上皮细胞异常不满意（说明原因）

**总体分类（任选，是否报告自行决定）**

□ 无上皮内病变或恶性病变

□ 其他：见判读意见/结果（如大于等于45岁女性查见子宫内膜细胞）

□ 上皮细胞异常：见判读意见/结果（注明是“鳞状上皮”或“腺上皮”）

**判读意见/结果**

**一、无上皮内病变或恶性病变**

〔若无肿瘤性细胞，需在报告栏的判读意见/结果之上和（或）其内的总体分类中表述，不管有无微生物病原体或其他非肿瘤性变化〕

1. 非肿瘤性发现（是否报告任选）

（1）非肿瘤性细胞学改变

△ 鳞状细胞化生

△ 角化性改变

△ 输卵管化生

△ 萎缩

△ 妊娠相关性改变

（2）反应性细胞改变与下述相关

△ 炎症（包括典型的修复）

△ 放射治疗

△ 宫内节育器（IUD）

（3）子宫切除后是否有腺细胞

2. 微生物病原体

△ 滴虫

△ 形态符合白色念珠菌

△ 菌群失调，提示细菌性阴道病

△ 形态符合放线菌的细菌

△ 符合单纯疱疹病毒的细胞学改变

△ 符合巨细胞病毒细胞学改变

△ 子宫切除后是否有腺细胞

△ 萎缩

3. 其他

△ 子宫内膜细胞（见于大于等于45岁的女性）

（需要特别指出有无鳞状上皮内病变）

**二、上皮细胞异常**

1. 鳞状细胞

△ 非典型鳞状细胞

- 意义不明确（ASC-US）
- 不除外高度鳞状上皮内病变（ASC-H）

△ 低度鳞状上皮内病变（LSIL）

（包括：HPV/轻度异型增生/CIN1）

△ 高度鳞状上皮内病变（HSIL）

（包括：中度及重度异型增生；CIN2 及 CIN3）

● 具有可能浸润的特点（若疑为浸润）

△ 鳞状细胞癌（SCC）

2. 腺细胞

△ 非典型腺细胞（AGC）

● 非典型腺细胞，子宫颈管细胞（非特异，或特指，需要在备注说明）

● 非典型腺细胞，子宫内膜细胞（非特异，或特指，需要在备注说明）

● 非典型腺细胞（来源不确定，或特指，需要在备注说明）

△ 非典型腺细胞

● 典型子宫颈管腺细胞（AEC），倾向于肿瘤

● 典型腺细胞（AGC），倾向于肿瘤

△ 子宫颈管原位癌（AIS）

△ 腺癌

● 子宫颈管腺癌

● 子宫内膜腺癌

● 子宫外腺癌

● 无分类

**三、其他恶性肿瘤（需具体说明）**

**辅助性检测**

简要说明检测方法并报告其结果，便于临床医生了解。

**计算机辅助阅片**

若经自动仪器阅片，需要说明仪器类别并报告其结果。

**教育注释及建议（任选）**

建议内容简洁准确并与专业组织出版的临床随访原则相一致，可包括参阅出版的出版物。

## 第四节 宫颈细胞学报告系统比较

目前很多国家采用TBS报告系统，有的国家使用时略加修改，因此不同国家之间可能稍有差异。表 3-1、3-2 比较了澳大利亚和英国所用的TBS系统。

**表 3-1 澳大利亚修订的 TBS 系统（AMBS-2004）与 TBS-2014 系统的比较**

| AMBS-2004 | TBS-2014 |
|---|---|
| **鳞状细胞异常** | |
| 低度鳞状上皮内病变可能 | ASC-US |
| 低度鳞状上皮内病变 | LSIL |
| 高度鳞状上皮内病变可能 | ASC-H |
| 高度鳞状上皮内病变 | HSIL |
| 鳞状细胞癌 | 鳞状细胞癌 |
| **腺细胞异常** | |
| 非典型子宫颈管腺细胞，意义不明确 | AEC |
| 非典型腺细胞，意义不明确 | AGC |
| 高度腺体病变可能 | AEC-FN |
| AIS | AIS |
| 腺癌 | 腺癌 |

**表 3-2 英国和 Bethesda 分类系统对比**

| 英国报告术语 | TBS-2014报告术语 |
|---|---|
| Inadequate：标本不充分 | Unsatisfactory：标本不满意 |
| Negative：阴性 | Negative：阴性 |
| 交界性改变* | ASCUS，AGC |
| 轻度核异质 | LSIL |
| 中度核异质 | HSIL |
| 重度核异质 | HSIL |
| 重度核异质，可疑浸润 | 癌 |
| 腺体肿瘤形成 | AIS，腺癌 |

注：*HPV感染性病变在英国属于交界性病变，而在TBS中属于LSIL。

## 第五节 展 望

应用TBS宫颈细胞学报告系统的目的是提供一套全球统一的细胞病理学报告系统。不同实验室使用一致的检查结果命名系统，并可以在不同实验室和不同国家之间进行比较。在过去十多

年，细胞病理学技术取得了许多重大进展，例如：液基细胞学、自动化标本制备、计算机辅助筛查、HPV 检测、细胞学结合 HPV 检测筛查等，宫颈癌筛查指南也做了很大修改。HPV 疫苗于 2006 年开始投入使用并被发达国家女性逐渐接受，将来宫颈癌及其癌前病变的发生率很可能会进一步降低。TBS 系统自 1988 年建立以来，已于 1991 年、2001 年被修订两次，2014 年又第三次修订，将来必定还会被重新评价和修订，以适应宫颈癌研究、治疗、预防和筛查新技术的进展。

## 参考文献


[1] National Cancer Institute Workshop. The 1988 Bethesda System for reporting cervical/vaginal cytologic diagnoses. JAMA, 1989, 262:931-934.

[2] The 1988 bethesda System for reporting cervical/vaginal cytologic diagnoses: Developed and approved at the national Institute Workshop in Bethesda, MD, December 12-13,1988. Diagn cytopathol, 1989, 5:331-334.

[3] Kurman RJ, Solomon D. The Bethesda System for reporting cervical/vaginal cytologic diagnoses: Definitions, criteria and explanatory notes for terminology and specimen adequacy. New York: Springer-Verlag,1994.

[4] Sherman ME, Dasgupta A, Schiffman M, Nayar R, Solomon D. The Bethesda Interobserver Reproducibility Study (BIRST): a web-based assessment of the Bethesda 2001 System for classifying cervical cytology. Cancer, 2007, 111(1):15-25.

[5] Solomon D, Nayar R. The Bethesda System for reporting cervical cytology,2nd ed. New York: Springer, 2004.

[6] Solomon D, Davey D, Kurman R, et al. The 2001 Bethesda System-terminology for reporting results of cervical cytology. JAMA, 2002, 287:2114-2119.

[7] ASCCP consensus guidelines. Am J Obstet Gynecol,2007, 197:346-355.

[8] Bibbo M and Wilbur D. Comprehensive Cytopathology. Third ed. Sauders, Elsevier, 2008, 77-90.

[9] Halford JA, Batty T, Boost T, Duhig J, Hall J, Lee C, Walker K. Comparison of the Sensitivity of Conventional Cytology and the ThinPrep Imaging System for 1,083 Biopsy Confirmed High-Grade Squamous Lesions. Diagn.Cytopathol,2009.

[10] Karnon J, Peters J, Platt J, et al. Liquid-based cytology in cervical screening: an updated rapid and systematic review and economic analysis. Health Technol Assess,2004, 8(20):iii,1-78.

[11] Nayar R, Wilbur DC. The Bethesda System for Reporting Cervical Cytology. Third Edition.Springer 2015.

# 第四章

# HPV感染和宫颈病变

*赵澄泉（Zhao C） 赵淑萍*

最近 30 年，有关癌症病因学的研究发现某些特定基因型HPV的持续感染可导致宫颈癌。回顾医学发展史，从 20 世纪 80 年代初对宫颈癌的基本概念及其病例进行详尽研究至今，在短短的时间内取得如此大的进步是很罕见的。本章作者参阅大量相关文献并结合自己的研究和经验，从基础研究、流行病学、临床研究、预防治疗以及国际上学术争论的要点等方面，以 75 个问答题形式对HPV感染与宫颈癌的关系进行了最新的概括性阐述。预防和治疗宫颈癌是我们共同努力的目标，深入了解宫颈癌的发生机制必须对HPV相关知识有全面的了解。希望这些信息能为中国广大的病理科医生、妇科医生和所有从事与此领域相关工作的其他医务人员提供有益的帮助。

## 一、什么是HPV

HPV是由约 8000 个碱基对的双链环状DNA和二十面体立体对称的蛋白质衣壳组成的无包膜的病毒，属乳多空病毒科多瘤病毒亚科（图 4-1）。HPV感染人类的表皮和黏膜上皮细胞，能引起多种良、恶性肿瘤。目前已分离确定的HPV病毒亚型约有 150 种以上，其中 40 多种主要通过性接触传播，感染肛门及生殖器部位。

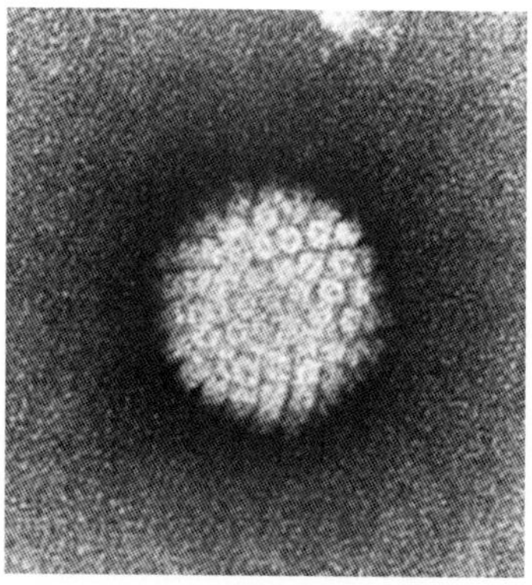

图4-1　HPV 的负染色电镜照片

## 二、HPV和宫颈癌之间的关系

宫颈癌是第一个被确定有单一明确病因的癌症，即HPV感染。尽管HPV感染普遍存在，宫颈癌却相对少见。大多数宫颈癌患者都有HPV感染，但通常并不引起任何疾病，多数人从不知道自己已感染过HPV。持续HPV感染可在少部分女性中导致宫颈、外阴、阴道和肛门部位的癌变，在男性中则引起肛门和阴茎的癌变。另外，40%～70%的口咽部鳞状细胞癌也与HPV感染有关。

## 三、宫颈癌在全球的发病率是多少

在全球范围内，宫颈癌是女性第四位最常见癌症，2012 年全球估计新发病例 53 万，其中 26.6 万死于宫颈癌。全球 15～44 岁女性中宫颈癌为第二常见癌症。宫颈癌为世界第五大导致女性死亡的肿瘤，贫困地区宫颈癌的死亡率较高，80%～85%宫颈癌死亡病例发生在发展中国家，为发展中国家女性最常见的恶性肿瘤之一。人口因素诸如民族、种族、社会经济状况等，可能是不同人群中发病率不均衡分布的原因。宫颈癌不仅是发展中国家女性最常见和最重要的癌症，而且因疾病所致的平均死亡年龄年轻化使其社会重要性也更为突出，因为缺乏筛查或不正规地筛查，很多病例发现时常常已是晚期，而且标准的治疗方案常常被忽视或患者因经济条件而延误或放弃治疗。

## 四、女性会经常感染HPV吗

全球大多数女性一生中至少感染过一种型别的HPV。总的感染率通常很难确定，因为HPV DNA的检出率常是一过性的，且血清学检测亦不准确，因此很多女性虽感染过HPV，但HPV DNA检测及血清学均可为阴性。

每年有很多女性被诊断为宫颈细胞学异常，多数是较轻微的异常，甚至是不确定的异常，如非典型鳞状细胞意义不明确（ASC-US）。多数异常会不治而愈，太过积极的治疗既不合理也不必要。但临床医生也不能忽视这些异常，因为多数癌前病变和癌症都是在不确定或轻度细胞学异常的女性中发现的。

## 五、哪些人会罹患宫颈癌

没有接受常规宫颈癌筛查的女性患病风险会大大增加，因为潜在的癌前病变无法诊断，患者也得不到适当的随访。尽管宫颈细胞学检查和HPV检测能明显降低宫颈癌的患病率和死亡率，在美国仍有11%的女性没有接受常规的宫颈癌筛查。美国宫颈癌筛查属于随机筛查（患者和医生关系），并非有一全国机构负责监控患者是否定期筛查。中国参加常规宫颈癌筛查的城市妇女大约为30%，农村妇女比例会更低。

## 六、在美国HPV感染及其相关疾病常见吗

目前大约有2000万美国人感染HPV，每年会新增620万感染者，至少50%～80%有性生活的男性和女性在他们一生的某个时期会感染生殖器HPV。

1．生殖器疣　在美国，约1%有性生活的成年人一生中曾患过生殖器疣。

2．宫颈癌　美国疾病控制中心（CDC）报道，每年大约12000名女性确诊宫颈癌，4000人死于宫颈癌。

3．其他HPV相关癌症　与宫颈癌相比较少见。CDC统计数据表明：3554名女性患有外阴癌；802名女性患有阴道癌和其他女性生殖器癌症；1168名男性患有阴茎癌；3260名女性和1750名男性患有肛周癌，具体参见表4-1。某些人群是HPV相关癌症的高危人群，例如同性恋和双性恋男性，以及自身免疫功能低下的患者（如HIV感染者和AIDS患者）。

表4-1　美国每年HPV相关癌症一览表

| 部位 | 年发生病例数量 | HPV引起癌症所占比例/% | HPV引起癌症数量 | HPV16/18亚型引起癌症所占比例/% | HPV16/18亚型引起的癌症数量 | HPV31/33/45/52/58亚型引起癌症所占比例/% | HPV 31/33/45/52/58亚型引起的癌症数量 |
|---|---|---|---|---|---|---|---|
| 宫颈 | 11771 | 91 | 10700 | 66 | 7800 | 15 | 1700 |
| 阴道 | 802 | 75 | 600 | 55 | 400 | 18 | 100 |
| 外阴 | 3554 | 69 | 2400 | 49 | 1700 | 14 | 500 |
| 阴茎 | 1168 | 63 | 700 | 48 | 600 | 9 | 100 |
| 肛周 | 5010 | 91 | 4600 | 79 | 4000 | 8 | 400 |
| 女 | 3260 | 93 | 3000 | 80 | 2600 | 11 | 400 |
| 男 | 1750 | 89 | 1600 | 79 | 1400 | 4 | 100 |
| 直肠 | 750 | 91 | 700 | 79 | 600 | 8 | 100 |
| 女 | 513 | 93 | 500 | 80 | 400 | 11 | 100 |
| 男 | 237 | 89 | 200 | 79 | 200 | 4 | ＜100 |
| 口咽 | 15738 | 70 | 11000 | 60 | 9500 | 6 | 900 |
| 女 | 3100 | 63 | 2000 | 51 | 1600 | 10 | 300 |
| 男 | 12638 | 72 | 9100 | 63 | 8000 | 4 | 600 |
| 合计 | 38793 | | 30700 | | 24600 | | 3800 |

## 七、美国HPV感染的发病率是多少

HPV感染估计是世界上最常见的性传播疾病。美国社会健康协会估计75%至80%有性生活的美国人在他们一生中的某个时期会感染HPV，50岁的美国女性80%以上曾感染过至少一种生殖器HPV。

据估计，HPV感染率从14%至90%以上不等。造成差异的常见原因是一些研究报道结果检测的是正被感染的女性，而另一些研究报告检测的是曾经感染的女性；另一原因是检测的型别不同。

美国的一项研究指出，2003—2004年，某一限定的时间内，26.8%14～59岁的女性感染了至少一种HPV，其中15.2%感染了一种或多种能导致癌症的高危型HPV，这比先前的估计结果要高。HPV感染与年龄的关系见表4-2。

表4-2　HPV感染与年龄的关系

| 年龄/岁 | HPV感染率/% |
|---|---|
| 14~19 | 24.5 |
| 20~24 | 44.8 |
| 25~29 | 27.4 |
| 30~39 | 27.5 |
| 40~49 | 25.2 |
| 50~59 | 19.6 |
| 14~59 | 26.8 |

值得一提的是，随着年龄的增长，HPV感染率逐渐下降，可能因为HPV病毒被人体自身免疫系统清除或是下降到检测不出的水平。

## 八、宫颈细胞学正常女性高危型HPV（HR-HPV）感染率

全球范围内传统和液基细胞学方法检测宫颈细胞为正常的女性，其HPV DNA的检出率为1%～35.4%。范围变化如此之大既反映了巴氏试验以及所用HPV检测方法的不统一，又源于缺乏年龄分段、地域和人群的差异。一般来说在不同国家、不同城市和不同人群的高危型HPV（HR-HPV）感染率不同。来自78份包含病例多达15万例细胞学正常女性独立研究的综合分析报告显示，高危型HPV总感染率为10.4%，非洲感染率最高，为22.9%，其中，东非HR-HPV感染率最高达到35.4%；其次美洲为15.5%，亚洲为8.3%，欧洲为6.6%。匹兹堡大学Magee妇女医院最近的一项大型研究表明，26558名液基细胞学检测阴性的女性，杂交捕获2代（HC2）检测HR-HPV的阳性率仅为2.2%。

## 九、宫颈细胞学检查异常女性中HR-HPV的阳性率

不同的研究结果差异很大，一些大型研究结果指出，HR-HPV阳性率在ASC-US女性为25%～60%，LSIL女性为58%～85%，平均为77%；ASC-H女性为30%～83%，平均为55%；HSIL女性应高于90%甚至95%。在非典型腺细胞（AGC）女性为20%～30%。

## 十、HPV感染与年龄的关系

大多数人口调查发现，HPV感染率的高低与年龄分布有很大关系。宫颈癌的发生与初次性交及HPV感染的年龄有关。文化差异不仅影响HPV感染的平均年龄，而且影响病毒感染后癌症发生和发展的平均年龄。15～25岁女性感染率最高，占总感染数的25%～40%。随着年龄增长，HPV感染率有所下降，主要原因包括接触HPV概率减少，多数病毒感染具有自限性，且机体有抵抗再感染的作用。年轻女性在性生活最初3年，生殖道HPV感染率累计达50%，而女性一生中感染HPV的风险超过75%。

## 十一、HPV的基因组成及在上皮细胞中的表达

HPV基因为具有近8000个碱基对的双链环状DNA，其中包括6个早期开放读码框架（E1、E2、E4、E5、E6、E7）、2个晚期读码框架（L1、L2）和1个非编码长控区（LCR）。E1、E2、E5、E6和E7在分化的早期表达，E4在整个过

程都表达，而L1和L2在分化的最终阶段表达。在HPV感染的上皮中，病毒基因组存在于上皮的基底层。早期的蛋白表达水平较低，以维持病毒基因组的存在（增加潜伏感染的可能性）和细胞的增殖。随着基底上皮细胞的分化，病毒开始复制周期，包括基因复制、病毒组装和释放，从早期蛋白表达转化为晚期蛋白表达，包括病毒衣壳蛋白L1和L2。L1是主要衣壳蛋白，而L2是连接质粒DNA的次要衣壳蛋白，共同组装成HPV的衣壳（图4-2）。

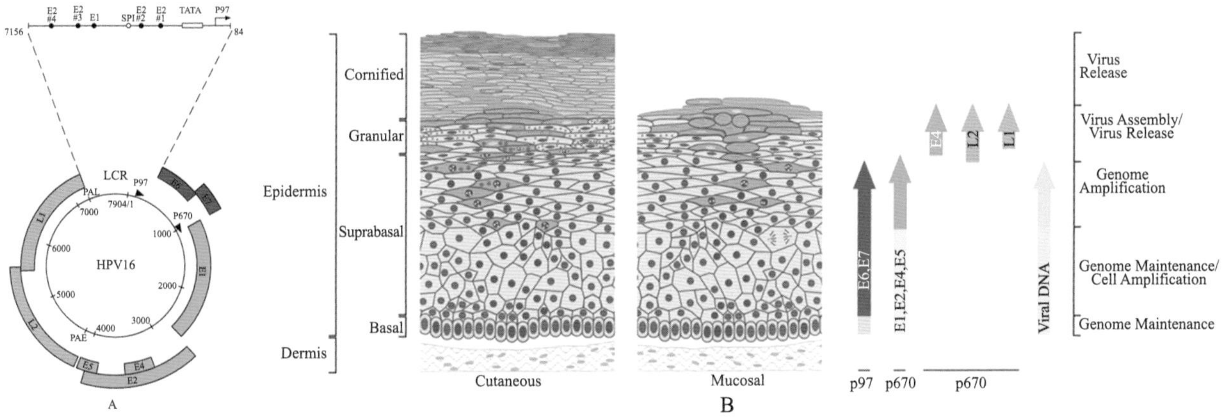


图4-2 HPV基因组结构和生活史

A. HPV16基因组（7904bp）结构

HPV基因有8个开放阅读框架和1个上游调控区域。根据HPV基因在上皮分化阶段表达的早晚分为早期和晚期：E1、E2、E5、E6和E7在分化的早期表达，E4在整个过程都表达，而L1和L2在分化的最终阶段表达。启动子p97和p670如箭头所示，开放读码框架以不同颜色区域表示。在上皮细胞分化的不同阶段，早期基因E1、E2、E4和E5（绿色）以及E6和E7（红色）由p97或p670启动表达；晚期基因L1和L2（黄色）由p670启动表达，但剪接方式与早期基因不同，并且多聚腺苷酸化位点也由早期位点（early polyadenylation site，PAE）移动至晚期位点（late polyadenylation site，PAL）。所有病毒基因均由双链环状DNA中的一条链编码。放大部分为长控制区域（long control region，LCR，7156–7184），E1、E2和SP1结合位点及p97的TATA框位于该区域

B. HPV自然生活史

图左边显示病毒感染后皮肤和黏膜细胞的变化。真皮以灰色表示，表皮以彩色表示，不同细胞层名称标注在图的左侧。表皮中细胞核为红色的细胞是表达细胞周期标志物的细胞，基底层中该类细胞的出现为病毒感染的结果，尤其与病毒癌基因E6和E7表达有关。表皮上层表达E6和E7的细胞其细胞核以绿色显示，该细胞中病毒基因组复制必需蛋白在p670激活后表达，L1和L2蛋白（黄色）在表皮上层含有扩增的病毒DNA的细胞中表达。含有感染性病毒颗粒的细胞（图中细胞核呈黄色和绿色的细胞）最后从上皮表层脱落，如在皮肤组织，则发生细胞核降解，并形成扁平鳞屑。图右侧显示不同病毒蛋白表达的时间、数量及各阶段病毒增殖的变化。E1、E2、E4和E5低表达有利于病毒基因组的维持和细胞增生，表达水平增高促进病毒基因组复制。L2和L1蛋白表达促使病毒组装形成感染性病毒颗粒（病毒组装），而表皮表面E4蛋白增加则促进病毒释放

（编译自本章参考文献[19]，经Clinical Science杂志出版社Portland Press Limited-伦敦同意）

## 十二、HPV是怎样进入上皮细胞的

HPV的生命周期严格遵循宿主角质化细胞的分化过程。目前认为，HPV病毒颗粒通过微小破损感染上皮组织，并在此处与可能的受体结合（如α-整合素和层粘连蛋白）。不同型别的HPV可以通过网格蛋白和（或）小窝蛋白介导的胞吞作用使整个病毒颗粒侵入上皮基底层细胞，继而通过不明的机制被传送到细胞核，在每个细胞内自身复制10～200个病毒基因组。随着宿主角质细胞开始分裂并逐渐分化为上皮表层，形成一个完整的病毒成熟的过程。特定类型的HPV能感染肛门生殖道部位的多种上皮细胞：包括会阴、外阴、阴道和宫颈的鳞状上皮细胞及宫颈管柱状上皮细胞，主要为宫颈和肛门转化带的增生活跃的储备细胞。这种特征也正好说明了为什么宫颈癌好发于转化区，所以在细胞学筛查中这一区域

的采样很重要。

## 十三、HPV的致癌基因和其致癌机制是什么

HPV基因只有8个编码基因。其中E6和E7基因对细胞生长刺激最为重要，E6、E7编码的E6、E7蛋白引起宫颈上皮细胞转化，能够促进细胞恶变。E6和E7基因可在高度恶性肿瘤和宫颈癌组织中表达，为HPV致癌基因。E6和E7癌蛋白能够调控细胞周期，使正在分化的宿主角质化细胞处在一个适合病毒基因复制扩增以及晚期基因表达的阶段。每种癌蛋白都作用于许多靶分子，其中p53和视网膜母细胞瘤抑制蛋白（pRB）最为重要。E6可通过促进p53过早降解而抑制p53的功能，并能阻止和干扰细胞凋亡。而E7通过抑制pRB消除细胞周期阻滞（E7蛋白能降低视网膜母细胞瘤蛋白复合体的稳定性，使细胞逃避pRB通路调节的细胞周期调控）。E7是主要的转化蛋白，E7与视网膜母细胞瘤蛋白（pRB）竞争结合，释放转录因子E2F，E2F进而激活其靶细胞并加速细胞周期的进程。两种宿主细胞抑癌基因（p53，RB）的“失活”增加了细胞恶性转化的可能性。E6和E7蛋白在HPV感染过程中表达水平较低，在转化为癌前病变的一些未知的环节，E6和E7基因的表达增加，从而在上皮全层过度表达（图4-3）。

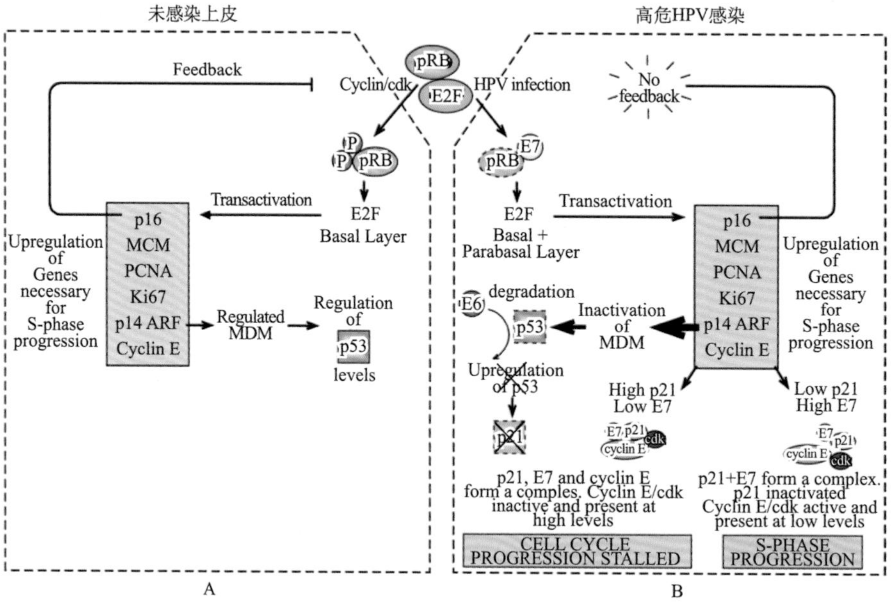


图4-3 高危型HPV对细胞周期的影响

HPV感染导致细胞周期失调，高危型HPV感染后，细胞增生相关蛋白的调节发生改变，使表皮上层细胞向S期转变

A. 未感染细胞中细胞周期的调节

在未感染细胞中，细胞周期进展相关蛋白的表达由pRB和转录因子E2F家族共同调控。在生长因子存在时，细胞周期蛋白（cyclin）D/周期蛋白依赖性激酶（Cdk）4/6激活，进而pRB发生磷酸化使pRB和E2F复合体解离，E2F释放，导致S期转变相关蛋白的表达增加。p16调节活性cyclinD/Cdk的表达，进一步反馈调节MCM、细胞增生核抗原（proliferating-cell nuclear antigen，PCNA）和cyclinE的表达。p14Arf的表达也与p16的表达有关，它通过调节鼠双微体（murine double minute，MDM）泛素蛋白连接酶的活性来调节p53水平，维持细胞周期阻滞和（或）细胞凋亡

B. 感染细胞中细胞周期的调节

在高危型HPV感染的宫颈上皮中，细胞周期进展不依赖于生长因子，而是由E7蛋白调节，E7蛋白与pRB结合使pRB降解进而促进E2F介导的S期转变相关蛋白的表达。由于HPV介导的细胞增生不依赖于cyclinD/Cdk4/6，所以尽管p16水平增加，但正常的反馈调节被阻断，导致p14Arf水平增加，从而引起MDM功能抑制和p53表达增加。但该过程可被HPV E6蛋白破坏，E6蛋白通过泛素连接酶相关蛋白（E6AP）泛素连接酶途径降解p53并破坏细胞周期阻滞和（或）细胞凋亡。在低级宫颈病变中，E7表达水平较低，E7介导的细胞增生有时可被p21和cyclin E/Cdk抑制。然而，宫颈癌细胞中，高表达的E7可通过与Cdk抑制剂p21结合或使其失活来拮抗p21和cyclin E/Cdk对细胞增生的抑制

（编译自参考文献[19]，经Clinical Science杂志出版社Portland Press Limited-伦敦同意）

## 十四、2008年诺贝尔生理学和医学奖的获得者

德国Heidelberg癌症研究中心的病毒学家Harald zur Hausen教授（图4-4），因发现HPV能够导致宫颈癌而获得2008年诺贝尔生理学和医学奖一半的奖金，而来自法国巴黎的Francoise Barre-Sinoussi和Luc Montagnier由于发现HIV而各获得1/4奖金。

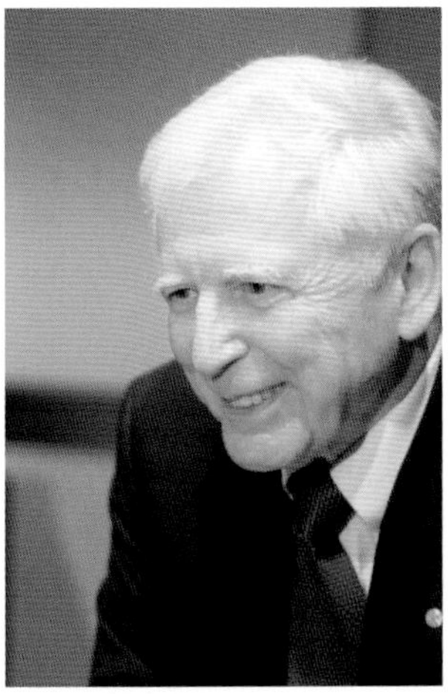

图4-4　诺贝尔生理学和医学奖得主德国Harald zur Hausen教授

## 十五、为什么Harald zur Hausen的发现有重大意义

20世纪70年代中期，有关HPV的大量研究资料公之于世。也正是在这个时期，Harald zur Hausen提出，HPV可能是一种性传播疾病的病原体，有导致生殖道肿瘤的可能性。他认为HPV在宫颈癌的发病中扮演着重要角色，并推测，如果肿瘤细胞含有一个致癌病毒，就能够使病毒DNA整合到它们的基因组中。通过特殊的方法检测含有这种病毒DNA的肿瘤细胞就能将促进细胞增殖的HPV基因检测出来。在这种理念的指导下，Harald zur Hausen花了十多年的时间寻找探索不同类型的HPV，困难的是只有部分病毒DNA与宿主细胞基因组整合。1983年，他在宫颈癌活检组织中发现了新的HPV-DNA，即高致瘤性HPV16型。1984年，他从宫颈癌患者体内克隆出HPV16型和HPV18型。在全球约70%的宫颈癌活检标本中可以检测到HPV16和HPV18。Harald zur Hausen验证了HPV的致癌性，阐明了HPV如何导致癌变的机制，以及病毒持续感染和细胞转化的诱发因素。他的研究发现使HPV16和HPV18可以应用于科学研究，并促进预防高危型HPV16和HPV18疫苗的产生。HPV疫苗对HPV16和HPV18感染的有效保护率大于等于95%，这种疫苗也有助于减少宫颈癌手术的必要性和宫颈癌带给全球的经济负担。

## 十六、高危型（HR）和低危型（LR）HPV的含义

根据HPV致癌的风险高低通常将其分为低危型（引起各种疣）和高危型（导致癌变）。如果这种HPV从未在一种癌组织中被检测到，它就是低危型；如果在某种癌组织中能检测出，则为高危型。

高危型HPV能导致宫颈上皮细胞异常，引起癌前病变，例如宫颈上皮内瘤变（CIN）、外阴上皮内瘤变（VIN）、阴茎上皮内瘤变（PIN）和肛门上皮内瘤变（AIN），以及宫颈癌、外阴癌、阴道癌、肛门癌和阴茎癌。至少有15种HPV型别能增加女性患宫颈癌的风险，它们是HPV16、18、31、33、35、39、45、51、52、56、58、59、68、82、73。根据Munozetal的分类，19种被认为有致癌性，包括16、18、26、31、33、34、35、39、45、51、52、53、56、58、59、66、68、73、82。95%宫颈癌由8种高危型HPV型别（HPV16、18、31、33、45、52、58、35）所致，70%以上癌症和癌前病变组织可检测到HPV16和HPV18。不同国家、不同人群，癌组织中高危HPV的类型及比例可能不同，这些高危型HPV所引起的上皮内病变通常是扁平的或几乎观察不到。

低危型HPV通常不引起症状或仅引起生殖道疣，几乎不会导致宫颈癌和癌前病变。疣可以在与生殖道HPV感染者有性接触后的数周、数月或数年后形成，也有可能不会出现。

高危型和低危型HPV的差异：它们基因组

的致癌部分将正常细胞转化为恶性细胞的潜能不同；低危型HPV的转化潜能很小。

## 十七、低度和高度宫颈病变生物学有什么不同

细胞学低度鳞状上皮内病变（LSIL）相当于组织学宫颈上皮内瘤变Ⅰ级（CIN1）。这些病变通常与HPV的增殖性感染及HPV的复制相关，此时病毒DNA以游离体形式存在于宿主细胞DNA之外。增殖性感染可以完成细胞复制周期并产生感染性病毒颗粒，再感染其他细胞。挖空细胞（koilocytosis）是LSIL/CIN1的典型形态学特征（图4–5，4–6），这种细胞中含有尚未释放的完整病毒颗粒。研究表明，2～3年之后90%以上的病例中检测不到HPV，LSIL也将逐渐恢复正常。

细胞学的HSIL（图4–7）相当于组织学CIN2（图4–8）或CIN3（图4–9），病变组织中可检测到HPV编码的致癌性蛋白。这些基因通常通过特定方式整合到宿主细胞的DNA中，从而导致过度表达和细胞增殖，称为细胞转化。组织学CIN2可以出现在细胞学低度或高度病变过程中。因为不可能通过巴氏细胞学涂片区分CIN2代表低度病变或高度病变，所以为了不遗漏真正的高度病变，TBS分类中基于安全原则将CIN2和CIN3都归入HSIL。

## 十八、为什么HPV感染可引起鳞状细胞中空化——挖空细胞

HPV感染鳞状细胞早期，中间细丝（纤维）的萎陷〔尤其是角质素，而不包括波形蛋白（vimentin）或核纤层蛋白（lamins）〕是由于HPV的E4蛋白造成的。E4蛋白由包括E1基因的前5个氨基酸的外显密码子在内的转录子拼接后转录而来。细胞的中空化变化可能反映HPV的特异性需求，即破坏细胞的整体性以加速病毒颗粒从受染细胞脱落。但是如果病变进展至癌前病变或浸润性鳞状细胞癌时，这种细胞的中空化现象却普遍消失。

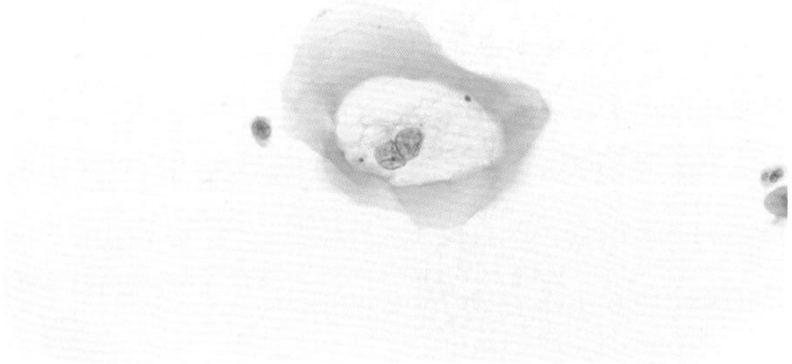

图4–5　LSIL细胞学。一个典型的双核挖空细胞

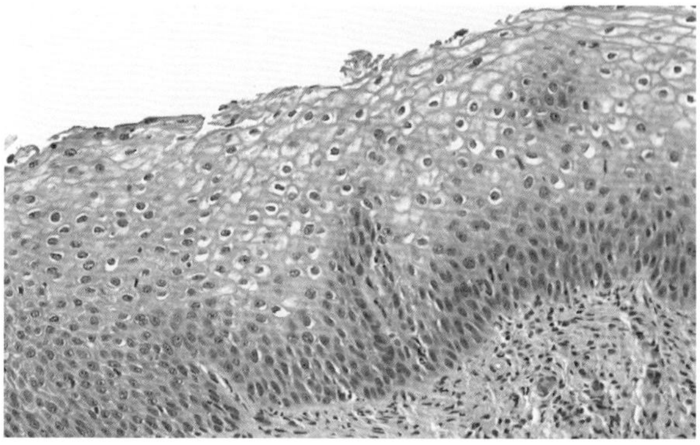

图4–6　CIN1 组织学。挖空细胞位于表浅上皮层

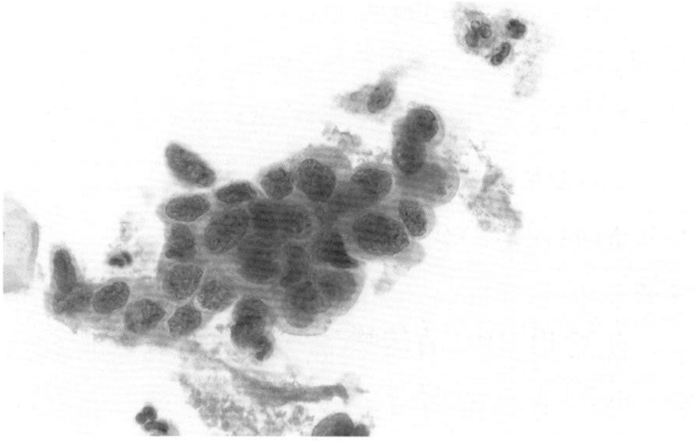

图4–7　HSIL细胞学。高度鳞状上皮内病变

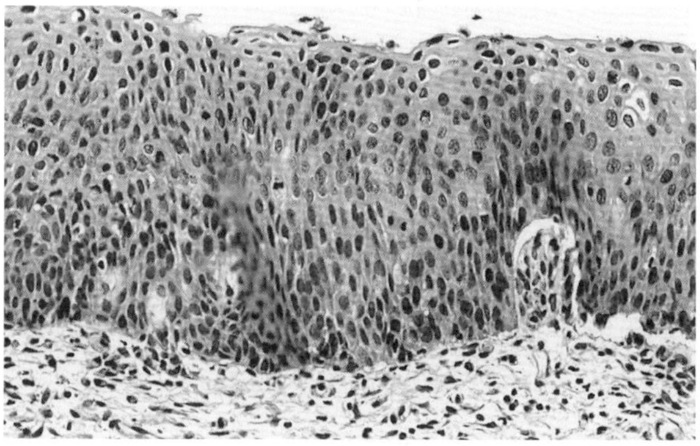

图4–8　CIN2组织学

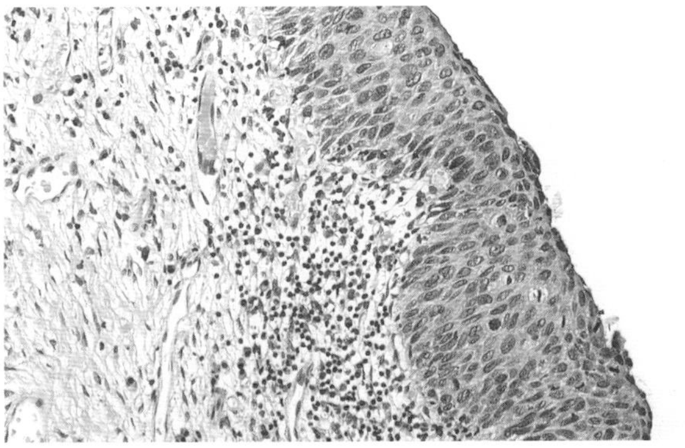

图 4-9 CIN3 组织学

## 十九、宫颈低度病变（LSIL/CIN1）是由低危型的HPV引起的吗

很多人认为宫颈低度病变或轻度增生是由低危型HPV引起的，这是完全错误的概念。事实上，80%～90%的宫颈低度病变与高危型HPV感染有关，仅有很小一部分宫颈低度病变是由低危型HPV引起的，因此低度病变（LSIL/CIN1）并不意味着低危型病毒的感染。

## 二十、HPV如何传播

HPV主要通过皮肤或黏膜接触传播，也可以通过接触病毒污染的物品间接传播，尽管这种情况时有发生，但人们却并不知道。因为离体病毒很难长期存活，所以与性传播相比，这种传播途径只占少数，多数感染来源于HPV感染者。

生殖道HPV的传播通常是在性交或肛交时经过生殖器的接触传播。患者在有性生活后的数年里仍可以携带HPV，因此认为HPV感染相关病变为性传播疾病（STD）。HPV极易在性伴侣间传播，多数感染者并没有意识到他们已经感染病毒或是他们正将病毒传染给性伴侣。

## 二十一、HPV在分娩时能传播吗

尽管女性可通过阴道分娩将HPV传染给新生儿，但新生儿中生殖器HPV相关性疾病还是相当罕见。围生期传播的HPV6和11型能导致青少年患复发性呼吸道多发性乳头状瘤（JORRP）。JORRP非常罕见，在美国每10万儿童中约有2例。据统计，美国每年患JORRP的儿童不到2000名。理论上，如果女性在分娩时患有生殖道疣，JORRP的发生率就应该升高，但实际上这些病例中的JORRP发病风险还不到1%。这些疣大多发生在学龄前儿童，可导致呼吸道堵塞，引起潜在的致命性呼吸障碍。因为这种情况很罕见，多数医疗单位并不推荐患有生殖道疣的女性在分娩时选择剖宫产。

## 二十二、HPV的清除和持续感染

大多数宫颈HPV感染（无论有无细胞学异常）都是暂时的，可被自身的细胞免疫抑制或清除，很少有持久感染。70%的感染可在一年内清除，两年内的清除率可达90%。多数生殖道感染有自限性，持续数年的致癌性感染仅占很小一部分（约10%），但与癌前病变的关系很密切（图4-10）。事实上，持续性的高危型HPV感染是CIN3和宫颈癌最重要的独立风险因素。即使HPV能够引起病变，只要进行常规宫颈涂片检查，检测出宫颈细胞的变化并进行治疗就可以阻止其癌变。HPV感染要持续多久才能确定为持续感染还不清楚，暂时的HPV感染平均为6～9个月。持续性感染通常被定义为：在相隔至少12个月以上的两次生殖道样本中能检测到同一型HPV。在多种HPV型别中，HPV16较易引起持续性感染。

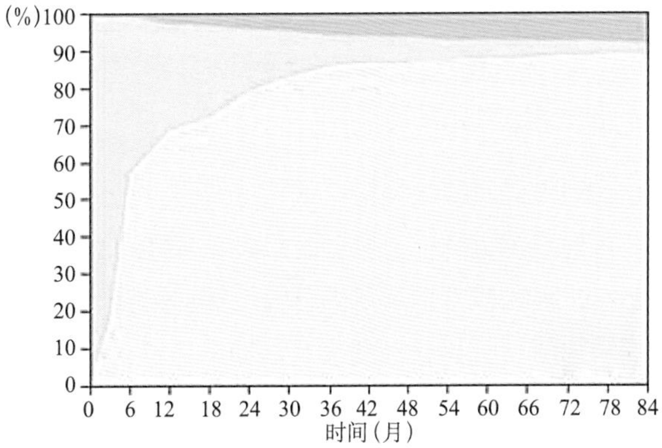


图4-10 致癌性HPV感染的清除（下—粉色），持续感染（中—浅蓝色）和病变进展（上—深蓝色）HPV感染的结局可因人群、机体的免疫状态和年龄而变化。总体讲，大多在一年内清除。随时间的延长发展到癌前病变的概率增加，而彻底清除持续感染的可能性减低（引自本章参考文献[43]，Schiffman）

## 二十三、潜伏状态存在吗

我们仍不清楚HPV感染是通过完全的病毒清除得以痊愈，还是以潜伏状态持续存在于上皮层的基底细胞中。潜伏状态时，病毒虽然仍以极低的水平进行复制，但不表达所有病毒基因。

HPV侵入细胞后即发生活动性感染，且病毒能够传播，而发现鳞状上皮内病变（SIL）或临床疾病的时间从数月到数年不等，因此很难确定感染者的传染源。

免疫功能低下的HIV阳性患者中有很多人感染HPV，说明有潜伏感染的可能性。然而，长期无HPV感染细胞学征象的老年女性发展到宫颈癌的风险很小，提示从潜伏状态到再激活感染可能并不引起病变。

## 二十四、进展到宫颈癌前病变意味着什么

癌前病变的形态学诊断包括CIN3、重度非典型增生以及原位癌。CIN2具有异质性，它有时由非致癌性HPV引起，故发展成癌的潜能不定。CIN1不是癌前病变，组织学诊断CIN1并不意味发展成CIN3的风险比活检阴性者更高，有人将CIN1看作是良性病变，对这些女性，宫颈细胞学和HPV检查随访即可。

## 二十五、HPV怎样引起生殖器疣和癌

HPV可导致已感染皮肤或黏膜的正常细胞转变为异常细胞，通常我们无法看见或感觉到这些细胞的改变。多数情况下，机体本身能清除HPV并使已感染细胞恢复正常。

（1）有时低危型HPV可引起生殖器疣，病变可见。

（2）如果高危型HPV感染没有被机体免疫系统清除，那么它可以潜伏很多年并且随着时间的推移将异常细胞转化为癌细胞。宫颈感染高危型HPV的女性约有10%发展成持续性HPV感染，增加了她们患宫颈癌的风险。同样，当高危型HPV持续存在并感染阴茎、肛门、外阴和阴道细胞时，也可引起这些部位的癌变，但是这些部位的癌变比宫颈癌发病率低得多。

## 二十六、HPV感染有什么症状和后果

大多数人感染高危型和低危型HPV没有任何症状或健康问题，有时一些特定类型的HPV能引起患者的皮肤或生殖器疣，其他类型的HPV能引起宫颈癌和某些少见的癌症，如外阴癌、阴道癌、肛门癌和阴茎癌。

1．皮肤HPV感染　皮肤HPV感染很常见。某些HPV亚型，如HPV5能引起感染并持续终生，但并不引起任何临床症状。通常认为这些HPV亚型与人类共栖。其他感染皮肤的HPV亚型，如HPV1和HPV2，感染时有可能引起寻常疣。皮肤疣在儿童期最常见而且症状典型，可在数周至数月后自然消退。

2．生殖器HPV感染　生殖器HPV感染是最常见的性传播疾病（STD）。病毒感染局部皮肤和黏膜，40多种HPV亚型能感染男女生殖道部位，包括阴茎、外阴（阴道之外）和肛门的皮肤，以及阴道、宫颈和直肠黏膜。当人们开始有性行为时，生殖道HPV的感染率就会大幅度增加。绝大多数的生殖道HPV感染并不引起任何明显症状，并且在数月内被免疫系统清除。大多数HPV感染者并不知道他们自己已感染，这种情况在高危型和低危型HPV感染都是如此。

（1）生殖器疣。生殖器疣通常表现为生殖器部位出现结节性红斑，可以凸起或扁平，单个或多个，大小不一，有时呈菜花状，可长在外阴、阴道和肛门周围，也可长在宫颈、阴茎以及阴囊、腹股沟或大腿上。疣可在与感染者性接触数周或数月内出现，也可能根本不出现。如果不治疗，疣可自然消失、保持不变或变大、增多，疣一般不会发展成癌，HPV6和HPV11是引起生殖器疣最常见的亚型。

（2）宫颈癌。如同皮肤HPV感染，机体对某些特定亚型HPV具有免疫力。高危型HPV如

HPV16、HPV18、HPV31 和 HPV45 等持续感染能引起宫颈癌。除高危型 HPV 持续感染，流行病学和分子学资料显示，共同致癌因素如香烟致癌物质苯并芘（benzopyrene）能促进某些 HPV 相关癌症的发展。宫颈癌直到进展期都可能没有明显症状，因此，对女性行常规宫颈癌筛查很重要。

（3）其他少见的 HPV 相关癌症。高危型 HPV 能引起其他部位的癌变，如外阴癌、阴道癌、肛门癌和阴茎癌，但可能直到晚期阶段都无明显症状和体征。

## 二十七、HPV 型别及其相关疾病（表 4-3）

**表 4-3　HPV 型别和相关疾病**

| 疾病 | HPV 型别 |
|---|---|
| 寻常疣 | 1、2、4、7、26、27、29、41、57 |
| 跖疣 | 1、2、4 |
| 扁平疣 | 3、10、27、28、41、49 |
| 肛门会阴部疣（尖锐湿疣） | 6、11、30、40~45、51、54、55 |
| 生殖器癌 | 高危型：16、18、31、33、35、39、45、51、52、56、58、59<br>可能高危型：26、53、66、68、73、82 |
| 疣状表皮发育不良 | 超过 15 种 |
| 口腔局灶性上皮增生 | 13、32 |
| 口腔、喉乳头状瘤 | 6、7、11、16、30、32 |

## 二十八、致癌性 HPV 所致宫颈癌比例

一份世界范围内的大型综合分析报告如表 4-4。有报道称中国宫颈病患者中，最常见的 HPV 型别除 HPV16、HPV18 外，其余依次为 HPV31、HPV52、HPV58 和 HPV59。

**表 4-4　宫颈癌 HPV 感染型别所占比例**

| HPV 型别 | 总计 | | 组织类型 | | | |
|---|---|---|---|---|---|---|
| | | | 鳞状细胞癌 | | 腺癌 | |
| | 例数 | 百分比 / % | 例数 | 百分比 / % | 例数 | 百分比 / % |
| 任一 HPV 阳性 | 30357 | 89.9 | 26667 | 90.9 | 3525 | 82.0 |
| 单一 HPV 阳性 | 23934 | 79.0 | 19860 | 79.4 | 2542 | 73.4 |
| 多重 HPV 阳性 | 23934 | 11.2 | 19860 | 11.6 | 2542 | 9.3 |
| HPV16 | 30743 | 56.6 | 27155 | 59.3 | 3538 | 36.3 |
| HPV18 | 30405 | 16.0 | 26826 | 13.2 | 3529 | 36.8 |
| HPV58 | 23487 | 4.7 | 21161 | 5.1 | 2276 | 1.5 |
| HPV33 | 26187 | 4.6 | 23157 | 4.9 | 2743 | 2.2 |
| HPV45 | 20659 | 4.5 | 18279 | 4.4 | 2330 | 5.2 |
| HPV31 | 24652 | 3.8 | 21967 | 4.0 | 2398 | 2.3 |
| HPV52 | 22555 | 3.4 | 20112 | 3.6 | 2275 | 1.2 |

（续表）

| HPV 型别 | 总计 | | 组织类型 | | | |
|---|---|---|---|---|---|---|
| | | | 鳞状细胞癌 | | 腺癌 | |
| | 例数 | 百分比 / % | 例数 | 百分比 / % | 例数 | 百分比 / % |
| HPV35 | 21334 | 1.7 | 18879 | 1.9 | 2168 | 0.6 |
| HPV59 | 19415 | 1.3 | 17156 | 1.4 | 2091 | 0.8 |
| HPV39 | 18806 | 1.3 | 16571 | 1.3 | 1859 | 0.8 |
| HPV51 | 18623 | 1.0 | 16265 | 1.0 | 1863 | 0.6 |
| HPV56 | 18681 | 0.8 | 16560 | 0.8 | 2071 | 0.2 |
| HPV68 | 16168 | 0.6 | 14208 | 0.5 | 1732 | 0.5 |
| HPV11 | 19669 | 0.5 | 17841 | 0.6 | 1782 | 0.1 |
| HPV53 | 14875 | 0.5 | 13229 | 0.6 | 1388 | 0.2 |
| HPV73 | 12588 | 0.5 | 11510 | 0.5 | 976 | 0.0 |
| HPV6 | 20081 | 0.4 | 18045 | 0.5 | 1990 | 0.1 |
| HPV66 | 17641 | 0.4 | 15856 | 0.4 | 1646 | 0.1 |
| HPV70 | 14912 | 0.3 | 12914 | 0.3 | 1285 | 0.2 |
| HPV67 | 8468 | 0.3 | 7170 | 0.3 | 605 | 0.2 |
| HPV82 | 13959 | 0.2 | 11920 | 0.3 | 1010 | 0.1 |
| HPV69 | 4792 | 0.2 | 3747 | 0.2 | 237 | 0.8 |
| HPV26 | 13707 | 0.2 | 11673 | 0.1 | 1005 | 0.0 |
| HPV34 | 8045 | 0.1 | 6259 | 0.0 | 750 | 0.0 |
| HPV30 | 2851 | 0.0 | 2612 | 0.0 | 239 | 0.0 |
| HPV85 | 1172 | 0.0 | 1155 | 0.0 | 17 | 0.0 |

注：本资料引自本章参考文献[76]。

## 二十九、最常见的高危型和低危型 HPV 有哪些

HPV16 和 HPV18 为两种最常见的致癌性 HPV，全世界 70% 以上的宫颈癌和 50% 以上的 CIN3 病例由这两种型别 HPV 引起。

相比之下，HPV6 和 HPV11 为最常见的两种低危型 HPV，90% 的生殖器疣（尖锐湿疣）由它们引起，而皮肤疣通常由 HPV1 ~ HPV4 引起。

## 三十、HPV 也能引起其他器官的癌变吗

通过性传播的 HPV 在外阴癌、阴道癌和肛门癌中也发挥很重要的作用。一些研究显示，HPV 感染也是阴茎癌的高危因素。排除吸烟和饮酒因素，口腔感染 HPV 也增加了患口腔癌、咽喉癌的风险。同性恋和双性恋男性由 HPV 感染引起肛门癌风险比异性恋男性高 17 ~ 31 倍。

## 三十一、HPV 和肛门癌的关系

肛门鳞状细胞癌是一种少见的肿瘤，但在感染 HIV 的男性中却是第四大常见恶性肿瘤。女性肛门癌比男性更为常见，美国每年患肛门癌的女性几乎是男性的两倍。20 世纪 80 年代女性患肛门癌的数量开始增加，但随后变化不大，而男性肛门癌的发生率从 80 年代起一直在稳步增长。在美国和欧洲，肛门鳞状细胞癌及其癌前病变即肛门高度上皮内瘤变（AIN2/3）的发病率均

在上升。大多数情况下，肛门感染HPV通过性传播实现，在接受肛交的女性和男性同性恋人群HPV感染导致癌变的风险增加。研究显示，约90%肛门鳞癌和AIN2/3组织中可检出HPV。与宫颈非典型增生和宫颈癌类似，肛门AIN2/3和肛门癌检出的HPV大多为HPV16和18，肛门肿瘤中HPV的高检出率提示HPV感染也是导致肛门癌的重要原因。

男性和女性肛管癌发病率上升可能与以下因素有关，如吸烟、频繁肛交、持续高危型HPV感染、生殖道的癌前病变或癌变、多名性伴侣以及器官移植导致的免疫功能抑制和免疫功能紊乱等，并且HIV感染也可增加肛管癌的发病率。

肛管和宫颈一样有一个连接腺上皮和鳞状上皮的转化区，该区域容易感染HPV并发生癌变。有建议指出，对于有肛交的男性和女性，肛门部涂片筛查可能有助于肛管癌的早期预防和诊断。

## 三十二、为什么转化区易感染HPV并发生癌变

宫颈癌通常起源于宫颈转化区，目前尚不清楚持续性HPV感染引起的癌症主要发生在含有不同种类上皮细胞的转化区（如宫颈、肛门和口咽）的机制。

鳞状上皮化生是指宫颈外部的复层鳞状上皮逐步取代宫颈管内膜的腺上皮，这种变化在转化区很常见，但尚不清楚为何化生组织对持续HPV感染所引起的潜在致癌作用特别敏感。

## 三十三、为什么阴道癌远比宫颈癌少见

在宫颈和阴道样本HPV感染都很常见，然而宫颈癌是全球女性的第四常见肿瘤，而阴道癌却非常少见。主要原因是由于阴道鳞状上皮不容易发生HPV的持续感染，而容易癌变的复层鳞状上皮化生的转化区却容易发生HPV的持续感染，继而导致肿瘤发生。

## 三十四、破坏转化区后能阻止癌变吗

发现筛查结果异常后能否阻止宫颈癌发展，取决于是否破坏和切除整个移行带上皮而不仅仅是癌前病变区域，这个方法对80%～95%的病例有效。活检显示宫颈癌前病变的位置仅提示发生癌的风险更高，并不一定是随后发生宫颈癌的确切位置。当阴道镜活检的组织病理学不能确定癌前病变时，转化区的脱落细胞学和病毒学检测也有助于预测癌症的风险。

## 三十五、不同类型HPV感染与宫颈鳞癌和腺癌有什么关系

在未有效进行宫颈癌筛查的人群中，鳞状细胞癌占宫颈癌的绝大部分，而在有效实施宫颈癌筛查计划的地区，腺癌所占的比例明显增加（占15%～20%）。实际上在过去二三十年，很多国家女性宫颈腺癌发生率的相对数和绝对数均有所增加。

无论是鳞状细胞癌还是腺癌，感染致癌性HPV是宫颈癌发生的重要原因，尤其是感染HPV16和HPV18。然而，两种癌组织中所检出的HPV亚型和变异并不相同。引起鳞癌的主要病毒为HPV16，其次为HPV18。不同国家、地区和人群HPV16和HPV18在宫颈腺癌病例中所占比例有所差别，大多数研究报道表明HPV16所占比例仍然高于HPV18，但HPV18在宫颈腺癌病例中所占比例高于在鳞状细胞癌中所占比例。

## 三十六、宫颈癌是如何发展的

宫颈癌的发生、发展分以下4个阶段：①HPV传播；②病毒持续感染；③病毒持续复制促使感染细胞发生癌前病变；④浸润（图4-11）。

有时也可能发生某些步骤的逆转，如HPV感染清除或发生概率较小的癌前病变恢复正常。目前有关HPV持续感染、进展、侵袭（invasion）的分子病毒学机制尚未完全明了，但是HPV与宫颈癌因果模型已得到流行病学和实验室数据的

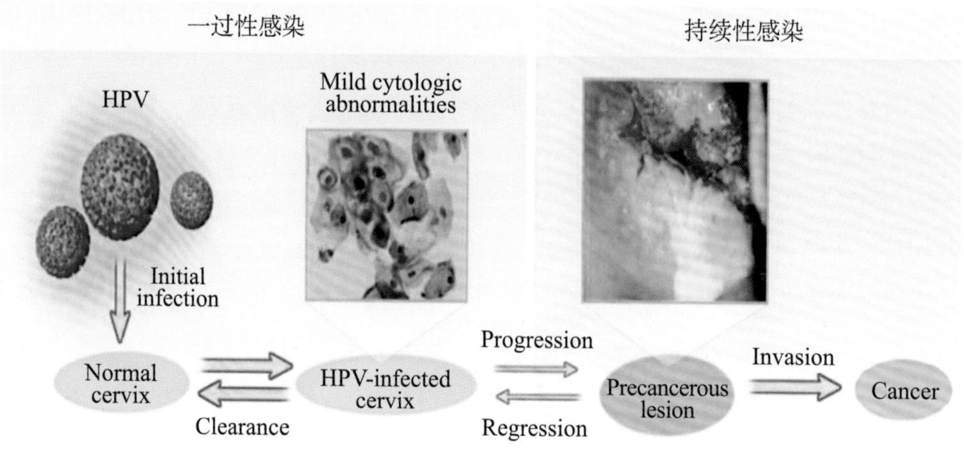


图 4-11 HPV引起宫颈癌的进程

HPV引起宫颈病变可以人为将其分为4个阶段：高危型HPV感染，病毒持续感染，进展到癌前病变，最后至浸润癌。大多数HPV感染为一过性，常可伴轻度宫颈细胞异常。持续感染是病变进展的必要条件，但持续感染很少见（注：引自本章参考文献[56], Wright）

证实，而无须由形态学改变来确认，因为形态学有时并不可靠，如组织学CIN1或细胞学类似交界性核异常的ASC-US。

## 三十七、HPV感染是否一定并发宫颈细胞学异常

不是，多数HPV感染并没有细胞学异常。大约30%的HPV感染会产生相应的细胞病理学变化，通常为非典型（不明显）的变化。多数HPV感染在两年内消失，约有10%感染持续两年并与癌前病变高度相关。由于最初病灶小，且常规的筛查方法敏感性低，所以癌前病变的诊断常常被延误。在开展细胞学筛查的地区，癌前病变通常在25～30岁（初次性交10年后）年龄段被检出。

## 三十八、患者能同时感染不同类型的HPV吗

可以。HPV主要通过与皮肤、黏膜的接触传播，每次性生活感染的概率并不清楚，但是显然很高，并且与HPV型别没有关系。由于传播途径相同，各型HPV容易同时传播，导致普通人群中女性同时感染几种不同型HPV的概率较高（20%～30%）。男性也经常同时感染几种不同型别的HPV，这意味着一次性生活能同时传播多种型别的HPV。

## 三十九、持续感染和癌前病变的高危因素是什么

持续感染和癌前病变的具体高危因素尚未查明，但HPV型别是导致病毒持续感染并发展至癌前病变的明确高风险因素。HPV16是主要致癌型别及绝对的高风险因子，在其持续感染3～5年后，癌前病变的检出率高达40%。

## 四十、检测病毒负荷在临床有用吗

检测病毒负荷并没有直接的临床意义。仅用PCR检测的病毒浓度（其检测病毒含量的阈值低于商用杂交捕获2代）与细胞学改变及随后发生癌前病变或癌的风险有一定相关性。研究显示，高病毒负荷的女性可能更容易发展成高度非典型增生，但并不是所有的证据都支持这一结论。用特异分型定量法（typing-specific quantitative）检测的高病毒负荷与CIN有关，但是并不能预测疾病的进展。然而，同一个体不同时间样本中连续检出持久高病毒负荷与持续病毒感染和病变的持续存在有关。

## 四十一、宫颈癌的其他危险因素

宫颈癌的风险主要为HPV型别的作用及缺少有效筛查。尽管宫颈癌变需要有高危型HPV感染，但仅有感染并不足以导致宫颈癌。只有很少一部分感染高危型HPV的女性发展成癌，因此宿主和环境因素均发挥一定作用。某些因素，如吸烟、妊娠、多产、长期服用口服避孕药、低水果蔬菜饮食、机体免疫力低下和其他性传播疾病等均能增加患宫颈癌的风险。慢性炎症，特别是混合感染沙眼衣原体的作用还不确定。感染HPV的女性，社会经济地位低下仍是癌前病变发生的高危因素。令人感兴趣的是，少数研究表明，使用避孕套可以减少宫颈病变的持续和进展。HPV感染辅助因素（无论免疫、遗传还是激素）的作用机制尚未阐明。

## 四十二、有检测HPV相关病变的试验吗

已在应用的HPV检测只是宫颈癌筛查的一部分，尚没有检测男性或女性整体“HPV状态”的试验方法。HPV一般不会引起健康问题，虽然检测到HPV感染，通常一两年后多数感染会消失。由此可见，没必要为了知道现在是否感染HPV而进行HPV检测。但是HPV相关疾病的检测是必需的，如宫颈癌筛查。

（1）生殖器疣可以通过肉眼检查来诊断。某些医生会使用醋酸或醋溶液帮助鉴别扁平疣，但试验的敏感性和特异性并不高，能将正常皮肤误认为疣。

（2）宫颈细胞病变（宫颈癌的早期征象）能够通过常规的宫颈细胞学检查检出，HPV试验可检测女性能引起宫颈细胞改变和癌变的高危型HPV。

（3）目前尚无公认的检测男性HPV和相关病变的试验方法，普通人群男性感染HPV也很普遍，但与HPV相关的癌症却比女性少见。当然同性恋者HPV相关的肛管病变，可以用肛门细胞学或肛门镜等方法检查。

## 四十三、宫颈细胞学筛查能够预防HPV感染吗

不能。细胞学筛查不能预防HPV感染，但是能够预防HPV相关宫颈癌的发生。一种或多种高危型HPV的持续感染，几乎是所有宫颈癌发生的主要因素，HPV导致宫颈癌的发展是一个很缓慢的过程，往往需要很多年。在此发展过程中，癌前病变细胞能够通过常规宫颈细胞巴氏涂片筛查出来。巴氏检查对于降低宫颈癌的风险具有积极作用，这种方法能够检测出70%～80%由HPV引起的细胞学异常。液基细胞学是一种更为敏感的方法，能检测出85%～95%由HPV引起的细胞学异常。

## 四十四、什么年龄应该开始做宫颈细胞学检查

以前美国阴道镜和宫颈病理学会（ASCCP）以及美国妇产科医师学会（ACOG）均建议女性在初次性交3年后做一次宫颈细胞学检测，并且不晚于21岁。因为年轻女性患宫颈癌的概率极低，对异常宫颈细胞学的年轻女性随访也有负影响。2011美国ASC、ASCCP、ASCP最新宫颈癌筛查指南建议：无论初次发生性行为的年龄如何，所有女性都可以等到21岁才开始进行宫颈细胞学筛查。

## 四十五、预防HPV感染的基本措施是什么

某些证据表明，提倡禁欲和（或）自觉使用避孕套的健康教育项目可能会降低患宫颈癌的风险。然而，婚前禁欲远非普遍现象，而且再高效的避孕套也不能完全阻止HPV的传播，因为避孕套不能全部遮盖男性的会阴肛门部皮肤。因此，广泛应用HPV疫苗在预防宫颈癌方面可能是一个很大的进展。

## 四十六、HPV检测方法有哪些

现有多种方法用于检测主要致癌型HPV的感染状态，其中杂交捕获2代试验（HC2）和

PCR是两种最常用的检测方法。每种检测方法所得结果大同小异，但各有利弊。

（1）HC2 HR-HPV。2003年杂交捕获2代试验已被美国FDA批准使用。HC2是一个相对简单、半自动化、并在世界被广泛应用的HPV检测方法。它是Qiagen公司的产品，先前的Diagene公司，位于美国马里兰州的盖瑟斯堡。HC2试验的敏感性较高，这个反应是通过用一个长的（大于1kb）单链RNA探针来捕获和探测样本中的目标分子，产生的RNA-DNA杂交双链比DNA-DNA链稳定，能够避免不必要的副反应。HC2能够检测出13种不同的致癌型HPV（16、18、31、33、35、39、45、51、52、56、58、59和68型），它们几乎是全球范围主要的致癌型HPV。常规人工操作在5～6个小时可以完成176份标本检测。如用自动化快速捕捉系统设备在相同时间内可以检测多达354份标本。

（2）PCR。PCR检测目标DNA是通过酶的作用进行选择性扩增，即通过重复的变性、复性和延伸，在30次循环后可复制出一百多万个目标DNA分子。以PCR为基础的方法包括MY09/MY11引物以及改进的PGMY; GP5+/GP6+引物组合和SPF10/LiPA法。PCR是HPV的标准检测方法，其优点是可以检测特定的HPV型别，利用PCR技术还可以检测病毒载量。PCR敏感性高，可以检测到少于10个拷贝数的HPV基因组DNA，但是PCR和HC2一样都缺乏诊断疾病的特异性。

（3）原位杂交（ISH）。原位杂交通常用于组织切片或细胞涂片检查，如果操作严格，不仅能精确定位目标序列，还能提供组织或细胞形态学的详情。ISH的敏感性低于PCR或HC2，主要可应用于宫颈组织活检不能确定的可疑CIN病变的确诊试验。在临床实践中，ISH很少用于液基细胞学的HPV检测，通常10%～30%的HC2或PCR阳性的癌症和CIN2/3患者其ISH可能为阴性。

（4）2009年3月，FDA批准了另两项Hologic公司的HPV检测。

1）宫颈高危型HPV检测（Cervista HPV HR test）。该试验能够检测14种高危型HPV，有两种用途：①筛查宫颈细胞学结果为意义未明的非典型鳞状细胞（ASC-US）的患者，以决定是否需要阴道镜检查；②作为宫颈细胞学的辅助检查用来筛查30岁以上女性是否感染高危型HPV。

2）宫颈HPV16/18检测（Cervista HPV16/18 test）。有两种用途：①作为宫颈高危型HPV检测和宫颈细胞学的辅助检查，用来筛查30岁以上女性是否感染特定的高危型HPV；②作为宫颈高危型HPV检测的辅助检查，用来筛查宫颈细胞学为ASC-US的患者，以确定是否感染特定高危型HPV。但是该试验并不能取代阴道镜检查。

（5）Care HPV。现在在中国检测一次HC2 HPV DNA需要花费300～400元人民币，这对于发展中国家的大多数人来说花费较高。健康实用技术计划（Program for Appropriate Technology in Health，PATH）在中国尝试了一种适用于资源匮乏地区的新的HPV DNA检测方法，这个项目由Gates基金会提供资助。这一检测可在几个小时内得出结果，而且其敏感性和特异性与当前商用的检测方法相似，而价格则低于5美元，这种检测只需要很少的基础设施和试剂，为HPV检测作为一种对贫困地区女性独立的筛选方法提供了可能性。Care HPV检测原理与HC2相似，但也有明显不同之处。其检测时间只需2.5小时甚至更短，而HC2则需要6小时，这可使诊断和治疗同步进行，对检查完毕后不太可能回来随访的女性具有重要意义。Care HPV能检测14种HPV DNA，在中国山西省进行的试验结果表明，Care HPV对宫颈癌的诊断准确率达90%。这个研究结果发表在2008年第10期的Lancct肿瘤学杂志。进行简单培训的医疗保健人员就能开展这项试验，收集好阴道或宫颈细胞样本后，可以在一个电池带动的便携式仪器上进行试验。Care HPV和HC2 HR-HPV检测试验均由Qiagen公司开发。Care HPV方法的主要特点是易操作和价格便宜，但其特异性和敏感性不如HC2检测方法。

（6）HPV OncoTect和P16蛋白水平。对宫颈癌发生的分子机制的最新研究给我们提供了一些有关新的生物学标志物的信息，有助于通过检测组织和细胞标本的分子标志物对宫颈癌进行追踪和监控。这些生物标志物可能会提高高危病变区域的筛查检出率，并指导治疗方法的选择。

HPV OncoTect是筛查宫颈癌并确定宫颈细胞感染HPV致癌活性的方法，该方法由斯坦福大学医学院病理学系的Bruce K. Patterson发明，并已分别在美国、加拿大、南非和西班牙进行相关研究。

HPV OncoTect是一种基于原位试验的流式细胞术，用来检测宫颈阴道细胞HPV E6和E7mRNA，利用了致癌型HPV可与宿主细胞基因组DNA整合并且过表达E6和E7mRNA的原理。目前的研究表明，用原位技术可以先于宫颈细胞形态学改变检测到活动性病毒mRNA，进而提示宫颈癌变的潜在危险。

HPV OncoTect的敏感性高于单一的巴氏涂片，此试验作为巴氏涂片的辅助筛查手段可以将巴氏涂片筛查的敏感性提高到近100%，其特异性和阳性预测价值也高于其他HPV检测技术，对于年轻女性的筛查有重要价值，因为年轻女性的HPV感染率高达20%。

（7）PreTect HPV-Proofer。PreTect HPV-Proofer试验由NorChip AS（Klokkarstua，挪威）研发，能够检测最常见的5种致癌HPV亚型（16、18、31、33和45型）的E6/E7 mRNA。

高危型HPV E6和E7mRNA的表达及功能性致癌蛋白的产生是恶性转化所必需的，它们通过对宿主肿瘤抑制因子和宿主调节产物发挥作用，如p53和RB。PreTect HPV-Proofer是一种商品化的检测方法，是一种依赖核酸序列的扩增技术（NASBA），用来扩增RNA。

PreTectTM NASBA也是用来检测HPV16 mRNA的一种诊断性生物芯片方法。HPV感染的致癌性取决于病毒癌蛋白E6和E7的产生，因此检测HPV E6和E7 mRNA可能是诊断潜在癌前病变和HPV感染的特异性更高的试验。PreTect HPV-Proofer在监测HPV引起的宫颈细胞病变及病变的发展方面已被证实为一种稳定性强、重复性高的试验。

（8）在澳大利亚，一个自己采样的HPV DNA试验（女性可以使用卫生棉签自行在家采样）由Tam Pap推广上市，该试验已经被澳大利亚药品管理局批准。

（9）HPV L蛋白。L1是HPV的主要衣壳蛋白，且在不同型别HPV都保持相同或相似。在LSIL细胞高度表达，而在HSIL细胞则表达较低。用免疫化学法在低中度非典型增生的鳞状上皮病变中，L1蛋白阴性病例比HPV L1蛋白阳性病例更容易进一步发展成癌前病变，因此，对于HPV阳性病例，检测L1蛋白可作为一个判断预后的分子生物学标志。

（10）cobas HPV Test。瑞士Roche诊断公司的cobas HPV Test可以应用于女性HPV的检测。这是一种快速的自动化的PCR方法，从一份宫颈液基细胞学样本中可以鉴定HPV16、HPV18和其他12种高危型HPV阳性与否（三个结果），所以这种检测方法具有其优越性。2014年4月，美国FDA已批准cobas HPV检测可以用于25岁及以上妇女宫颈癌一线筛查。

（11）Aptima HPV检测技术。Aptima HPV检测试剂现为Hologic（豪洛捷）公司产品，美国FDA 2011年10月31日批准其可用于宫颈癌的辅助筛查，Aptima HPV检测是一种转录介导的以扩增为基础的检测方法，可检测14种高危型HPV的E6/E7 mRNA，其优点为交叉反应可能性低，具有高度敏感性和特异性。2013年11月13日，FDA又批准了Hologic的另一种产品Aptima HPV16/18/45基因分型检测试剂，可用于辅助宫颈癌筛查。例如细胞学ASC-US女性，尤其是30岁以上女性宫颈细胞学检查阴性，但高危HPV检测阳性，HPV16/18/45基因分型分流决定是否对这些女性直接做阴道镜检查。

## 四十七、HPV检测的缺点是什么

最主要的缺点是HPV检测敏感性高，特异性低。HPV检测阳性本身不是一种疾病，任何HPV的分子检测应该只作为宫颈癌预防计划的一部分才有意义，而且HPV感染的良性病变非常普遍，阳性及阴性的预测往往给患者造成很大的心理压力。阳性应该针对CIN3或更严重病变而设定，同时应该减少无意义感染的检测或病毒DNA的追踪检测。一些良性感染的检测不可避免，但是检测的型别必须限定为明确致癌型HPV，从而减少非特异性检测，避免给成千上万女性错误地贴上高危癌变风险的标签。

## 四十八、巴氏试验能检测高危型HPV吗

不能。多数HPV是在出现异常的宫颈细胞后被检测出来的，巴氏试验不能直接检测HPV及其亚型，但的确能通过细胞学检查看到HPV感染后引起的细胞学变化。

## 四十九、什么情况适用高危型（致癌型）HPV DNA检测

ASCCP指南提出：下述情况可以应用高危型HPV DNA检测。

（1）对30岁以上女性进行常规宫颈癌筛查时，与宫颈细胞学检查联合应用（双项试验）。

1）细胞学阴性，但HPV阳性的女性，12个月后重复上述两种试验。

2）细胞学和HPV均阴性的女性，5年后重复上述两种试验。

（2）初始筛选时细胞学结果为ASC-US的25岁及以上女性。对于21～24岁ASC-US女性，12个月后细胞学筛查为推荐方案，但反馈性HPV检测也可以接受。

（3）初始筛选时细胞学结果为低度鳞状上皮病变（LSIL）的绝经后女性。

（4）细胞学判读为非典型腺细胞（AGC）的女性，阴道镜检查后的处理。HPV检测不用于决定是否需要进行阴道镜检查，而是用来指导阴道镜检查后的治疗。

（5）细胞学为ASC-H，宫颈活检未发现高度病变的女性。

（6）最初细胞学结果为ASC-US或LSIL的25岁及以上女性阴道镜检查后的处理（其最初的阴道镜检查不能确诊为高度病变）及治疗后监控。

（7）在美国2014年FDA批准的cobas HPV检测可用于25岁及以上女性的宫颈癌一线筛查。

## 五十、什么情况下一般不考虑做高危型HPV检测

ASCCP指南提出：下述情况不应该进行高危型HPV DNA的检测。

（1）小于30岁女性的常规宫颈癌筛查。

（2）30岁以上女性进行至少5年一次的常规HPV检查和宫颈细胞学检查，以上检查结果均为阴性。

（3）24岁及以下年轻女性细胞学筛查发现有任何异常细胞学结果。另外，如果进行了HPV检测，HPV检查结果不应影响患者的处理。

（4）细胞学筛查结果为LSIL的女性（绝经后女性除外）。

（5）细胞学筛查结果为ASC-H、高度鳞状上皮内病变（HSIL）或AGC/原位癌（AIS）的任何年龄段的女性。

## 五十一、细胞学筛查结果为ASC-H的女性应进行反馈性HPV试验吗

目前ASCCP指南认为，初始诊断为ASC-H及高度鳞状上皮内病变（HSIL）的所有年龄段女性，都不适合做反馈性HPV检测。ASCCP的推荐建立在意义不明确非典型鳞状细胞/低度鳞状上皮病变（ASC-US/LSIL）分类研究（ALTS）资料之上，其内部质量控制回顾报道表明，高危型HPV DNA检测在ASC-H病例中阳性率为84%，所以高危型HPV DNA检测在此类病变中意义不大，所有ASC-H女性都应进行阴道镜检查。本院最新的研究结果（Magee妇女医院）和综合其他研究的结果表明，3061例ASC-H病例中高危型HPV DNA的检出率为54.5%。高危型HPV DNA试验的阴性预测值在所有ASC-H病例为98.8%，在40岁以上女性为100%。反馈性高危型HPV DNA检测结果对于这些女性癌前病变危险的评估很有价值，有助于确定进一步治疗的方法。巴氏试验结果为ASC-H而HC2检测高危型HPV为阴性的女性，可以考虑采取常规巴

氏试验和高危型HPV DNA试验进行随访，不必常规进行阴道镜检查，尤其是对老年女性。

## 五十二、细胞学筛查结果为AGC的女性应进行HPV试验吗

目前ASCCP指南认为，对于细胞学初筛检查为非典型腺细胞（AGC）的所有年龄段女性，均应进行组织活检，而不必做高危型HPV检测。

AGC的诊断即使对经验丰富的细胞病理学家也极具挑战性。不同研究中，AGC巴氏细胞的高危型HPV检出率变化较大。Magee妇女医院和克里夫兰临床中心进行的两项大型研究显示，高危型HPV的阳性率在AGC女性中介于20%～30%，并且HPV阴性对女性有AGC巴氏试验结果的阴性预测值很高。这些数据亦提示，反馈性HPV试验可以作为ACG（子宫内膜腺细胞例外）的重要辅助检查手段，帮助鉴别有高风险的宫颈病变，可以减少无症状良性宫颈病变女性接受不必要的阴道镜检和宫颈管搔刮术。

## 五十三、HPV试验多久重复一次

重复进行高危型HPV DNA试验一般不要少于12个月，除非作为AGC和其他特殊类型AGC（如AGC NOS）在最初活检时没有病理性发现时进行的随访，或是CIN2/3治疗后的随访。

## 五十四、应该检测低危型HPV吗

不应该。低危型（非致癌型）HPV在常规宫颈癌筛查或异常宫颈细胞学的女性评估中没有意义，因为它们不能引起宫颈癌。低危型HPV的检测只能增加女性的经济和精神负担。

## 五十五、2006 ASCCP关于对宫颈细胞检查结果异常的女性临床处理的共同指南是什么

ASCCP自从2001年发表共同指南以来，许多新研究资料和临床试验结果问世，其中包括由美国癌症研究院（NCI）主导的ASC-US/LSIL分类研究（ALTS）的随访结果。而且，高危型HPV检测可以与宫颈细胞学一起用于30岁及以上女性的宫颈癌筛查。显然，筛查指南需要多方面进行修订，尤其针对青春期和绝经后女性。因此，2005年ASCCP联合其他有关协会及美国联邦政府和国际相关组织机构开始计划修订指南。

工作小组由ASCCP、美国癌症学会（ACS）、NCI、美国病理学家学会（CAP）、美国妇产科医师学会（ACOG）、美国国家疾病控制与预防中心（CDC）及其他组织成员的代表共同组成，全面回顾复习2000年以后出版的所有关于巴氏试验各方面管理的综合性文献。工作组基于出版文献的关键评价制订出了指南草案。在工作组和所有指导委员会的监管下，指南草案于2006年春天和夏天分别接受了两次周期性公众评议，实现公众评议的媒介是互联网公告栏。每次公众评议周期结束后，工作组都会根据公众评议内容对指南草案进行不同程度的修订，最终修订完成。按照规定，指南和综合性文献回顾必须包含确切的临床证据，以支持特异性建议和建议力度。另外，2006年夏天还举行了3次相对独立的电话会议，受邀参会的是讨论预期“热门话题”的研讨会参与者，包括140名妇科细胞学、妇科病理和宫颈疾病处理领域的专家，所有人员均为主办的医学学会和联邦机构的代表。随后，为取得一致意见，ASCCP于2006年9月18～19日举行了研讨会，会议地点设在马里兰州贝城国立卫生研究院的会议中心，所有受邀参会者和ASCCP指导委员会成员们讨论了关于异常宫颈细胞学和组织学处理的指南草案，根据需要作了部分修订，最终表决通过。此次研讨会后第二年（2007），ASCCP指导委员会起草了指南，并发表在《美国妇产科学杂志》和ASCCP的核心期刊《下生殖道疾病杂志》。

## 五十六、ASCCP指南对HPV试验有怎样的重要性

ASCCP指南的原则是鼓励适当应用高危型HPV试验来协助宫颈病变的诊断、患者治疗和随访。虽然指南根据大量的临床证据而制定，但因确切的临床证据有限，个别指南方针仅根据专家们的一致意见制定，因此有其一定的局限性，

临床应具体情况具体分析。患者和临床医生想将疾病的风险降低到零是不合理的，而且试图降到零风险弊大于利，可造成过度诊断和治疗。更重要的是要认识到这些指南不应该替代临床判断。因为一份指南不可能适合所有情况，所以在应用指导原则时，对每个具体病例的临床判断非常重要。2012 ASCCP又公布了新的临床处理指南，详见本书第十八章。

## 五十七、HPV检测可以作为宫颈癌筛查的主要或初始方法吗

这是一个极有争议的问题。现在的宫颈癌筛查以细胞学检查为主，HPV检测为辅，例如细胞学为非典型鳞状细胞者反馈性HR-HPV检测。在美国也有少部分30岁以上女性同时做细胞学和HPV检查。西方一些欧美国家的科学家大力提倡以HR-HPV检测为主要筛查的方案（图4-12）。也有人认为对HR-HPV阳性女性还应继续做HPV基因分型，鉴定是否为HPV16/18亚型，然后再决定下一步处理方案（图4-13）。一些临床试验提示HPV检测比细胞学检查癌前病变敏感，故可减少宫颈癌的发生。但是HPV检测特异性和阳性预测值很低，绝大多数HPV感染为一过性，没有任何症状。HR-HPV阳性的诊断对许多女性可能产生不必要的巨大精神压力并对社会及家庭产生影响。另外，已有研究表明，用HPV做一线筛查可明显增加阴道镜的检查次数，一些大的临床试验仍然在欧洲和亚洲（包括印度和中国）进行。HPV疫苗的使用可能使问题更加复杂，将来的发展趋势难以预料。目前本文作者仍认为细胞学检查为主、HPV检测为辅是最佳方案。在此仅将国际上最新的发展动向简单介绍给国内的医务工作人员。自2011年出版本书后，2014年美国FDA已批准了罗氏公司cobas HPV检测可以应用于25岁及以上女性一线宫颈癌筛查，但在美国，现在用HPV检测作为一线筛查的女性还是极少。

## 五十八、如何处理宫颈细胞学阴性而高危HPV阳性的女性

30岁及以上女性同时做宫颈细胞学和高危HPV检测，其中少数女性巴氏细胞学阴性，高

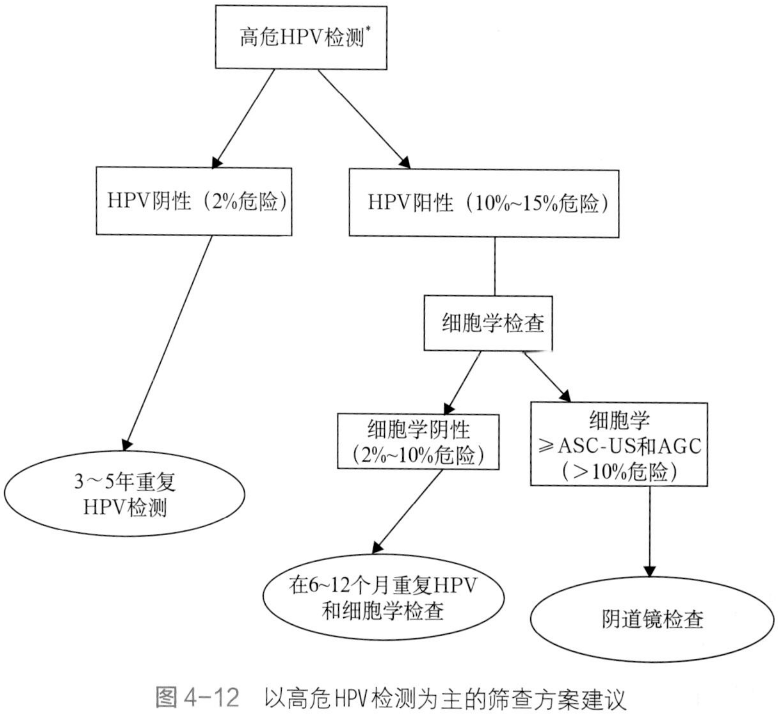


图4-12 以高危HPV检测为主的筛查方案建议

如果女性高危HPV阴性，3~5年重复HPV检测；如果女性高危HPV阳性，立即做宫颈细胞学检查，根据巴氏试验结果决定下一步的临床处理

注：*HPV13或14型

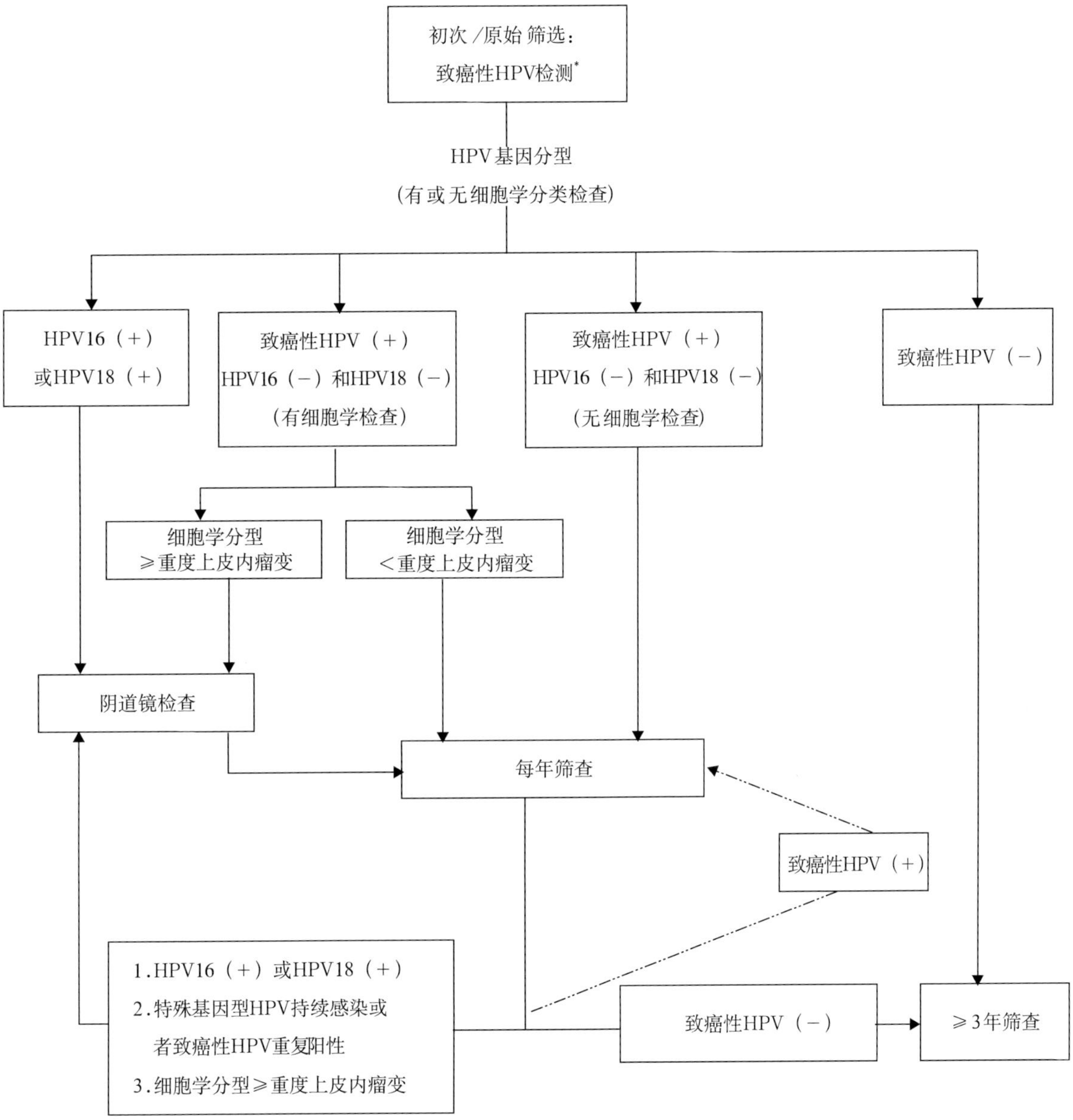


图 4-13　以高危 HPV 检测为主并结合 HPV 分型的筛查方案建议

采用致癌性（或高危）的HPV检测作为初步筛查方法，确定其HPV的基因分型选出阳性结果，并且检测作为宫颈癌及其癌前病变高危因素的HPV持续性感染。如果用于筛查的HPV检测方法（如HC-2，或Cervista HPV HR test）仅能提供是否有致癌性HPV感染，而不能提供具体的基因分型，则需要进一步检测其HPV基因分型。可以应用FDA已经批准的Hologic公司的Cervista HPV16/18 检测试剂盒。根据HPV16/18 的阳性与否决定下一步的诊断和处理方案（编译自本章参考文献[7]，Castle）

危HPV阳性，详见本章问题回答八。对这些女性的处理经验有限，现有的资料提示检测HPV16/18 基因分型对临床如何处理有很大价值。2009 年 3 月 FDA已批准将Hologic公司的Cervista HPV16/18 检测试剂用于临床。2009 年 12 月 ASCCP建议对巴氏细胞学阴性、高危HPV阳性的 30 岁及以上年龄女性进行HPV16/18 检测，根据HPV16/18 检测结果决定下一步的处理方案（图 4-14）。现在罗氏cobas HPV检测和豪洛捷Aptima HPV16/18/45 也可用于基因分型，2012 年 ASCCP共识指南指出，对于宫颈细胞学阴性、高危HPV阳性的 30 岁及以上女性，处理原则与以前基本相似。如果不进行基因分型，12 个月行共同检查也是可以接受的方案。

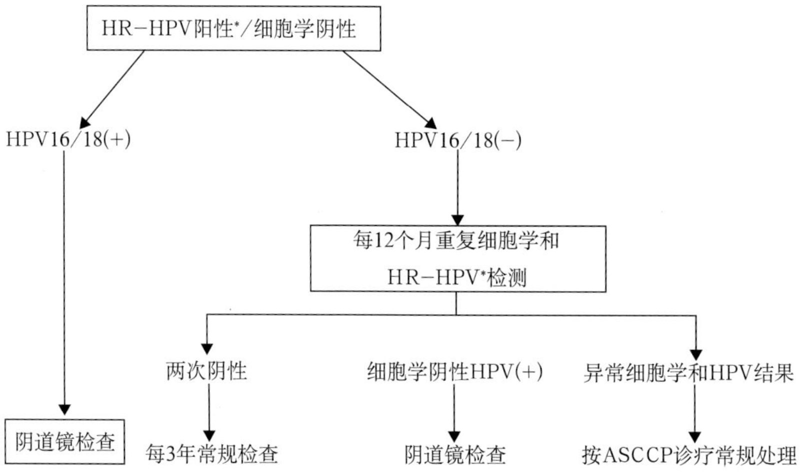


图 4-14　ASCCP对 30 岁及以上女性宫颈细胞学阴性而高危 HPV 阳性的处理建议是对这些女性进行 HPV16/18 检测。如果 HPV16/18 检测阳性，直接做阴道镜检查。如果 HPV16/18 检测阴性，则每 12 个月重复细胞学和高危 HPV 检测。根据检查结果决定下一步的诊断和处理方案（编译自 ASCCP 网站）

注：*检查用于查出 13 或 14 种高危型（致癌性的）HPV



## 五十九、阴道镜诊断癌前病变敏感吗

即使非常有经验的临床医生，阴道镜检查假阴性率也高达 20%～40%。几个因素影响假阴性率：①有些 CIN2/3 病灶小，或仅限于宫颈局部，阴道镜容易漏诊；②非 HPV16 致癌型相关的癌前病变可能难以发现和取样；③CIN2/3 相关的鳞状上皮比 CIN1 薄，易漏检；④阴道镜操作者经验不足。当然有时病理医生可能过高判读，将非 HSIL 细胞判读为 HSIL。

## 六十、HPV 检测对 LEEP 刀治疗后的癌前病变女性有用吗

细胞学和 HPV 试验对于用 LEEP 刀治疗后高级病变发生的风险评估很有价值，成功治疗后女性的 HPV 检测通常为阴性。若 LEEP 刀治疗后 4～6 个月 HPV 检测为阴性，则在随后数年发生 CIN2 或更严重病变的风险极低。由于相关研究仅随访约 2 年，所以到目前为止 LEEP 刀治疗后这种阴性结果要持续多久才有意义尚不清楚。虽然及时恰当的治疗必须个体化，但是对 HPV 试验阳性病例更需要密切监测随访。

## 六十一、HPV 知识教育重要吗

目前对健康专业人员和公众进行关于 HPV 感染自然病程的教育已迫在眉睫。HPV 感染在人群中普遍存在，多数人对于宫颈癌高危型 HPV 检测这一概念仍很迷惑，HPV 检测后会出现不必要的心理障碍。尽管宫颈细胞学和 HPV 这两项试验结果代表的是相同的生物学过程，但是人们对于异常巴氏结果和性行为之间的联系不甚了解。多数女性更愿意被通知巴氏试验轻微异常，而不是 HPV 感染。教育问题的一个关键是要告诉女性正常的细胞学和 HPV 检查阳性试验意味着什么。患者应该了解 HPV 感染非常常见，几乎所有的感染都会在 1～2 年内被清除，很多会在 6 个月内消失。患者应该进行复查，如果感染没有清除就需要进一步的检查。

## 六十二、世界上生产 HPV 检测试剂盒的公司主要有哪些

（1）DIAGEN-QIAGEN。DIAGEN 成立于 1987 年，总部设在美国马里兰州的盖瑟斯堡。2003 年 3 月，美国 FDA 批准了 DIAGEN 公司的杂交捕获试验（HC2）作为检测 HPV 的主要方法，这项试验也被批准用于巴氏试验的辅

助检查，可以在常规巴氏细胞检查同时应用。QIAGEN N.V为一家荷兰的控股公司，为创新检测技术和产品的主要供应商。2007年7月，Digene与QIAGEN合并成立了一家联合公司，成为分子诊断学领域市场和技术的领导者。Digene成为了QIAGEN北美控股有限公司的全资子公司。

（2）Cytyc-Hologic公司。薄层液基细胞学试验（ThinPrep Pap test）由Cytyc公司建立，占据美国液基细胞学检测市场70%～80%的份额。在2007年Cytyc和Hologic合并组成了新公司，命名为Hologic，Cytyc成为全资子公司。Cytyc的Patrick Sullivan成为新公司的主席，Hologic的Jack Cumming任首席执行官；Cytyc的股东占有公司55%的股份，而Hologic占45%。2009年3月，美国FDA批准Hologic两项HPV检测产品，豪洛捷公司的Cervista（TM）高危型HPV检测和Cervista HPV16/18检测试剂盒。Cervista（TM）高危HPV检测可用来筛查已知能够引起宫颈癌的14种高危型HPV，其敏感性和特异性与DIAGEN公司的杂交捕获试验相似。Cervista HPV16/18检测是首个经FDA批准的检测HPV16和18型别的试验，在世界范围内这两型HPV感染占所有HPV相关癌症的70%。本章第四十六个问题也提及美国市场中有罗氏公司的cobas HPV检查、豪洛捷公司的Aptima HPV检查，以及Aptima HPV 16/18/45基因分型检查产品。

## 六十三、有检测男性HPV的试验吗

虽然在男性中检测HPV DNA是可能的，但是美国仍没有FDA批准的针对男性的HPV筛查试验，加拿大政府也没有批准类似的试验，因为这个试验没有定论，并且在医学界认为没有必要。生殖器疣是男性感染低危型HPV唯一可见的表现，能够用肉眼观察确诊。这些可见的增生由非致癌性HPV引起，用5%的醋酸可使异常组织发白以鉴定疣和鳞状上皮内瘤变，但准确率有限。多数医生发现这项技术仅在潮湿的部位有用，例如女性生殖道疣的诊断。

## 六十四、HPV感染能预防吗

避免与已经感染的人有性接触是有效的预防方法，所以比较安全的方法是没有性生活，或仅与一个未感染的人有性生活，而这个人也只与你有性生活（如双方一夫一妻制的关系）。

然而即使一个人一生只有一个性伴侣，但如果性伴侣已感染HPV，那么他（她）也可能感染HPV。因此对于那些不是长期一夫一妻制关系的人，减少性伴侣的数量并且选择不太可能被感染的性伴侣可以降低感染HPV的风险。不太可能被感染的人包括之前没有或性伴侣很少的人。但很难确定一个过去性生活频繁的人当前是否已被感染。

对于有性生活的人如果一直正确使用避孕套可以降低感染HPV的风险，避孕套也可以降低发生HPV相关疾病的风险，例如生殖器疣和宫颈癌，但是HPV可以感染避孕套没有覆盖的区域，所以避孕套不能完全预防HPV。HPV疫苗接种可以预防4种（Gardasil：HPV16、HPV18、HPV6、HPV11）或2种（Cervarix：HPV16、HPV18）HPV感染防止宫颈癌（HPV16、HPV18）和生殖器疣（HPV6、HPV11）的发生来保护女性。现在已经有9价HPV疫苗，可以预防包括HPV16、HPV18、HPV6、HPV11和5种其他高危HPV感染。

## 六十五、人们怎样预防HPV相关疾病

可以采取一些重要措施预防宫颈癌。从长远看HPV疫苗可以预防大多数宫颈癌，常规的宫颈癌筛查以及对有细胞学结果异常的女性随访也可以预防宫颈癌。巴氏试验可以检测宫颈异常或癌前病变，从而可以在癌变前消除病变。HPV DNA检测能够在女性宫颈检测出高危型HPV，在某些病例可以和巴氏试验联合应用，HPV试验有助于医学专家决定是否需要进一步的检测和治疗。即使年轻时接种过疫苗的女性也需要常规宫颈癌筛查，因为疫苗不能预防所有宫颈癌。

美国癌症学会建议，女孩或男孩请从 11 岁或者 12 岁开始常规应用HPV疫苗。对于 13 ~ 26 岁女性和 13 ~ 21 岁男性，她（他）们如果没有在早期应用HPV疫苗，那么男同性恋者或免疫抑制（如HIV阳性）的男性HPV疫苗可以应用至 26 岁。

## 六十六、为什么预防HPV16 感染最为重要

（1）在全球范围内约一半的宫颈癌病例是因HPV16 感染所致，并且在所有调查的国家中它都是最主要的致癌HPV。

（2）HPV16 是最常见的高危型HPV，不同程度的宫颈病变其HPV16 所占比例不同。活检证实的CIN1，HPV16 的检出率为 15% ~ 25%，CIN2/3 病变中，HPV16 的检出率约为 40% ~ 60%。

（3）虽然HPV16 不比其他高危型HPV更容易引起细胞学异常，但是却更容易引起癌前病变，约占所有严重异常筛查结果（HSIL）的 45%。

（4）长远来看，HPV16 比其他类型更容易发展成持续感染，并且持续感染与癌前病变相关（约 40% 持续感染HPV16 的女性在 5 年内会被诊断为癌前病变）。

（5）HPV16 是引起肛门、会阴部和口咽部癌症的主要HPV型别，这些癌症在一般人群中极少见，所以不必进行普查，但是有效的疫苗能预防其感染，尤其对高危人群。

## 六十七、为什么预防HPV传播很难

（1）生殖道HPV不总是通过性接触传播，有研究证实处女也可以通过非性接触而感染HPV。

（2）多数HPV感染没有症状和体征，所以多数已感染的人并不知道，却可能将HPV传染给性伴侣。

（3）HPV感染并不仅仅局限于阴茎和阴道，也可以发生在生殖器区域的皮肤，如阴囊、外阴、会阴及肛门。

（4）虽然使用避孕套对预防性传播疾病（STDs）不失为一个好方法，但却不能有效地阻断生殖器HPV的传播和感染，因为避孕套不能阻止所有皮肤间的接触。女式避孕套因为能覆盖更大的面积所以能提供更好的保护。

（5）在新的性伴侣中生殖道HPV传播率更高，如果与这个性伴侣认识不到 8 个月而且性生活活跃，那么传染的风险会更高。

## 六十八、HPV疫苗是什么

HPV疫苗是由HPV病毒外壳蛋白制备，不含传染性物质，是基于L1 蛋白自身重组成不含遗传物质的非感染性衣壳，称之为HPV病毒样颗粒（virus-like particles，VLP）。肌内注射疫苗能诱发机体产生高效价抗体，比自然感染诱发产生的抗体滴度高 50 多倍。VLP疫苗可以预防宫颈感染同种型别病毒，抗体渗入到表皮上的分泌物，或血清抗体直接渗出到被认为造成传播的轻微损伤部位而发挥作用，或两者兼有。

## 六十九、现有什么类型的HPV疫苗

目前，已经研发用于初种的HPV VLP疫苗有 3 种，分别是Gardasil（Merck and Co，Bluebell，PA，USA），Cervarix（Glaxo Smith Kline，Rixensart，Belgium）和Merch公司的Gardasil 9 价疫苗，自 2007 年以来已在许多国家被批准应用，例如美国、澳大利亚、加拿大、英国、法国、德国、意大利、肯尼亚、韩国、瑞典、新西兰、希腊。这两种疫苗预防HPV感染的有效率均很高，并且相关细胞学和组织学有效期长达 5 年。最近中国已批准国外的 2 价和 4 价疫苗可以在中国应用，并且 2 价疫苗已在 2017 年 8 月进入中国。

## 七十、Gardasil和Cervarix疫苗有什么区别

（1）Gardasil是可预防 4 种HPV感染的疫苗。其中两种（HPV16 和 18）能引起 70% 的宫颈癌，另两种（HPV6 和 11）能引起 90% 的生殖

器疣。Gardasil适合9～26岁的青少年女性，它已经取得包括美国在内的多个国家监管部门的批准。这种疫苗需注射3次，第一次注射后的2个月和6个月后分别注射第二次和第三次。

（2）Cervarix主要预防HPV16和18，另外在临床试验中发现其抗体可以交叉预防HPV45和31。Cervarix也含有AS04，一种专用佐剂，可以在较长的时间内激发人体免疫反应。研究发现18～45岁女性接种Cervarix疫苗7个月后产生的HPV16抗体效价比接种Gardasil者高2倍多，而HPV18抗体效价可高6倍多。Cervarix已经成为英国政府宫颈癌疫苗接种计划的一部分，用于对12～13岁和17～18岁的女孩进行接种。

（3）Gardasil 9价疫苗是可以预防9种HPV感染的疫苗（HPV6、11、16、18、31、33、45、52、58），FDA 2014年12月批准可用于9～26岁女性，2015年FDA又批准可用于9～21岁男性。

## 七十一、疫苗能治疗HPV感染吗

不能。Gardasil和Cervarix都只能预防HPV感染，对于已存在的HPV感染或宫颈病变没有任何治疗效果。而且对于已经感染某种类型HPV的女性，接种疫苗对其也没有保护作用，所以疫苗必须在HPV感染前接种才能有效，基于这个原因建议在青春期或是性生活开始前接种疫苗。虽然HPV疫苗对于已感染的HPV型别没有作用，但是可以预防疫苗所针对的其他HPV型别所引起的疾病。

由于当前的疫苗不能预防引起女性宫颈癌的所有HPV型别，所以女性即使在接种疫苗后仍应该进行宫颈细胞学检查。对于已接种HPV疫苗的女性，仍建议遵照原来的筛查计划进行宫颈癌筛查。

## 七十二、关于HPV16/18疫苗有几个重要问题

（1）保护时间持续多久及预防癌症的总体效果怎样？

（2）是否需要提高安全性和有效性？

（3）疫苗是否会像之前介绍的那样，对少数相关型别有交叉保护作用？

（4）少于3次注射的疫苗效能如何？

（5）疫苗能预防男性感染吗？或是减少男性将HPV传染给性伴侣的概率？

（6）当年轻女性免疫力降低或是发生条件感染时，HPV16和18感染的自然过程及癌前病变和癌症的相关风险与没接种疫苗而感染的健康女性一样吗？

（7）HPV疫苗应用后的筛查效果如何？怎样预防30%的非疫苗型别HPV引起的宫颈癌？

（8）在接种过疫苗的人群中，HPV16和18感染率降低对接种女性的临床表现、HPV筛查试验和宫颈细胞学诊断的影响有多大？

（9）预防HPV16或18感染能改变其他致癌型HPV感染的自然病程以及所引起宫颈癌的数量吗？

（10）这些疫苗能预防其他HPV相关癌症，比如口咽癌和肛门癌吗？

（11）80%以上的宫颈癌发生在发展中国家，鉴于医疗机构的竞争，甚至是分级定价，那么应该由谁来承担疫苗接种费用呢？

## 七十三、美国HPV疫苗应用情况如何

2006年6月8日，FDA批准Merck生产的Gardasil HPV疫苗可以用于临床。Gardasil疫苗是连续接种3次，6个月完成接种，大约花费360美元。美国疾病控制与预防中心（CDC）先前建议11～26岁的青年女性接种，现在人们认为这种疫苗对于年龄大的女性也有益处，同样也适用于小至9岁的女孩。超过26岁的女性可以在医生建议下酌情接种，但FDA并没有规定这个年龄段女性必须接种，而且也未纳入医疗保险范畴，现在许多年轻女孩已接受了HPV疫苗注射。

GlaxoSmithKline生产的Cervarix是针对高危HPV16和18的预防性疫苗。这种疫苗也是连续接种3次，需要6个月完成接种，针对10岁以上女性。

疫苗是否需要强制性接种？年龄较大女孩及年轻女性是否需要追加接种？男性是否需要接

种？这些问题在美国仍存在争议。目前正在研究二次疫苗接种是否和三次疫苗接种具有相同的保护作用，如果保护作用相同，则可仅接种两次而节约HPV疫苗成本。

现在又有了HPV 9价疫苗可供选择，对于以前无接种者，HPV 9价疫苗应为最好的选择，保护预防高危HPV感染的范围增加了。美国国家癌症中心最近报道称60%美国适龄少女和50%适龄男孩接种了一次及以上HPV疫苗，并且各州接种率明显不同。

## 七十四、有治疗HPV感染的方法吗

没有治疗HPV感染的方法，或者说没有治疗病毒本身的方法，这就意味着人体必须靠自身的免疫力清除病毒。治疗仅仅针对HPV引起的症状、体征和疾病。这些治疗并不能影响机体是否能清除病毒或多久才能清除病毒。

（1）可见的生殖器疣可以采用患者自己敷药或医生给予消除来治疗，有人选择不治疗来观察疣是否能自行消失。目前，对于选择哪种治疗更好的问题还没有结论。

（2）宫颈癌可以治疗，但是要早诊断、早治疗。现在有许多新型的手术、放疗和化疗方法，进行常规巴氏检查和随访的女性可以在癌变前发现异常，预防总胜于治疗。

（3）研发简单安全的方法治疗持续HPV感染，包括轻微癌前病变，将会是一个具有现实意义的重大突破。立即治疗要求安全、便宜、简单地破坏宫颈转化区及其周围上皮组织（或是相对安全、简单的非手术方法）。找到一种优于当前冷冻术和环切术的方法是研究临床治疗的首要问题。

## 七十五、中国当前状况如何

（1）宫颈癌的发生率。中国目前还没有一个完整系统的国家级癌症统计机构。抽样调查是国家宫颈癌发病资料的主要来源，这不能完全代表整体，因此中国没有确切的全国发病率。

宫颈癌的发病率在浙江嘉兴为每10万女性中有2.4人，在广州是4.6人。中国目前的有限数据显示，宫颈癌在某些特定地理区域显著高发，例如山西阳城，1998～2002年发病率为每10万女性中81人。据估计，中国每年有10万～12万例宫颈癌。近年来中国宫颈癌的发生有明显上升和年轻化趋势，发病率以每年2%～3%的速度增长。因此，宫颈癌仍是中国女性主要的健康问题之一，尤其是农村女性或缺乏医疗保险的女性。中国癌症预防中心的统计表明，2015年估计中国宫颈癌新发病例数为9.89万人，此数据根据6.5%的全国人口肿瘤注册结果估算，可能低于实际发生情况。

（2）HPV在普通人群中的流行及型别分布。最早进行人群HPV感染流行情况调查的是中国农村宫颈癌高发区的山西省襄垣，这是中国医学科学院癌症研究所（CICAMS）和美国克里夫兰临床基金会（CCF）的合作项目。在35～50岁女性中，HC2检测出的高危型HPV感染率为20.8%。另一项IARC/CICAMS多中心人群调查是针对15～59岁女性，分别在中国三个不同地区（山西省阳城县、广东省深圳市和辽宁省沈阳市）进行。采取通用引物GP 5+/6+PCR检测HPV DNA，这三个地区HPV感染率为14.8%～16.8%。在上海，到医院进行健康检查的女性中HR-HPV的感染率为29.1%（1864/6405），检查正常的女性中21%有HPV感染。一项来自北京的研究显示，高危型HPV感染率为28.24%（85/301），多种HPV复合感染为11.3%（34/301）。

（3）CIN2/3和宫颈癌中HPV型别分布。中国一项有关多个地区664例浸润性癌（630例鳞癌，34例腺癌）和569例CIN 2/3的研究显示，HPV检出率在鳞癌为97.6%，腺癌为85.3%，CIN 2/3为98.9%。其中，HPV16和18是最常见的类型，分别占76.7%和7.8%，二者共占鳞癌HPV感染的84.5%，其次分别是HPV 31（3.2%）、HPV 52（2.2%）以及HPV 58（2.2%）。尤其值得注意的是，HPV52和HPV33感染在中国女性中出现频率很高，这些研究数据表明HPV型别的分布存在地域差别。

最近上海复旦大学妇产医院、广州金域医学

检验中心和北京中日友好医院大样本资料提示，宫颈癌患者组织学诊断前几个月HPV检查阴性率约为10%。

（4）中国当前的宫颈癌筛查情况。在中国还没有建立完善的预防宫颈癌的国家性计划。当前政府着力强调宫颈癌的二级预防，现在仍没有全国范围的宫颈癌筛查，很多女性甚至从没进行过筛查，中国政府正在将35～59岁女性宫颈癌筛查列入国家健康计划。由于中国不同地区宫颈癌的发病率、卫生保健措施以及经济状况的不同，应该建立一个适合不同地区人口的筛查方案。

虽然传统的巴氏细胞学和HPV DNA筛查试验目前还无法在中国农村普遍应用，但是液基细胞学检查和HPV试验已在许多城市应用。目前，液基试验和HC2 HPV试验对很多中国人而言仍然价格太高，降低检查成本以及液基和HPV试验（如care HPV）的价格对于推广巴氏筛查试验非常重要。

（5）HPV疫苗的可接受问题。2016年和2017年中国分别批准Cervarix 2价疫苗和4价疫苗可以在国内应用，2017年8月2价疫苗上市。中国自己生产的疫苗评估HPV疫苗的免疫原性和有效性已在进行。预防性HPV疫苗的应用成为可行，应该加强父母、老师及专业医护人员在疫苗实施计划中的作用，同时应该开展宫颈癌和HPV疫苗相关的宣传、信息教育及交流方面的工作。为了保证HPV疫苗的广泛应用，从长远来看应降低疫苗价格或研发中国自己的HPV疫苗。

## 参考文献


[1] ACOG Committee on Practice Bulletins--Gynecology. ACOG Practice Bulletin no. 109: Cervical cytology screening.Obstet Gynecol, 2009, 114(6): 1409-1420.

[2] Armah H, Austin RM, Dabbs D, Zhao C (correspondence author). Follow-Up Findings in women with HPV-positive ASCUS Screening test results in a large women hospital. Arch Pathol Lab Med, 2009, 133 (9): 1426-1430.

[3] Bandyopadhyay S, Austin RM, Dabbs D, et al. Adjunctive human papillomavirus DNA testing is a useful option in some clinical settings for disease risk assessment and triage of females with ASC-H Papanicolaou test results. Arch Pathol Lab Med, 2008, 132(12): 1874-1881.

[4] Bansal M, Austin RM, Zhao C (corresponding author). High Risk HPV DNA detection in less than 2% of over 25, 000 cytology negative imaged liquid based Pap test samples from women 30 and older. Gynecol Oncol, 2009, 115(2): 257- 261.

[5] Bao YP, Li N, Wang H, et al. Study on the distribution of human papillomavirus types in cervix among Chinese women: a Meta-analysis. Zhonghua Liu Xing Bing Xue Za Zhi, 2007, 28(10): 941-946.

[6] Berrington de GA, Sweetland S, Green J. Comparison of risk factors for squamous cell and adenocarcinomas of the cervix: a meta-analysis. Br J Cancer, 2004, 90: 1787-1791.

[7] Castle PE. Invited Commentary: Is Monitoring of Human Papillomavirus Infection for Viral Persistence Ready for Use in Cervical Cancer Screening? Am J Epidemiol, 2008, 168: 138-144.

[8] Castle PE, Fetterman B, Poitras N, et al. Five-year experience of human papillomavirus DNA and Papanicolaou test cotesting. Obstet Gynecol, 2009, 113(3): 595-600.

[9] Chen L, Yang B. Assessment of reflex human papillomavirus DNA testing in patients with atypical endocervical cells on cervical cytology. Cancer, 2008, 114(4): 236-241.

[10] Chen QY, Bian ML, Zhang XY, et al. Detection of multiple human papillomavirus infection in cervical specimens by flow fluorescent hybridization. Zhonghua Yi Xue Za Zhi, 2009, 89(13): 901-905.

[11] Chen W, Zhang X, Molijn A, et al. Human papillomavirus type-distribution in cervical cancer in China: the importance of HPV 16 and 18. Cancer Causes Control, 2009, 20(9): 1705-1713.

[12] Clifford G, Franceschi S, Diaz M, et al. Chapter 3: HPV type-distribution in women with and without cervical neoplastic diseases, Vaccine, 2006, 24(suppl 3): S26-S34.

[13] Clifford GM, Gallus S, Herrero R, et al. IARC HPV Prevalence Surveys Study Group. Worldwide distribution of human papillomavirus types in cytologically normal women in the International Agency for Research on Cancer HPV prevalence surveys: a pooled analysis. Lancet, 2005, 366: 991-998.

[14] Cox JT, Schiffman M, Solomon D. Prospective follow-up suggests similar risk of subsequent cervical intraepithelial neoplasia grade 2 or 3 among women with cervical intraepithelial neoplasia grade 1 or negative colposcopy and directed biopsy. Am J

Obstet Gynecol, 2003, 188: 1406-1412.

[15] Curado MP, Edwards B, Shin HR, et al. Cancer Incidence in Five Continents, Vol IX. IARC Scientific Publications No160. Lyon: IARC Press, 2007.

[16] Cuzick J. Role of HPV testing in clinical practice. Virus Res, 2002, 89(2): 263-269.

[17] Dai M, Bao YP, Li N, et al. Human papillomavirus infection in Shanxi Province, People's Republic of China: a population-based study. Br J Cancer, 2006, 95: 96-101.

[18] de Sanjosé S, Diaz M, Castellsagué X, et al. Worldwide prevalence and genotype distribution of cervical human papillomavirus DNA in women with normal cytology: a meta-analysis. Lancet Inf Dis, 2007, 7: 453-459.

[19] Doorbar J. Molecular biology of human papillomavirus infection and cervical cancer. Clin Sci (Lond), 2006, 110 : 525-541.

[20] Doorbar J, Ely S, Sterling J, et al. Specific interaction between HPV-16 E1-E4 and cytokeratins results in collapse of the epithelial cell intermediate filament network. Nature, 1991, 352: 824-827.

[21] Dunne EF, Unger ER, Sternberg M, et al. Prevalence of HPV infection among females in the United States. JAMA, 2007, 297(8): 813-819.

[22] Fischer AH, Zhao C, Li QK, et al (American Society of Cytopathology Cell Biology Liaison Working Group). The Cytologic Criteria of Malignancy. J Cellular Biochem, 2010.

[23] Frisch M, Glimelius B, van den Brule Aj, et al. Sexually transmitted infection as a cause of anal cancer. N Engl J Med, 1997, 337: 1350-1358.

[24] Herrero R, Castle PE and Schiffman M, et al. Epidemiologic profile of type-specific human papillomavirus infection and cervical neoplasia in Guanacaste, Costa Rica. J Infect Dis, 2005, 191: 1796-1807.

[25] Hoory T, Monie A, Gravitt P, et al. Molecular epidemiology of human papillomavirus. J Formos Med Assoc, 2008, 107: 198-217.

[26] http: //en. wikipedia. org/wiki/Human_papillomavirus

[27] http: //nobelprize. org/nobel_prizes/medicine/laureates/2008/

[28] Liaw KL, Hildesheim A, Burk RD, et al. A prospective study of human papillomavirus (HPV) type 16 DNA detection by polymerase chain reaction and its association with acquisition and persistence of other HPV types. J Infect Dis, 2001, 183: 8-15.

[29] Lynge E, Rebolj M. Primary HPV screening for cervical cancer prevention: results from European trials. Nat Rev Clin Oncol, 2009, 6(12): 699-706.

[30] Malpica A, Matisic JP and Niekirk DV, et al. Kappa statistics to measure interrater and intrarater agreement for 1790 cervical biopsy specimens among twelve pathologists: qualitative histopathologic analysis and methodologic issues. Gynecol Oncol, 2005, 99(3 suppl 1): S38-S52.

[31] Markowitz LE, Dunne EF, Saraiya M, et al. Quadrivalent human papillomavirus vaccine: Recommendations of the Advisory Committee on Immunization Practices (ACIP). MMWR, 2007, 56: 1-24.

[32] Mendez F, Munoz N and Posso H, et al. Cervical coinfection with human papillomavirus (HPV) types and possible implications for the prevention of cervical cancer by HPV vaccines. J Infect Dis, 2005, 192: 1158-1165.

[33] Molden T, Kraus I, Skomedal H, Nordstrom T, Karlsen F. PreTectTM HPV-Proofer: real-time detection and typing of E6/E7 mRNA from carcinogenic human papillomaviruses. J Virol Methods, 2007, 142: 204-212.

[34] Moscicki AB, Shiboski s, Hills NK, et al. Regression of low-grade squamous intraepithelial lesions in young women. Lancet, 2004, 364: 1678-1683.

[35] Munoz N, Bosch FX, de Sanjose S, et al. The International Agency for Research on Cancer Multicenter Cervical Cancer Study Group: Epidemiologic classification of human papillomavirus types associated with cervical cancer. N Engl J Med, 2003, 348: 518-527.

[36] Myers E, Huh WK, Wright JD, et al. The current and future role of screening in the era of HPV vaccination. Gynecol Oncol, 2008, 109: S31-S39.

[37] Narimatsu R, BK Patterson. High-throughput cervical cancer screening using intracellular human papillomavirus E6 and E7 mRNA quantification by flow cytometry. Am J Clin Pathol, 2005, 123(5): 716-723.

[38] Paavonen J, Jenkins D, Bosch FX, et al. Efficacy of a prophylactic adjuvanted bivalent L1 virus-like-particle vaccine against infection with human papillomavirus types 16 and 18 in young women: an interim analysis of a phase III double-blind, randomised controlled trial. Lancet , 2007, 369(9580): 2161-2170.

[39] Parkin DM, Bray F. Chapter 2: the burden of HPV-related cancers. Vaccine, 2006, 24 (suppl 3): S11-S25.

[40] Parkin DM, Bray F, Ferlay J, et al. Global cancer statistics, 2002, CA. Cancer J Clin, 2005, 55: 74-108.

[41] Plummer M, Schiffman M, Castle PE, et al. A 2-year prospective study of HPV persistence among women

with ASCUS or LSIL cytology. J Infect Dis, 2007, 195: 1582-1589.

[42] Qiao YL, Sellors JW, Eder PS, et al. A new HPV-DNA test for cervical-cancer screening in developing regions: a cross-sectional study of clinical accuracy in rural China. Lancet Oncol, 2008, 9(10): 929-936.

[43] Schiffman M, Castle PE, Jeronimo J, et al. Human papillomavirus and cervical cancer. Lancet, 2007, 3709590: 890-907.

[44] Schiffman M and Castle PE. The promise of global cervical-cancer prevention. N Engl J Med, 2005, 353: 2101-2104.

[45] Schiffman M, Wheeler CM, Dasgupta A, et al. A comparison of a prototype PCR assay and Hybrid Capture 2 for detection of carcinogenic human papillomavirus DNA in women with equivocal or mildly abnormal Pap smears. Am J Clin Pathol, 2005, 124: 722-732.

[46] Schiffman M, Kjaer SK. Chapter 2: Natural history of naogenital human papillomavirus infection and neoplastia. J natl Cancer Inst Monogr, 2003, 31: 14-19.

[47] Sherman ME, Wang SS, Carreon J , et al. Mortality trends for cervical squamous and adenocarcinoma in the United States. Relation to incidence and survival. Cancer, 2005, 103: 1258-1264.

[48] Shi JF, Qiao YL, Smith JS, et al. Epidemiology and Prevention of Human Papillomavirus and Cervical Cancer in China and Mongolia. Lancet Oncol, 2008, 9(10): 929-936.

[49] Smith JS, Lindsay L, Hoots B, et al. Human papillomavirus type distribution in invasive cervical cancer and high- grade cervical lesions: a meta-analysis update, Int J Cancer, 2007, 121: 621-632.

[50] Solomon D, Papillo JL, Davey DD. Cytopathology Education and Technology Consortium (CETC). Statement on human papillomavirus DNA test utilization. Arch Pathol Lab Med, 2009, 117(3): 154-156

[51] Stoler MH (2000): Human papillomaviruses and cervical neoplasia: a model for carcinogenesis. International Journal of Gynecological Pathology, 19: 16-28.

[52] Stoler MH, Schiffman M. Interobserver reproducibility of cervical cytologic and histologic interpretations: realistic estimates from the ASCUS-LSIL Triage Study. JAMA, 2001, 285: 1500-1505.

[53] Strickler HD, Burk RD, Fazzari M, et al. Natural history and possible reactivation of human papillomavirus in human immunodeficiency virus-positive women. J Natl Cancer Inst, 2005, 197: 577-586.

[54] Woodman CB, Collins S, Winter H, et al. Natural history of cervical human papillomavirus infection in young women: a longitudinal cohort study. Lancet, 2001, 357: 1831-1836.

[55] Wright TC Jr, Massad LS, Dunton CJ, et al. 2006 ASCCP-Sponsored Consensus Conference. 2006 consensus guidelines for the management of women with abnormal cervical screening tests. J Low Genit Tract Dis, 2007, 11(4): 201-220.

[56] Wright TC Jr, Schiffman M. Adding a test for human papillomavirus DNA to cervical-cancer screening. N Engl J Med, 2003, 348(6): 489-490.

[57] Wu RF, Dai M, Qiao YL, et al. Human papillomavirus infection in women in Shenzhen City, People's Republic of China, a population typical of recent Chinese urbanisation. Int J Cancer , 2007, 121 (6)1306-1311.

[58] Yang B, Pretorius RG, Belinson JL, et al. False negative colposcopy is associated with thinner cervical intraepithelial neoplasia 2 and 3. Gynecol Oncol, 2008 Jul; 110(1): 32-6. Epub 2008 May; 16.

[59] Ylitalo N, Sorensen P, Josefsson AM, et al. Consistent high viral load of human papillomavirus 16 and risk of cervical carcinoma in situ: a nested case-control study. Lancet, 2000, 355: 2194-2198.

[60] Zhang SW, Chen WQ, Kong LZ, et al. An analysis of cancer incidence and mortality from 30 cancer registries in China, 1998-2002, Bulletin Chin. Cancer, 2006, 15(7): 439-448.

[61] Zhang WY, Xue YZ, Chen M, et al, Prevalence if high-risk human papillomavirus infection in different cervical lesion among organized health-examination women in Shanghai, China. Chin Med J (Engl), 2008, 121(16): 1578-1582.

[62] Zhao F, Li N, Ma J. Study of the association between human papillomavirus infection and cervical cancer in Xianguan county, Shanxi province. Zhonghua Liu Xing Bing Xue Za Zhi, 2001, 22(5): 375-378.

[63] Zhao C, Florea A, Austin RM. The utility of high risk HPV testing in women with atypical glandular cells. Arch Pathol Lab Med, 2010, 134(1): 103-108.

[64] Zhao C, Florea A, Onisko A, et al. Histologic fellow-up results in 662 patients with Pap test findings of atypical glandular cells: results from a large academic women hospital laboratory employing sensitive screening methods. Gynecol Oncol, 2009, 114(3): 383-389.

[65] Zhao C, Elishaev E, Yuan KH, et al. Very low human papillomavirus DNA prevalence in mature women with negative computer-imaged liquid-based Pap tests. Cancer, 2007, 111(5): 292-297.

[66] Stoler MH, Wright TC, Sharma A, et al. High-risk

human papillomavirus testing in women with ASC-US cytology Am J Clin Pathol, 2011, 135:468-475.
[67] Saslow D, Solomon D, Lawson HW et al. American Cancer Society, American Society for Colposcopy and Cervical Pathology, and American Society for Clinical Pathology screening guidelines for the prevention and early detection of cervical cancer. CA Cancer J Clin. 2012, 6(3):147-72.
[68] Massad LS, Einstein MH, Huh WK,et al. 2012 updated consensus guidelines for the management of abnormal cervical cancer screening tests and cancer precursors. Obstet Gynecol. 2013, 121(4):829-46.
[69] Wright TC, Stoler MH, Behrens CM, et al. Primary cervical cancer screening with human papillomavirus: end of study results from the ATHENA study using HPV as the first-line screening test. Gynecol Oncol. 2015, 136(2):189-97.
[70] Wright TC Jr, Stoler MH, Behrens CM, et al. The ATHENA human papillomavirus study: design, methods, and baseline results. Am J Obstet Gynecol. 2012, 206(1):46.e1-46.e11.
[71] Reid JL, Wright TC Jr, Stoler MH, et al. Human papillomavirus oncogenic mRNA testing for cervical cancer screening: baseline and longitudinal results from the CLEAR study. Am J Clin Pathol. 2015, 144(3):473-83.
[72] Castle PE, Cuzick J, Stoler MH, et al. Detection of human papillomavirus 16, 18, and 45 in women with ASC-US cytology and the risk of cervical precancer: results from the CLEAR HPV study. Am J Clin Pathol. 2015, 143(2):160-7.
[73] Chesson HW, Laprise JF, Brisson M, et al. Impact and Cost-effectiveness of 3 Doses of 9-Valent Human Papillomavirus (HPV) Vaccine Among US Females Previously Vaccinated With 4-Valent HPV Vaccine. J Infect Dis. 2016, 213(11):1694-700.
[74] Garland SM, Cheung TH, McNeill S, et al. Safety and immunogenicity of a 9-valent HPV vaccine in females 12-26 years of age who previously received the quadrivalent HPV vaccine. Vaccine. 2015, 33(48):6855-64.
[75] Chow EP, Danielewski JA, Fehler G, et al. Human papillomavirus in young women with Chlamydia trachomatis infection 7 years after the Australian human papillomavirus vaccination programme: a cross-sectional study. Lancet Infect Dis. 2015, 15(11):1314-23.
[76] Li N, Franceschi S, Howell-Jones R, et al. Human papillomavirus type distribution in 30,848 invasive cervical cancers worldwide: Variation by geographical region, histological type and year of publication.Int J Cancer. 2011, 128(4):927-935.

# 第五章
# 宫颈涂片样本的采集和质量评估

*赵　昀　赵淑平　赵澄泉（Zhao C）*

## 第一节　样本采集方法

目前研究表明，宫颈癌是一种可以预防甚至治愈的疾病，关键在于早期诊断和治疗。大多数宫颈癌有较长的癌前病变阶段，其发生、发展是由量变到质变，渐变到突变的一个累积过程。通常经历宫颈低级别上皮内瘤变→宫颈高级别上皮内瘤变或原位癌→宫颈微小浸润癌→宫颈浸润癌等长期发展过程。宫颈固有的解剖学特点，扩张阴道即可直接窥见，使其易于观察，利于进行细胞学及活体组织取样检查。以上这些特征使得宫颈疾病的早期诊断成为可能。宫颈癌筛查的重要意义就在于为早期诊断和治疗提供机会而改善患者的预后。实践证实宫颈细胞学是发现宫颈疾病行之有效的无创性筛查方法，其简便、易行、价格便宜的特点是该方法得到广泛推广的基础。

在20世纪，许多发达国家都见证了宫颈癌死亡率的大幅度下降，这样的成就主要归功于巴氏细胞学检查在宫颈癌筛查中的应用。20世纪30年代，巴氏细胞学筛查应用之前，宫颈癌是美国女性最常见的肿瘤死亡原因。2016年美国SEER数据显示，无论发病率或死亡率，女性恶性肿瘤的前十位中均不再包括宫颈癌。尽管实践证实了巴氏细胞学检查对于宫颈癌筛查的有效性，但其受人为因素影响大，不同地区、不同医疗机构、不同医生之间敏感性差别较大。细胞学结果的假阴性可能由多种因素造成，包括取材不充分，尤其是小灶病变；从取样器转移到玻片过程中细胞丢失；固定不充分；制片、染色、判读等，任何一个环节的问题都可能导致最终结果的假阴性。在细胞学质量难以保证的情况下，增加筛查频次可以有效弥补细胞学敏感性不足以及漏诊的问题，尤其是在巴氏细胞学检查应用的初期阶段。细胞学取材固定方法的改良、TBS判读系统关于标本满意度的评价以及细胞学判读等各个环节良好的质量控制，使得细胞学的敏感性得以提高，进而宫颈细胞学的筛查间隔也由1年逐渐延长到3年。

如前所述，宫颈细胞学敏感性受多种因素影响，其对癌前病变的敏感性实际上很难确定，因为所获得的活检病理主要是来源于那些细胞学异常的病例。而细胞学阴性结果的病例没有进行活检，无法获知真正的假阴性率。无论如何，取材和制片作为筛查的初始步骤，质量问题不只影响涂片本身，还会干扰后续的判读，对宫颈细胞学筛查的整体有效性造成重大的影响。因此临床医生正确取材获取高质量的标本进行宫颈细胞学制片，对提高细胞学检测的阳性率和准确性起到至关重要的作用。宫颈细胞检查主要采集自宫颈阴道部和宫颈口处的脱落细胞，固定、制片后在显微镜下进行观察。此为一种筛查方法，结果异常者应通过组织学活检以明确是否存在疾病。虽然宫颈细胞学不作为宫颈病变的诊断依据，但不同的细胞学结果可以提示潜在的宫颈病变程度的不同，相应后续临床处理方式也不尽相同。宫颈细胞学可以使宫颈浸润癌患者的死亡率降低50%~70%，是一种防治宫颈癌简单、快捷、经济的筛查方法，但这一切的前提是临床医生必须了解宫颈样本取材的基本要求，正确地取材，为实验室制片提供满意的样本。

## 一、样本采集指南

收集足量、有代表性的样本是宫颈细胞学检查的关键环节，应采用正确的方法和取材工具收集样本。

### 1. 患者检查前指南

（1）非月经期采集细胞学标本。最好是在末次月经的2周后进行（从月经第一天开始计算），避免月经期检查（除了大量血细胞可能会覆盖上皮细胞而影响判读外，子宫内膜细胞也可能对宫颈细胞学判读造成一定的影响）。

（2）48小时内禁止阴道灌洗、上药、使用阴道避孕药或宫内节育器，也不要进行阴道内诊检查。

（3）采集样本前24小时内最好不要有性生活。

（4）检查前不要盆浴或清洁阴道，以防止阴道内的不正常细胞被冲掉，影响诊断结果。

### 2. 医生检查指南

（1）用温水湿润以减少阴道放置窥器所造成的不适感，避免使用油类润滑剂而影响取材细胞。

（2）最佳的样本应包含宫颈表面和宫颈管内细胞。取材应在充分暴露下进行，能够直接观察到宫颈和阴道状况。

（3）应采集宫颈阴道部和宫颈口区域的样本，重点在宫颈原始鳞柱交界和新鳞柱交界之间的区域进行取材。该区域为宫颈的转化区，是宫颈癌和宫颈癌前病变好发区。围绝经期和绝经后女性或宫颈局部治疗后，转化区发生一定的变化，会造成鳞柱交界向宫颈管内移，此时应重视宫颈管部位的取材。

（4）若宫颈、阴道外观无异常，进行常规取材（见具体样本采集）。若部分肉眼观察可疑病变区域在常规取材所不能采集到的部位，常规采集标本后，还应在可疑异常的区域进行取材。如有部分女性宫颈肥大或宫颈柱状上皮外移，转化区位于宫颈表面较外侧的区域，取样刷充分展开后依然无法完全覆盖整个转化区时，在常规取材后，对外观可疑但取材不可及的地方再次扫帚样刷取细胞一并送检。

（5）取材后立即在已准备好的玻片上涂片并固定，用于传统细胞学制片或者立刻放进盛有专用保存液的瓶内用于液基制片。避免细胞在空气中过度干燥而影响细胞形态。

（6）取样过程中宫颈出血明显时立即停止。了解是操作不当所引起的出血还是宫颈本身异常所造成的出血，应予以注明。大量出血有可能造成有意义的上皮细胞取材不足，或血细胞覆盖上皮细胞而影响判读。

（7）一般情况，应尽量避免短期内（小于3个月）重复取材，以免出现假阴性结果。

（8）申请单填写应尽量完全，字迹工整，尽可能提供相关的临床信息，如与宫颈疾病有关的病史，末次月经、是否有宫内节育器。妇科检查时宫颈的形态，取材过程中有无触血等。

## 二、样本具体采集方法

### 1. 传统巴氏涂片取样方法

传统巴氏涂片需要采用宫颈刮板和宫颈管刷共同完成（国内通常只有宫颈刮板）。宫颈刮板刮取所接触的宫颈口和宫颈表面的细胞，宫颈管刷采集宫颈管内的细胞。宫颈刮板有木质、竹质或塑料等不同材质，推荐采用塑料刮板，因为塑料质地造成残留在刮板上的细胞数量较少。宫颈刮板的尖端可以有钝圆舌状或细长脚板形状。钝圆舌形刮板通常难以深入宫颈口内进行取材（阴道分娩的经产妇除外），细长脚板形的刮板长约1cm，对于部分宫颈口较松的女性，可以采集到宫颈口内的细胞。宫颈管刷为长圆锥形刷，长约2cm，轴心杆的表面密布细小毛刷，可以插入宫颈管内进行取材。

（1）取样步骤。

1）受检者排空膀胱后，取膀胱截石位，放置阴道窥器暴露宫颈，用无菌干棉球轻轻拭去宫颈表面黏液及分泌物。

2）手持宫颈刮板，将其尖端插入宫颈口部位（宫颈口大小、刮板形状不同，可以深入宫颈口内一定的程度），以外口为中心至少旋转轻刮

1 周，其用力程度以取材后宫颈表面似有少许渗血为宜。

3）如果有宫颈管刷，将宫颈管刷插入宫颈口以内，使其外端刚好位于宫颈外口处，轻轻旋转 1/4 圈即可。要避免将宫颈管刷插入过深，以免取到子宫下段细胞，会造成鉴别诊断的困难，因为该区域的细胞有时候形态与 HSIL 和 AIS 相似。通常没有旋转 1 周的必要，因为刷子插入宫颈管的时候，毛刷的边缘已经完全接触到宫颈管的四周。

4）立即将刮下的样本涂在有编号的清洁玻璃片上，其正确的涂片是刮板与玻片呈 45° 角，由玻片的左边向右边均匀地、单向地依次涂抹。涂片须薄而均匀，切勿用刮片在玻片上来回重复涂抹或用力过重以防破坏细胞而使其变形、重叠或卷边，影响镜检。

5）若采用宫颈刮板（采集宫颈表面细胞）和宫颈管刷（采集宫颈管细胞）同时取材（国内很少使用），将刮板刮取的细胞涂抹在玻片的一半区域，另一半涂抹宫颈管细胞，将宫颈管刷在玻片上滚动进行涂片。应将取到的细胞充分涂抹在可供涂抹的区域。

6）如果采用宫颈刷取材（扫帚形取样器，其刷子的形状似中间较长的扫帚，broom-like device），将宫颈刷中间较长的刷毛顶端放入颈管内，轻轻施压使其他未能插入颈管的刷毛紧贴颈外口充分展开，以便刷毛能够完全接触到子宫颈组织取材，顺时针方向旋转 3 ~ 5 周。采用与刮板涂片一样的方法，将刷取的细胞涂抹在玻片上。（国内部分单位采用该方法进行取材制备传统涂片，以弥补刮板难以对宫颈管内进行取材的不足）

7）将涂片立即放入固定液中以防空气干燥而影响细胞形态，进而干扰阅片判读。

8）按照转运流程将固定好的涂片送实验室检查。

（2）传统巴氏涂片的缺点。常规巴氏涂片存在两个缺点：一是很有可能采集不到病变部位的细胞；二是在采集后样本的处理及转移过程中细胞会大量流失。传统巴氏涂片的准确性受多种因素影响，如取材方法、背景杂质（涂片背景中常含有大量红细胞、白细胞、黏液及脱落坏死组织等杂质）及实验室技术操作不当等，因而造成常规巴氏涂片假阴性率高、敏感性低。由于会出现较高的假阴性率（文献报告为 2% ~50%）或假阳性率，故目前国外许多国家已很少使用该技术，取而代之的是液基细胞学检查。但应该指出的是有一些研究包括最近荷兰一项很大的临床试验结果（发表在 2009 年 10 月 AJMA-美国医学学会杂志）表明：在检测宫颈癌前病变的敏感性和阳性预测价值方面，液基细胞学与传统巴氏试验没有明显差别，二者比较详见第二十三章。

2. 液基细胞学方法

液基制片是在传统巴氏涂片基础上发展起来的。液基细胞学检测方法利用先进的液基细胞保存技术和计算机控制的过滤技术，几乎可收集到采样器上的所有细胞，并制备出更加清晰的超薄涂片，明显提高了宫颈阴道细胞学检查效力，降低了宫颈传统巴氏涂片检查的假阴性率，在宫颈阴道细胞学疾病的诊断、治疗、监测及随访等方面为临床医生提供了可靠的依据。由于液基超薄制片技术的这些优势，液基超薄涂片技术自 20 世纪 90 年代末问世以来得到了广泛应用，它不仅可以应用于宫颈脱落细胞检查，还可用于其他脱落细胞学样本制备，如痰液、胸水及腹水等。液基细胞学检查的方法有多种，现阶段占据美国市场的主要有两种产品，即美国 FDA 1996 年批准的新柏氏（Cytyc 公司，Boxborough，MA，现在称为 Hologic 公司）及 1999 年批准的 AutoCyte Prep（现在称为 SurePath，TripPath Imaging，Burlington，NC，现属于 BD 诊断公司）。最初这些液基制片是为发展计算机自动化筛选而设置的，因其可以减少细胞之间的重叠，有利于自动筛查出异常细胞，所以在某种程度上可称其为细胞自动化筛查的副产品。临床实践表明：即使没有自动筛查，液基细胞学的敏感性和特异性也优于传统巴氏涂片。在美国以及许多其他西方国家，这些液基方法几乎完全替代了传统巴氏细胞学检查。应注意的是，液基细胞学检测不应称为液基涂片，而应称为液基制片或液基巴氏实验。

（1）新柏氏（ThinPrep Test，Hologic公司）。新柏氏试验可以用宫颈管刷、刮板或者扫帚形取样器收集癌细胞或者癌前病变的细胞做检测。

1）样本取材制作基本要求。

• 能够直视宫颈。

• 必须在盛有PreservCyt液的小瓶上贴上带有患者姓名的标签。

• 样本必须马上放入盛有PreservCyt液的小瓶并适当涮洗。

• 样本必须有足量的有代表性的细胞。

2）辅助材料：阴道窥器、手套、塑料刮板、宫颈刷或者扫帚形取样器、棉拭子、盛有PreservCyt液的小瓶、细胞学采集单、样本袋（图5-1，5-2）。

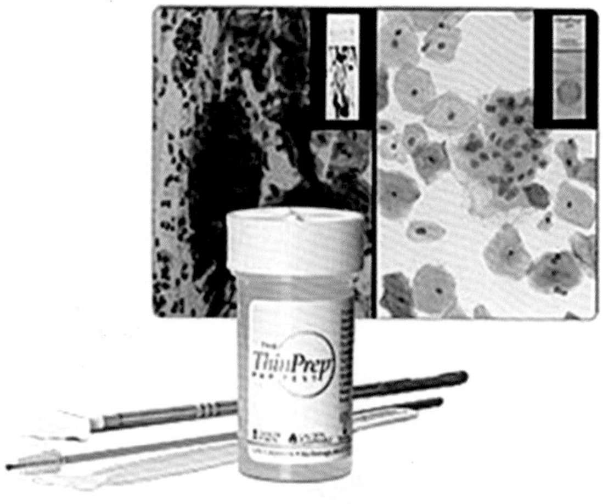


图5-1　新柏氏液储存小瓶和取样器

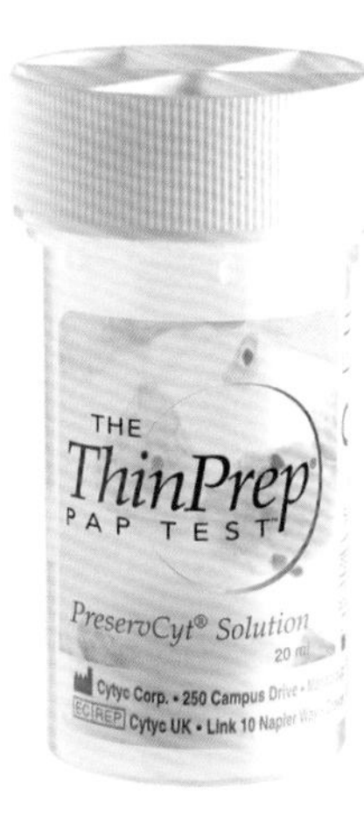


图5-2　新柏氏液储存小瓶（20 ml）（Hologic公司供图）

3）采用宫颈刷或刮板的新柏氏样本收集步骤。

• 材料准备充分。

• 放入阴道窥器，用棉拭子擦净宫颈部表面，去除黏液和分泌物。

• 在宫颈管插入塑料舌状刮板（spatula），充分接触宫颈外口。

• 在宫颈阴道部和宫颈部保持一定的压力，轻微地旋转刮板至少360°，使之充分接触。

• 在盛有PreservCyt液的小瓶里尽快涮洗刮板，来回振荡10次。

• 如果用宫颈管刷（brush）从宫颈管内膜处取得足量的样本，将刷子的大部分伸入宫颈管内，向一个方向慢慢转动刷子1/4周或1/2周。不要旋转过度。

• 在盛有PreservCyt液的小瓶里尽快涮洗宫颈刷，贴瓶壁旋转刷子10次，来回摇晃刷子使样本更容易脱落，丢弃宫颈刷。

• 完全拧紧瓶盖。

• 在瓶上标记好患者的名字，并在细胞学采集单上填写完整的患者信息和病史。

• 把样本瓶和样本申请单放入样本袋一同送入实验室待检。

4）采用扫帚形取样器的新柏氏样本收集步骤。

• 取材准备。

• 放入阴道窥器，用棉拭子擦净宫颈部表面，去除黏液和碎屑。

• 用扫帚形取样器从宫颈部取得足够的样本。将刷头中央区较长的刷丝从宫颈外口插入宫颈管内，周边区刷丝顶部抵触在宫颈部，使刷毛能够充分展开接触到宫颈表面。轻微用力顺时针方向旋转3~5周。

• 在盛有PreservCyt液的小瓶里尽快涮洗毛刷，把毛刷放到瓶底，反复涮洗使样本脱离毛刷进入液体中，最后丢弃毛刷。

• 完全拧紧瓶盖。

• 在瓶上标明患者姓名，并在细胞学采集单上填写患者的信息和病史。

● 把样本瓶和采集单放入样本袋一并送入实验室检查。

在15～30℃条件下，新柏氏PreservCyt保存液内收集的宫颈细胞学样本可保存6周。

（2）SurePath（BD诊断公司）。

1）BD公司的SurePath宫颈制片技术可以用乙醇做细胞保存液。相比较新柏氏方法，具体的采集方法相同，但临床医生需要将采样器的顶端（扫帚刷头）留置在样本瓶里。需要的设备有Hettich离心机和PREPStain电脑监测样本处理器。该方法能把宫颈细胞悬浮液体样本制片和染色同时完成，在SUREPATH®玻片上制备出具有更好一致性的细胞片。处理过程包括细胞保存、随机抽样、提取、移液、沉淀，最后制成细胞学样本。

2）操作规程：医务人员可以用扫帚形取样器（如Cervex-Brush®）或者联合使用塑料刮板和可拆卸头部的宫颈刷（如Cytobrush®加上GT和Pap-Perfect®刮板）来收集妇科细胞学样本。从把柄一端移去宫颈刷的头部，放置在SUREPATH®保存液的瓶里，封好瓶，贴上标签和相关资料，一起送往实验室处理。图5-3示SurePath液储存小瓶和取样器。

3）BD SurePath样本收集步骤。

● 患者取膀胱截石位，用阴道窥器暴露宫颈，干棉球轻轻擦净黏液及分泌物。

● 妇科医生在阴道窥器直视下，手持宫颈刷柄（见图5-3，宫颈管刷为长圆锥形，专用于宫颈管细胞采集；椭圆形直板状刮板，专用于宫颈表面细胞采集；扫帚样宫颈取样刷，同时采集上述两个部位的细胞）。通过阴道窥器，将刷头中间部较长的刷丝从宫颈外口插入宫颈管内（约10mm处），周边部刷丝顶部抵触在宫颈黏膜面，顺时针方向旋转3～5周。

● 取出宫颈刷，下推宫颈刷柄拔脱刷头，将刷尖向下垂直浸泡于样本收集瓶的固定液内（图5-4）。

● 拧好瓶盖防止液体漏出，不要太紧也不要太松。

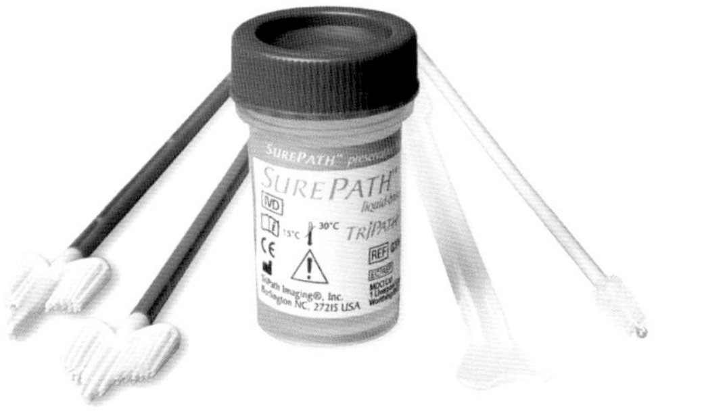


图5-3 BD SurePath储存小瓶（含10ml 24%的乙醇）和取样器（BD公司供图）

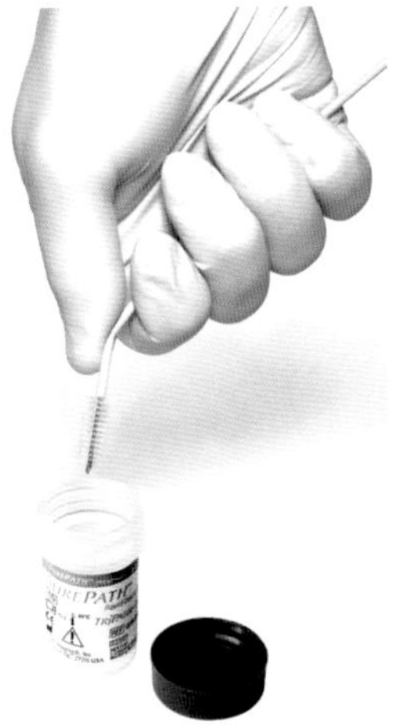

图5-4 取样者手持宫颈刷柄将宫颈刷头部置于BD SurePath储存液中（BD公司供图）

4）标记受检者姓名和样本号，将样本保存瓶和检验申请单一起送往细胞实验室制片。将患者的个人资料和病历填写在细胞学检验申请单上（患者的相关信息要尽可能全面，切忌字迹潦草）。含有样本的储存液室温下（15～30℃）可保存4周，低温下（2～10℃）可保存6个月。

3. 宫颈脱落细胞采集注意事项和进展

（1）基本注意事项。

1）阴道窥器可以用温水浸泡。

2）取材前阴道窥器禁用润滑剂。

3）若白带过多，应先用无菌干棉球轻轻擦净黏液，不可用力擦。

4）取材前避免使用醋酸或卢戈碘液。

（2）取样一定要规范化。采集样本要求较高，样本不能混入过多血液、炎性细胞，因其可遮盖上皮细胞，影响片子质量并妨碍判读。有时样本内因采集细胞过多而出现涂片过厚现象，制片者需根据经验，适当控制加样量。若采集细胞少，制片细胞量不足，同样是不合格片。制片不合格的主要原因与医生没有按规定的手法操作取材有关：①取材时未擦净宫颈表面分泌物，样本含黏液太多；②取材时宫颈刷旋转圈数少及宫颈刷放置位置不当，未采集足够数量的鳞状细胞及颈管柱状上皮细胞样本，制片细胞量少。病理医生应及时向临床医生反馈，取得临床医生配合以提高制片质量。

（3）液基制片优于传统涂片。样本的采集和制备对宫颈细胞学检查的准确性有重要意义，样本应随机包含宫颈不同部位的细胞。传统巴氏涂片有时难以制备含有宫颈不同部位细胞的涂片。由于取样时黏液中的细胞相互黏附重叠，导致样本往往不具有代表性，这是因为涂片上的细胞是由取样器上的细胞转移过去的，大部分细胞仍遗留在取样器上被丢弃。取样的不均一性使传统巴氏涂片很难获得满意的制片以及准确的筛查和判读。涂片质量差、不均匀、过厚、血液、黏液、组织碎片及炎性细胞可遮盖不正常细胞，并且细胞重叠也可影响异常细胞的识别。另外，如果涂片后没有立即固定，涂片风干也会引起细胞形态学改变。

另外，固定液的主要成分乙醇易挥发，导致其浓度降低，也会引起涂片细胞水肿退变。液基制片样本取出后立即置入保存液中，这样几乎全部保留了取样器上的细胞，也可避免传统涂片过程中存在的细胞过度干燥造成的假象。保存液样本经处理可去除黏液、血液等杂质干扰。另外如有需要（如ASC-US），剩余液基样本还可用于高危HPV检测（DNA或mRNA）及做细胞块等进行多项其他检查。

（4）取样工具及注意事项。宫颈细胞学检查取样可以用刮板、毛刷、棉签和扫帚形刷子（图5-5）。最近大量的研究分析表明，用长脚板形刮板可有效地采集宫颈口内细胞。用棉签拭子取样时，大量的细胞存留于棉签拭子上，且细胞易变形，宫颈口内细胞很少。液基细胞取样时应选择特定的液基制剂。宫颈细胞学检查需要采集整个转化区的细胞，所以应该根据

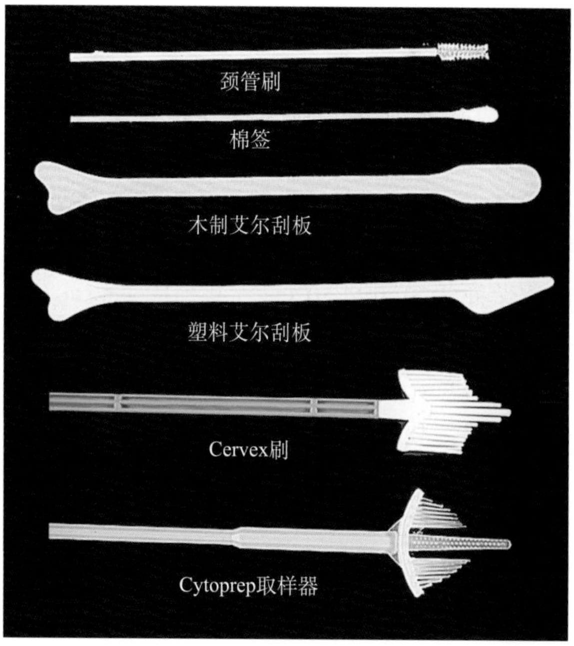

图5-5　宫颈细胞检查各种取样器

宫颈的临床情况而确定采样器。例如，当宫颈转化区较大时，用较大扫帚形刷子可能采集到更具代表性的样本。相比之下，绝经后的女性以及曾有过宫颈切除术或消融术的女性，由于宫颈鳞柱状上皮结合处常常位于宫颈外口内，宫颈外口非常狭窄，此时用宫颈管刷和刮板联合取样更加有效。对宫颈细胞数量和质量而言，联合应用宫颈刷和舌形刮板取样的巴氏涂片比单独用扫帚形刷子取样的结果好。

当使用2个取样器做巴氏涂片时，首先应取宫颈外口的样本，然后取宫颈内口的细胞，这样可最大限度地减少使用宫颈刷时伴随出现的出血污染。按照说明，使用刮板时应在宫颈表面至少旋转360°，宫颈刷至少应旋转3～5周。对某些被检查者来说，为了能够充分取样，有时还需要在转化区以上的区域进行取样（如转化区以外有可疑的病灶）。

液基样本的取样器包括扫帚形刷子、刮板和毛刷。与传统涂片不同的是不需马上直接涂片，而是将带有足量细胞的取样工具浸泡于装有保存液的样品瓶中，以充分有效地利用采集的细胞样本，或者将取样刷头直接放入细胞保存液小瓶中送检。医生可以根据患者宫颈的实际情况选择用刷子或联合塑料刮板或宫颈管刷来取样本。

若采用细胞学联合HPV的方式进行宫颈癌筛查，可以直接采集一个标本进行两种检查。也可以采集两个标本分别检测，此时需要先顺时针采集细胞学样本，然后再逆时针采集HPV检测标本。

（5）细胞学自动检测系统。细胞学自动化检测设备自20世纪50年代以来不断发展。目前在美国有两个FDA批准的用于自动筛查宫颈细胞样本的系统：The AutoPap FocalPoint GS系统（BD公司）和新柏氏图像系统（TIS- ThinPrep Imaging System，Hologic Inc）。细胞取材过程和液基细胞学相同，可根据厂家的说明书制备样品和制片。具体内容详见第二十三章。

（6）重点。宫颈细胞学样本取材对于细胞学判读的可靠性、准确性都至关重要。妇产科医生、助理医生、护士等所有取样的医护人员都应了解宫颈细胞学检查的相关内容。在取样过程中认真遵照宫颈样本取材步骤和有关注意事项，为实验室制片和病理医生及细胞学技师读片提供满意的样本。

## 第二节 样本质量评估

TBS报告系统对镜下所见细胞及其他有诊断价值的成分进行系统性报告及描述性诊断，以达到临床与细胞病理学之间的有效沟通。标本质量评价是TBS系统中重要的评价内容。TBS报告系统强调宫颈样本的质量，第一版对于标本质量评价包括3个级别："满意""不满意""尚可（borderline）"，第二个级别最初为"不太满意（less than optimal）"，1991改为"满意，但存在不足（satisfactory but limited by ……）"。2001版TBS系统关于标本的评价只分为"满意"和"不满意"两大类。废除"尚可"这一中间状态主要是因为临床医生感到困惑，难以判断这种情况下如何管理患者或随访，并且不同实验室之间关于这一中间状态的界定标准难以用文字准确地表述出来，难以用统一的标准进行质量控制。2014 TBS系统继续用"满意"和"不满意"对标本质量进行评价。同时通过大量复习2001年以后的文献，补充了一些特殊情况下关于细胞质量的评价，如放疗后患者的标本、干扰因素以及人乳头瘤病毒检测等。

对于满意的标本，是否采集到转化区的标本信息和细胞的数量应该予以报告，以反馈给医生使其关注临床取材中存在的问题，改善细胞学标本采集质量。如果关注到标本存在一定的问题，或者可能隐藏更严重的疾病，应在报告中予以补充。实验室对于不满意的样本在评价和处理中应当慎重对待，把可以提供的有限信息予以报告能帮助临床医生更方便地对患者进行临床管理。譬如细胞片中可以见到大量的炎性细胞覆盖75%以上的鳞状上皮细胞，但其中可以见到某种微生物；或者涂片中有大量的血细胞，鳞状上皮细胞数量不足以诊断，但患者年龄45岁，并可以见到子宫内膜细胞。这些信息都有助于帮助临床医生制定更有利于患者的处理方案。

长期的研究发现，无论是传统涂片还是液基涂片，不满意的标本更常见于高危的患者。数据显示，取材质量不满意的标本后续随诊中发现宫颈鳞状上皮内瘤变或癌的数量显著高于取材质量满意的标本。HPV高危型阳性和阴性的不满意标本相比，前者存在更高的癌前病变风险。

### 一、满意样本

评估并报告细胞学样本的满意度，将样本质量信息反馈给临床医生，以正确评价病变和有效改进样本质量。列出有无转化区成分（化生细胞）及颈管细胞，有无血细胞或炎性细胞影响等质量问题，提出适当的建议以利于临床医生对病变进一步评价。

一般应具备以下3点：①有明确的标记；②有相关的临床资料；③有足够量的保存完好的鳞状上皮细胞，其中传统涂片要求细胞量为8000～12000个，液基制片要求至少有5000个细胞。此外，只要发现有异常细胞（非典型鳞状细胞或非典型腺细胞及其以上病变细胞）的样本都属于满意范围。

## 二、不满意样本

1. 分类所有不满意样本都应注明原因，可分为两大类

（1）拒绝接收的样本。

1）申请单及样本缺乏明确标记。

2）玻片破碎，不能修复。

（2）经处理和评价不满意的样本。

1）保存好的鳞状上皮细胞在常规涂片不足8000个，在液基制片不足5000个。

2）由于血液、炎性细胞、上皮细胞过度重叠、固定差、过度干燥或不明成分污染等因素影响75%以上的鳞状上皮细胞观察。应注意不能因为存在足够量的宫颈管腺细胞而将不满意样本判定为满意样本。表5-1列出了TBS系统对样本质量的分类评估。

**表5-1 2014 Bethesda系统样本满意度评估**

| |
|---|
| 满意样本 |
| ● 足够量、满意的鳞状上皮细胞成分（见文中所述） |
| ● 描述是否存在宫颈管/转化区成分，以及其他质量指标，如被血或炎性成分所覆盖的上皮细胞比例等 |
| 不满意样本 |
| 不满意的标本应注明是否经过实验室处理/评价。 |
| ● 拒绝样本（不能处理；指明原因，如玻片没有标识或载玻片破裂等） |
| ● 经过评价但标本不满意：标本已经进行处理和筛查，但上皮细胞不能满足细胞学评估（指明原因，如被大量血细胞遮盖等） |

2. 宫颈管/转化区

转化区成分的存在并不是评价是否为满意标本的必要条件，然而对此进行报告依然是一个有用的质量保证方法。2014年TBS系统依然推荐报告是否存在宫颈管/转化区细胞。如果一个临床医生历来都很少或从来都没有取到宫颈管/转化区成分，这可能提示该医生取材方法存在一定的问题。另外，对于一个有非典型腺细胞、早期腺癌、早期宫颈癌行宫颈根治术或其他高危情况的患者而言，宫颈管/转化区细胞是否存在对于细胞学评价具有更重要的意义。

（1）在TBS系统中要求描述是否有宫颈管/转化区成分。对于传统涂片和液基制片，足够的宫颈管/转化区成分要求至少有10个保存完好的单个或成簇的宫颈管细胞（图5-6～5-9）或鳞状上皮化生细胞（图5-10～5-12）。

（2）从理论上讲，宫颈管/转化区是取样的关键部位，此处是宫颈癌前病变和宫颈癌的好发部位。但是有关样本中颈管细胞/转化区成分的存在与否在临床的重要性仍存在争议。一些研究强调宫颈管/转化区成分存在的重要性，结果表明含有颈管细胞/转化区成分的细胞学样本易于检测到鳞状上皮病变。但是另外一些随访研究表明，样本中缺少颈管细胞/转化区成分的女性鳞状上皮病变的发生率并不比有颈管细胞/转化区成分的女性高。Magee妇女医院最近一项研究表明，宫颈样本中有颈管细胞/转化区成分的鳞状上皮内低度病变（LSIL）和鳞状上皮内高度病变（HSIL）两者的检出率明显高于无颈管细胞/转化区成分的样本。但当将鳞状上皮内低度病变和鳞状上皮内高度病变的女性划分为有颈管细胞/转化区成分和无颈管细胞/转化区成分两组，结果表明两组间高危HPV感染率无明显差异。高危HPV的阳性检测率与宫颈细胞样本有无颈管细胞/转化区成分无关，因此高危HPV检测可能为宫颈细胞学筛查结果阴性和无颈管细胞/转化区成分的高危女性提供一个有价值的辅助检查方法。

（3）尽管目前宫颈管/转化区细胞不作为评价细胞学样本的必要因素，但有无颈管细胞/转

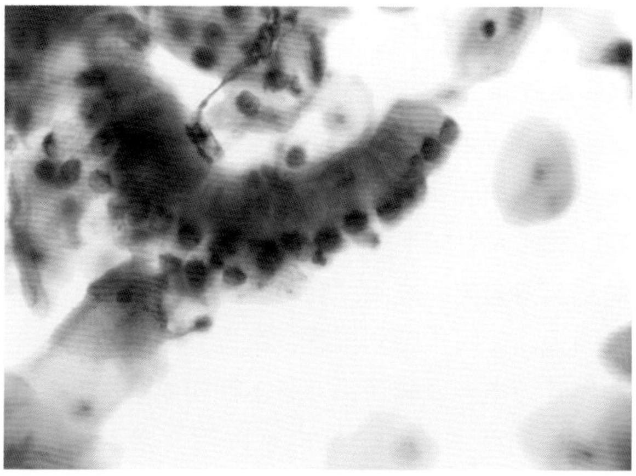

图5-6 宫颈管腺上皮细胞（高倍，液基）侧面观，呈“栅栏状”

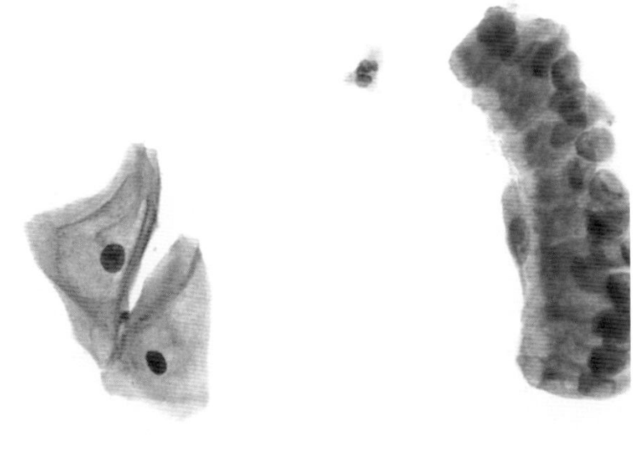

图 5-7 宫颈管腺上皮细胞（高倍，液基）侧面观，呈“栅栏状”

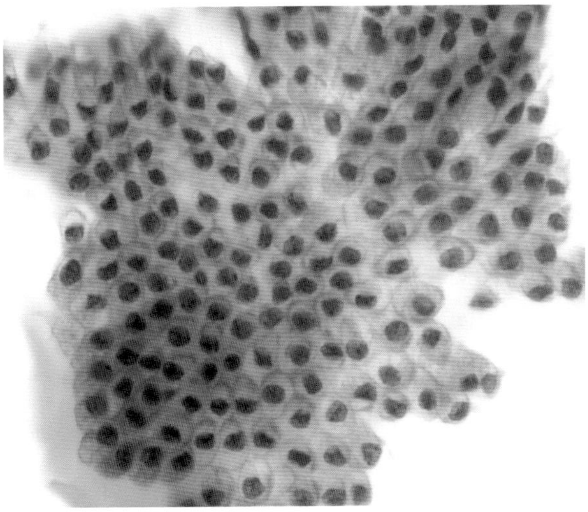

图 5-8 宫颈管腺上皮细胞（高倍，液基）正面观，边界清晰，呈“蜂窝状”

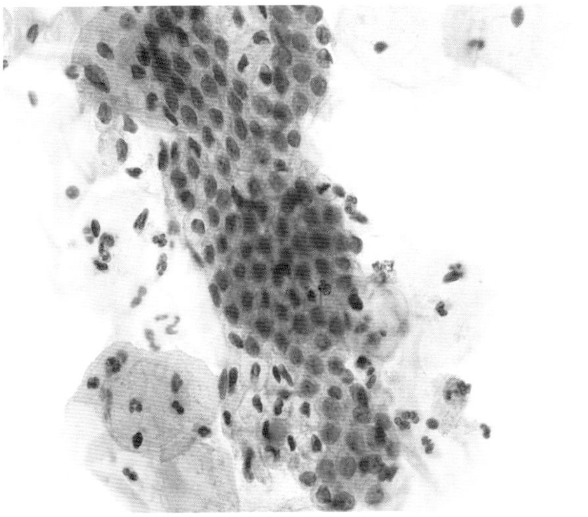

图 5-9 宫颈管腺上皮细胞（高倍，液基）正面观，边界清晰，呈“蜂窝状”

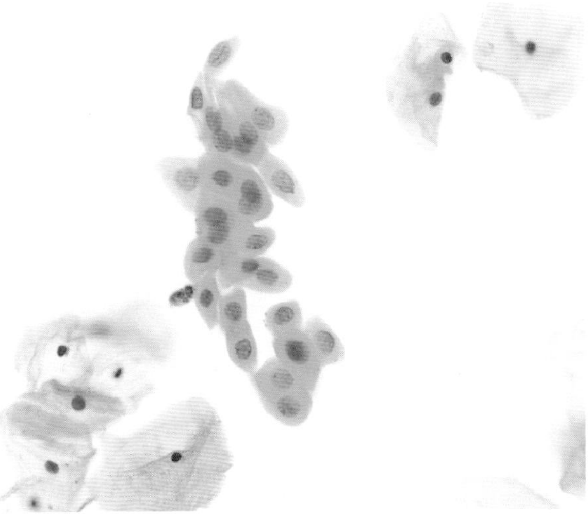

图 5-10 正常鳞状化生细胞（高倍，液基）细胞边界清楚，核圆或椭圆形，胞质深染，蓝绿色（一）

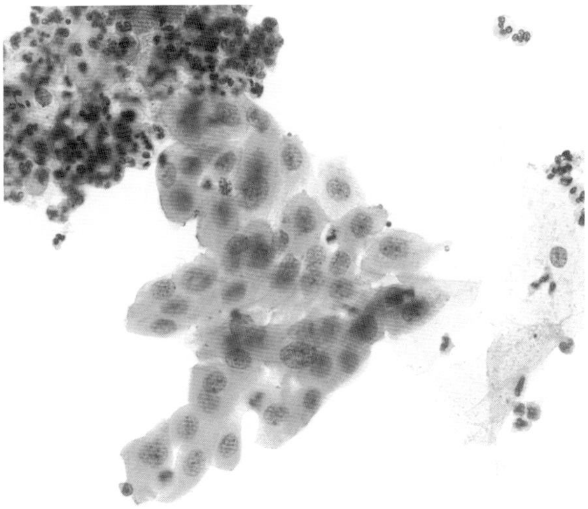

图 5-11 正常鳞状化生细胞（高倍，液基）细胞边界清楚，核圆或椭圆形，胞质深染，蓝绿色（二）

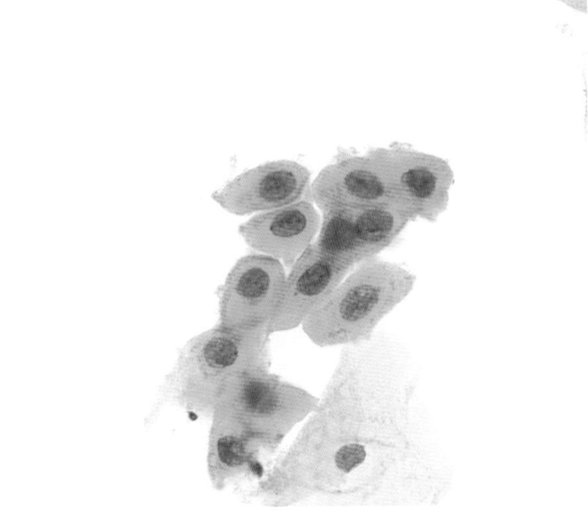

图 5-12 正常鳞状化生细胞（高倍，液基）细胞边界清楚，核圆或椭圆形，胞质深染，蓝绿色（三）

化区成分依然是样本质量评估的一项指标，没有必要再重新进行细胞学检查。2012 年美国 ASCCP 关于宫颈癌筛查异常管理中明确指出，对于大于 30 岁的女性，当细胞学报告缺乏宫颈管/转化区细胞时，最好进行 HPV 检测。如果 HPV 检测结果阴性，常规筛查。如果没有进行 HPV 检测，不需要更早进行复查，和具有宫颈管/转化区细胞的阴性报告一样，每隔 3 年复查。对于 21 ~ 29 岁的女性，当缺乏宫颈管/转化区细胞的阴性结果时，建议常规筛查，即间隔 3 年进行细胞学检测。联合检测不适用于该年龄人群。

### 3. 鳞状上皮细胞数量标准

关于鳞状上皮细胞的数量，TBS-2014 和 TBS-2001 没有更多的变化。通常情况下宫颈传统涂片至少有 8000 ~ 12000 个，液基制片至少有 5000 个依然是上皮细胞数量的最低要求，只是对于特殊情况下细胞学的数量予以说明。如对于放化疗后的患者，如果采用和普通人群一样的标准，则细胞学标本的不满意率明显增加。最常见的原因是鳞状上皮细胞数量少。对于接受过放疗、化疗、子宫全切或宫颈广泛切除术的女性，治疗本身对细胞形态会造成一定的影响，譬如修复反应性改变。此外，如果宫颈依然存在，有可能存在宫颈口狭窄或解剖位置发生改变等情况，这些都有可能造成能够取材到的细胞数量减少。没有科学的证据显示 5000 个保存完好的细胞也适用于这些情况，一些学者推荐采用更低的细胞学数量阈值标准（2000 个保存完好的细胞）。因此，在 TBS-2014 中建议对于接受过放化疗的女性、绝经后宫颈存在萎缩性改变的女性、子宫切除的女性可以采用更低的阈值，但这种情况下一定要注明患者的病史。如果细胞数量低于 2000 个细胞，依然视为不满意标本。

（1）TBS 系统中满意样本要求宫颈传统涂片至少有 8000 ~ 12000 个、液基制片至少有 5000 个保存完好，可以明确辨认的鳞状上皮细胞，其覆盖面应超过制片的 10%，细胞分布均匀，平铺一层，结构清晰，背景干净看不到血液、黏液及炎性细胞的干扰。不满意样本则为形态学不能达到满意样本评估的条件，缺乏足够、保存完好和结构清晰的鳞状上皮细胞，或由于血细胞和炎性细胞过多、细胞重叠、过厚、固定欠佳、空气干燥和污染等影响 75% 或更多上皮细胞的观察。导致不满意样本的最主要原因是缺乏足够的鳞状上皮细胞，约占 90%。当评估样本中细胞数量时要注意以下两点：①足够的鳞状上皮细胞通常是显而易见的，仅有极少数样本需考虑细胞量是否达到最低标准要求；②不要计数涂片或制片中的所有细胞，应对照已知细胞数量的参照图（图 5-13 ~ 5-17 传统涂片；图 5-18 ~ 5-23 液基制片）来估算制片中的细胞数量。

（2）在液基制片时，细胞样本固定在标准大小的圆弧内，可认为细胞均匀分布，这样可仅计数几处的细胞，然后再根据图表计算总数。沿着一个圆径包括其中央区，40 倍视野下计数 10 个视野的细胞数，然后计算每个视野的平均细胞数。计数时制片时的空白区也必须计算。见表 5-2。

作者认为，在实际临床工作中还是粗略计算为好。ThinPrep 样本，40 倍视野，每个视野平均有 3 ~ 4 个细胞，计数 10 个连续视野（图 5-21）。也可以与标准参照图片相比较。如果感觉制片细胞数量介于满意和不满意之间，为了不遗漏被检者宫颈病变的可能性，作者建议可将其判读为不满意样本，请医生重新取样检查。

**表 5-2 液基制片中鳞状上皮细胞每个视野至少达 5 000 个时的平均细胞数**

| | | FN20 目镜/10 倍物镜 | | FN20 目镜/40 倍物镜 | | FN22 目镜/10 倍物镜 | | FN22 目镜/40 倍物镜 | |
|---|---|---|---|---|---|---|---|---|---|
| 孔径/mm | 面积/$mm^2$ | #视野 | #细胞/视野 | #视野 | #细胞/视野 | #视野 | #细胞/视野 | #视野 | #细胞/视野 |
| 13 | 132.7 | 42.3 | 118.3 | 676 | 7.4 | 34.9 | 143.2 | 559 | 9.0 |
| 20 | 314.2 | 100 | 50 | 1600 | 3.1 | 82.6 | 60.5 | 1322 | 3.8 |

注：SurePath 涂片和 ThinPrep 制片的直径分别是 13mm 和 20 mm；显微镜视野直径（mm）= 目镜倍数/物镜放大倍数；视野半径 = 视野直径/2；显微镜视野面积 = π$x^2$（x 为视野半径）；目镜放大率不影响计算结果。

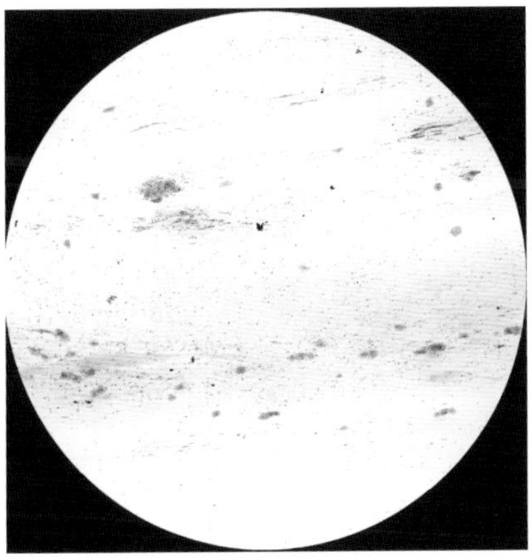

图 5-13 鳞状细胞数量（低倍，传统）

4 倍视野，大约 75 个细胞。如果所有视野的细胞数与此图相似或更少，此样本为不满意样本（Emery 大学 George Birdsong 教授供图）

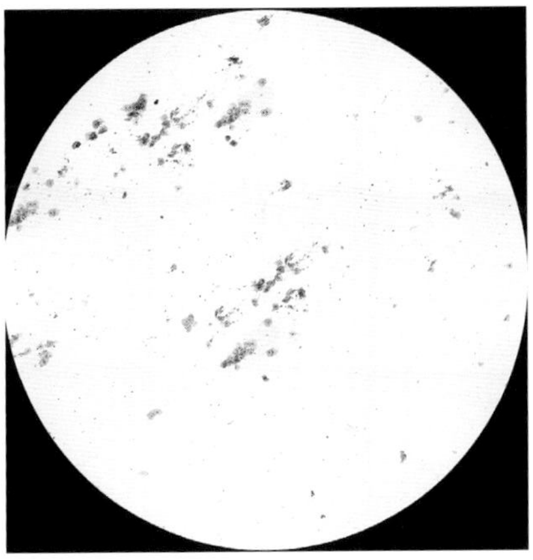

图 5-14 鳞状细胞数量（低倍，传统）

4 倍视野，大约 150 个细胞，如所有视野细胞数与此图相似，鳞状细胞数量正好满足最低要求（8000 个细胞）（Emery 大学 George Birdsong 教授供图）

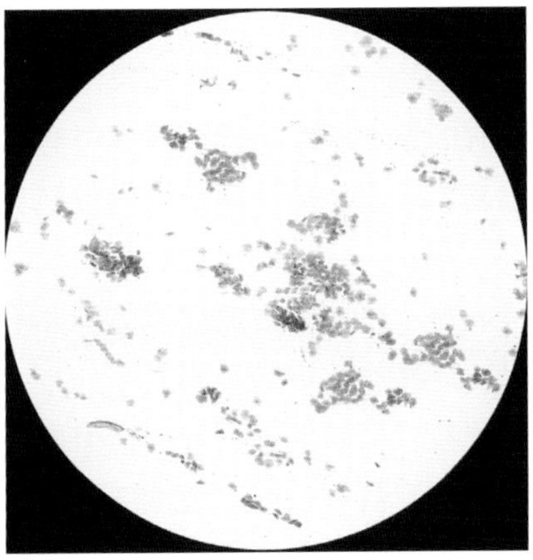

图 5-15 鳞状细胞数量（低倍，传统）

4 倍视野，大约 500 个细胞，至少需要 16 个视野含有相似或更多的细胞才能称为满意样本（Emery 大学 George Birdsong 教授供图）

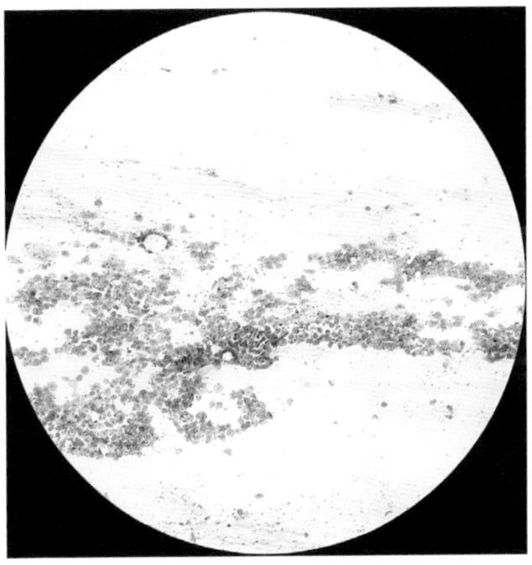

图 5-16 鳞状细胞数量（低倍，传统）

4 倍视野，大约 1000 个细胞，至少需要 8 个相似视野含有相似或更多的细胞，才能称为满意样本（Emery 大学 George Birdsong 教授供图）

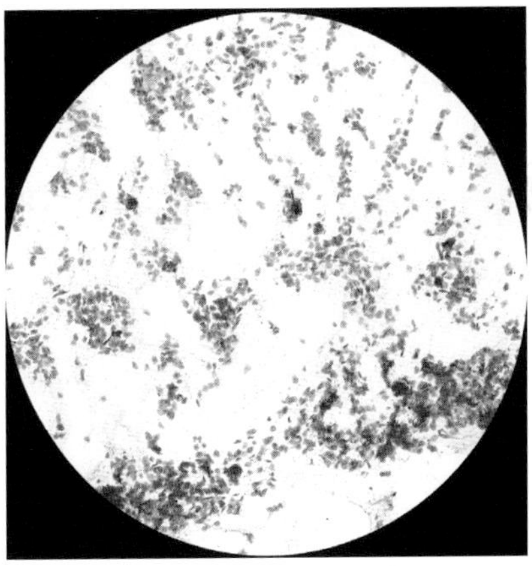

图 5-17 鳞状细胞数量（低倍，传统）

4 倍视野，大约 1400 个细胞。至少需要 6 个相似视野才能称为满意样本（Emery 大学 George Birdsong 教授供图）

图 5-18 不满意样本（低倍，液基）

虽然宫颈腺上皮细胞存在，但由于鳞状上皮细胞很少，此为不满意样本（Emery 大学 George Birdsong 教授供图）

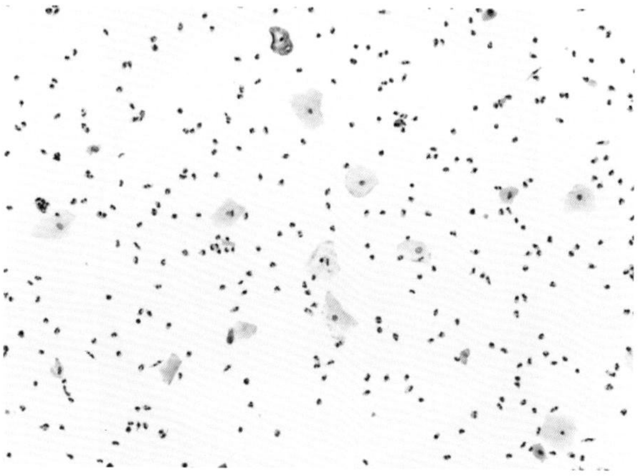

图 5-19　不满意样本（低倍，液基）

10 倍视野，如果每个 40 倍视野下鳞状细胞数少于 8 个，似此 Surepath 制片其细胞总数少于 5000 个，为不满意样本（Emery 大学 George Birdsong 教授供图）

图 5-20　满意样本（低倍，液基）

10 倍视野，ThinPrep 制片，至少细胞数应如此图，才考虑为满意样本。如果每个 40 倍视野下有 4 个鳞状上皮细胞，细胞总数略多于 5000 个（Emery 大学 George Birdsong 教授供图）。注意，此细胞密度如果在 SurePath 液基制片则为不满意

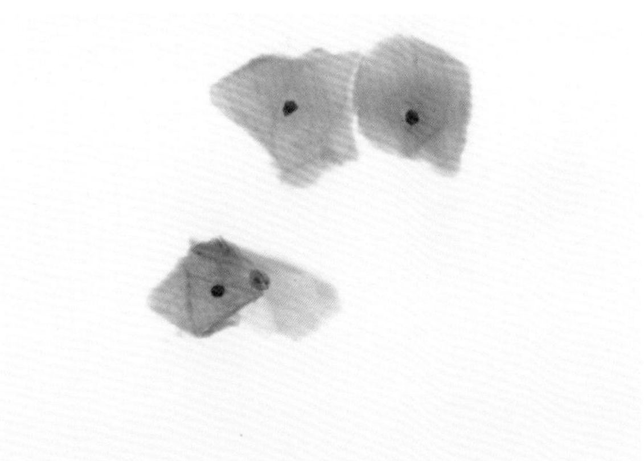

图 5-21　满意样本（高倍，液基）

40 倍视野，ThinPrep 制片，如果高倍镜下连续计数 10 个视野，每个视野平均可达 4 个鳞状上皮细胞，此样本细胞总数基本可达到 5000 个

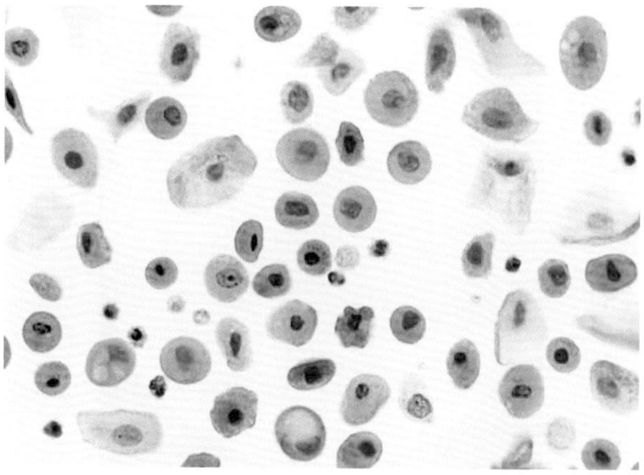

图 5-22　满意样本（高倍，液基）

SurePath 制片，70 岁老年女性宫颈细胞学呈萎缩改变，此类样本较难评估宫颈管/转化区细胞，但仍为满意样本（Emery 大学 George Birdsong 教授供图）

图 5-23　不满意样本（低倍，液基）

4 倍视野，ThinPrep 制片，如果在 40 倍视野下，平均细胞数目少于 4 个，此为不满意样本

（3）低于 8000 个细胞的传统涂片或 5000 个细胞的液基制片应查找原因，如果细胞数量少是由于制片时的技术问题，例如样本中有过多的血细胞，重复制片可能会取得足够的细胞和满意的涂片。

众所周知，严格客观的评定标准并不适用于所有情况。某些涂片中的细胞成簇分布、萎缩或溶解难以计数，虽然细胞数较少，但根据临床情况仍可判定细胞数量足够。最低细胞数评定标准适合于宫颈制片样本，但对于阴道脱落细胞样本（特别是行子宫全切术后），则如前所述，根据临床特征和既往筛查情况综合判断，这些情况下虽然制片细胞数量较少但仍可认为是满意样本。细

胞数量的评估标准可根据不同的临床情况灵活使用。

**4. 其他影响宫颈样本的因素**

（1）若样本中 75% 以上鳞状上皮细胞结构模糊不清而未发现异常细胞应判定为不满意样本。如 50%～75% 的细胞因其他因素被遮盖而不清晰，根据质量指标可判定为满意样本，但应注明遮盖的原因，炎性细胞遮盖是最常见的原因（图 5-24～5-26 为满意样本，炎性细胞遮盖 50%～75% 的鳞状细胞）。

（2）常见遮盖原因及处理：过度干燥，过多血液、炎性细胞或细菌，细胞过度重叠、自溶退变、固定差、污染等，如果这些因素影响了 75% 的细胞观察，可判读为不满意样本（图 5-27～5-29 为不满意样本，遮盖大于 75% 的鳞状细胞）。把剩余样本用 CytoLyt/ 冰醋酸混合液处理后再次制片评判样本质量的满意度，有可能获得满意结果（图 5-30～5-33）。这种处理再次制片的方法对于血液过多的样本效果最佳（图 5-30～5-31），对于其他原因引起的不满意样本，有时也可获得满意效果（图 5-32，5-33）。所以建议对所有不满意样本都应给予恰当处理。

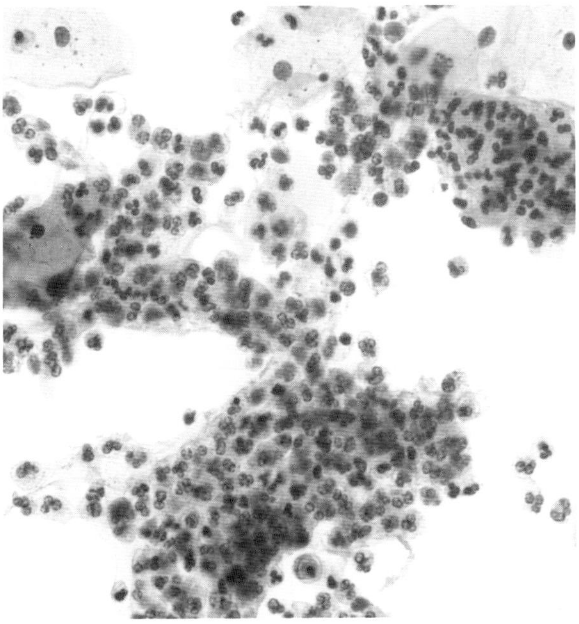

图 5-24 满意样本（高倍，液基）
ThinPrep 制片，炎性细胞遮盖 50%~75% 的上皮细胞，仍判读为满意样本

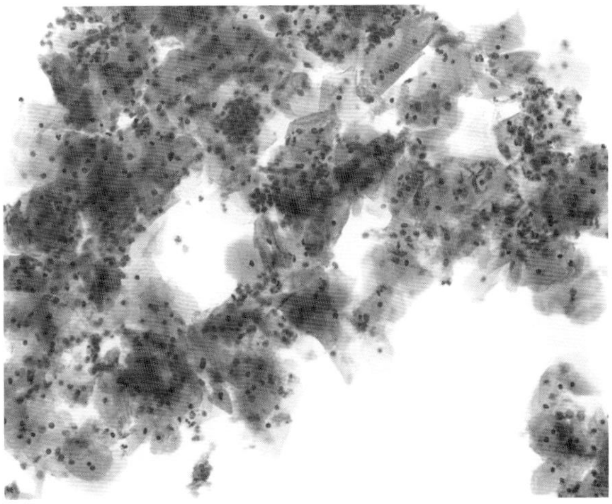

图 5-25 满意样本（中倍，液基）（一）
ThinPrep 制片，炎性细胞遮盖 50%~75% 的上皮细胞，仍判读为满意样本

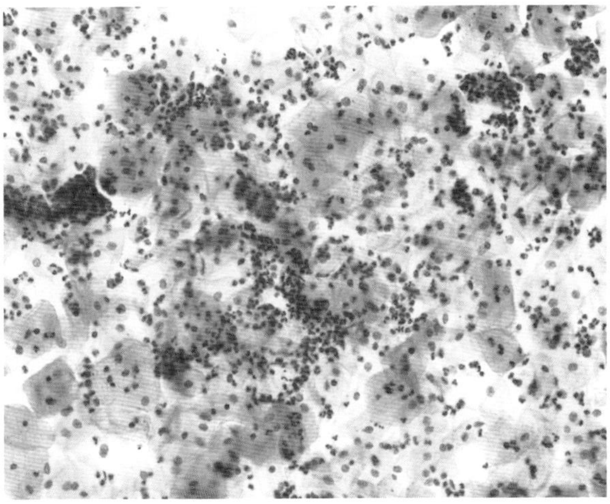

图 5-26 满意样本（中倍，液基）（二）
ThinPrep 制片，炎性细胞遮盖 50%~75% 的上皮细胞，仍判读为满意样本

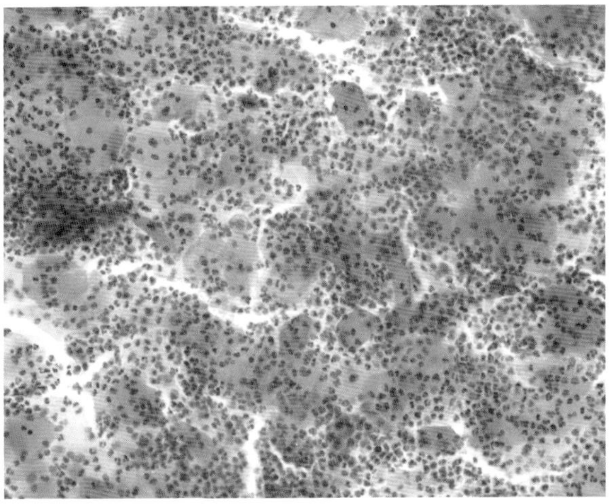

图 5-27 不满意样本（中倍，传统）
ThinPrep 制片，炎性细胞遮盖大于 75% 的上皮细胞，判读为不满意样本

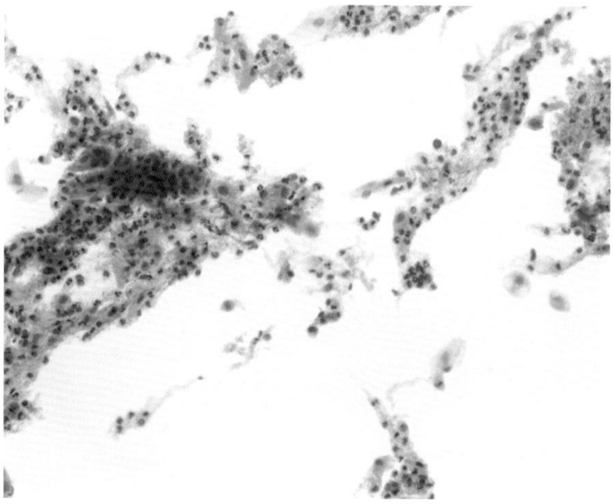

图 5-28　不满意样本（中倍，液基）
ThinPrep 制片，炎性细胞遮盖大于 75% 的上皮细胞，判读为不满意样本

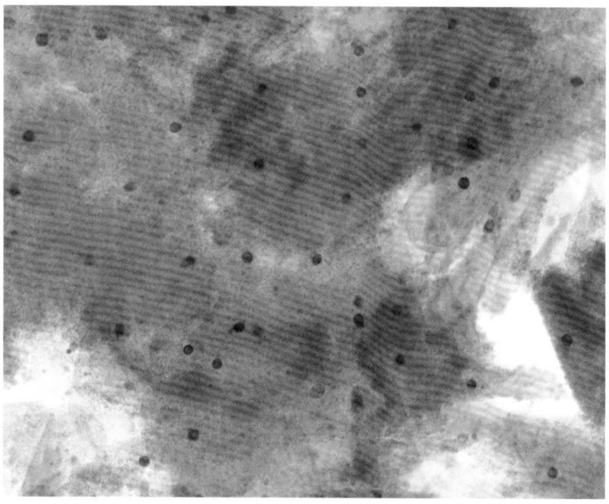

图 5-29　不满意样本（高倍，液基）
ThinPrep 制片，细菌遮盖大于 75% 的上皮细胞，如所有视野均似此图，应判读为不满意样本

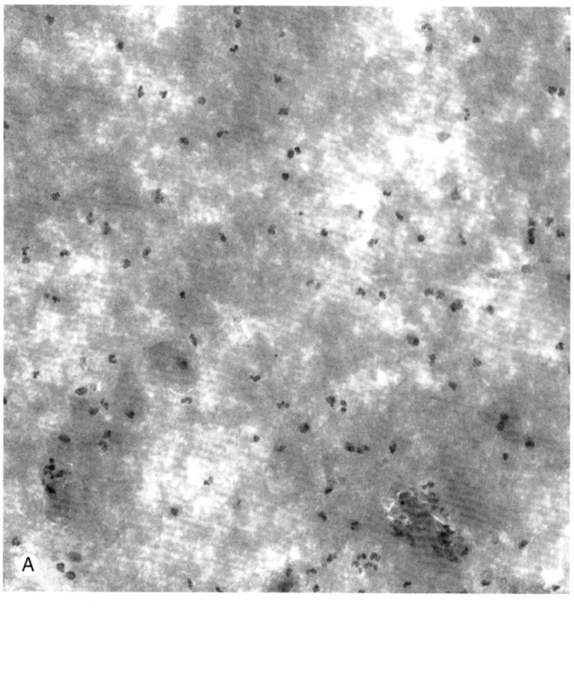


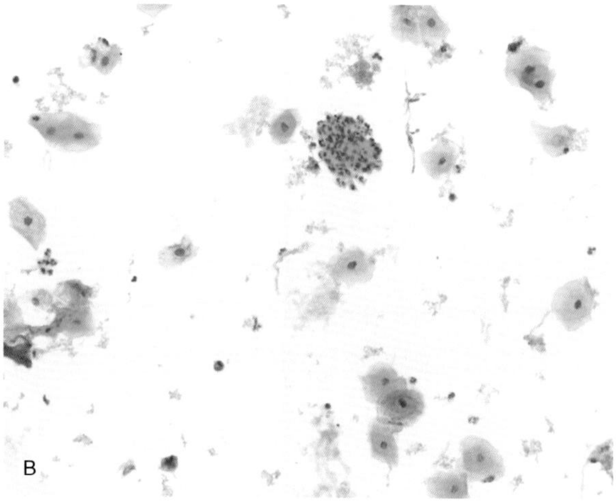


图 5-30　不满意样本处理（中倍，液基）
ThinPrep 制片，A．血液遮盖大于 75% 的上皮细胞，判读为不满意样本。B．同一样本经冰醋酸处理后再制片，判读为满意样本

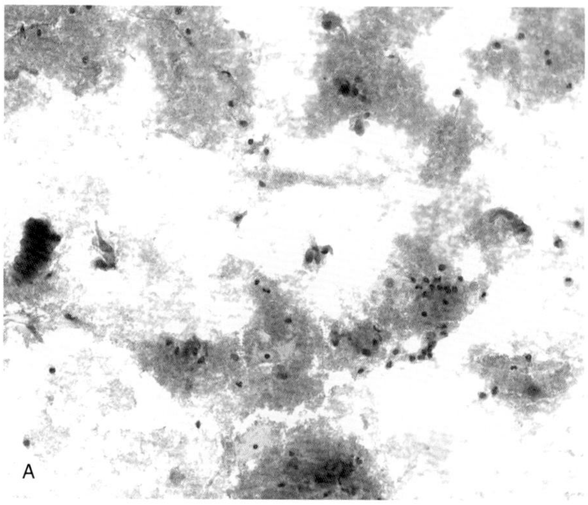


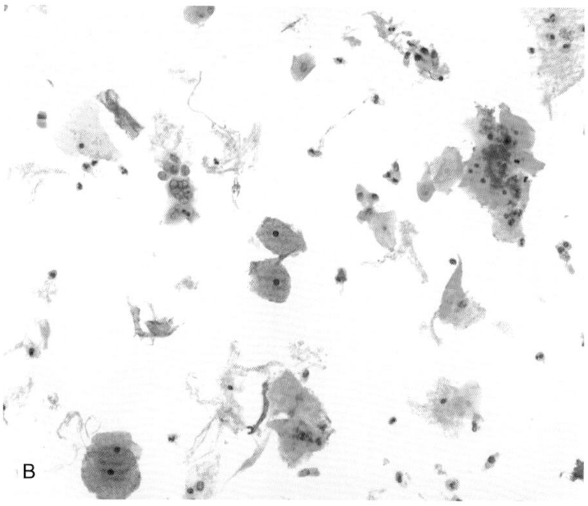


图 5-31　不满意样本处理（中倍，液基）
ThinPrep 制片，A. 血液遮盖大于 75% 的上皮细胞且上皮细胞很少，判读为不满意样本。B. 同一样本经冰醋酸处理后再次制片，判读为满意样本

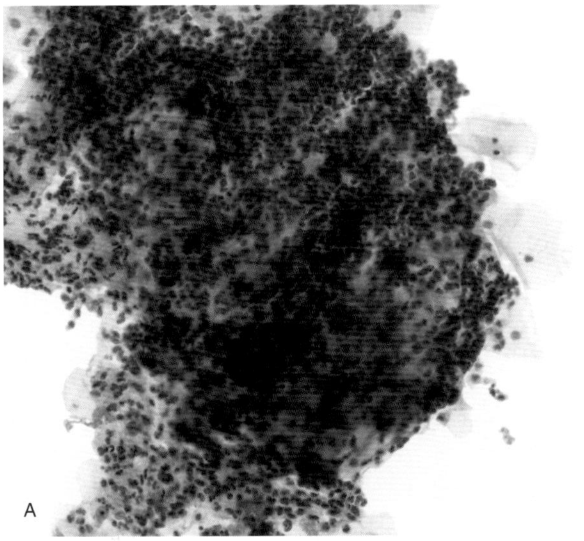
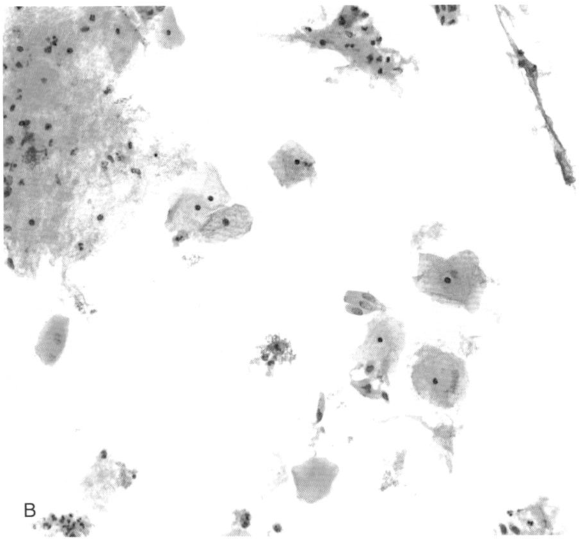

图 5-32　不满意样本处理（中倍，液基）
ThinPrep 制片，A. 炎性细胞遮盖大于 75% 的上皮细胞，判读为不满意样本。B. 经冰醋酸处理后再次制片为满意样本

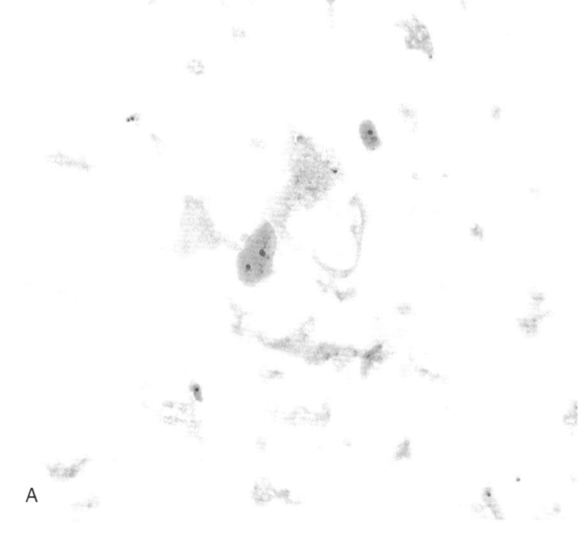
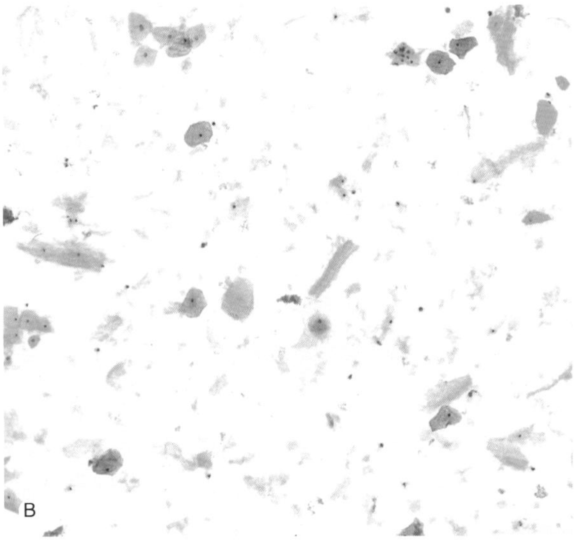

图 5-33　不满意样本处理（低倍，液基）
A. 鳞状上皮细胞数目很少，小于 5000 个细胞判读为不满意样本。B. 经冰醋酸处理后再次制片，细胞数目明显增多，判读为满意样本

5. 基于不满意样本的HPV检测

2012 年 ASCCP 关于宫颈癌筛查结果异常的管理指南中，明确指出 HPV 检测可以应用于分流和联合检测。一些 HPV 检测方法并不具有核酸序列作为内质控以确定样本中是否存在细胞，一些 DNA 阴性质控并不是上皮细胞特异的阴性序列，即无法证实标本中是否存在上皮细胞。这种情况下，阴性的细胞学结果可能是一种假阴性。当细胞学检测显示是不满意的样本时，HPV 检测结果阴性并不可靠，这方面应注意到国内外情况的不同。国外通常是用同一个取样样本进行细胞学和 HPV 检测，因此细胞学样本不满意提示该样本上皮细胞量不足，基于此的 HPV 检测阴性结果并不可靠。国内大多数医院进行 HPV 检测和细胞学检测是采集两个不同的样本。

6. 不满意样本的临床意义及处理

（1）不满意样本率。宫颈细胞学不满意样本占所有样本的 1%～3%。美国 CAP 最近一项大规模调查（674 个实验室参加）表明：在传统涂片 50 个百分位数宫颈涂片的不满意率为 1.0%，95 个百分位数宫颈涂片的不满意率为 5.9%（最高不满意率）；液基 SurePath 制片 50 个百分位数不满意率为 0.3%，95 个百分位数不满意率为

1.3%（最低不满意率）。液基ThinPrep制片中位数百分率最高（不满意率中位数50个百分位数为1.1%，95个百分位数为3.4%）。

关于宫颈细胞学不满意样本率，中国报道的资料很少。最近国内2个大样本宫颈细胞学资料发表在国际细胞学学会官方期刊Acta Cytol上。复旦大学妇产医院581425例液基样本和152549例传统涂片样本中，不满意样本率为0.07%和1.4%。广州金域医学检验中心1696284例液基样本和676445例传统涂片样本中，不满意样本率为2.9%和0.4%。病理医生不满意样本报告率低可能因有的妇科医生不希望见到不满意样本报告，尤其是对健康查体的妇女，这种倾向对宫颈癌的筛查是不利的，可能出现漏诊。

（2）临床意义。在TBS系统中对样本质量的评估很重要。用不满意样本对宫颈细胞进行评估是不可信的。不满意样本中大约90%是由于鳞状上皮成分不足引起。有研究报告显示，患有宫颈上皮内瘤变（CIN2/3）和宫颈浸润癌的女性，在组织诊断之前做过传统巴氏涂片有很高的样本不满意率，这表明她们有很高的患病风险。一些研究指出，不满意样本的女性患有宫颈癌前病变或宫颈癌的危险增加1.6～30倍。然而，一项主要用液基方法的研究表明：因鳞状细胞数量少的不满意样本女性与满意样本及涂片检查结果阴性的女性，在随后检测中发现鳞状上皮细胞异常的发生率没有区别。

（3）临床处理。2012年ASCCP共识指南建议，宫颈细胞学检查判读为不满意的女性应在2～4个月重复取样检查，不推荐进行HPV分流检测。对于因萎缩或炎性素质污染造成的不满意细胞学标本，应给予相应的临床处理后再进行取材。如果细胞学阴性是因为最近刚进行过宫颈癌筛查细胞学取材，即本次筛查间隔短于原本应该筛查的时间，可以适当延长下次取材的时间。对于连续两次细胞学检查不满意者，建议直接转诊阴道镜。如果患者HPV16或18阳性，或年龄大于30岁且HPV检测结果阳性，也可以直接转诊阴道镜。

7. 基于中国国情的一些特殊情况下不满意样本的处理

（1）对于进行常规筛查而制片缺少宫颈管/转化区成分的大多数女性，首选的处理方法是在12个月时重复宫颈细胞学检查。这种办法也适用于宫颈细胞学样本满意，但50%～75%的细胞因其他因素被遮盖而不清晰的女性。该建议早期（一般在6个月内）重复宫颈细胞学检查，也许对其有益。

早期重复检查适应证如下。

- 以前曾有鳞状上皮细胞异常（非典型或者更严重者），且无两次后续巴氏检查阴性或一次HPV检查阴性。
- 以前曾有细胞学检查不能解释的异常腺细胞。
- 在12个月内有高危HPV检测阳性。
- 医生不能直视宫颈或采集不到宫颈管内样本。
- 连续的巴氏检查出现相同的覆盖75%以上上皮细胞的因素。
- 以前没有接受过常规的宫颈细胞学筛查。

（2）对于缺少宫颈管/转化区成分检查阴性的女性可以考虑行高危HPV检测。高危HPV检测阴性一般预示患有鳞状上皮细胞病变的概率很低。对于超过30岁的女性，如果HPV检测阴性，在12个月时可重复宫颈巴氏检查。如果高危HPV阳性，应该首先考虑在6个月内重复检查；如果在6个月内细胞学检查阴性，那么12个月后重复HPV检测以确定是否清除了HPV感染。

（3）美国UPMC妇女医院的研究结果表明，对不满意的液基样本行高危HPV检测可提供有价值的信息，高危HPV阳性可以帮助预测未被发现的鳞状细胞病变风险，高危HPV阴性对不满意样本女性的宫颈疾病（尤其是鳞状细胞病变）有较高的阴性预测值。高危HPV检查结果可以提供有价值的辅助信息，用以评估不满意液基、细胞学检查女性尚未发现的疾病风险。在此领域仍需做大量的研究工作。

（4）对于子宫全切术后的阴道细胞学样本，

实验室应该适当结合临床病史和筛查史对样本量做实际评估。

（5）对许多女性来说，子宫全切术后再做额外的阴道细胞学筛查并没有价值。美国癌症学会和美国妇产科医师协会诊治规范也指出子宫全切术（切除了宫颈）后没有必要再做筛查，除非是因为治疗宫颈癌或癌前病变而手术切除子宫的女性。对宫颈上皮内瘤变2级或以上病变病史的女性应持续筛查至少20年，即使后续筛查过程中年龄已经超过65岁也要进行。

（6）因妇科肿瘤接受放疗或化疗的女性，其宫颈涂片细胞数量常较低且常会出现与治疗相关的细胞变化。应该指出的是：在这种情况下，宫颈细胞学检查主要目的是检测恶性肿瘤是否复发，所以这类样本的判读应结合临床考虑。2014 TBS建议这种情况下将最低细胞量的界限定为2000个。病理医生应根据临床情况对治疗后细胞学样本做出实际评价，不能仅仅依靠特定设置的细胞数量的要求判读。

（7）由于鳞状上皮细胞不足而导致的少数不满意样本，可能包括老年女性的萎缩性样本。如果这些老年女性因为有充分的阴性筛查史和低危因素而不要求做筛查，则没必要再重复细胞学检查，但具体应根据患者的个体化因素决定，尤其是医院就诊患者。2012美国癌症学会（ACS）、ASCCP、ASCP的共识指南指出，65岁以上女性，以前有充分的阴性筛查结果或者近20年无CIN2（+）的病史者可以终止筛查。一旦终止筛查，就不再筛查，即便该女性又有新的性伴侣。以往进行常规筛查的绝经后女性宫颈细胞学阳性预测值报告较低。

（8）样本质量管理准则有助于统一和优化随访宫颈涂片检查患者的管理。然而，因为缺乏肯定的推荐数据或者数据本身存在多方面不一致，所以还需要进一步研究以确定今后的管理方案。临床医生进行宫颈取样检查时，最好根据患者的自身情况选择合适的采样方法以减少假阴性结果。

总之，不满意的样本需要重复制片甚至重新取样。但是，因为制片质量指标（如缺乏转化区细胞，50%～75%的上皮细胞被遮盖等）导致阴性检查结果并不需要马上重复巴氏涂片检查。个人因素比如转化区的位置、妊娠年龄和既往病史及治疗方法可能会影响医生取得满意的宫颈管样本。因此，临床医生必须结合患者的病史、宫颈的临床检查、涂片检查报告等综合信息来取得足够满意的样本。病理医生既要根据TBS规定的细胞数量判定样本的满意与否，也要考虑患者的临床情况，从而做出具体的分析判断。

8. 宫颈样本质量评估实例报告

例1 满意样本

可见宫颈管/转化区成分。

判读：未见上皮内病变/恶性（细胞）（NILM）。

例2 满意样本

宫颈管/转化区成分缺乏/不足。

判读：未见上皮内病变/恶性（细胞）（NILM）。

在报告中可选择应用下列注释：2012 ASCCP患者管理指南建议，对于21～29岁NILM妇女，宫颈管/转化区成分缺乏或不足者，可常规筛查（3年后重复做细胞学检查），不应进行HPV检查。对于30岁及以上且不知HPV结果妇女，最好做HPV检测，但如果不做HPV检测，3年后重复做细胞学检查也是可以接受的。

例3 不满意样本

样本已进行制片和检查，因炎性细胞过多（遮盖大于75%的上皮细胞），无法满意地对上皮细胞异常做出评估。

判读：检出阴道毛滴虫。

建议治疗滴虫后重复宫颈细胞学或巴氏检查。

例4 不满意样本

判读：样本已进行制片和检查，因鳞状细胞数量不足，无法对上皮细胞异常做出满意评估。局部血细胞过多，模糊不清。

注释：子宫内膜细胞可见，与所提供的月经周期第5天相符。

例5 不满意样本

拒收样本，因为玻片未做标记。

## 参考文献


[1] Zhao C, Austin RM. Human papillomavirus detection in ThinPrep Pap test vials is independent of cytologic sampling of the transformation zone. Gynecol Oncol, 2007, 107: 231-235.

[2] Davis-Devine S, Day SJ, Anderson A, et al. Collection of the BD SurePath Pap Test with a broom device plus endocervical brush improves disease detection when compared to the broom device alone or the spatula plus endocervical brush combination. CytoJournal, 2008, 6: 4.

[3] http: //www. bd. com/tripath/downloads/msds_pi/manual_method. pdf .

[4] Bos AB, van Ballegooijen M, Elske van den Akker-van Marle M, et al. Endocervical status is not predictive of the incidence of cervical cancer in the years after negative smears. Am J Clin Pathol, 2001, 115: 851-855.

[5] Mitchell HS. Longitudinal analysis of histologic high-grade disease after negative cervical cytology according to endocervical status. Cancer (cytopathology), 2001, 93: 237-240.

[6] Zhao C, Austin RM. Adjunctive high-risk human papillomavirus DNA testing is a useful option for disease risk assessment in patients with negative Papanicolaou tests without an endocervical/transformation zone sample. Cancer (cytopathology), 2008, 114: 242-248.

[7] Zhao C, Austin RM. High-risk human papillomavirus DNA test results are useful for disease risk stratification in women with unsatisfactory liquid-based cytology Pap test results. J Low Genit Tract Dis, 2009, 13: 79-84.

[8] Davey DD, Cox JT, Austin RM, et al. Cervical cytology specimen adequacy: patient management guidelines and optimizing specimen collection. J Low Genit Tract Dis, 2008, 12: 71-81.

[9] ACOG Practice Bulletin: clinical management guidelines for obstetrician-gynecologists. Number 45, August 2003. Cervical cytology screening (replaces committee opinion 152, March 1995). ACOG Committee on Practice Bulletins. Obstet Gynecol, 2003, 102(2): 417-427.

[10] Saslow D, Runowicz CD, Solomon D, et al. American Cancer Society guideline for the early detection of cervical neoplasia and cancer. CA Cancer J Clin, 2002, 52: 342-362.

[11] Hock YL, Ramaiah S, Wall ES, et al. Outcome of women with inadequate cervical smears followed up for five years. J Clin Pathol, 2003, 56: 592-595.

[12] DeMay RM. The Pap Test. ASCP Press, 2005.

[13] Solomon D, Nayar R. The Bethesda System for Reporting Cervical Cytology. 2nd ed. New York: Springer-Verlag Publisher, 2004.

[14] Treacy A, Reynolds J, Kay EW, et al. Has the ThinPrep method of cervical screening maintained its improvement over conventional smears in terms of specimen adequacy? Diagn Cytopathol, 2009, 37(4): 239-240.

[15] ACOG Practice Bulletin: clinical management guidelines for obstetrician-gynecologists. Number 109, December 2009. Cervical cytology screening (Replaces Practice Bulletin Number 45, August 2003, Committee Opinion Number 300, October 2004, and Committee Opinion Number 431, May 2009). ACOG Committee on Practice Bulletins. Obstet Gynecol, 2009, 114: 1409-1420.

[16] Siebers AG, Klinkhamer PJ, Grefte JM, et al. Comparison of liquid-based cytology with conventional cytology for detection of cervical cancer precursors: a randomized controlled trial. JAMA, 2009, 302(16): 1757-1764.

[17] Marshall CJ, Rowe L, Bentz JS. Improved quality-control detection of false-negative Pap smears using the AutoPap 300 QC System. Diagn Cytopathol, 1999, 20(3): 170-174.

[18] Dawson AE. Can we change the way we screen: the ThinPrep Imaging System. Cancer, 2004, 102(6): 340-344.

[19] Narine N, Young W. Transformation zone sampling rate is a useful performance indicator for practitioners collecting cervical samples using SurePath liquid-based cytology system. Cytopathology, 2007, 18(4): 220-224.

[20] Arbyn M, Herbert A, Schenck U, et al. European guidelines for quality assurance in cervical cancer screening: recommendations for collecting samples for conventional and liquid-based cytology. Cytopathology, 2007, 18(3): 133-139.

[21] Howlett RI, Marrett LD, Innes MK, et al. Decreasing incidence of cervical adenocarcinoma in Ontario: is this related to improved endocervical Pap test sampling? Int J Cancer, 2007, 120(2): 362-367.

[22] Kothari A, Karim SZ, Gordon A, et al. A comparative study of two devices used for cervical cell sampling raises some doubts about liquid-based cytology. Int J Gynecol Cancer, 2006, 16(4): 1579-1586.

[23] 23 Rahnama P, Faghihzadeh S, Ziaei S. Effect of the sampling sequence on the quality of Papanicolaou smear. Int J Gynecol Cancer, 2005, 15(1): 66-69.

[24] George S, Abrahams Y, Karim SZ, et al . Improving the quality of cervical screening. BJOG, 2004, 111(9): 960-966.

[25] Sebastião AP, Noronha L, Pinheiro DL, et al. Influence of specimen adequacy on the diagnosis of

ASCUS. Diagn Cytopathol, 2004, 31(3): 155-158.
[26] ACOG Committee on Practice Bulletins-Gynecology. ACOG Practice Bulletin no. 109: Cervical cytology screening. Obstet Gynecol, 2009, 114(6): 1409-1420.
[27] Moriarty AT, Clayton AC, Zaleski S, et al. Unsatisfactory reporting rates: 2006 practices of participants in the college of American pathologists interlaboratory comparison program in gynecologic cytology. Arch Pathol Lab Med, 2009, 133(12): 1912-1916.
[28] Rebecca L. Siegel, Kimberly D. Miller, Ahmedin Jemal. Cancer Statistics, 2016. CA Cancer J Clin 2016, 66:7-30
[29] Nayar R, Wilbur DC. The Bethesda System for Reporting Cervical Cytology. 3th Edition, Springer 2015.
[30] Saslow D, Solomon D, Lawson HW, et al. American Cancer Society, American Society for Colposcopy and Cervical Pathology, and American Society for Clinical Pathology screening guidelines for the prevention and early detection of cervical cancer. J Low Genit Tract Dis. 2012, 16(3): 175-204.
[31] Massad LS, Einstein MH, Huh WK, et al. 2012 updated consensus guidelines for the management of abnormal cervical cancer screening tests and cancer precursors. Obstet Gynecol. 2013, 121(4): 829-846.
[32] Tao X, Austin RM, Zhang H, et al. Pap Test Reporting Rates for Conventional Smear and Liquid-Based Cervical Cytology from the Largest Academic Women's Hospital in China: Analysis of 1,248,785 Pap Test Reports. Acta Cytol. 2015, 59(6): 445-451.
[33] Zheng B, Li Z, Liang X, et al . Cervical Cytology Reporting Rates from China’s Largest College of American Pathologists-Certified Laboratory with a Focus on Squamous Cell Carcinoma Cytology and Its Histopathological Follow-Up Results. Acta Cytol. 2015, 59(5): 399-404.

# 第六章
# 正常宫颈细胞成分

*赵澄泉（Zhao C） 杨 敏*

## 第一节 阴道宫颈鳞状上皮及其细胞形态

### 一、正常细胞学

阴道和宫颈的阴道部黏膜被覆非角化复层鳞状上皮细胞，具有保护作用，上皮层可随子宫内膜周期性改变而改变。鳞状上皮细胞由浅到深分为四层：表层上皮细胞、中间层细胞、副基底层细胞、基底层细胞（图 6–1）。

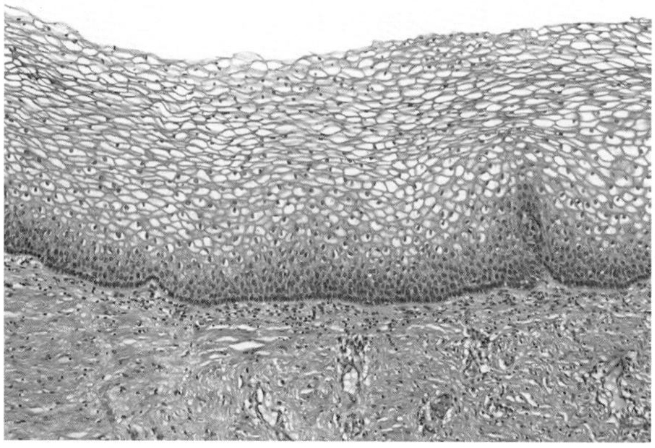

图 6–1 正常宫颈组织学（HE 染色）。复层鳞状上皮细胞

1. 表层上皮细胞（superficial cells）

最表层的成熟鳞状上皮细胞，细胞体积较大，直径 40 ~ 60 μm，多为 45 ~ 50 μm。细胞大而扁平，呈多边形或多角形，常单个存在，胞质薄，浅蓝色或浅红色，胞核固缩，位于细胞中央，染色质较疏松（图 6–2，6–3）。雌激素刺激可使表层上皮细胞成熟，产生完全成熟的表层细胞，最常见于月经前半周期、排卵后和雌激素较高状态；妊娠、更年期、激素水平低下时成熟的表层细胞所占比例减少。

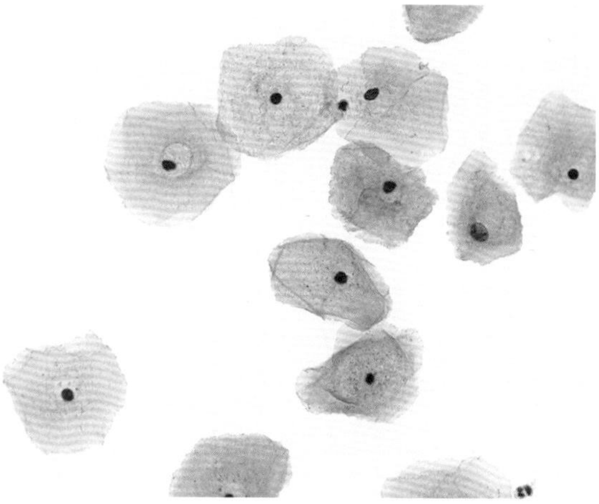

图 6–2 最表层的成熟鳞状上皮细胞（一）

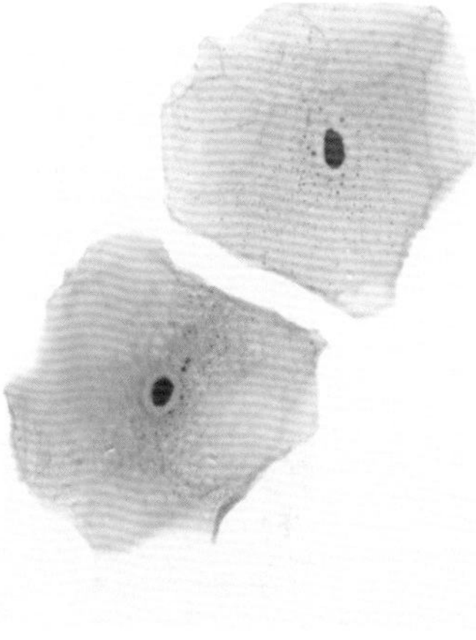

图 6–3 最表层的成熟鳞状上皮细胞（二）

2. 中间层细胞（intermediate cells）

中间层细胞与表层上皮细胞大小类似，直径 35 ~ 50 μm，舟状，多边形或卵圆形，胞质相对

较丰富，嗜碱性，浅蓝色或浅绿色，细胞核直径7～8μm（面积约为35μ$m^2$），与红细胞大小相似，核质比很低，胞核位于细胞中央，呈圆形或卵圆形，染色质细颗粒状，疏松（图6-4，6-5）。常见于雌激素较高状态，孕激素刺激产生中间层细胞并增加该层细胞的脱落。中间层细胞核的大小以及核染色质情况是判读上皮内病变的重要参照标准，任何鳞状上皮细胞如果其细胞核比正常中间层细胞核明显增大或细胞核染色质明显深染时，均可能是异型增生细胞。

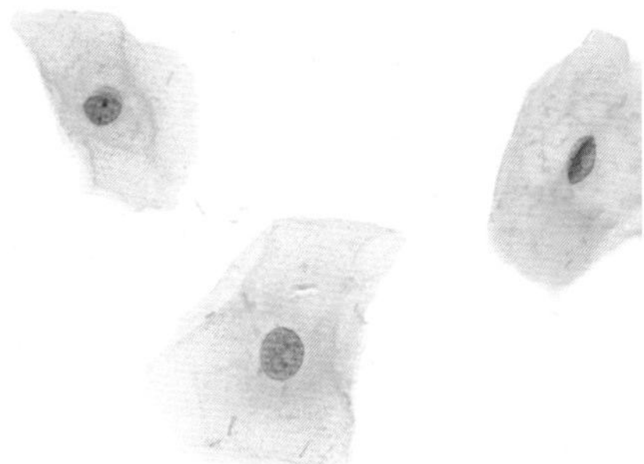

图6-4　单个中间层细胞，胞核大小似红细胞

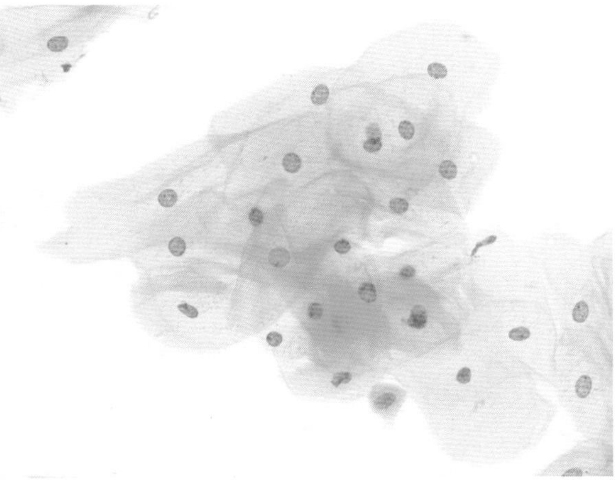

图6-5　中间层细胞（传统涂片）。片状或团状，它的大小及胞核染色质情况是判读上皮内病变的重要参照标准

3. 副基底层细胞（parabasal cells）

副基底层细胞为不成熟的鳞状上皮细胞，单个或片状出现，直径12～30μm，稍大于基底层细胞。细胞圆形或卵圆形，胞质较厚，深绿色，边界光滑（鳞状上皮分化的重要标志），胞核圆形或卵圆形，位于中央，核染色质呈细颗粒状，均匀分布。在宫颈涂片中副基底层细胞可呈单个或片状存在（图6-6，6-7），副基底层细胞的出现提示这些细胞位于鳞状上皮细胞表面，代表上皮不完全分化，如上皮萎缩，常见于儿童期、产后和绝经后。有时副基底层细胞质可含有糖原（图6-8），大片状副基底层细胞团易与HSIL或腺细胞病变相混淆（图6-9）。

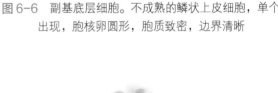

图6-6　副基底层细胞。不成熟的鳞状上皮细胞，单个出现，胞核卵圆形，胞质致密，边界清晰

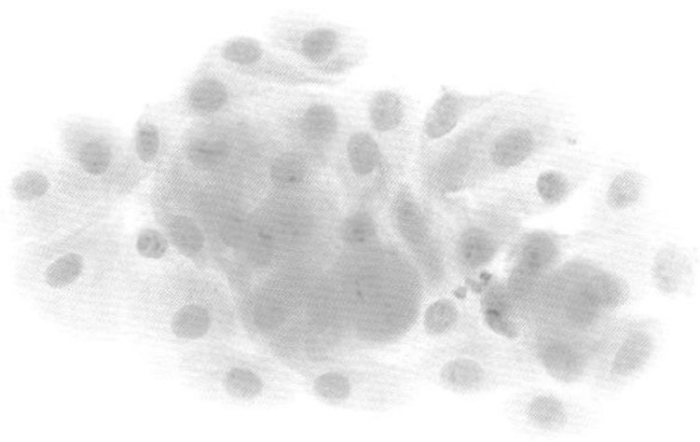

图6-7　副基底层细胞（传统涂片）。细胞呈片状或团状

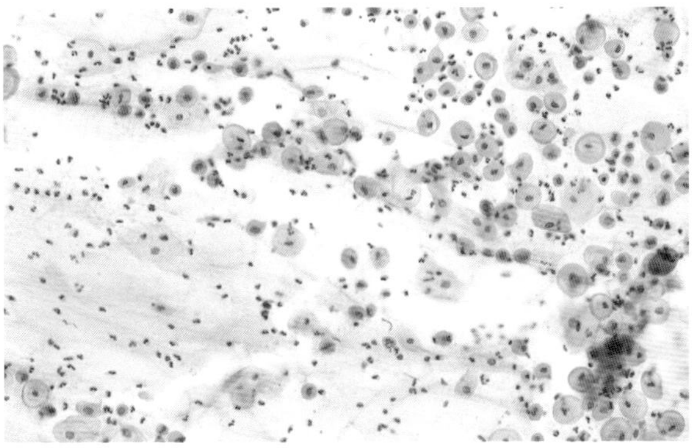

图6-8　副基底层细胞（传统涂片）。萎缩性宫颈涂片，副基底层细胞胞质可含糖原

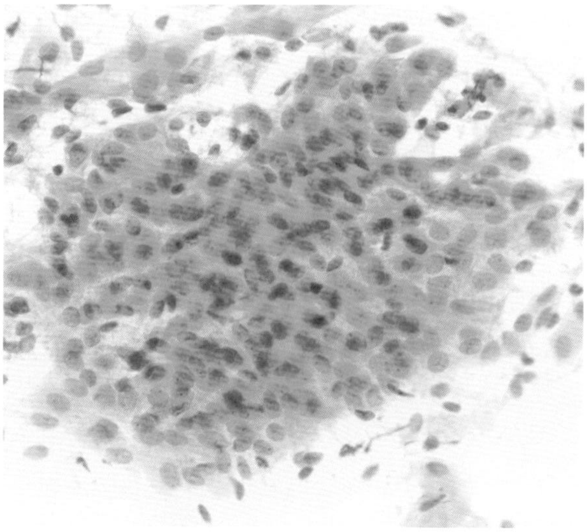

图 6-9　副基底层细胞。细胞呈团，大片状，染色深浅不一，似HSIL或腺细胞病变

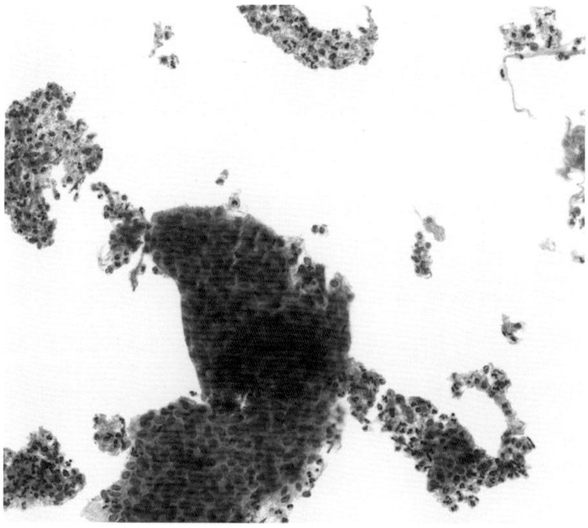

图 6-10　萎缩。副基底层细胞团，呈融合性大片状

4. 基底层细胞（basal cells）

基底层细胞与基底膜相连，位于上皮最底层，类似副基底层细胞，为未分化的细胞，小细胞，与组织细胞十分相似，直径为 10～12 μm。细胞圆球形，核圆居中，染色质细而均匀，胞质少，嗜碱性染色，核质比约为 1∶1。一般宫颈刮片见不到，仅见于严重的萎缩和上皮高度损伤，常伴有副基底层细胞。基底层细胞通过半桥粒连接上皮细胞与基底膜，它们也有分裂分化的功能，可产生新的上皮细胞。

5. 萎缩（atrophy）

宫颈涂片主要以副基底层细胞为主，萎缩上皮层薄而不能有效地起到保护作用，易致出血和炎症。萎缩可见于儿童（大于 1 个月）以及产后、哺乳和绝经后的女性，后者在临床上尤为重要，其细胞呈单个或片状出现。在严重的宫颈上皮萎缩病例，基底层细胞和副基底层细胞呈融合性片状，此为萎缩的宫颈细胞学的主要特征，但大多数老年女性的细胞涂片主要为副基底层细胞（图 6-10）。萎缩常伴有炎症和细胞退化（裸核、核固缩、类角质化、许多中性粒细胞）（图 6-11～6-18）。有时可见梭形副基底层细胞（移行细胞化生）（图 6-19，6-20），易造成判读困难。其细胞核增大，易与非典型增生的鳞状上皮细胞或腺细胞相混淆（图 6-21，6-22），但是细胞核膜常规整，染色质模糊不清。

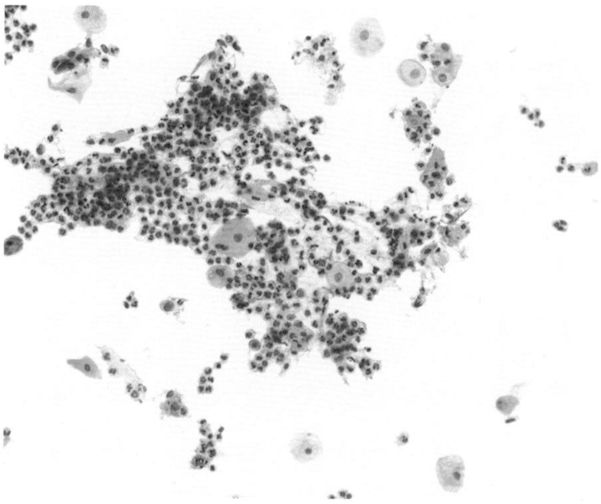

图 6-11　萎缩。细胞退化，细胞核圆，变小，类角质化，细胞质嗜伊红染，炎性细胞，细胞碎片，颗粒状背景

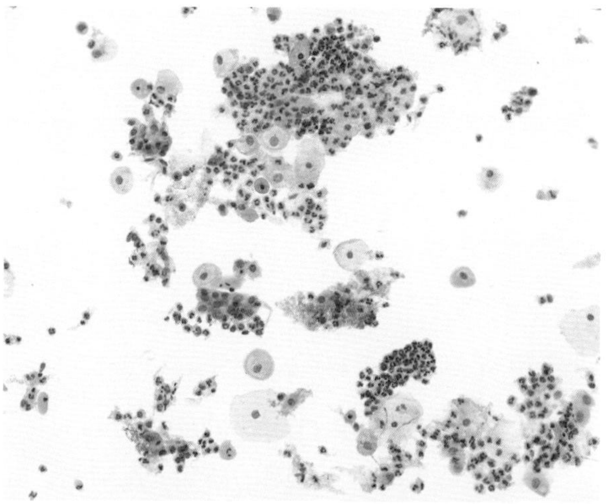

图 6-12　萎缩。副基底细胞，许多炎性细胞，细胞碎片，颗粒状背景

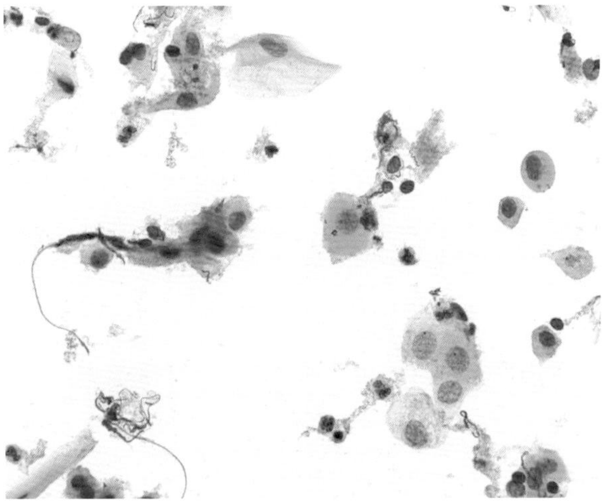

图 6-13　萎缩。高倍镜视野，细胞变性，核可增大，但无深染

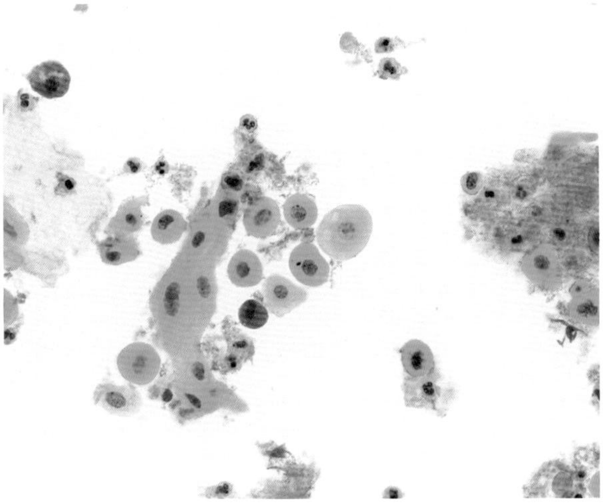

图 6-14　萎缩。副基底细胞，个别细胞胞质嗜伊红染，类角质化，核圆，颗粒状背景

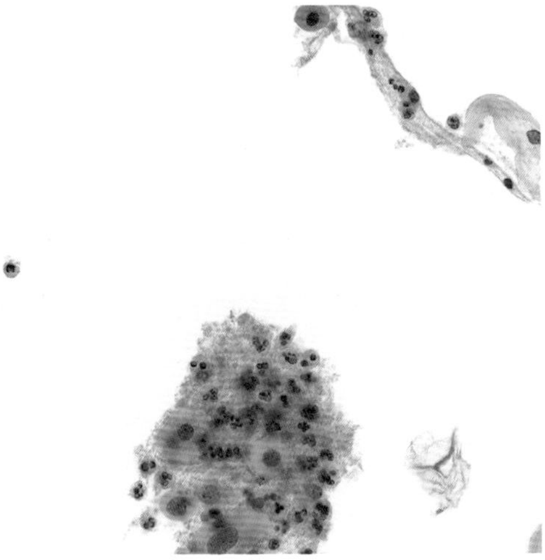

图 6-15　萎缩。类角质化，炎性细胞，细胞碎片，颗粒状背景

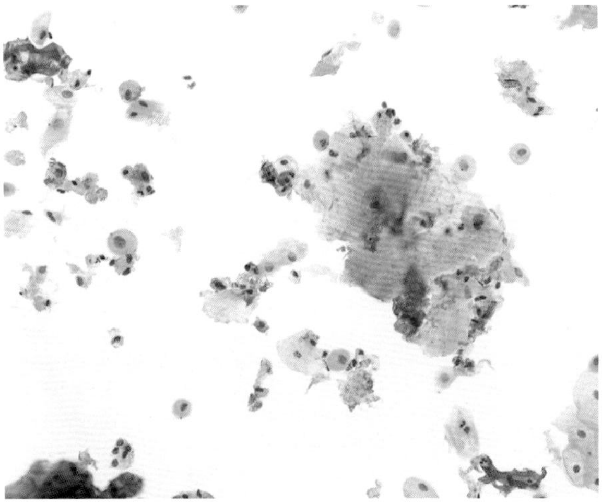

图 6-16　萎缩。中倍镜视野，细胞退化，炎性细胞，细胞碎片，颗粒状背景

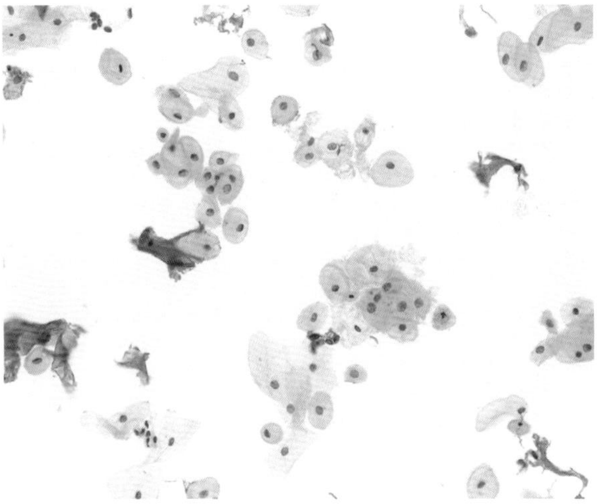

图 6-17　萎缩。中倍镜视野，许多细胞含有淡黄染糖原

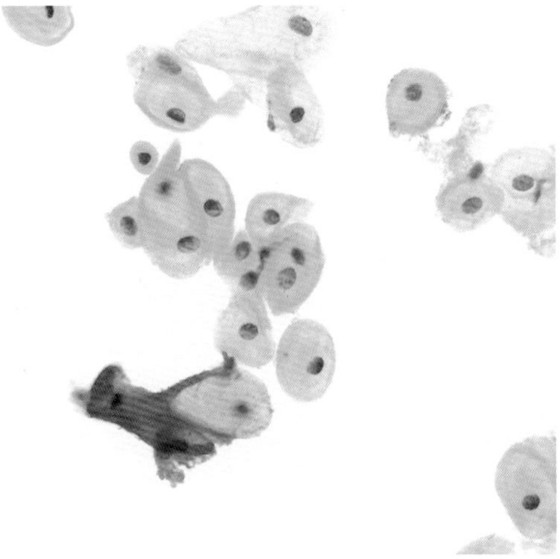

图 6-18　萎缩。高倍镜视野，许多细胞含有淡黄染糖原

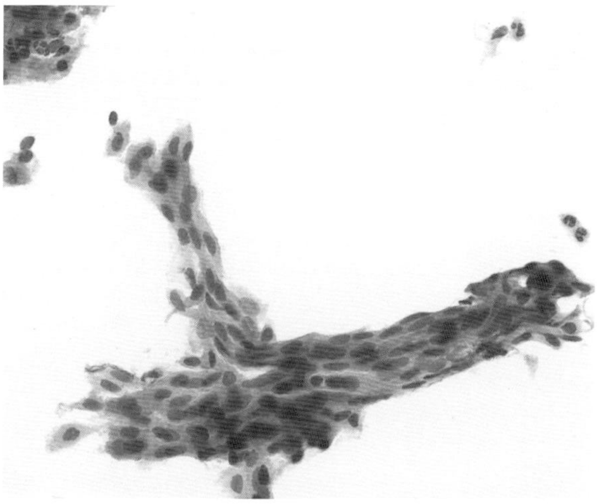

图 6-19　萎缩（移行细胞化生）（传统涂片）。梭形副基底层细胞团也称为移行细胞化生（一）

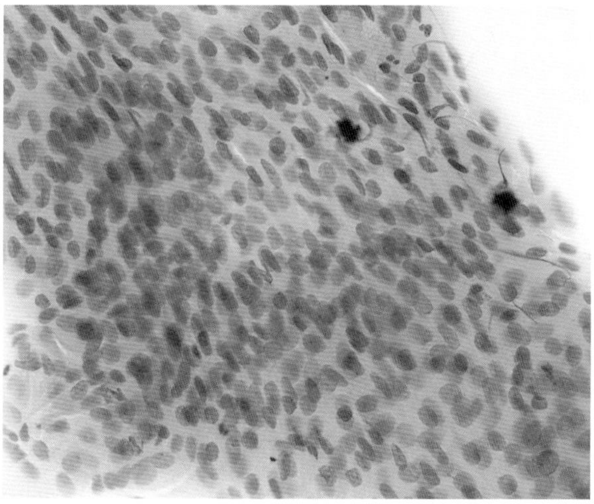

图 6-20　萎缩（移行细胞化生）（传统涂片）。梭形副基底层细胞团也称为移行细胞化生（二）

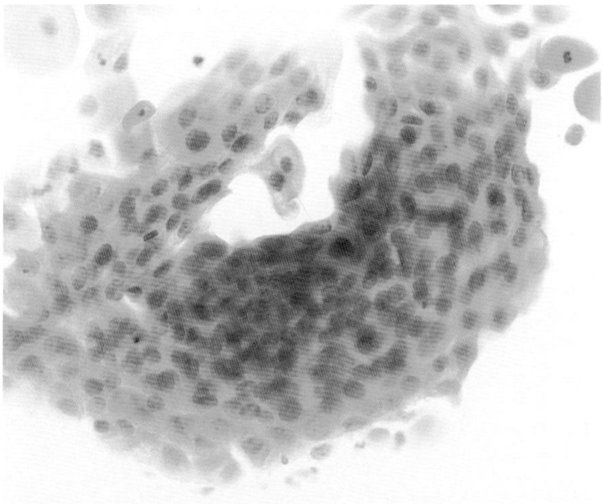

图 6-21　萎缩。细胞核增大，深染，应与非典型增生鉴别。萎缩细胞核膜常规整，染色质模糊不清（一）

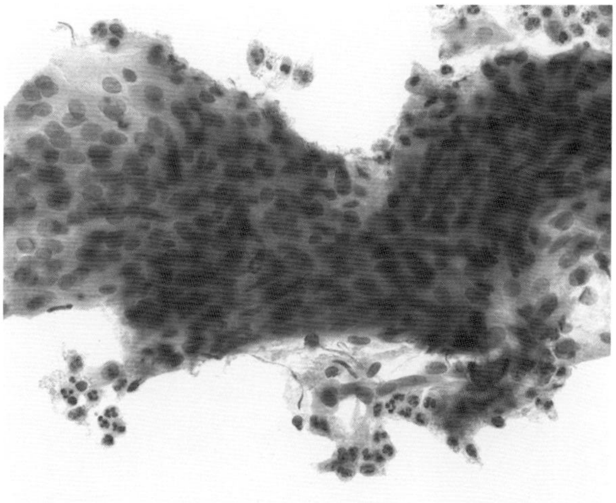

图 6-22　萎缩。细胞核增大，深染，应与非典型增生鉴别。萎缩细胞核膜常规整，染色质模糊不清（二）

6. 激素对宫颈细胞的影响

阴道宫颈鳞状上皮细胞可因多种因素尤其是激素水平变化而变化，宫颈涂片曾用来评估机体激素的状态。鳞状上皮细胞的成熟指标（maturation index，MI）用副基底层细胞、中间层细胞及表层细胞三者的百分比来代表鳞状上皮细胞的成熟度。现在有许多先进方法测定机体的激素水平，用宫颈细胞学作为评估机体激素状态的方法已被弃用。此处仅简单介绍几种常见的上皮细胞成熟状态。

（1）表层上皮细胞为主型成熟指标：主要因雌激素作用（内源或外源）（图 6-23，6-24）。常见于月经周期的增生期、绝经后、肥胖、肝硬化、炎症所致假性成熟以及药物、放射、化疗引起。

（2）中间层上皮细胞为主型成熟指标：主要因孕激素作用（图 6-25 ~ 6-27）。常见于月经周期的分泌期、妊娠、小于 1 个月的新生儿。

（3）副基底层细胞为主型成熟指标：因鳞状上皮细胞分化不良或萎缩（图 6-28，6-29）。常见于绝经后期（典型）（细胞学图 6-30，组织学图 6-31），产后或哺乳期，大于 1 个月的儿童，以及应用孕激素等其他情况。

一般情况鳞状上皮细胞常混合存在，尤其表层和中间层上皮细胞同时存在（图 6-32，6-33）。

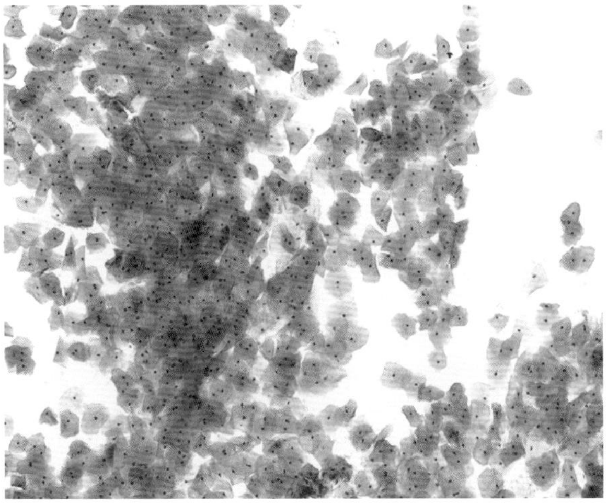

图 6-23 激素水平评价（传统涂片）。细胞成熟指标以表层上皮细胞为主型，主要因雌激素作用（一）

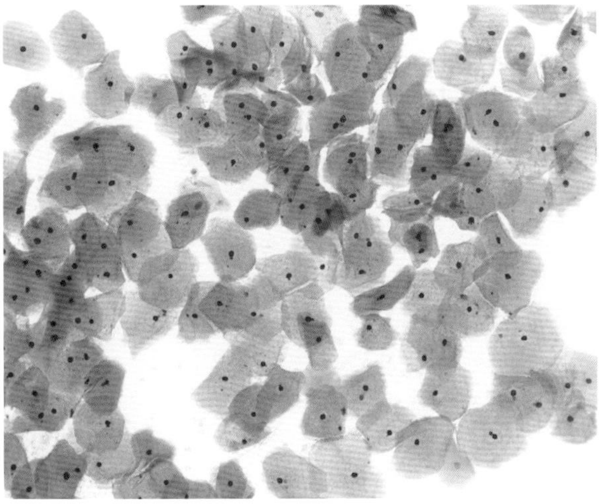

图 6-24 激素水平评价（传统涂片）。细胞成熟指标以表层上皮细胞为主型，主要因雌激素作用（二）

图 6-25 激素水平评价（传统涂片）。细胞成熟指标以中间层上皮细胞为主型，主要因孕激素作用（一）

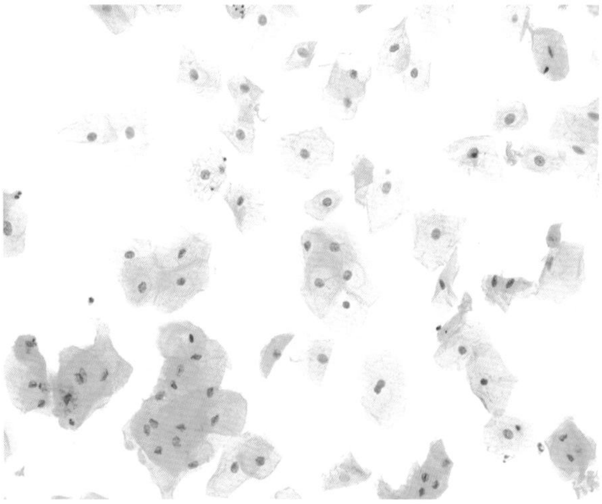

图 6-26 激素水平评价（传统涂片）。细胞成熟指标以中间层上皮细胞为主型，主要因孕激素作用（二）

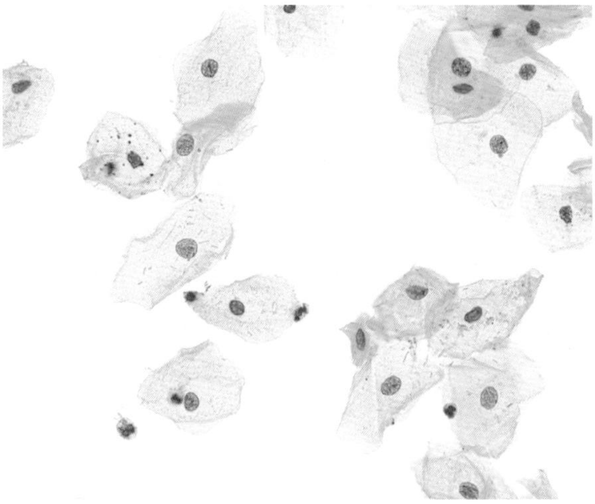

图 6-27 激素水平评价。细胞成熟指标以中间层上皮细胞为主型，此为产后 2 个月女性的宫颈细胞学制片

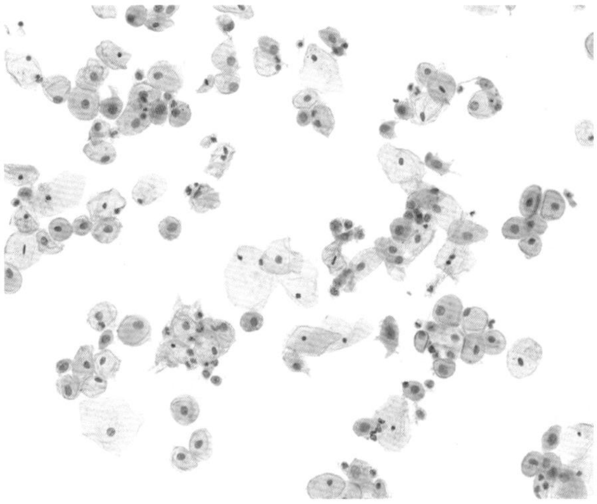

图 6-28 激素水平评价。细胞成熟指标以副基底层细胞为主型，因鳞状上皮细胞分化不良或萎缩（一）

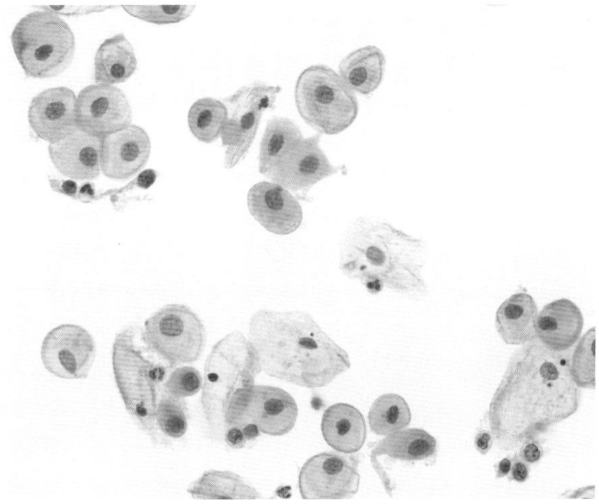

图 6-29 激素水平评价。细胞成熟指标以副基底层细胞为主型，因鳞状上皮细胞分化不良或萎缩（二）

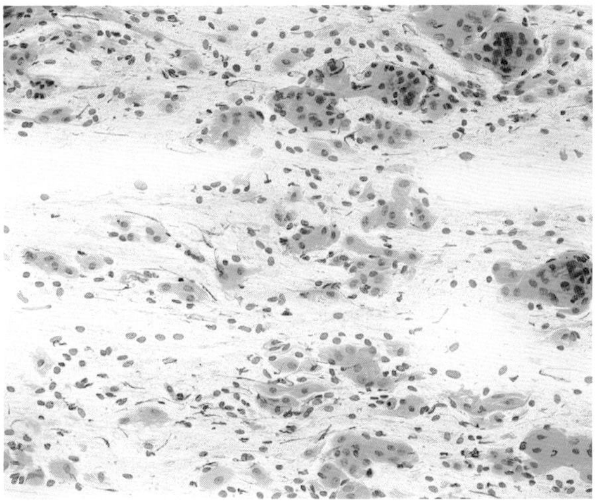

图 6-30 激素水平评价。细胞成熟指标以副基底层细胞为主型，此为一位 60 岁女性的宫颈细胞学制片，激素水平下降，宫颈鳞状上皮萎缩

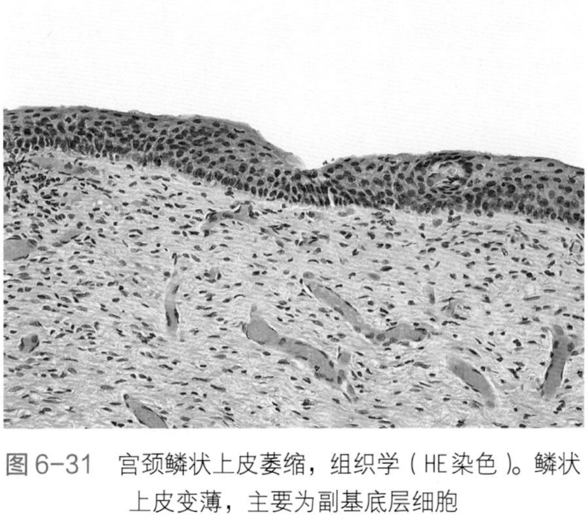

图 6-31 宫颈鳞状上皮萎缩，组织学（HE 染色）。鳞状上皮变薄，主要为副基底层细胞

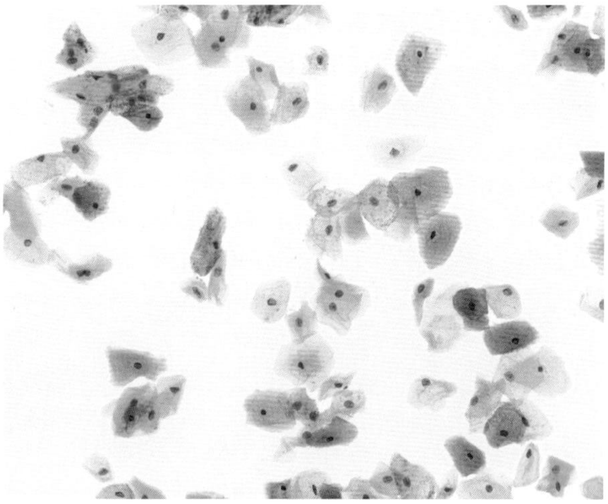

图 6-32 激素水平评价。一般情况表层上皮和中间层上皮细胞常混合存在（一）

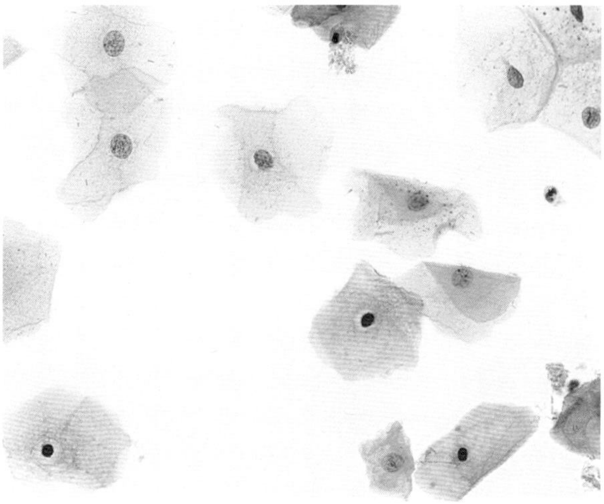

图 6-33 激素水平评价。一般情况表层上皮和中间层上皮细胞常混合存在（二）

## 二、常见的良性增生反应

多种因素刺激包括 pH 改变、激素、炎症和外伤均可导致上皮发生变化，简述几种常见的鳞状上皮细胞变化。

1. 角化过度（hyperkeratosis）

角化过度指在复层鳞状上皮表面角质素过度形成，见于成熟的鳞状上皮细胞。大体观，上皮层增厚，色白，可局部或广泛累及宫颈（图 6-34）。细胞形态特征：无核细胞，仅见核轮廓，称为“鬼影核”，胞质有角质颗粒，红色或橘红色，大小与表层和中间层细胞类似（图 6-35 ~ 6-37）。无核细胞大量出现表明角蛋白生成增多。角化改变可因雌激素过多，也可由炎性刺激、慢性摩擦引起，如子宫脱垂、炎症、感染、放射治疗等，但在很多情况下其原因不明。少量多形性无核鳞状上皮细胞无任何临床意义，大量角化过度又无明显原因应密切随访，注意排除隐藏在过度角化上皮下的非典型增生或癌。细胞学检查如发现不规则或异常梭形、蝌蚪状细胞，应行阴道镜检查以排除鳞癌可能。注意无核鳞状细胞也可因皮肤污染而形成（如混入被检者外阴、阴道上皮或操作人员手指上皮等）。

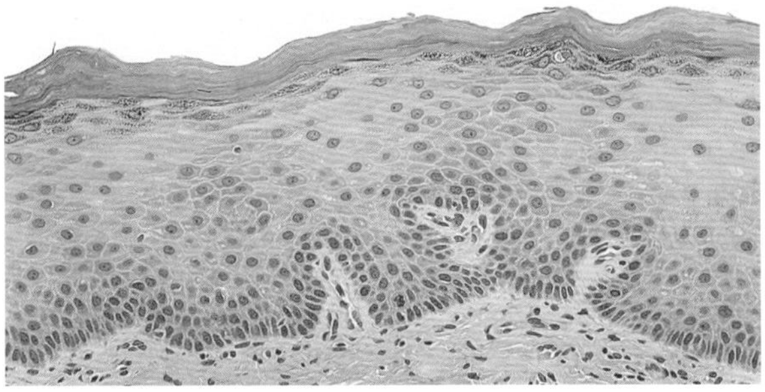

图 6-34　角化过度，组织学（HE 染色）。鳞状上皮表层被覆多层完全角化的细胞

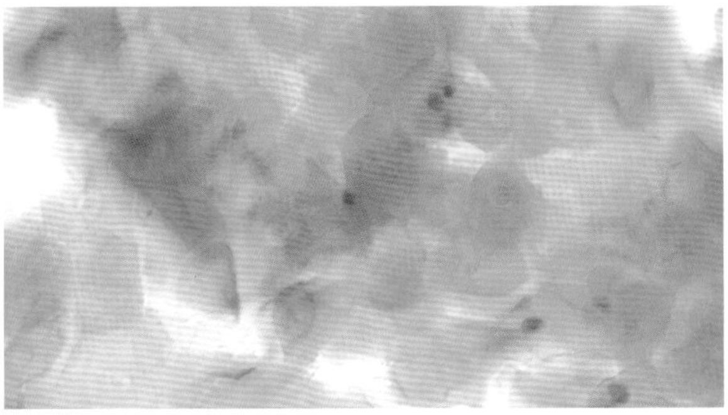

图 6-35　角化过度。无核的鳞状上皮细胞团，仅见核轮廓

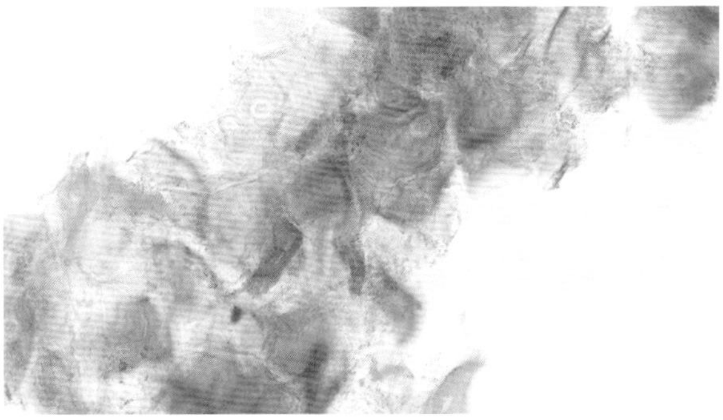

图 6-36　角化过度。无核的鳞状上皮细胞团，胞质橘红色，个别细胞可见“鬼影核”

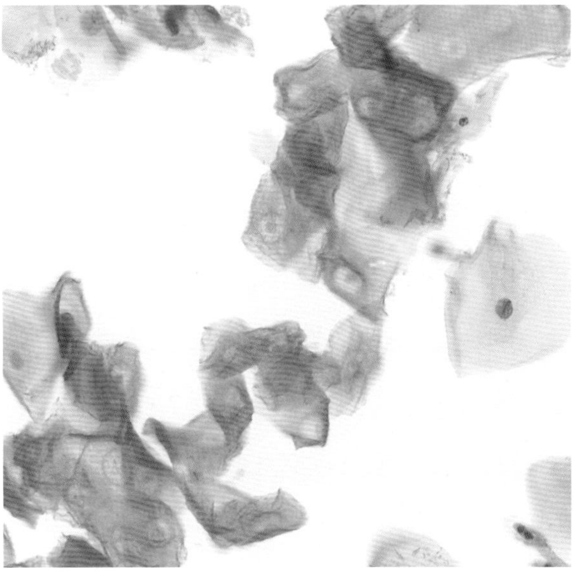

图 6-37　角化过度。很多细胞可见“鬼影核”

2. 角化不全（parakeratosis）

角化不全是另一种保护性表皮角化反应，其特征为层次不等的小鳞状细胞与其覆盖下的表层鳞状上皮交界分明，其细胞核变小、皱缩和深染（组织学图 6-38，6-39）。角化不全细胞学表现：可以是单个细胞，也可为细胞簇或鳞状上皮珠。表层或中间层鳞状上皮细胞排列呈紧密的车轮状结构，形成旋涡状的细胞团。细胞较小，呈圆形、椭圆形、多边形或梭形，胞核形态正常、固缩（小而深染），细胞质浓染呈橘黄或嗜酸性（图 6-40 ~ 6-43）。造成角化不全和角化过度的原因相似，两者常共同出现于细胞学涂片中。提醒注意：角化的细胞不仅见于良性，还可见于上皮内病变以及浸润性角化型鳞癌（图 6-44）。如果角化过度或角化不全细胞有异型性（图 6-44 ~ 6-46），细胞学可报告为 ASC-US，非典型角化不全细胞，可做反馈性 HPV 检查；如 HPV 阳性，可建议做阴道镜检查。有时角化不全细胞可伴真菌感染（图 6-47），应认真阅片不要忽略真菌的存在。

角化不全和角化过度的主要细胞学特征如下。

（1）单个细胞或大片状无核细胞鳞屑聚集。

（2）嗜酸性胞质。

（3）小圆形或卵圆形细胞核，常皱缩。

（4）无核仁。

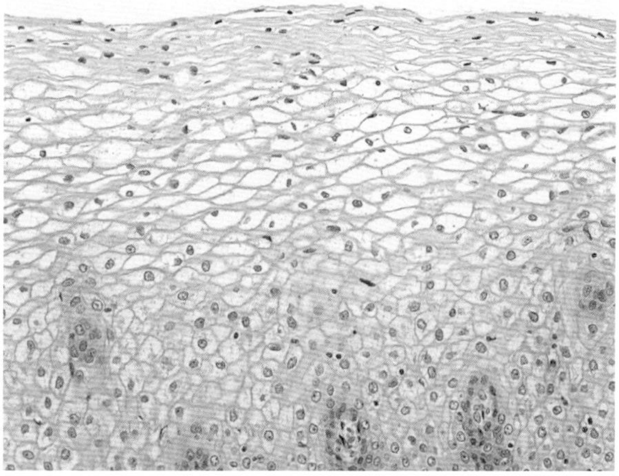

图 6-38　角化不全。组织学（HE 染色）（一）

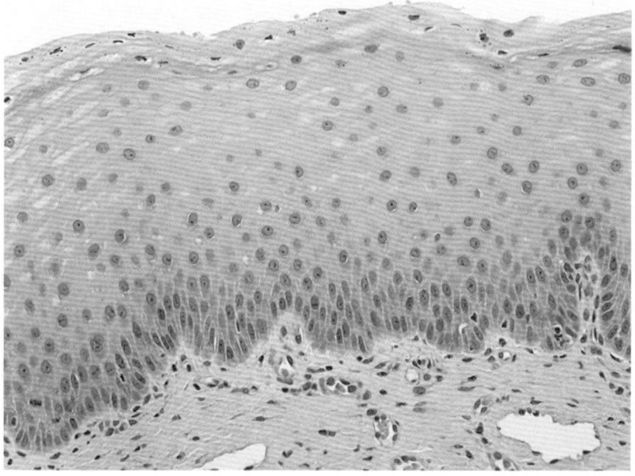

图 6-39　角化不全。组织学（HE 染色）（二）

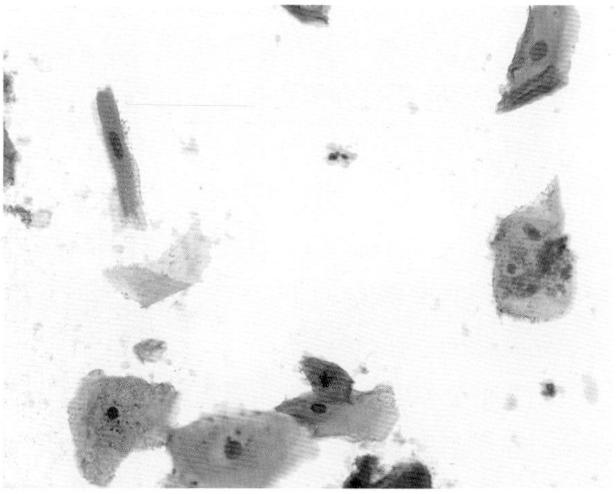

图 6-40　角化不全。单个细胞呈梭形

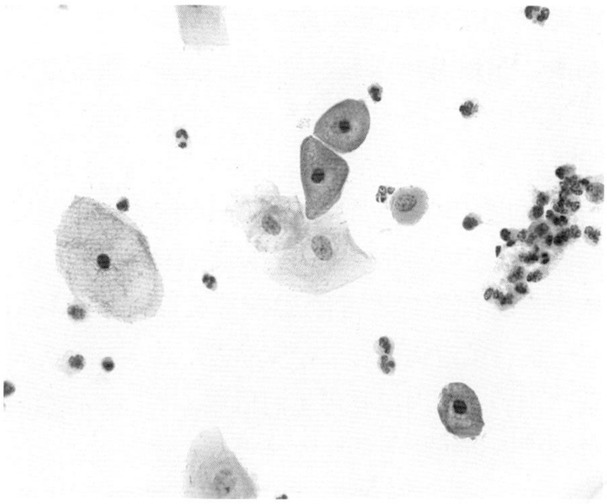

图 6-41　角化不全。单个小细胞，细胞核小，胞质呈嗜伊红染或橘黄色

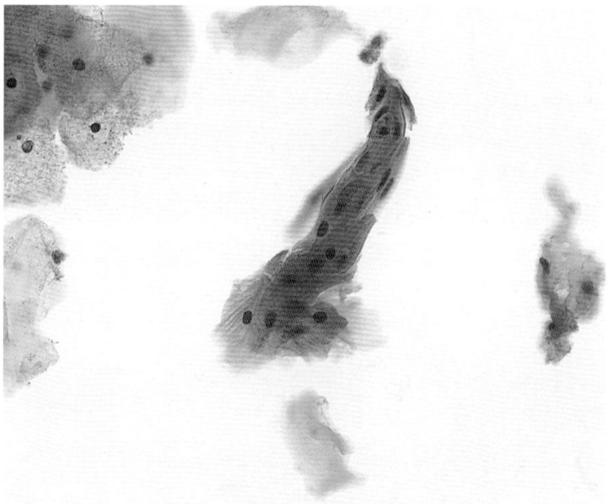

图 6-42　角化不全。细胞团呈片状，紧密排列，胞核缩小，椭圆形或扁长状（一）

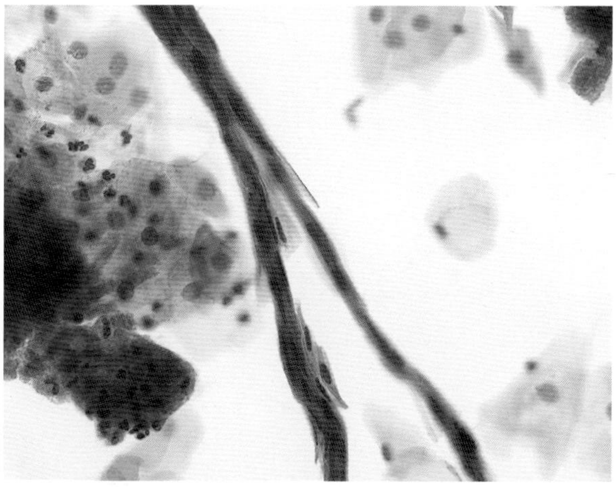

图 6-43　角化不全。细胞团呈片状，紧密排列，胞核缩小，椭圆形或扁长状（二）

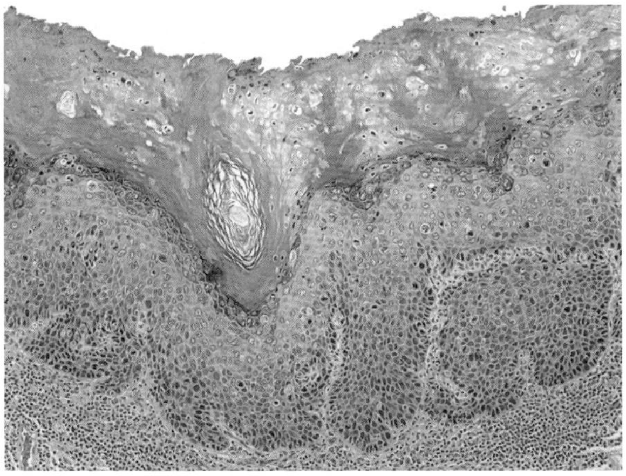

图 6-44　CIN3 组织学（HE 染色）。角化过度或角化不全层覆盖 CIN3。角化的细胞不仅见于良性，还可见于上皮内病变甚至鳞癌

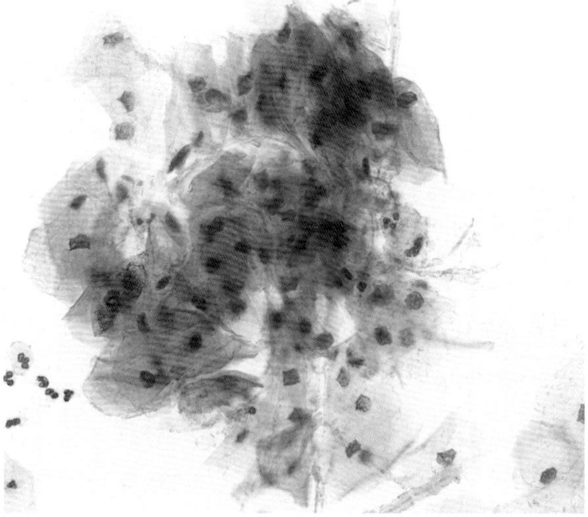

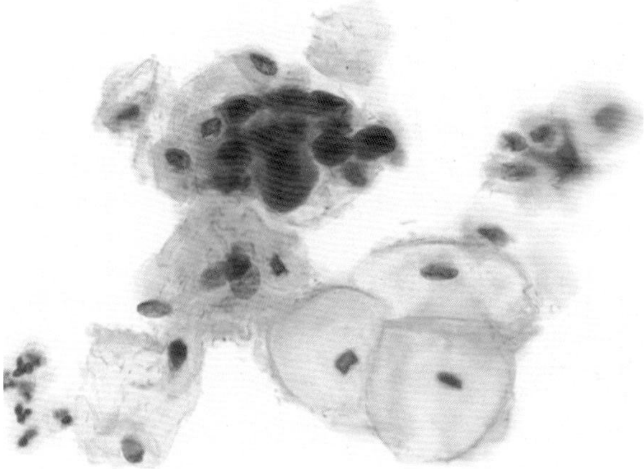

图 6-45　非典型角化不全。小细胞团，胞核深染，不规则，应报 ASC-H，此例组织学活检为 CIN3

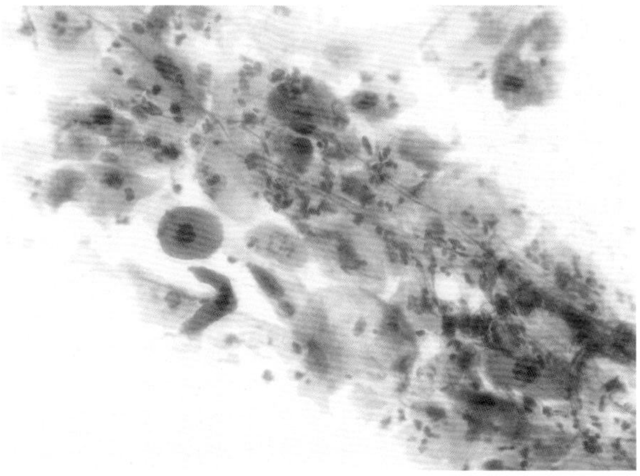

图 6-46　非典型角化不全（传统涂片）。单个散在，细胞质嗜伊红，胞核小，核膜不规整，似有双核，报 ASC-US，活检为 CIN1，这些非典型细胞是 HPV 细胞学变化的最常见表现之一

图 6-47　真菌伴角化不全。感染是引起角化不全的常见原因之一

3.　鳞状化生细胞/鳞状细胞化生（squamous metaplasia）

化生是一种成熟组织取代另一种成熟组织的过程，是子宫颈管腺上皮最常见的一种生理性保护机制。鳞状细胞化生是柱状上皮下的储备细胞（reserve cells）增生并向鳞状细胞分化。这些储备细胞的起源仍不清楚，鳞状细胞化生多发生于宫颈鳞柱状细胞交界/转化区（图 6-48）。通常将这一化生过程分为 3 个阶段：储备细胞增生（图 6-49）、不成熟鳞状细胞化生（图 6-50）、成熟鳞状细胞化生（图 6-51）。鳞状细胞化生区是 HPV 病毒特别易于侵入的部位，其机制不清。

77

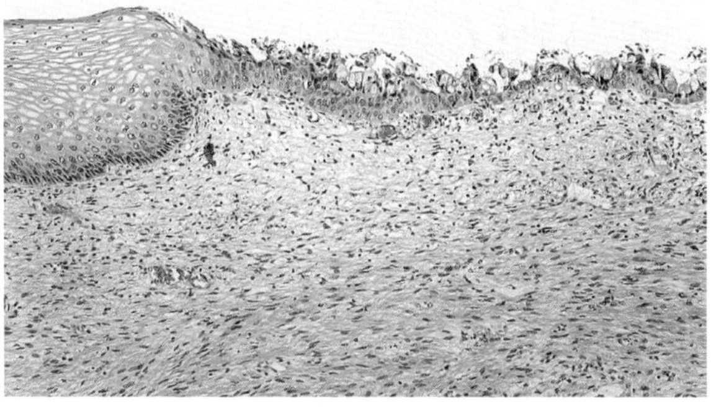

图 6-48　鳞状上皮细胞与柱状腺上皮细胞交界，组织学（HE 染色）。宫颈转化区易发生鳞状细胞化生，也是 HPV 感染和上皮病变最易发生部位

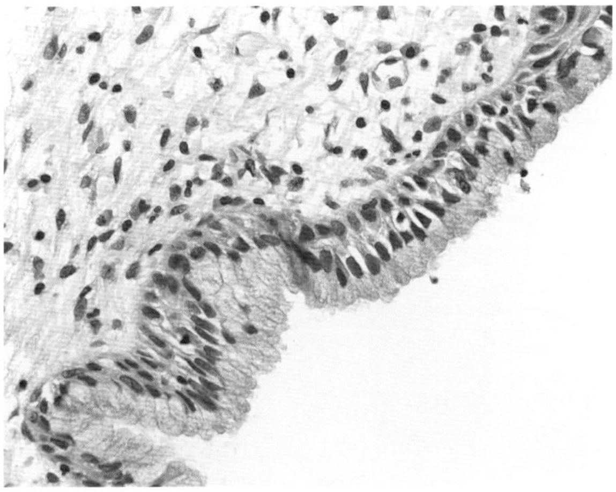

图 6-49　储备细胞增生，组织学（HE 染色）。表层为宫颈柱状腺上皮细胞，底层的小细胞为增生的储备细胞

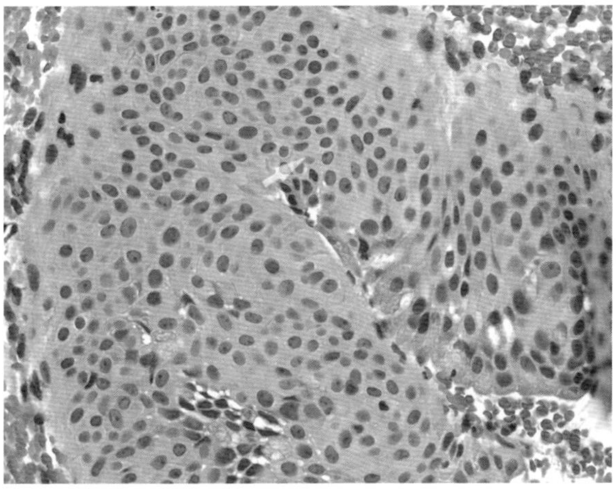

图 6-50　不成熟鳞状化生细胞，组织学（HE 染色）。胞核增大，核仁明显可见，但细胞核膜规整，胞质丰富，嗜伊红

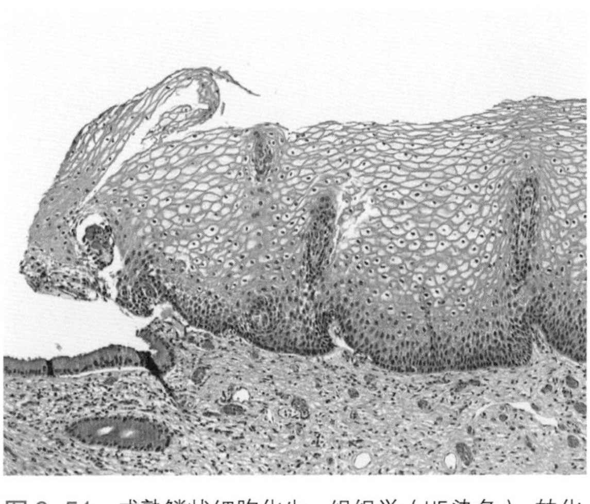

图 6-51　成熟鳞状细胞化生，组织学（HE 染色）。转化区的成熟鳞化与其邻近原有的鳞状上皮难以鉴别，鳞化细胞巢内有时可见一层残留的腺上皮

早期称为储备细胞增生（reserve cell hyperplasia），储备细胞增生宫颈涂片极少见（图 6-52～6-54）。化生细胞大小各异，类似于副基底层细胞，其胞质较副基底层细胞浓染。细胞梭形镶嵌，核圆居中，形态正常，染色质分布均匀，核质比轻度增加。化生细胞单个或片状出现。成熟化生细胞可见于宫颈细胞学制片（图 6-55，6-56），不成熟化生细胞与副基底层细胞大小相似，核质比增加，圆形，边界清晰分明（图 6-57，6-58）。

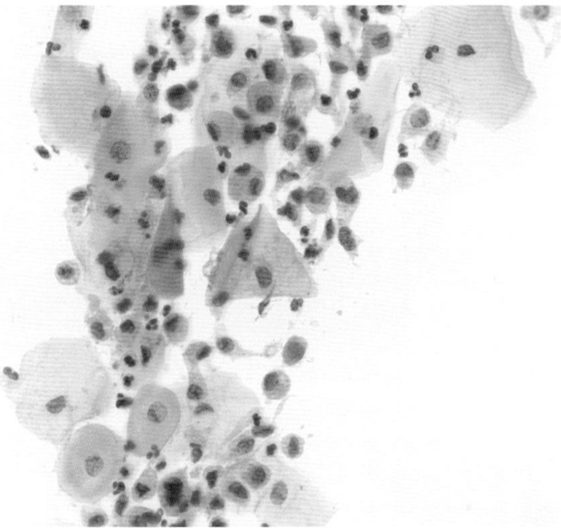

图 6-52　储备细胞增生。小细胞可分散，但多为小的紧密成团存在，细胞核常深染，胞质少，可伴鳞状化生细胞（一）

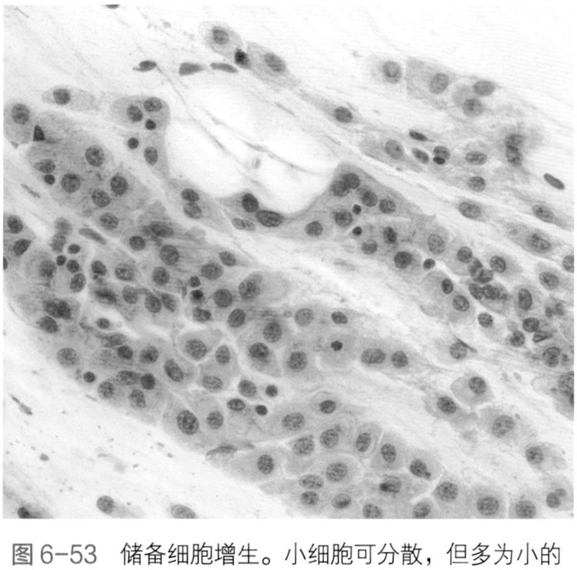

图 6-53　储备细胞增生。小细胞可分散，但多为小的紧密成团存在，细胞核常深染，胞质少，可伴鳞状化生细胞（二）

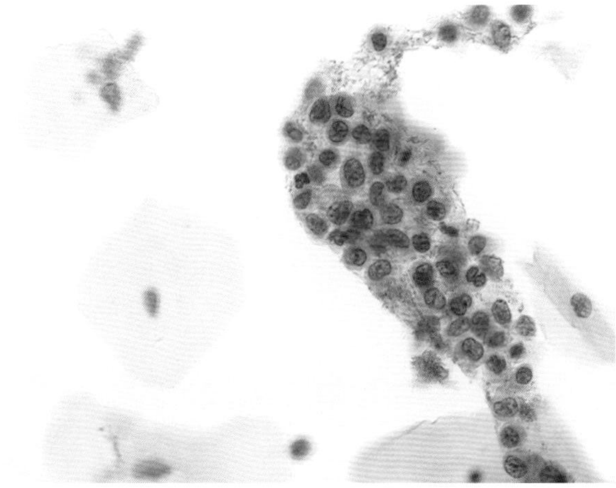

图 6-54　储备细胞增生。小细胞可分散，但多紧密聚成小团存在，胞核常深染，细胞质少，可伴鳞状化生细胞（三）

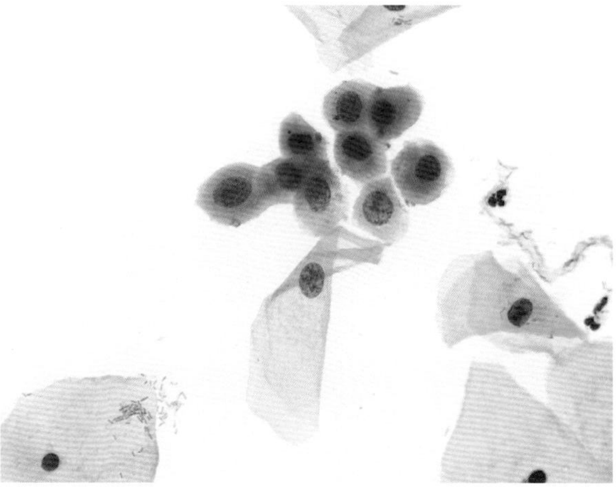

图 6-57　不成熟鳞状化生细胞。与副基底层细胞大小相似，核质比增加，胞质嗜碱性，致密，边界清晰分明（一）

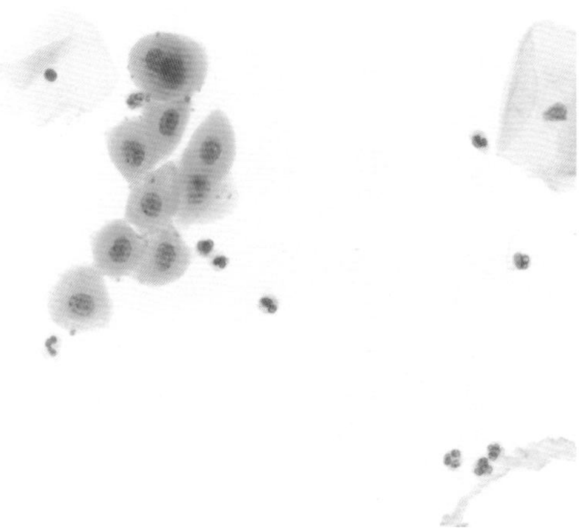

图 6-55　成熟鳞状化生细胞。分散或成团存在，胞核小，胞质丰富，细胞形状似鳞状上皮细胞（一）

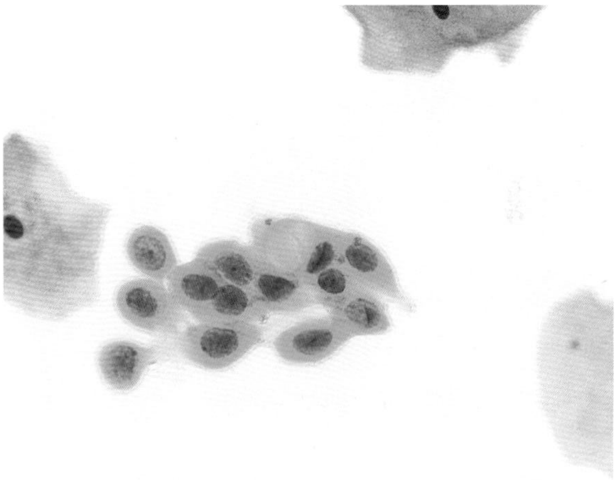

图 6-58　不成熟鳞状化生细胞。与副基底层细胞大小相似，核质比增加，胞质嗜碱性，致密，边界清晰分明（二）

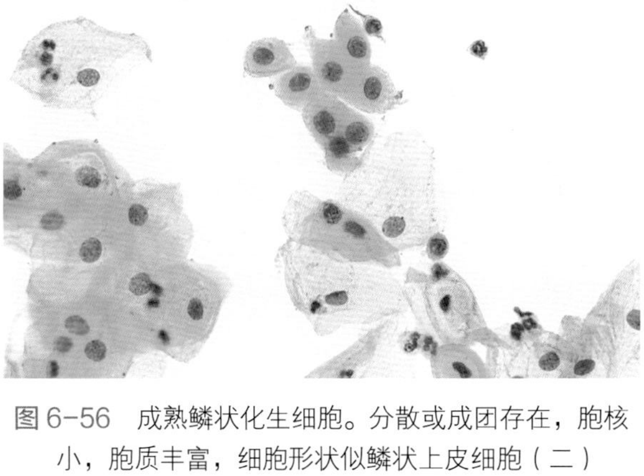

图 6-56　成熟鳞状化生细胞。分散或成团存在，胞核小，胞质丰富，细胞形状似鳞状上皮细胞（二）

有学者认为，细胞学定义的化生细胞通常指不成熟化生细胞，因为成熟化生细胞难以与正常的鳞状上皮细胞区别。

非典型鳞状化生细胞可表现为核质比增加，细胞核异型，可判读为非典型鳞状细胞（图 6-59）。事实上 ASC-H 病例中，很多为非典型化生细胞（图 6-60，6-61）。另外 CIN 病变也常累及不成熟化生细胞（图 6-62），这些均可造成细胞学判读困难。总之，如果化生细胞有异型性应判读为 ASC-US 或 ASC-H。

化生细胞因宫颈样本取材用力可造成蜘蛛样细胞形态（图 6-63，6-64），化生细胞也可呈梭形（图 6-65）或移行细胞化生（图 6-66，6-67）。

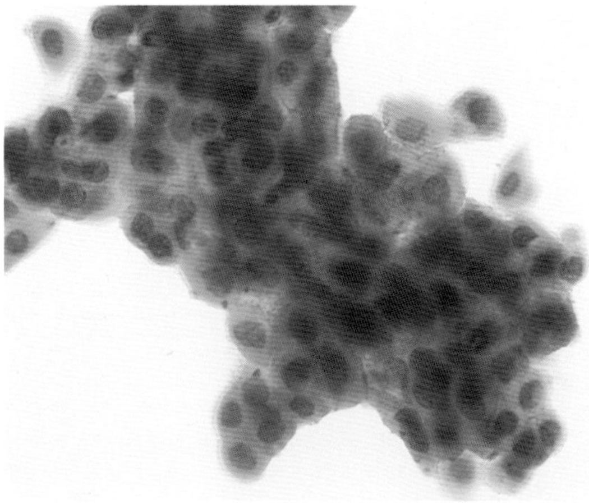

图 6-59　非典型鳞状化生细胞。细胞多形性，胞核大小不一，核膜不规整，此例判读为ASC-US。宫颈组织活检证实为CIN1 累及不成熟鳞状化生上皮

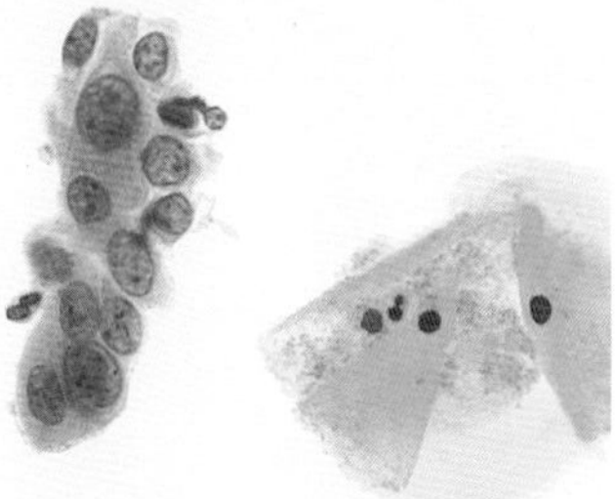

图 6-60　非典型鳞状化生细胞。非典型细胞团，核质比明显增加，判读为ASC-H。宫颈组织活检证实为CIN2 累及不成熟鳞状化生上皮

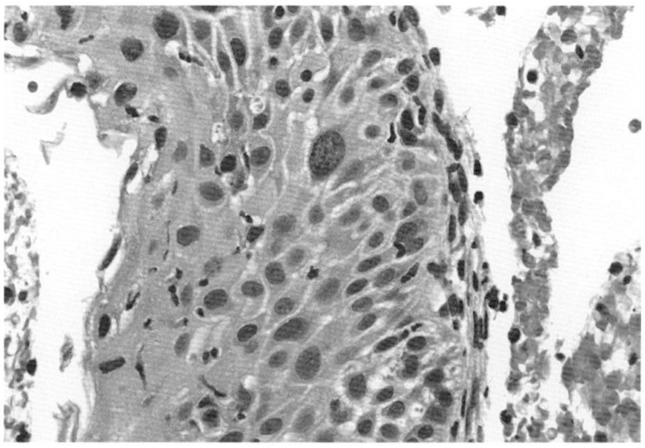

图 6-61　非典型鳞状细胞化生，组织学（HE染色）。个别细胞明显增大，组织学诊断为不典型鳞状化生，但难以判别其性质。Ki-67 染色示细胞增生指数轻度或中度增加，p16 染色阴性，高危HPV检测阴性。最终判读为反应性非典型鳞化。患者随访无异常发现

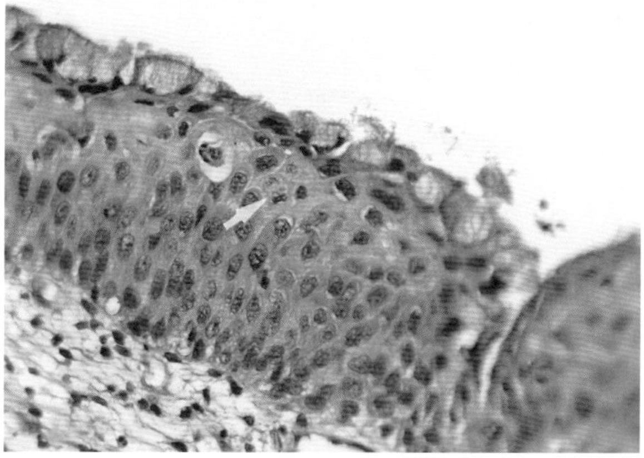

图 6-62　CIN2 累及鳞状化生上皮，组织学（HE染色）。CIN2 累及非典型鳞状化生上皮。胞核深染，不规整，箭头示胞核有丝分裂，最表层可见正常宫颈黏液上皮

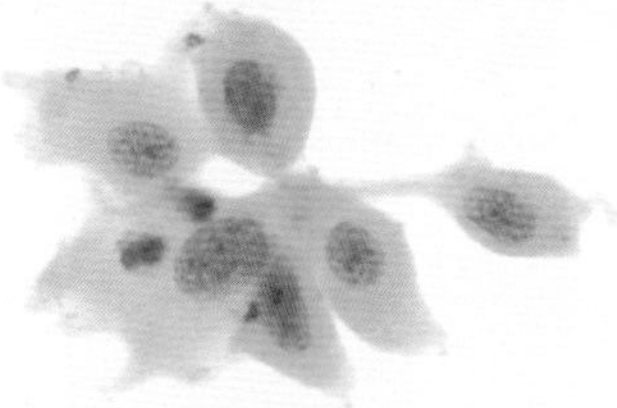

图 6-63　蜘蛛状细胞。不成熟化生细胞，取样时细胞被用力刮起所致，胞质呈高度不规则状，似蜘蛛，不要将其误判读为异常上皮细胞（一）

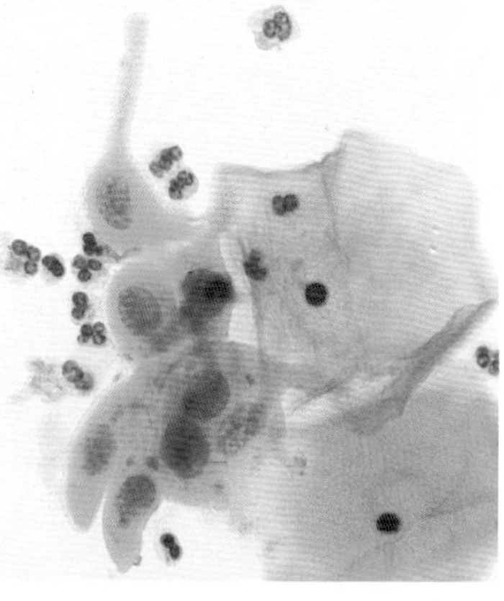

图 6-64　蜘蛛状细胞。不成熟化生细胞，取样时细胞被用力刮起所致，胞质呈高度不规则状，似蜘蛛状，不要将其误判读为异常上皮细胞（二）

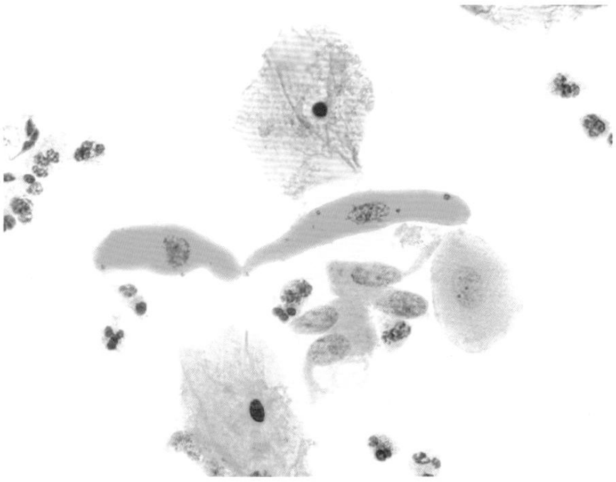

图 6-65　不成熟鳞状化生细胞。不成熟鳞状化生细胞也可呈梭形

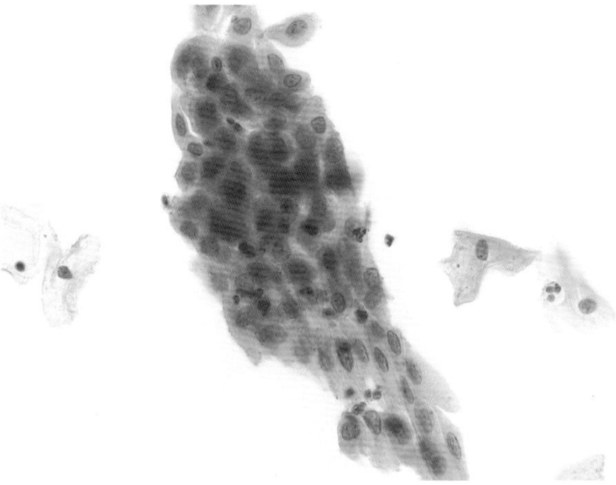

图 6-66　移行细胞化生。移行细胞化生常见于绝经后女性，与萎缩性副基底层细胞或鳞状细胞化生鉴别困难。重点是不要将其判读为异常细胞

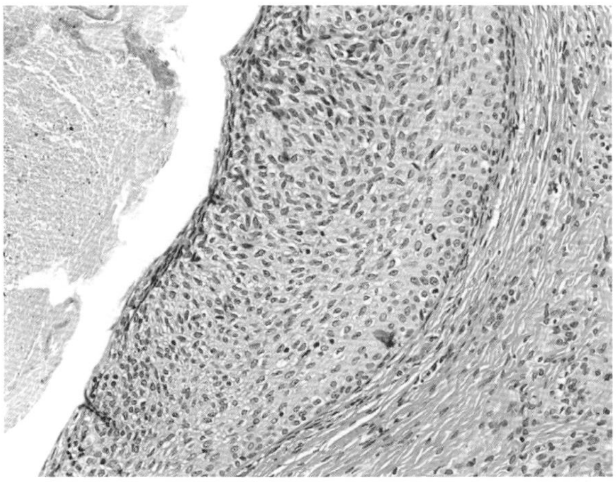

图 6-67　移行细胞化生，组织学（HE 染色）。子宫颈腺体伴移行细胞化生

4. Polka 点细胞（Polka dot cell）

Polka 点细胞指成熟鳞状上皮细胞胞质内，含有多个圆形或椭圆形嗜酸性透明小体（hyaline globules）。其发生率少于 1%，以前曾认为它与 HPV 感染和宫颈鳞状上皮病变有关。大样本研究表明它仅代表一种细胞退行性变化，与 HPV 感染无关（图 6-68）。

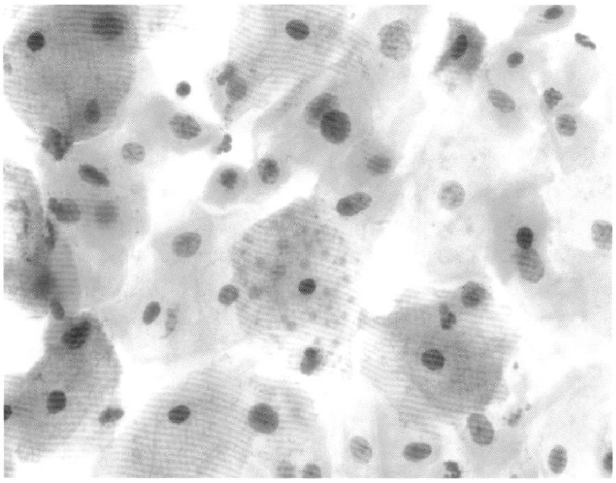

图 6-68　Polka 点细胞（传统涂片）。成熟鳞状上皮细胞内含多个圆形或卵圆形嗜酸性透明小体，为退行性变化

## 第二节　宫颈及宫内膜腺上皮及其细胞形态

### 一、正常宫颈腺上皮及其细胞形态

1. 宫颈管腺上皮细胞（endocervical glandular cells）

宫颈由单层柱状上皮细胞覆盖，多为具有分泌功能的高柱状黏液性细胞，胞质稀薄，充满淡蓝色黏液，部分有分泌空泡。细胞学：宫颈管腺上皮细胞，细胞核圆形或卵圆形，受挤压位于细胞基底部。染色质细而均匀分布，核膜光滑，可见核仁；少数有纤毛呈刷状缘，胞质淡红染，夹杂于黏液细胞间；另外可见体积较小无黏液也无纤毛的低柱状细胞，染色质呈细颗粒状，可见一个或多个核仁。

腺上皮细胞单个或成团、片状分布，数量较多，胞核大，约为中性粒细胞大小，核质比低，排列呈平铺的二维结构，正面观成团细胞呈多角形“蜂窝状”排列（图 6–69，6–70），侧面观细胞呈“栅栏状”（图 6–71）或大片状（图 6–72），胞质易碎，条索状细胞核可见（图 6–73）。

反应性宫颈管腺上皮细胞很常见，核增大，深染，核仁明显，均可见于良性反应性宫颈管腺上皮细胞，但这些细胞团仍为扁平的片状结构，核膜规则，核质比（N/C）正常，但有时核质比可增加（图 6–74，6–75）。如果检查发现纤毛则一般为良性反应性。反应性改变有时与腺新生物病变难以区别，而称为非典型腺细胞（参见第九章）。

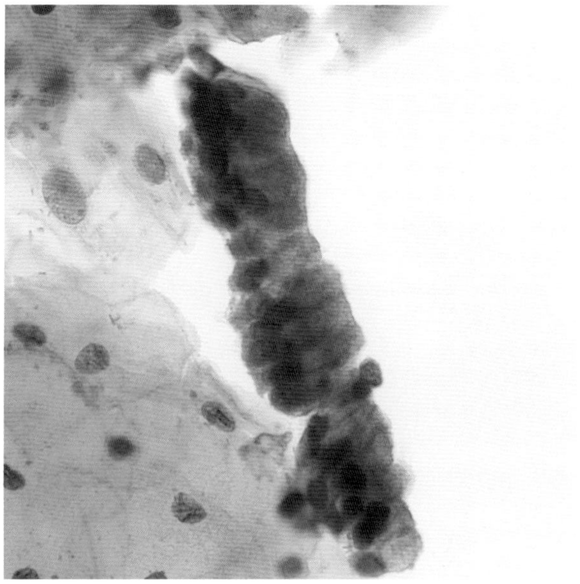

图 6–71　宫颈管腺细胞。宫颈管腺细胞呈“栅栏状”排列（侧面观）

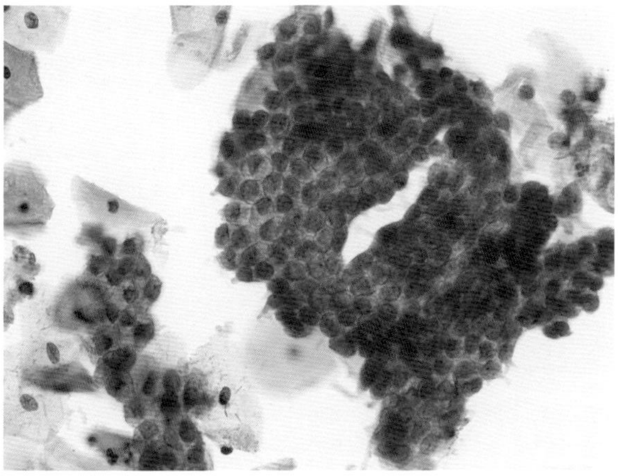

图 6–69　宫颈管腺细胞。宫颈管腺细胞呈“蜂窝状”排列（正面观）（一）

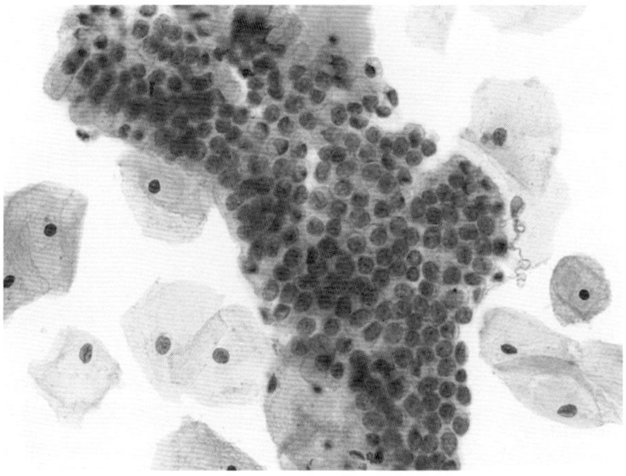

图 6–72　宫颈管腺细胞。大片状的宫颈管腺细胞团，一侧可见纤毛状结构

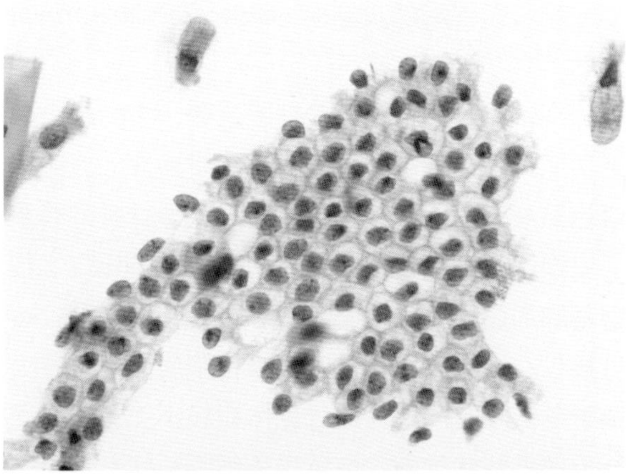

图 6–70　宫颈管腺细胞。宫颈管腺细胞呈“蜂窝状”排列（正面观）（二）

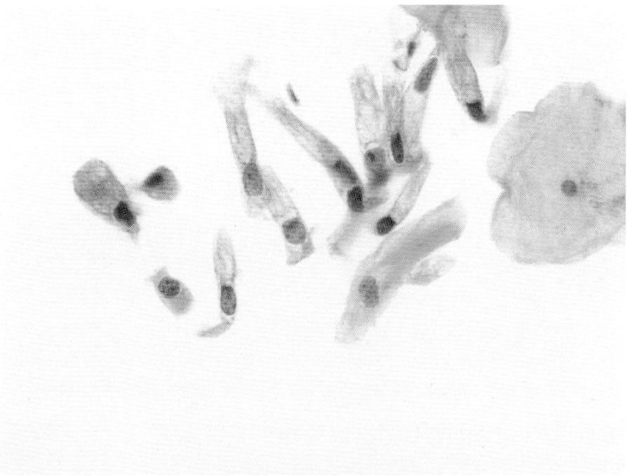

图 6–73　宫颈管腺细胞。宫颈管腺细胞可散在或呈细长形，似“中国毛笔头”样

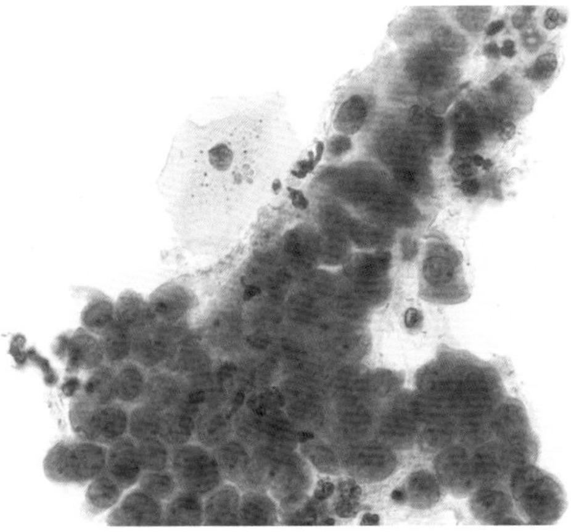

图 6-74　反应性宫颈管腺细胞。拥挤的细胞团，胞核增大，核仁明显，边缘可见纤毛

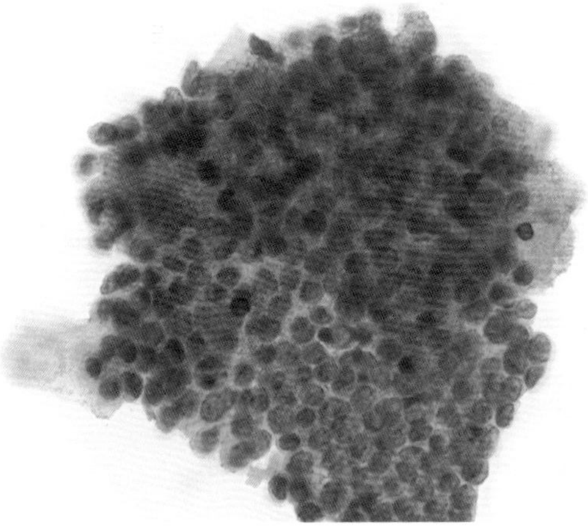

图 6-75　反应性宫颈管腺细胞。细胞核增大拥挤，但仍似“蜂窝状”排列

2. 储备细胞（reserve cells）

储备细胞是未分化的幼稚细胞，位于柱状上皮与基底膜之间，具有增生和分化的潜能。正常情况不易见到，炎症、感染及理化因素刺激可出现增生，为鳞状化生的早期改变（见前：化生细胞/鳞状细胞化生）。有人认为储备细胞也与微腺体增生有关。

储备细胞增生，指在化生的早期储备细胞沿着基底膜（在腺细胞层下）繁殖增生，逐渐呈复层化，细胞学检查多成排成群出现，细胞小，甚至比基底层细胞更小，圆形，核偏位，染色质匀细，胞质少，内有小空泡，核质比大于 1∶1，周围可见多量化生细胞（图 6-76 ~ 6-78）。储备细胞应与子宫内膜细胞鉴别：子宫内膜细胞胞质更少，成团出现，排列紧密，染色质颗粒状，常与间质细胞同时出现。散在单个储备细胞也容易与 HSIL 混淆。因储备细胞增生由原始的小细胞组成，在组织学和细胞学上的细胞团均易与原位腺癌相混淆，应注意鉴别诊断。

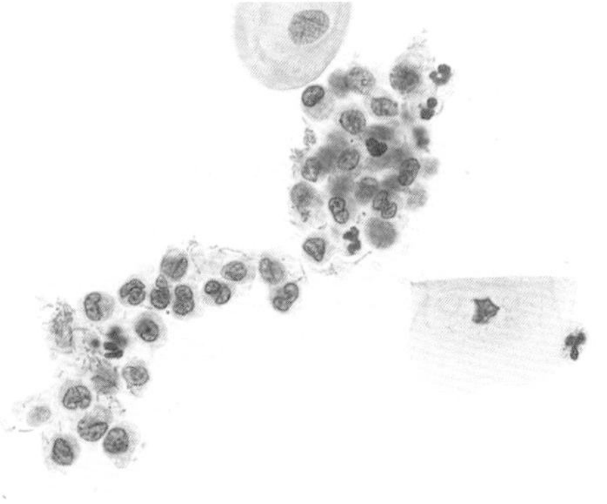

图 6-76　储备细胞增生。细胞小，核偏位，核质比增加

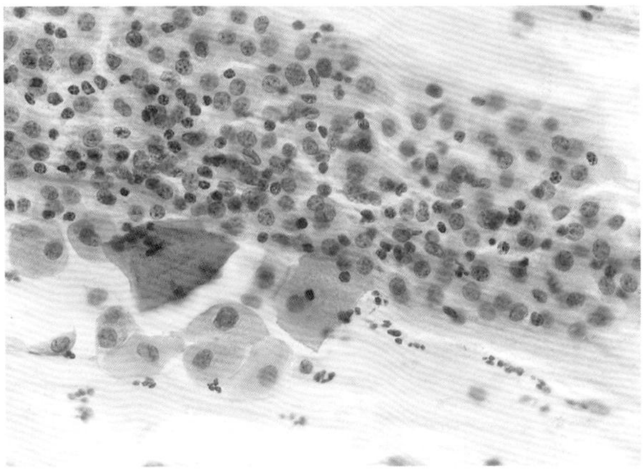

图 6-77　储备细胞增生（传统涂片）。细胞小，核质比增加，排列紧密

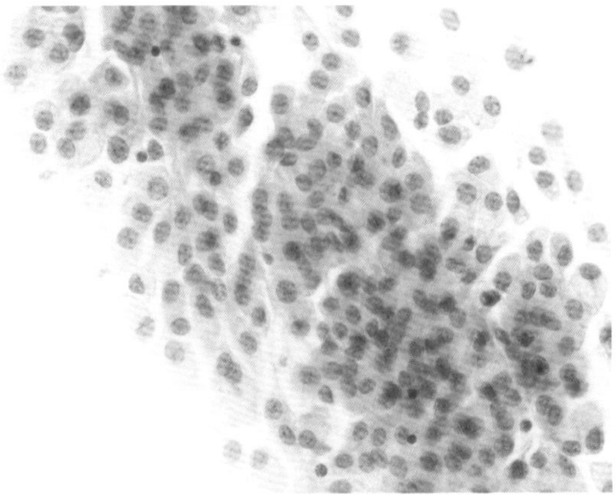

图 6-78　储备细胞增生（传统涂片）。紧密细胞团，细胞小，染色质匀细，核质比增加

3. 输卵管上皮化生细胞（fallopian tube-type epithelial cells）

输卵管上皮化生指输卵管样上皮取代了宫颈内膜柱状上皮（图 6-79）。一项研究表明，输卵管上皮化生见于 21% 宫颈锥切样本和 62% 子宫切除样本。巴氏细胞学检查可见这些腺上皮增大，胞核浓染，排列拥挤，假复层，核圆形或卵圆形，多形性，染色质细颗粒状，深染，但染色质分布均匀，核仁不明显，核质比增高，类似异常宫颈腺上皮细胞；存在闭锁堤及纤毛，边缘光滑没有羽毛状结构是输卵管化生细胞的最重要线索（图 6-80，6-81）。纤毛有时可退化而不明显使其诊断更加困难，输卵管上皮化生无临床意义，但有时会误诊为异常腺上皮细胞或原位腺癌（图 6-82，6-83）。巴氏涂片有时会将宫颈腺上皮病变如宫颈原位腺癌（AIS）误判读为良性管状上皮化生，而使患者得不到有效的随访，所以一定要注意二者的鉴别诊断。输卵管化生细胞是造成非典型腺细胞的常见原因之一。

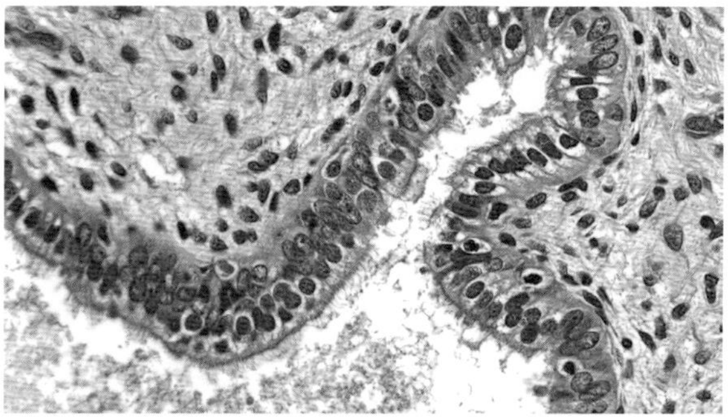

图 6-79 输卵管化生，组织学（HE 染色）。见闭锁堤或纤毛。输卵管化生为一良性变化，很常见。30% 锥形切除或子宫切除样本可见输卵管化生

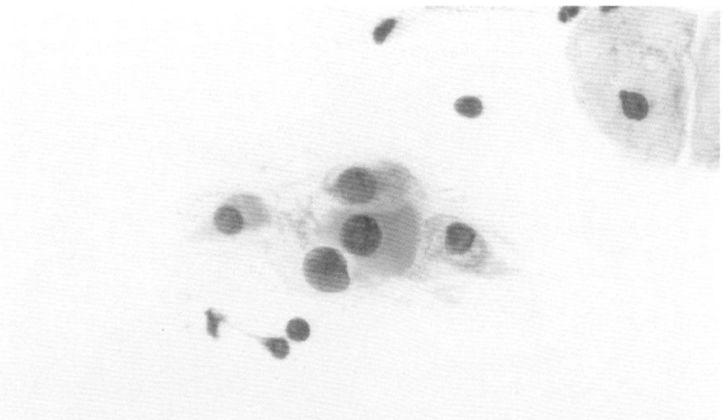

图 6-80 输卵管上皮化生细胞。小簇输卵管上皮化生细胞团，细胞核圆形

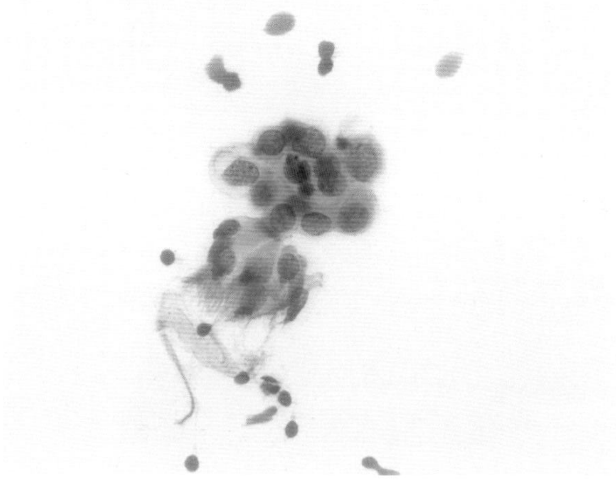

图 6-81 输卵管上皮化生细胞。输卵管上皮化生细胞，纤毛清晰可见

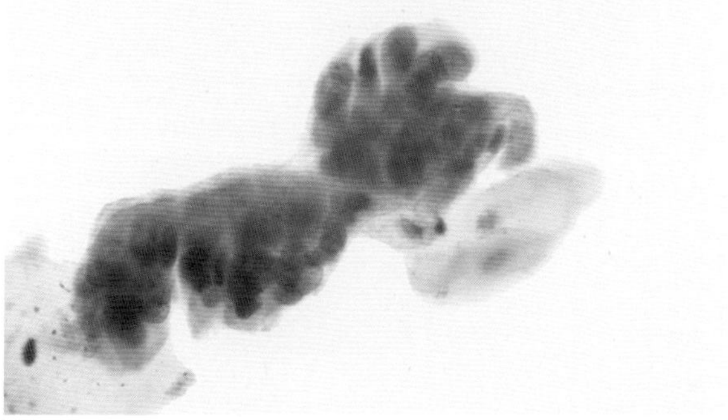

图 6-82 输卵管上皮化生细胞。细胞拥挤，胞核增大，深染，易判读为非典型腺细胞，如发现纤毛一般提示为良性变化

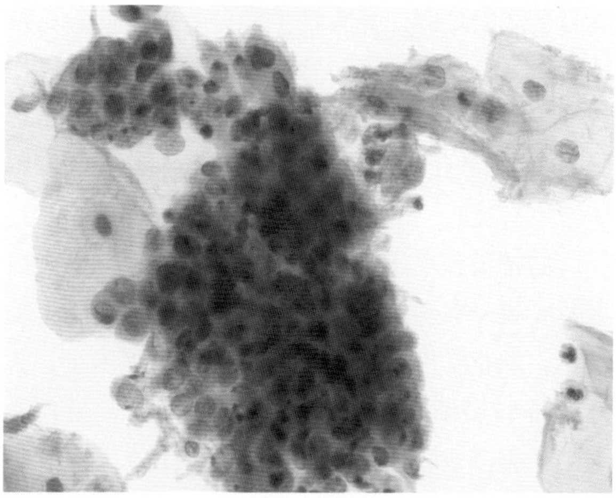

图 6-83 输卵管上皮化生似 AGC/AIS。大片状细胞团，胞核增大，拥挤，可见核仁，很易判读为非典型腺细胞，注意局部可见闭锁堤及纤毛

4. 微腺体增生（microglandular hyperplasia）

微腺体增生是宫颈管腺细胞良性增生，有人认为其由储备细胞增殖而来，与雌激素和孕激素的刺激有关（口服避孕药、妊娠），通常见于生育年龄女性，患者多无任何临床症状。组织学显示小而圆的腺体和较大的囊腺体紧密排列，拥挤在一起。腺腔内可含黏液和炎性细胞（图 6-84，6-85）。其细胞学特征为反应性宫颈管腺细胞（非特异性发现）和假性角化（pseudoparakeratosis）。假性角化过度是指退行性变的宫颈管腺细胞，核固缩，胞质嗜橙色，与角化过度细胞相似，常混合不成熟鳞状化生细胞和小储备细胞（图 6-86 ~ 6-88）。有时增生的细胞可出现轻微的异型性，易判读为非典型腺细胞（图 6-89），大量不成熟化生细胞也可出现，易判读为 ASC-H（图 6-90）。

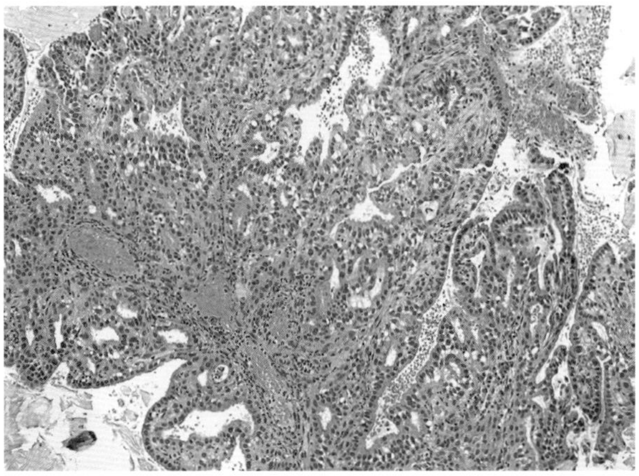

图 6-84 微腺体增生，组织学（HE 染色）。腺体呈小圆形或不规则形，可见囊性扩张，管腔内有黏液或炎性细胞（一）

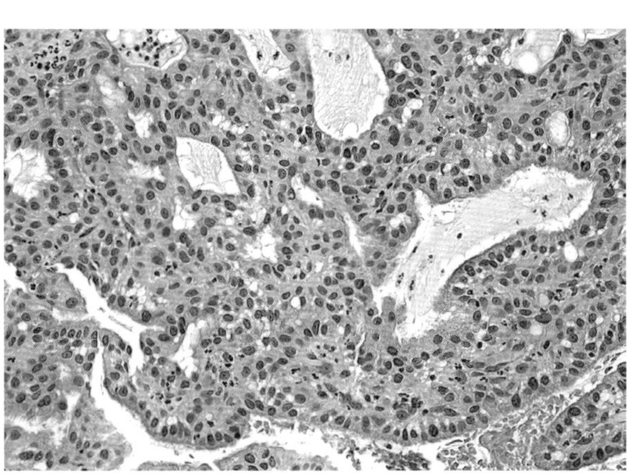

图 6-85 微腺体增生，组织学（HE 染色）。腺体呈小圆形或不规则形，可见囊性扩张，管腔内有黏液或炎性细胞（二）

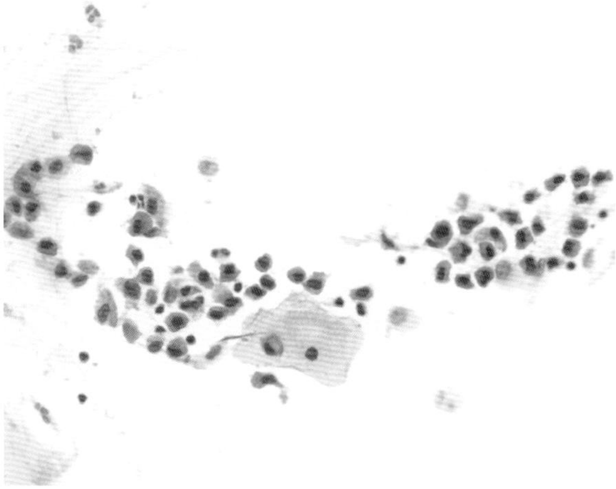

图 6-86 微腺体增生（传统涂片）。退化的小细胞团与储备细胞增生相似，很多假性角化不全细胞（一）

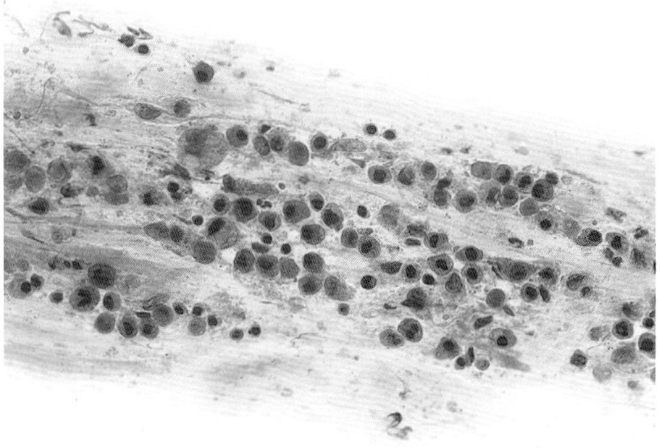

图 6-87 微腺体增生（传统涂片）。退化的小细胞团与储备细胞增生相似，很多假性角化不全细胞（二）

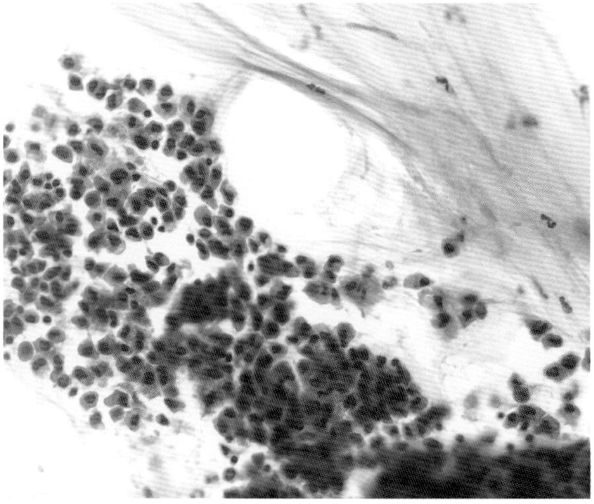

图 6-88 微腺体增生（传统涂片）。退化的小细胞团与储备细胞增生相似，很多假性角化不全细胞（三）

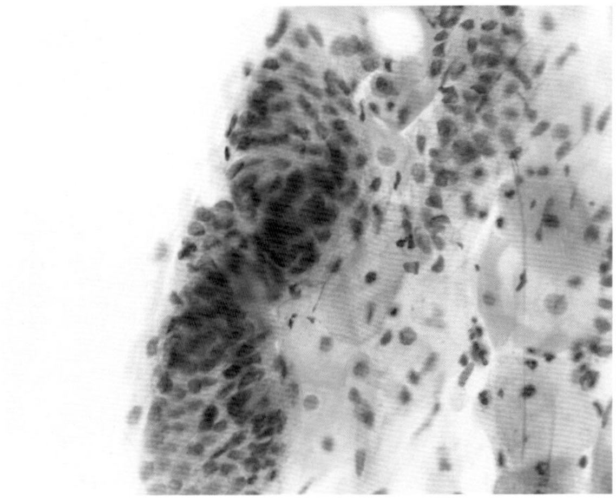

图 6-89　微腺体增生（传统涂片）。小腺细胞增生明显，轻微异型性，易判读为非典型腺细胞

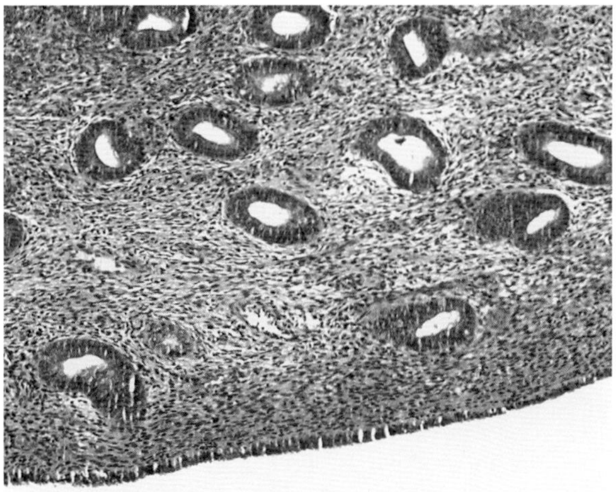

图 6-91　增殖期子宫内膜，组织学（HE 染色）

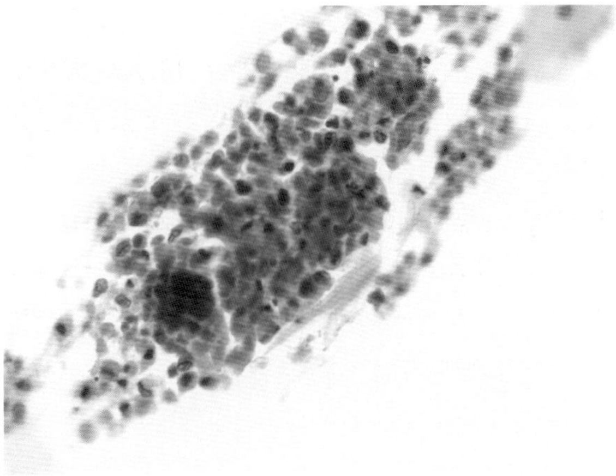

图 6-90　微腺体增生（传统涂片）。许多不成熟化生细胞伴退化性改变，易判读为 ASC-H

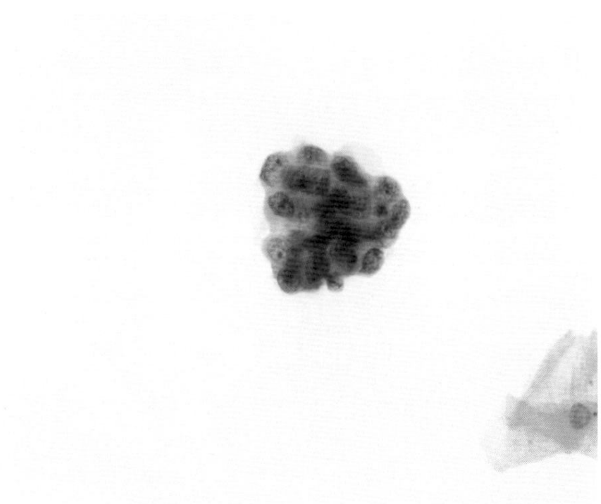

图 6-92　子宫内膜腺细胞。自行脱落的子宫内膜腺细胞，细胞小，形成小球状，注意不要误判读为 HSIL 细胞（一）

## 二、子宫内膜细胞

**1. 子宫内膜腺细胞（endometrial glandular cells）（指自行性脱落的内膜细胞）**

子宫内膜细胞包括子宫内膜腺细胞和间质细胞（图 6-91），子宫内膜腺细胞和间质细胞均可出现在宫颈涂片上。正常子宫内膜腺细胞出现在月经周期第 1～12 天，数量很少，细胞呈圆形或卵圆形，约为中性粒细胞大小。胞核偏位，圆形或卵圆形，退变而深染，核仁小或不见，染色质细而分布均匀，细胞核与中间层鳞状细胞核大小相似。胞质非常少，嗜碱性，核质比较高。细胞呈小的三维立体结构细胞团，排列紧密（图 6-92～6-94），有时也可见大的细胞团（图 6-95，6-96），但很少为单个细胞。

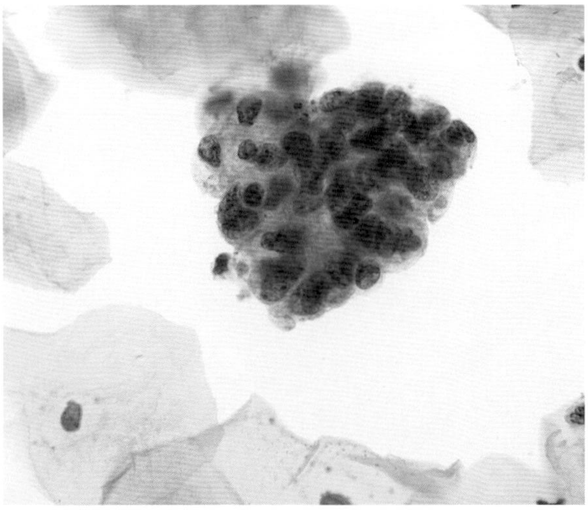

图 6-93　子宫内膜腺细胞。自行脱落的子宫内膜腺细胞，细胞小，呈小球状，注意不要误判读为 HSIL 细胞（二）

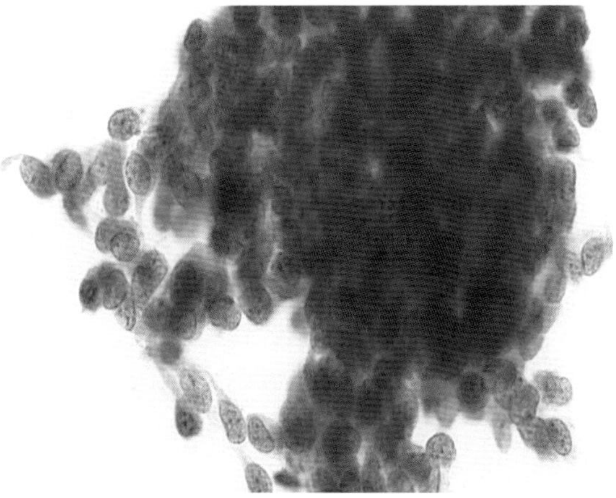

图 6-94 子宫内膜腺细胞。可呈三维结构，细胞大小一致，染色质无深染，这是正常子宫内膜腺细胞，不要误判读为 HSIL 或 AGC。本例为 21 岁女性月经周期第 5 天宫颈细胞学图片，临床资料对宫颈细胞学的正确判读尤为重要

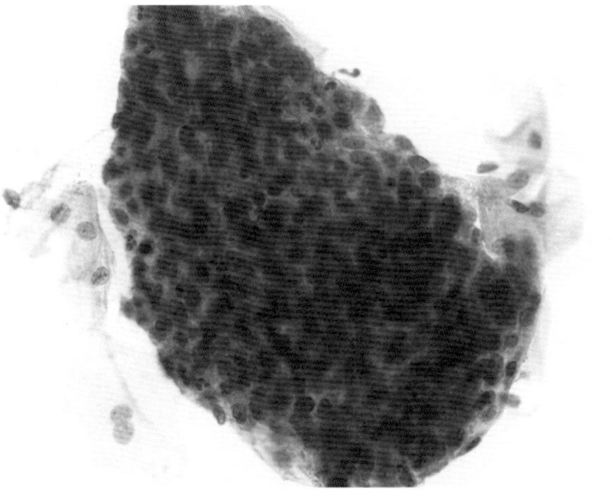

图 6-95 子宫内膜腺细胞。内膜腺细胞有时可呈大片状，不要误判读为非典型腺细胞

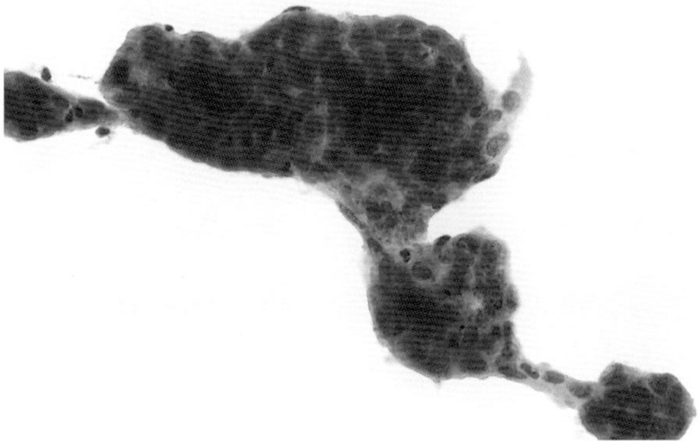

图 6-96 子宫内膜腺细胞。内膜腺细胞有时可呈大片状，不要误判读为非典型腺细胞

典型双轮廓子宫内膜细胞球的结构多见于月经周期第 6 ~ 10 天，中间为紧密深染间质细胞团，外层由浅染子宫内膜腺细胞包绕（图 6-97 ~ 6-99）。液基涂片，细胞核呈豆状，核仁与染色质细微结构更清楚，胞质内空泡常见。在巴氏细胞学检查中，每天都会遇到的难题是区分子宫内膜腺细胞和宫颈管腺细胞，两者主要的细胞学特征是：子宫内膜腺细胞排列紧密拥挤，胞质稀少；宫颈管腺细胞排列疏松，呈簇状，细胞较大，胞质丰富。子宫内膜腺细胞可呈多形性，不规则排列，可判读为非典型腺细胞（图 6-100）。

小于 45 岁女性在非月经期涂片见子宫内膜腺细胞没有临床意义。新的 TBS-2014 报告系统对于 45 岁及以上年龄妇女出现宫内膜细胞应该报告，但应注明月经周期（小于 12 天或大于 12 天）。45 岁以上女性，正常形状内膜腺细胞的出现率，不同的研究变化很大，介于 0.5% ~ 3% 到 1/1600 或更低。正常子宫内膜腺细胞的出现提示女性可能患有子宫内膜病变的危险，但这种危险很低，尤其对于绝经前女性和没有子宫内膜癌危险因素及无任何临床症状的女性。2012 ASCCP 指南建议，对无临床症状绝经前有子宫内膜腺细胞的女性，巴氏检查后均不需要进一步评估。巴氏检查 7% 有正常子宫内膜腺细胞的绝经后女性，可见明显的子宫内膜病变（子宫内膜增生或恶性肿瘤），因此，绝经后女性巴氏检查见到子宫内膜腺细胞，无论有无临床症状，均建议进一步组织取材检查子宫内膜。

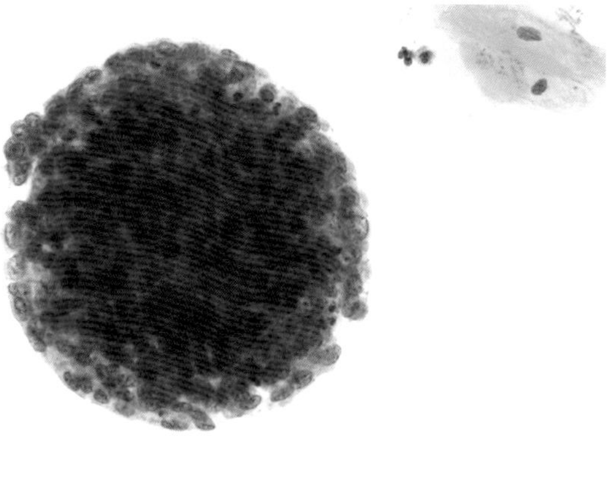

图 6-97 子宫内膜细胞球。中心为间质细胞，边缘为内膜腺细胞，常见于月经周期第 6~10 天

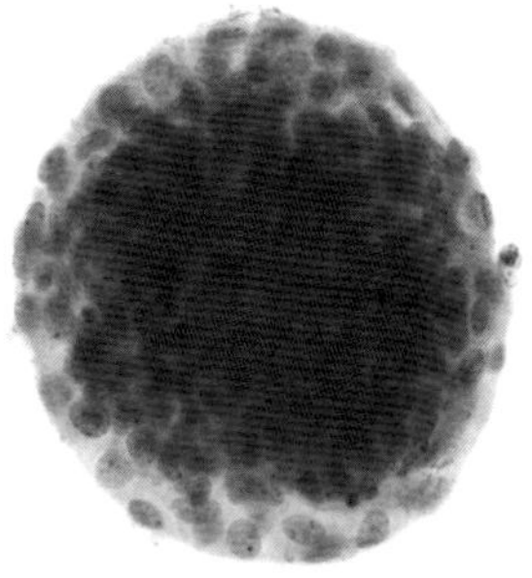

图 6-98　子宫内膜细胞球。中心为间质细胞，边缘为内膜腺细胞，常见于月经周期第 6~10 天（一）

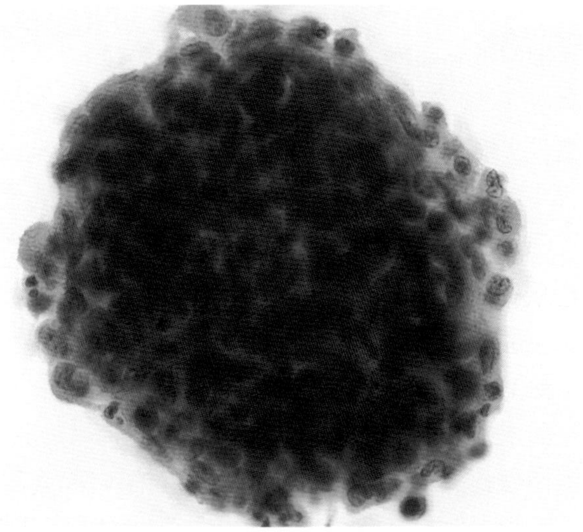

图 6-99　子宫内膜细胞球。中心为间质细胞，边缘为内膜腺细胞，常见于月经周期第 6~10 天（二）

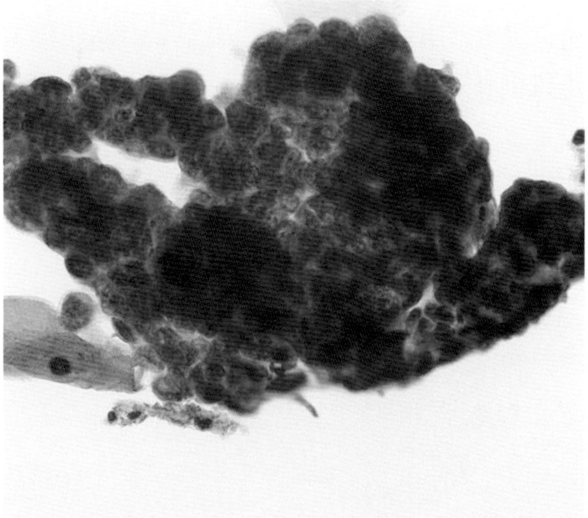

图 6-100　非典型子宫内膜腺细胞。细胞紧密排列，胞核增大，深染，染色质粗糙，应判读为非典型子宫内膜腺细胞，活检为分化良好的子宫内膜癌

2. 子宫内膜间质细胞（endometrial stromal cells）

与子宫内膜腺细胞相同，正常子宫内膜间质细胞仅出现在月经周期前半期。长久以来在巴氏细胞学检查中，可见两种“间质细胞”，即表浅和深层的间质细胞。现在认为表浅间质细胞可能是来源于骨髓的组织细胞，而非真正来源于间叶的间质细胞，故称为间质组织细胞。这些细胞多见于月经周期第 6 ~ 10 天，帮助清除月经末期子宫内膜碎片。表浅间质细胞与小的组织细胞形态相似，但常松散聚集成群（粘连的组织细胞）（图 6-101，6-102）。间质细胞较小，仅比子宫内膜腺细胞稍大，核小呈圆形、卵圆形或豆形，核常偏位。有时细胞核可呈多形性，深染，核膜不规则而被误判读为非典型子宫内膜腺细胞。

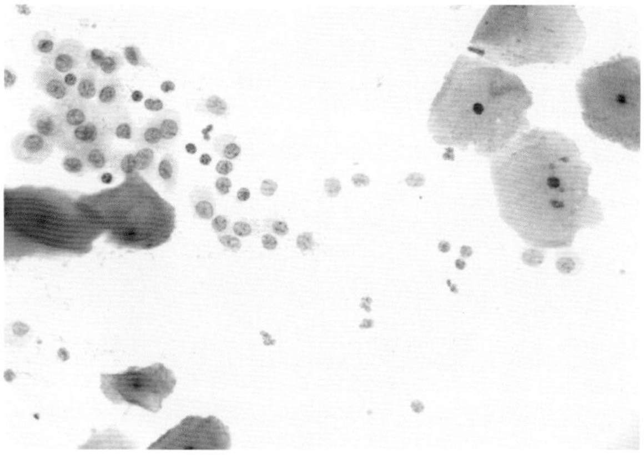

图 6-101　子宫内膜浅层间质细胞（传统涂片）。细胞较小，仅比内膜细胞稍大，胞核圆，胞质丰富，疏松，与小组织细胞相似

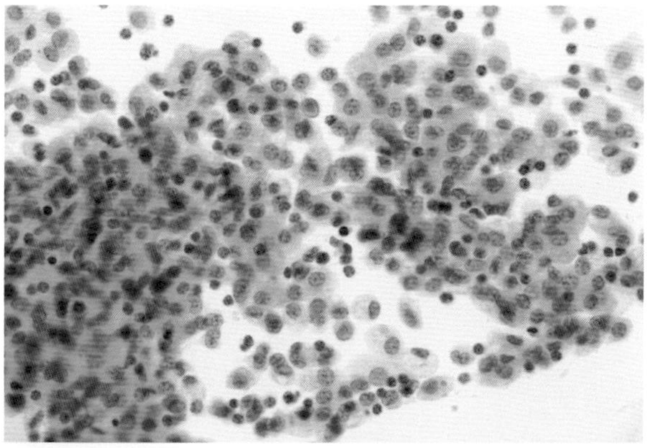

图 6-102　子宫内膜浅层间质细胞（传统涂片）。内膜浅层间质细胞，大片状。胞核较小，圆形、卵圆形或豆形，胞核常偏位

深层间质细胞较小，呈梭形或纺锤形，胞质少，核呈卵圆形、梭形，易见长轴、核沟（图 6-103，6-104）。深层间质细胞在宫颈涂片中很少见。

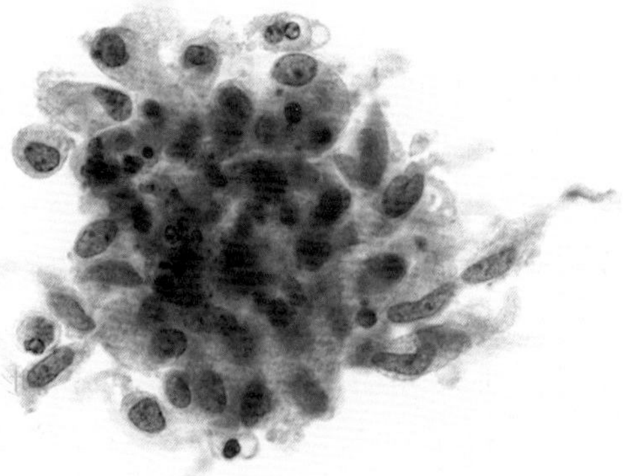

图 6-103 子宫内膜深层间质细胞。小的深层间质细胞团，细胞核呈椭圆形或梭形，胞质少

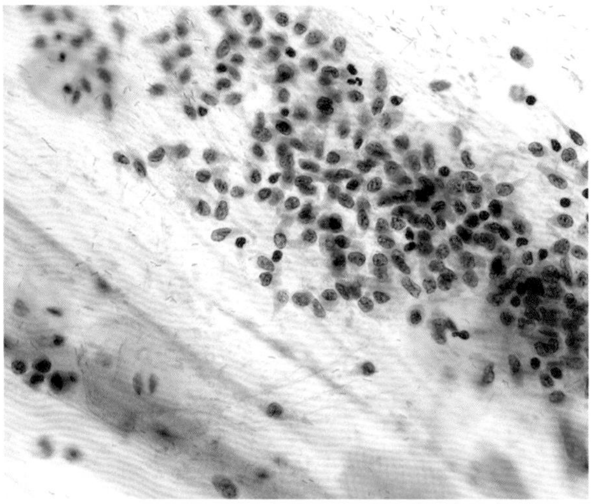

图 6-104 子宫内膜深层间质细胞（传统涂片）。许多小的深层间质细胞，宫颈细胞学检查见内膜间质细胞不会增加患子宫内膜癌的风险

3. 组织细胞（巨噬细胞）（histiocytes）

组织细胞体积较大，单个存在，不聚集，细胞核偏位，呈圆形、椭圆形或肾形，核仁可见，胞质泡沫样，内有小空泡，也可表现为多核巨细胞。组织细胞常在月经前半期和子宫内膜腺细胞一起脱落，并常与表层间质细胞相伴随，两者很难区分，均表现为散在的单个细胞，中等量泡沫状胞质，核呈圆形或肾形，偶可见多核组织细胞（图 6-105）。

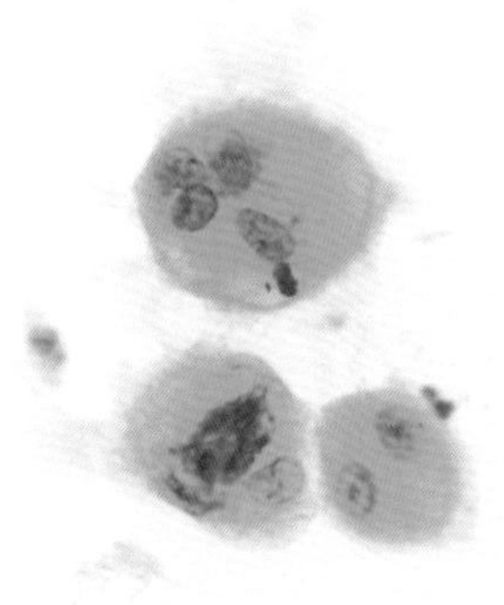

图 6-105 子宫内膜组织细胞（传统涂片）。小组织细胞，单个存在，核仁可见，胞质泡沫样，内有小空泡，可多核

4. 子宫下段组织碎片（lower uterine segment, LUS）

通常多为血性涂片，取样过程中用力过大、过深，锥形切除后宫颈管变短，或子宫下段位置较低，均可刷取到大片深染的正常子宫内膜腺细胞，可伴或不伴间质细胞。见密集成群的小细胞及梭形细胞，排列成片状、管状、桥状的奇异形结构，也可形成深染、拥挤的细胞团。有纤维间质，间质内有毛细血管，此为其重要特点。并可见单纯或有分支的管状腺体包埋于间质。间质细胞大小相似，呈卵圆形或梭形，核淡染，间质细胞聚集也可形成深染拥挤的细胞团（图 6-106～6-108 ）。LUS很容易过度诊断为非典型腺细胞、原位或浸润性癌（宫颈鳞癌、宫颈腺癌和子宫内膜癌）。有时子宫内膜癌可发生于子宫下段，使诊断更加复杂化。巴氏检查发现有LUS，可在报告中注明。LUS是因取样时人为所致，并非自行性脱落的子宫内膜细胞，所以无临床意义。最重要的一点：不要将宫颈鳞状上皮、腺上皮和子宫内膜的病变细胞团误判读为LUS而延误疾病的诊断。

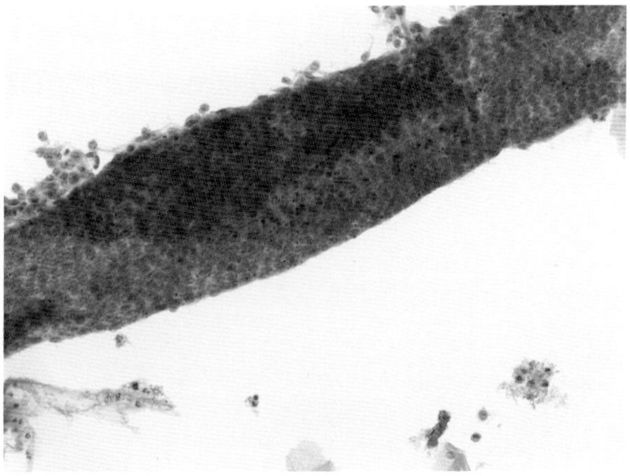

图 6-106　子宫下段组织碎片。大片状上皮细胞碎片，可呈不规则片段，因取样所致，没有临床意义。与 40 岁以上女性见到脱落子宫内膜细胞意义不同。关键是不要误判读为 HSIL 或 AGC 等（一）

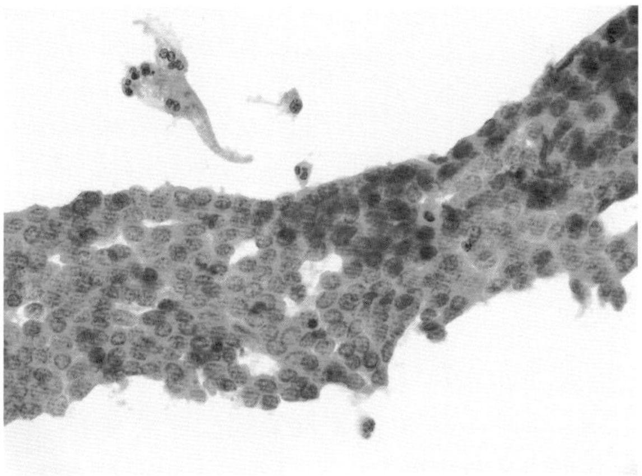

图 6-107　子宫下段组织碎片。大片状上皮细胞碎片，可呈不规则片段，因取样所致，没有临床意义。与 40 岁以上女性见到脱落子宫内膜细胞意义不同。关键是不要误判读为 HSIL 或 AGC 等（二）

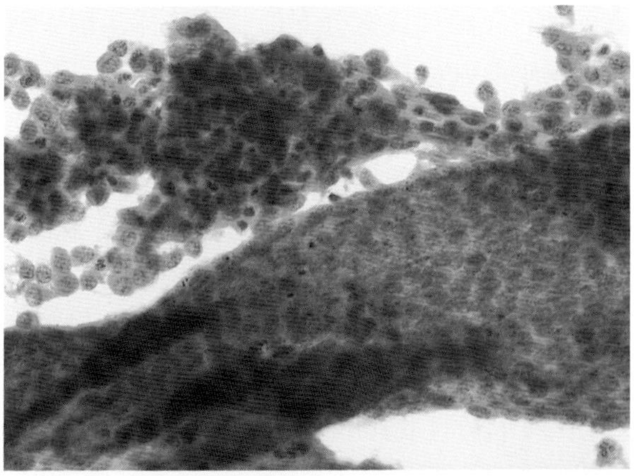

图 6-108　子宫下段组织碎片。如果子宫内膜细胞伴间质细胞则容易诊断，图示上方零散的细胞团可能为伴随的间质细胞。此为 45 岁正常女性宫颈细胞学

5. 子宫切除后的腺细胞（post-hysterectomy glandular cells）

有时在子宫切除后样本中可见到腺细胞，其发生率依不同的研究报告从 1%～2% 升高至 13%，甚至高达 20%。主要表现为良性的宫颈管型腺细胞，可见杯状细胞或化生的黏液性细胞（图 6-109，6-110）。也可见类似子宫内膜腺细胞的圆形至立方形细胞、大团细胞（图 6-111）。它的出现有多种解释：可能是单纯子宫切除后残留的输卵管脱垂、阴道子宫内膜异位、Wolffian 管残留体产生的腺细胞、为适应萎缩而产生的黏液细胞或杯状细胞化生、创伤刺激或治疗引起的阴道腺病，患者病史不正确（如无子宫切除史或仅有保留宫颈的子宫次全切除术史等）。出现此良性腺细胞要报告，临床上无须做任何处理。对病理医生来说重要的是，准确知道患者的病史、子宫切除的原因，从而排除分化好的腺癌。因为高分化腺癌细胞形态可表现温和，应注意不要漏诊。

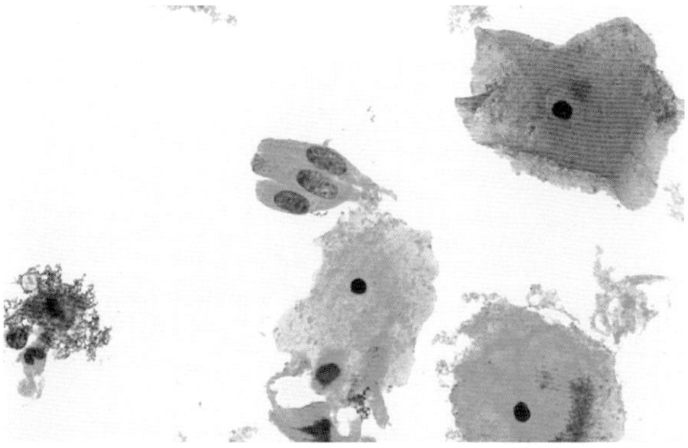

图 6-109　子宫切除后正常腺细胞。腺细胞可散在，柱形，黏液性等，无临床意义

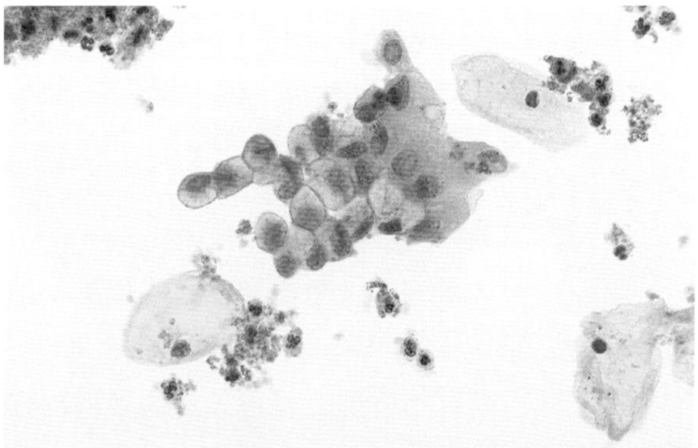

图 6-110　子宫切除后正常腺细胞。腺细胞可散在或呈片状，柱形，黏液性等，无临床意义

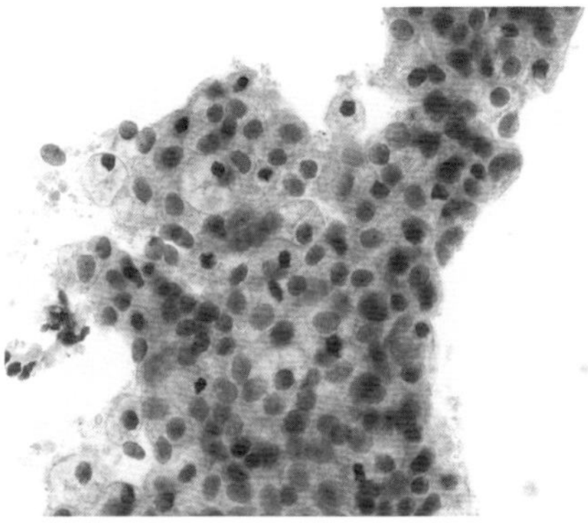

图 6-111　子宫切除后正常腺细胞。腺细胞可排列成大片状，圆形，黏液性等，无临床意义

6. 滋养细胞（trophoblasts）

合体滋养层细胞和细胞滋养层细胞来源于胎盘，巴氏检查中罕见，但有时在妊娠后期或产后可见（可长达产后 1 年）。虽然有报道认为其出现提示可能流产，但一般认为少量存在并非不良妊娠的可靠指标。如大量存在，或呈异型性可提示滋养层病（图 6-112 示胎盘组织学，合体滋养层细胞和细胞滋养层细胞）。

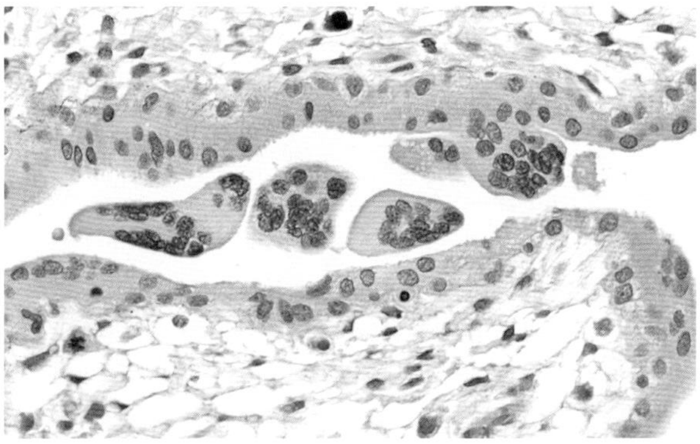

图 6-112　胎盘，组织学（HE 染色）。两层细胞，表层为合体滋养层细胞，第二层为细胞滋养层细胞

合体滋养层细胞体积大，为多核巨细胞、奇异的多核细胞，嗜碱性或嗜酸性胞质，胞质内有空泡。细胞核可多达 50 个甚至多于 100 个。它们从胎盘分离，所以有尾巴（图 6-113 ~ 6-115）。合体滋养层细胞易被误诊为多核组织细胞。大多数情况合体滋养层细胞的核位于中间，而多核组织细胞的核常位于外周。

细胞滋养层细胞可呈单个或小片状或簇状存在，呈小圆形或多形细胞，核质比中等，单核，大而深染，胞质深染，宫颈涂片罕见细胞滋养层细胞。

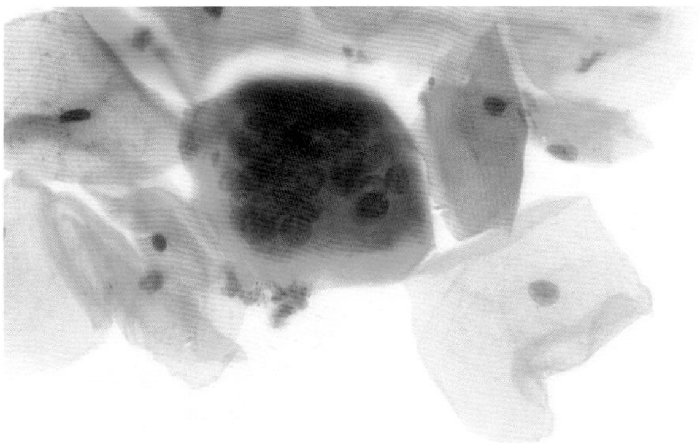

图 6-113　合体滋养层细胞（传统涂片）。合体滋养层细胞可呈多样性，胞核密集在中心（一）

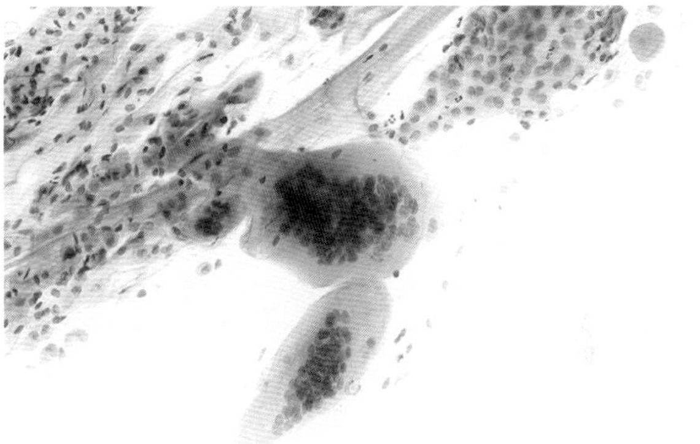

图 6-114　合体滋养层细胞（传统涂片）。合体滋养层细胞可呈多样性，胞核密集在中心（二）

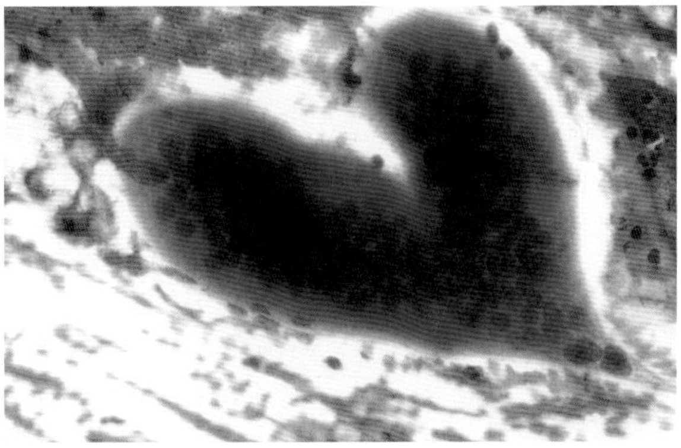

图 6-115　合体滋养层细胞（传统涂片）。合体滋养层细胞体积大，呈手套状，带尾巴，胞核超过 100 个，聚集在中心

7. Aras-Stella 反应

妊娠或孕激素的应用可引起子宫内膜（常见）和宫颈管腺细胞发生异常形态学变化，核增大，深染，胞质增多，可呈空泡状（图 6-116）。细胞学易误判读为非典型腺细胞。细胞明显增大，也易与高级别鳞状上皮病变相混淆

（图 6-117）。即使组织学检查，有时也易与非典型子宫内膜增生或透明细胞癌相混淆（图 6-118，6-119）。Aras-Stella反应细胞学具体描述参见本书第十章。

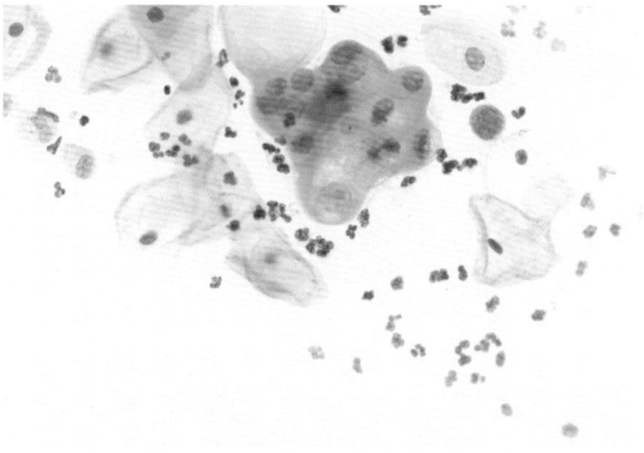

图 6-116　Aras-Stella反应。细胞核增大，细胞质呈分泌性，空泡状

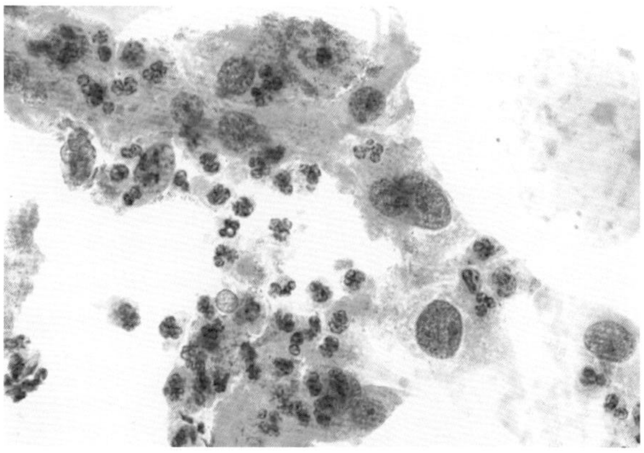

图 6-117　Aras-Stella反应。30 岁女性产后 4 周，细胞核明显增大，胞质呈空泡状

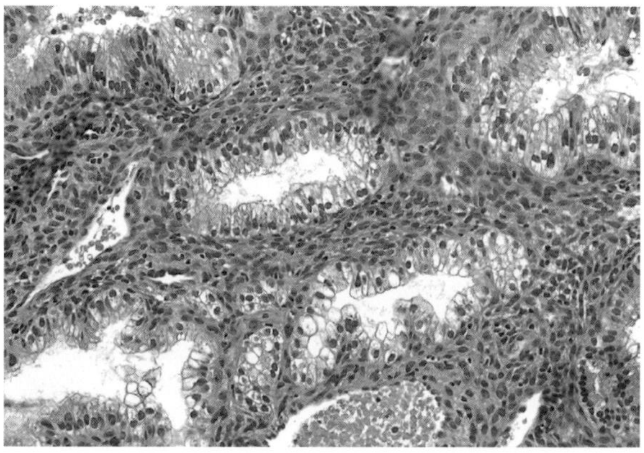

图 6-118　Aras-Stella反应，组织学（HE染色）。胞核增大，胞质空泡状，易诊断为非典型内膜增生或透明细胞癌，这种变化多呈局灶性（一）

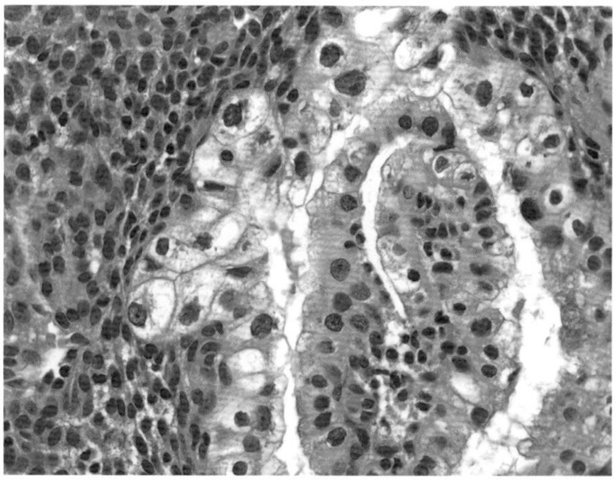

图 6-119　Aras-Stella反应，组织学（HE染色）。胞核增大，胞质空泡状，易诊断为非典型内膜增生或透明细胞癌，这种变化多呈局灶性（二）

## 参考文献


[1] Babkowski RC, Wilbur DC, Rutkowski MA, et al. The effects of endocervical canal topography, tubal metaplasia, and high canal sampling on the cytologic presentation of non-neoplastic endocervical cells. Am J Clin Pathol, 1996, 105: 403-410.

[2] Selvaggi SM, Haefner HK. Microglandular endocervical hyperplasia and tubal metaplasia: pitfalls in the diagnosis of adenocarcinoma on cervical smears. Diagn Cytopathol, 1997, 16(2): 168-173.

[3] Ducatman BS, Wang HH, Jonasson JG, et al. Tubal metaplasia: a cytologic study with comparison to other neoplastic and non-neoplastic conditions of the endocervix. Diagn Cytopathol, 1993, 9(1): 98-103.

[4] Van Le L, Novotny D, Dotters DJ. Distinguishing tubal metaplasia from endocervical dysplasia on cervical Papanicolaou smears. Obstet Gynecol, 1991, 78(5 Pt 2): 974-976.

[5] Wright TC Jr, Massad LS, Dunton CJ, et al. 2006 consensus guidelines for the management of women with abnormal cervical cancer screening tests. Am J Obstet Gynecol, 2007, 197(4): 346-355.

[6] Xiao GQ, Emanuel PO. Cervical parakeratosis/hyperkeratosis as an important cause for false negative results of Pap smear and human papillomavirus test. Aust N Z J Obstet Gynaecol, 2009, 49(3): 302-306.

[7] Kubba LA, Patel K, Du H, et al. Atypical parakeratotic spires and HCII HPV results: correlation in liquid-based cervicovaginal cytology specimens interpreted as ASC-US. Diagn Cytopathol, 2007, 35(8): 476-481.

[8] Abramovich CM, Wasman JK, Siekkinen P, et al. Histopathologic correlation of atypical parakeratosis diagnosed oncervicovaginal cytology. Acta Cytol,

2003, 47(3): 405-409.

[9] Zahn CM, Askew AW, Hall KL. The significance of hyperkeratosis/parakeratosis on otherwise normal Papanicolaou smears. Am J Obstet Gynecol, 2002, 187(4): 997-1001.

[10] Voytek TM, Kannan V, Kline TS. Atypical parakeratosis: a marker of dysplasia? Diagn Cytopathol, 1996, 15(4): 288- 291.

[11] Shidham VB, Rao RN, Machhi J. Microglandular hyperplasia has a cytomorphological spectrum overlapping with atypical squamous cells-cannot exclude high-grade squamous intraepithelial lesion (ASC-H). Diagn Cytopathol, 2004, 30(1): 57-61.

[12] Murali R, Loughman NT, Pagliuso J, et al. Cytological features of transitional cell metaplasia of the lower female genital tract. Pathology, 2010, 42(2): 113-118.

[13] Farghaly H, Bourgeois D, Houser PM, et al. Routine vaginal Pap test is not useful in women status-post hysterectomy for benign disease. Diagn Cytopathol, 2006, 34(9): 640-643.

[14] Bateson DJ, Weisberg E. An open-label randomized trial to determine the most effective regimen of vaginal estrogen to reduce the prevalence of atrophic changes reported in postmenopausal cervical smears. Menopause, 2009, 16(4): 765-769.

[15] Demay RM. Hyperchromatic crowded groups: pitfalls in pap smear diagnosis. Am J Clin Pathol, 2000, 114 (Suppl): S36-S43. Review.

[16] Kapali M, Agaram NP, Dabbs D, et al. Routine endometrial sampling of asymptomatic premenopausal women shedding normal endometrial cells in Papanicolaou tests is not cost effective. Cancer, 2007, 111(1): 26-33.

[17] Sarode VR, Rader AE, Rose PG. Significance of cytologically normal endometrial cells in cervical smears from postmenopausal women. Acta Cytol, 2001, 45(2): 153-156.

[18] Witkiewicz AK, Hecht JL, Cviko A. Microglandular hyperplasia: a model for the de novo emergence and evolution of endocervical reserve cells. Hum Pathol, 2005, 36(2): 154-161.

[19] Alvarez-Santín C, Sica A, Rodríguez M, et al. Microglandular hyperplasia of the uterine cervix. Cytologic diagnosis in cervical smears. Acta Cytol, 1999, 43(2): 110-113.

[20] Kashimura Y, Fukuda J, Toki N, et al. Evaluation of pregnancy-related cells in endometrial cytology. Acta Cytol, 2007, 51(3): 407-411.

[21] Arias-Stella J. The Arias-Stella reaction: facts and fancies four decades after. Adv Anat Pathol, 2002, 9(1): 12-23. Review.

# 第七章
# 微生物感染及污染

*赵澄泉（Zhao C） 杨 敏*

宫颈巴氏细胞学检查的目的是筛查，以便早期发现宫颈癌前病变而预防鳞状上皮细胞癌的发生。但如果发现微生物也应报告。微生物在TBS系统归属于无上皮内病变或恶性病变（NILM），巴氏细胞学检查虽然可以提供微生物感染的一些情况，但是不能取代常规的微生物检查和鉴定。微生物感染可以引起阴道及宫颈上皮细胞发生炎性细胞学变化，这些变化绝大多数为非特异性。请注意：炎性细胞学改变有时易与宫颈鳞状上皮和腺上皮病变相混淆，具体参见本书第八、第九、第十章。本章主要介绍宫颈细胞学检查中相对常见的一些微生物。

## 第一节 细菌感染

### 一、阴道正常菌群

健康育龄女性阴道内存在着不同种类和数量的细菌，包括多种需氧菌、绝对和兼性厌氧菌，最常见的需氧菌为乳酸杆菌，最常见的厌氧菌为胨球菌属（peptococci，$G^+$球菌）和革兰阳性菌。阴道菌群常见微生物见表7-1。1892年德国妇产科医生Albert Doderlein首次对阴道正常菌群（bacterial flora of the vaginal）进行了系统研究报告。阴道正常菌群的组成随女性年龄、激素水平、性交和身体的健康状况（免疫、阴道血液循环、异物、药物等）的变化而不同（表7-2）。

**表7-1 阴道菌群常见微生物**

| | |
|---|---|
| 乳酸杆菌 | 类杆菌属 |
| 类白喉杆菌 | 胨球菌属 |
| 葡萄球菌属 | 胨链球菌属 |
| 链球菌属 | 细梭菌属 |
| 大肠杆菌属（不包括A组） | 梭状芽胞杆菌属 |
| 阴道加德纳菌（*Gardnerella*） | Bifidobacterium |

**表7-2 影响阴道菌群的常见因素**

| 生理性 | 药物和疾病 | 局部因素 |
|---|---|---|
| 分娩 | 肝功能异常 | 感染 |
| 妊娠 | 激素失衡 | IUD及其他避孕工具 |
| 月经期 | 代谢性疾病 | 阴道冲洗 |
| 绝经期 | 机体感染 | 外科手术 |
| | 口服避孕药 | 外伤 |
| | 抗菌药物 | 性交 |

乳酸杆菌（lactobacilli）也称为Doderlein杆菌，是阴道最常见的重要正常菌群之一，它由至少6种不同的杆菌组成。乳酸杆菌为革兰染色阳性杆菌，3～6μm，巴氏染色呈淡蓝色，分散或成团存在（图7-1～7-4）。阴道糖原分解成葡萄糖，乳酸杆菌分解葡萄糖成乳酸，是维持阴道酸性环境的主要酸来源，阴道上皮细胞也可产生部分有机酸。阴道pH正常维持在4±0.5，抑制病原微生物生长。乳酸杆菌可裂解富含糖原的中间层鳞状上皮细胞即细胞溶解（cytolysis）。细胞溶解的细胞学特征：正常大小中间层细胞的细胞核，散布于胞质裂解碎片中，有大量的乳酸杆菌，无或轻微炎性细胞背景

（图 7-5，7-6）。巴氏细胞检查如 50%～75% 的细胞发生细胞溶解，标本可判读为“满意”，但质量指标应提及细胞溶解为 50%～75%。如细胞溶解大于 75%，而又未发现异常上皮细胞时，此标本则判读为“不满意”，应重复取材检查。

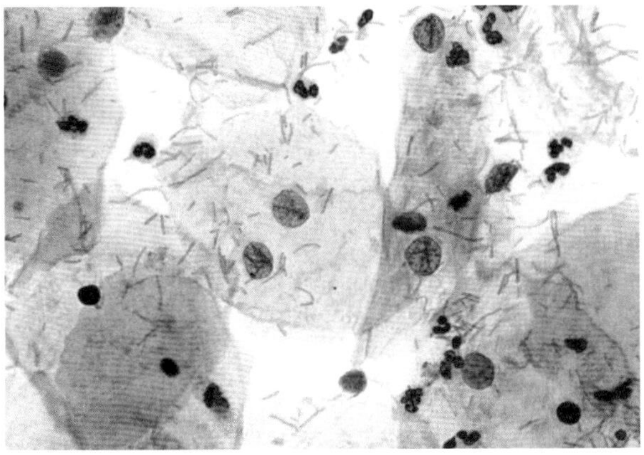

图 7-1　乳酸杆菌。可散在出现于液基涂片中

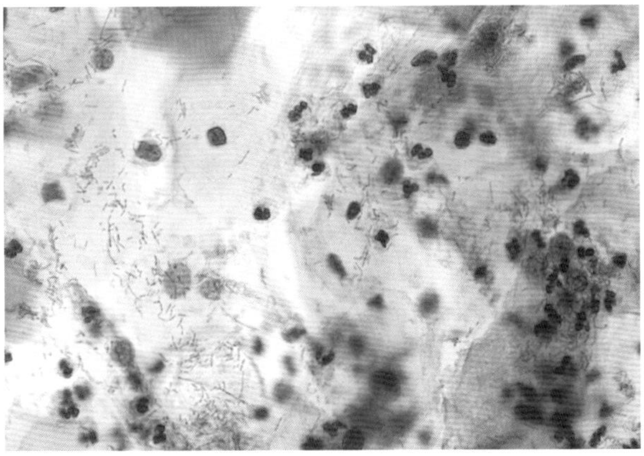

图 7-2　乳酸杆菌。许多乳酸杆菌和中性粒细胞可附着于鳞状上皮细胞

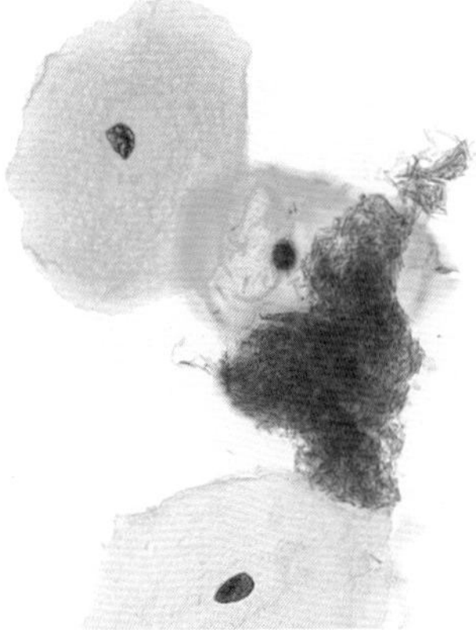

图 7-3　乳酸杆菌。在液基涂片中可成团出现

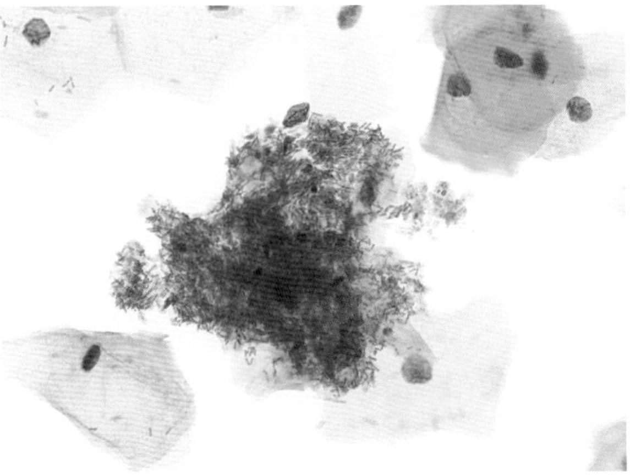

图 7-4　乳酸杆菌。在液基涂片中可成团出现

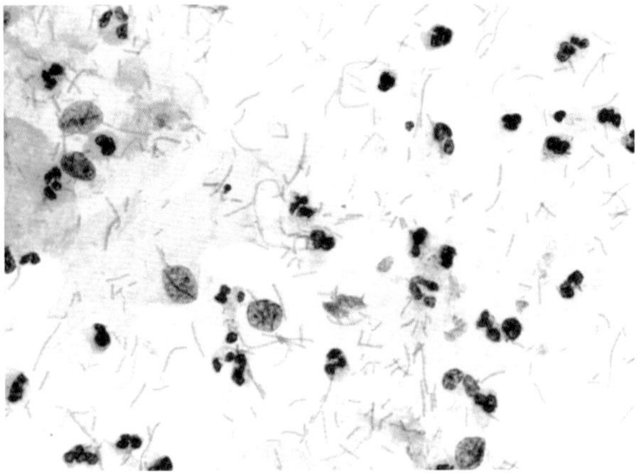

图 7-5　乳酸杆菌。乳酸杆菌代谢糖原可使上皮细胞裂解，图示中间层上皮细胞裸核

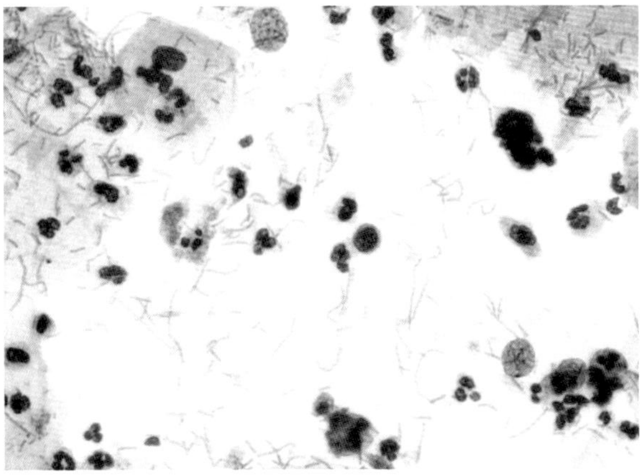

图 7-6　乳酸杆菌。以及中性粒细胞和几个赤裸的细胞核

液基细胞涂片，乳酸杆菌一般黏附于鳞状上皮细胞或混于黏液，而非似传统涂片散布于整个视野（图 7-7）。月经周期的后半期、妊娠、口服孕激素药物和糖尿病患者，乳酸杆菌和细胞溶解尤其明显。

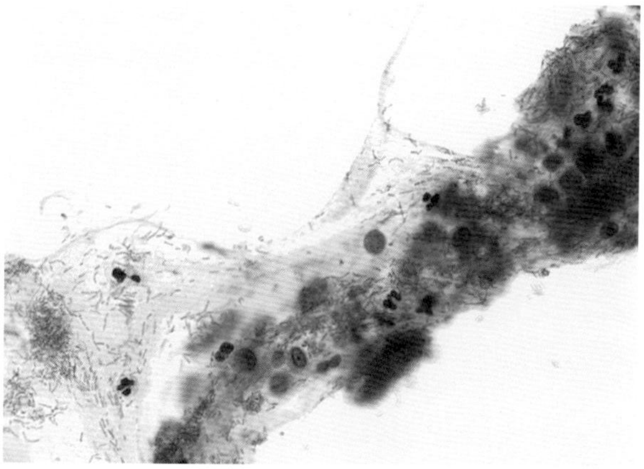

图 7-7　乳酸杆菌。许多杆菌与黏液混合存在，黏附于上皮细胞

## 二、细菌性阴道病

Gardner 和 Dukes 于 1955 年首次报道并描述细菌性阴道炎，他们认为阴道嗜血杆菌（Haemophilus Vaginalis）是其发病原因。阴道嗜血杆菌后来被重新命名为阴道加德纳菌（Gardnerella vaginalis，G. vaginalis ）以纪念其发现者 Herman Gardner。这一传统概念现已改变，细菌性阴道炎并非由单一细菌所致，而是因正常菌群失调，由多种细菌引起的综合征。*G.* vaginalis，Bacterioides spp，mobiluncus spp，mycoplasma hominis 等取代乳酸杆菌成为主要菌群，因这些细菌大量生长同时缺乏乳酸杆菌，故阴道 pH 值较高。因无明显阴道炎症，建议称为细菌性阴道病（bactericl vaginosis，BV）。细菌性阴道病是生育年龄女性阴道异常分泌的最常见原因，尤其见于年轻和性生活活跃的女性，绝经后女性相对少见。

患者临床表现为阴道分泌物增多，白带灰色稀薄，有腥臭味，尤其在性交后。约 50%BV 女性可无临床症状，如炎症明显，多伴有其他微生物感染。

宫颈巴氏细胞学检查的主要目的是筛查癌前病变，也可用于辅助细菌性阴道病的诊断。临床诊断细菌性阴道病，需具备如下 4 个条件中的 3 个：①稀薄均质的分泌物；②Whiff 试验阳性；③pH ＞ 4.5；④线索细胞（clue cell）。阴道加德纳菌为逗号形，小的兼性厌氧革兰阴性球杆菌，它是造成细菌性阴道病的最主要原因。加德纳菌易黏附于鳞状上皮细胞，看似一个绒球，表面模糊有斑点和细小颗粒，细胞边界模糊，胞核不清，这种鳞状上皮细胞称为线索细胞。炎性细胞和乳酸杆菌均少见，背景清晰（图 7-8 ~ 7-10）。除线索细胞外，许多小的革兰阳性或革兰阴性球杆菌也可黏附在一起形成特征性颗粒状蓝色背景（图 7-11）。这些细菌在细胞学上称为球形细菌，球形细菌和线索细胞是细菌性阴道病的两种重要的细胞学表现。

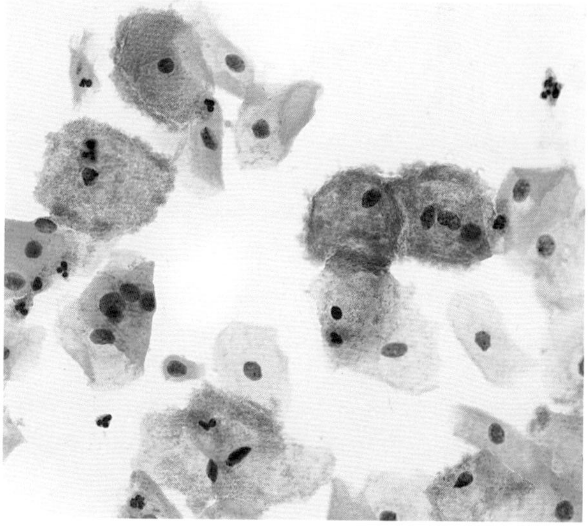

图 7-8　细菌性阴道病。鳞状上皮细胞表面覆盖许多小的细菌，称为“线索细胞”，是菌群失调的一种相对特异性细胞

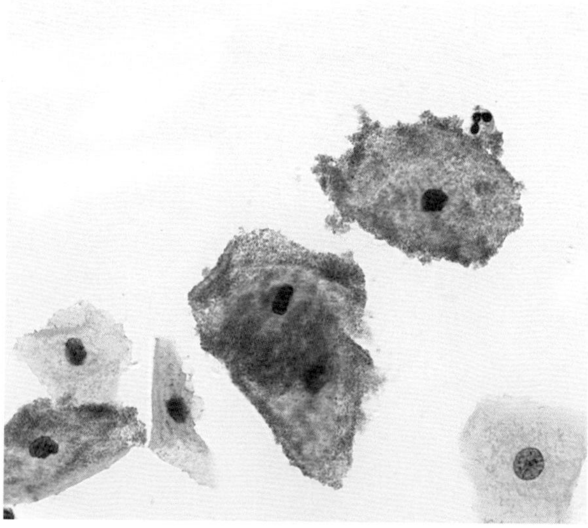

图 7-9　细菌性阴道病。线索细胞，无乳酸杆菌，涂片背景清晰，无明显炎性细胞，所以建议称为细菌性阴道病，而不称为细菌性阴道炎

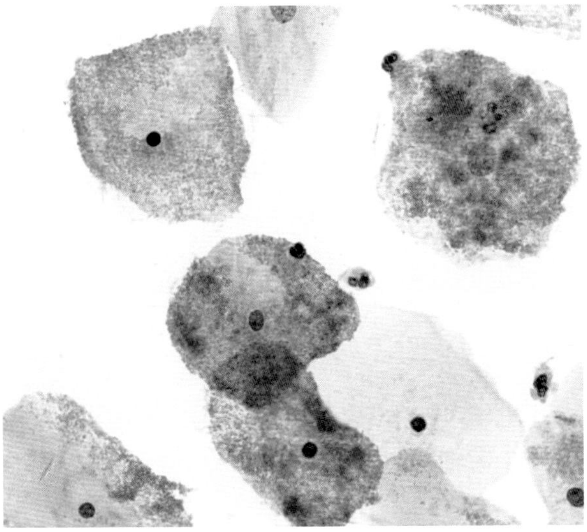

图 7-10　细菌性阴道病。图示线索细胞

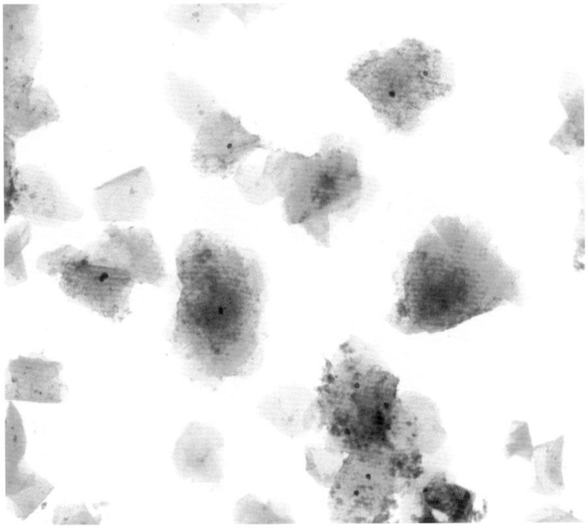

图 7-11　细菌性阴道病。许多球杆菌黏附于鳞状上皮细胞，另外许多球杆菌也可黏附在一起形成小的颗粒状物分散于细胞间

总之，细菌性阴道病的细胞学特征为：菌群失调，线索细胞，无乳酸杆菌和轻度炎症。巴氏涂片检查对临床诊断细菌性阴道病的特异性可高达 95%，球形细菌（伴或不伴线索细胞）常与有临床症状的细菌性阴道病有关，线索细胞本身对细菌性阴道病具有很高的阳性诊断价值。Schnadig及同事在 95% 含有线索细胞的阴道标本中培养鉴定出加德纳菌。在TBS系统中上述发现应报告为菌群失调，提示细菌性阴道病，此判读不是确定的细菌性阴道病诊断，需要结合临床做出最终诊断。

如果细菌遮盖大于 75% 的细胞，应判读为不满意标本（图 7-12），应重新取样检查。

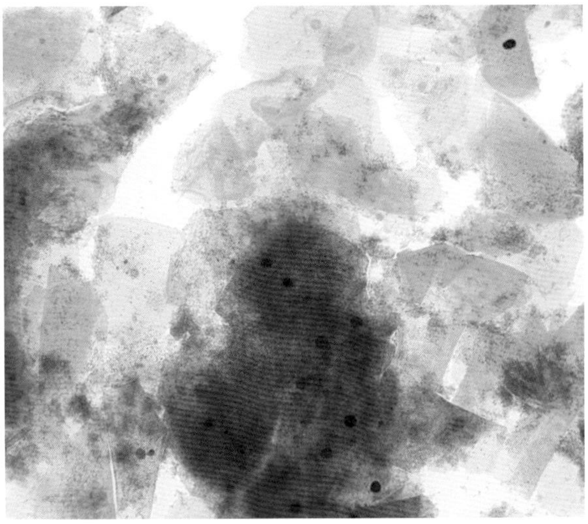

图 7-12　细菌性阴道病。细菌遮盖大于 75% 的鳞状上皮细胞，这种样本应判读为不满意样本

## 三、纤毛菌

纤毛菌（leptotrichia），革兰阴性无芽胞厌氧杆菌，细长，直或稍弯，可呈复杂团线状（图 7-13，7-14），无临床意义，它常与阴道滴虫共同存在，可出现在 75% 的病例（图 7-15A）。但有阴道滴虫并不一定提示纤毛菌的存在，口服避孕药及妊娠可能与纤毛菌存在有关。临床上有时可见纤毛菌，阴道滴虫和HPV感染共同存在（图 7-15B）。

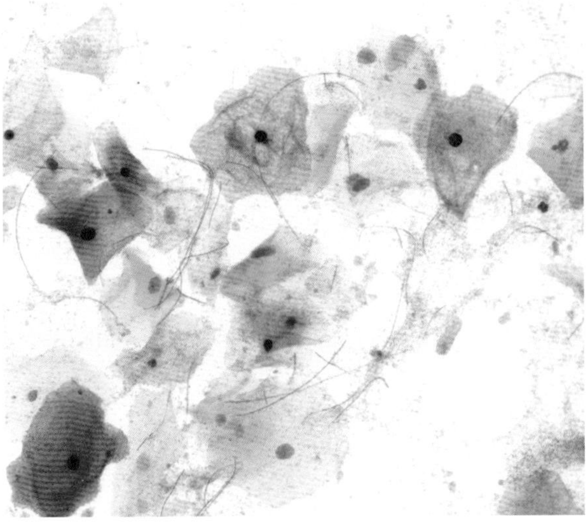

图 7-13　纤毛菌（传统涂片）。革兰阴性无芽胞厌氧杆菌，细长，直或稍弯曲，背景为许多球菌和中性粒细胞

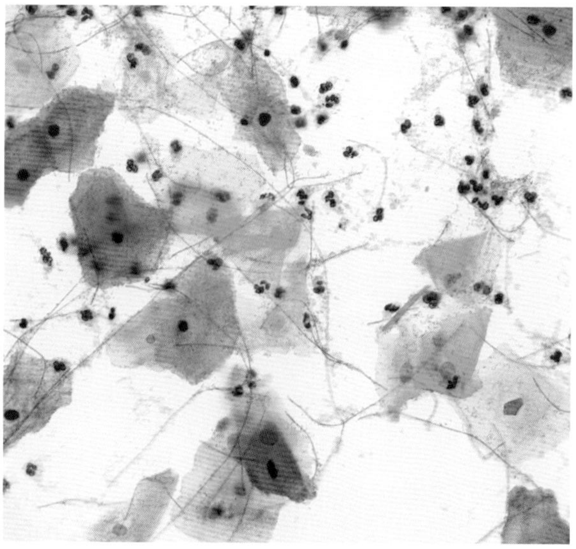

图 7-14　纤毛菌（传统涂片）。细长，直或稍弯，无临床意义

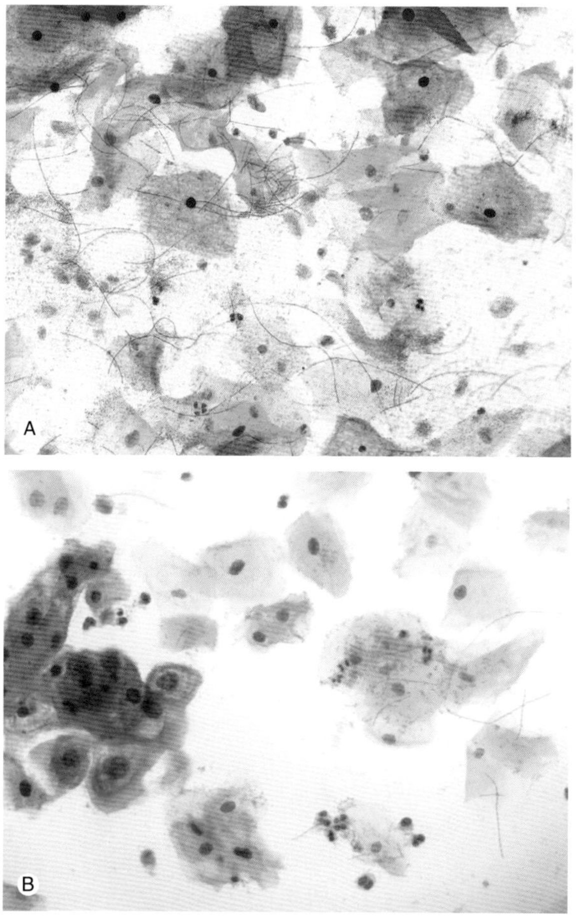

图 7-15　纤毛菌及阴道滴虫

A．传统涂片。图示许多阴道滴虫与纤毛菌共存，背景为许多小球形细菌

B．辛柏氏制片。图示典型挖空细胞（HPV感染），阴道滴虫和纤毛菌共存

## 四、放线菌

放线菌（actinomycetes）属无运动、无芽胞、厌氧或兼性厌氧革兰阳性菌，正常存在于扁桃体隐窝、牙垢和消化道，不属于阴道正常菌群。女性生殖道感染主因上行感染所致，常见于使用宫内节育器（IUD）、流产或手术器械污染。

如未经治疗取出IUD，放线菌感染的临床症状可持续长达一年。研究表明 10% 使用IUD的女性可发生阴道放线菌感染。在使用IUD和因盆腔炎住院的女性中，有 40% 患者下生殖道发现放线菌。但大多数宫颈细胞学发现有放线菌的女性可无任何临床症状，部分女性可能有恶臭的褐色分泌物。

放线菌为有分枝的丝状菌，巴氏细胞学涂片易见，镜检见成团深嗜碱性、大小不一的球状物，细丝状病原物缠绕成团，如“羊毛球”，周边呈细长的纤毛放射状结构，偶见单支，较粗的纤毛向外周延伸，典型的“硫磺样颗粒”可能见于有症状的患者。但单纯出现硫磺样颗粒不能诊断为放线菌。放线菌（图 7-16～7-19）主要特征见表 7-3。鉴别诊断包括许多其他微生物，如真菌、纤毛菌等。

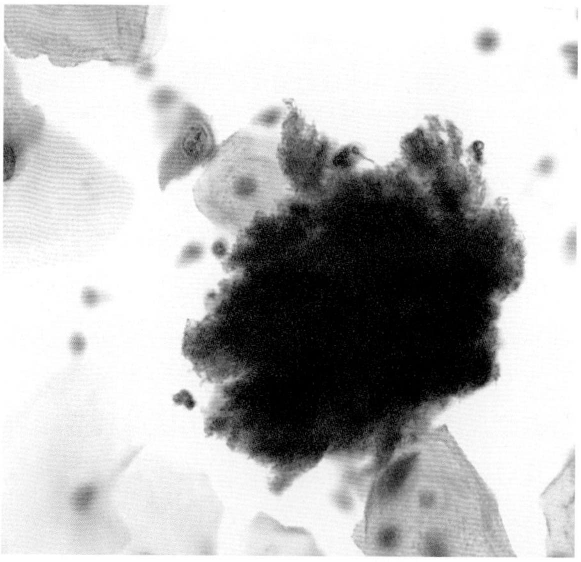

图 7-16　放线菌团。细丝样的病原菌为嗜碱性球状物，单独成团，不依附于上皮细胞

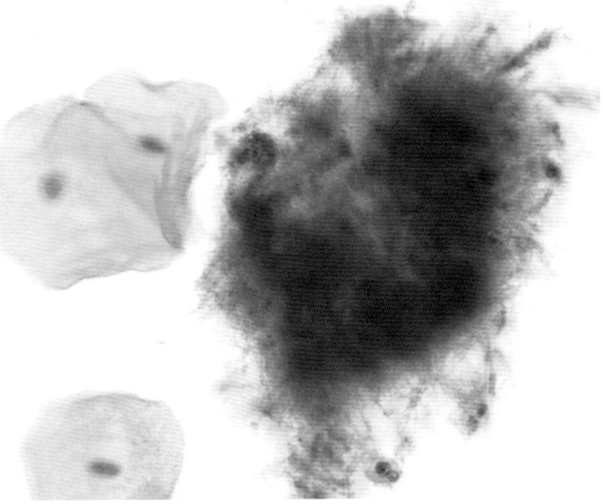

图 7-17　放线菌团。无数的细丝状结构向四周呈放射状排列

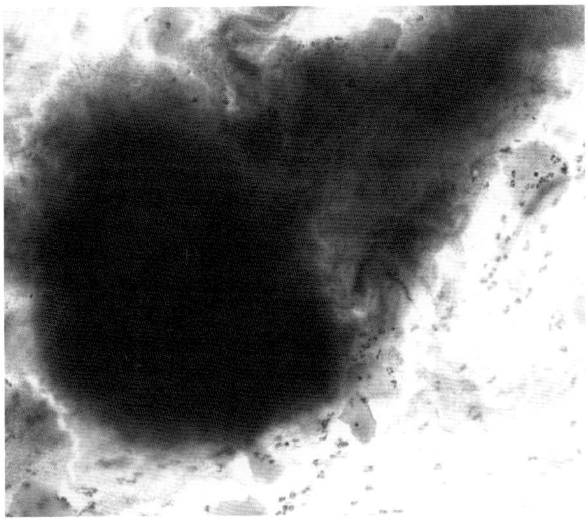

图 7-18　放线菌团（传统涂片）

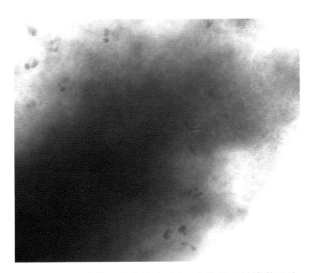

图 7-19　放线菌团（传统涂片）。高倍镜示放线菌团边缘，有时丝状结构可不明显

**表 7-3　生殖道放线菌主要特征**

| |
|---|
| 几乎总是与 IUD 或异物有关 |
| 可能无临床症状 |
| 深嗜碱性"羊毛球" |
| 平行的纤毛，锐角分支 |
| 培养困难 |
| 特殊染色（革兰、PAS）或免疫染色可确诊 |

如果巴氏涂片见到放线菌，无须取出 IUD；如无临床症状，也无须治疗。

## 五、沙眼衣原体

生殖道沙眼衣原体（chlamydiae trachomatis）感染是常见的细菌性性传播疾病，多见于 20～40 岁女性。美国 30 岁左右性生活活跃的女性中 50% 可能已有沙眼衣原体感染。30 岁以后其感染率明显下降，口服避孕药或妊娠能增加其感染。

衣原体首先感染宫颈和尿道，1～3 周后可出现临床症状，表现为异常阴道分泌物和尿道烧灼痛，如进入输卵管可引起盆腔炎。但 50% 的女性感染沙眼衣原体可能无任何临床症状。

沙眼衣原体是一类绝对细胞内寄生微生物，同时具有一些细菌和病毒的特征。革兰染色不着色，含有 RNA 和 DNA。它感染宫颈上皮细胞，使细胞增生活跃，胞质呈嗜天青颗粒状包涵体，可将胞核挤压一侧，呈"印戒状"，核增大，核质比增高，核深染，可多核（图 7-20～7-23）。细胞核变化易误判读为 LSIL。

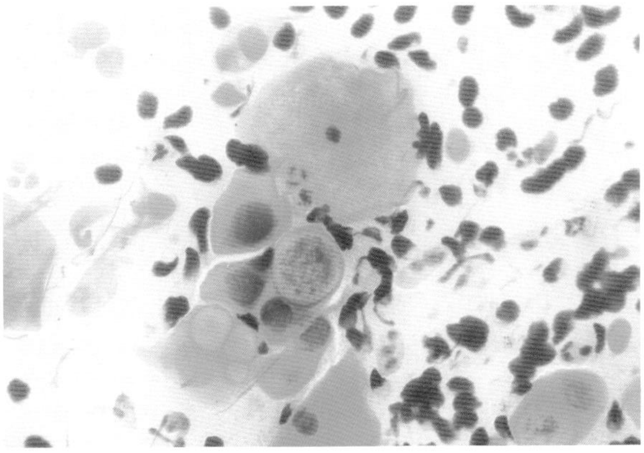

图 7-20　沙眼衣原体（传统涂片）。沙眼衣原体感染鳞状上皮，形成胞质内包涵体

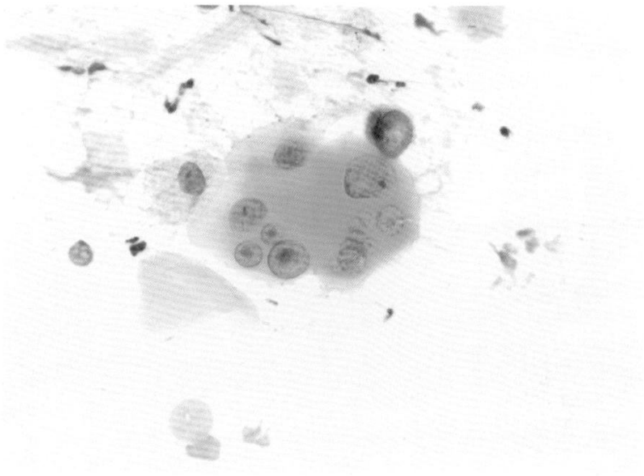

图 7-21　沙眼衣原体（传统涂片）。图示多个胞质内包涵体

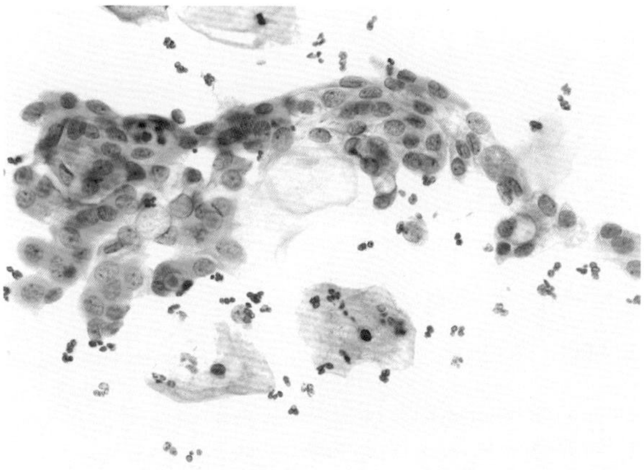

图 7-22　沙眼衣原体（传统涂片）。鳞状上皮细胞簇，图示多个细胞感染衣原体，鳞状上皮细胞核增大呈反应性改变

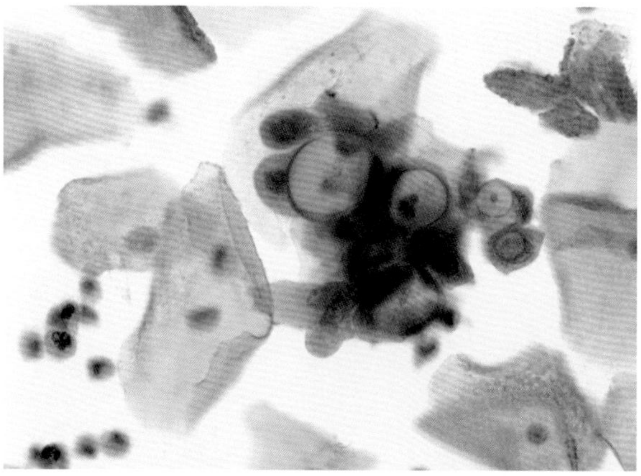

图 7-23　沙眼衣原体。感染细胞示胞质内包涵体和胞质空泡化，其将鳞状上皮细胞核挤压一边呈“印戒状”

沙眼衣原体与淋巴滤泡性宫颈炎密切相关，细胞学检查见淋巴细胞、浆细胞、组织细胞和中性粒细胞。关于宫颈巴氏细胞学检查衣原体的特异性，长期以来争论激烈，大多数认为其诊断的特异性和敏感性均较低。宫颈细胞学涂片对衣原体的检查结果不可靠，组织培养、荧光标记、酶联免疫检测尤其是PCR，可快速明确诊断。应特别注意的是，衣原体的判读不包括在TBS-2001报告系统中。

## 六、性病性淋巴肉芽肿

性病肉芽肿（granuloma venereal or inguinale）是性传播性疾病，常累及男性阴茎、女性外阴阴唇部，也可引起宫颈损伤，典型的症状为无痛性溃疡，致病菌为肉芽肿杆菌（klebsiella granulomatis），也被称为肉芽肿荚膜杆菌，为革兰阴性荚膜杆菌。细菌常存在于巨噬细胞内，巴氏染色不易发现。Wright或Giemsa染色可以发现胞内微生物，不易培养，PCR可快速敏感诊断。

## 七、其他细菌感染

1. 淋病双球菌（gonococci）

淋病是一种性传播疾病，发病率较高，病原体是淋病奈瑟菌，为非活动性、非孢子形成的革兰阴性双球菌，人类是淋病奈瑟菌的唯一宿主。宫颈管内柱状上皮细胞最易感染淋病奈瑟菌，细菌通过菌毛和其他表面蛋白黏附于细胞，经宫颈柱状上皮细胞侵入宫颈。

临床患者缺乏特异性表现，无症状带菌者多见；有症状患者宫颈局部炎性反应使得表层上皮腐烂脱落、黏膜下层微小脓肿形成及脓性分泌物渗出，治疗以青霉素疗效显著。

组织学急性期表现为急性炎症，组织间质水肿、白细胞浸润、溃疡形成及化脓性渗出物。慢性期表现为慢性非特异性炎症。细胞学表现：渗出物的宫颈涂片可见豆形双球菌，其也可见于鳞状上皮细胞表面，尤其在涂片空气干燥的地方易见（如边缘部）。革兰染色后用油镜观察，可见革兰阴性双球菌，形似肾形或咖啡豆样成对存在，凹面相对，散在分布于白细胞之外，还可见其被吞噬于中性粒细胞胞质内，确诊需要病原学检测，例如PCR。

2. 结核杆菌（bacillus tuberculosis）

宫颈结核与肺结核相关，生殖系统结核常累及输卵管和子宫。宫颈结核可通过直接播散继发于输卵管内膜或子宫内膜结核。宫颈结核中57%伴有子宫内膜感染。宫颈表现可为正常、炎症、增生、糜烂及溃疡，最常见者为坏死性溃疡。组织学见结核性肉芽肿改变。

细胞学可见上皮样细胞，呈嗜酸性染色，细胞边界不清，有时形成合胞体；朗格汉斯巨细胞需要与组织细胞型巨细胞相区分，后者多出现在绝经女性、放疗或滴虫感染者，坏死组织红染无结构物质及炎细胞。

宫颈结核较少见，宫颈细胞学不能直接诊断结核，仅反映病变的肉芽肿本质，提示可能患有结核菌感染。巴氏染色无法显示抗酸杆菌，确诊仍需组织学活检、特殊染色、特殊培养或分子生物学鉴定。

3. 梅毒螺旋体（treponema pallidum）

梅毒是梅毒螺旋体引起的可累及全身的慢性疾病，30岁左右的人群发病率最高。95%以上经性传播。原发性梅毒发生于外阴或宫颈等部位，开始为丘疹，迅速破溃成红色小溃疡，直径1～2cm，圆形，境界清楚，附少量浆液性分泌物，内含大量梅毒螺旋体，常为单发，无疼痛，如不治疗，3～8周内自然消退，局部不留痕迹或有轻度萎缩性瘢痕；2期梅毒皮肤黏膜损害及淋巴结肿大；3期梅毒出现心脏、神经、胃、眼、耳受累及呈树胶样肿损害等，各期均可累及宫颈。对于原发性或2期梅毒，青霉素类药物治疗效果佳，但3期梅毒难以治愈。常规的宫颈细胞学涂片不能鉴定梅毒螺旋体，其发现为非特异性的，可包括肉芽肿、慢性炎性反应及浆细胞、组织细胞和组织碎片。血清学可用来检测梅毒抗体。银染法和免疫荧光技术检测到梅毒螺旋体可明确诊断。

## 第二节 病毒感染

病毒属细胞内寄生微生物，许多病毒可引起不同的人类疾病，导致细胞形态学变化，此节主要介绍几种巴氏细胞学可以检测到的病毒。

### 一、人乳头瘤病毒（HPV）

1. HPV感染与宫颈癌及癌前病变

140多型HPV可感染人体，40多型HPV可感染肛周及下生殖系统。HPV可分为低危型（最常见HPV6、HPV11）和高危型（最常见HPV16、HPV18）。高危型HPV可引起高度宫颈上皮内瘤变（CIN1、CIN2、CIN3）、宫颈鳞癌和腺癌。低危型HPV可引起尖锐湿疣、扁平湿疣（flat condyloma）及部分低度宫颈上皮内瘤变（CIN1）。宫颈巴氏细胞学最重要的作用是可以检测HPV引起的细胞学改变，从而早期治疗以预防宫颈癌的发生。

50%～80%有性生活的女性一生中将被一种或多种HPV感染，1.3%被感染患者可能发展成宫颈癌。现已知绝大多数宫颈鳞癌都与HPV相关。大约80%～90%宫颈腺癌和宫颈腺原位癌也可检测到HPV DNA，HPV16和18型是主要的致癌型HPV。

2. HPV感染上皮细胞

HPV最易从宫颈移行区进入化生的鳞状上皮细胞，感染邻近的上皮细胞。病毒进入表层上皮细胞的胞质和胞核，复制合成，组装成熟与释放，引起典型的胞质变化，病毒颗粒充满细胞核可致细胞死亡，而后病毒再感染其他细胞。病毒DNA潜伏于鳞状上皮和腺上皮的基底层细胞，只有分子生物学方法可检测。

大多数HPV感染，尤其是低危型，病毒DNA呈完整游离型存在于细胞中，1～2年内机体将其消除。但在浸润癌和部分高度癌前病变，HPV DNA整合于与癌基因有关的宿主基因。

3. HPV相关的细胞形态学

HPV感染鳞状上皮细胞可引起典型的细胞形态学变化，巴氏细胞学检查依然是检测HPV感染最简便、快速和经济的方法。HPV感染可引起疣状或扁平上皮病变、上皮表层呈角化不全或过度角化。

病毒经胞质膜进入细胞可致角化不良（图

7-24，7-25），HPV感染胞质和胞核引起典型的细胞学变化的特征为：成熟鳞状上皮细胞，胞核非典型伴增大和深染，可见双核，挖空细胞。上述细胞变化也称为HPV感染或LSIL。LSIL细胞可单个或几个细胞在一起出现（图7-26～7-31），呈小细胞团簇（图7-32～7-34）或大细胞团簇（图7-35～7-37）。典型的挖空细胞为鳞状上皮细胞，多为中间层细胞，有时为鳞状化生细胞，后者与副基底层细胞常难以区分。挖空细胞的形成与HPV E4蛋白有关，细胞核的异型性可能因病毒DNA复制和病毒E6与E7引起的宿主DNA合成有关。

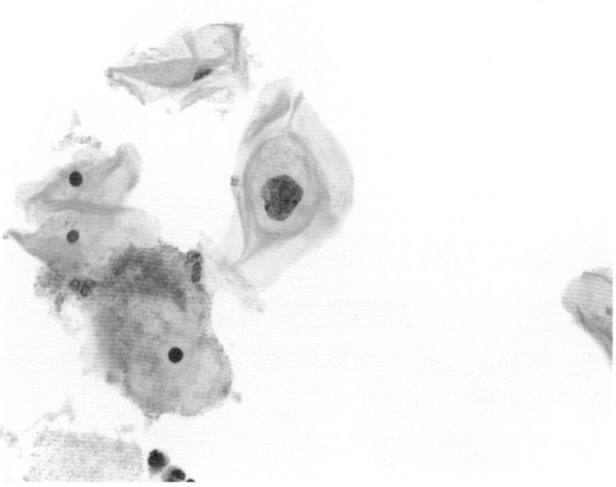

图7-26 低度鳞状上皮内病变（LSIL）。1个典型挖空细胞

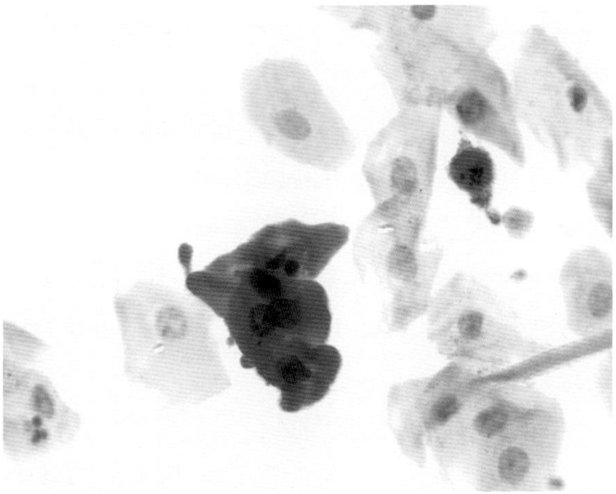

图7-24 角化不良（dyskeratosis）或角化型非典型增生（keratinizing dysplasia）。此例为LSIL，嗜橙色致密胞质，核深染，双核

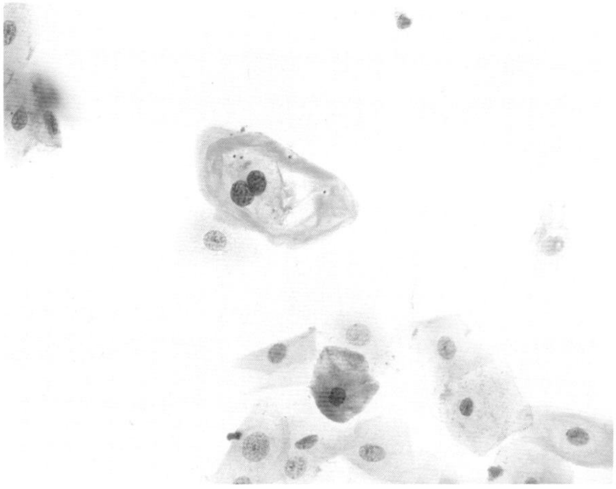

图7-27 低度鳞状上皮内病变（LSIL，传统涂片）。1个典型挖空细胞，双核

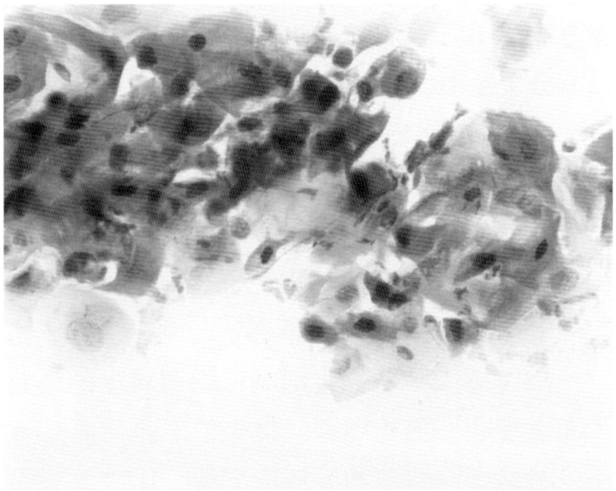

图7-25 角化不良或角化型非典型增生。细胞核不规整，深染，胞质致密，嗜橙色。此例为LSIL，应注意排除HSIL

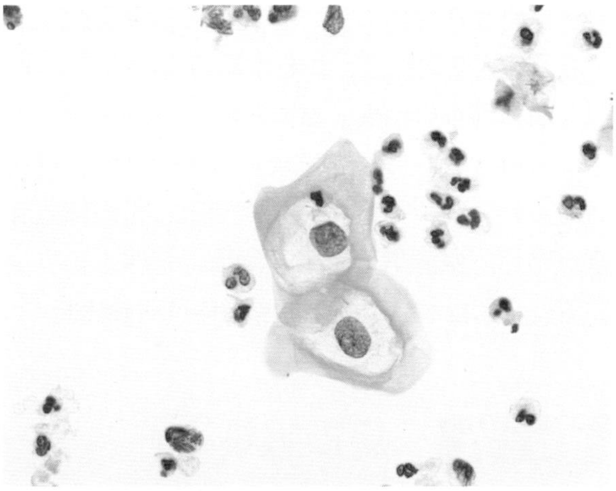

图7-28 低度鳞状上皮内病变（LSIL）。2个典型挖空细胞。胞质空腔大，空腔界限明显

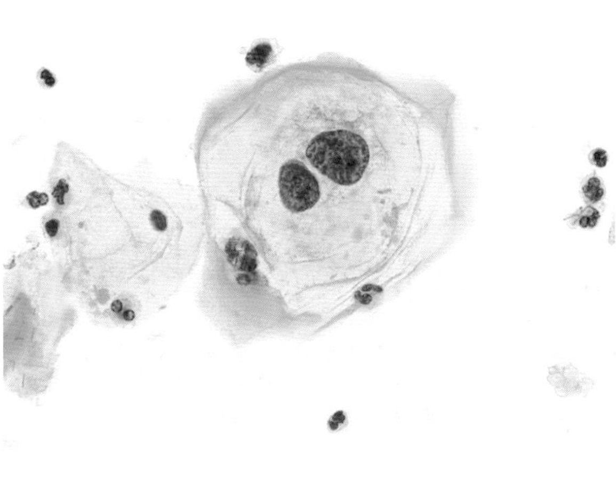

图 7-29　低度鳞状上皮内病变（LSIL）。1 个典型挖空双核细胞，细胞核明显异型，染色质粗糙，核膜不规则

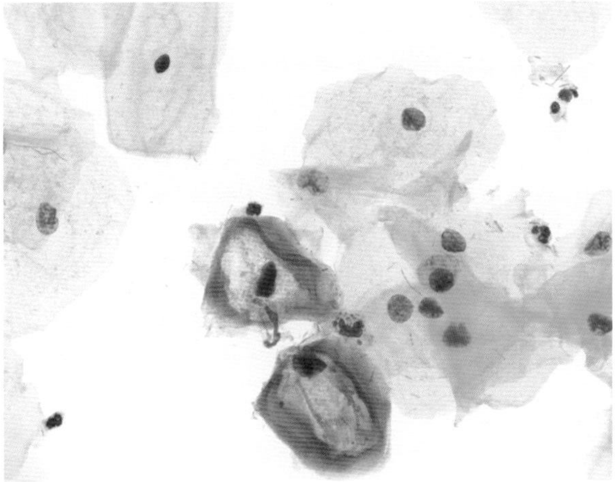

图 7-30　低度鳞状上皮内病变（LSIL）。2 个典型角化型挖空细胞，HPV 感染成熟的鳞状上皮细胞

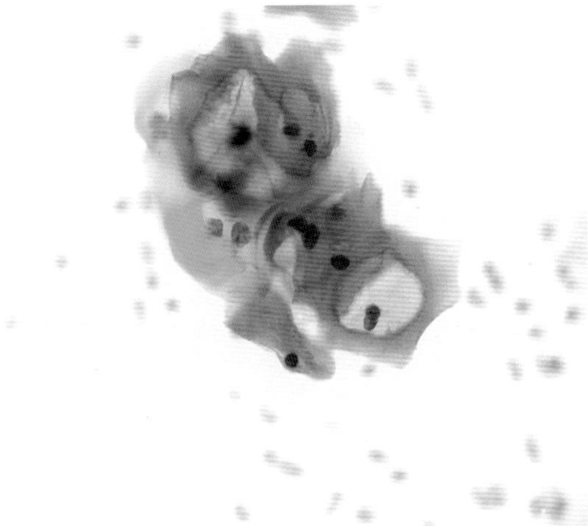

图 7-31　低度鳞状上皮内病变（LSIL，传统涂片）。挖空细胞簇较小，细胞核也较小，见双核，胞质空腔大，空腔界限明显

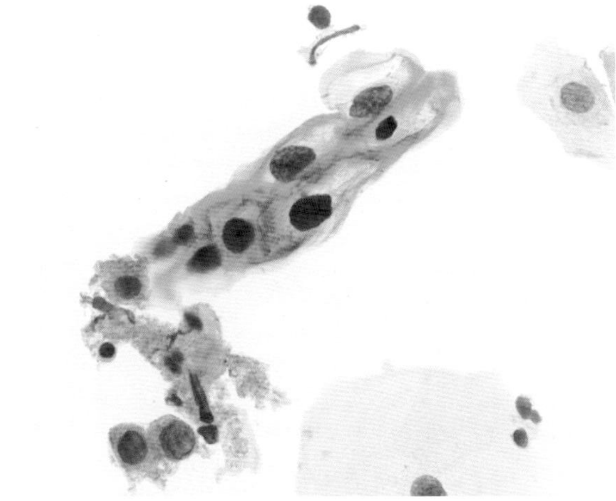

图 7-32　低度鳞状上皮内病变（LSIL）。LSIL 细胞簇较小，核不规则，深染，可见胞质空腔

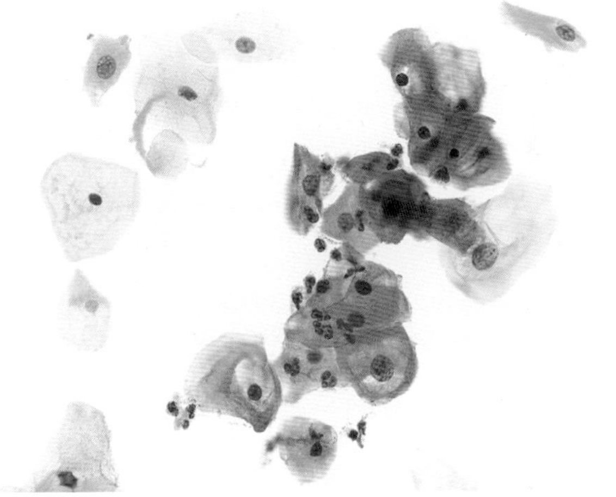

图 7-33　低度鳞状上皮内病变（LSIL）。LSIL 细胞簇较小，HPV 感染成熟鳞状上皮细胞

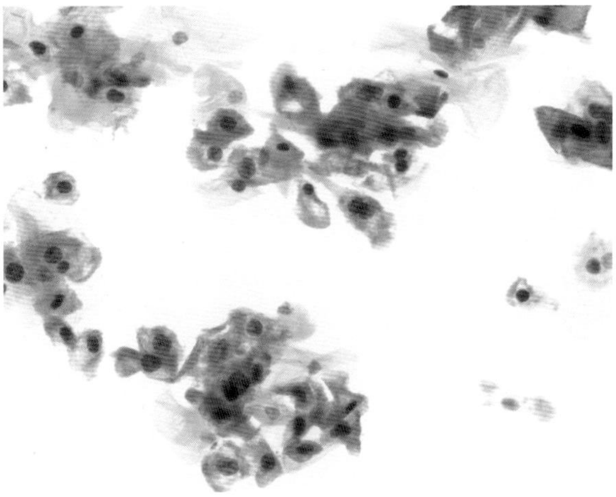

图 7-34　低度鳞状上皮内病变（LSIL，传统涂片）。许多 LSIL 细胞呈分散或疏松细胞簇，HPV 感染成熟鳞状上皮细胞，见双核，挖空细胞

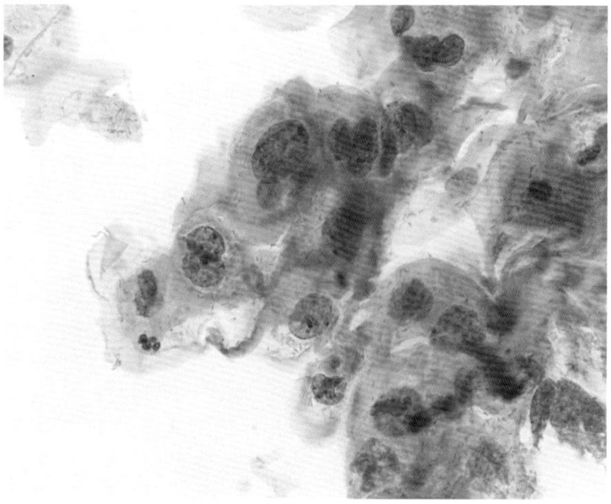

图 7-35　低度鳞状上皮内病变（LSIL）。LSIL 细胞呈紧密排列的大细胞簇，胞核增大明显；见双核，挖空现象不明显

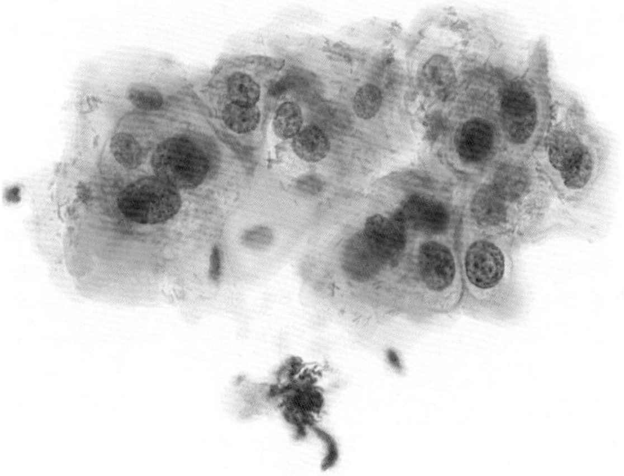

图 7-36　低度鳞状上皮内病变（LSIL）。LSIL 细胞团，核大，深染，双核

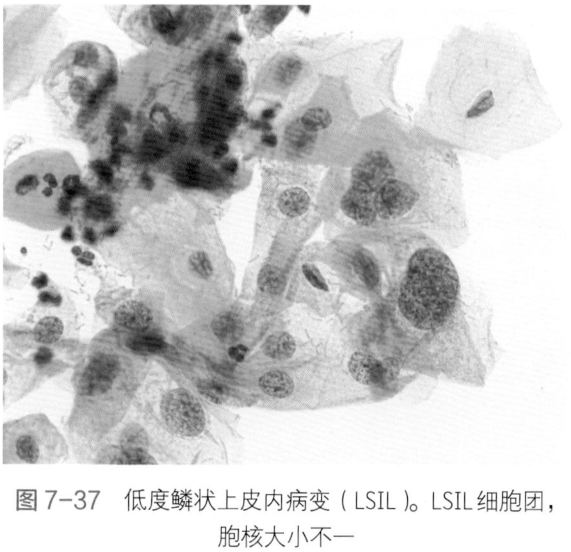

图 7-37　低度鳞状上皮内病变（LSIL）。LSIL 细胞团，胞核大小不一

挖空细胞并非是诊断LSIL的必需条件，有些LSIL细胞不呈胞质挖空现象，而呈现轻度非典型增生（mild dysplasia）（旧称）的特征，细胞核增大和深染（图 7-38～7-41），大多数情况下这些细胞和挖空细胞可同时存在。LSIL细胞也可呈大的角化不良或角化不全细胞团，可见"鬼影细胞"（图 7-42）。

HPV引起高度鳞状上皮内病变（HSIL），特征为不成熟细胞增殖增加，胞核高度深染异型，核质比增高。HSIL细胞可单个分散，也可呈小细胞簇或大细胞簇（图 7-43～7-48），细胞簇可疏松或紧密（图 7-49，7-50），细胞核可较小或较大（图 7-51～7-54），但核质比均明显增高。角化型重度异常增生在HSIL中不常见（图 7-55），不要与角化型鳞状上皮细胞癌混淆，事实上HSIL也是HPV感染细胞，不要认为HPV感染细胞仅包括LSIL细胞。LSIL和HSIL的细胞学特征描述见第九章。（表 7-4 列出HPV感染的细胞学特征）。

**表 7-4　HPV 感染的细胞学特征**

| | |
|---|---|
| 感染细胞 | 角化成熟鳞状上皮细胞，角化不成熟鳞状上皮细胞，未分化转化区细胞 |
| 细胞形状 | 簇状或团状，单一细胞 |
| 细胞边界 | 粗，金属线圈状（因周边胞质浓缩） |
| 细胞大小 | 一致或大小不一 |
| 胞质 | 挖空细胞，透明或浓集不一 |
| 胞核 | 增大，双核或多核，轻度变异 |
| 相关变化 | 角化过度，角化不良 |

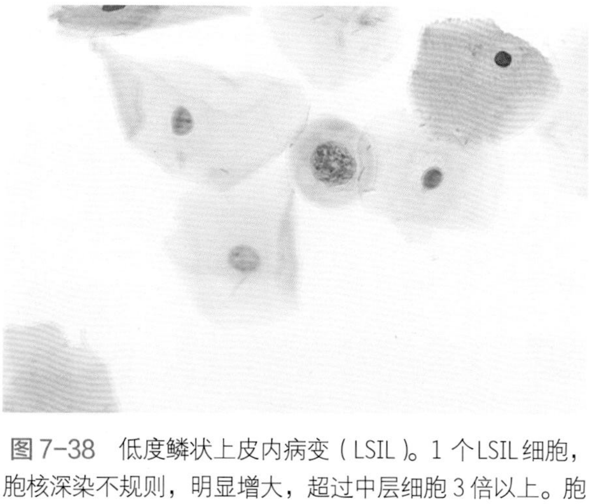

图 7-38　低度鳞状上皮内病变（LSIL）。1 个LSIL细胞，胞核深染不规则，明显增大，超过中层细胞 3 倍以上。胞质无挖空现象，在真正LSIL样本中，一般应发现几个LSIL细胞。如仅发现 1 个异常细胞，可考虑判读为ASC-US

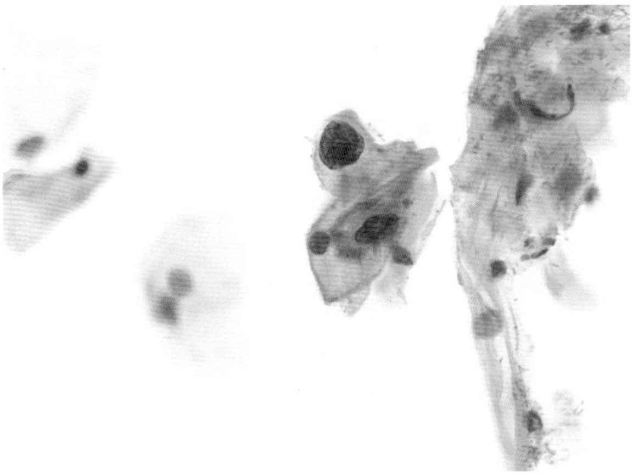

图 7-39　低度鳞状上皮内病变（LSIL）。1 个明显异常的细胞，核深染不规则，胞质无挖空现象，这种细胞如增多，考虑是否为 HSIL 或 ASC-H，本例活检证实为 CIN1

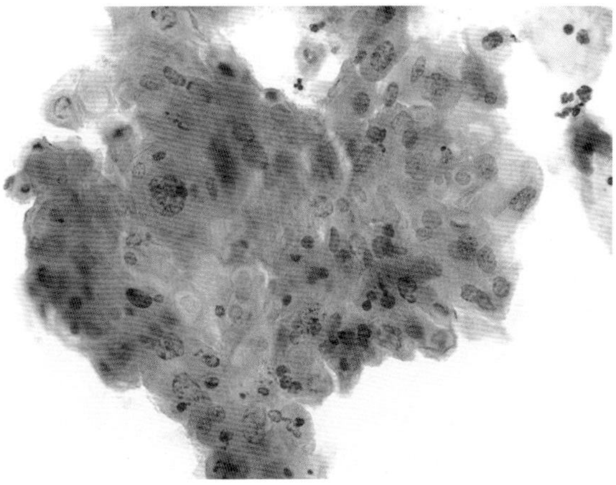

图 7-42　低度鳞状上皮内病变（LSIL）。紧密排列的角化型 LSIL 细胞团，胞核大小不一，不规则，可见过度角化细胞（鬼影细胞），无挖空细胞

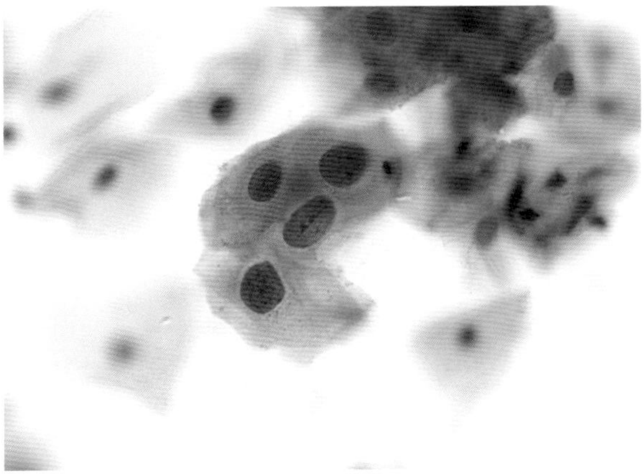

图 7-40　低度鳞状上皮内病变（LSIL）。4 个 LSIL 细胞，胞核明显增大，形状不规则，无挖空现象。无挖空细胞的 LSIL，以前称为轻度非典型增生（mild dysplasia），不要将挖空细胞作为评判 LSIL 的必要指标

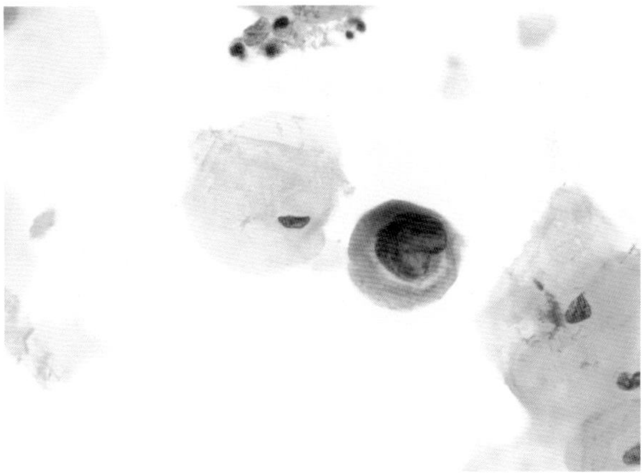

图 7-43　高度鳞状上皮内病变（HSIL）。1 个 HSIL 细胞，胞核明显异型，核膜不规则，核质比明显增高

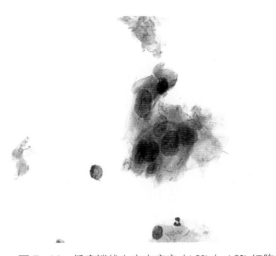

图 7-41　低度鳞状上皮内病变（LSIL）。LSIL 细胞簇，无挖空细胞

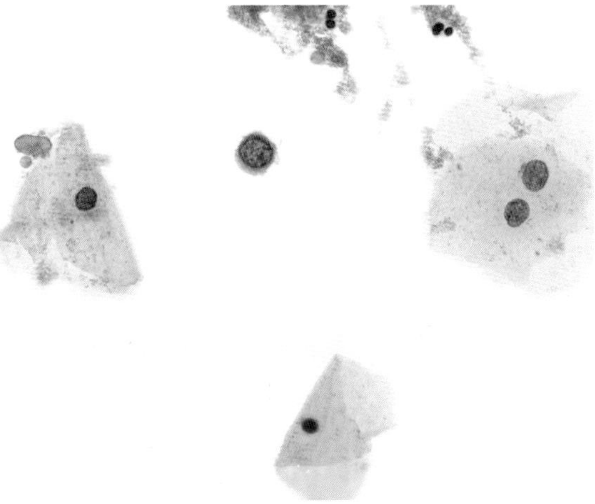

图 7-44　高度鳞状上皮内病变（HSIL）。1 个小 HSIL 细胞，核质比明显增高，临床如仅见 1 个类似细胞，可考虑判读为 ASC-H

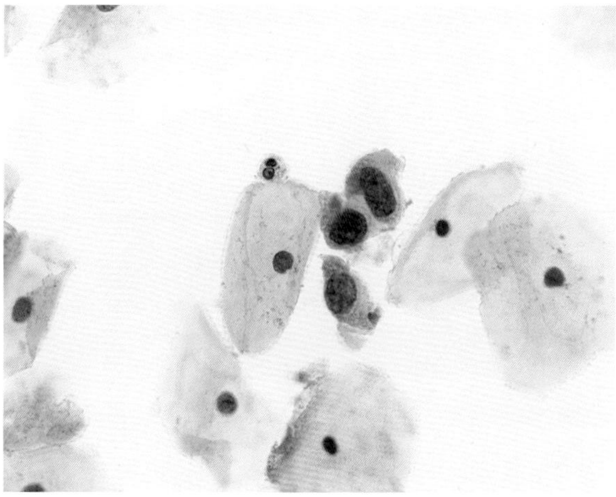

图 7-45　高度鳞状上皮内病变（HSIL）。3 个 HSIL 细胞，胞核深染，染色质呈颗粒状，核膜不规则，高核质比

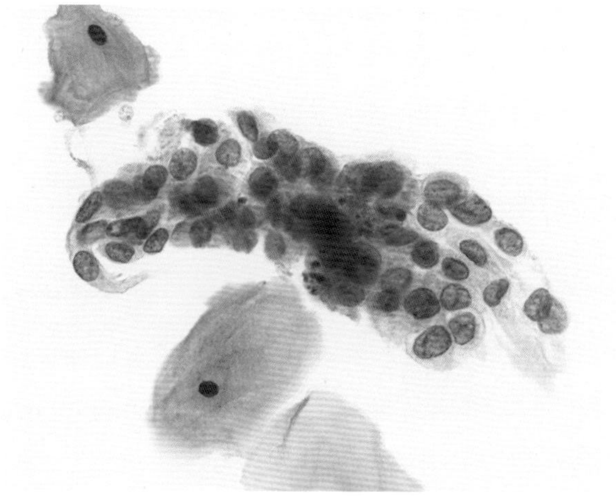

图 7-48　高度鳞状上皮内病变（HSIL）。大 HSIL 细胞组成的细胞簇

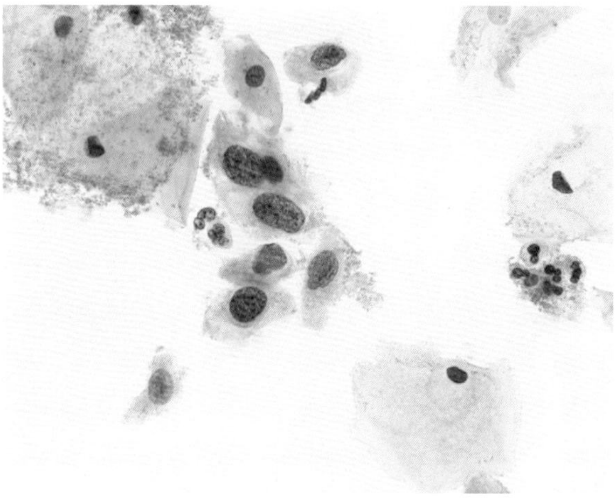

图 7-46　高度鳞状上皮内病变（HSIL）。小 HSIL 细胞簇

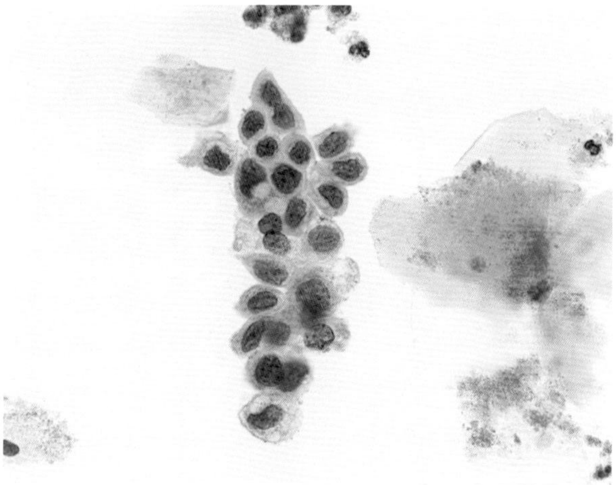

图 7-49　高度鳞状上皮内病变（HSIL）。HSIL 细胞簇，呈疏松排列

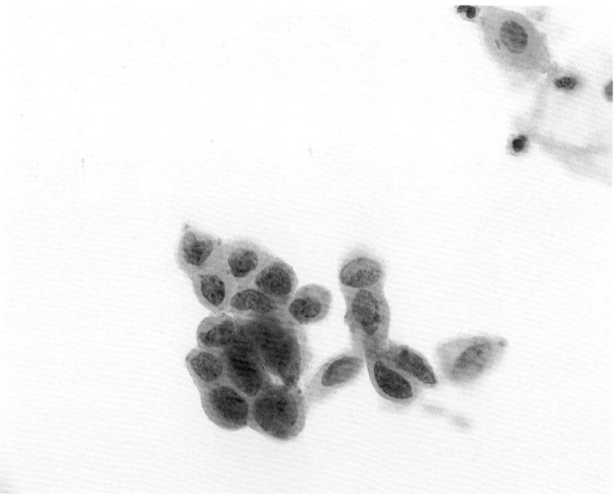

图 7-47　高度鳞状上皮内病变（HSIL）。近 20 个 HSIL 细胞组成的细胞团

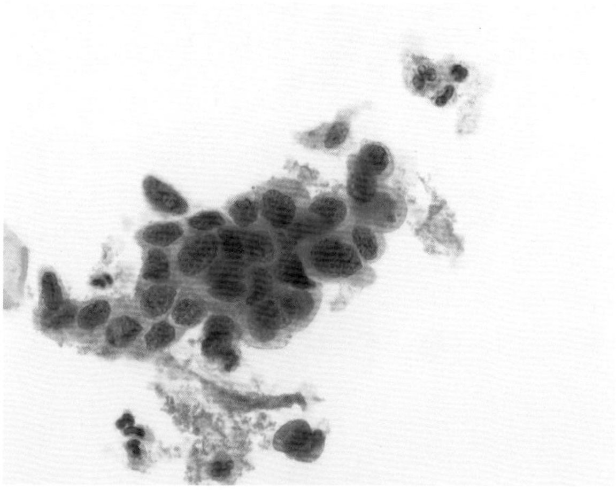

图 7-50　高度鳞状上皮内病变（HSIL）。HSIL 细胞簇，呈紧密排列

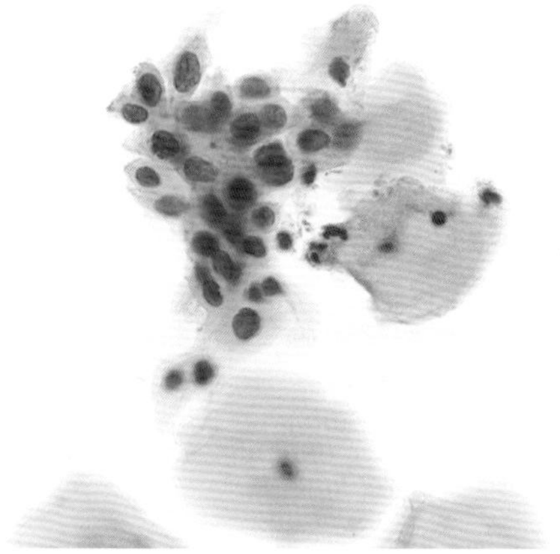

图 7-51 高度鳞状上皮内病变（HSIL）。HSIL 细胞簇，虽核质比明显增高，但细胞较小

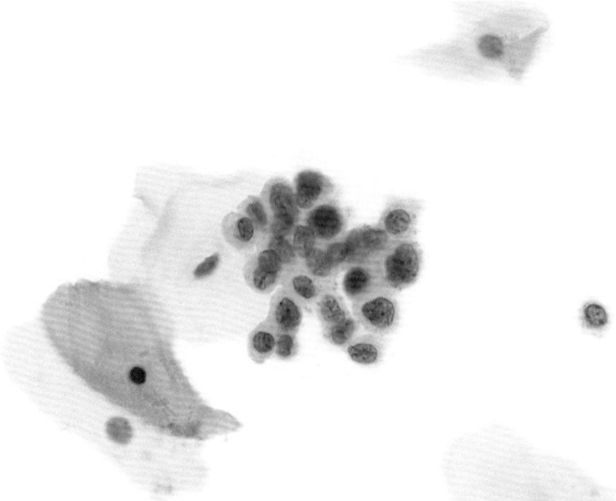

图 7-52 高度鳞状上皮内病变（HSIL）。HSIL 细胞簇，细胞较小

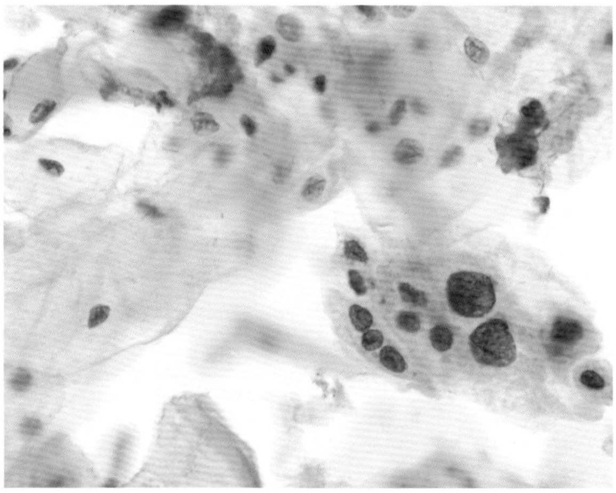

图 7-53 高度鳞状上皮内病变（HSIL）。HSIL 细胞簇，细胞大小不一

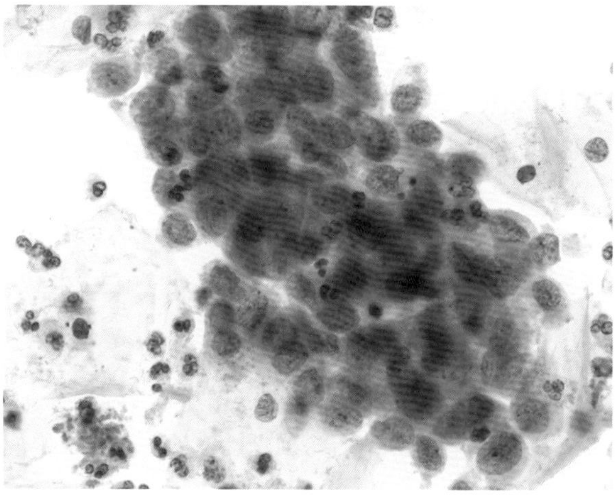

图 7-54 高度鳞状上皮内病变（HSIL）。HSIL 细胞簇，大细胞型

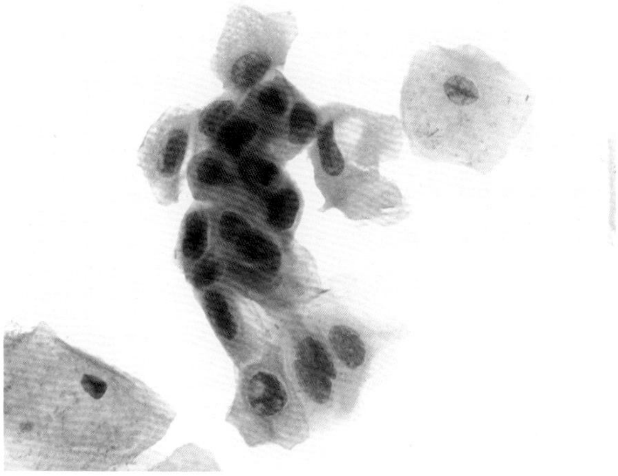

图 7-55 高度鳞状上皮内病变（HSIL）。角化型HSIL 细胞簇

4. HPV 感染细胞命名

HPV 感染、LSIL、HSIL、宫颈癌细胞学变化和检测及发病机制，在本书多个章节均有描述。此处特别强调 HPV 感染的命名问题，在国内的宫颈细胞学报告中有许多关于 HPV 感染的命名，例如：HPV 感染细胞、HPV 作用、挖空细胞、湿疣病变、尖锐湿疣、扁平湿疣、低度鳞状上皮病变（LSIL）、LSIL 伴 HPV 细胞改变、轻度非典型增生、挖空细胞提示 HPV 感染等。TBS-2001 报告系统建议所有上述不同命名均归为 LSIL，使命名统一化，标准化，易于与患者和临床医生沟通。在美国和欧洲等国家这种命名方法早已被广泛采用。因所有 SIL 病变均由 HPV 感染所致，所以将典型的 HPV 变化直接归入 LSIL，

不需要带任何其他辅助性描述。TBS-2014 报告系统对LSIL和HSIL命名保持不变。

## 二、单纯疱疹病毒（HSV）

### 1. 一般介绍

人类是单纯疱疹病毒的唯一自然宿主，在病毒引起的性传播疾病中占第一位，人群感染率高达 80% 以上。单纯疱疹病毒可分为 1 型（HSV-1）和 2 型（HSV-2）,1 型疱疹病毒主要通过呼吸道以及皮肤和黏膜密切接触传播，感染腰部以上部位的皮肤黏膜和器官。2 型疱疹病毒主要存在于女性宫颈、阴道、外阴皮肤及男性的阴茎、尿道等处，引起生殖器炎症和疱疹。据统计，生殖器疱疹的病原体 90% 为 2 型疱疹病毒，仅 10% 为 1 型疱疹病毒。美国疾病控制中心（CDC）统计资料显示，2 型疱疹病毒感染是最常见的性传播疾病之一，每年新增病例 30 万个，2 型疱疹病毒感染率是淋球菌感染率的 7 ~ 10 倍。

### 2. 临床症状

大多数HSV感染患者无任何临床症状，但部分患者尤其是原发感染者，可能有明显的症状体征，患者可有发热、头痛及全身肌痛等全身症状，感染部位见多个透明的小液状疱疹，破溃后的表皮溃疡，还可出现尿痛、局部瘙痒、淋巴结肿大等症状，溃疡一般 2 ~ 4 周即可愈合。再次感染指激活以前的潜伏感染，常伴其他感染，如阴道滴虫或淋球菌感染。

新生儿疱疹病毒少见，但可有潜在危险，可致新生儿死亡，常见于阴道分娩同时伴病毒排出的孕妇。如果孕妇在接近分娩期发现HSV感染，应行剖宫产术避免阴道分娩。所以孕妇宫颈涂片如发现HSV感染，病理医生有责任报知患者的临床主治医生。

需注意很重要的一点，巴氏细胞学检查并非可靠的诊断HSV感染的方法，即使患者宫颈有可见的局部病变，其假阴性率亦高。

### 3. 细胞学特征

病毒感染不成熟的鳞状上皮细胞、化生细胞和宫颈管柱状腺细胞。HSV-1 和HSV-2 引起的细胞学变化相似，难以鉴别。

最具特征性的细胞是多核细胞伴有核增大、核塑形，即多个细胞核塑形在一起紧密重叠或呈镶嵌状，典型病变细胞英文称为“3M”（多核、核塑形、染色质边缘化）（图 7-56 ~ 7-60）。染色质边缘化导致细胞核呈均匀的毛玻璃状是诊断疱疹的重要指征。细胞核膜增厚，感染晚期及再次感染时细胞核内可见致密的嗜酸性包涵体，周围有透明晕（图 7-61）。有人认为核内嗜酸性包涵体是HSV再次感染的特征，实际工作中难以用此指标鉴别原发感染和再次感染，这种核内包涵体仅见于不到 50% 的继发感染病例。感染末期，细胞核退化，偶尔可见奇异的巨大多核细胞（图 7-62 ~ 7-65）。表 7-5 列出生殖道HSV感染的主要细胞学特征。

HSV感染的涂片可呈炎性背景（图 7-66），未感染的鳞状上皮细胞可呈反应性改变（图 7-67）。

**表 7-5 生殖道 HSV 感染的主要细胞学特征**

| |
|---|
| 多核（multinucleation） |
| 细胞核塑形（molding） |
| 染色质边缘化（margination） |
| 毛玻璃状细胞核（ground-glass） |
| 核内嗜酸性包涵体（intranuclear eosinophilic inclusion） |
| 注意点： |
| 多核巨细胞不具有诊断意义 |
| 细胞核变化是诊断关键 |
| 细胞形态学不能区别原发和再次感染 |
| 细胞形态学不能区别HSV-1 和HSV-2 感染 |

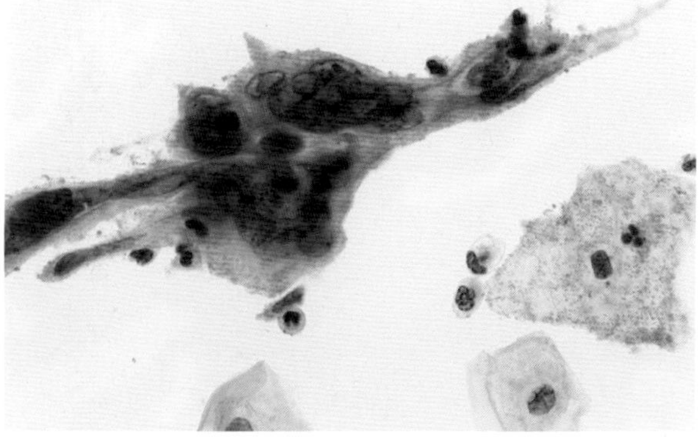

图 7-56 单纯疱疹病毒（HSV）。多核，拥挤，可见核内包涵体

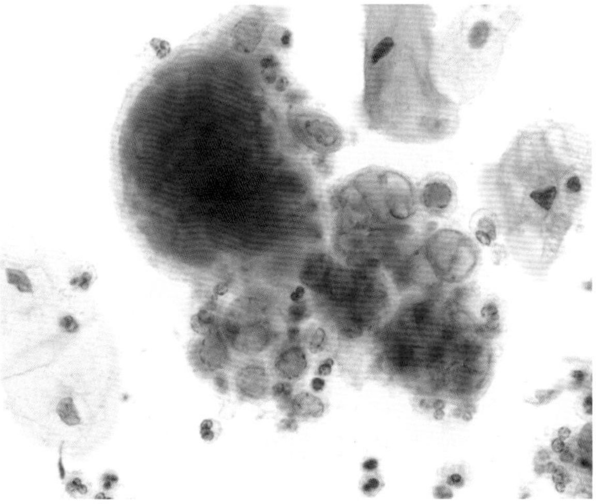

图 7-57　单纯疱疹病毒（HSV）。多个HSV感染细胞

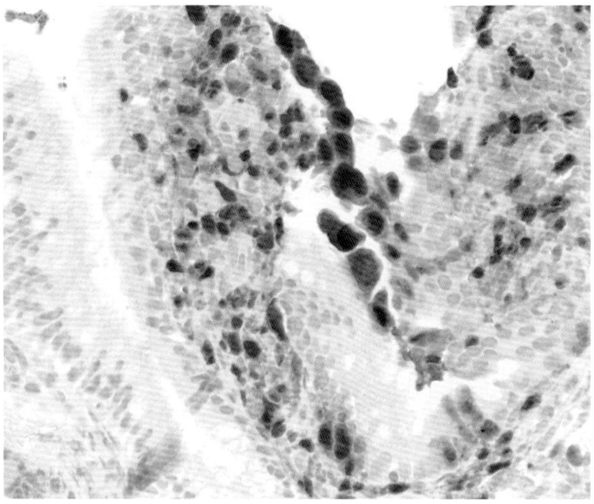

图 7-60　单纯疱疹病毒（HSV）。免疫染色：抗HSV-1/HSV-2 抗体染色

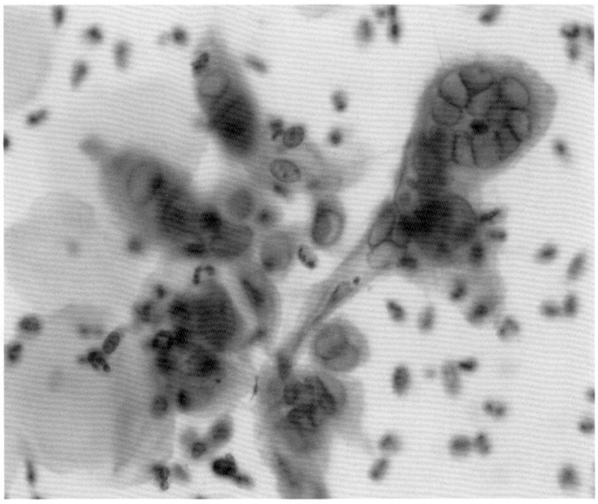

图 7-58　单纯疱疹病毒（HSV）。多个典型的HSV感染细胞呈“3M”现象（多核，核塑形，染色质边缘化）

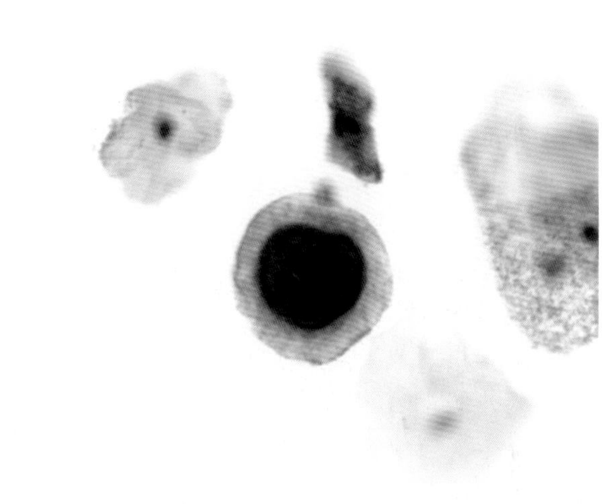

图 7-61　单纯疱疹病毒（HSV）。1 个多核HSV细胞，每一细胞核中均可见深染的核内包涵体

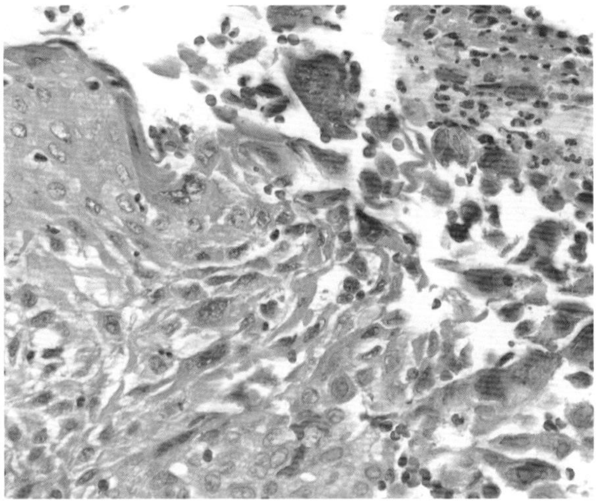

图 7-59　单纯疱疹病毒（HSV）。宫颈组织切片示HSV感染细胞（多核，核塑形，核内包涵体，毛玻璃核）

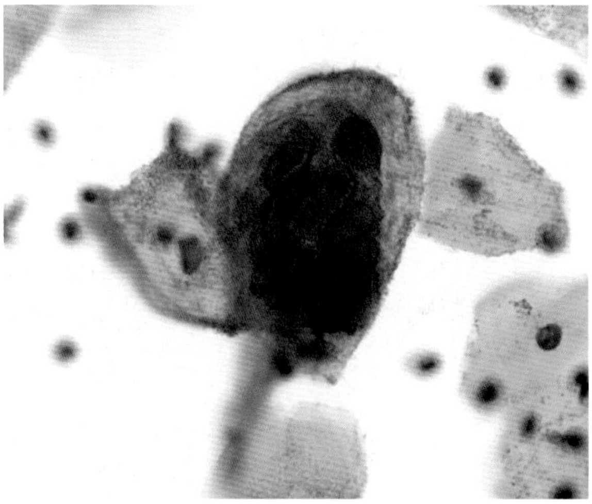

图 7-62　单纯疱疹病毒（HSV）。1 个HSV感染多核巨细胞

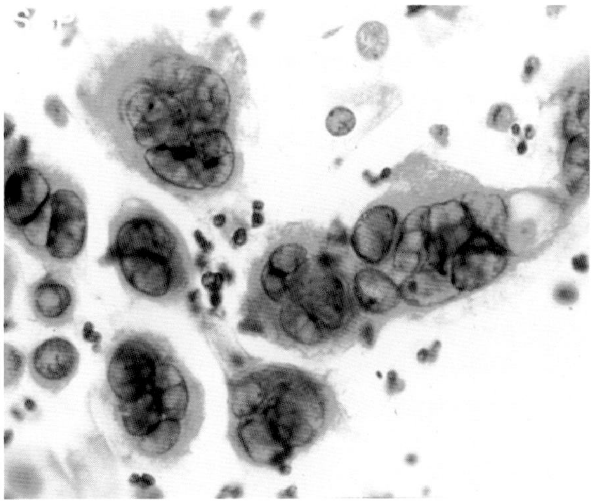

图 7-63　单纯疱疹病毒（HSV）。多个HSV感染细胞，包括大的多核巨细胞

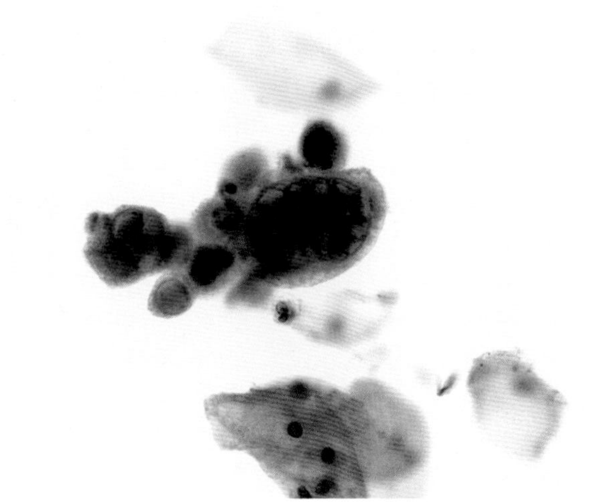

图 7-64　单纯疱疹病毒（HSV）。HSV感染大的多核巨细胞

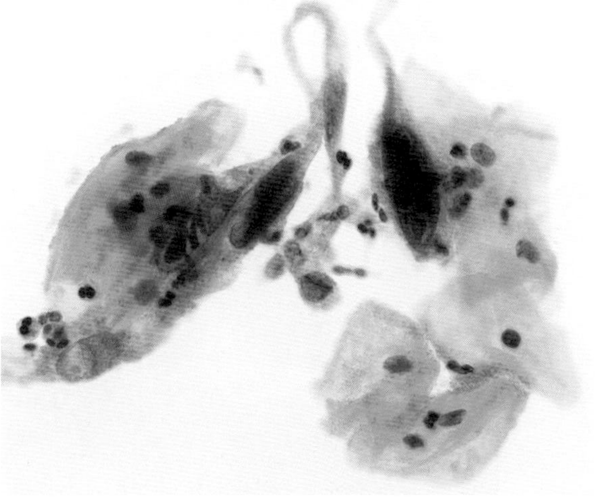

图 7-65　单纯疱疹病毒（HSV）。HSV感染细胞，多核，奇异形状细胞

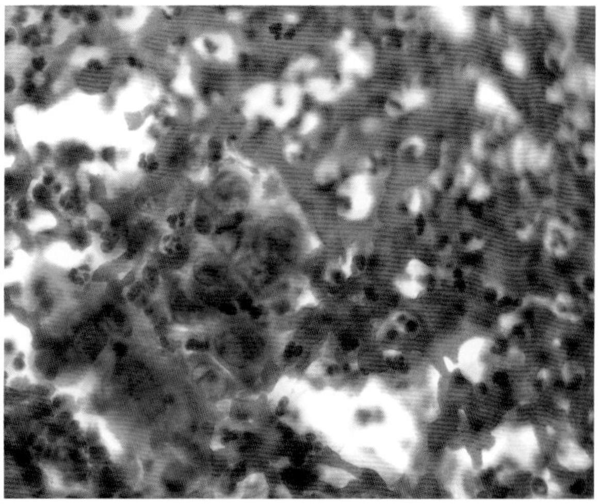

图 7-66　单纯疱疹病毒（HSV，传统涂片）。HSV感染细胞，炎性背景

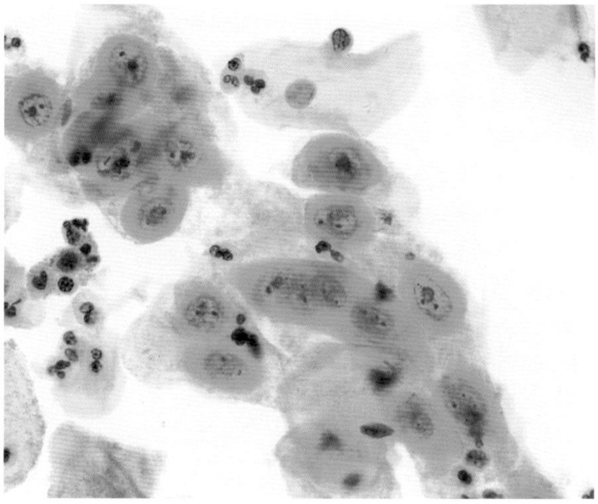

图 7-67　反应性细胞（传统涂片）。HSV宫颈感染病例，鳞状上皮细胞示明显反应性变化

4. 鉴别诊断

（1）HSV感染的早期细胞学表现，如单核细胞、高核质比及染色质异染，易与HPV感染细胞尤其是HSIL混淆（图 7-68～7-71）。HSIL呈颗粒状，染色质浓染，不规则核膜，可能伴有LSIL细胞。而单纯疱疹感染细胞，毛玻璃样染色质，核膜厚而光滑，可伴有其他典型HSV细胞变化。

注意HPV和HSV有共同的致病危险因素，所以两者可以共同感染。不要因为诊断HSV而忽视了HPV和癌前病变的诊断。

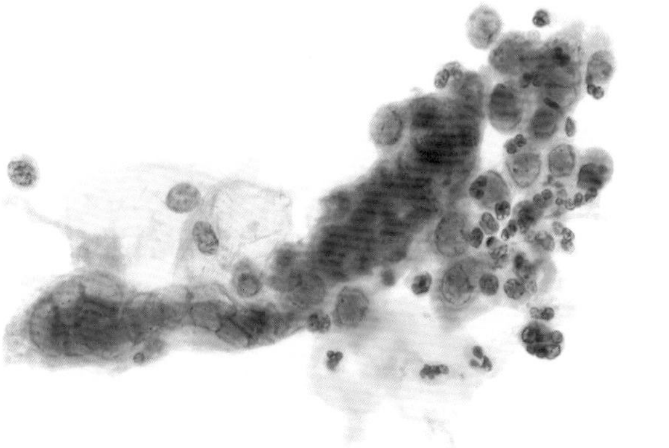

图 7-68　单纯疱疹病毒（HSV）。HSV感染细胞簇，应注意HSV感染特点，不要与高度鳞状上皮内病变（HSIL）相混淆

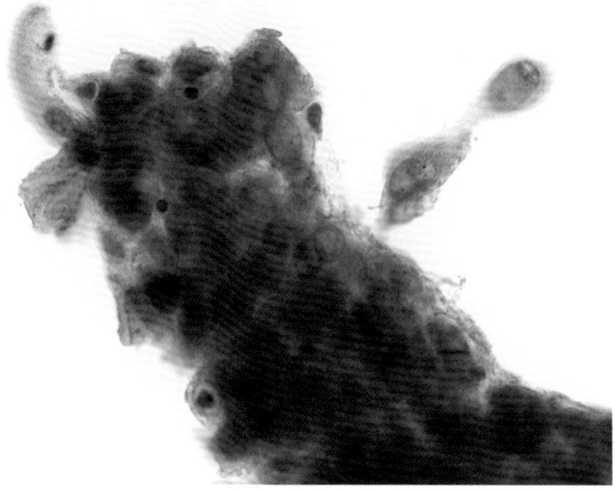

图 7-69　单纯疱疹病毒（HSV）。HSV感染细胞簇，具有部分HSIL细胞特征，但可见多核，毛玻璃样核

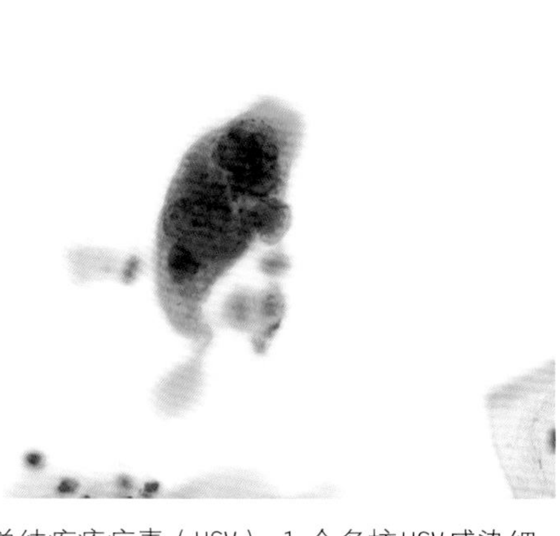

图 7-70　单纯疱疹病毒（HSV）。1 个多核HSV感染细胞，似非典型鳞状细胞或LSIL细胞。如果整个涂片仅见 1 个细胞，诊断时应注意。真正的HSV感染病例，一般可发现多个HSV感染细胞

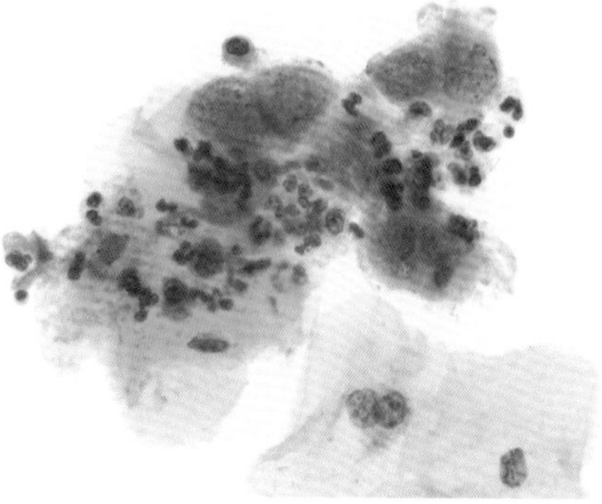

图 7-71　单纯疱疹病毒（HSV）。小HSV感染细胞簇，见双核细胞，似LSIL。但有的细胞呈多核，细胞核可明显增大，呈“毛玻璃样”

（2）多核宫颈腺细胞也可能误诊为HSV感染细胞（图 7-72），但无或仅有轻微核塑形，也无毛玻璃样染色质和核内包涵体。巴氏涂片中应与其他多核细胞，如巨大组织细胞（图 7-73）、合体滋养层细胞（图 7-74）和恶性细胞相鉴别。

（3）HSV 诊断：巴氏细胞学检查判读为HSV，可利用其他技术来确定诊断，包括血清学检查和细胞培养、免疫荧光技术、病毒DNA原位杂交和PCR扩增技术，一般认为PCR为最敏感和快速的HSV检测方法。

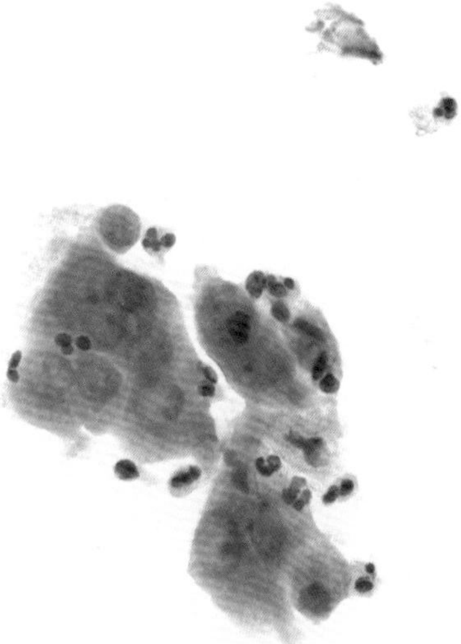

图 7-72　反应性宫颈腺细胞。胞核增大，似有多核，具有一些HSV感染细胞表现，但无核塑形，无染色质边缘化，无“毛玻璃样”胞核，无病毒包涵体，可见核仁，上述均提示反应性变化

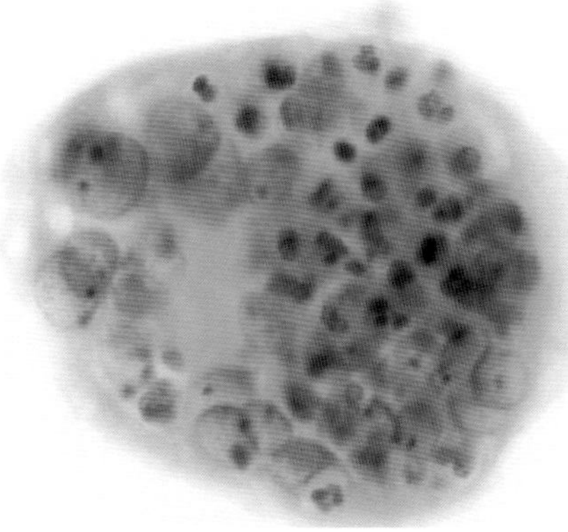

图 7-73　巨大多核组织细胞。多核反应性组织细胞，无 HSV 感染细胞典型特征

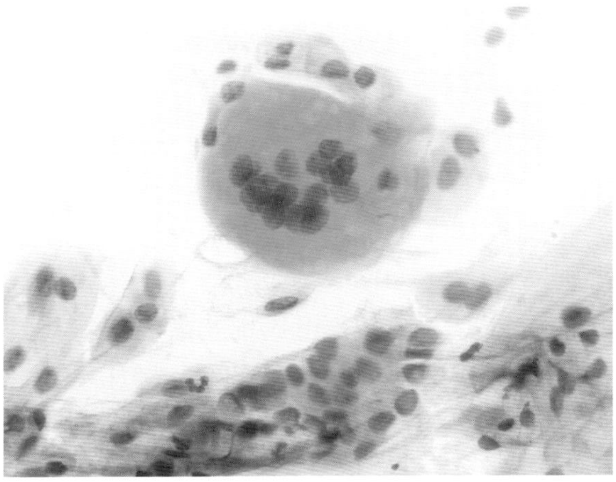

图 7-74　合体滋养细胞。小合体滋养层细胞，胞核小，均匀一致，集中在细胞中间部位，不要误判读为 HSV 感染，尤其对妊娠女性

## 三、巨细胞病毒

巨细胞病毒（cytomegalovirus，CMV）是人类疱疹病毒属组中最大的一种病毒，人类是唯一的宿主。人群普遍易感染，尤其是在发展中国家，血清抗体检测阳性率为 50%～80% 或更高。约 10% 的女性宫颈脱落细胞排出 CMV，先天性 CMV 感染率为 0.2%～2.2%，大多数先天性感染患儿无临床症状，少数可有感染性单核细胞增多症状，或导致畸形及流产等。

宫颈巴氏细胞学检查极少发现 CMV 感染细胞，宫颈管内膜细胞比宫颈阴道部鳞状上皮细胞更易感染。免疫功能正常的女性 CMV 感染常短暂无症状，免疫功能低下的女性常可因病毒已被激活感染而引起细胞学变化。

CMV 感染细胞形态与 HSV 相似，不易区别，已感染的细胞增大，胞核内含有单个嗜碱性包涵体，周围有淡染不明显的空晕（图 7-75），也可见多个小的颗粒状胞质包涵体（表 7-7）。

表 7-7　CMV 细胞学特征

| |
|---|
| 单核细胞 |
| 增大明显 |
| 嗜碱性核内包涵体 |
| 小的颗粒状胞质包涵体 |

常规宫颈巴氏细胞学检查，感染的宫颈管腺细胞可被炎性细胞或其他上皮细胞遮盖而漏诊，在一些选择的病例可利用病毒分离、血清学、单克隆抗体、免疫组织或核酸杂交技术来鉴定 CMV 感染。

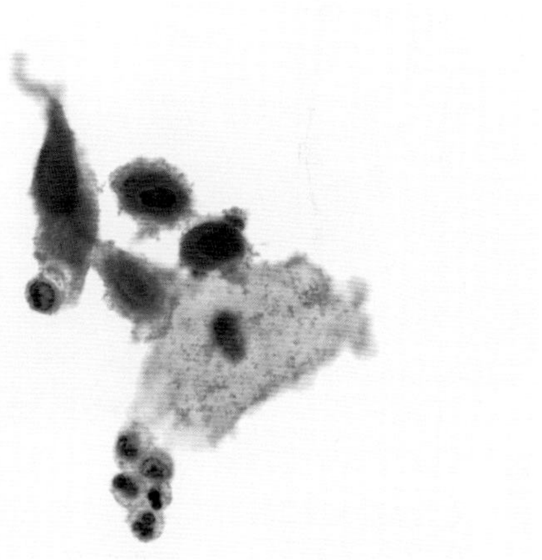

图 7-75　CMV 感染细胞。含有 1 个大的嗜碱性核内包涵体，由空晕围绕。单一细胞核，有的病例可见小的颗粒状胞质包涵体

# 第三节　真菌感染

## 一、念珠菌

1. 概述

阴道念珠菌属感染包括两种常见的微生物，白色念珠菌（candida albicans）和光滑球拟酵母菌（torulopsis glabrata），后者现也称为光滑念珠

菌（candida glabrata）。念珠菌感染一般累及女性外阴及阴道，有时感染宫颈，高达90%的外阴阴道部真菌感染由白色念珠菌所致。

2. 易感人群

生育年龄女性外阴阴道念珠菌感染非常普遍，尤其在妊娠和月经周期的黄体后期。高达75%的女性一生中可能会有念珠菌感染，5%呈慢性或反复感染。大量应用抗生素导致正常菌群失调者、糖尿病患者、艾滋病（AIDS）或免疫抑制剂及激素导致免疫功能低下的女性均易发生真菌属感染。

念珠菌可以作为正常菌群存在于处女阴道，所以传统不将其作为性传播疾病，但女性在正常性生活后，外阴阴道念珠菌感染发病率则明显增加。

3. 临床症状

40%宫颈检测到念珠菌者可无任何临床症状，常见症状为外阴瘙痒、典型豆腐渣或白色干酪样白带。

4. 白色念珠菌形态学和细胞学

白色念珠菌在巴氏涂片可见两种形式，酵母（分生孢子）以及假菌丝，两者常共存。丝状分支处多见孢子，分支呈锐角（图7-76～7-80），孢子较小（3～7μm），有包膜，圆形或椭圆形，可单独存在或混合很少假菌丝（图7-81～7-83），在无症状女性涂片也可见。有时可见芽生现象（图7-84～7-87），菌丝液基涂片为淡粉红色或蓝色，有长的丝状物，实为拉长的似竹子样的孢子所致，它们没有包膜，故称为假菌丝。有时整张玻片仅见少许假菌丝，很易漏诊（图7-87～7-89）。液基涂片常可见到成熟的鳞状上皮细胞被菌丝串成“缗钱”状，或称为“人字”状“腓鱼骨”状或“烤羊肉串”状（图7-90～7-95）。

念珠菌感染者，上皮细胞成熟度增加，示过度角化（图7-96）或角化不全，少量菌丝与角化不全细胞混合，但根据鳞状上皮细胞的排列方式，应可做出诊断（图7-97）。个别病例可见非典型鳞状上皮细胞核增大，可判读为ASC-US（图7-98）。一些成熟的鳞状上皮细胞，出现明显退化的核周空泡改变，易误判读为HPV感染的挖空细胞。有时真菌感染可伴HPV感染（图7-99），不应因发现真菌而忽视鳞状上皮病变细胞，也不要因后者而忽视了前者。真菌感染背景有时可见无数的白细胞碎片，称为白细胞尘（表7-7）。

**表7-7　念珠菌感染的特征**

| |
|---|
| 高达40%感染可无症状 |
| 白细胞尘和“腓鱼骨”“烤羊肉串”状有助于诊断 |
| 可见仅有酵母或孢子状存在 |
| 鳞状上皮细胞过度成熟，可类似非典型 |

光滑念珠菌呈圆形或卵圆形，以出芽方式繁殖，没有假菌丝，可与白色念珠菌鉴别。但注意白色念珠菌有时只见孢子而无假菌丝，也属于条件致病微生物，尤其在HIV感染者或老年女性。

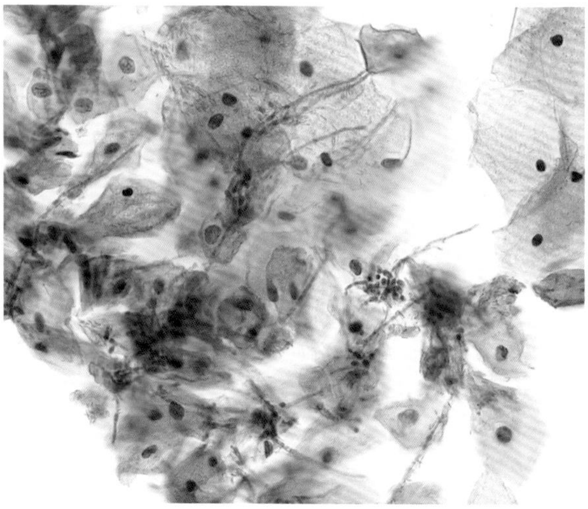

图7-76　念珠菌属。假性菌丝和孢子

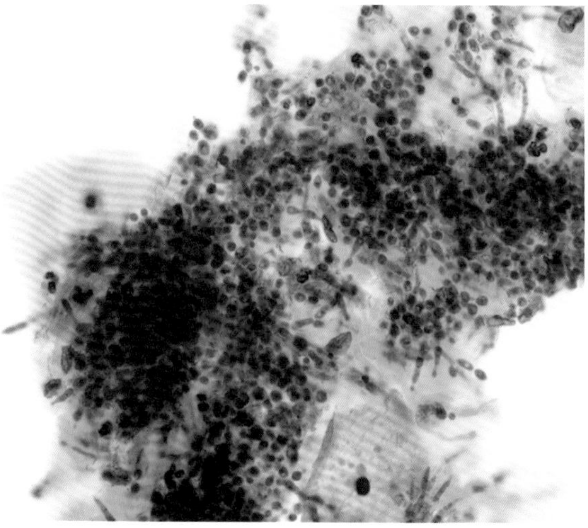

图7-77　念珠菌属。许多孢子和短假菌丝

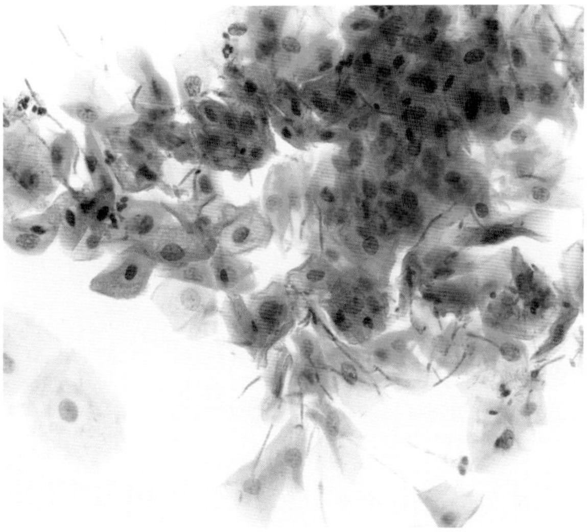

图 7-78　念珠菌属。主要见假菌丝

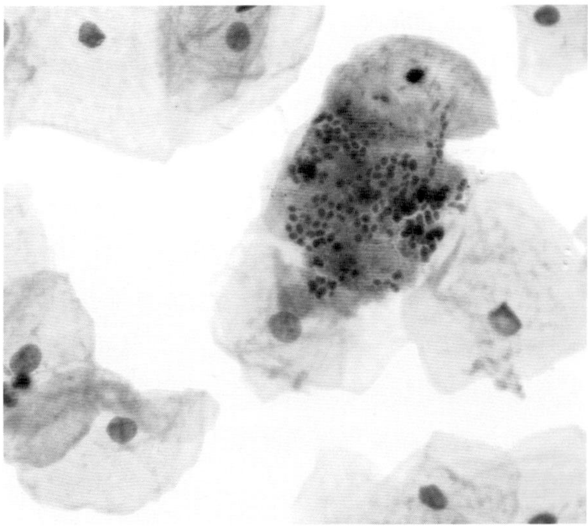

图 7-81　念珠菌属。主要见孢子

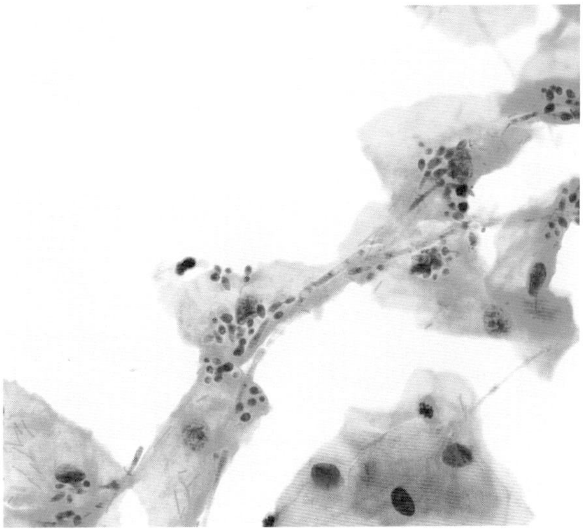

图 7-79　念珠菌属。假菌丝和孢子

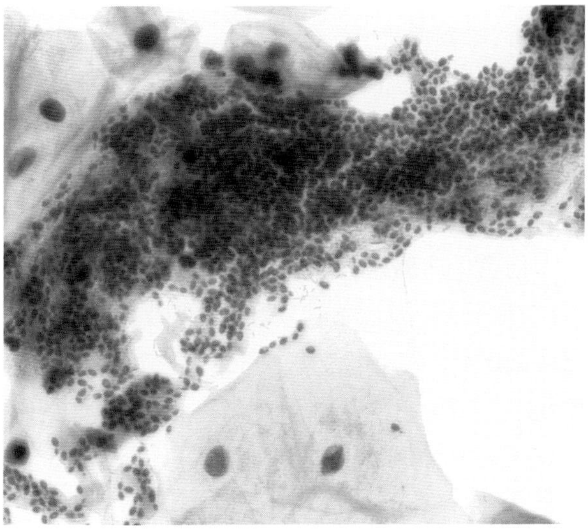

图 7-82　念珠菌属。大的孢子簇

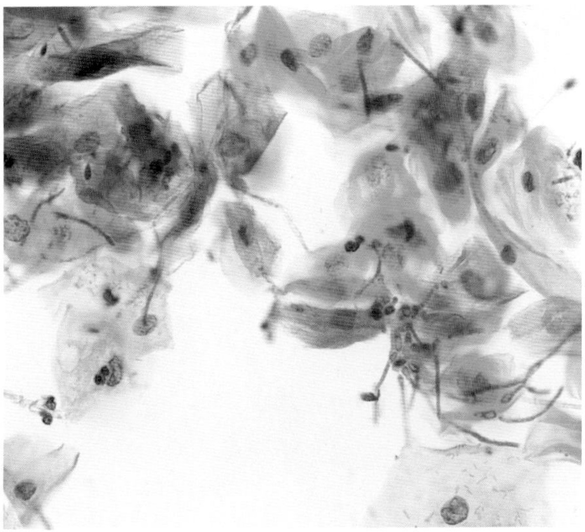

图 7-80　念珠菌属。假菌丝和少许孢子

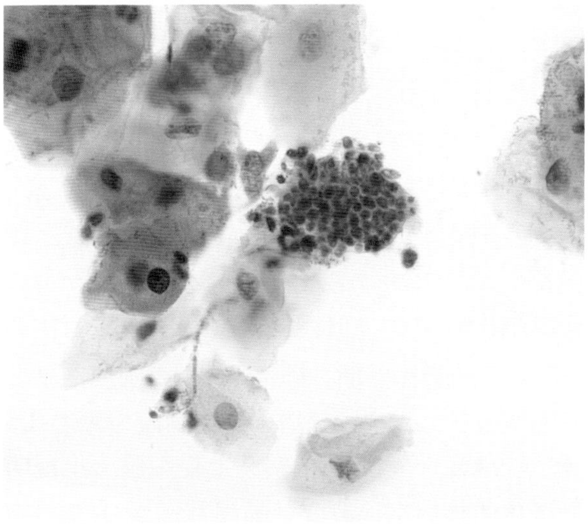

图 7-83　念珠菌属。孢子簇和少许假性菌丝

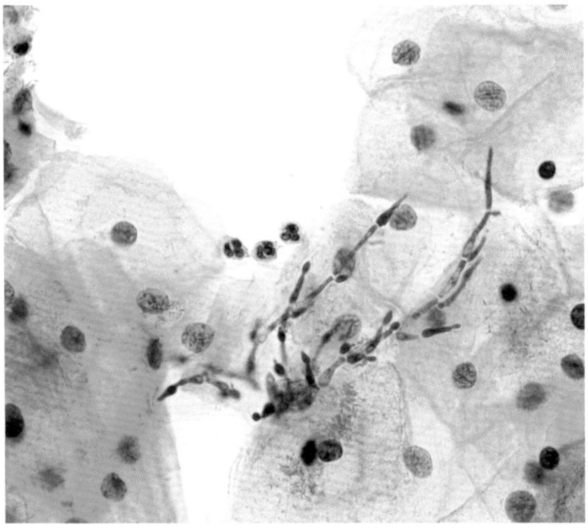

图 7-84　念珠菌属。假菌丝伴芽胞

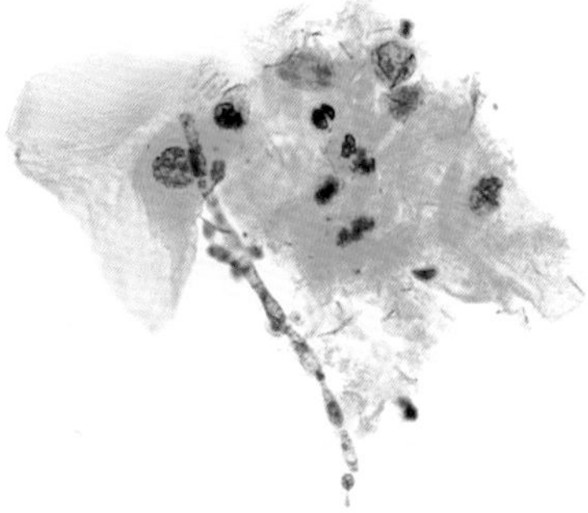

图 7-87　念珠菌属。仅 1 个短假菌丝，易漏诊

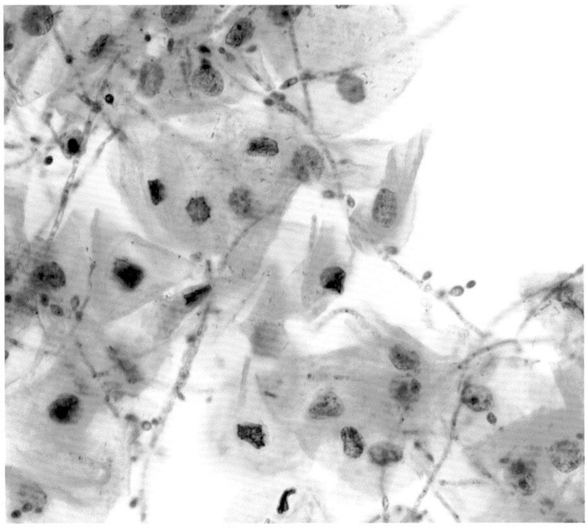

图 7-85　念珠菌属。假菌丝伴芽胞

图 7-88　念珠菌属。单一假菌丝（一）

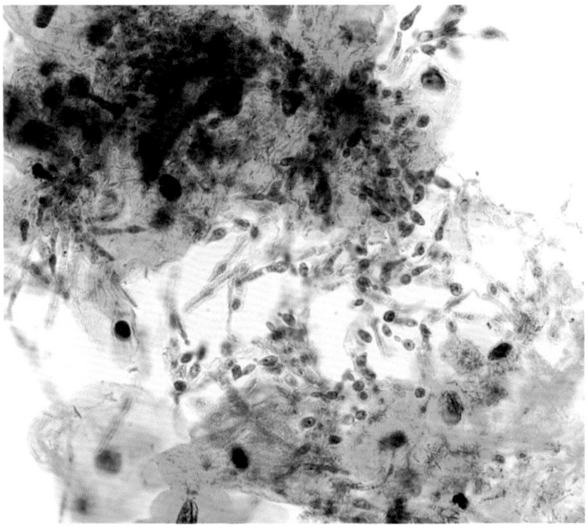

图 7-86　念珠菌属。孢子和芽胞

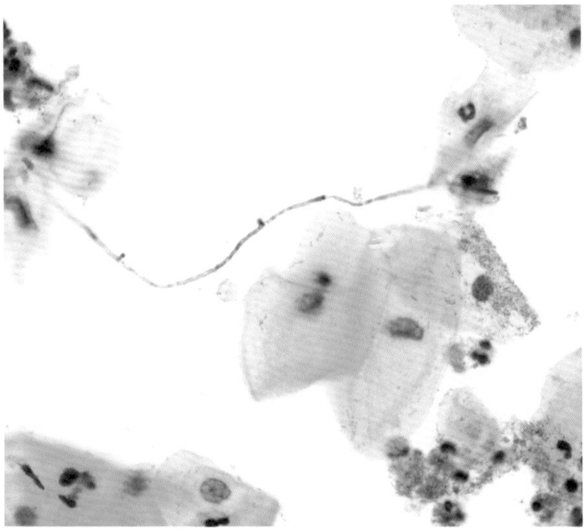

图 7-89　念珠菌属。单一假菌丝（二）

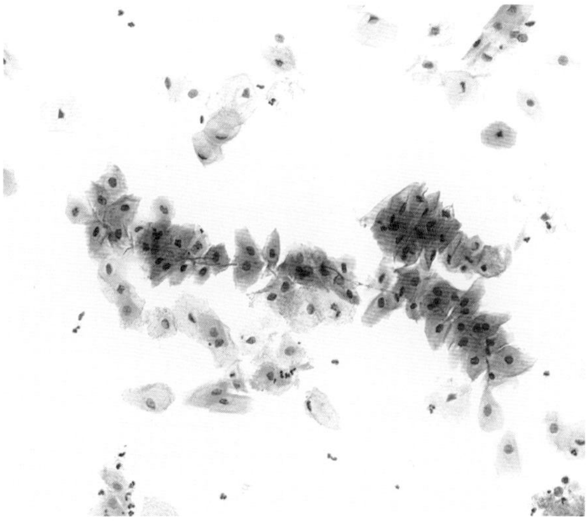

图 7-90　念珠菌属。鳞状上皮细胞被菌丝“串起”似“烤羊肉串”状

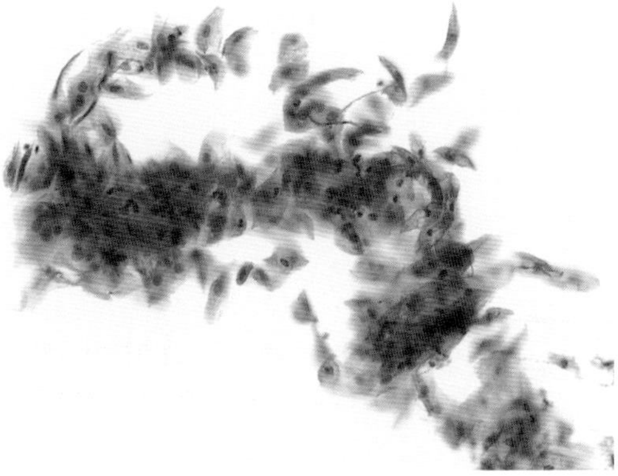

图 7-91　念珠菌属。鳞状上皮细胞被菌丝“串起”（一）

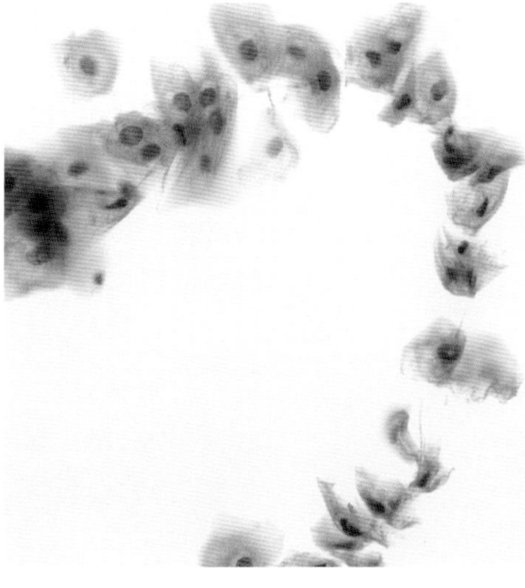

图 7-92　念珠菌属。鳞状上皮细胞被菌丝“串起”（二）

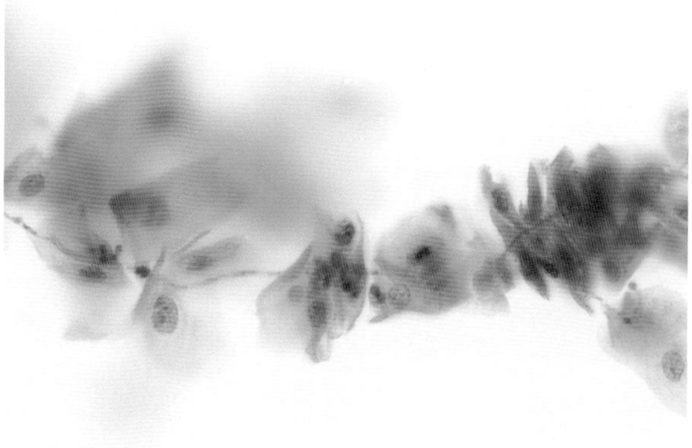

图 7-93　念珠菌属（一）

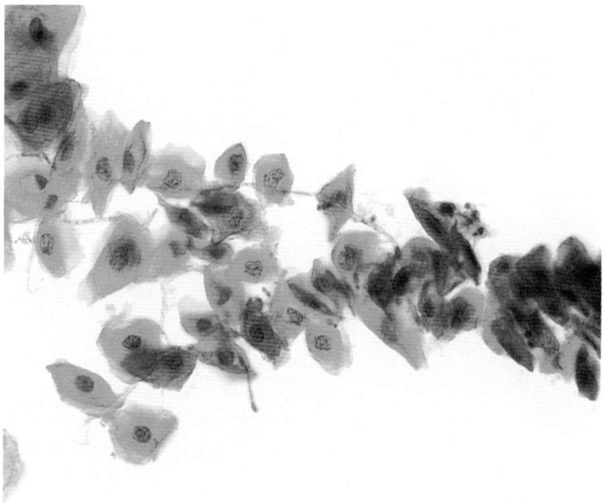

图 7-94　念珠菌属（二）

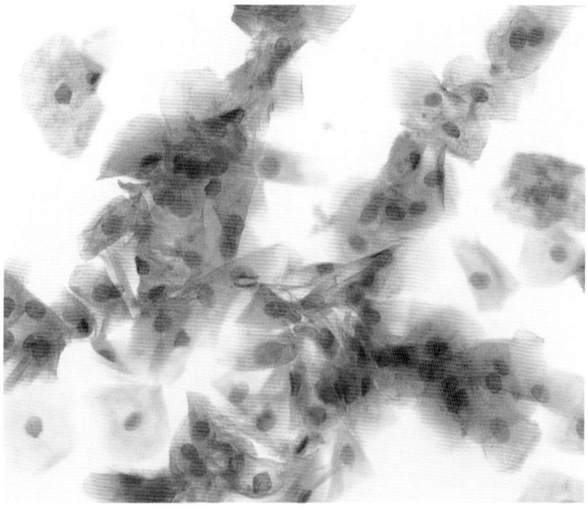

图 7-95　念珠菌属。鳞状上皮细胞由菌丝“串起”，上皮细胞皱褶明显

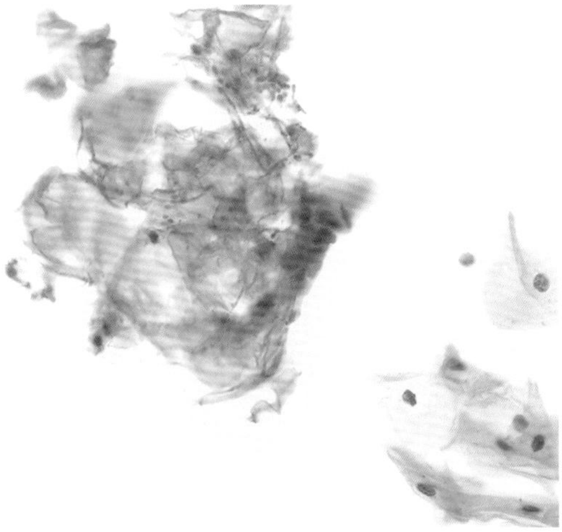

图 7-96 念珠菌属。假菌丝和孢子伴过度角化细胞（无细胞核）

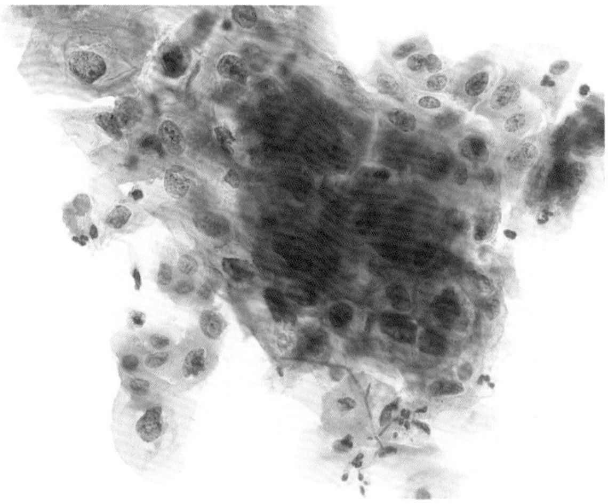

图 7-99 低度鳞状上皮内病变（LSIL）和念珠菌属。LSIL 细胞团伴少许假菌丝和孢子（图下方所示）

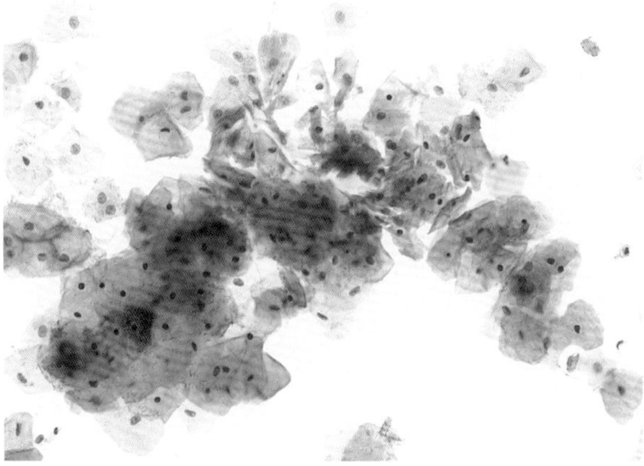

图 7-97 念珠菌属。菌丝将鳞状上皮细胞“串起”，细胞呈角化不全，尽管菌丝不能清晰可见，但根据鳞状细胞排列方式可做出念珠菌属感染的诊断

5. 分类鉴别

宫颈细胞学检查常难以分辨具体的念珠菌类型，大于 90% 的宫颈或阴道真菌感染为白色念珠菌，事实上这种鉴别没有任何临床意义，因为所有念珠菌的治疗均相同，所以报告查见念珠菌属即可。一般认为，如果仅见假菌丝，考虑为地丝菌属（geotrichum）念珠菌（图 7-100，7-101）；如仅见酵母或孢子考虑为光滑念珠菌。切记不要仅根据形态学来分类报告真菌种类。

念珠菌的鉴定必须依靠真菌培养，然而对于一般外阴或阴道真菌感染，这是没有必要的。总之，巴氏细胞学检测念珠菌的敏感性大约为 80%，然而巴氏涂片出现念珠菌并非代表有症状的真菌感染，念珠菌是条件性致病菌。

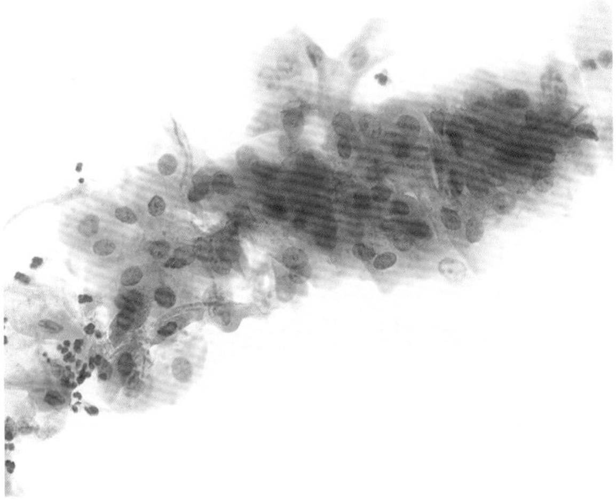

图 7-98 念珠菌属。细胞围绕假菌丝排列，细胞核增大，此例可判读为 ASC-US。此例 HPV 阳性，宫颈活检为 CIN1

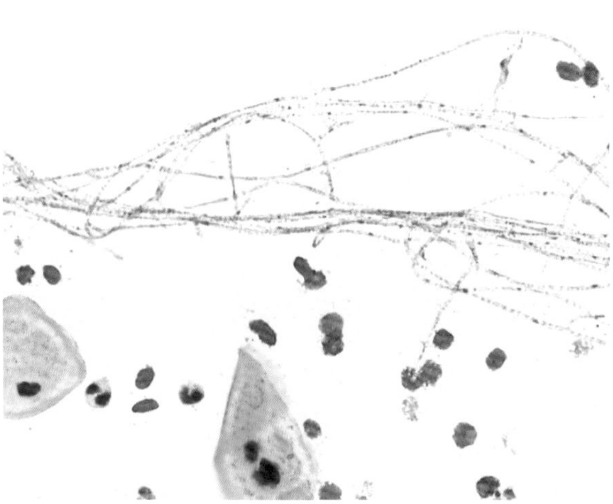

图 7-100 地丝菌属。仅见菌丝，无孢子（一）

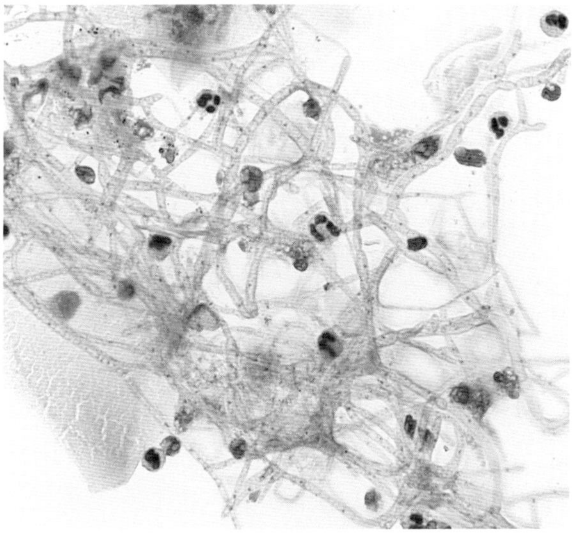

图 7-101　地丝菌属。仅见菌丝，无孢子（二）

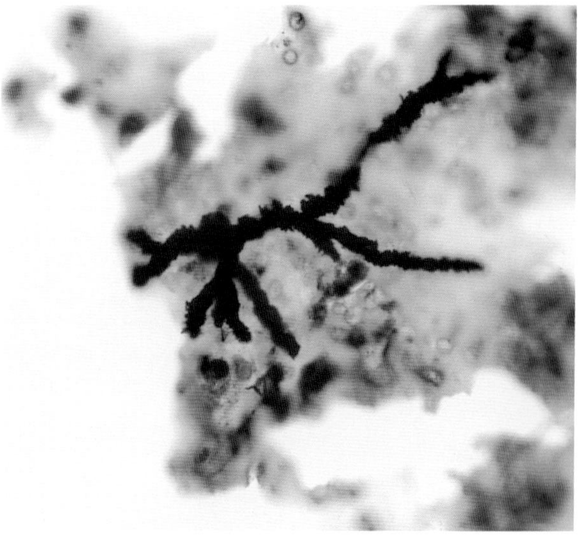

图 7-103　曲霉菌属，银染色

## 二、其他致病真菌

除念珠菌属外，其他致病性真菌偶可见于宫颈细胞学涂片，切记必须依靠细胞培养等方法来准确鉴定这些真菌，例如球孢子菌病、副球孢子菌病、芽生或酵母菌病、新型隐球菌和曲霉菌。曲霉菌属为条件致病菌，包括 150 多个种类。宫颈细胞学检查偶可见到，似植物样真菌有隔菌丝如手指状，呈 45° 分枝（图 7-102，7-103）。分生孢子柄顶端的包囊极少见（图 7-104）。

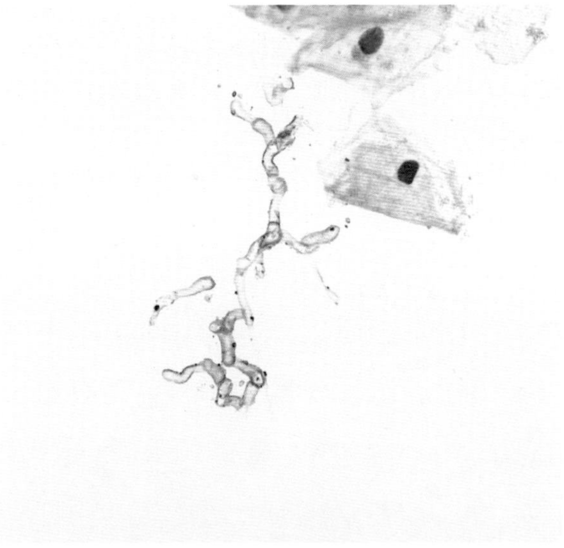

图 7-102　曲霉菌属（aspergillus）。有隔菌丝似毛杆状，45°分枝

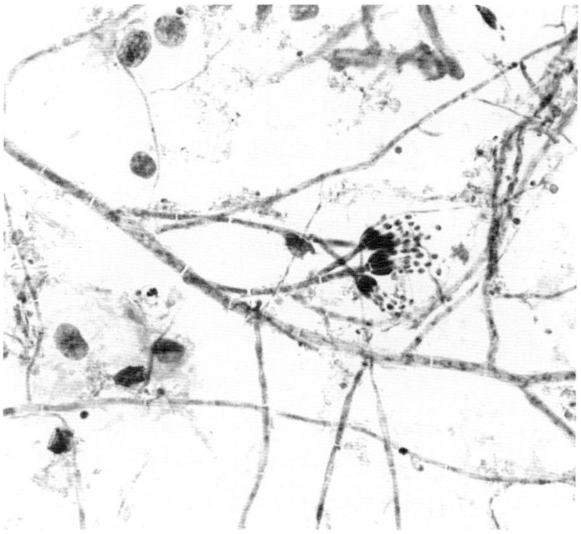

图 7-104　曲霉菌属，菌丝和分生孢子柄顶囊

## 三、与污染有关的真菌和极少见的真菌

1. 链格孢菌（alternaria）

由空气污染的真菌，极少见于宫颈细胞学涂片，一般在采集或处理标本时从空气中飘落于细胞学样本，典型的特征是呈“滑雪板（雪鞋）”形状，另外和其他产生褐色素的真菌微生物一样，有特征性的褐色素（图 7-105 ~ 7-108）。有时也可见菌丝（图 7-109）。

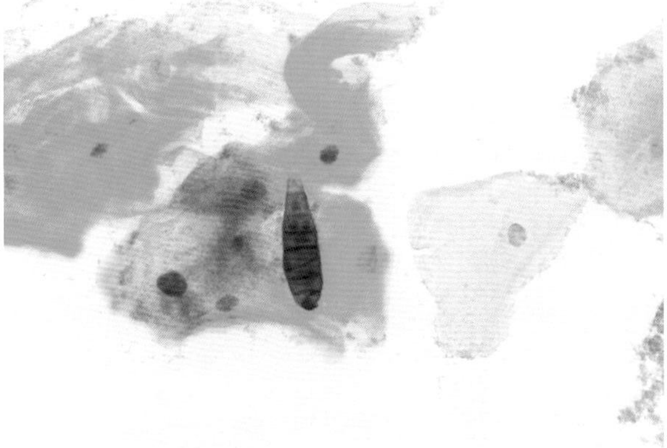

图 7-105 链格孢属菌。“纺锤”形，“倒棒”状，可见分隔，一般 3~5 个分隔，多细胞

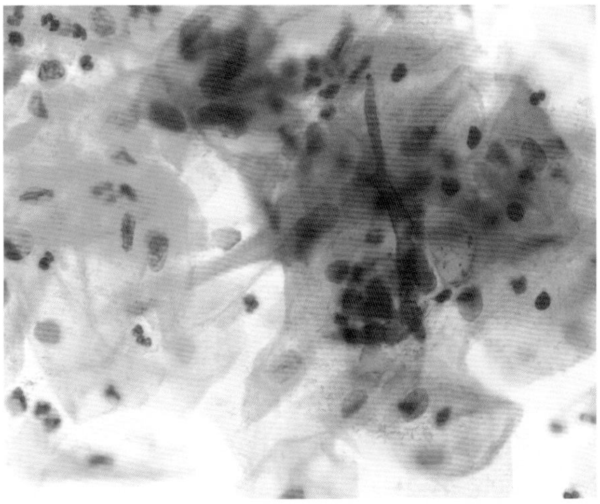

图 7-106 链格孢属菌。分隔菌丝，大多数无分枝，横膈顶端伸长

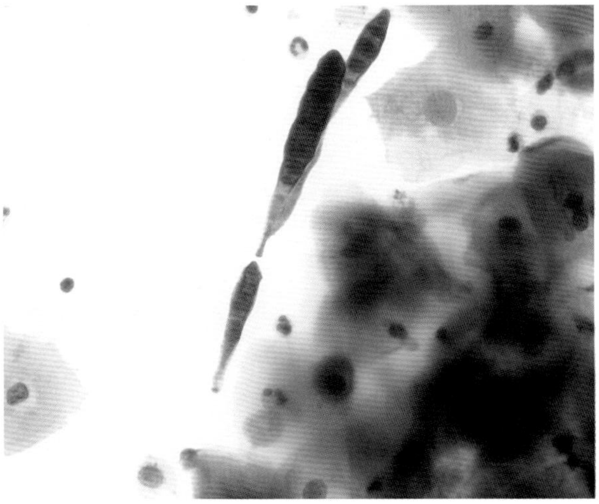

图 7-107 链格孢属菌。“纺锤”形，有横或竖隔膜，分隔菌丝，多无分枝

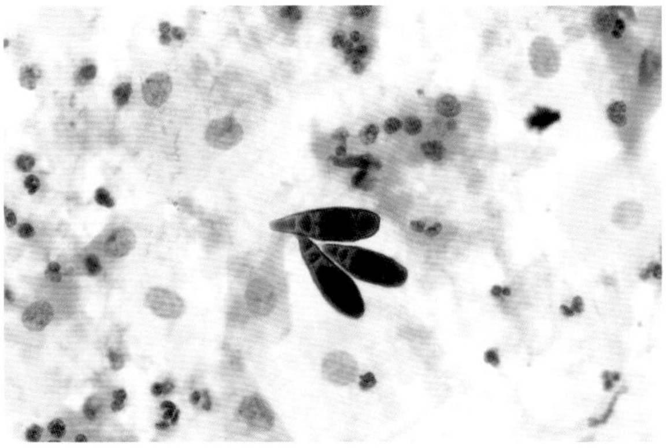

图 7-108 链格孢属菌。“滑雪板（雪鞋）”状，有特征性的褐色素

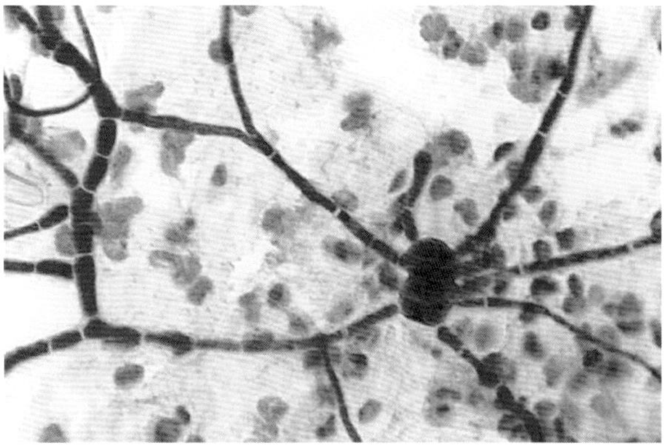

图 7-109 链格孢属菌。也可见分隔菌丝，数个成链〔引自参考文献[13]，经作者Deborah Reich（澳大利亚）同意〕

2. 少见的真菌

宫颈涂片有时可见一些极少见的真菌，多由污染所致，本章附有美国匹兹堡大学医学院细胞技术员学校很早以前收集的一些宫颈涂片中的真菌病例供读者参考（图 7-110 ~ 7-117），因没有细胞培养和记录，所以不知道这些真菌准确的类属。

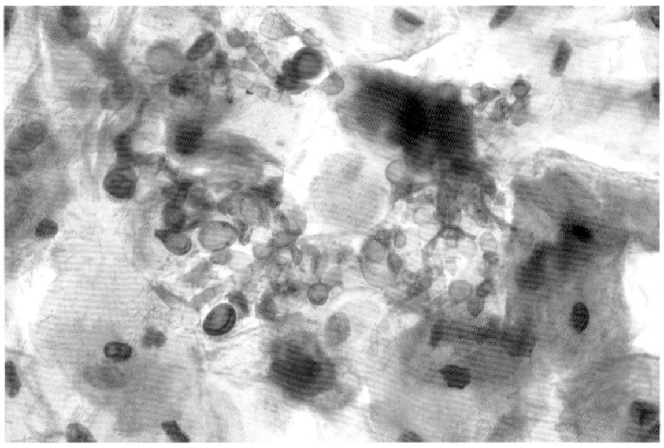

图 7-110 未鉴定类属的真菌

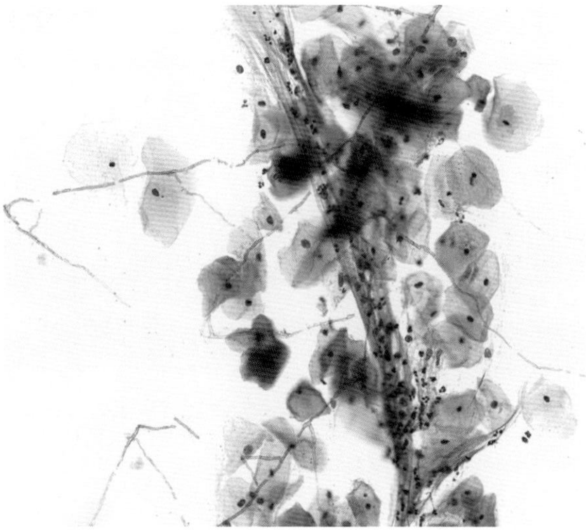

图 7-111　未鉴定类属的真菌（一）

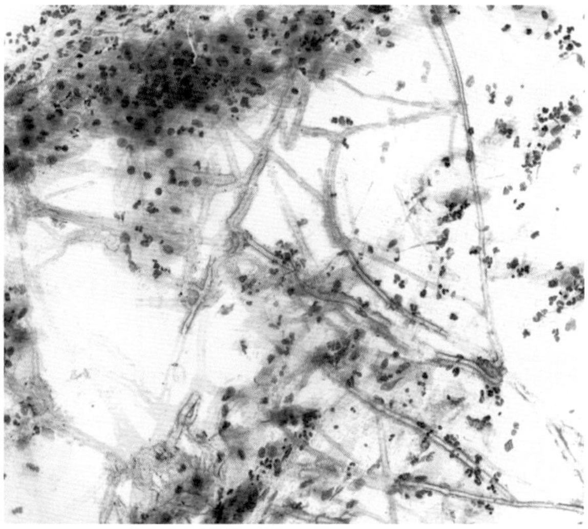

图 7-112　未鉴定类属的真菌（二）

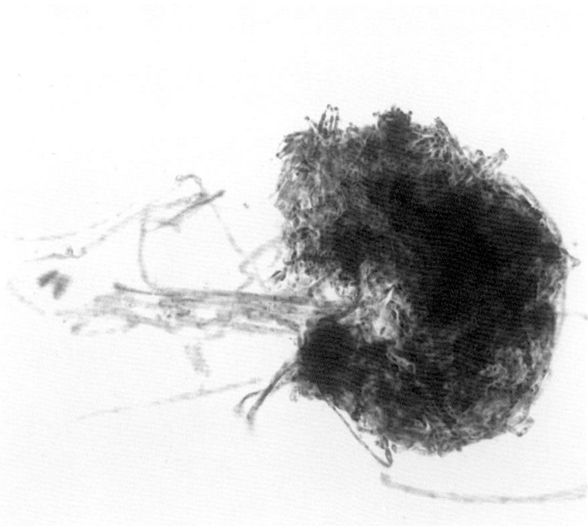

图 7-113　未鉴定类属的真菌（三）

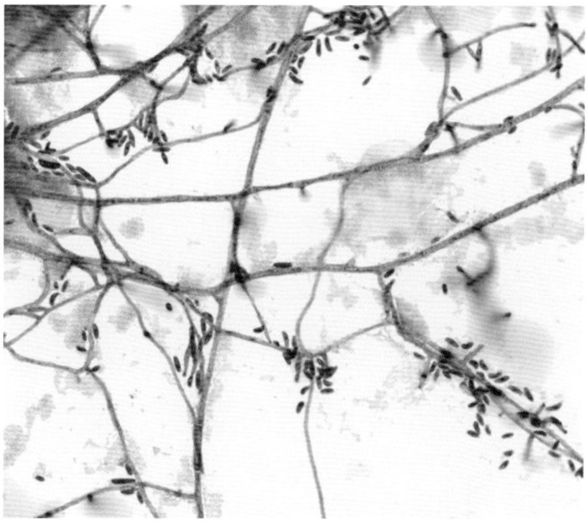

图 7-114　未鉴定类属的真菌（四）

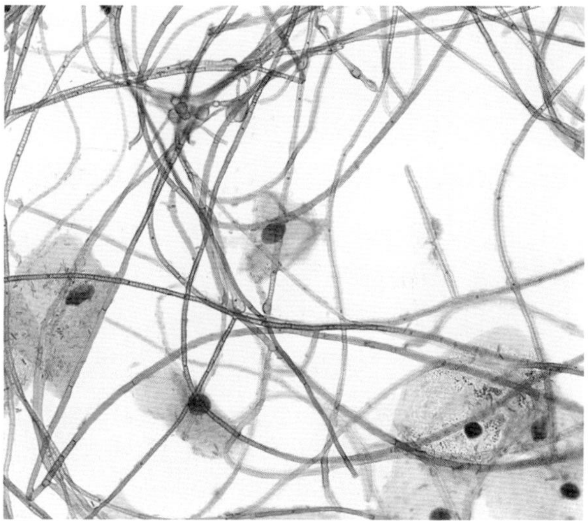

图 7-115　未鉴定类属的真菌（五）

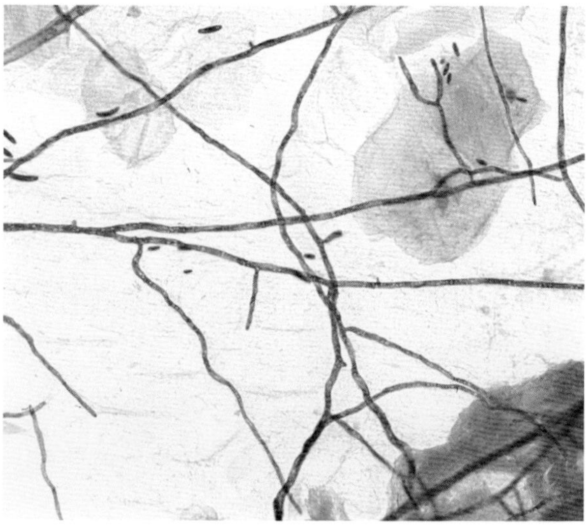

图 7-116　未鉴定类属的真菌（六）

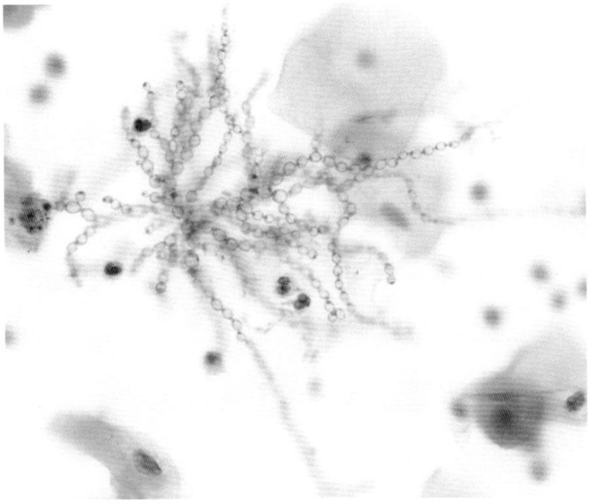

图 7–117 未鉴定类属的真菌（七）

## 第四节 寄生虫感染

### 一、阴道滴虫

1. 流行病学

Alfred Donne（1801～1878）于 1836 年首次从阴道炎患者的阴道分泌物中发现阴道滴虫（trichomonas vaginalis），1938 年正式命名为阴道（毛）滴虫。在美国以及全球范围内，阴道滴虫病是最常见的非病毒性性传播疾病，比衣原体和淋球菌病均常见。世界卫生组织（WHO）估计全球新感染的病例为 1.7 亿～1.9 亿。美国每年感染的新增病例为 740 万，而衣原体为 300 万，淋球菌病为 72 万。阴道滴虫感染的主要人群为 16～35 岁女性，但绝经后女性也可感染。2007 年美国疾病控制中心（CDC）的一份研究报道，3754 位 14～49 岁的正常女性，阴道滴虫感染率为 3.1%。阴道滴虫的感染率因研究的人群不同而差别很大，为 3%～25%。男性可感染和寄存原虫，其一般症状不明显，但可将其传播给性伙伴。滴虫也可通过间接接触传播，游泳池及浴池也可能成为滴虫的传播场所。中国人口众多，公共卫生设施在一些地区较落后，所以公共场所的传播也可为一重要传播途径。

2. 临床症状

临床分为急性期、慢性期和潜伏期。约 50% 女性感染处于潜伏期，一般为 4～28 天，可没有任何临床症状。滴虫感染常见症状为白带增多呈黄绿色泡沫状、外阴瘙痒、有烧灼感、性交痛等。10%～20% 的病例感染下尿道而出现尿痛，个别女性可出现盆腔炎（PID）症状。阴道分泌物为孕妇感染可能致羊膜早破或早产。

阴道检查：阴道黏膜充血水肿，阴道壁和宫颈点状红色突起，典型的“草莓样外观”。“草莓样”宫颈虽然典型，但临床少见，仅见于小于 5% 的感染女性。

3. 检测方法

阴道滴虫检查的传统方法包括悬滴法和涂片染色法。巴氏细胞学检查阴道滴虫敏感性为 35%～85%，特异性为 80%～100%。细胞培养被认为是金标准，但特异性为 86%～97%。现在 PCR 检测方法也已应用于临床。

4. 滴虫形态和细胞学

滴虫虫体长 8～30 μm，宽为 5～15 μm（大小介于中间层细胞的细胞核和副基底层细胞核之间），多呈倒置的梨形、圆形或椭圆形。胞质灰蓝色浅染伴有嗜伊红颗粒，胞核小，呈椭圆形或梭形，偏位，位于虫体前端约 1/3 处，染色淡，嗜碱性（表 7–8）。细胞核是诊断阴道滴虫的必要条件。近核端可见 4 根前鞭毛，尾部有 1 根后鞭毛。传统涂片一般不能发现鞭毛，液基涂片中偶尔可见鞭毛。阴道滴虫在巴氏检查片中可单个分散存在（图 7–118～7–121）或成团存在（图 7–122，7–123），图 7–124 为 Giemsa 染色。

表 7–8 阴道滴虫感染特征

| |
|---|
| 淡染的偏位细胞核是诊断必须 |
| 不同大小形状和颜色 |
| 液基可能发现鞭毛 |
| 鳞状上皮：假性角化，轻微核增大，核周小空晕 |

滴虫感染可引起上皮细胞非激素成熟或称为鳞状上皮假性成熟，表现为过多的表皮细胞，嗜酸性粒细胞增多，鳞状上皮可见细胞核轻微增大和炎性细胞核周小空晕（图 7–125）。不要误判读为挖空细胞，另外也可见明显炎性反应或细菌感染（图 7–126，7–127）。

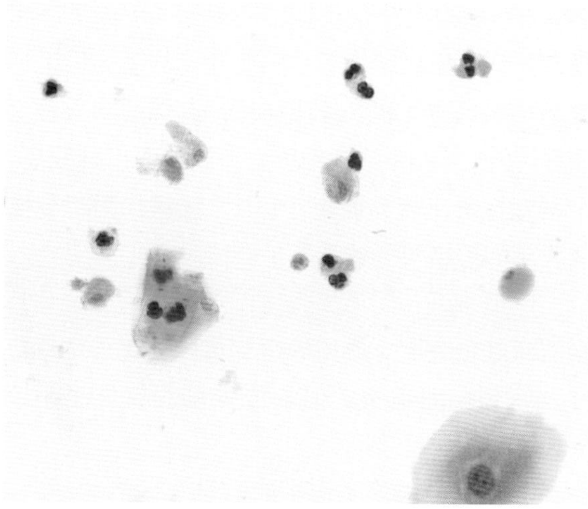

图 7-118　阴道滴虫。多个阴道滴虫

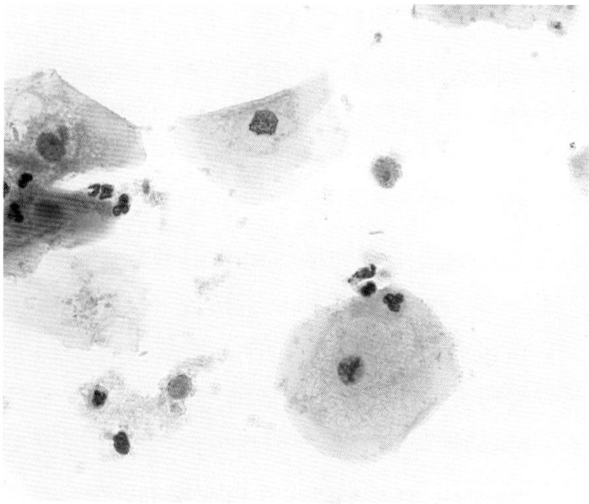

图 7-119　阴道滴虫。1 个典型的阴道滴虫（图右上示）

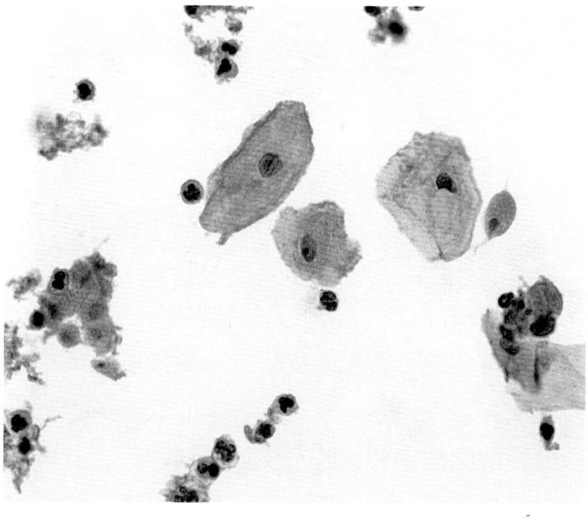

图 7-120　阴道滴虫。右侧可见 1 个典型阴道滴虫，鞭毛隐约可见

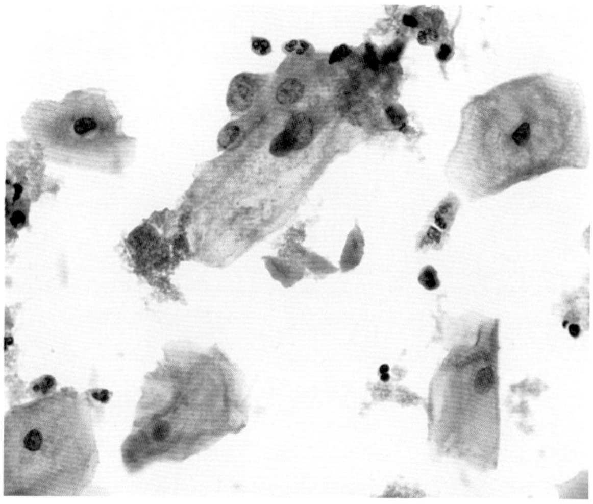

图 7-121　阴道滴虫。视野中央 3 个滴虫清晰可见

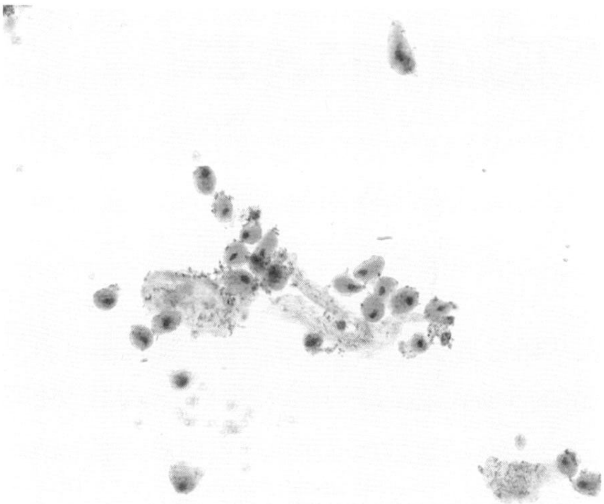

图 7-122　阴道滴虫团。很多滴虫成团存在

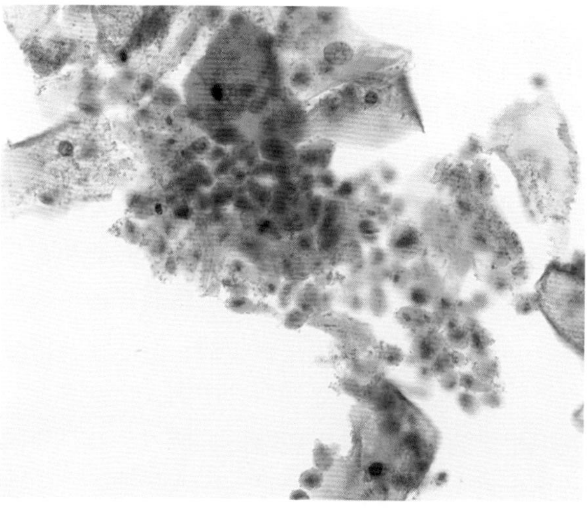

图 7-123　阴道滴虫团。许多阴道滴虫，混杂许多细菌

图 7-124 阴道滴虫。Giemsa染色

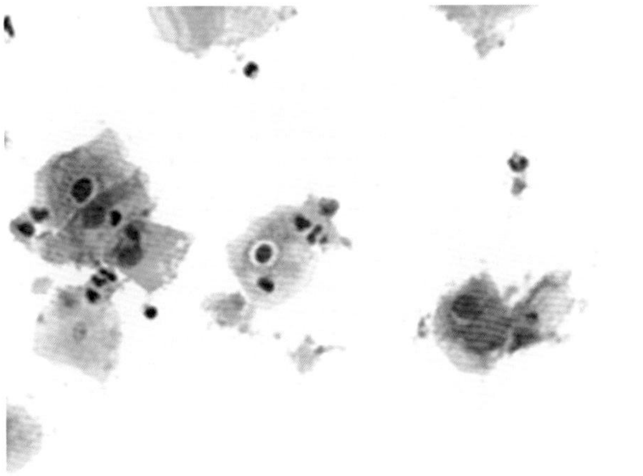

图 7-125 阴道滴虫。鳞状细胞核周小空晕，阴道滴虫或其他微生物感染可引起这种细胞变化，不要误判读为LSIL细胞

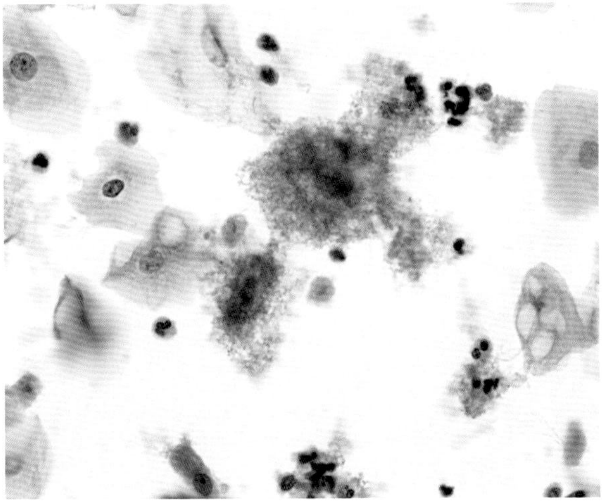

图 7-126 阴道滴虫。滴虫感染可同时伴细菌感染或菌群失调，个别鳞状上皮细胞见小核周空晕

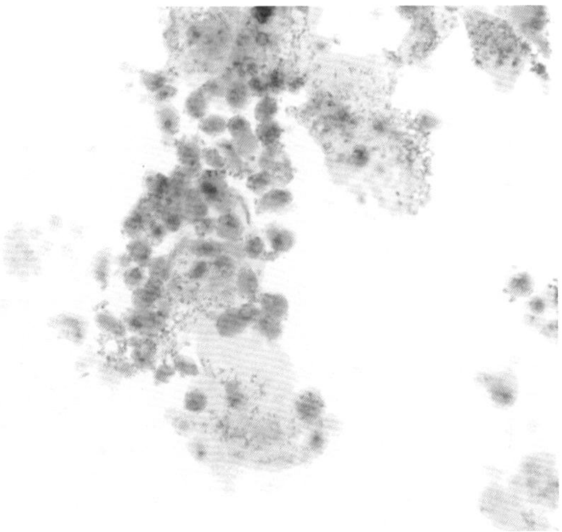

图 7-127 阴道滴虫。阴道滴虫伴菌群失调

5. 治疗

阴道滴虫是完全可治愈的感染性疾病，甲硝唑（灭滴灵）为首选，效果佳。可以 2000mg 一次量口服；或者每次 500mg，每日 2 次，共 7 日。

## 二、其他寄生虫感染或污染

1. 地毯甲虫幼虫部分（carpet beetle larval parts）

地毯甲虫广泛存在于户外，可进入室内产卵，发育生长成幼虫，破坏皮革、皮毛、丝绸、羊毛、棉花、纸张及木头等，它对人体危害较小，幼虫的毛可能引起结膜炎、皮肤瘙痒或皮癣、丘疹或水疱。Bechtold 报道称 15 万个宫颈涂片，77 个发现有地毯甲虫幼虫毛。所有均为被动污染所致，污染可能因取材或处理标本所致（如棉拭子、纱布）或患者用棉塞所致。幼虫毛在巴氏染色呈金黄色箭头状结构（图 7-128 ~ 7-130）。

2. 阿米巴病（amebiasis）

女性下生殖道阿米巴感染由溶组织阿米巴原虫所致，临床少见。临床表现为腥臭状脓性分泌物含坏死组织碎片，感染部位出现溃疡。溶组织内阿米巴滋养体大小为 12 ~ 40μm，有 1 个小的偏位细胞核和丰富的空泡状的细胞质，易被误判读为大的组织细胞。嗜红细胞现象普遍，具有一定的诊断价值。与溶组织内阿米巴不同，龈内阿米巴没有引起生殖道感染的致病作用，但有报道它可伴放线菌感染下生殖道。

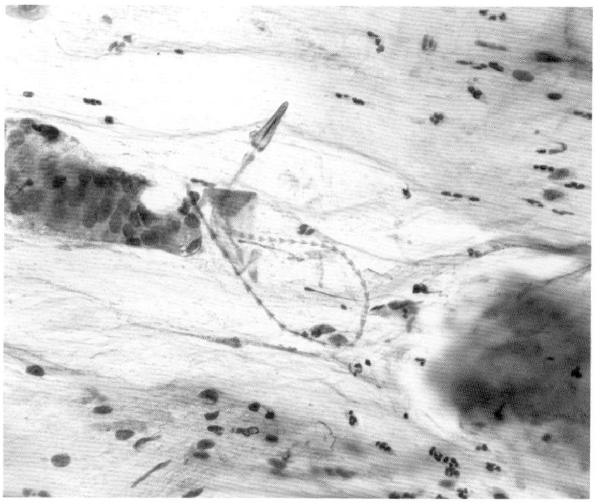

图 7-128　地毯甲虫幼虫部分。幼虫毛呈漂亮的金黄色箭头样结构（一）

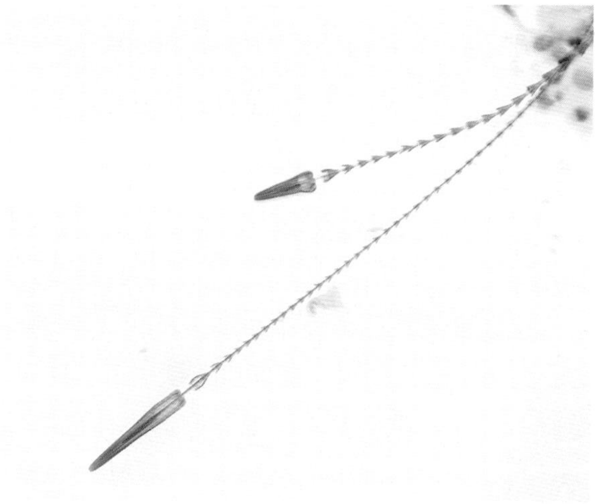

图 7-129　地毯甲虫幼虫部分。幼虫毛经巴氏染色呈金黄色箭头状结构（二）

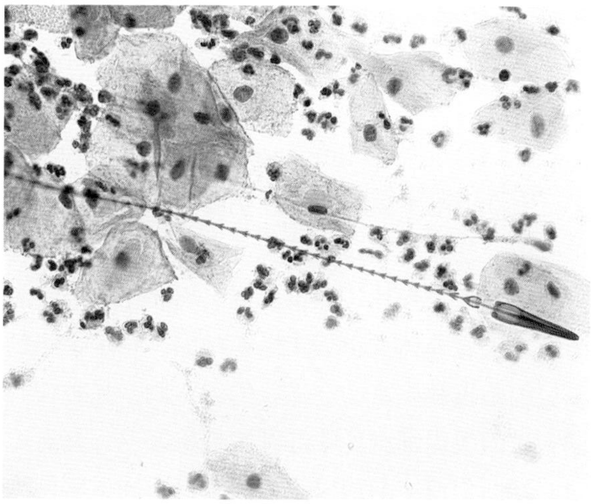

图 7-130　地毯甲虫幼虫部分。幼虫毛经巴氏染色呈金黄色箭头状结构（三）

3. 其他

在极少数情况，一些寄生虫或卵可见于宫颈巴氏细胞学检查，如蛲虫（图 7-131，7-132）、蛔虫、鞭虫、类圆线虫、绦虫、丝虫及吸虫。节肢动物螨虫（图 7-133）及阴虱（图 7-134）在宫颈涂片也有报道。

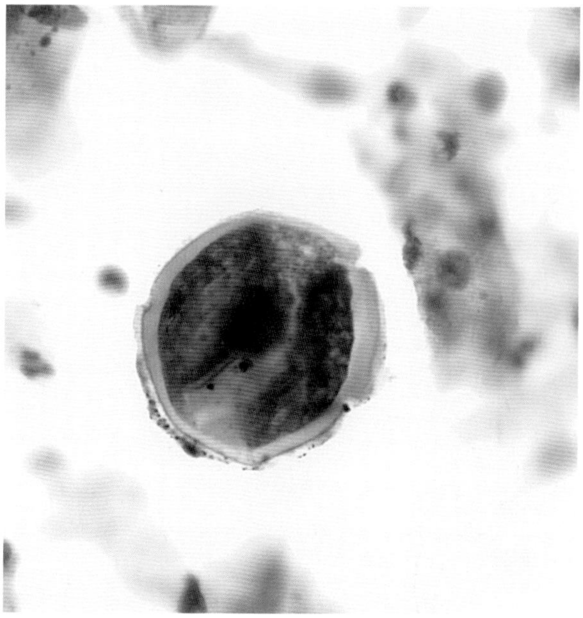

图 7-131　蛲虫卵。卵圆形，双层外壳，卵壳厚而透明

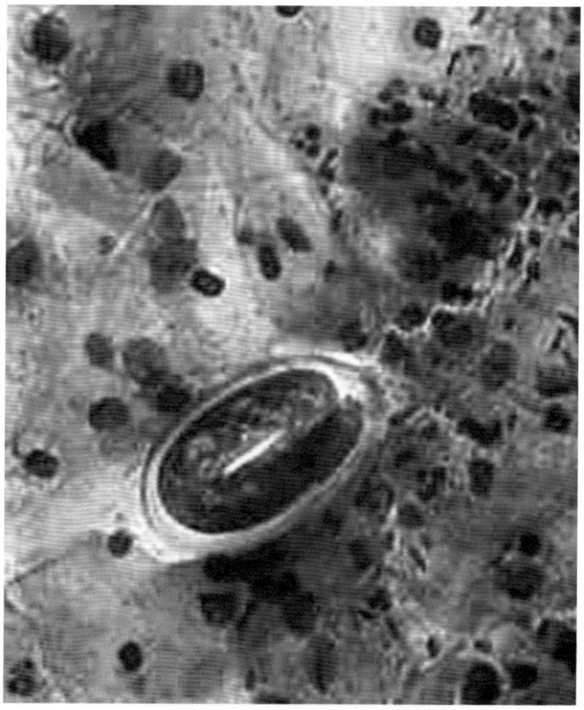

图 7-132　蛲虫卵。卵圆形，卵壳厚而透明

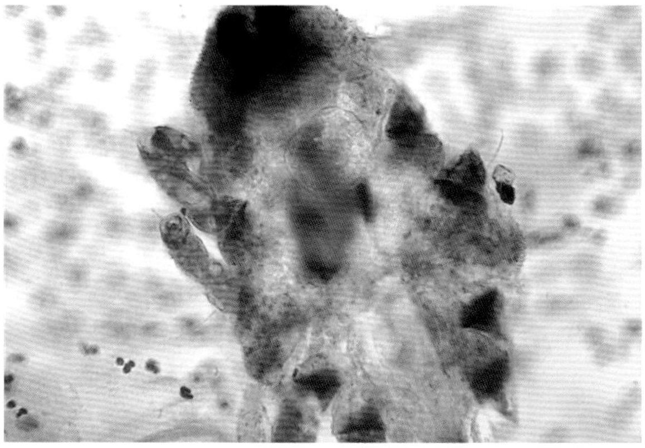

图 7-133　尘螨。尘螨是寄生虫，乳白色或浅黄色，成虫四对足，一对触须，身体不分节，头部短小，躯体和足有很多毛

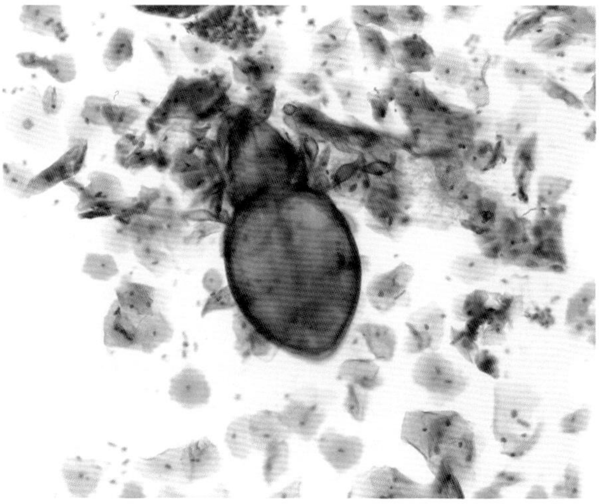

图 7-134　阴虱。寄生于人体的寄生虫，长 1~3mm，无翼，身体扁平，进食前灰白色，进食后铁锈色，6 条腿。阴虱感染被认为是性传播疾病的一种

## 参考文献


[1] Gardner HL, Dukes CD. Haemophilus vaginalis vaginitis: a newly defined specific infection previously classified non- specific vaginitis. Am J Obstet Gynecol, 1955, 69(5): 962-976.

[2] American College of Obstetrics and Gynecology (ACOG). Vaginitis. An educational aid to obstetricians-gynecologists. Technical bulletin number, 1996, 226: 1-9.

[3] Mazzuli T, Simor AE, Low DE. Reproducibility of interpretation of Gram-stained vaginal smears for the diagnosis of bacterial vaginosis. J Clin Microbiol, 1990, 28: 1506-1508.

[4] 4 Tokyol C, Aktepe OC, Cevrioglu AS, et al. Bacterial vaginosis: comparison of Pap smear and microbiological test results. Modern Pathology, 2004, 17: 857-860.

[5] Mass SB, Brennan JP, Silverman N, et al. Association between a shift in vaginal flora on Papanicolaou smear and acute chorioamnionitis and preterm delivery. Diagn Cytopathol, 1999, 21: 7-9.

[6] Schnadig V, Davie K, Shafer S. The cytologist and bacterioses of the vaginal-ectocervical area: Clues, commas and confusion. Acta Cytol, 1988, 33: 287-297.

[7] Bibbo M, Wied G (eds). Cytology of Inflammatory Reactions, Tissue Repair, Effects of IUD, Contaminants and Microbiologic Classification Including Chlamydial Organisms. 3rd ed. Chicago: Tutorials of Cytology, 1982.

[8] Burkman R, Schlesselman S, McCaffrey L, et al. The relationship of geneital tract actinomycetes and the development of pelvic inflammatory disease. Am J Obstet Gynecol, 1982, 143: 585-589.

[9] Luff RD, Gupta PK. Actinomycetes-like organisms in wearers of intrauterine contraceptive devices. Am J Obstet Gynecol, 1977, 129: 476-477.

[10] Weisenberg E, froula E. Chlamydia trachomatis in a Thin-Prep Papanicolaou Test. Arch Pathol Lab Med, 2001, 125: 981.

[11] Chan EL, Brandt K, Stoneham H, et al. Comparison of effectiveness of polymerase chain reaction and enzyme immunoassay in detecting Chlamydia trachomatis in different female genitourinary specimens. Arch Pathol Lab Med, 2000, 124: 840-843.

[12] Koutsky L. Epidemiology of genital human papillomavirus infection. Am J Med, 1997, 102: 3-8.

[13] Elnashar AM, Aboelea A, Tantawy TA. Cytology, coloscopic, and virologic detection of cervical herpes simplex virus. Int J Gynecol Obstet, 2003, 81: 69-70.

[14] Stowell SB, Wiley nCM, Powers CN. Herpesvirus mimics. A potential pitfall in endocervical brush specimens. Acta Cytol, 1994, 38: 43-50.

[15] Marshall DS, Linfert DR, Draghi A, et al. Identification of herpes simplex virus genital infection: Comparison of a multiplex PCR assay and traditional viral isolation techniques. Mod Pathol, 2001, 14: 152-156.

[16] Kobayashi TK, Okamoto H, Yakushiji M. Cytologic detection of herpes simplex virus DNA in nipple discharge by in situ hybridization. Diagn Cytopathol, 1993, 9: 296-299.

[17] Tomita T, Chiga M, Lenahan M, et al. Identification of herpes simplex virus infectoin by immunoperoxidase and in situ hybridization methods. Virch Arch A, Pathol Anat Histopathol, 1991, 419: 99-105.

[18] Allsworth JE, Ratner JA, Peipert JF. Trichomoniasis

and other sexually transmitted infections: results from the 2001- 2004 National Health and Nutrition Examination Surveys. Sex Transm Dis, 2009, 36(12): 738-744.
[19] Johnston VJ, Mabey DC. Global epidemiology and control of Trichomonas vaginalis. Curr Opin Infect Dis, 2008, 21(1): 56-64.
[20] Schwebke JR, Burgess D. Trichomoniasis. Clin Microbiol Rev, 2004, 17(4): 794-803.
[21] 21 Huppert JS, Mortensen JE, Reed JL, Kahn JA, Rich KD, Miller WC, Hobbs MM. Rapid antigen testing compares favorably with transcription-mediated amplification assay for the detection of Trichomonas vaginalis in young women. Clin Infect Dis, 2007, 45(2): 194-198.
[22] Bechtold E, Staunton CE, Katz SS. Carpet beetle larval parts in cervical cytology specimens. Acta Cytol, 1985, 29(3): 345-352.
[23] http: //www. cytology-asc. com/cec/normal/index. Htm
[24] Nayar R, Wilbur DC. The Bethesda System for Reporting Cervical Cytology. Third Edition Springer 2015.

# 第八章

# 宫颈良性反应性改变、人工假象和污染

*赵澄泉（ZhaoC） 杨 敏*

许多因素作用于宫颈组织或细胞，均可引起反应性改变，这类反应性改变属于良性改变。引起反应性或修复性改变的常见原因有：感染、炎症、pH值、放射治疗、宫内节育器、创伤、刺激、近期活检手术等。

## 第一节 宫颈良性反应性改变

### 一、与炎症有关的反应性改变

急性炎症时间短，多以中性粒细胞为主并伴有大量炎性坏死物；慢性炎症时间长，多以淋巴细胞为主。子宫颈细胞学Bethesda报告系统将正常范围内的反应性改变和良性反应性细胞改变归为一类："未见上皮内病变或恶性病变"（NILM）。

1. 常见的炎性细胞

（1）中性粒细胞（neutrophils）：中性粒细胞（图8-1，8-2）是白细胞中数量最多的一种细胞，绝大部分的粒细胞属中性粒细胞。中性粒细胞在宫颈细胞学中的临床意义常不确定，事实上所有的巴氏涂片均可见中性粒细胞，其存在并非代表感染，但当机体有损伤或感染时其数量可增加，可能代表机体由细菌、真菌、滴虫引起的免疫等反应，但大多数情况无特殊诱因存在。需要特别指出：如果中性粒细胞大量存在，遮盖大于75%的鳞状上皮细胞（图8-3），巴氏涂片则判读为不满意，应在炎症消除后（3个月）重新取样再做宫颈细胞学检查。如覆盖50%～75%的鳞状上皮细胞，涂片可报满意，但应报告炎性细胞覆盖50%～75%的鳞状上皮细胞（图8-4）。

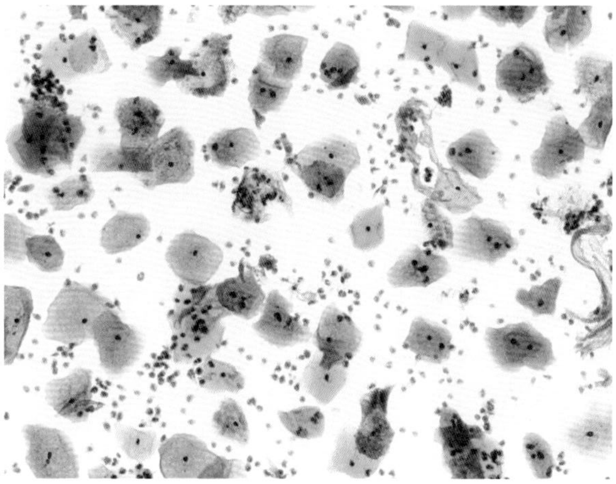

图8-1 中性粒细胞。中性粒细胞均匀分布于表层鳞状上皮细胞间

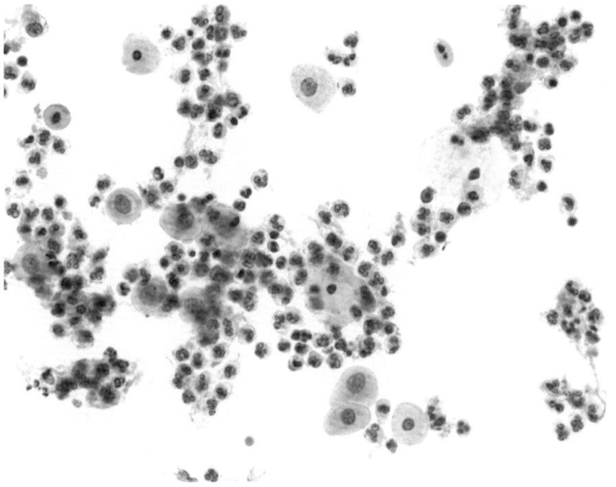

图8-2 中性粒细胞。多叶核中性粒细胞疏松，团状，可见一些分散的副基底层细胞

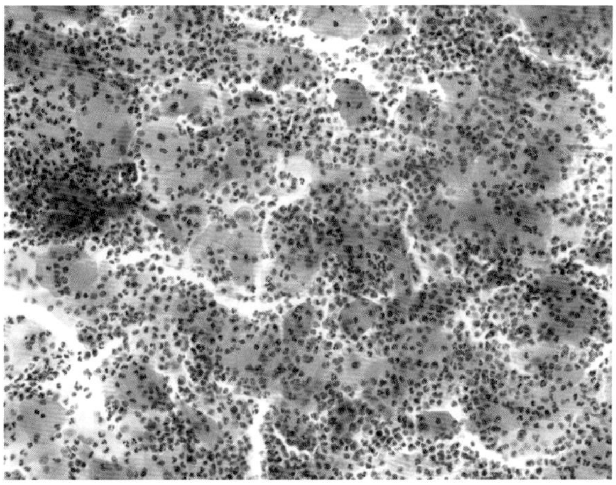

图 8-3　不满意图片（传统图片）。中性粒细胞覆盖大于 75% 的鳞状上皮细胞

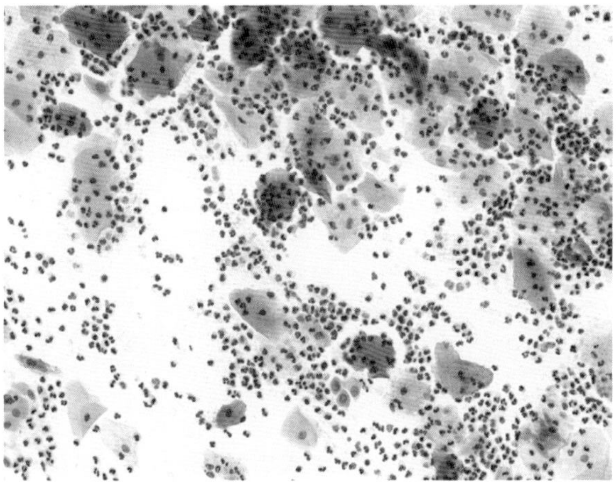

图 8-4　满意图片（传统涂片）。中性粒细胞覆盖 50%~75% 的鳞状上皮细胞

（2）嗜酸性粒细胞（eosinophils）：嗜酸性粒细胞在巴氏涂片极少见，其红色颗粒常不明显（图 8-5，8-6），其双叶核特征可与中性粒细胞鉴别（中性粒细胞常见多叶）。巴氏涂片嗜酸性粒细胞存在的临床意义大多不明确，一些研究表明下列情况可能与嗜酸性粒细胞有关：①可能在分娩发生宫颈感染时发挥作用；②浸润性宫颈癌患者，其存在可能提示预后较差；③可能与过敏反应有关，尤其是阴道真菌感染；④大多数患者意义不明确。

（3）淋巴细胞（lymphocytes）：宫颈组织活检，小而成熟的淋巴细胞最常见于间质中。宫颈细胞学涂片淋巴细胞并不常见，少量淋巴细胞存在并无临床意义，如果淋巴细胞大量存在常提示滤泡性宫颈炎（图 8-7）。恶性淋巴瘤可发生在宫颈，但极少见，淋巴瘤多为单一细胞群，也可与其他细胞混合存在（图 8-8）。淋巴细胞良性增生，呈多形性改变。还应与小蓝细胞肿瘤如小细胞癌、乳腺小叶癌转移或 HSIL 鉴别。

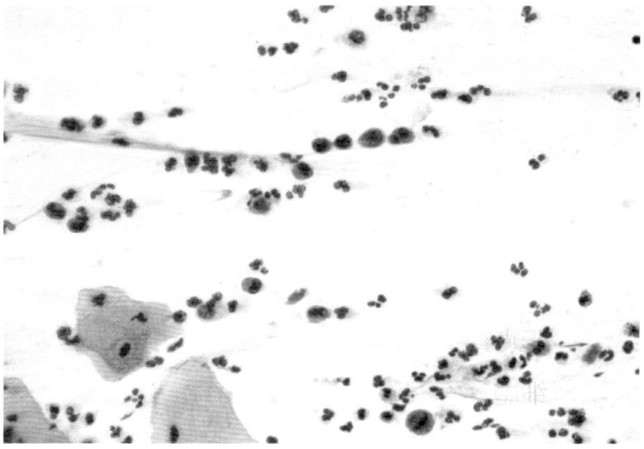

图 8-5　嗜酸性粒细胞（传统涂片）。伊红色的嗜酸性粒细胞，分散于中性粒细胞之间

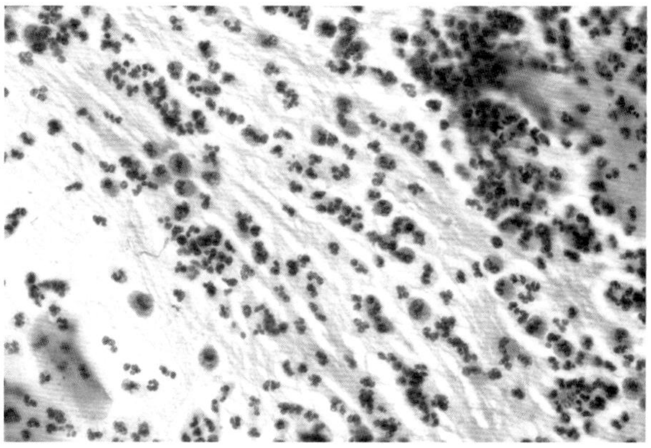

图 8-6　嗜酸性粒细胞（传统涂片）。双叶核嗜酸性粒细胞分散于中性粒细胞之间

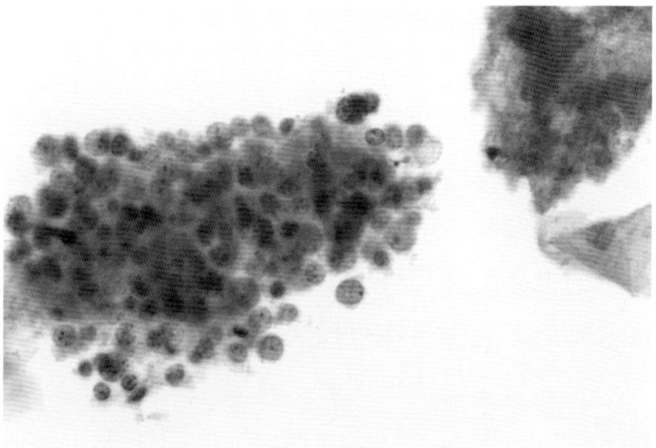

图 8-7　淋巴细胞。淋巴细胞紧密聚集成团，提示滤泡性宫颈炎

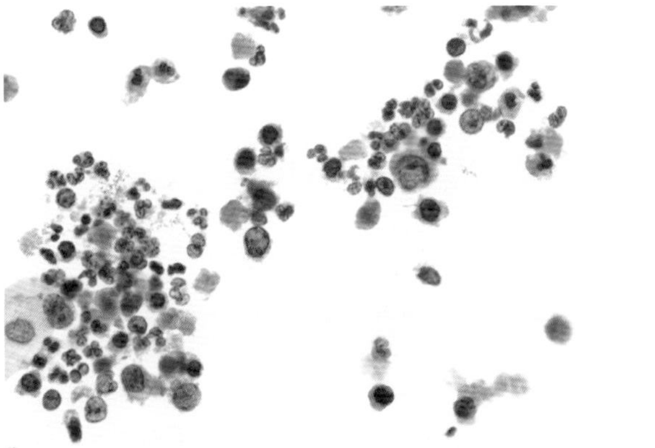

图 8-8 宫颈淋巴瘤。异常的瘤性淋巴细胞分散于炎性背景

（4）浆细胞（plasmacell）：大量成熟的浆细胞多见于慢性宫颈炎组织活检。宫颈细胞学巴氏涂片浆细胞极少见，即使少量存在也常被大量急性炎细胞遮盖。良性浆细胞大量出现容易误判读为宫颈癌，浆细胞也可与宫颈梅毒感染有关。恶性浆细胞瘤或多发性骨髓瘤累及宫颈非常罕见，但已有临床报道（图 8-9～8-11）。

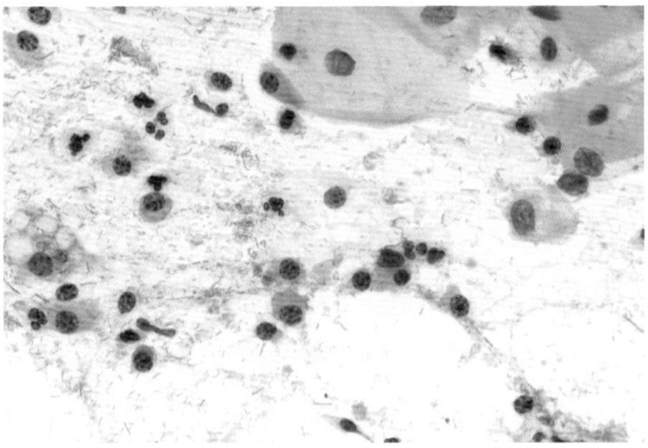

图 8-9 浆细胞（传统涂片）。浆细胞体积大于淋巴细胞，核偏于细胞一侧，呈模糊车辐状，图左侧 1 个浆细胞胞质内可见空泡

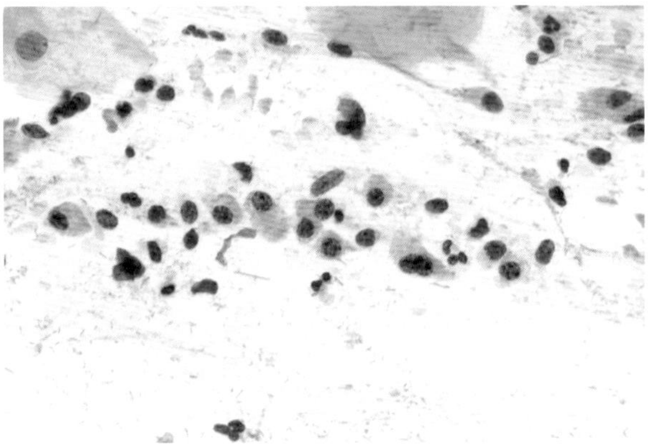

图 8-10 浆细胞（传统涂片）。浆细胞松散分布

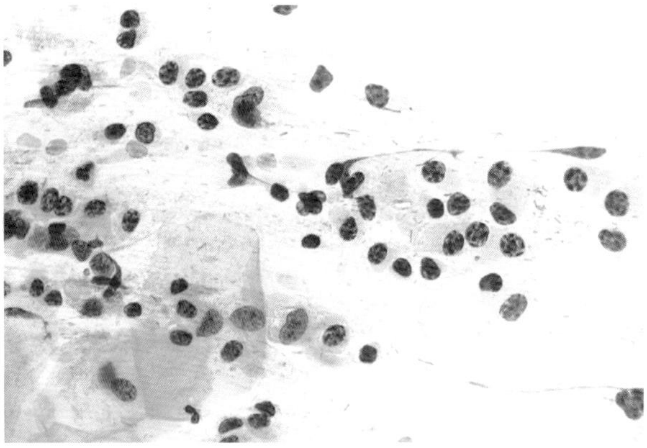

图 8-11 浆细胞（传统涂片）。许多浆细胞疏松分布，部分胞质不清，但细胞核染色质凝集成小块，可与淋巴细胞鉴别

（5）组织细胞（histiocytes）或巨噬细胞：有时宫颈涂片可见组织细胞或巨噬细胞，组织细胞可分为几种类型，较大的泡沫组织细胞与表浅内膜间质相似的组织细胞；一般的组织细胞与多核组织细胞；含铁血黄素的吞噬细胞（图 8-12～8-15）。

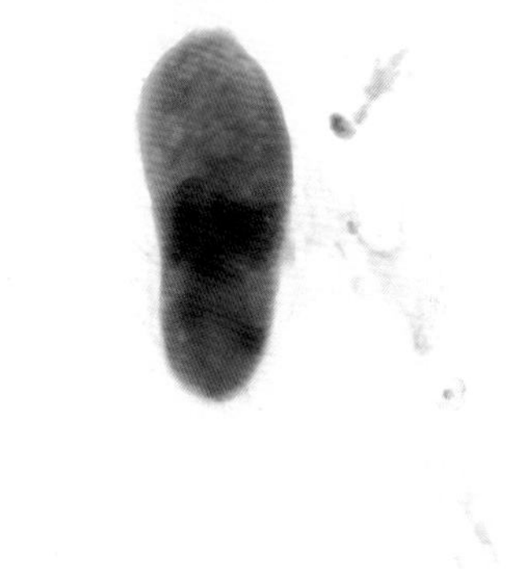

图 8-12 组织细胞（传统涂片）。单个较大的组织细胞

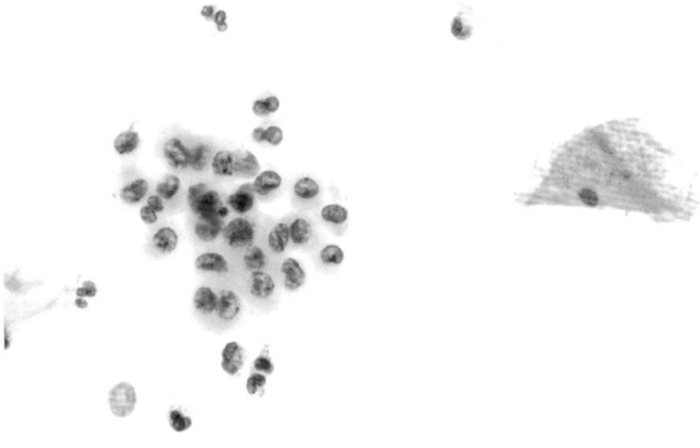

图 8-13 小组织细胞团，胞质丰富，可见多核和核沟

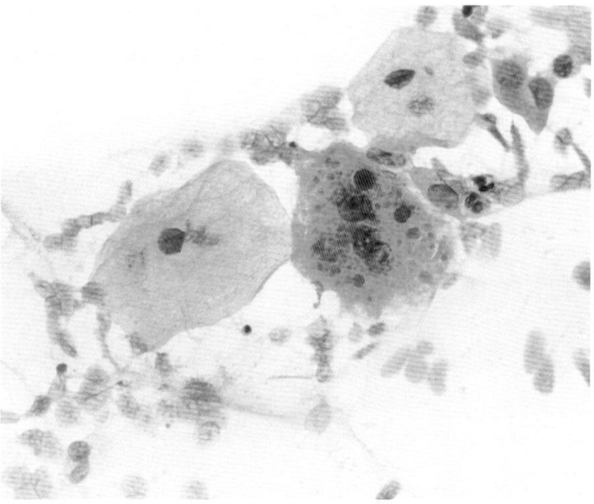

图 8-14　含铁血黄素组织细胞/吞噬细胞（传统涂片）。1 个吞噬细胞胞质内可见含铁血黄素

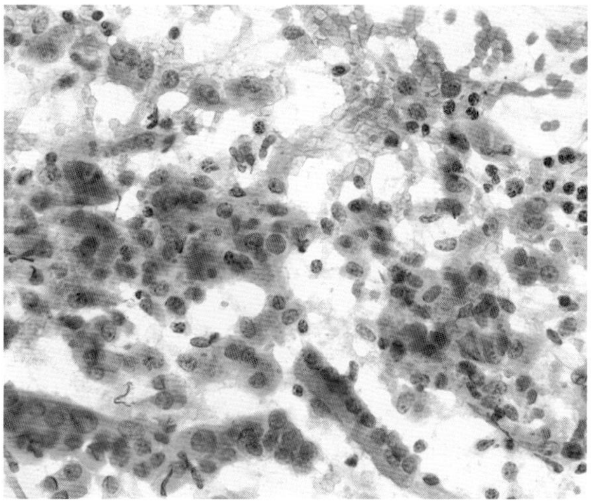

图 8-15　含铁血黄素组织细胞/吞噬细胞（传统涂片）。许多含铁血黄素吞噬细胞，图下方为 2 个宫颈腺细胞片段

正常或异常子宫内膜出血，宫颈巴氏涂片可见组织细胞。有研究表明大的组织细胞或吞噬炎症细胞的组织细胞可能与子宫内膜病变有关，如子宫内膜息肉、他莫昔芬药物应用、内膜腺体增生或子宫内膜癌，尤其在更年期或绝经后女性应紧密随访或进一步检查。但大多数研究表明，在无其他临床症状或发现的女性，单独出现的组织细胞在宫颈涂片中无特异性，无明显临床意义，一般无须报告。小组织细胞和“易染小体”巨噬细胞可见于宫颈炎症，尤其是滤泡性宫颈炎（图 8-16，8-17）。小的组织细胞不要误判读为 HSIL，小组织细胞较小，染色质均匀，可呈咖啡豆形，可见纵行核沟（图 8-18）。

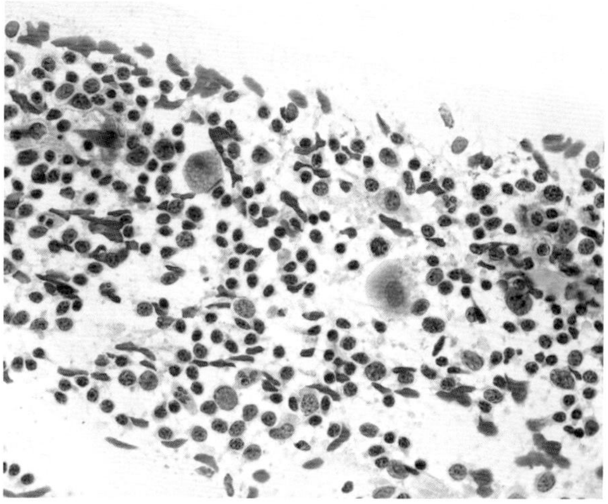

图 8-16　组织细胞/吞噬细胞与滤泡性宫颈炎（传统涂片）。吞噬细胞散布于许多淋巴细胞中

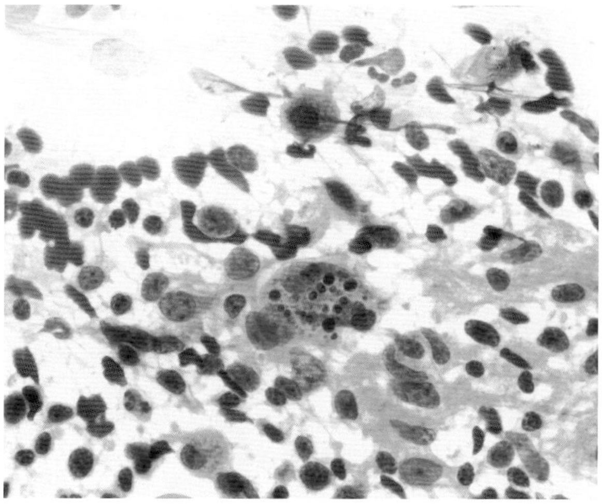

图 8-17　吞噬细胞与滤泡性宫颈炎（传统涂片）。高倍视野，1 个吞噬细胞，胞质内为吞噬的异物颗粒

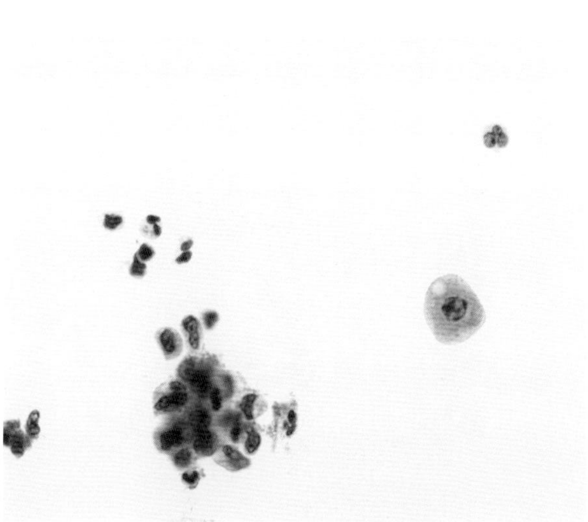

图 8-18　组织细胞。小的组织细胞聚集成团，不要与鳞状上皮病变细胞相混淆

2. 正常范围内的反应性改变

鳞状上皮细胞增大，轻度核增大，达正常中层鳞状上皮细胞核的 1.5 ~ 2.0 倍，核膜光滑，核大小一致，染色质分布均匀，细颗粒状，可见双核以及小核仁（核质比不变，或仅轻度增加）。胞质肿胀或皱缩，嗜双色性，空泡形成，核周小空晕，中性粒细胞增多。细胞正常分化，呈片状或单个细胞（图 8–19 ~ 8–20）。

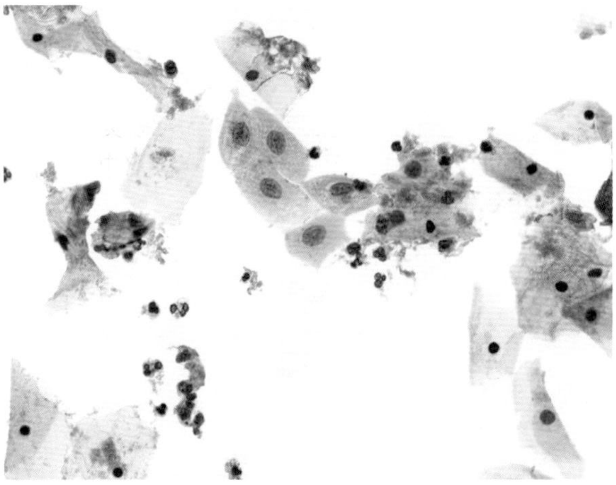

图 8–19 正常范围内的鳞状上皮细胞变化。图中间几个副基底层鳞状细胞呈反应性变化，核轻度增大

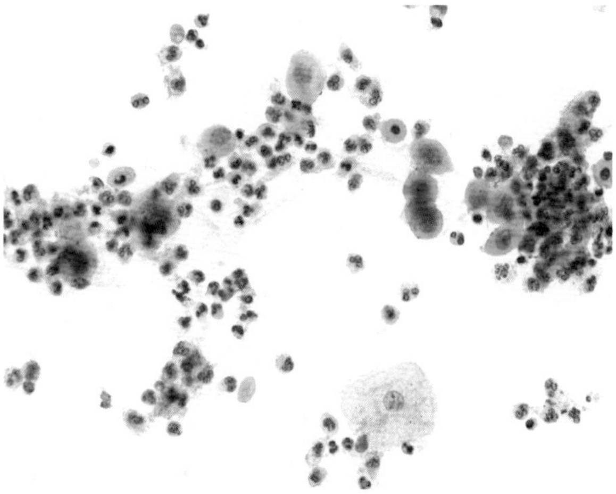

图 8–20 正常范围内的鳞状上皮细胞变化。副基底层和中间层鳞状上皮细胞胞核轻度增大

3. 炎症相关的反应性鳞状上皮细胞改变

在有明确感染因子的情况下，鳞状上皮细胞也可发生反应性改变，以前称之为炎性非典型反应，现在只称之为反应性细胞改变。这些改变可发生于表层、中间层和化生的鳞状上皮细胞。一般表现为：炎细胞增多，鳞状上皮细胞增大，核增大，大约是中层鳞状上皮细胞核的 2.0 ~ 2.5 倍，染色质细或粗，轻度失分化，核仁明显，核质比增高，核拥挤但核膜规则（图 8–21）。还可出现上皮细胞退变，核固缩及碎裂，染色质及胞质溶解；出现裸核，细胞质和（或）细胞核空泡形成，核周小空晕（图 8–22）。鳞状上皮细胞呈角化过度或角化不全现象（图 8–23，8–24）。可见较多鳞状化生细胞，细胞单个或片状由细胞质突起（蜘蛛细胞）相连，胞质深染，核形圆，居中，染色质分布均匀，核质比增高，但小于 50%（图 8–25，8–26）。不成熟鳞状化生细胞也可出现反应性变化（图 8–27，8–28），细胞大小不一，形状不规则，可见核仁，胞质边缘明显，但核膜规整，仍呈单层细胞排列。如果出现核质比略高，伴核深染或核形不整，应注意不要将其误判读为 HSIL 细胞（图 8–29）。

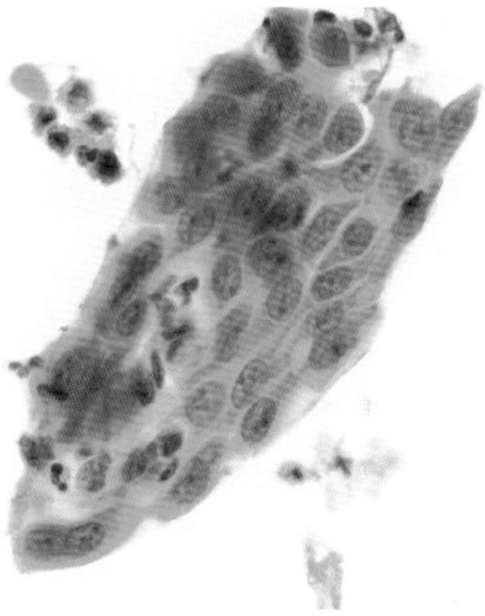

图 8–21 炎症相关的反应性鳞状上皮细胞改变。鳞状化生细胞呈反应性变化，胞核明显增大，可见核仁

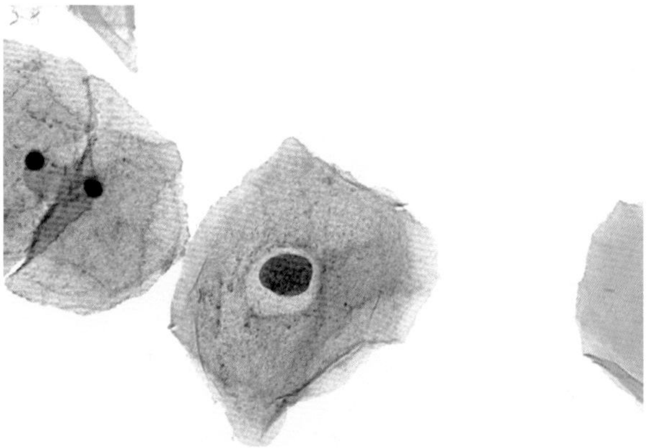

图 8–22 炎症相关的反应性鳞状上皮细胞改变。高倍示鳞状上皮细胞轻度增大，核周小空晕，不要与 HPV 感染的挖空细胞相混淆

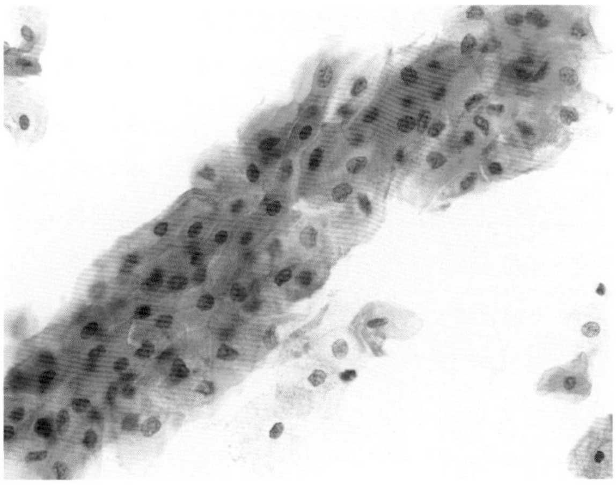

图 8-23　炎症相关的反应性鳞状上皮细胞改变。角化不全，鳞状上皮细胞紧密排列，细胞核轻度增大和不规则，但仍在正常范围内

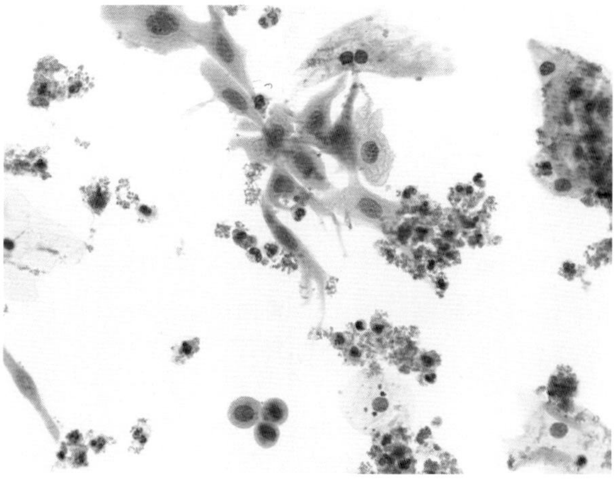

图 8-26　反应性鳞状化生细胞。图下方 3 个正常鳞状化生细胞，图上方鳞状化生细胞呈不规则突起—蜘蛛细胞

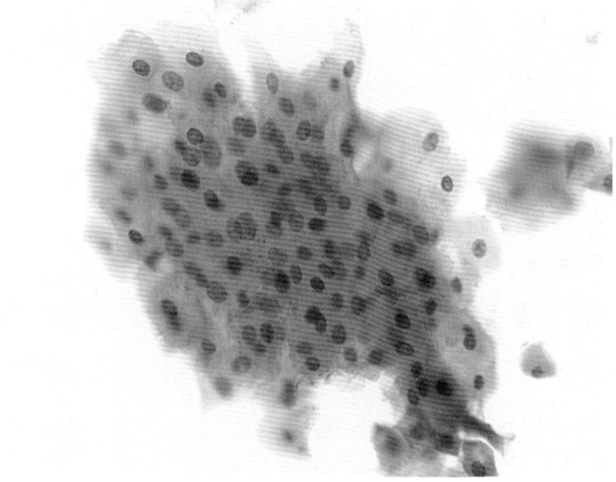

图 8-24　炎症相关的反应性鳞状上皮细胞改变。角化不全的鳞状上皮细胞团，胞核大小不一，但染色质淡染，核膜规整

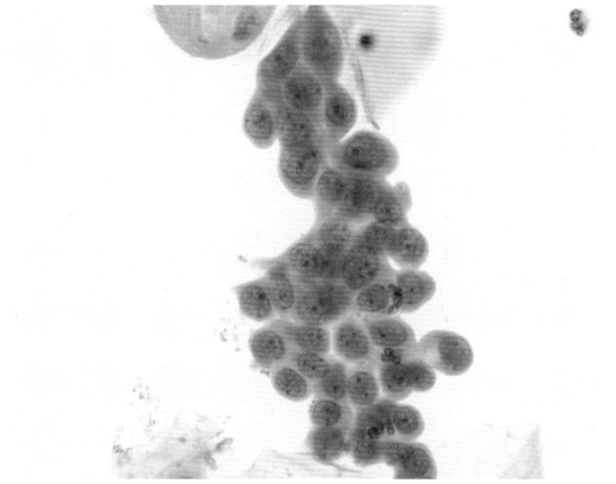

图 8-27　反应性不成熟鳞状化生细胞。细胞成团，胞核增大，可见核仁

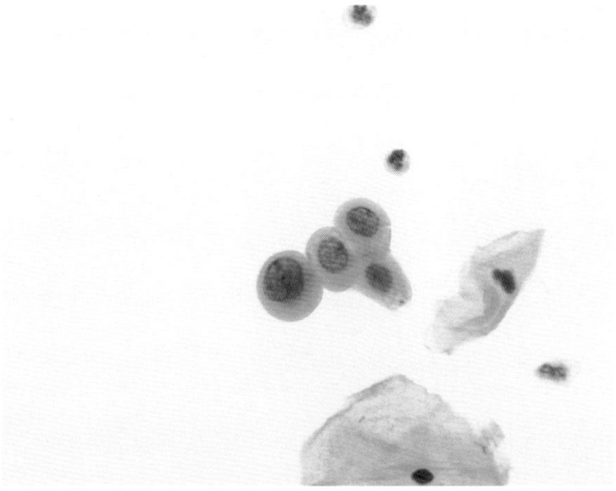

图 8-25　反应性鳞状化生细胞。化生细胞圆形，胞核圆居中，核质比增加，胞质浓染

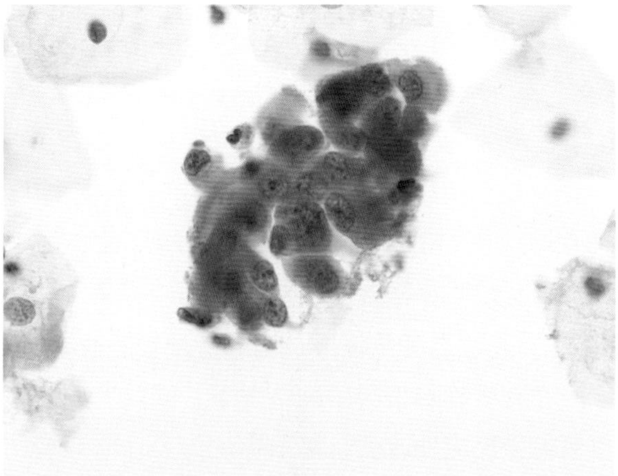

图 8-28　反应性不成熟鳞状化生细胞。核仁明显

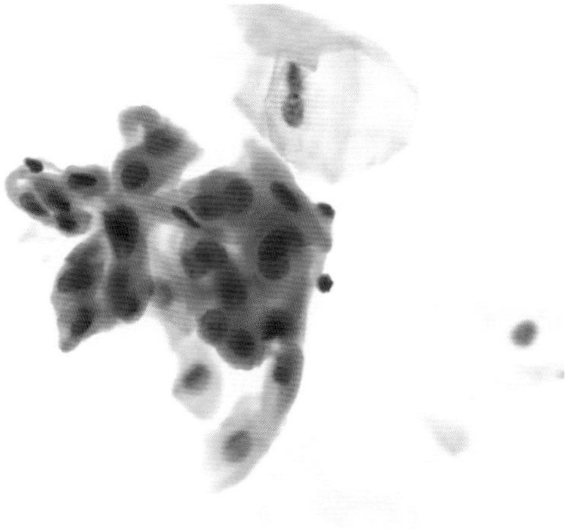

图 8-29　不成熟鳞状化生细胞。核质比较高，核深染，核膜稍不规整，此例组织学活检为反应性不成熟鳞状化生，无鳞状上皮内病变

4. 反应性宫颈腺细胞改变

反应性宫颈腺细胞呈多形性，大小不一，细胞核增大比鳞状上皮细胞明显，有些可达正常腺细胞核 3～5 倍，但多同时伴胞质增加（表 8-1）。如变化轻微，诊断较容易，但有时易与非典型腺细胞混淆（图 8-30～8-32）。

**表 8-1　一般反应性宫颈腺细胞特征**

| |
|---|
| 细胞多形性 |
| 细胞轻度变大 |
| 细胞核轻度变大 |
| 胞核仍为圆形 |
| 染色质无异常分化，淡染 |
| 核仁单一大小不等 |
| 胞质呈空泡状 |

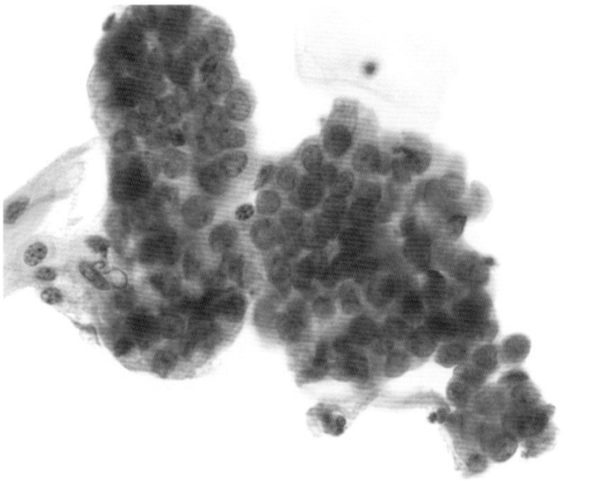

图 8-30　反应性宫颈腺细胞。二维结构，核增大，圆形，细胞表面可见纤毛，为良性特征

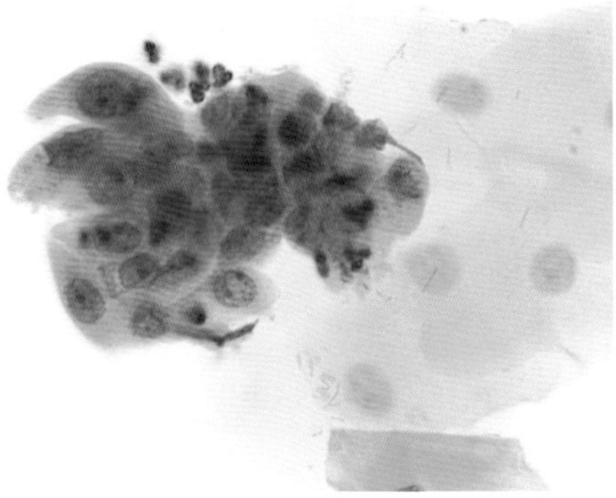

图 8-31　反应性宫颈腺细胞。核仁明显，可见纤毛

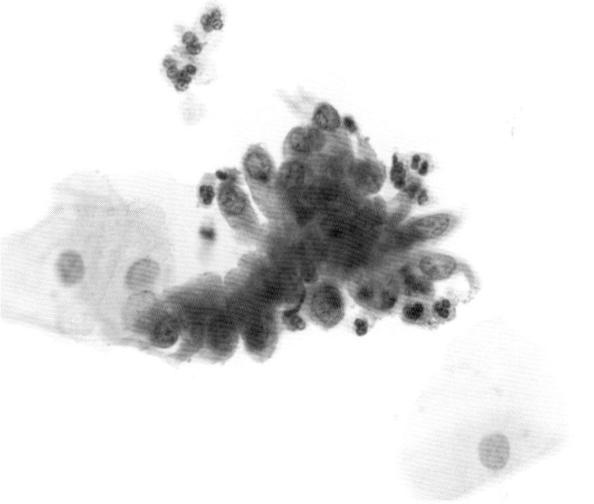

图 8-32　反应性宫颈腺细胞。细胞表面可见纤毛

一些病例上述细胞学变化更加明显，将在以下修复内容中阐述，这些改变除可见于非特异性炎症和微生物感染之外，手术创伤、宫颈息肉、微腺体增生和输卵管上皮化生等也是常见原因（见第六章）。

如果细胞异型性增加，将难与宫颈腺上皮新生物病变鉴别，细胞学可判读为非典型腺细胞。判读为非典型腺细胞的病例，结果大多为反应性或良性改变（见第十章）。宫颈多核腺细胞见于更年期或绝经女性宫颈巴氏涂片（图 8-33，8-34），也属于反应性变化，不要将其误判读为疱疹病毒感染。反应性宫颈腺细胞的核可不规则，不要误判读为鳞状上皮病变（图 8-35）。

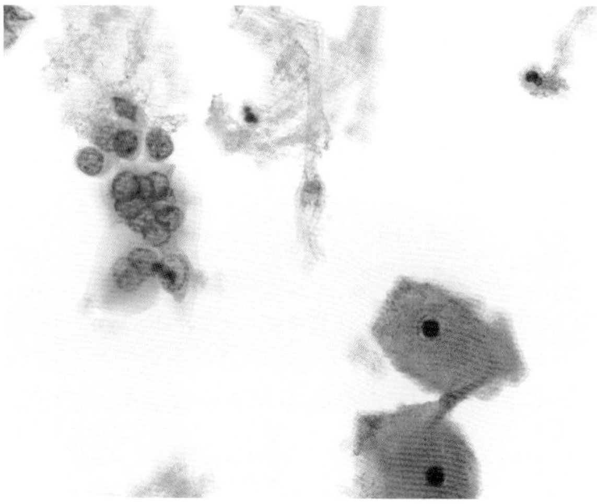

图 8-33　宫颈多核腺细胞。良性反应性

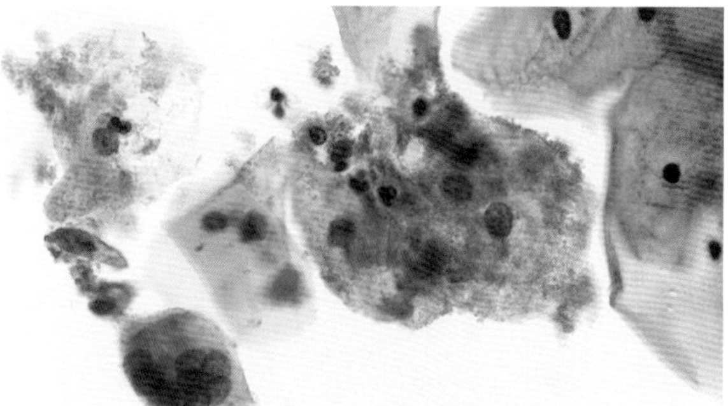

图 8-34　宫颈多核腺细胞。1 个宫颈腺细胞内含 8 个细胞核，细胞表面可见纤毛

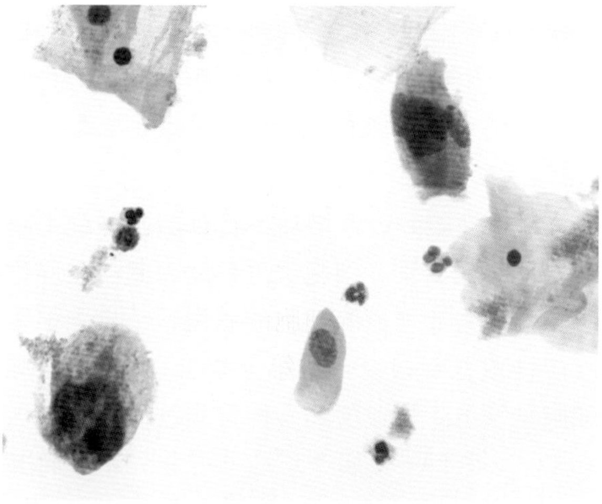

图 8-35　宫颈多核腺细胞。2 个宫颈腺细胞，多核，核不规则，认真观察会发现右上角细胞表面有纤毛，此为反应性宫颈腺细胞

## 二、上皮细胞再生和修复性变化

再生或修复（regeneration or repair）是上皮细胞对损伤的反应性变化（表 8-2），涉及鳞状上皮细胞、宫颈腺上皮细胞和化生的鳞状上皮细胞。覆盖宫颈的上皮细胞受生理性或外界因素的刺激而变化。

**表 8-2　常见引起再生或修复的原因**

| |
|---|
| 放疗后 |
| 近期子宫切除术 |
| 宫颈活检或烧灼术后 |
| 冷凝或电疗术后 |
| 严重的宫颈炎病史 |
| 感染或炎症完全或部分破坏宫颈覆盖上皮层 |

这些环境因素的改变可导致上皮细胞出现不同的形态学反应，包括破坏性、保护性或修复性，动物实验表明修复上皮细胞对致癌源比正常细胞更易感。

修复反应细胞的特征是细胞核增大，核仁明显，表明细胞快速生长以取代损伤的上皮细胞。修复细胞常为单层、平铺，细胞间密切联系，核极向一致，呈流水样鱼群状排列。细胞明显增大，核仁明显，胞质边界清晰，可见多核，核分裂，常伴炎性细胞（图 8-36～8-40，表 8-3）。

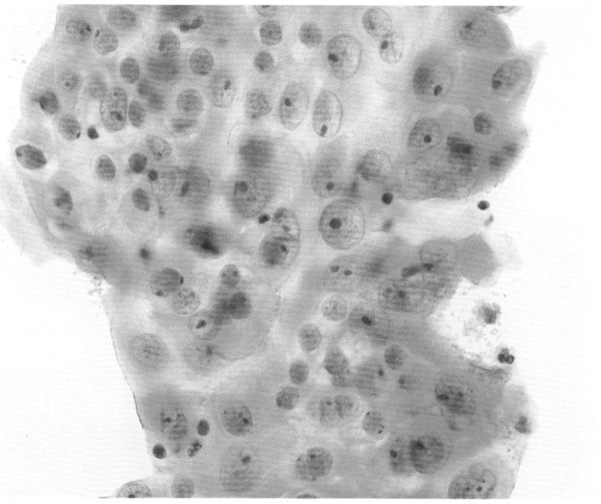

图 8-36　反应性修复或再生细胞。平铺细胞团，核仁明显但规整，如果核仁特别明显应注意与腺上皮病变鉴别

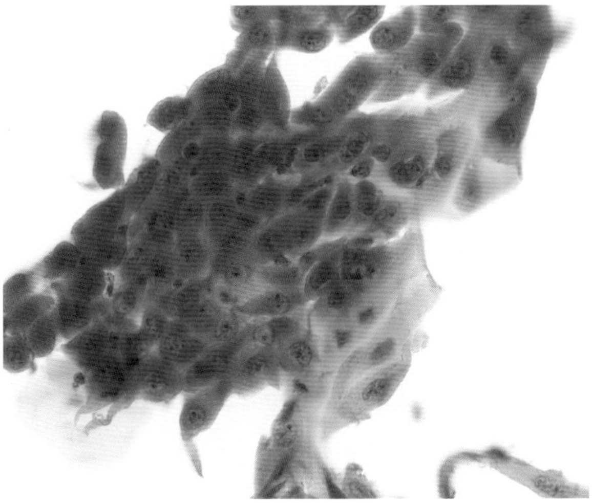

图 8-37 反应性修复或再生细胞。平铺细胞团，核极向一致，胞核大小不一，可见核仁

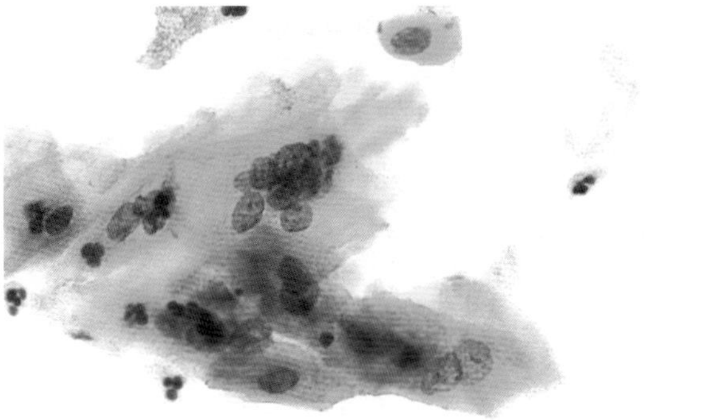

图 8-38 反应性修复或再生细胞。细胞形状不一，多核

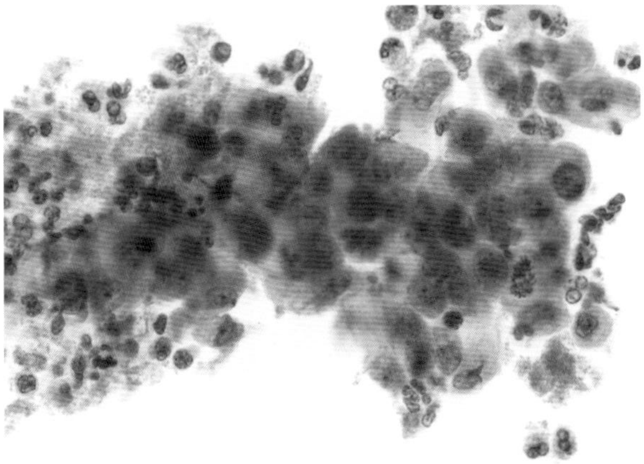

图 8-39 反应性修复或再生细胞。胞核增大明显，图右侧一个细胞示有丝分裂，炎性背景

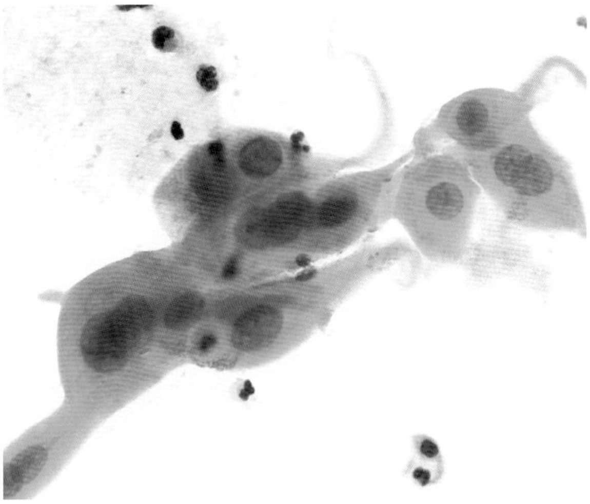

图 8-40 反应性修复或再生细胞。细胞核增大，双核，但胞质丰富

**表 8-3 修复细胞的形态特征**

| |
|---|
| 排列二维、片状，偶见单个细胞 |
| 细胞边界清晰 |
| 极性正常，极向一致，流水样排列 |
| 胞质丰富，小空泡，偶见深染，均质，狭长或带状胞质 |
| 胞核增大，染色质细颗粒状，正常或淡染，可见核仁，核膜光滑，有丝分裂 |
| 背景干净或急性炎症渗出，纤维细胞，核仁长梭形，卵圆形，或梭形占据整个细胞 |

部分病例修复反应细胞异型性明显，核拥挤，染色质呈粗颗粒状（图 8-41，8-42），可称之为非典型修复（ASC-US或AGC），具体形态学特征参见第八章。修复上皮与LSIL、HSIL或AIS细胞形态学不同，所以其主要鉴别诊断为浸润性癌，包括非角化鳞癌和宫颈腺癌（表 8-4）。

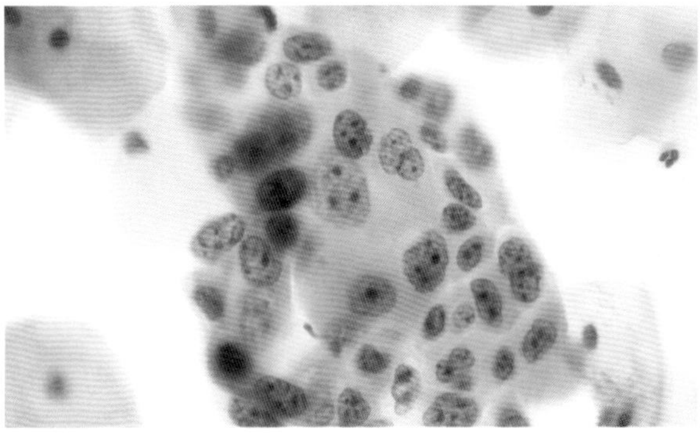

图 8-41 非典型修复和再生细胞。胞核大小形状不一，核仁明显

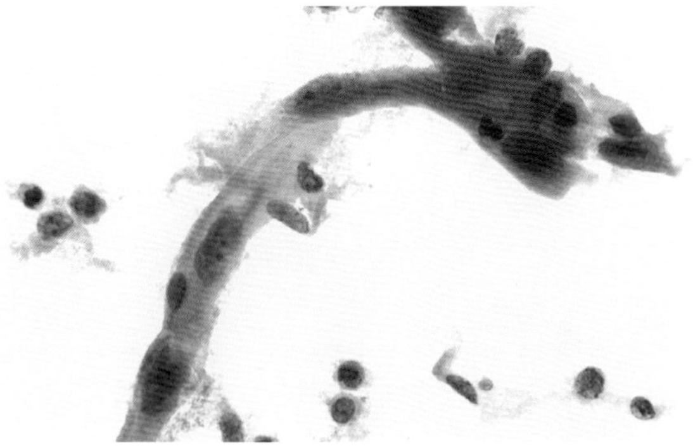

图 8-42　非典型修复或再生细胞。细胞呈奇异形状

**表 8-4　良性及修复反应性改变与恶性反应性改变的鉴别**

| | 良性及修复反应 | 恶性反应 |
|---|---|---|
| 细胞核 | 边界清晰，轻度增大，核膜光滑 | 增大，核膜增厚，形状多样，锐利成角或切迹 |
| 极性 | 正常 | 消失 |
| 染色质 | 细颗粒状，均匀分布，正常、淡染（修复偶见不规则染色质） | 粗糙，不规则，深染 |
| 超大核仁 | 非典型修复 | 高度恶性病变 |
| 核质比 | 增高不明显 | 增高明显 |
| 排列 | 二维片状松散排列 | 合胞体、单个散在 |
| 孤立细胞 | 很少、没有 | 大量孤立的恶性细胞 |
| 肿瘤素质 | 缺乏 | 存在 |

## 三、萎缩性阴道炎

一种特殊类型的急性炎症反应，见于绝经期女性。萎缩是老年女性正常现象，因雌激素减少或缺乏，宫颈上皮细胞出现萎缩性改变，细胞变化范围很大。

细胞形态特征：副基底层细胞为主，细胞多散在分布，也可单层平铺，单层平铺的细胞保持核的极向。细胞核增大，为中层鳞状上皮细胞核面积的 3 ~ 5 倍，核膜光滑平整，核质比增加，核染色质轻度深染，细而分布均匀，经常出现大小一致的裸核。变性的副基底层细胞，胞质嗜酸性，类似角化不全细胞，并可见大量中性粒细胞，类似肿瘤素质的炎性渗出物、嗜碱性颗粒状物、嗜碱性无定形物质（蓝斑）。还可见到大小形态不一包含多个核的组织细胞。重要特征：副基底层细胞、中性粒细胞、碎片、角化不全细胞、蓝斑（图 8-43 ~ 8-45，表 8-5）。

萎缩性阴道炎的细胞学涂片大多易于判读。然而在老年性阴道炎，萎缩伴急性炎症，细胞可因感染和退变而致诊断困难，易与上皮病变相混淆。短期外用或口服雌激素促进上皮成熟，然后再做宫颈涂片检查，异常的上皮细胞对雌激素无反应，因此可帮助鉴别。

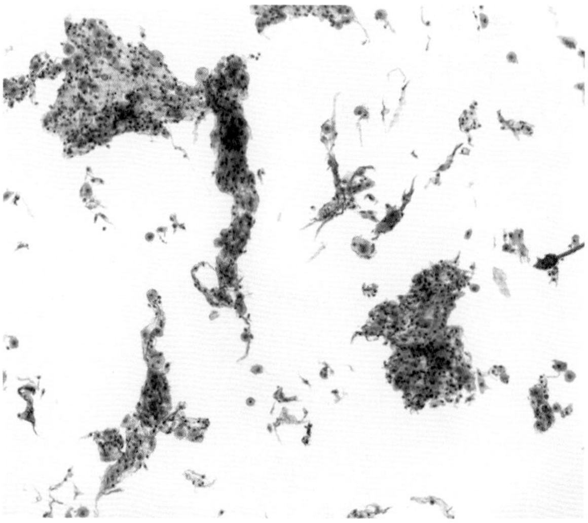

图 8-43　萎缩性阴道炎。低倍示细胞碎片，中性粒细胞，颗粒状坏死背景

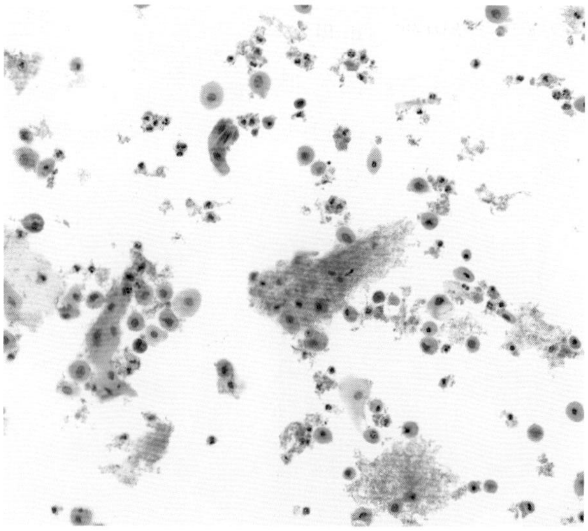

图 8-44　萎缩性阴道炎。副基底层细胞分散于炎性坏死背景，偶见假性角化细胞（嗜酸，红色）

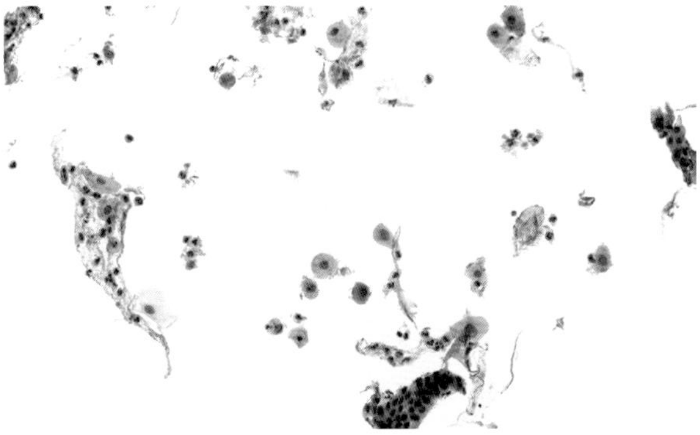

图 8-45　萎缩性阴道炎。副基底层细胞分散于炎性坏死背景

**表 8-5　萎缩上皮的主要细胞学特征**

| |
|---|
| 副基底细胞为主 |
| 假角化不良细胞 |
| 细胞成团，边界不清楚 |
| 核圆或卵圆形 |
| 核质比相对增高 |
| 核深染“蓝斑” |
| 中性粒细胞，炎性渗出物，细胞碎片—“脏”背景 |

## 四、淋巴细胞性（滤泡性）宫颈炎

此为一种特殊类型的慢性炎症反应，不常见，在宫颈上皮下或腺体周围形成成熟的淋巴滤泡。可与衣原体感染有关，也可见于正常女性。

细胞学特征：大量的不同成熟期淋巴细胞聚集，从小的成熟淋巴细胞到大的不成熟淋巴细胞，部分淋巴细胞可见核仁。伴有或不伴易染小体的组织细胞、中性粒细胞、浆细胞和组织细胞或巨噬细胞。淋巴细胞可成群聚集形成淋巴滤泡结构（图 8-46，8-47）。

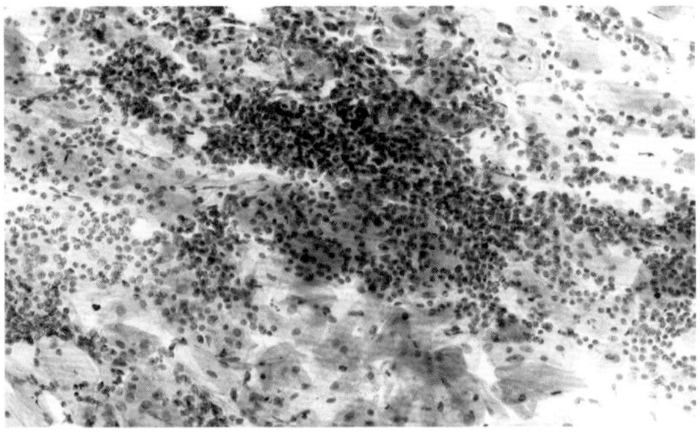

图 8-46　滤泡性宫颈炎（传统涂片）。许多淋巴细胞成团

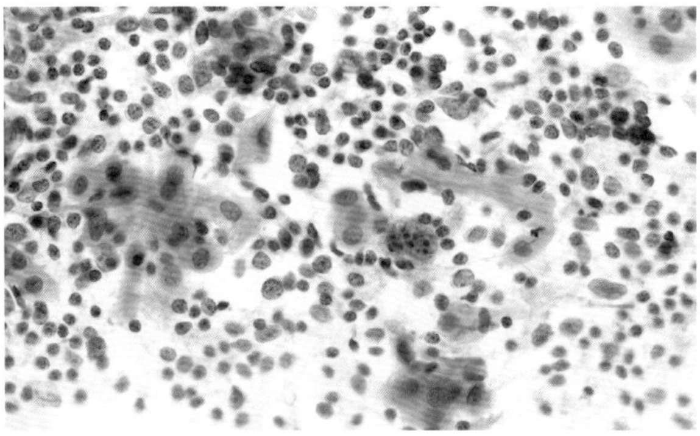

图 8-47　滤泡性宫颈炎（传统涂片）。淋巴细胞与散在的组织细胞

## 五、放疗引起的细胞反应性改变

放疗引起的细胞变化广义上与再修复变化相似，可以随治疗结束而消失或持续存在很多年。病理医生一定要确定患者有放疗史才可考虑用此术语（图 8-48 ~ 8-51）。

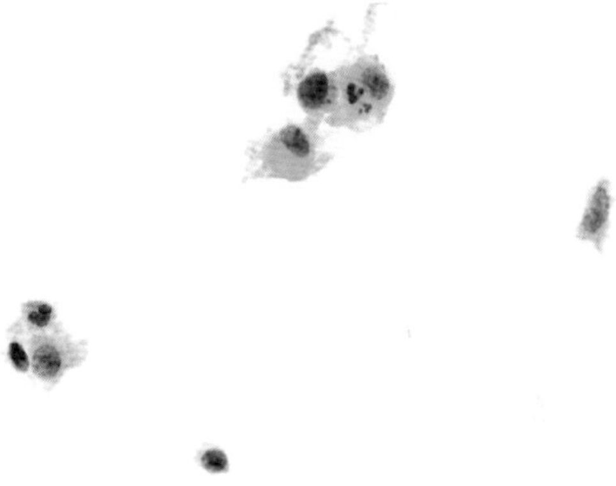

图 8-48　放疗引起的细胞反应。细胞数量减少，核质比增高，胞质破碎

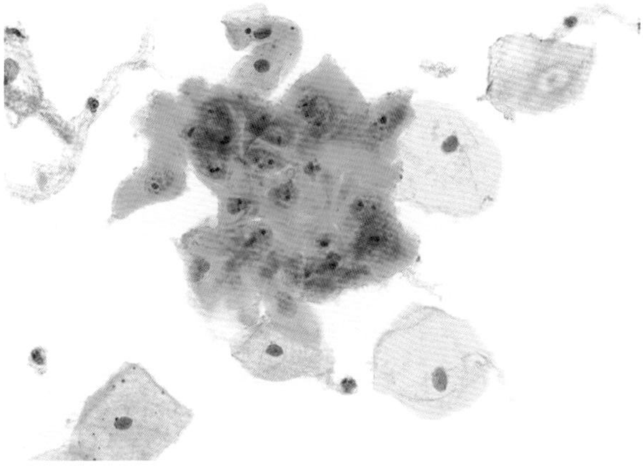

图 8-49　放疗引起的细胞反应。平铺细胞团，核仁明显

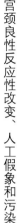

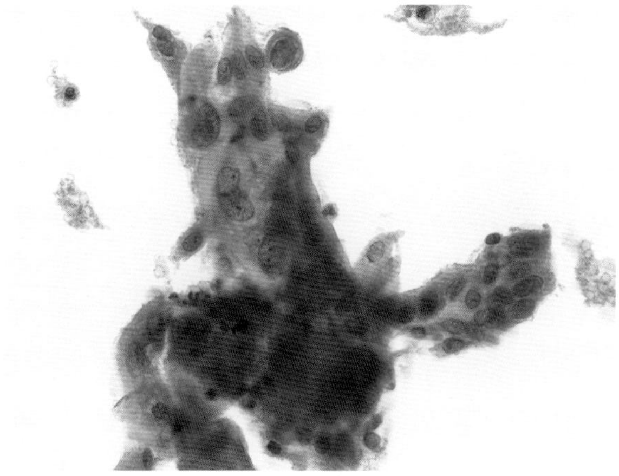

图 8-50　放疗引起的细胞反应。紧密细胞团，细胞和胞核均增大，胞核不规整

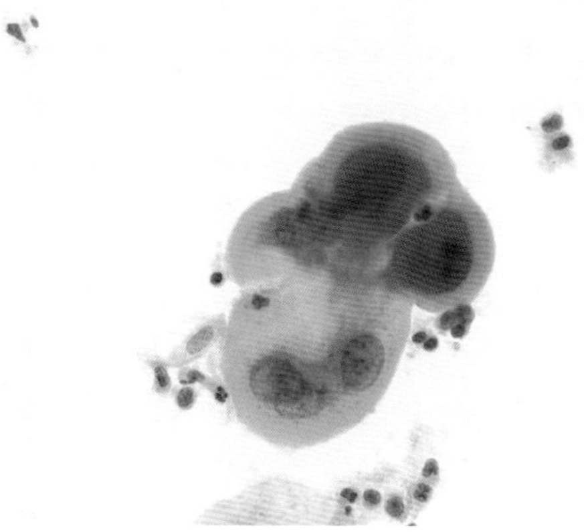

图 8-51　放疗引起的细胞反应。细胞和胞核增大明显

1. 急性改变

鳞状上皮细胞明显增大，奇形怪状的细胞出现，胞质空泡化，嗜碱性染色。细胞可见双核或多核，染色质细颗粒状分布均匀，出现反应性细胞改变和退变现象，表现为核固缩、核碎裂及核溶解，可见裸核、细胞碎片坏死、退变的血细胞、炎症等。宫颈细胞可能出现退变、修复及空泡化等改变。一般治疗 6 个月内消退。

2. 慢性改变

急性改变过程超过 6 个月或持续一年没有消退则称为慢性改变。鳞状上皮细胞表现为奇异的形状，明显增大，但核质比正常，嗜碱性染色。可有双核或多核现象，轻度深染。细胞核有明显退变现象：染色质浅染，模糊不清，核内有空泡。胞质可见多染性及空泡化。炎症减少，没有坏死出现。某些患者这种慢性改变可无限期地持续下去（表 8-6）。

**表 8-6　放疗引起的细胞学变化特征**

| |
|---|
| 大的奇异细胞 |
| 核质比可正常 |
| 胞质多染性和空泡化 |
| 多核 |
| 鉴别诊断：HSV、复发性癌、LSIL |

放疗后细胞奇异性明显，可判读为非典型放疗相关细胞（图 8-52，8-53）。放疗后细胞变化的鉴别诊断包括单纯疱疹病毒感染、鳞状上皮细胞内病变，尤其是 HSIL（图 8-54）和鳞状上皮细胞癌或腺癌复发。多核细胞可见于单纯疱疹病毒感染和放疗后细胞，但放疗不引起毛玻璃样核或核内包涵体。

如患者因宫颈鳞癌或腺癌而接受放疗，要注意癌症的复发。癌症复发常有许多非典型细胞，且核的非典型性比放疗细胞更加明显，核质比增高。

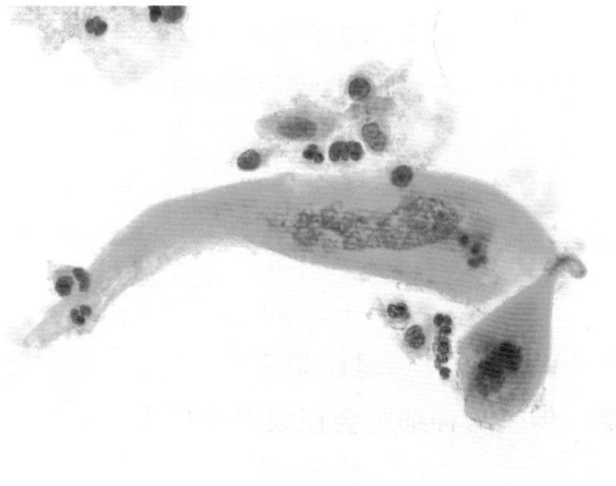

图 8-52　非典型放疗细胞。细胞奇形怪状，增大明显

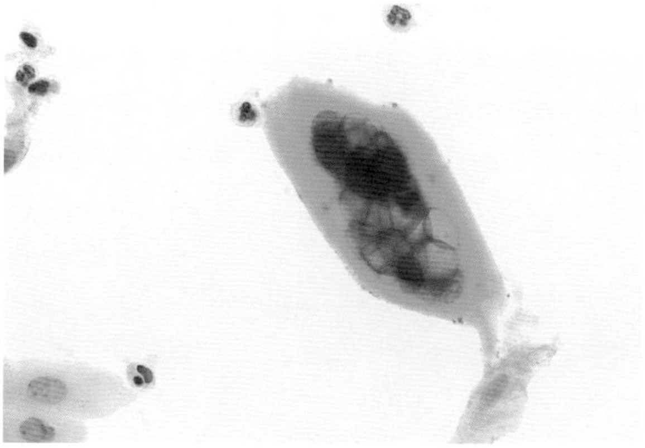

图 8-53　非典型放疗细胞。胞核奇形，胞质内有空泡

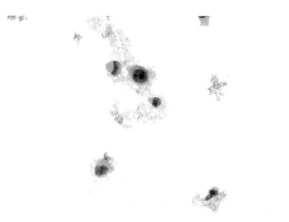

图 8-54 放疗后细胞应与 HSIL 鉴别。图示几个放疗相关的小细胞，核质比增加，应与 HSIL 细胞鉴别

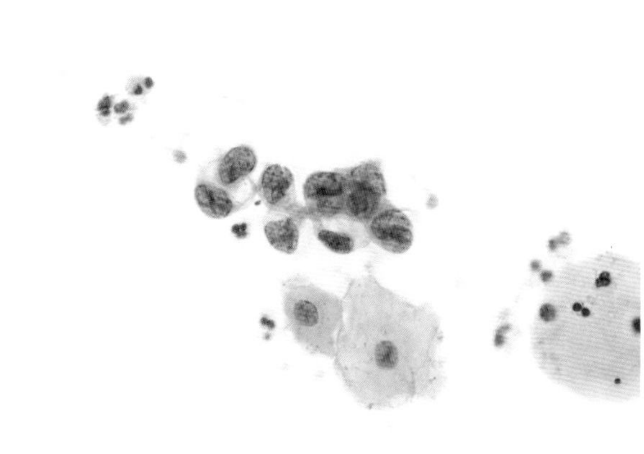

图 8-56 IUD 细胞。小细胞，可见“印戒样”细胞。部分细胞核质比增高，似 HSIL 细胞

## 六、与宫内节育器（IUD）有关的反应性腺细胞改变

IUD 慢性刺激引起子宫内膜和子宫颈柱状细胞的脱落，背景干净，细胞可呈单个或 1 ~ 2 个小团出现，一般每团 5 ~ 10 个细胞。三维成团出现的细胞核常有退变，核仁明显，胞质多少不等，空泡化，可见大空泡将胞核推向一边，呈印戒样，并可见多核白细胞吞噬现象（图 8-55）。核质比很高，容易过度诊断为腺癌。小的高核质比的细胞出现，需要与高级别上皮内瘤变鉴别（图 8-56），它缺乏癌前病变的异常形态改变（表 8-7）。总之对带有宫内节育器（IUD）的女性诊断腺细胞异常一定要慎重!

如有疑问应建议患者取出 IUD，重新做检查，但是这种细胞会在取出 IUD 后持续存在几个月。宫内节育器的临床病史有助于鉴别。

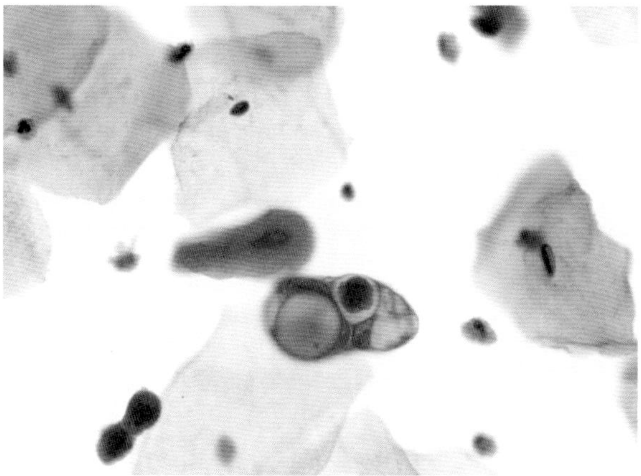

图 8-55 IUD 细胞。几个细胞排列成簇，胞质内空泡将胞核推向一边，呈“印戒样”

**表 8-7 宫内节育器引起的细胞学特征**

| |
|---|
| 胞质空泡细胞—腺癌鉴别 |
| 小的高核质比细胞—HSIL 鉴别 |

## 七、天疱疮

天疱疮（pemphigus valgaris）是一种慢性皮肤黏膜自身免疫性疾病，机体产生抗桥粒（desmosomes）抗体，棘细胞层松解，表皮内裂隙及水泡形成。口腔是最常见发病部位，宫颈也可累及。宫颈涂片可见许多非典型副基底细胞，称之为棘层松解细胞，也称之为 Tzanck 细胞。

宫颈细胞学表现为单一或疏松细胞簇，核质比高，染色质淡染，细腻，核仁明显。细胞核圆形、棒状，子弹形状核仁是其特征（图 8-57，8-58），可见有丝分裂。这些细胞与修复细胞类似，应注意与鳞癌、腺癌、非典型腺细胞和非典型化生细胞相鉴别。

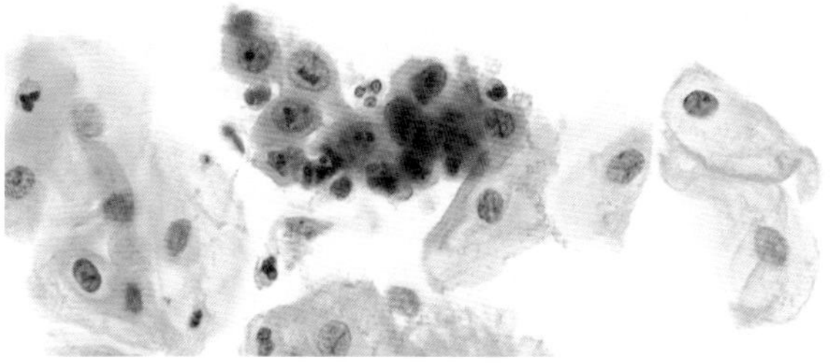

图 8-57 天疱疮细胞（传统涂片）。副基底层样细胞团，核质比增高，特征性“子弹”样核仁

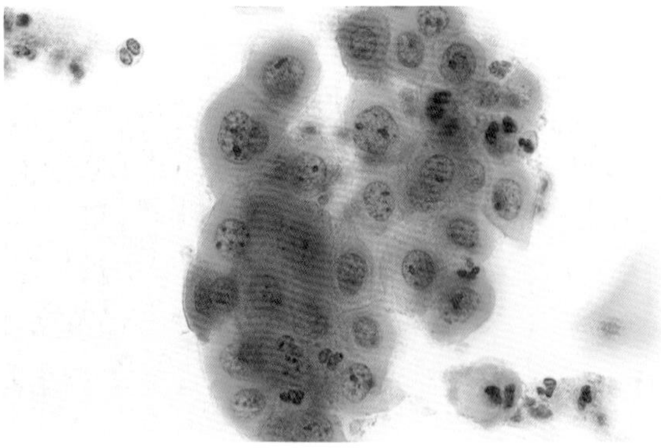

图 8-58　天疱疮细胞（传统涂片）。细胞核仁明显，一般需要结合临床才能明确诊断

## 第二节　非宫颈细胞成分

1. 精子（sperms）

性交后精子数目逐日减少，7 天内一般消失，10 天内极少见，仅个别情况可持续 3 周甚至 1 ~ 2 个月。性交 3 天内约半数女性阴道可发现精子（图 8-59，8-60）。

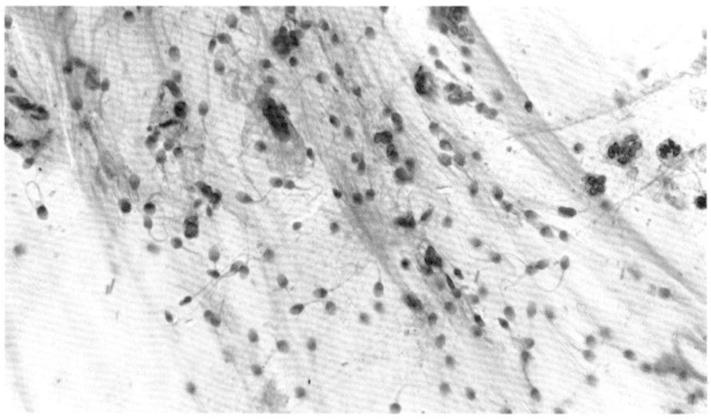

图 8-59　精子（传统涂片）。大量精子，典型精子分头、体、尾三部分。头部圆球形、长柱形等，颈部最短，称为连接段，尾部长而弯曲

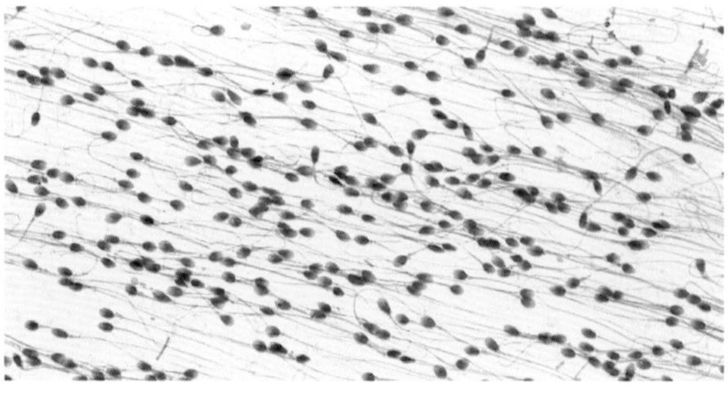

图 8-60　精子（传统涂片）。满视野精子，蝌蚪状，性交后数天可见

2. 柯斯曼螺旋（Curschmann's spirals）

柯斯曼螺旋也被称之为黏液螺旋，与痰液中相同，偶尔可见于宫颈巴氏涂片，其形成是因为子宫颈管黏液的特性，而非外界污染（图 8-61 ~ 8-63）。

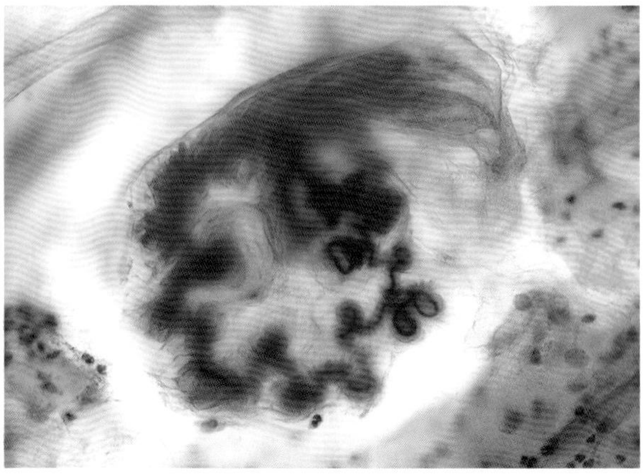

图 8-61　柯斯曼螺旋（传统涂片）。也称之为黏液螺旋

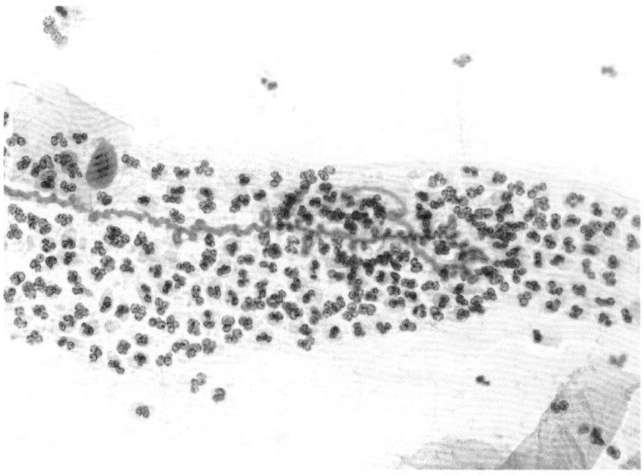

图 8-62　柯斯曼螺旋（传统涂片）。宫颈涂片中偶见

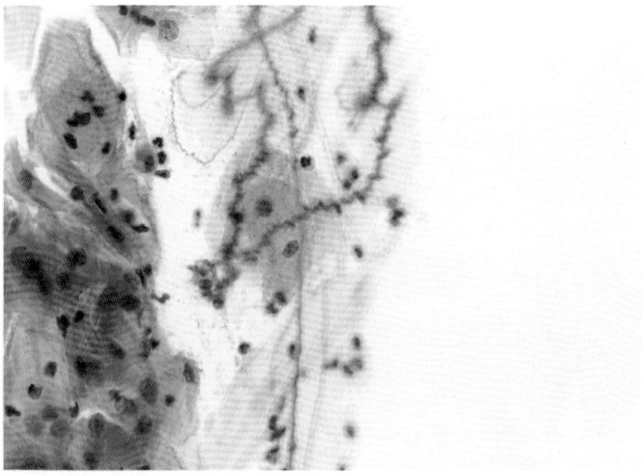

图 8-63　柯斯曼螺旋（传统涂片）。因宫颈管黏液特性而形成，非外界污染

3. 蕨变现象（ferning）

Papanicolaou最早发现并描述了这一现象，宫颈黏液在接近排卵时易形成结晶，因此时黏液较稀薄，呈树枝分叉状，似蕨类植物或棕榈叶（图8-64～8-66）。雌激素分泌高峰期明显，雌激素诱导蕨变现象，而孕激素抑制它。蕨变现象最明显时，精子最易通过宫颈管。蕨变现象仅在传统涂片中可见。

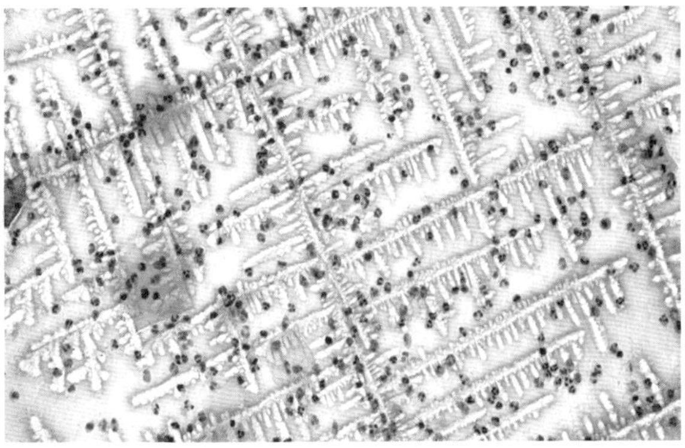

图8-64 蕨变现象（传统涂片）。黏液呈棕榈树叶状或城市街道图状

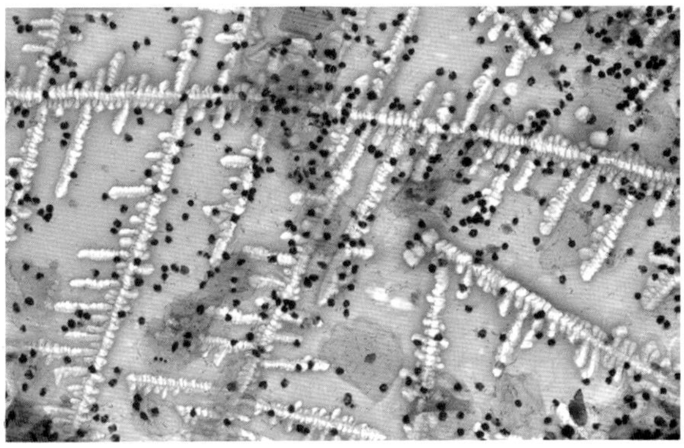

图8-65 蕨变现象（传统涂片）。呈树枝分叉状，似蕨类植物或棕榈叶

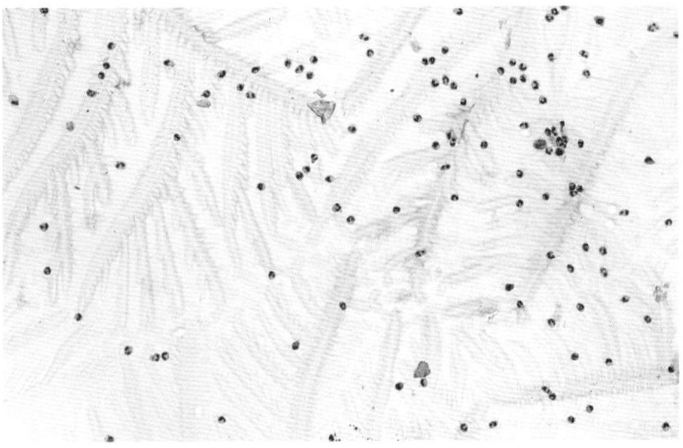

图8-66 蕨变现象（传统涂片）。黏液比图8-64和图8-65更加稀薄，混杂一些中性粒细胞

4. 砂粒体（psammoma body）

宫颈涂片中极少见，估计约为1/30000，主要由钙和少量铁镁等矿物质组成（图8-67～8-69）。它可与良性或恶性病变相关，主要良性病变包括IUD、输卵管子宫内膜异位、避孕药等其他子宫内膜和卵巢良性病变。相关的恶性病变包括卵巢、子宫内膜或（和）输卵管浆液性癌等。

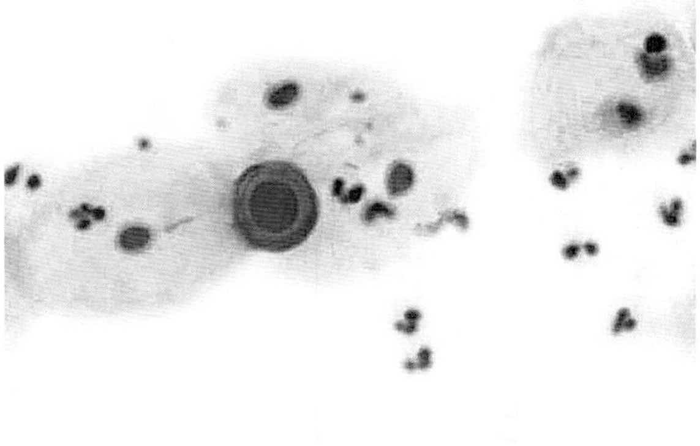

图8-67 砂粒体。呈层压状或同心圆状〔引自参考文献[13]，经作者DeborahReich（澳大利亚）同意〕

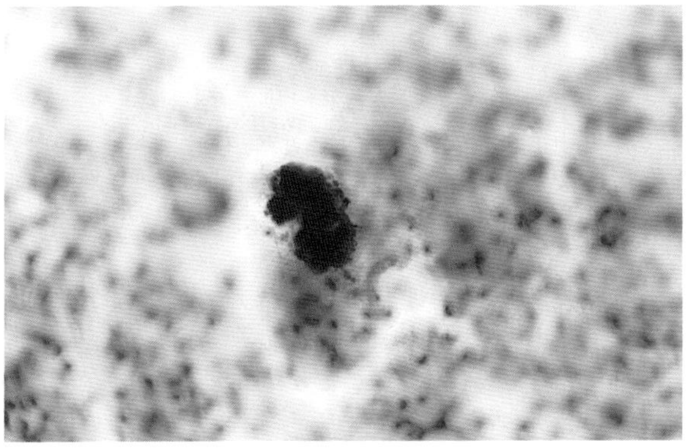

图8-68 砂粒体（传统涂片）。呈不规则折射物

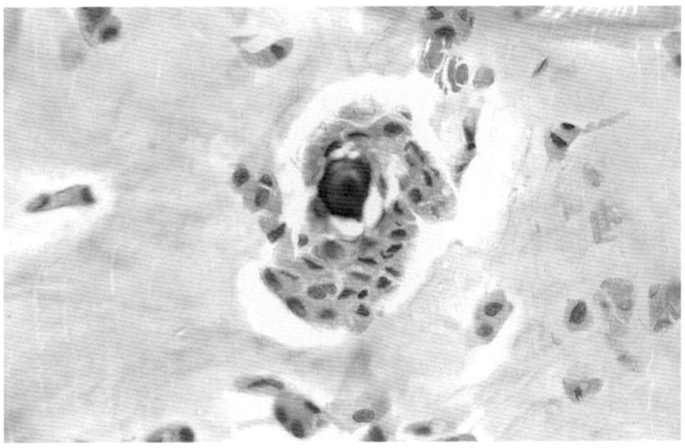

图8-69 砂粒体。宫颈刮取样本，未见恶性病变

Cocklebur结晶是放射排列有折射性的结晶状物质。常由巨噬细胞围绕，主由糖蛋白、脂和钙组成，直径 50 ~ 100 μm，有舵轮把柄状突起，呈红色至金黄色（图 8–70 ~ 8–72）。

80% 以上病例见于孕妇，尤其在妊娠的中后期，其存在无临床意义。偶尔也可见于非妊娠女性，不要与血红素样的放射性结晶相混淆，后者也称其硫磺样颗粒，与放线菌感染有关。

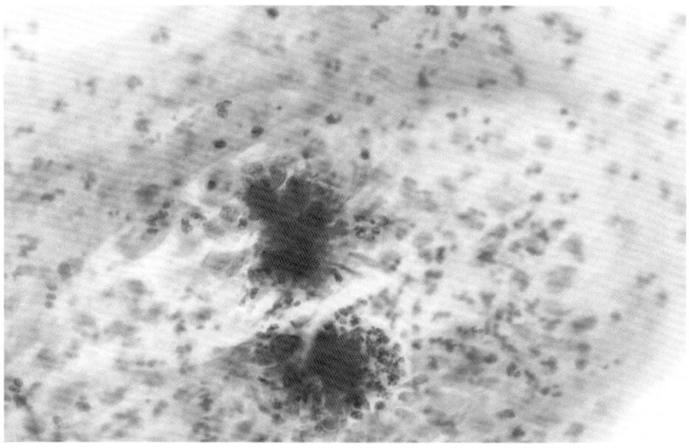

图 8–70　Cocklebur结晶（传统涂片）。2 个Cocklebur结晶体，金黄色，舵轮把柄状突起

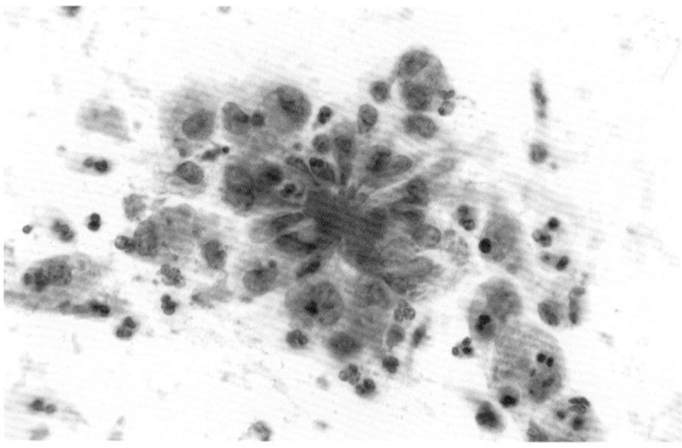

图 8–71　Cocklebur结晶（传统涂片）。中心为金黄色物，周边为组织细胞围绕

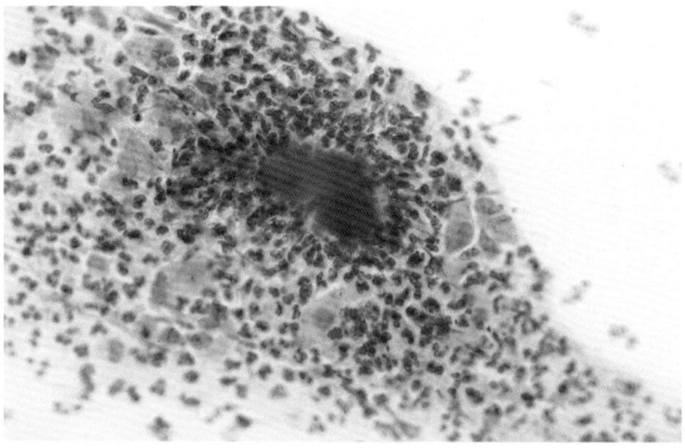

图 8–72　Cocklebur结晶（传统涂片）。金黄色结晶状物质，呈放射状排列，周围为混合炎性细胞围绕

5. 浓缩黏液或蓝点（blueblobs）

常见于绝经后女性巴氏涂片。有人认为它们是浓缩的黏液，也有人认为它们是退化的副基底鳞状上皮细胞。其大小与副基底细胞相似（图 8–73），苏木素染色可无定形，常有一个中心深染的核样物质。

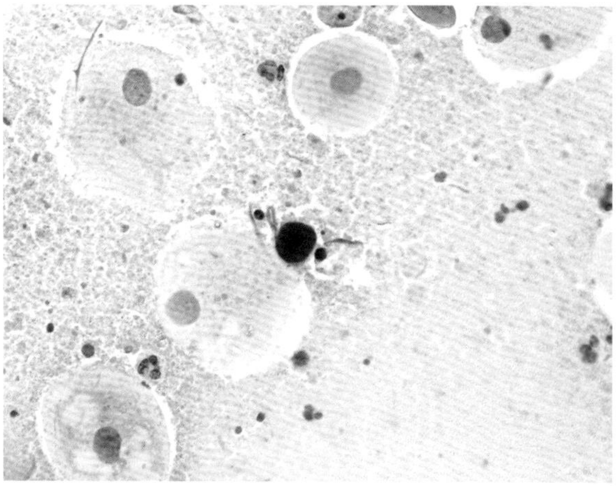

图 8–73　浓缩黏液或蓝点（传统涂片）。中心为深染的核样物质

## 第三节　污染和人工假象

1. 花粉颗粒（pollen）

花粉颗粒是空气污染物，含厚而折光的细胞壁。不同种类花粉颗粒形状可有差别（图 8–74 ~ 8–76）。

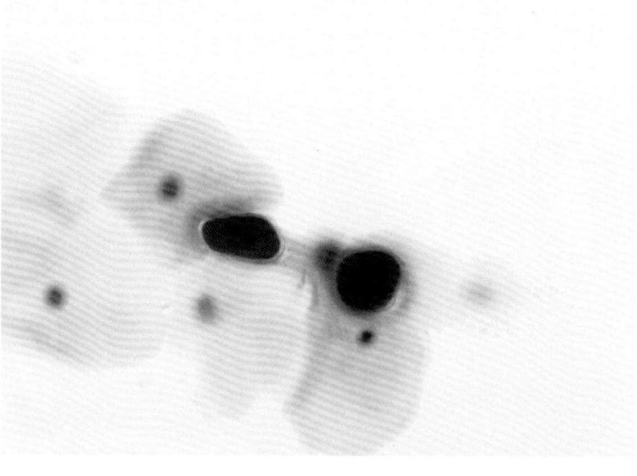

图 8–74　花粉（传统涂片）。2 个花粉，可见胞壁

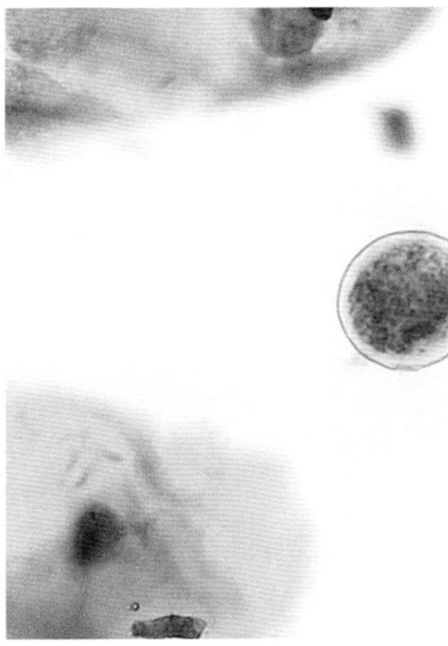

图 8-75　花粉。厚细胞壁呈折光性〔引自参考文献[13]，经作者DeborahReich（澳大利亚）同意〕

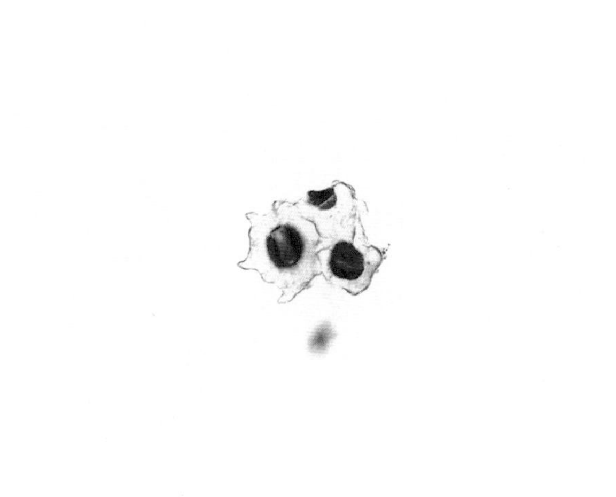

图 8-76　花粉。空气污染〔引自参考文献[13]，经作者DeborahReich（澳大利亚）同意〕

2. 滑石粉颗粒（talc）和淀粉颗粒（starch）

滑石粉是用于润滑手套的粉末，可在宫颈涂片取材时污染标本（图 8-77），现淀粉颗粒已经取代滑石粉用于润滑手套（图 8-78，8-79）。

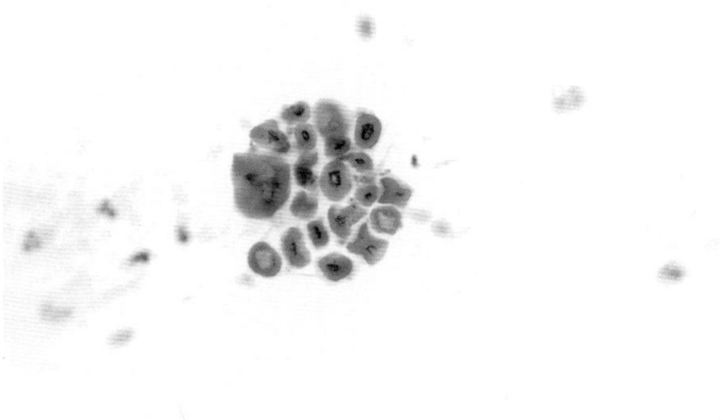

图 8-77　滑石粉颗粒（传统涂片）。滑石粉是用于润滑手套的粉末，宫颈涂片取材时污染标本

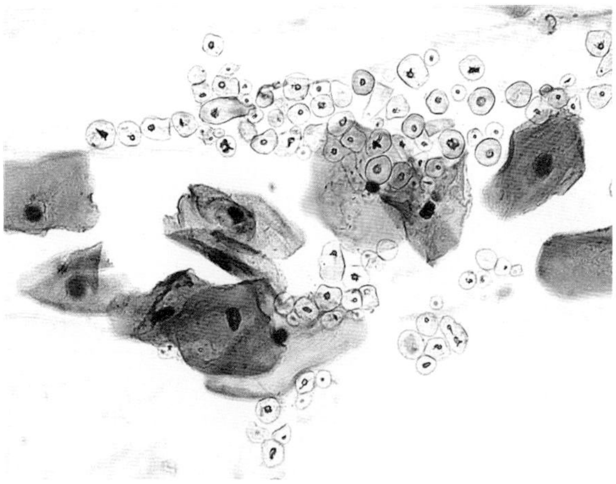

图 8-78　淀粉颗粒。多角形，折光性颗粒〔引自参考文献[13]，经作者DeborahReich（澳大利亚）同意〕

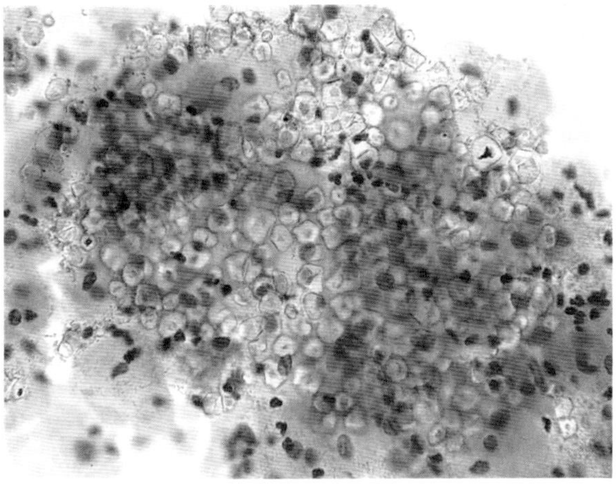

图 8-79　淀粉颗粒。如颗粒太多，覆盖上皮细胞，可影响结果判读〔引自参考文献[13]，经作者DeborahReich（澳大利亚）同意〕

3. 植物细胞和纤维

体积较小，最突出特征是具有细胞壁。一般具有固定的形状，扁平或圆柱形或纺锤形（图 8-80～8-83）。

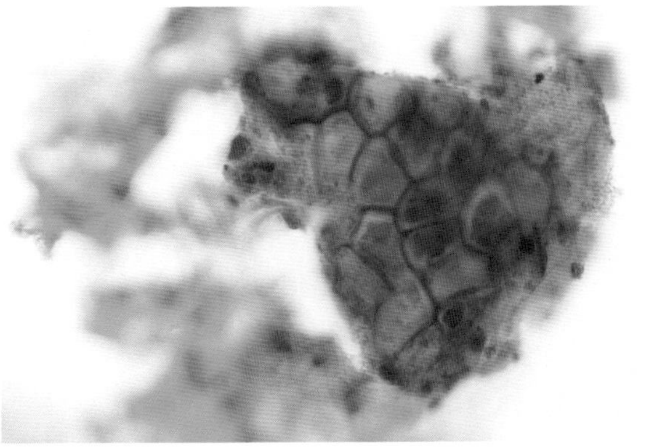

图 8-80　植物细胞（传统涂片）。粪便污染所致

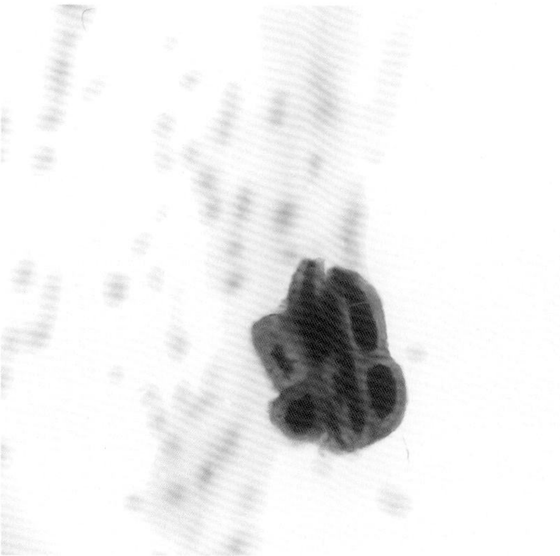

图 8-81　植物细胞（传统涂片）（一）

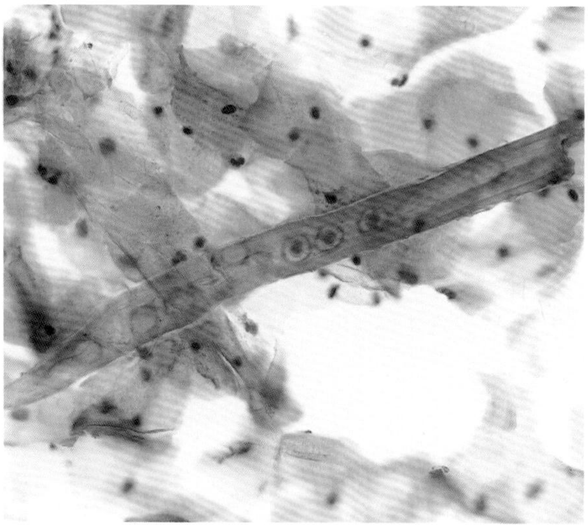

图 8-82　植物细胞（传统涂片）（二）

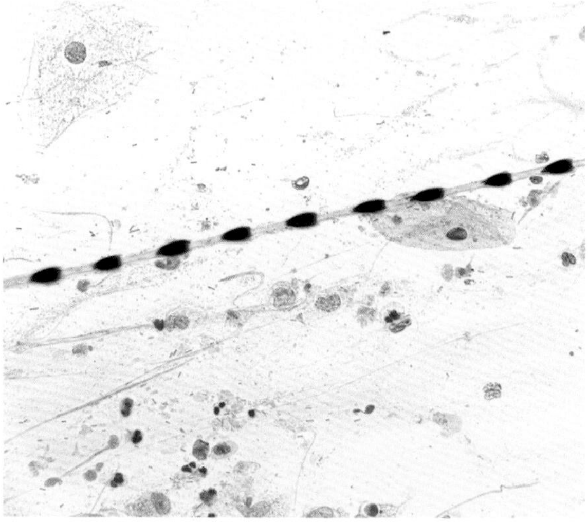

图 8-83　特殊的植物纤维（传统涂片）

4. 缝线（suture）

常见于外科术后的宫颈涂片（图 8-84 ~ 8-86）。

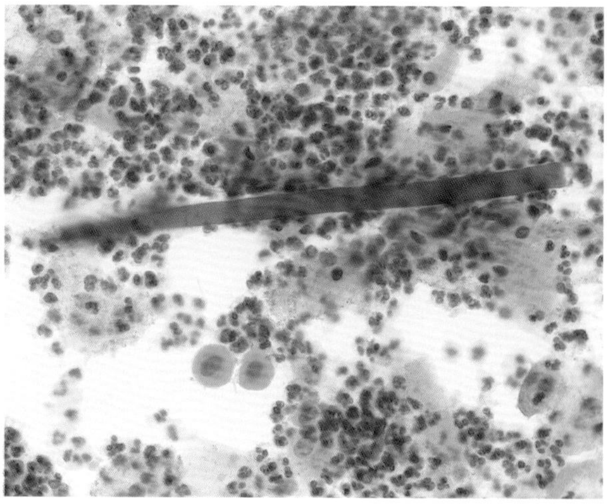

图 8-84　缝线物质（传统涂片）（一）

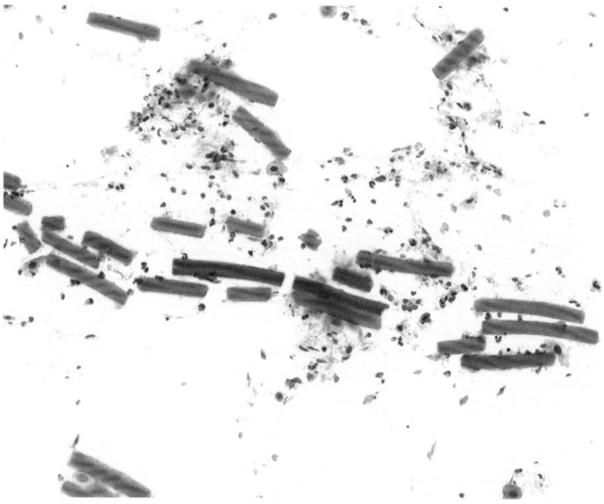

图 8-85　缝线物质（传统涂片）（二）

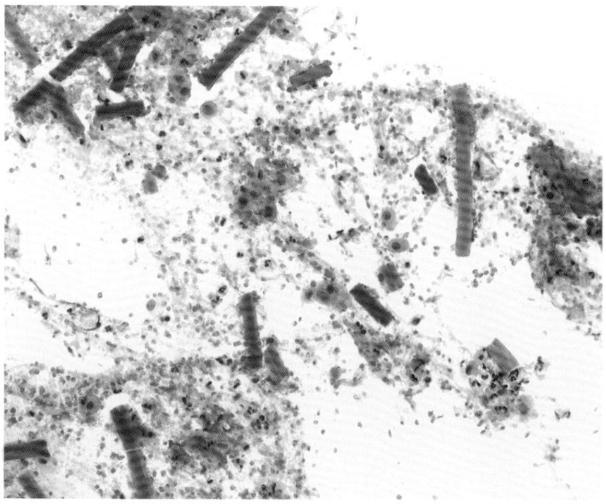

图 8-86　缝线物质（传统涂片）（三）

5. 润滑剂（lubricant）

临床用于润滑手套或插入的医疗设备，临床医生在宫颈取材时手套及阴道镜都不应该用润滑剂，以免遮盖Pap涂片的细胞而影响判读（图8-87～8-89）。

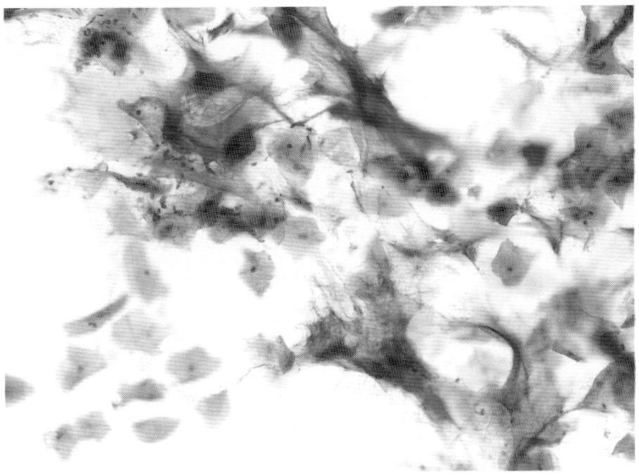

图8-87　润滑剂（传统涂片）。如太多可覆盖鳞状上皮细胞，影响检查结果

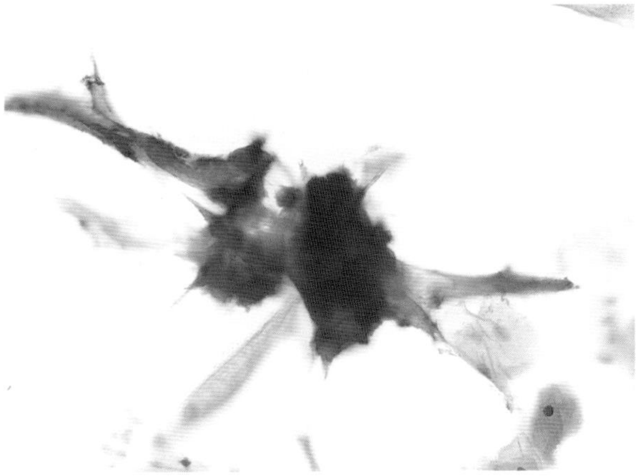

图8-88　润滑剂（传统涂片）（一）

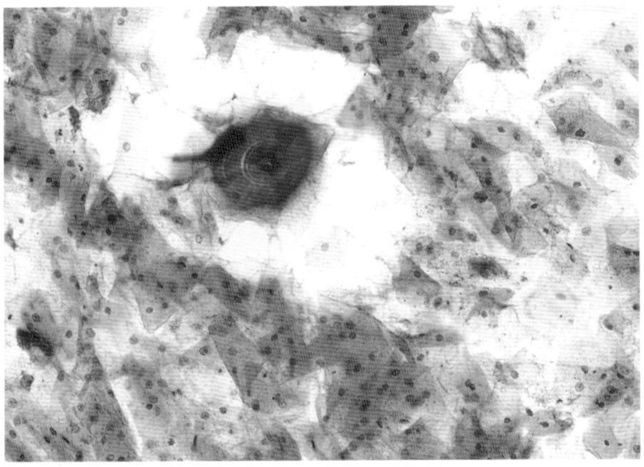

图8-89　润滑剂（传统涂片）（二）

6. 褐色假象（cornflake artefact）

因巴氏染色不当造成（图8-90～8-92）。当玻片从最后一道染色液二甲苯中取出，到使用封片剂这段时间如果有延迟，可能空气进入成熟鳞状上皮之间形成假象。

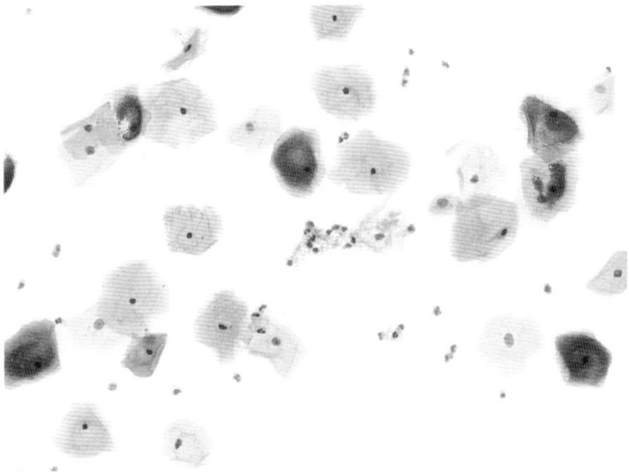

图8-90　褐色假象（传统涂片）。很常见的现象，常累及成熟鳞状上皮细胞

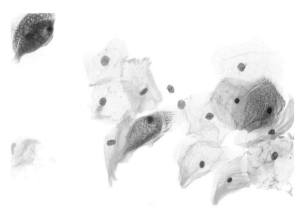

图8-91　褐色假象（传统涂片）。高倍视野示粗糙褐色颗粒

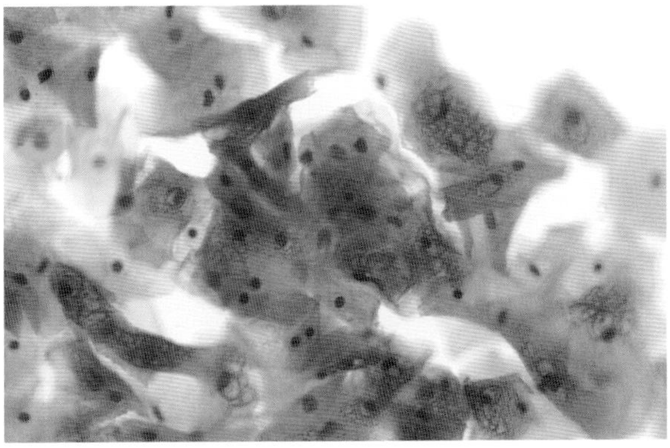

图8-92　褐色假象（传统涂片）。如果覆盖太多细胞，可影响细胞学结果判读

（1）空气干燥时没有及时固定造成的人为假象：细胞轻度增大，淡染，细胞核弥散轻度增大，核圆形，染色质分布均匀。

（2）染色的沉淀物：遮蔽细胞，无法判读。如有粪便污染则由卫生习惯不良造成，若有临床意义考虑直肠阴道瘘的存在。

7. 寄生虫、真菌（见第七章）

## 参考文献


[1] SolomonD, DaveyD, KurmanR, et al.The 2001 Bethesda System terminology for reporting results of cervical cytology. JAMA. 2002, 287: 2114-2119.

[2] Knudsen UM, Uldbjerg N, Rechberger T, et al. Presence of edosinophilic infiltrate in cervical squamous carcinoma results from a type-2 immune response. Gynecol Oncol. 1999, 74: 188-195.

[3] Witkin SS, Jeremias J, Ledger WJ. Vaginal eosinophils and IgE antibodies to Candida albicans in women with recurrent vaginitis. J MedVetMycol. 1989, 27: 57-58.

[4] Hare MJ, Toone E, Taylor-Robinson D, et al.Follicular cervicitis:colposcopic appearances and association with Chlamydia trachomatis. Br J Obstet Gynaecol. 1981, 88: 174-180.

[5] Doherty MG, VanDinh T, Payne D, et al.Chronic plasma cell cervicitis simulating a cervical malignancy:a case report. Obstet Gynecol 1993, 82: 646-650.

[6] Figueroa JM, Huffaker AK, Diehl EJ.Malignant plasma cells in cervical smear.Acta Cytol. 1978, 22: 43-45.

[7] Iavazzo C, Kalmantis K,Ntziora F,et al.Detection of large histiocytes in pap smears:role in the prediction of endometrial pathology? Bratisl Lek Listy. 2008, 109(11): 497-498.

[8] Tambouret R, Bell DA, Centeno BA. Significance of histiocytes in cervical smears from peri/postmeno pausal women.Diagn Cytopathol. 2001, 24(4): 271-275.

[9] Nguyen TN, Bourdeau JL, Ferenczy A, et al. Clinical significance of histiocytes in the detection of endometrial adenocarcinoma and hyperplasia. Diagn Cytopathol. 1998, 19(2): 89-93.

[10] Wen P, Abramovich CM, Wang N, et al.Significance of histiocytes on otherwise-normal cervical smears from postmenopausal women. A retrospective study of 108 cases. Acta Cytol. 2003, 47(2): 135-140.

[11] Tambouret R, Bell DA, Centeno BA.Significance of histiocytes in cervical smears from peri/postmen pausal women. Diagn Cytopathol. 2001, 24(4): 271-275.

[12] Nguyen TN, Bourdeau JL, Ferenczy A, et al. Clinical significance of histiocytes in the detection of endometrial adenocarcinoma and hyperplasia. Diagn Cytopathol. 1998, 19(2): 89-93.

[13] http: //www.cytology-asc. com/cec/normal/index. htm.

# 第九章
# 鳞状上皮异常

赵澄泉（Zhao C） 杨 敏 李 青

## 第一节 概 述

目前，发达国家宫颈癌的发病率和死亡率都已有很大幅度下降，但宫颈癌仍然是世界范围内女性第4位常见的恶性肿瘤。根据世界卫生组织统计2012年全球宫颈癌新增病例是528000，死亡病例266000，其中约80%的病例发生在低收入和中等收入国家。在大多数发展中国家，宫颈癌是女性第二位常见的恶性肿瘤。中国为发展中国家，其防治宫颈癌的道路仍很漫长。

宫颈鳞状上皮肿瘤定义：起源于宫颈移行带或其附近，具有鳞状细胞分化并与HPV感染相关的肿瘤。回顾历史，曾被用于浸润性鳞癌前驱病变的分类包括：①异型增生（dysplasia）；②宫颈上皮内瘤变（CIN）；③鳞状上皮内病变（SIL，TBS）。TBS分类系统将SIL分为低度鳞状上皮内病变（LSIL）和高度鳞状上皮内病变（HSIL）两大类。三种分类比较见表9-1。

**表9-1 鳞状上皮病变诊断术语比较**

| 传统 | CIN | TBS细胞学 |
|---|---|---|
| 湿疣 | CIN 1/湿疣 | LSIL |
| 轻度异型增生 | CIN 1 | LSIL |
| 中度异型增生 | CIN 2 | HSIL |
| 重度异型增生 | CIN 3 | HSIL |
| 原位癌 | CIN 3 | HSIL |

通常，SIL为细胞学诊断术语，CIN为组织学诊断术语，但2014WHO妇科肿瘤分类一书也提出LSIL和HSIL也可用于组织学诊断。HSIL包括CIN2和CIN3，LSIL指CIN1。现在美国大多数医院组织学诊断仍没有应用LSIL和HSIL分类。本章组织学分类仍应用CIN系统。

大多数宫颈癌起因于HPV感染，此观点已被广泛接受。大多数宫颈癌前病变都可检出HPV（HR HPV）。巴氏细胞学检测预防宫颈癌，最大的成功在于能够检测浸润性鳞癌的癌前病变。然而，实际上部分宫颈癌进展很快，癌前病变这一过程很短，极少数宫颈癌似乎直接发生于正常上皮，部分LSIL可能与低危型HPV感染有关，但多数LSIL由HR HPV感染所致。

尽管各类研究结果略有不同，但总体趋势很明确：LSIL很少进展为鳞癌；部分HSIL如未得到相应治疗可进展为鳞癌（表9-2）。

**表9-2 鳞状上皮内病变的自然病程**

| 初始诊断 | 复原（例） | 持续（例） | 原位癌（CIS）（例） | 浸润癌（SCC）（例） |
|---|---|---|---|---|
| CIN1 | 60 | 30 | 10 | ＜1 |
| CIN2 | 43 | 35 | 22 | 5 |
| CIN3 | 32 | 56 | - | 12 |

由此可见，区分HSIL和LSIL具有重要临床意义。工作中经常遇到一些模棱两可的细胞学病例，这些病例不足以诊断SIL。新的TBS系统提出非典型鳞状细胞（ASC）的定义为：细胞改变提示SIL可能，但无论数量还是质量都无法明确诊断。

TBS-2001系统将鳞状上皮细胞异常分为：非典型鳞状细胞（ASC）、鳞状上皮内病变

（SIL）以及鳞状细胞癌（SCC）。

- 非典型鳞状细胞（ASC）
  —非典型鳞状细胞，意义不明确（ASC-US）
  —非典型鳞状细胞，不除外高度鳞状上皮内病变（ASC-H）
- 鳞状上皮内病变（SIL）
  —低度鳞状上皮内病变（LSIL）
  —高度鳞状上皮内病变（HSIL）
- 鳞状细胞癌（SCC）

判读鳞状上皮内病变程度的三个主要指标。

（1）细胞成熟程度：分化程度、核质比（核质比越高，病变程度越高）。

（2）细胞核的形态：大小、核膜、染色质深染程度。

（3）异型细胞数量：异型细胞数量越多，上皮内病变可能越典型。

## 第二节 低度鳞状上皮内病变（LSIL）

LSIL由各种高危型或低危型HPV感染所致，TBS系统LSIL包括典型HPV感染引起的细胞形态改变（挖空细胞）和传统轻度异型增生细胞（非挖空细胞）。组织学LSIL包括CIN1（扁平湿疣）和尖锐湿疣。

组织学CIN1特征如下。

（1）表层挖空细胞具有非典型性。

（2）上皮层下1/3异型增生。

（3）核分裂象可见于下1/3上皮层。

组织学诊断CIN1的可重复性很差，患者无临床表现，几乎所有病例均因细胞学检查异常而行阴道镜和活检所发现。

### 一、LSIL细胞形态学特征（图9-1~9-3）

LSIL细胞学特征性改变：细胞核增大，至少达正常中层鳞状细胞核的3倍；胞质“成熟”，中间层或表层鳞状细胞的胞质，呈边界清晰的多边形细胞。

LSIL细胞学特征：

—细胞中等大小，单个或片状排列

—核异型

核增大（一般大于中层鳞状细胞核3倍以上）；深染；双核；核膜轻度不规则；无核仁

—挖空细胞（核周空晕形成）

—不同程度角化（无挖空细胞）

挖空细胞为HPV感染引起的细胞形态改变，表现为核周明显透明带及胞质外围浓染区，它是LSIL细胞的特征性表现。主因HPV E4蛋白引起中间丝崩解（特别是keratins，而不是vimentin或lamins）所致，可能反映HPV特异性破坏细胞的完整性，从而使病毒从感染的细胞脱落。挖空细胞并不是诊断LSIL的必要条件，胞质可为稠密和嗜橘黄色（角质化）。核周空晕细胞必须具有胞核异常才能诊断LSIL，无胞核异常的核周空晕细胞不能诊断LSIL，因为其他微生物感染，反应性变化或制片中人工假象也可出现类似细胞。另外，仅有胞核增大也不足以诊断LSIL，反应性宫颈腺细胞增大也可与LSIL相似。虽然大多教科书都提到SIL细胞核大于中层鳞状细胞核3倍以上，但在临床实际工作中，我们常可见一些LSIL细胞具有非常典型的胞质挖空和明显核异常，其细胞核仅比中层鳞状细胞核轻微增大。挖空改变通常在HPV感染相关的早期癌前病变（HSIL）及浸润性鳞状细胞癌中消失。

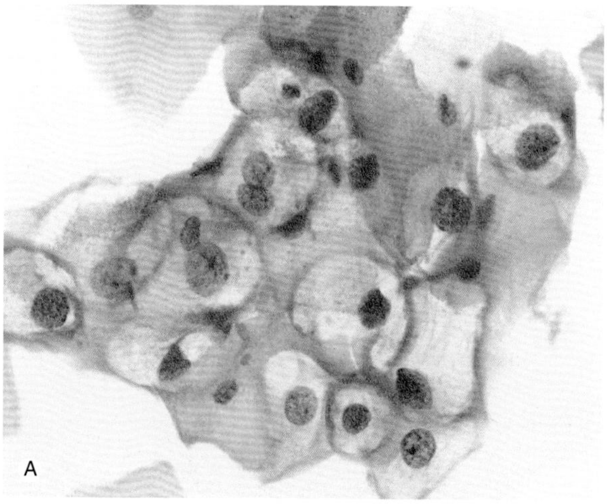


图9-1（1） LSIL，HPV感染的典型细胞形态（A）

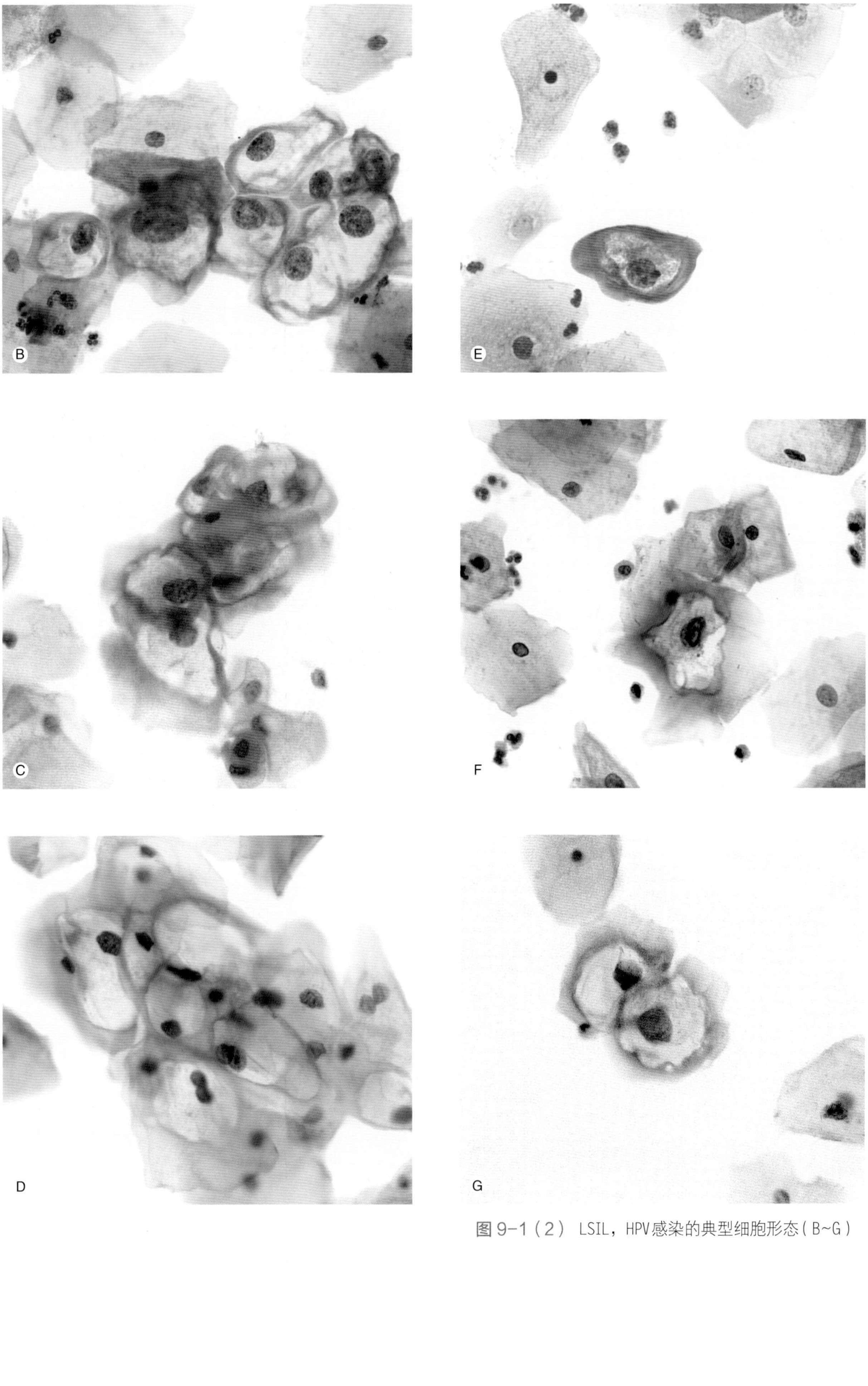


图 9-1（2） LSIL，HPV感染的典型细胞形态（B~G）

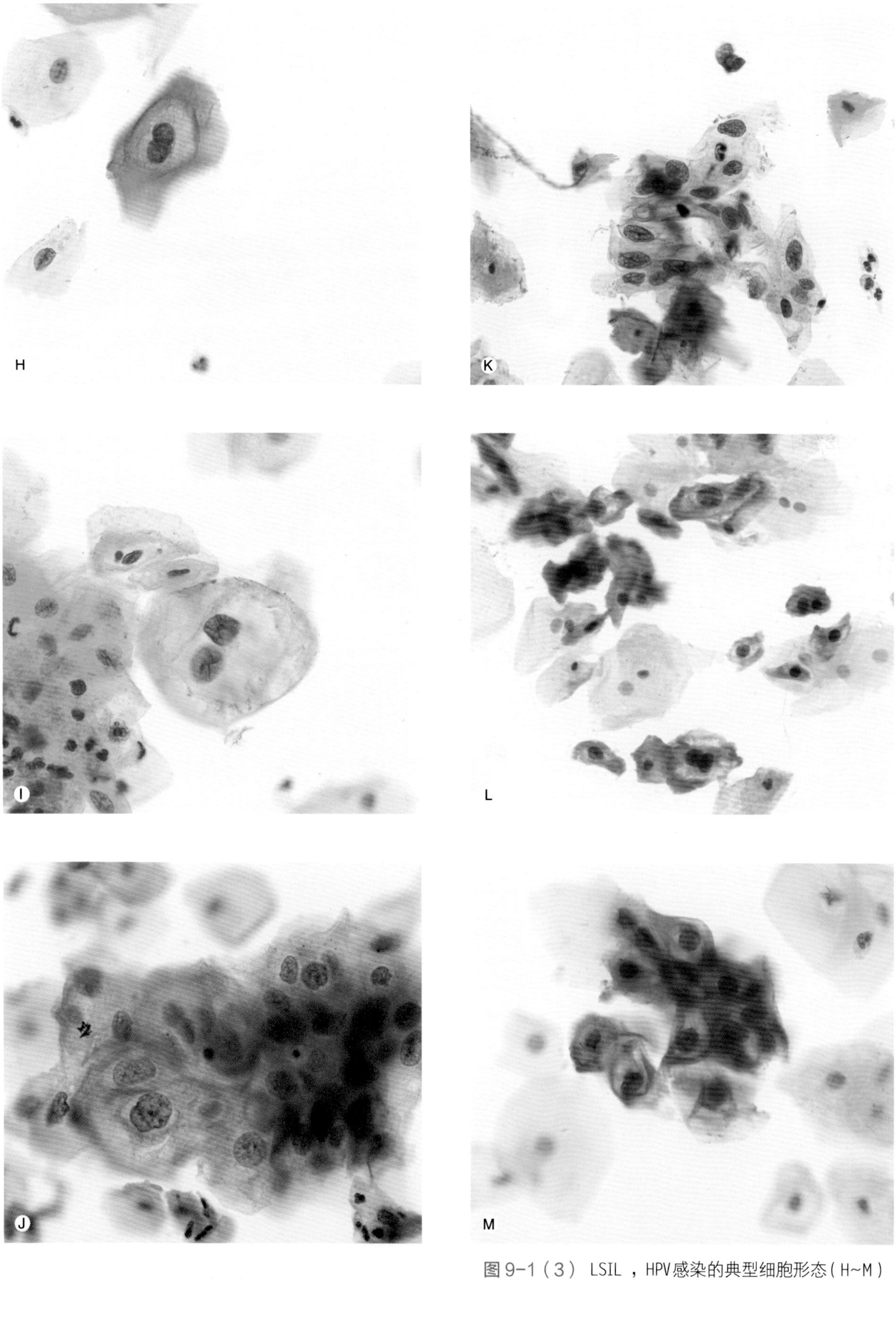


图 9-1（3） LSIL ，HPV感染的典型细胞形态（H~M）

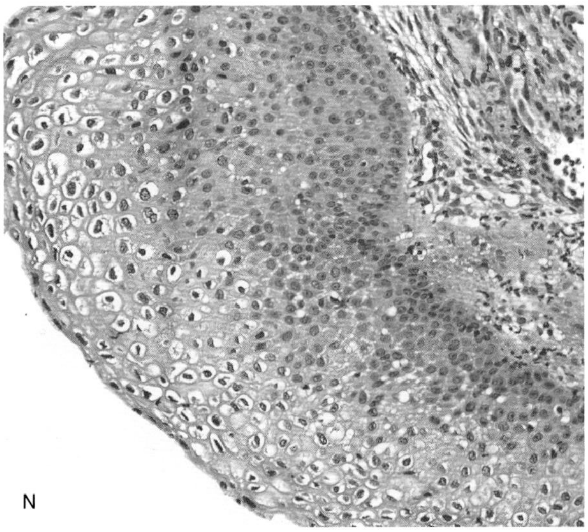

N

图 9-1（4） LSIL，HPV感染的典型细胞形态（N）
典型的挖空细胞：细胞核周围出现大而透亮境界清楚的空晕，周围胞质浓集，宽窄不均，空晕边缘不规则。细胞核增大，为正常中层细胞核 3 倍以上（有时HPV挖空细胞的细胞核可较小），深染，核膜不规则，染色质颗粒状均匀分布。退行性变，双核（H、I），多核较常见。诊断性挖空细胞多成片出现（A~D），也可以单个（E~H）或几个细胞存在（G）；通常空晕很大，偶尔可缩小围绕在细胞核周围（J、K）；图L和M为角化型挖空细胞；图N示典型宫颈组织学CIN1~HPV挖空细胞

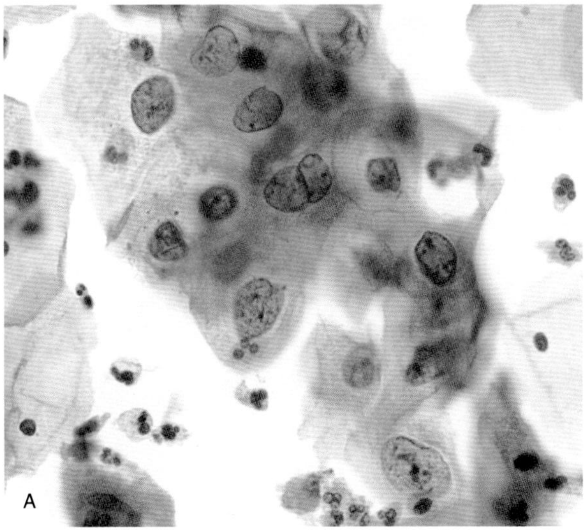

A

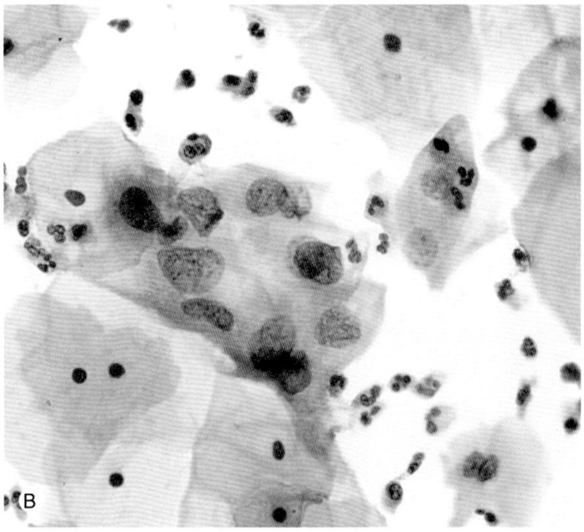

B

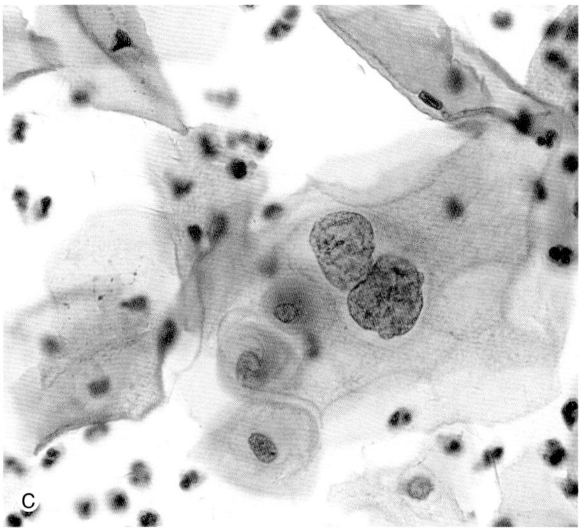

C

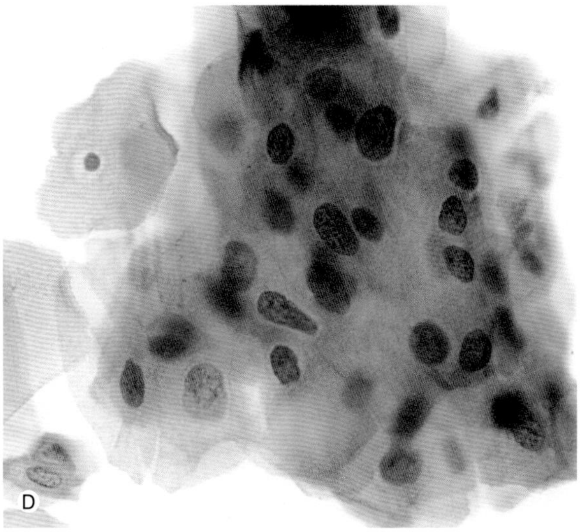

D

图 9-2（1） LSIL，非挖空细胞形态（以前称之为轻度异型增生，mild dysplasia）（A~D）

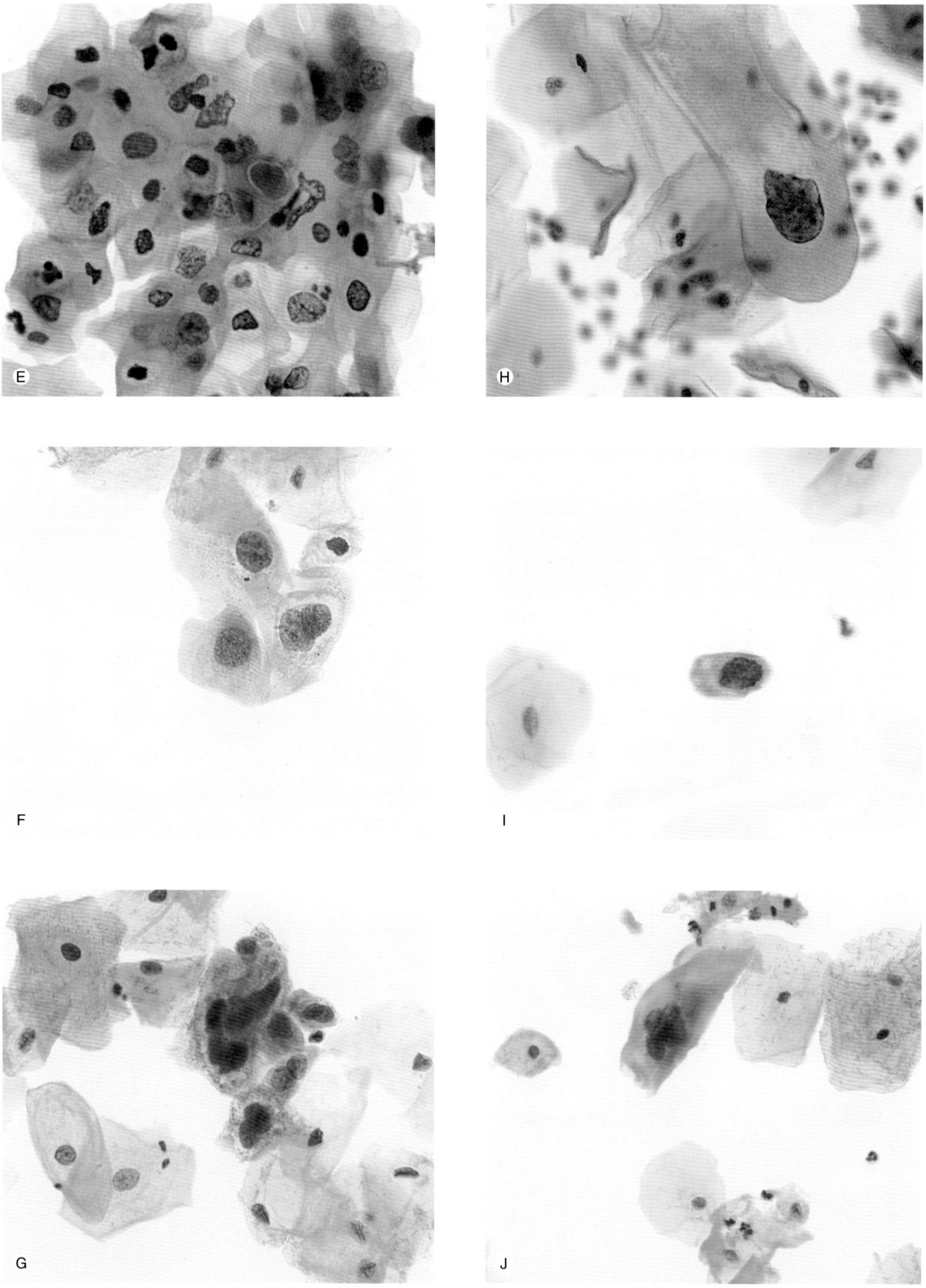


图 9-2（2） LSIL，非挖空细胞形态（以前称之为轻度异型增生，mild dysplasia）（E~J）

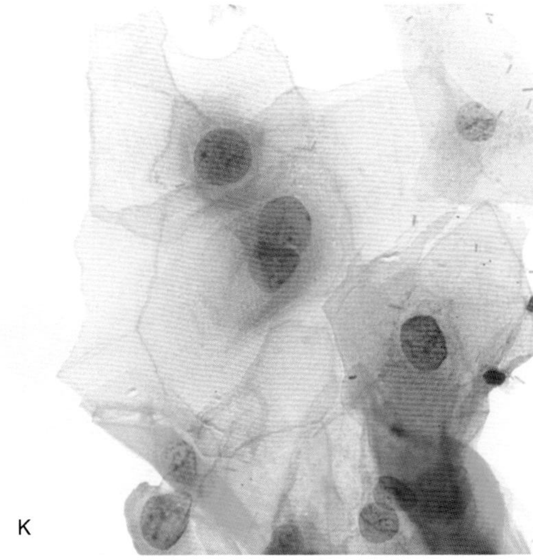

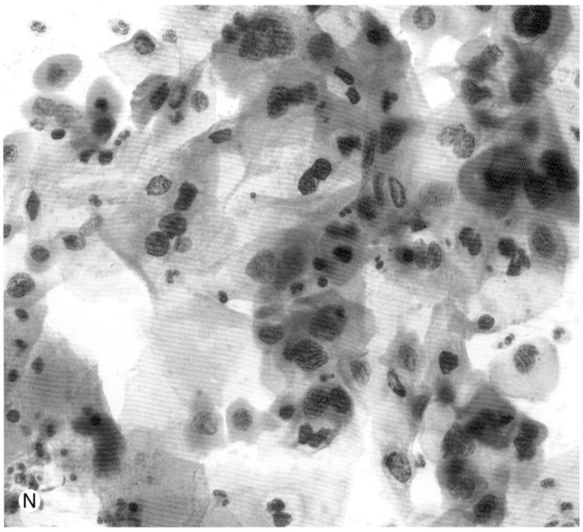

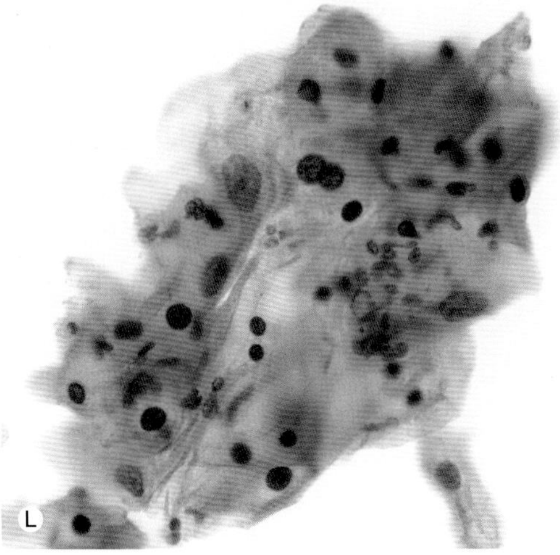

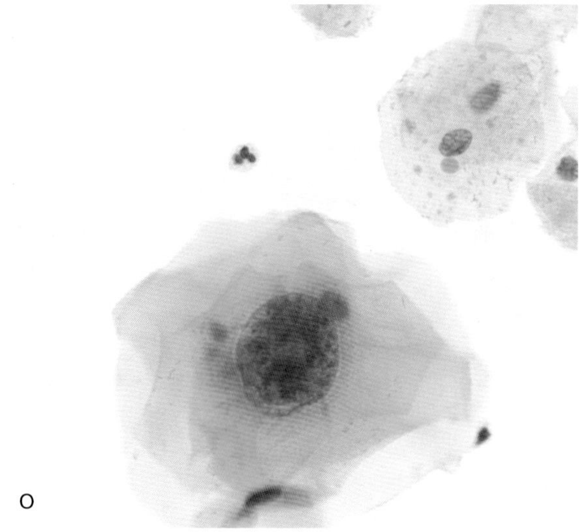

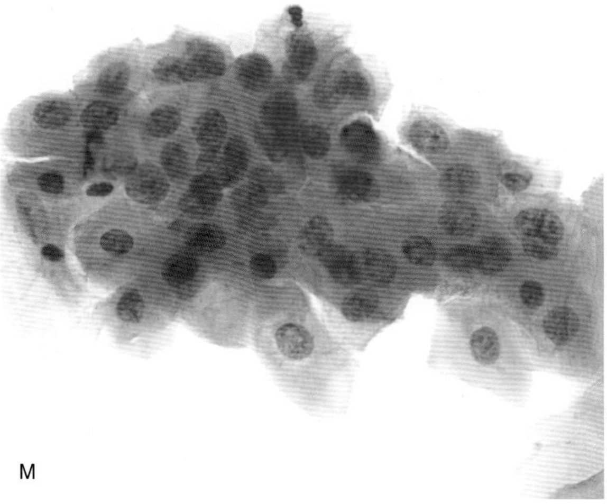

图 9-2（3） LSIL，非挖空细胞形态（以前称之为轻度异型增生，mild dysplasia）（K~O）

LSIL，非挖空细胞的形态表现：细胞核明显增大，可达正常中层细胞核的6~8倍。在所有异常细胞中，最大的异型核常见于此类LSIL细胞。胞质成熟，核质比低，可见双核，核呈深染，核膜不规则，核仁罕见。核深染的程度不同，从正常染色质到很深的染色均可见。这些异常细胞常呈片状或团状（A~G），也可呈单个散在细胞存在（H、I），或多核（J），轻度异型增生可累及外宫颈鳞状上皮细胞，表现为角化型LSIL（K~N），图O示1个核异常增大的LSIL细胞

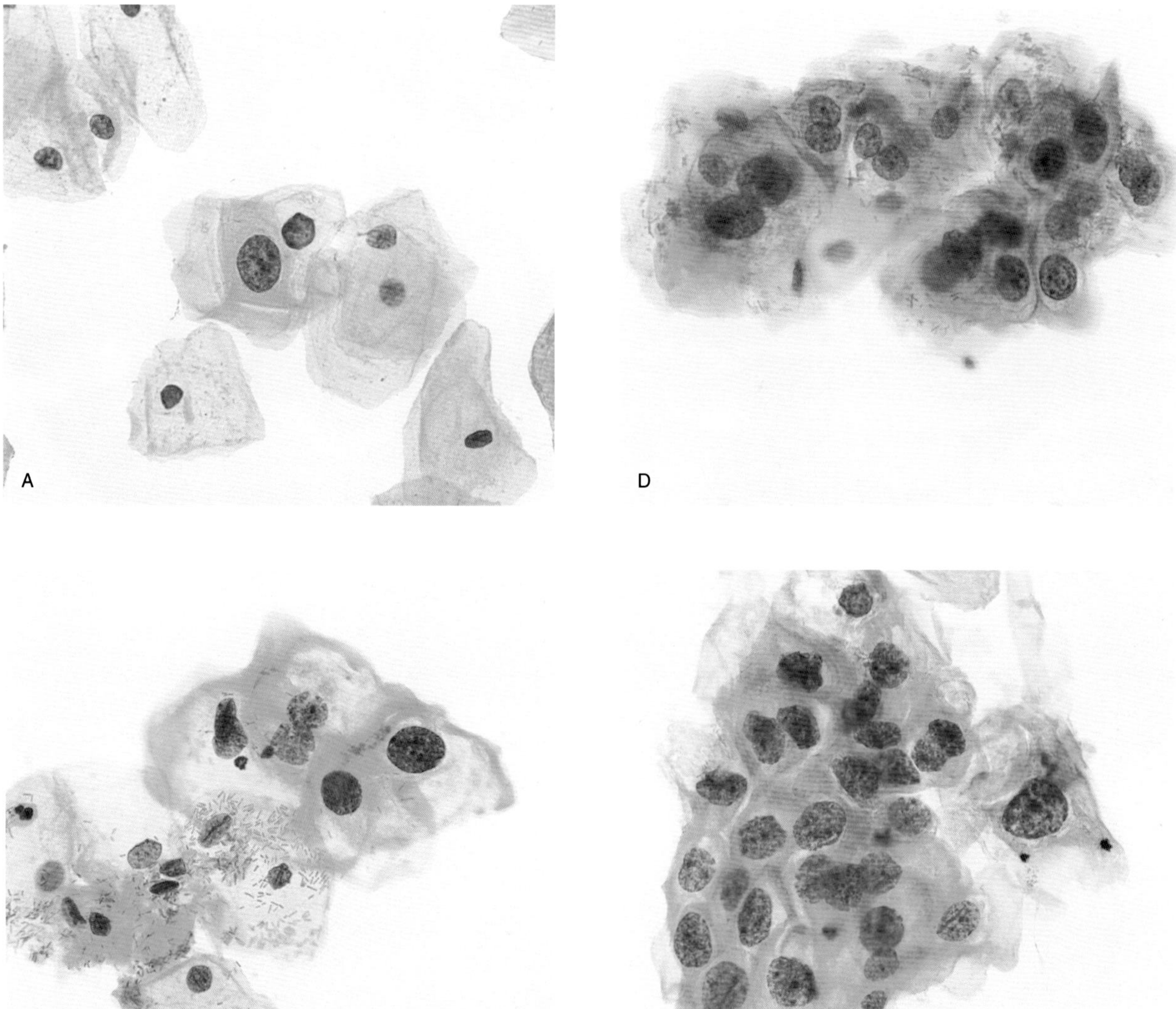

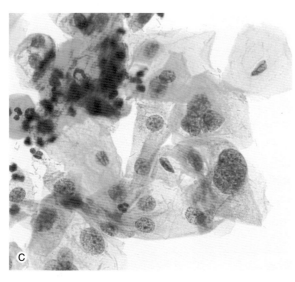

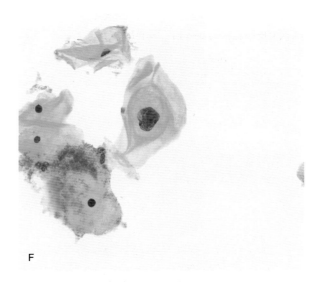

图 9-3（1） LSIL 细胞核特征（A~F）

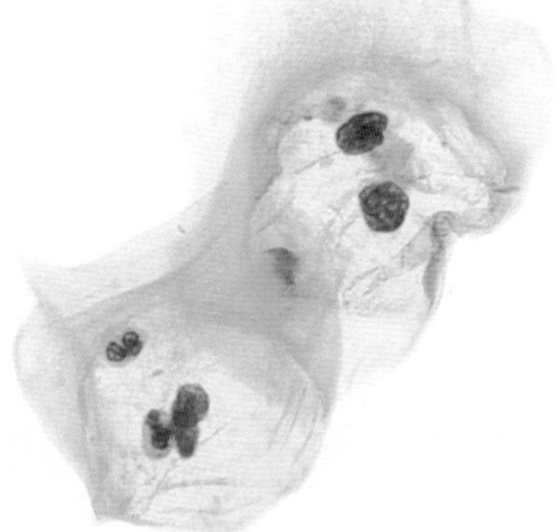

G

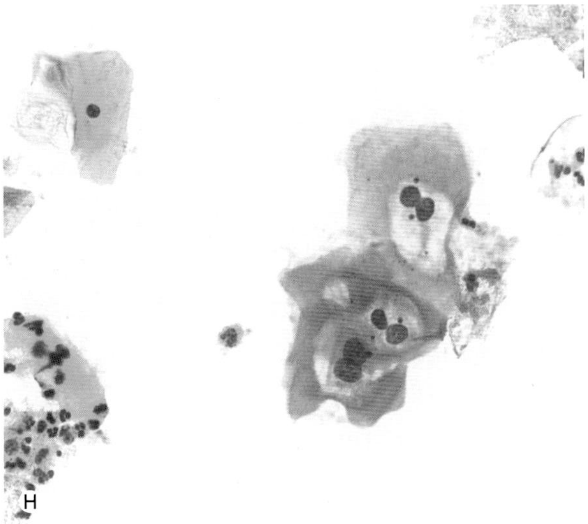

H

图 9-3（2） LSIL 细胞核特征（G、H）

LSIL 细胞最显著特征是细胞核明显增大（A~E），为中层鳞状上皮细胞核的 6~8 倍；核膜出现不同程度的不规则状态，染色质分布均匀，粗颗粒以及细颗粒均可出现，无明显核仁。典型挖空细胞的细胞核会小一些，但更不规则（F），退行性变更明显，双核或多核挖空细胞的细胞核常更小（G、H）

## 二、LSIL 报告 / 检出率

CAP 2016 年 8 月统计结果显示（check list）：美国 50% 的实验室 LSIL 液基细胞学（LBC）检出率为 2.7%（Thin Prep）和 2.8%（Sure Path），传统涂片检出率为 1.0%。上海复旦大学妇产医院 LSIL 报告率为 1.4%（Thin Prep）和 1.8%（Sure Path）。广州金域医学检验中心 LSIL 报告率为 2.4%（Thin Prep），3.0%（Sure Path），0.8%（传统涂片）。LBC 制片对鳞状上皮内病变（SIL）的检出率高于传统涂片，可能是因为收集的细胞量增加。这些细胞从保存液中巴氏标本采集器洗脱下来，即刻湿固定，可以获得最佳细胞保存和胞核细节，并单层随机呈现于玻片。这种采样方法增加了样本的细胞数量，提高了临床微小鳞状上皮内病变的检出率，也带给临床工作新的挑战。因为大多数 LSIL 组织学检查发现 CIN 病变，多为非进展性低级别病变，只有少数 LSIL 被检测出有隐匿或进展为高级别病变，进展为宫颈癌的概率更微乎其微。但是这少部分可能进展为高级别病变的 LSIL 具有重要的临床意义，对它们的研究促进了对宫颈病变临床处理指导纲要的进一步完善。

## 三、LSIL 的 HPV 阳性率

人们习惯认为 LSIL 或 CIN1 由低危型 HPV 引起，HSIL 或 CIN2/3 由 HR HPV 感染所致，这是完全错误的观点。最近，Magee 妇女医院（Magee Womens Hospital，MWH）的大样本研究数据表明，大多数 LSIL 的 HR HPV DNA 检测为阳性，阳性率达 80.2%（表 9-3）。年轻患者阳性率最高，并随年龄增长阳性率降低。此概率略高于 Arbyn 等所做 Meta 分析得到的平均结果（76.6%），但仍在文献报道范围内（58% ~ 85%），接近于 ALTS 报道的 83%。因为大多数 LSIL 的 HR HPV 检测阳性，所以 ASCCP 处理指南对巴氏检查 LSIL 患者不建议做 HR HPV 检测。

**表 9-3 LSIL 巴氏涂片的 HR HPV 阳性率与年龄组别的关系，MWH 资料**

| 年龄组别 | 试验例数 | 阳性例数 | 阳性率 /% | 95% CI |
|---|---|---|---|---|
| 10~19 | 99 | 91 | 91.9 | 84.7~96.4 |
| 20~29 | 456 | 402 | 88.2 | 84.8~91.0 |
| 30~39 | 326 | 261 | 80.1 | 75.3~84.3 |
| 40~49 | 271 | 189 | 69.7 | 63.9~75.2 |
| 50~59 | 142 | 96 | 67.6 | 59.2~75.2 |
| ≥ 60 | 57 | 44 | 77.2 | 64.2~87.3 |
| 总计 | 1351 | 1083 | 80.2 | 77.9~82.3 |

注：CI（confidence interval）—可信区间。

## 四、LSIL组织学随访结果

10%～25% LSIL组织学证实有中度/重度异型增生或CIN2以上病变，这种差异可能因为人群分布不同、群体筛查不同、治疗不同及细胞制片方法不同等形成。40%～60% LSIL可检测到CIN1，另外一定比例LSIL组织学结果为阴性（表9-4），组织学结果和前期细胞学结果不完全一致，原因可能为：取样未取到低级别病变部位、病变已复原或将LSIL相似细胞判读为LSIL。推荐的处理方法为保守随访。

表9-4　LSIL随访组织学结果

| 组织学发现 | 阳性率/% |
|---|---|
| ≥CIN2 | 10~25 |
| CIN1 | 40~60 |
| 良性 | 25~35 |

## 五、LSIL处理（2012年ASCCP临床处理指南）

LSIL患者需要做阴道镜检查及活检，也可做宫颈管搔刮，24岁及以下年轻和绝经后女性除外。阴道镜检查明确是否存在CIN2以上的高级别病变，如果组织学为CIN2/3，应行锥切或LEEP手术切除。如果组织学没有发现高级别病变，12个月重复宫颈细胞学和HPV检查。

特殊人群的LSIL处理方式如下。

（1）孕妇：仍推荐阴道镜检查，但不要做宫颈管搔刮；延迟阴道镜检查至产后6周也是可以接受的。

（2）21～24岁的年轻女性：年轻女性LSIL复原率高，这个年龄发生宫颈癌相应少见，所以只需要每年巴氏细胞学常规随访，不推荐阴道镜检查。12个月随访后，发现HSIL或ASC-H才需要做阴道镜检查；连续24个月随访后，细胞学仍为ASC-US或更严重病变者需要做阴道镜检查。

（3）绝经后女性：绝经后LSIL处理的3种选择方案为即刻阴道镜检查；6和12个月重复细胞学检查；反馈性HPV检测，阳性者做阴道镜检查。最近Magee妇女医院研究结果显示，23位50岁及以上女性，细胞学检查为LSIL和HR HPV检测阴性者，组织学随访结果无CIN2以上病变，而且老年女性LSIL的HR HPV检出率很低。研究结果支持反馈性HR HPV DNA检测可作为阴道镜检查替代方法，对绝经后女性LSIL的治疗分类有帮助，这种方案应为首选。绝经定义临床常混淆不清，我们认为50岁及以上者为绝经后女性，可能更简单和易于掌握。

# 第三节　高度鳞状上皮内病变（HSIL）

HSIL包括组织学中度和重度异型增生或宫颈上皮内瘤变（CIN2/3）及原位鳞癌，占所有巴氏检查的0.4%～0.9%。理论上绝大多数HSIL病例由HR HPV引起，实际工作中HSIL的HR HPV阳性率在90%以上，多数研究报道阳性率为93%～98%。如果HSIL的HR HPV阳性率低于90%，应该重新评估和检查所用诊断标准，很可能是过高判读HSIL。区别于LSIL的主要生物学基础是E6和E7的高表达。未经治疗的HSIL如表现持续性HR HPV感染，进展为癌的风险增加。HSIL/CIN3的随访研究和观察显示，大多数浸润性鳞状细胞癌由HSIL/CIN3病变连续向间质浸润，这些发现证明HSIL/CIN3是浸润性鳞状细胞癌的癌前病变。80%以上浸润性鳞状细胞癌既往巴氏细胞学检查为HSIL，而LSIL自然进展为浸润性鳞状细胞癌却很少见（1%～3%），当然也有部分浸润性鳞状细胞癌的发生无明确癌前病变。

## 一、HSIL细胞形态学特征（图9-4~9-12）

不同于LSIL，HSIL通常为不成熟鳞状细胞病变，胞核增大，变化较大，常与LSIL核增大相似或较小，因胞质减少导致核质比（N/C）显著增加，所以这些细胞相对较小；染色质深染、粗糙及核膜不规则均比LSIL明显；胞质常为“不成熟”，偶尔也可“成熟”和致密角质化（角化型HSIL）。HSIL细胞常为两种表现形式：胞界不清的合胞体样细胞群、细胞单个排列成行或成片（表 9-5）。

HSIL 细胞在 LBC 中的特点如下（相对于传统涂片）。

—HSIL 细胞数量较少

—单个散在的异常细胞更多见

—染色质深染相对不明显

—染色质聚集相对不明显

—合胞体样细胞群不常见

—N/C 增高和核膜不规则较常见

—胞质边界相对清晰

角化型 SIL 特征如下。

—常见于老年女性

—常见于转化区的外侧部

—细胞多形性明显

—梭形、蝌蚪状、奇异形状

—染色质粗颗粒或斑点状

—胞质致密橘黄染、胞界清晰

—难与角化型鳞癌鉴别

—通常考虑为 HSIL，少数角化型 SIL 为 LSIL

HSIL 累及宫颈管腺体，细胞簇可能会被误诊为良性或非典型腺细胞，此时鳞状分化的线索有细胞群中央的梭形细胞、细胞簇边缘胞核水平排列及平滑圆整的胞界。HSIL 累及腺体有时表现为周边细胞栅栏状、胞核假复层等 AIS 样特征，在这种情况下几乎不可能进行腺鳞的鉴别。多数病例，胞核特征有助于帮助识别高级别病变。无论是诊断 HSIL、AGC 还是 AIS，患者均可得到适当的处理，例如阴道镜检查。

表 9-5　HSIL 细胞形态学特征

| 细胞排列 | 单个细胞或合胞体样细胞群 |
|---|---|
| 细胞大小 | 副基底细胞样小细胞 |
| 胞核 | 增大（2~4 倍于中层细胞核）、N/C 显著增加 |
| | 胞核轮廓明显不规则 |
| | 常常明显深染 |
| | 染色质聚集、增加 |
| | 核仁缺乏 |
| 胞质 | 胞质稀少 |
| | 花边状/致密或浓稠化生样 |
| | 偶尔“成熟”或稠密角质化（角化型 HSIL） |

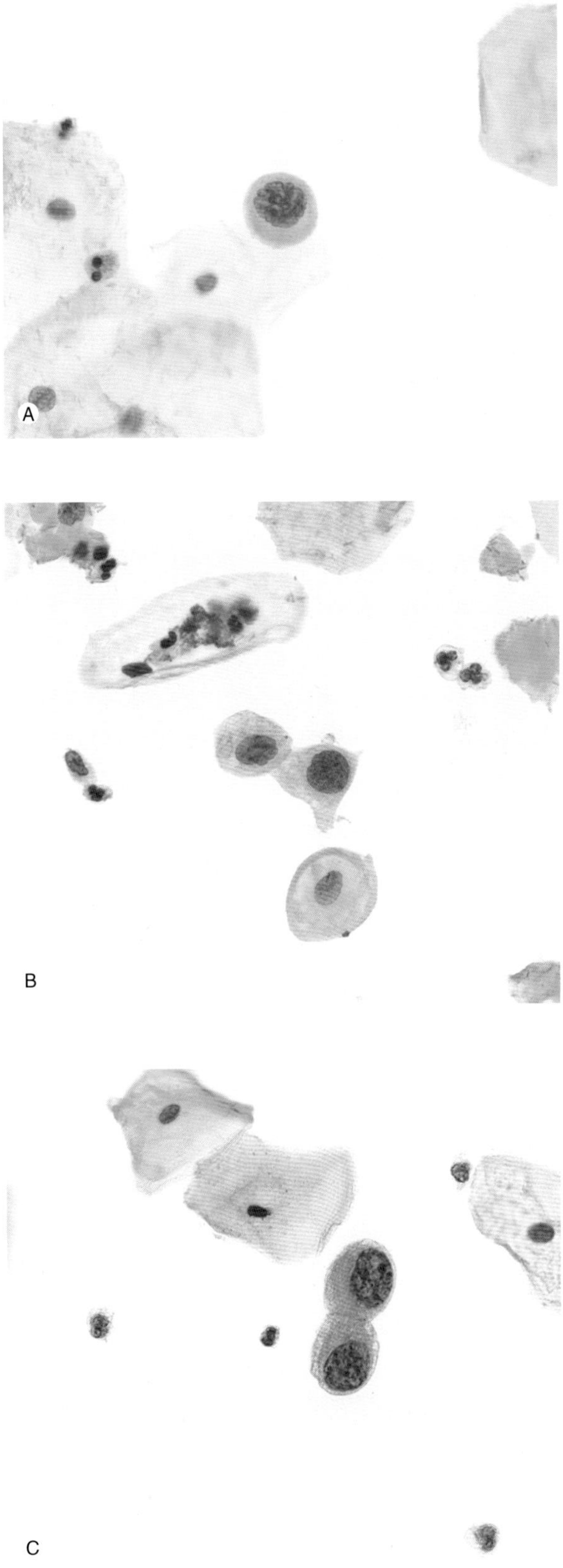


图 9-4（1） HSIL 细胞核特征（A~C）

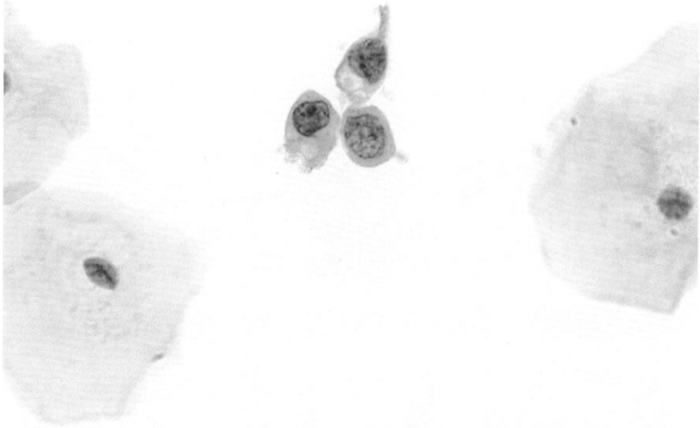

D

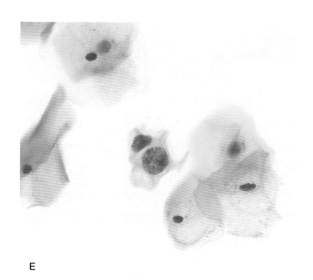

E

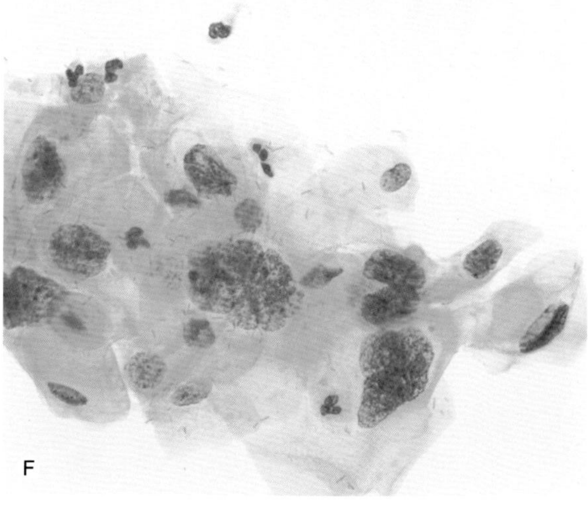

F

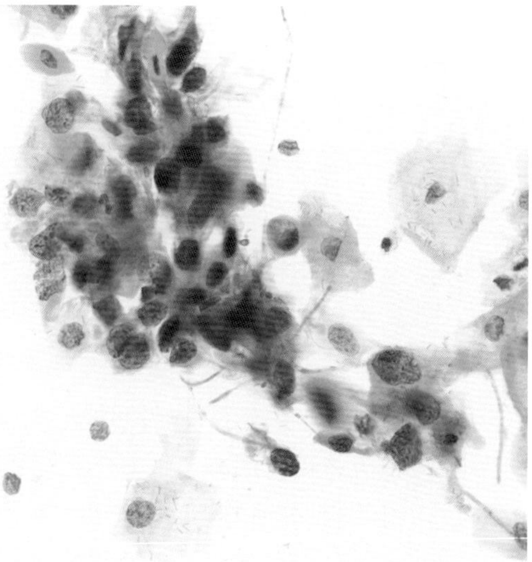

G

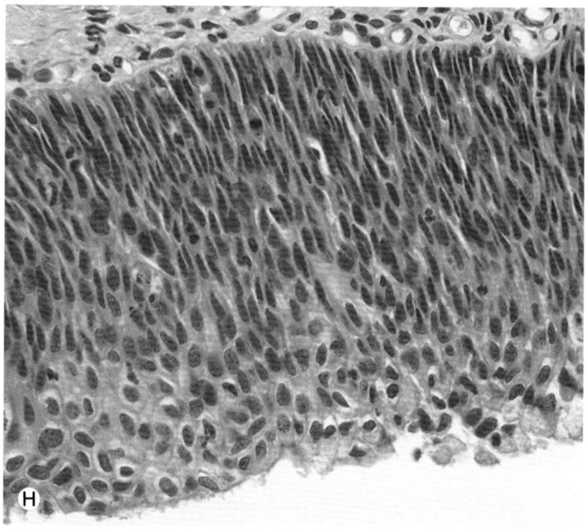

H

图 9-4（2） LSIL 细胞核特征（D~H）

HSIL 细胞核特征：细胞核增大，2~4 倍于中层鳞状上皮细胞核，胞质不成熟，细胞核比 LSIL 细胞核小（A~E），但核质比明显增大且异型性明显。HSIL 病变程度较轻者，核质比相对较低，核较大，深染，染色质分布不均匀，核膜明显不规则，可出现核沟，无核仁或不明显。HSIL 病变程度较重者，核周围仅围绕极少量皱缩的胞质，可致细胞起源的判断困难。图 F 示几个 HSIL 细胞，细胞核显著增大不规则。事实上，不可能根据细胞学区分中度和高度鳞状上皮内病变，此为 TBS 用 HSIL 包括这两类病变的原因。HSIL 病变可伴真菌感染（G）。图 H 为宫颈组织学 CIN3

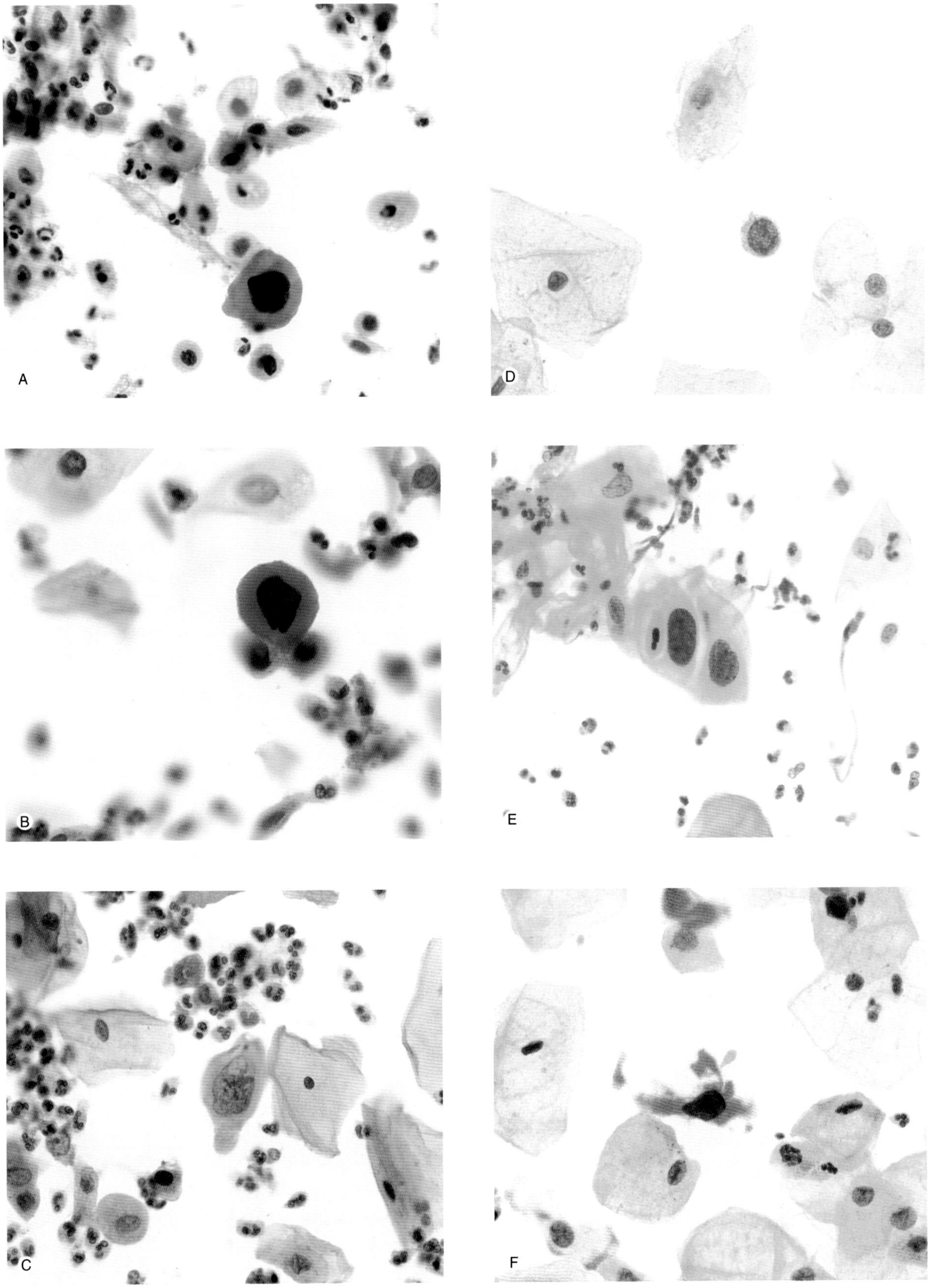


图 9-5（1） HSIL，单个细胞排列（A~F）

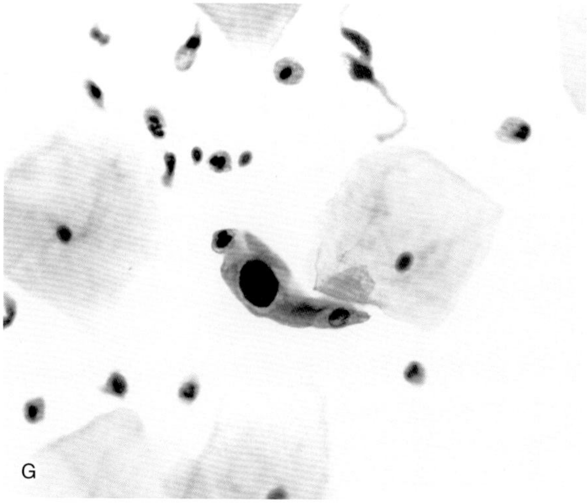

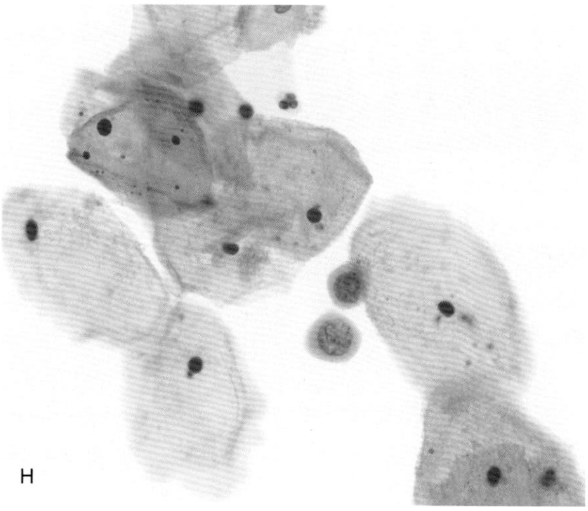

图9-5（2） HSIL，单个细胞排列（G、H）
单个细胞散在分布，细胞核增大，核质比增高，核膜不规则，核深染是四个主要特点。但是细胞核的深染不一定全都出现，也可以浅染（C、D、H）。HSIL细胞的核膜皱缩，核大，核质比显著增加。在LSIL中出现单个HSIL细胞，代表更高级别的病变。通常，发现散在单个HSIL细胞有助于HSIL的判读

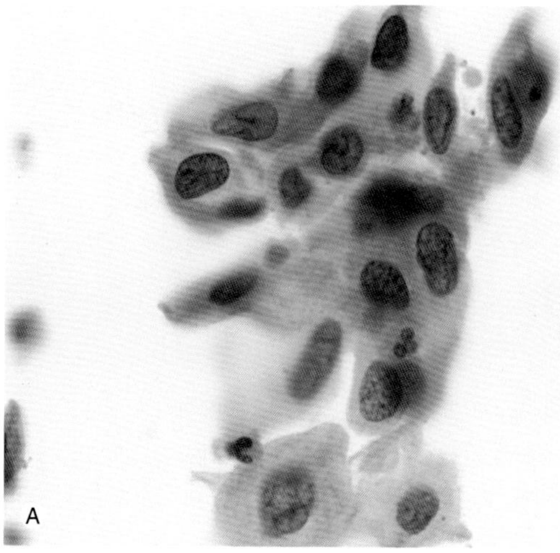

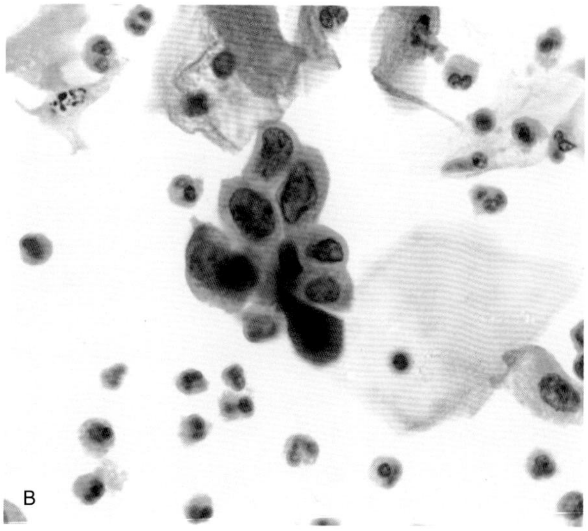

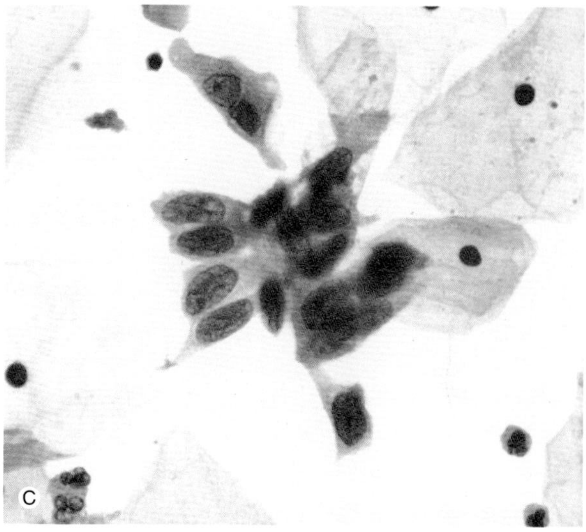

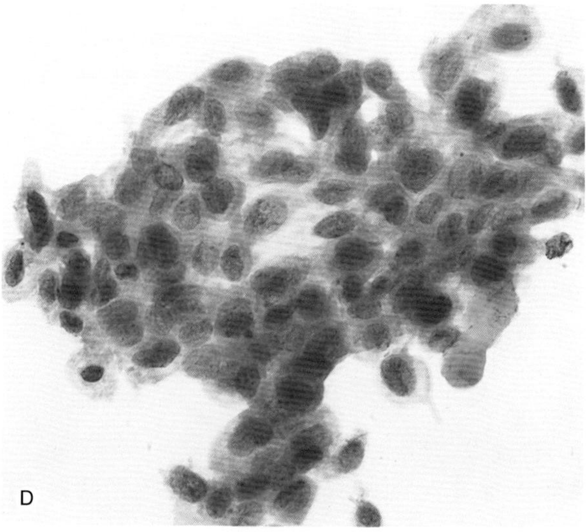

图9-6（1） HSIL，片状或合胞体样排列（A~D）

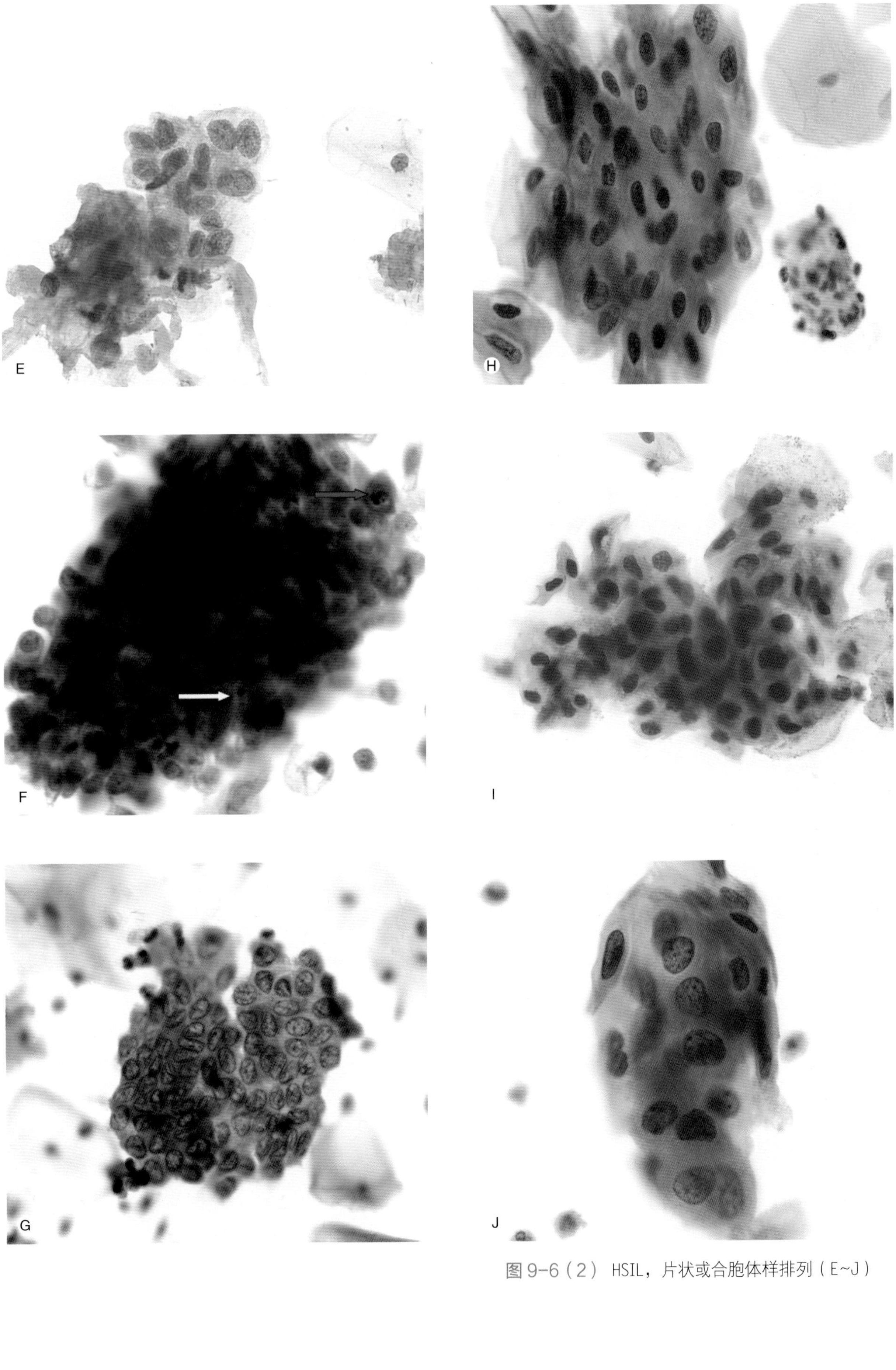


图 9-6（2） HSIL，片状或合胞体样排列（E~J）

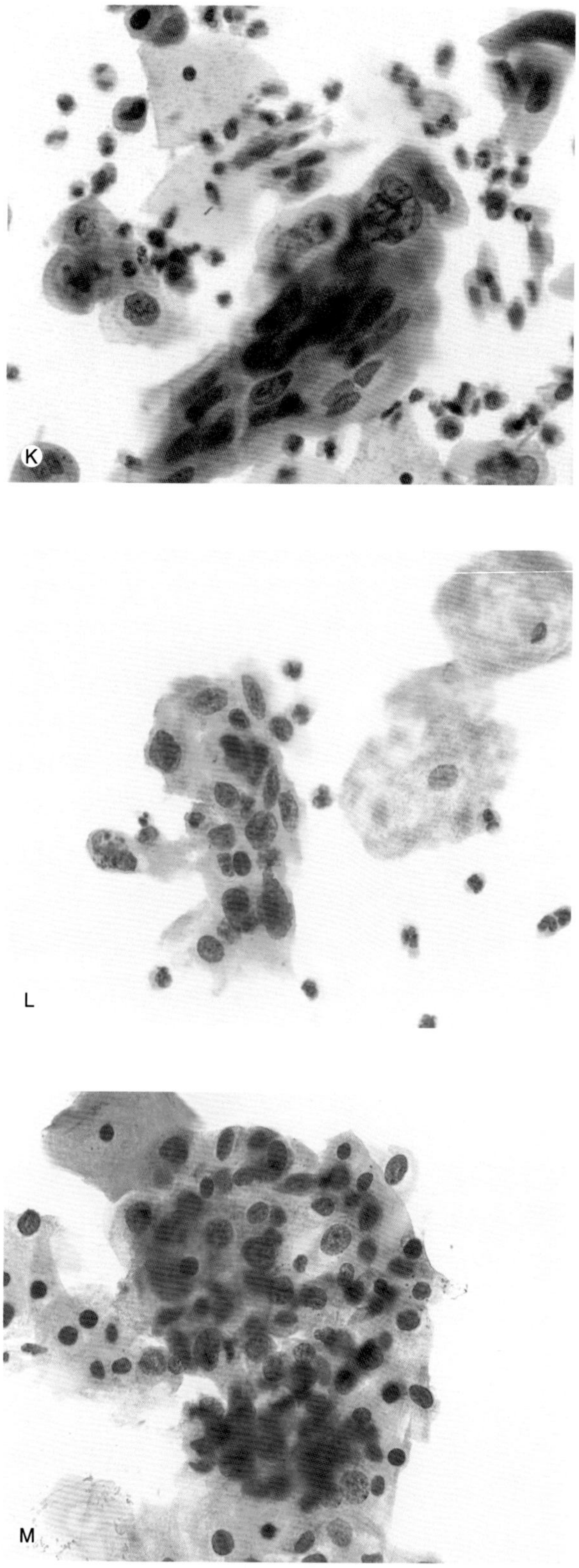

图 9-6（3） HSIL，片状或合胞体样排列（K~M）

HSIL不同程度片状（A~E）或合胞体样（H~K）排列。细胞核明显大小不等（L、M），异型增生，核质比增高，分裂象或凋亡小体易见（F，白色箭头示凋亡小体，红色箭头示分裂象）。HSIL程度严重细胞团呈腺样排列（G），需仔细观察。细胞片边缘细胞有助于鉴别鳞或腺的起源，鳞状上皮细胞片周边多为多边形细胞并水平排列

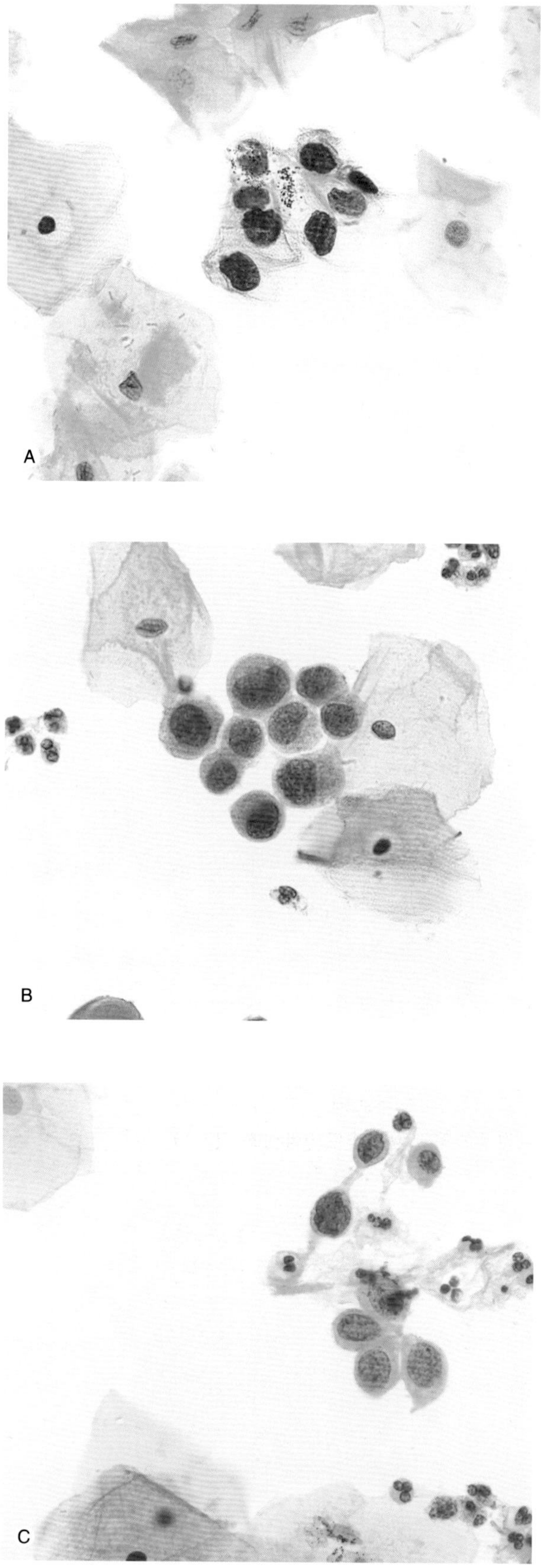

图 9-7（1） HSIL，松散小细胞团（A~C）

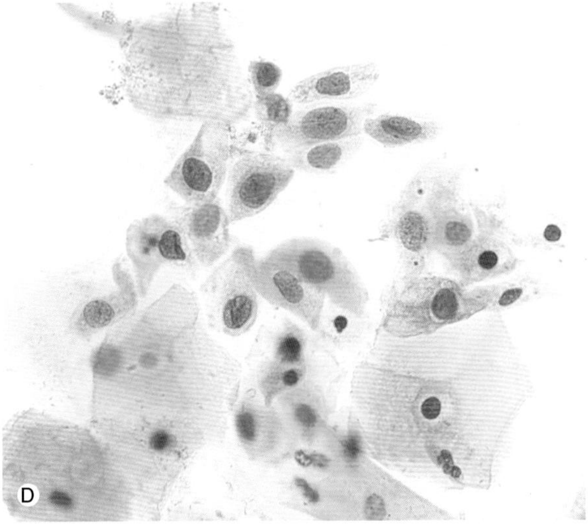


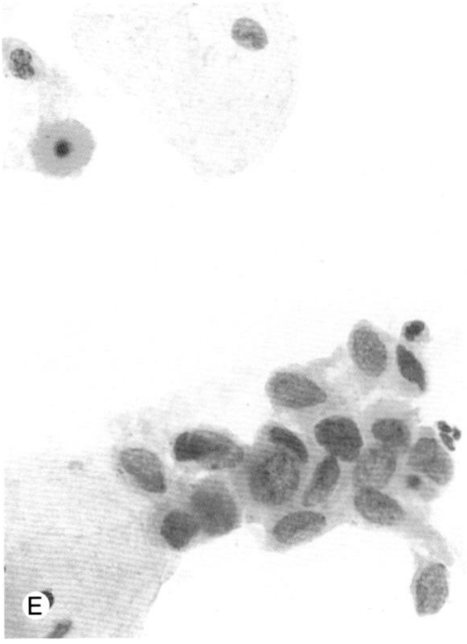


图 9-7（2） HSIL，松散小细胞团（D、E）
高度异型细胞数个或十个左右，排列呈松散小细胞团。在实际工作中，这类细胞团易于判读，不易与其他异常细胞（如腺细胞）或反应性细胞相混淆

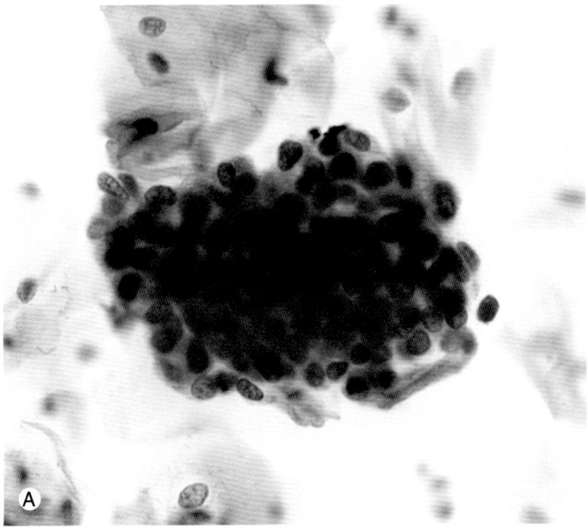


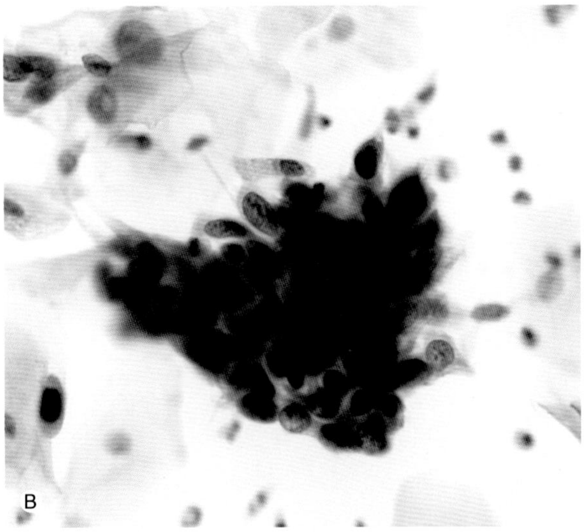


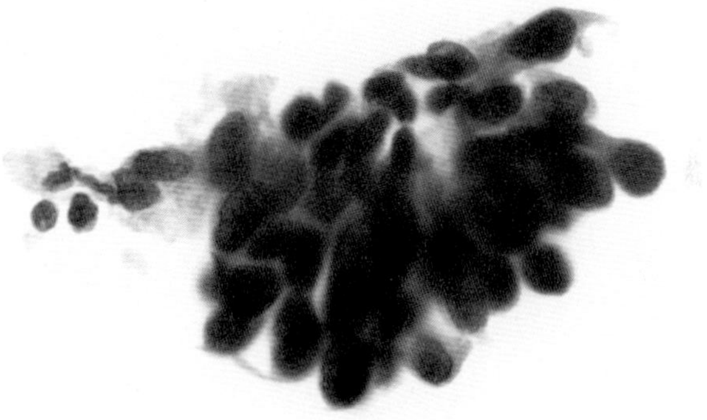

C

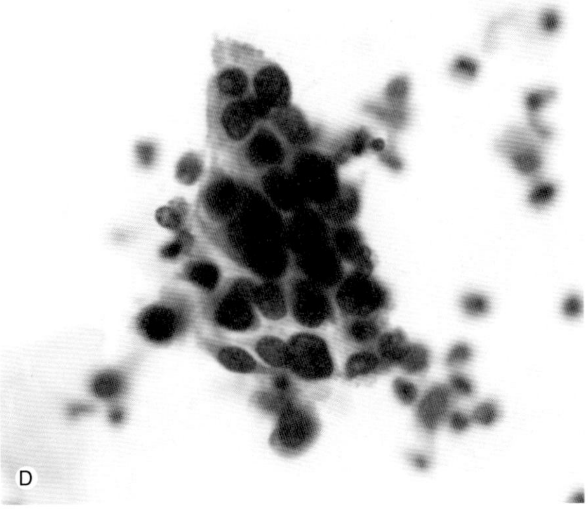


图 9-8（1） HSIL，深染拥挤细胞团（hyperchromchi crowded groups，HCG）（A~D）

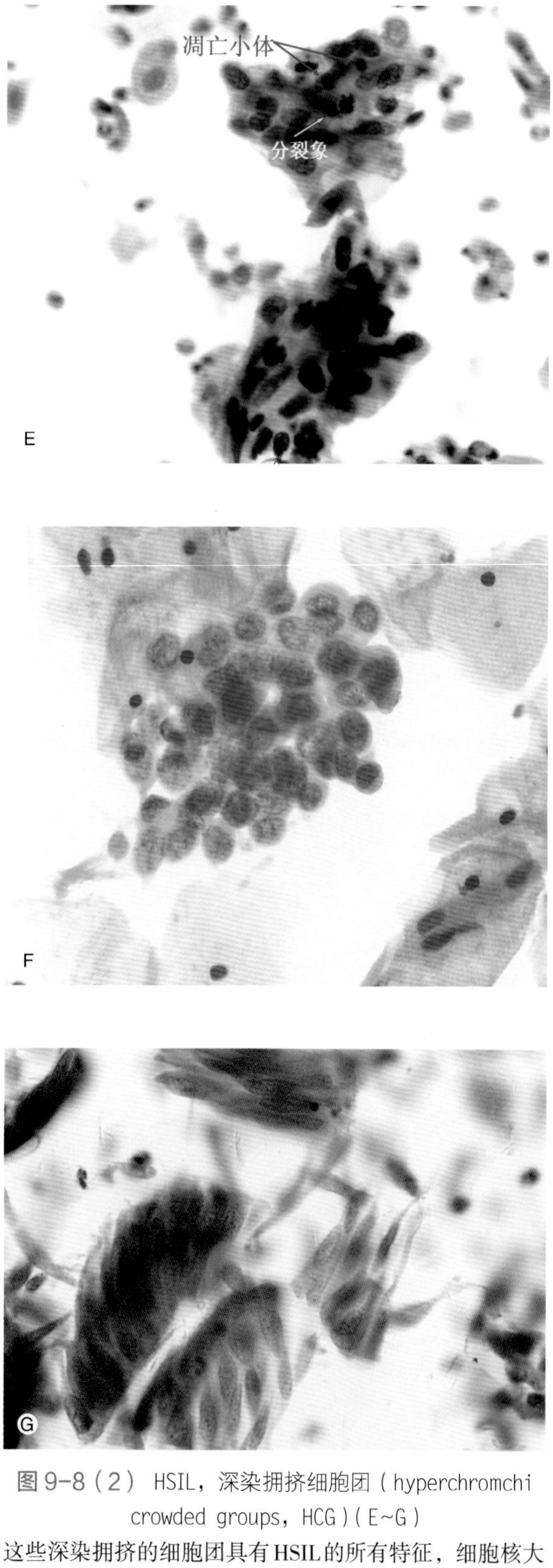


图 9-8（2） HSIL，深染拥挤细胞团（hyperchromchi crowded groups，HCG）（E~G）

这些深染拥挤的细胞团具有HSIL的所有特征，细胞核大小不等，深染，染色质增粗，胞质少，核质比高，凋亡小体及核分裂象常见（E）。这种HCG细胞团样HSIL易与AIS、子宫下段内膜细胞、萎缩涂片中副基底层细胞团相混淆。图G为典型的AIS，可与HSIL对照，区分鳞状上皮和腺上皮的高度病变

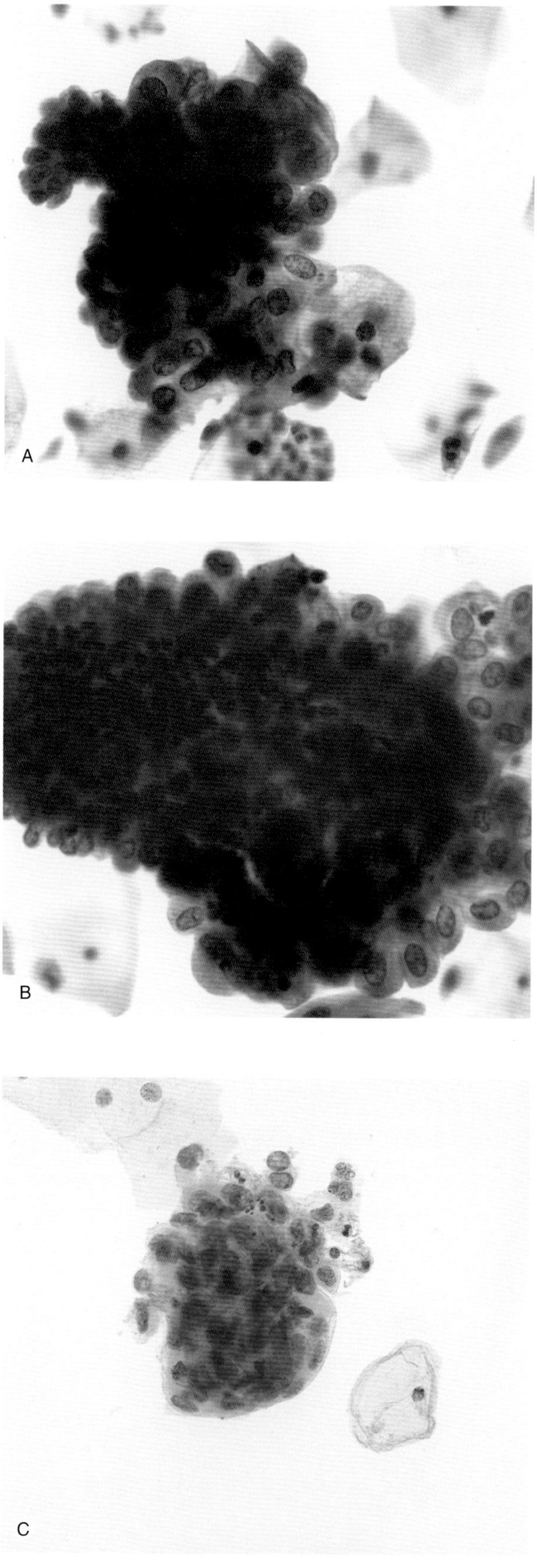


图 9-9（1） HSIL，HSIL累及腺体（A~C）

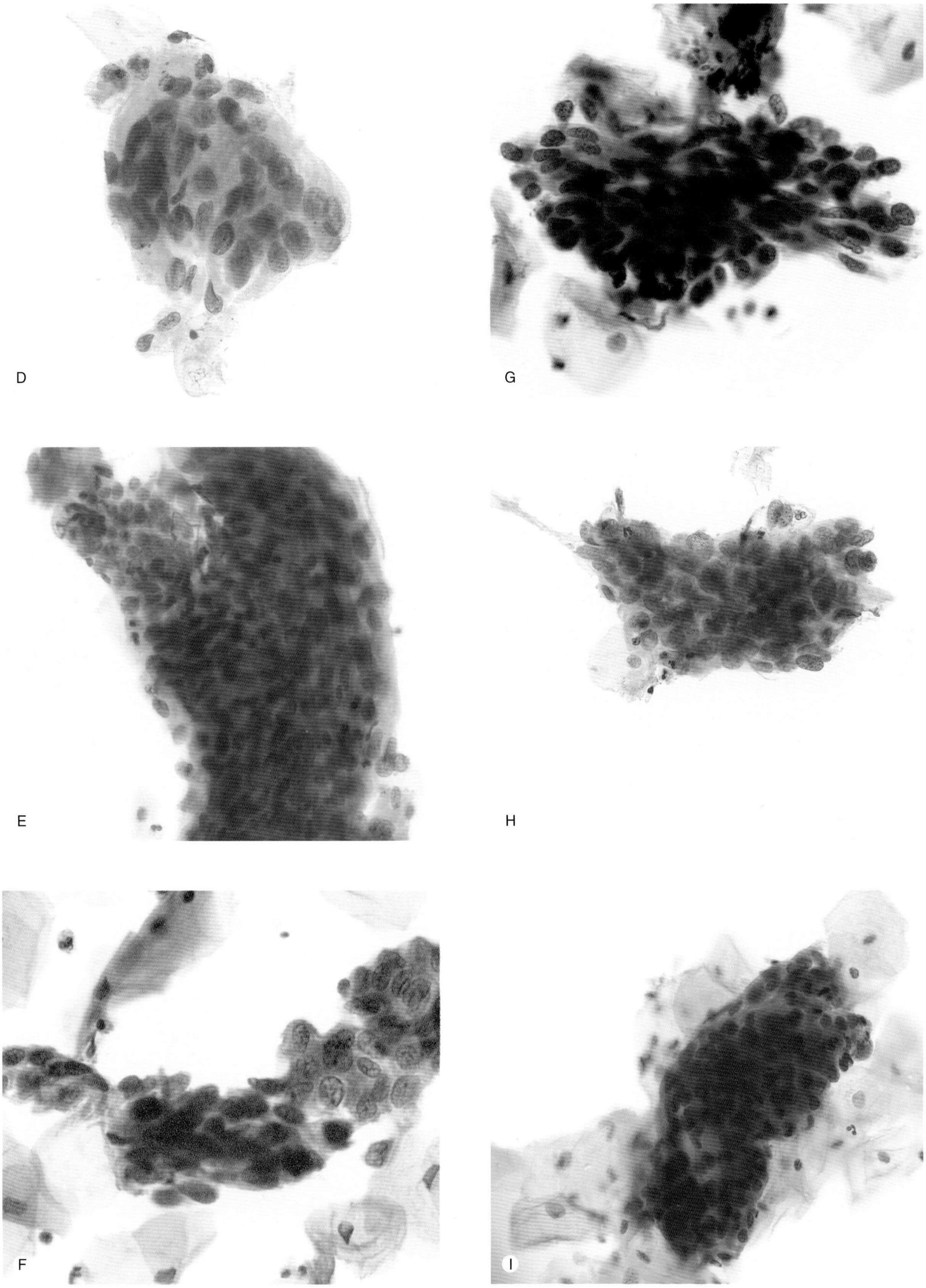


图 9-9（2） HSIL，HSIL 累及腺体（D~I）

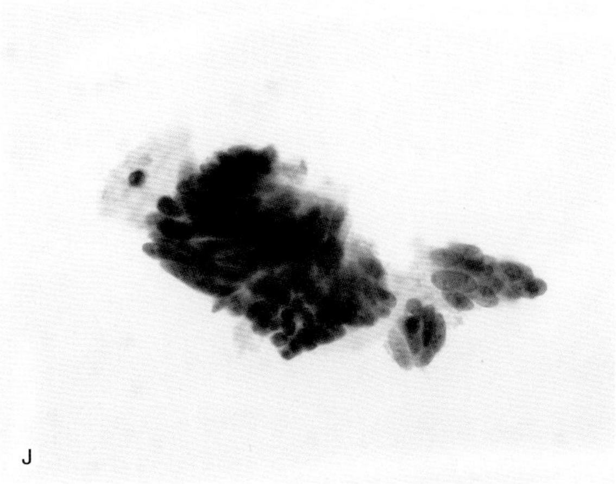

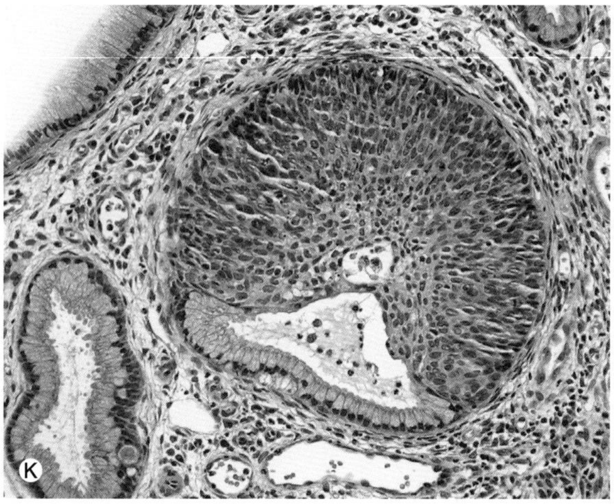

图 9-9（3） HSIL，HSIL 累及腺体（J、K）

当鳞状上皮内病变，特别是HSIL累及宫颈管腺体时，评估变得很困难。细胞簇中心的细胞呈梭形、旋涡样、杂乱堆积排列，周围细胞呈扁平状或平铺，边界光滑圆整，提示病变的本质是鳞状上皮细胞（A~E）。部分病例HSIL细胞周围栅栏状排列，并形成假复层（F~I），这些表现常与AIS相混淆，因为周围栅栏状排列是AIS（J）一个重要特点。图K示HSIL累及腺体的组织学表现

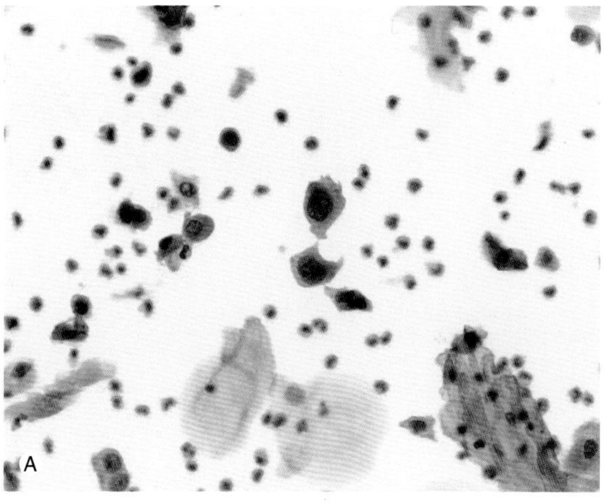

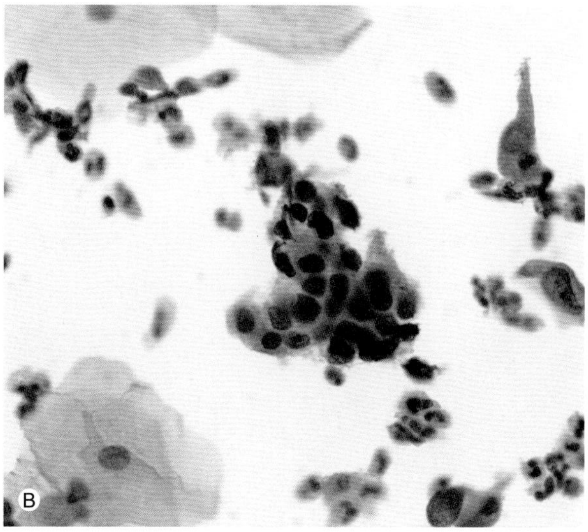

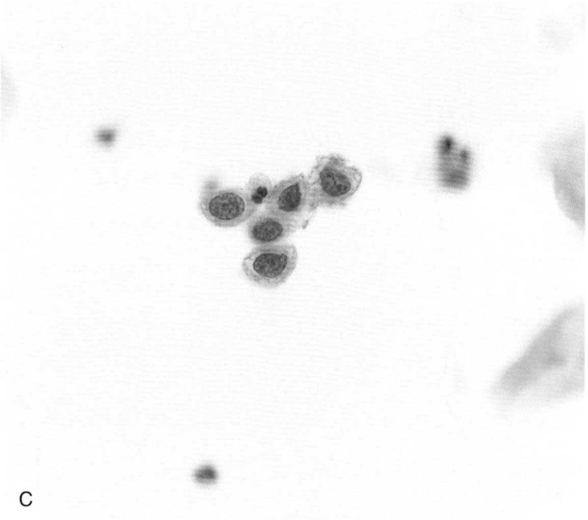

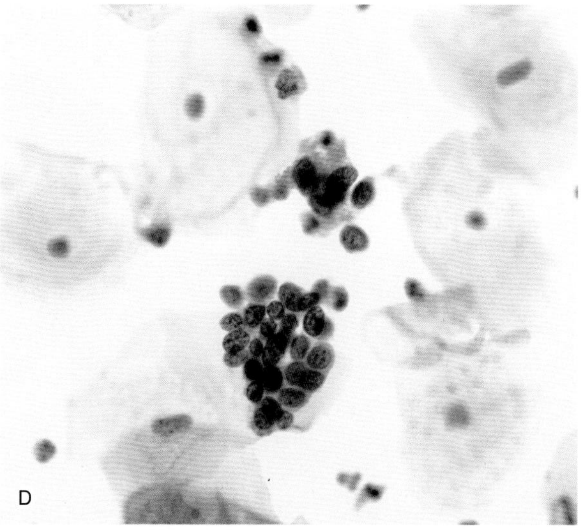

图 9-10（1） HSIL，很小的HSIL细胞（A~D）

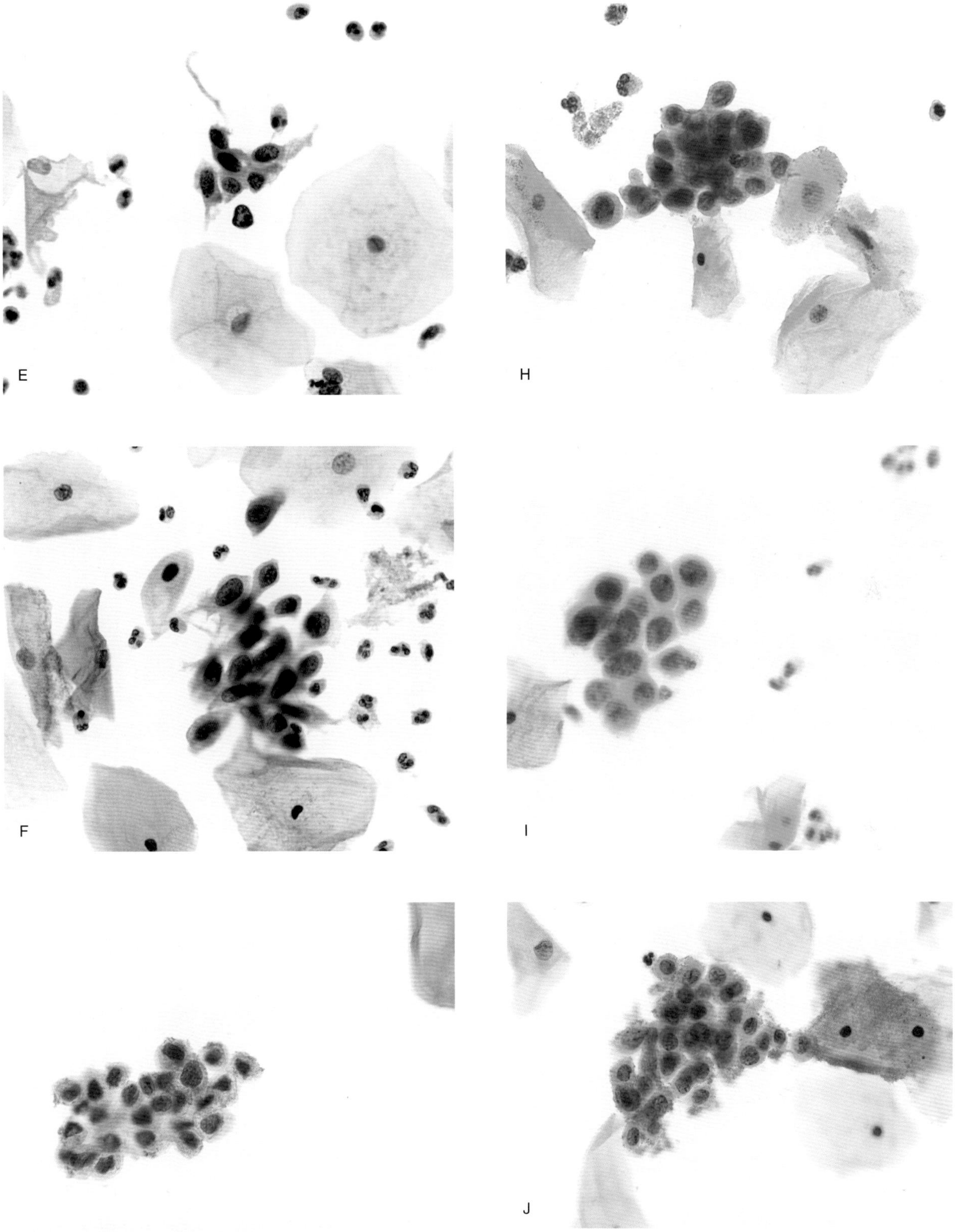


G

图 9-10（2） HSIL，很小的HSIL细胞（E~J）
液基制片 HSIL 细胞通常比传统涂片细胞小。这 10 张图片显示散在或成片状很小的 HSIL 细胞，与鳞状化生细胞或副基底细胞形态相似。细胞无核仁、核膜皱缩明显、核沟、核深染、高核质比等有助于识别其来自鳞状上皮细胞

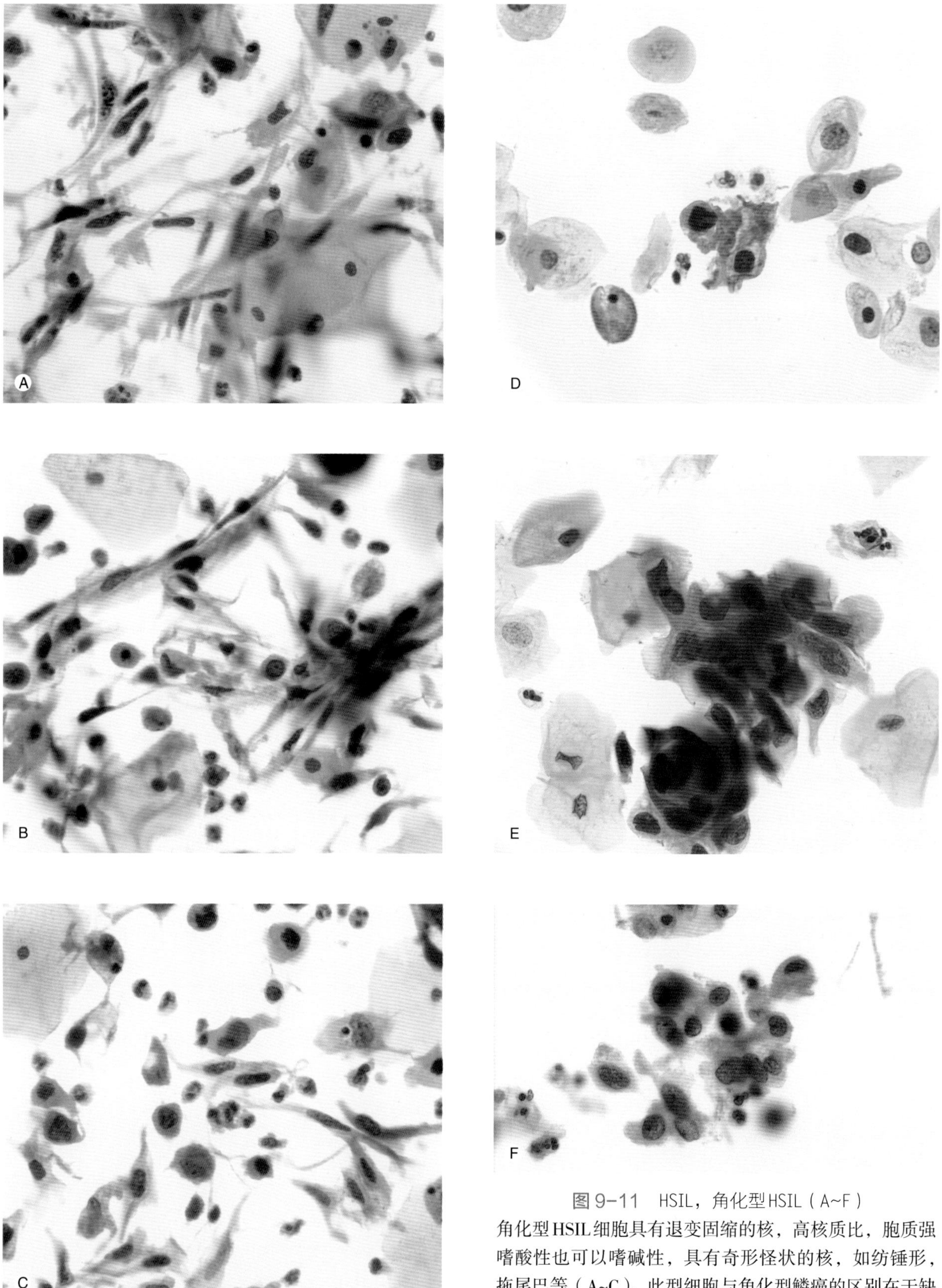


图 9-11　HSIL，角化型HSIL（A~F）

角化型HSIL细胞具有退变固缩的核，高核质比，胞质强嗜酸性也可以嗜碱性，具有奇形怪状的核，如纺锤形，拖尾巴等（A~C）。此型细胞与角化型鳞癌的区别在于缺乏肿瘤素质和明显的核仁，事实上两者鉴别有时很难，所有HSIL患者都应进行阴道镜检查和组织学活检，以防遗漏浸润性癌。图F显示似“黏附性”肿瘤素质，出现此类情况，应在报告中说明，强调应取活检以排除癌

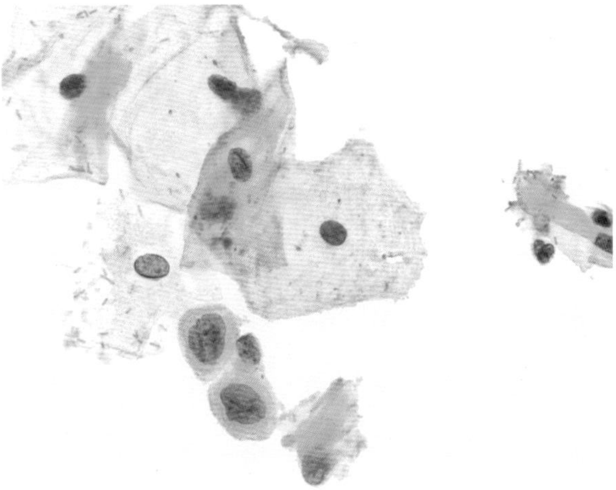

A

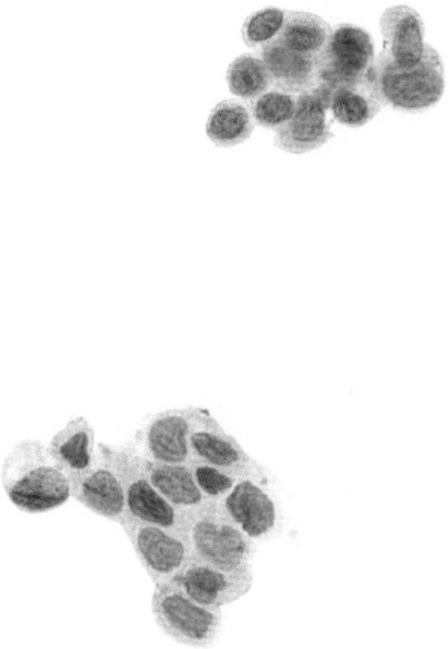

B

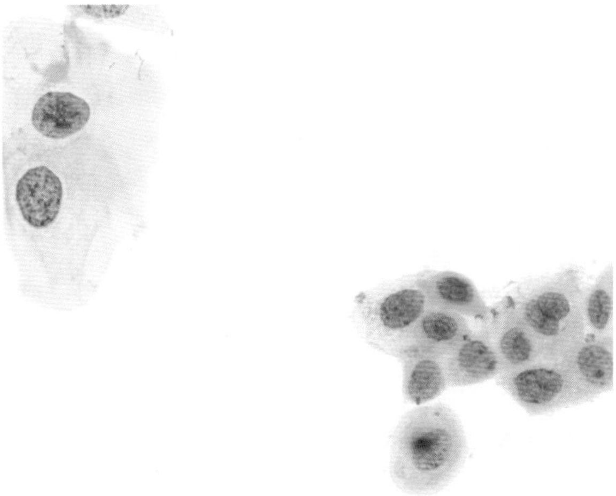

C

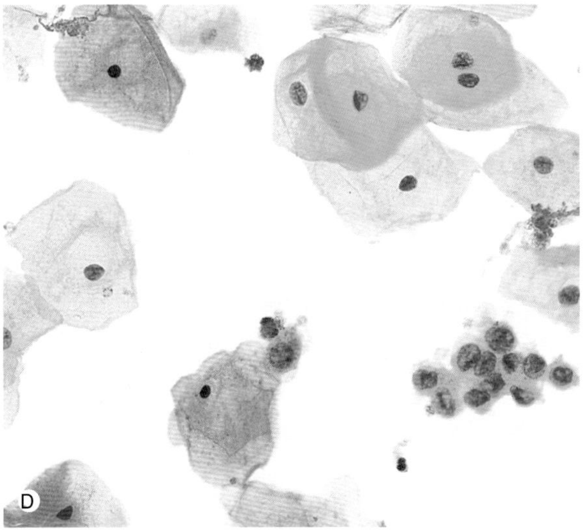

图 9-12 HSIL，细胞核浅染（A~D）

液基制片，小的HSIL细胞有时核深染不明显，很难与组织细胞或小的良性鳞状化生细胞区别。通常这些细胞仍具有HSIL细胞学特征，如胞核增大，核质比较高，核膜明显皱缩不规整等

## 二、HSIL鉴别诊断

HSIL鉴别诊断包括很多形态相似的病变（表9-6），正确判读HSIL不仅关系到患者的治疗处理，对病理医生或细胞技术员也是一个挑战。

**表 9-6 HSIL 鉴别诊断问题**

| HSIL | 鉴别诊断 |
|---|---|
| 单个小细胞 | 不成熟鳞化 |
| | 副基底细胞 |
| | IUD反应细胞 |
| | ASC-H |
| | 组织细胞 |
| 合胞体样细胞簇 | 萎缩 |
| | 输卵管上皮化生 |
| | 子宫内膜细胞剥脱 |
| | 子宫下段组织碎片（LUS） |
| | 子宫颈管腺细胞 |
| | 移行细胞化生 |
| | AIS |
| | 蜕膜反应 |
| | 人工假象 |

临床实际工作中与HSIL相似，最常见的细胞学形态是鳞状上皮化生，尤其是不成熟鳞状上皮化生。鳞状上皮化生在宫颈细胞学非常普遍，以至于被认为是正常的生理学过程，这些化生细胞N/C增高、核膜不规则、染色质聚集深染及胞质稠密。部分病例容易被误判读为HSIL，偶尔HSIL也可能被误判读为鳞状化生细胞。

绝经后女性细胞片显示，正常萎缩的鳞状上皮常为小细胞，单个散在、成片或簇状，细胞群内可能出现核拥挤，胞质少而核质比（N/C）增加，这些很容易和HSIL混淆。然而，萎缩细胞的胞核常常规则、无深染、染色质分布均匀，可用于鉴别。

宫颈移行细胞化生在老年女性并不少见。巴氏细胞制片常表现为胞核不规则及明显的核沟，增加了误诊为HSIL的可能性，具体鉴别要点见表9-7。

**表9-7　移行细胞化生和HSIL的比较**

| 特征 | 移行细胞化生 | HSIL |
|---|---|---|
| 结构 | 片状，流水样 | 合体细胞样，核重叠 |
| 核仁 | 小 | 无 |
| 胞核形状 | 卵圆形，梭形，锥形 | 圆形，卵圆形 |
| 染色质 | 细颗粒状（powdery fine） | 深染 |
| 核质比（N/C） | 低 | 高 |
| 核沟 | 有 | 很少见 |
| 胞核轮廓 | 皱缩或规则 | 不规则 |
| 核周空晕 | 有 | 无 |

## 三、HSIL临床意义

HSIL大约占宫颈巴氏细胞学0.5%。不同国家、地区、人群及实验室所报结果不同，这个比率随年龄而变化，25～35岁年龄组HSIL检出率最高。美国2016年CAP资料显示50%实验室液基细胞学HSIL报告率为0.4%。上海复旦大学妇产医院和广州金域医学检验中心液基细胞学HSIL报告率分别为0.5%和0.8%。HSIL提示患者可能患宫颈高度鳞状上皮内病变，阴道镜检查组织活检发现HSIL ≥ CIN 2的比率为53%～66%，而LEEP将此比率提高到84%～97%。1%～2%HSIL患者发现浸润性鳞癌。最近广州金域医学检验中心的大样本资料显示10% HSIL妇女随访发现宫颈浸润癌症。上海复旦大学妇产医院2351例HSIL妇女随访发现，14%的妇女有浸润性鳞癌。这浸润癌的发生率远高于欧美国家的原因，可能是国内妇女大多数没有进行常规宫颈癌筛查。综合大量研究报道表明：如果仅有一次阴道镜检查或组织学活检，可能有40%～50%HSIL患者不能发现高级别病变/重度异型增生，这一点对了解组织学和细胞学相关性非常重要。

## 四、HSIL临床处理

临床医生对HSIL女性的处理包括：阴道镜检查及宫颈活检、宫颈管搔刮以发现高级别病变，后续治疗取决于活检结果。如果阴道镜检查为CIN2/3，则进行锥形切除/LEEP刀切除。如果阴道镜检查为阴性或CIN1，则行诊断性锥形切除/LEEP刀切除，或间隔6个月后巴氏细胞学加阴道镜检查，在发达国家此方法已被证明对减少宫颈癌发病率非常有效。

因为阴道镜检查可能漏诊相当数量的CIN2/3，多数HSIL最终需要做诊断性宫颈切除，即对所有HSIL患者进行锥形切除/LEEP刀切除，作为HSIL初始诊断和治疗是可以考虑的方法。当然，孕妇和青少年女性除外。作者认为，在中国对不能追踪随访的外地HSIL患者直接进行锥形切除/LEEP刀切除可能是一个有效办法，保证患者得到必需的治疗。当然前提是病理医生能够正确判读HSIL。

特殊人群HSIL临床处理如下。

（1）细胞学检查为HSIL的孕妇：推荐阴道镜检查，应由临床经验丰富的妇科医生操作，但宫颈管搔刮不可以接受。如果未发现CIN2/3，产后6周重新进行阴道镜检查及巴氏细胞学检测。

（2）细胞学检查为HSIL的年轻女性（21～24岁）：因为部分CIN2/3病变可能自发复原，尤其是青少年和年轻人，初始选择应该为阴道镜检查和宫颈活检，而不直接做锥形切除/

LEEP刀切除。如果阴道镜检查没有发现CIN2/3，可以阴道镜和细胞学重复检查，间隔期为6个月，检查至24个月。

### 五、病理医生的职责

如果HSIL宫颈活检为阴性或CIN1，病理医生应该复习原宫颈细胞学片，如果HSIL诊断肯定，应联系初诊临床医生或在宫颈活检报告中注明。

例如：组织学结果不能解释先前细胞学所报告HSIL。宫颈活检和细胞学制片回顾均提示可能存在难以发现的病变或小灶性高级别病变。另外约1/4 HSIL患者可能发生病变复原，所有这些情况均需有临床随访，包括LEEP手术。

如果巴氏制片回顾发现原先HSIL诊断可疑（即可能不够判读为HSIL），在宫颈活检报告中必须解释。

例如：组织学结果不能解释先前细胞学所报告的HSIL。宫颈活检和细胞学制片回顾均提示可能存在微小高级别病变、病变复原或者存在HSIL细胞学相似形态等。HPV DNA检测帮助评估患者罹患鳞状上皮内病变的风险，这种病变可能持续存在，但未被成功取样，建议辅助性临床随访。

## 第四节 鳞状细胞癌（SCC）

虽然巴氏细胞学检测使宫颈鳞状细胞癌发病率显著下降，但鳞癌仍为最常见的宫颈恶性肿瘤，占发达国家女性宫颈癌70%～85%，发展中国家女性宫颈癌中鳞癌比例高达90%以上。大多数宫颈鳞状细胞癌发病年龄为40～50岁，只有30%左右初诊年龄不到35岁。HR HPV在宫颈鳞状细胞癌中检出率大约为90%，HPV类型在不同国家和地区间存在差异，整体看，HPV16占50%～60%，HPV18占10%～15%，两者总共占70%～80%。因为巴氏细胞学检查的广泛开展，现今已经可以发现早期阶段的宫颈鳞癌，超过90%仅表现异常细胞学而无临床症状的宫颈癌都是临床Ⅰ期或Ⅱ期（Ⅰ期：肿瘤局限于宫颈；Ⅱ期：肿瘤侵犯宫旁组织但未达盆壁，侵犯阴道但未达下1/3），25%以上宫颈鳞状细胞癌诊断时仅为镜下早期浸润癌（临床Ⅳ期）。早期浸润的诊断标准：①国际妇产科联盟（International Federation of Gynecology and Obstetrics，FIGO）标准为浸润深度不超过5mm，宽度不超过7 mm；②妇科肿瘤协会（Society of Gynecologic Oncologists，SGO）标准为如浸润深度不超过3 mm，宽度不超过7 mm。

美国每年大约有12500例新增病例，其中死亡人数超过4000例。一方面，这些死亡病例从未做过细胞学筛查，或者几年内未进行有计划筛查；另一方面，部分宫颈鳞癌发生在一年内巴氏检查阴性的女性，回顾复习这些阴性制片，多数可以发现异常细胞，但有些确实为阴性（快速进展或快速发生的鳞癌；取样不满意）。

宫颈鳞状细胞癌传统分为三种主要类型。

—大细胞角化型（高分化）

—大细胞非角化型（中分化）

—小细胞非角化型（低分化）

世界卫生组织将宫颈鳞状细胞癌分为角化型和非角化型两大类，角化型宫颈鳞状细胞癌是无普及巴氏筛查国家最常见的宫颈癌类型，而在巴氏筛查普及的美国及其他发达国家，非角化型宫颈鳞状细胞癌更多见。其他罕见类型宫颈鳞状细胞癌包括淋巴上皮样癌、梭形细胞癌、疣状癌、乳头状癌及湿疣状癌等。

### 一、宫颈鳞状细胞癌的细胞形态学特征（图9-13~9-16）

TBS没有明确区分宫颈鳞状细胞癌类型，但两种常见类型即角化型和非角化型细胞学特征并不相同。经典宫颈鳞状细胞癌特征：核增大、核膜不规则、核深染不均匀、异常染色质结构、明显核仁和致密胞质，这些特征在传统涂片和LBC相似。肿瘤素质是指变性细胞、细胞碎片、纤维蛋白、陈旧血液及坏死，它是间质浸润最重要的细胞学特征。然而，并不是所有浸润性宫颈鳞状细胞癌都伴有肿瘤素质（大约50%～60%鳞癌伴有肿瘤素质），并不是所有出现肿瘤素质的病例都提示宫颈鳞状细胞癌，部分萎缩病例也可有类似所见。

宫颈角化型鳞状细胞癌的发生与角化型异型增生（keratinizing dysplasia）有关，其特征为出现奇异形细胞，细胞形状多变，呈梭形、蝌蚪状或带尾巴，常伴角化过度、角化不良、非典型角化及角化型HSIL。角化和多型性是角化型宫颈鳞状细胞癌的标志，然而这些独有的特征可能只出现在肿瘤的局部区域。

非角化型宫颈鳞状细胞癌的发生与未成熟性或成熟性鳞状细胞化生性异型增生有关，合胞体样细胞群以及裸核常见，细胞学特征很像HSIL，但核仁常见并较大，有时不规则。肿瘤素质通常可见，比角化型宫颈鳞状细胞癌更明显。

宫颈鳞状细胞癌细胞学特征如下。

—具有HSIL细胞学特征

—染色质粗糙颗粒状

—染色质分布更加不规则

—核仁大

—肿瘤素质

—蝌蚪状纤维细胞或形状奇异的细胞（角化型）

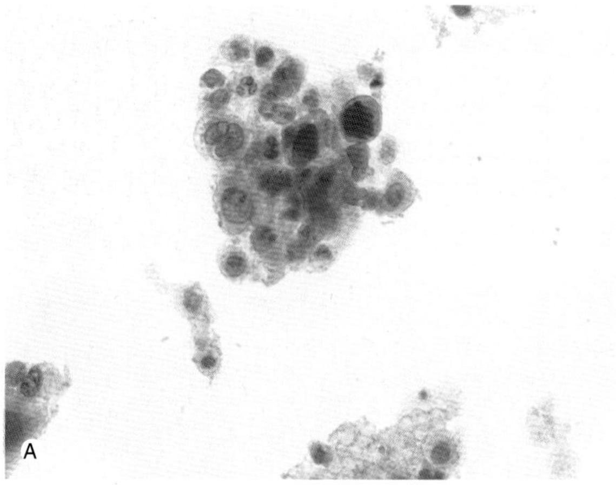


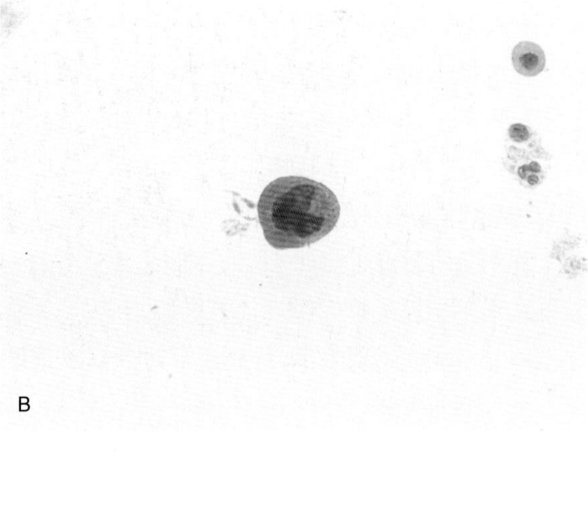


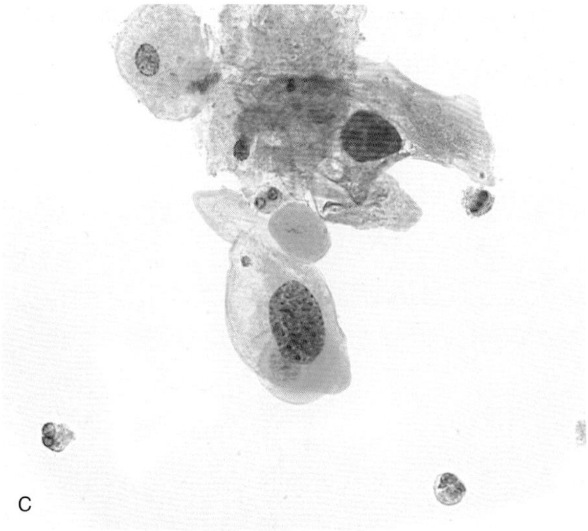


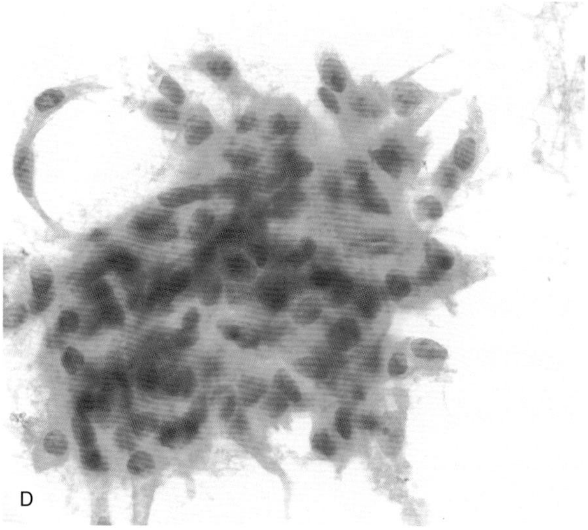


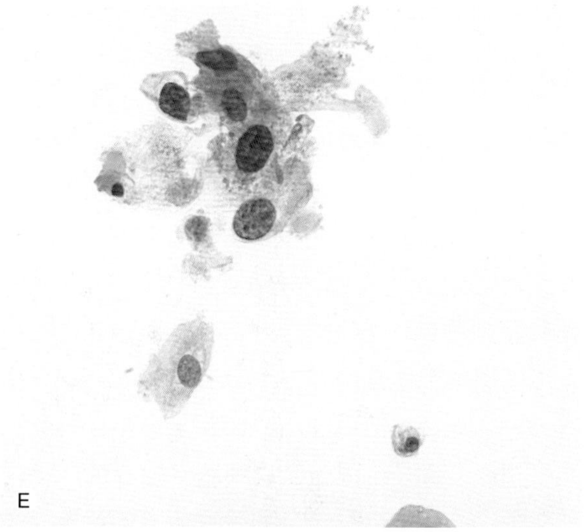


图 9-13（1） 浸润性鳞状细胞癌：胞核特征（A~E）

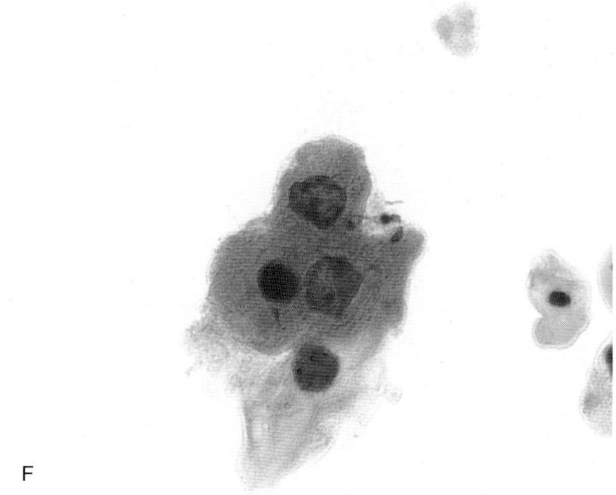
F

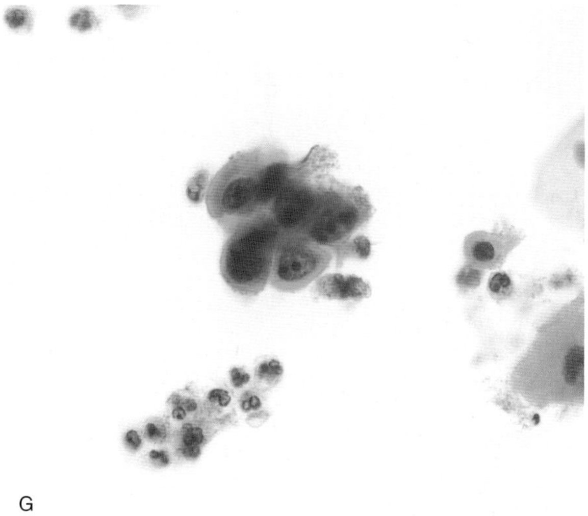
G

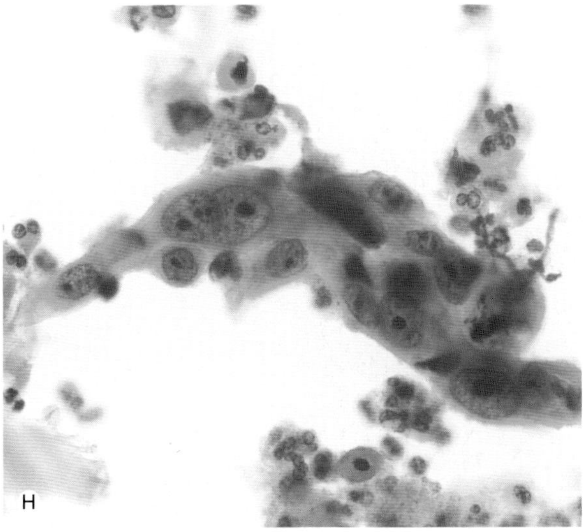
H

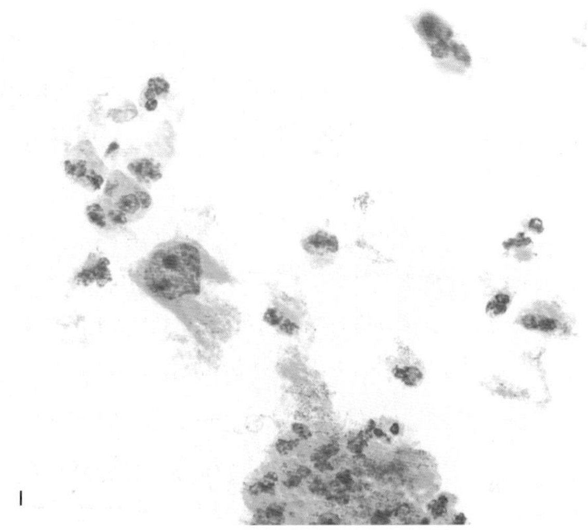
I

图 9-13（2） 浸润性鳞状细胞癌：胞核特征（F~I）
浸润性鳞癌细胞核特征：极度不规则的细胞核（A、B、D），突出的核仁（G、H、I），异常和深染的染色质。有时可见多个核仁，并非所有病例均见核仁，许多病例其癌细胞无核仁。也可考虑其他特征，如肿瘤素质进行判读

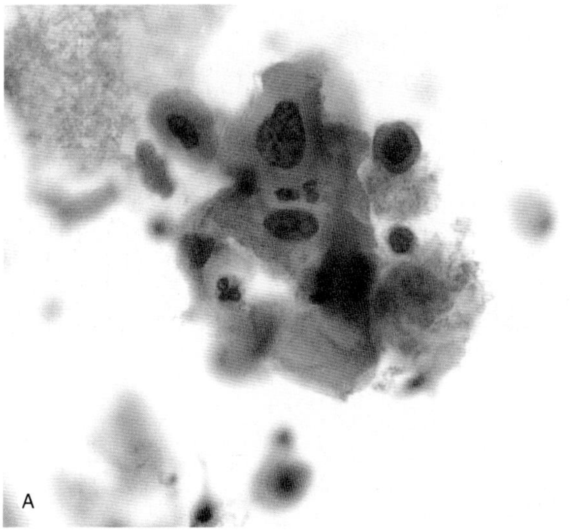
A

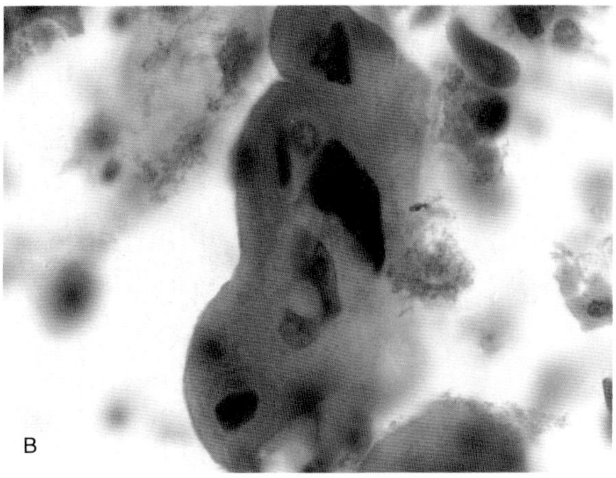
B

图 9-14（1） 浸润性鳞状细胞癌：角化型（A、B）

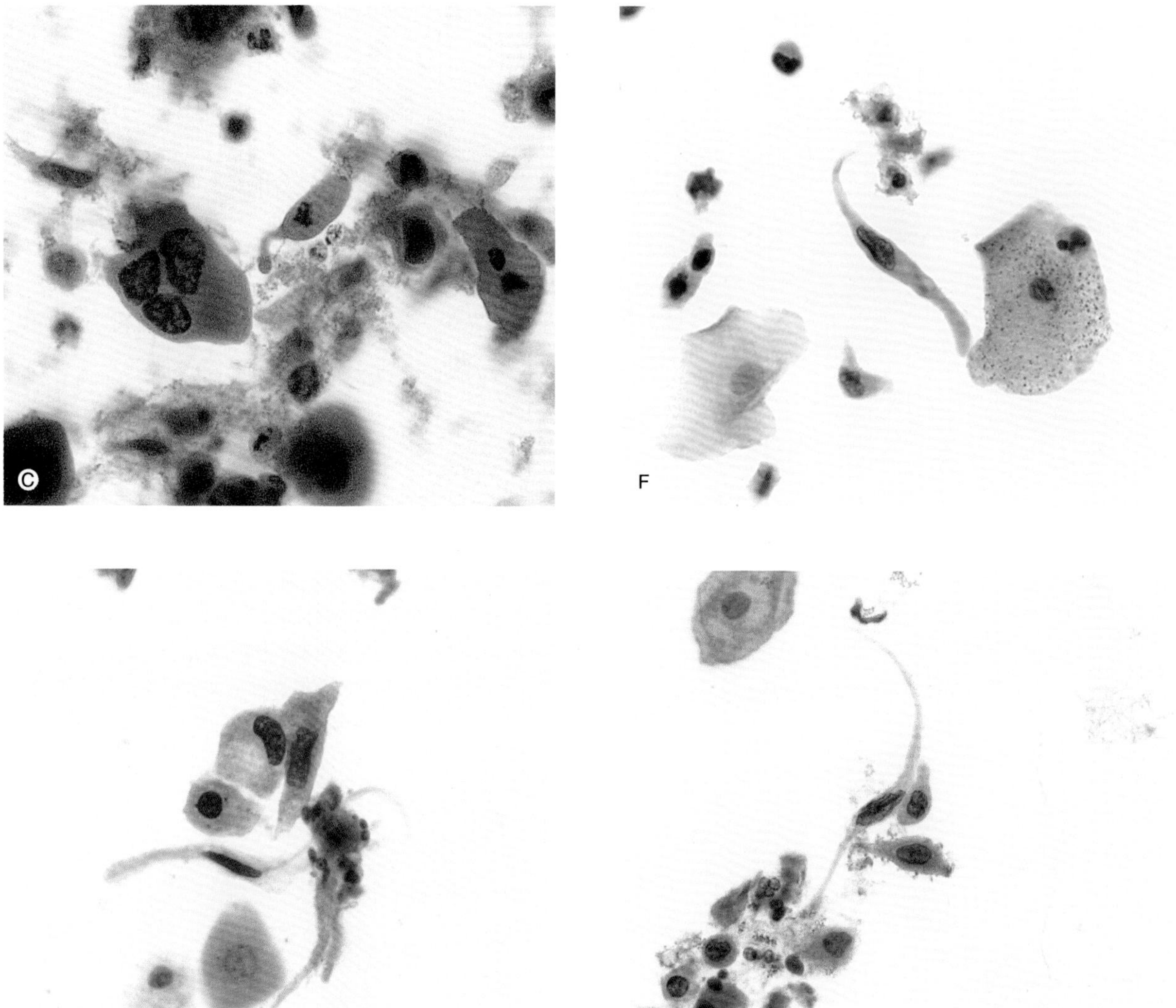

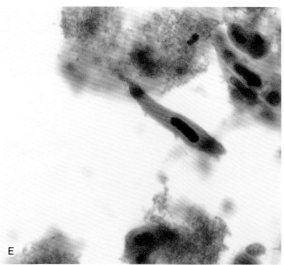

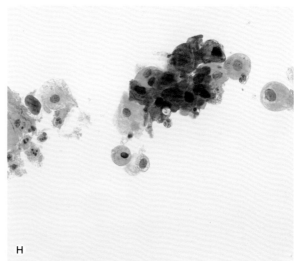

图 9-14（2） 浸润性鳞状细胞癌：角化型（C~H）

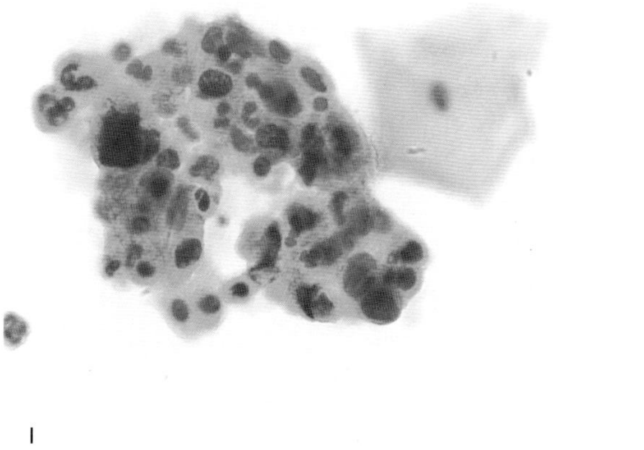


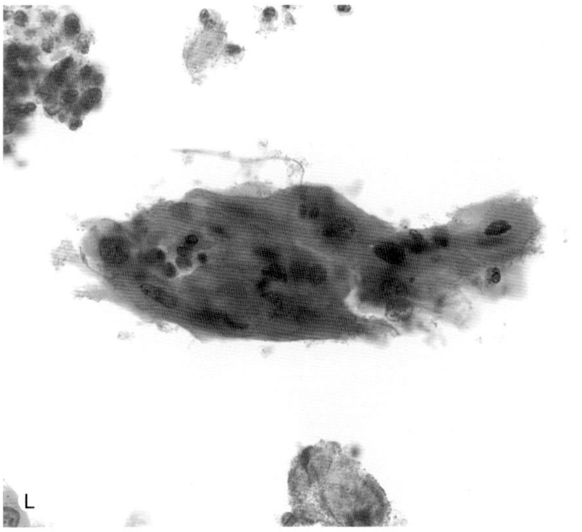


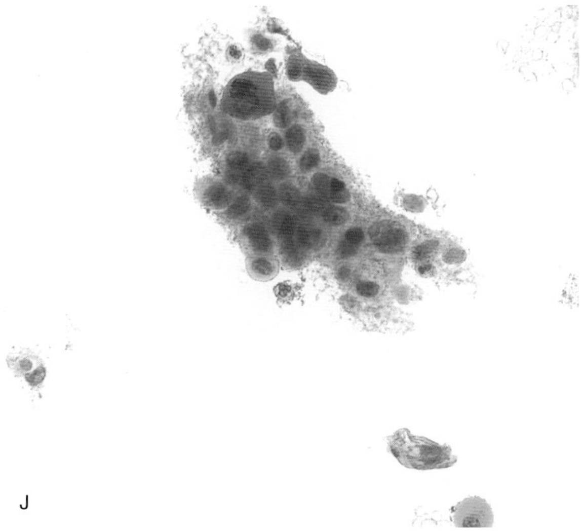


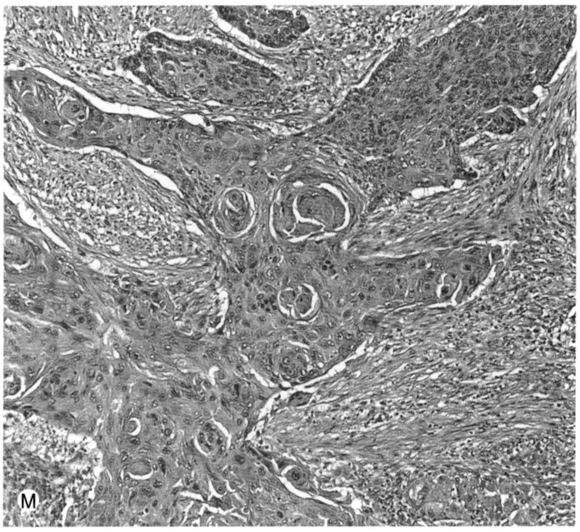


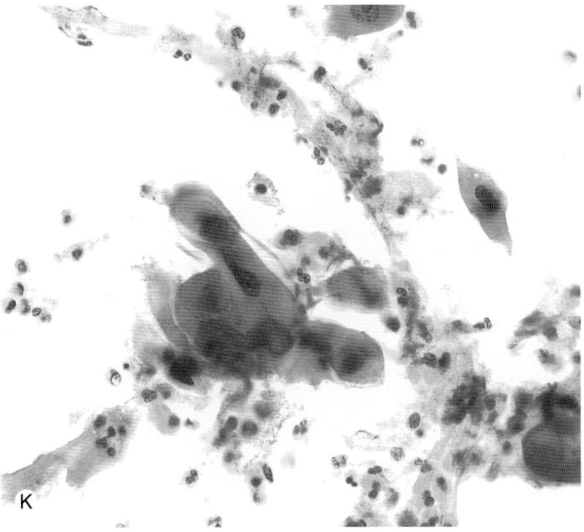


图 9-14（3） 浸润性鳞状细胞癌：角化型（I~M）

角化型SCC具有角化型HSIL的所有细胞学特征，与HSIL区别是角化型SCC可见核仁和肿瘤素质，但因核的深染及固缩常看不清核仁。癌细胞大小不一，奇形怪状（B、C），特征性表现为：蝌蚪状、纺锤形、拖尾巴状（D~G）。胞质厚实，多为强嗜酸性（A、B、K、L），也可为嗜碱性（F、G、I）。图M示角化型浸润性鳞状细胞癌组织学

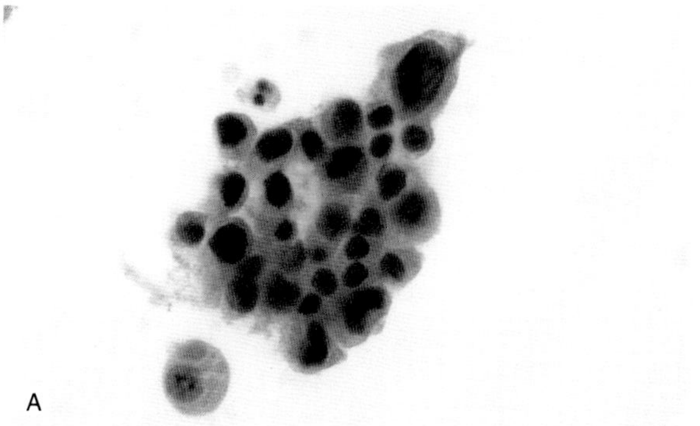


图 9-15（1） 浸润性鳞状细胞癌：非角化型（A）

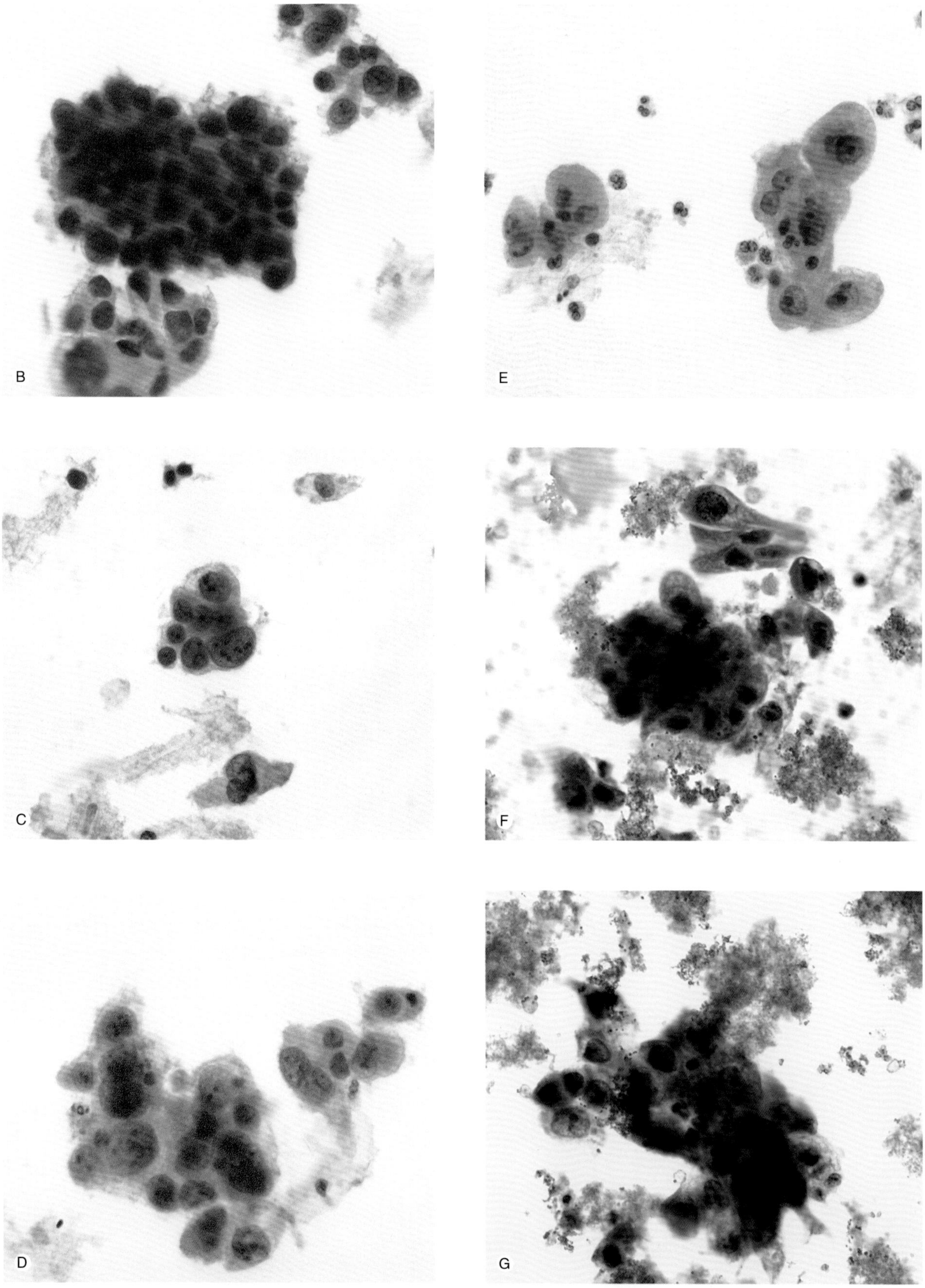


图 9-15（2） 浸润性鳞状细胞癌：非角化型（B~G）

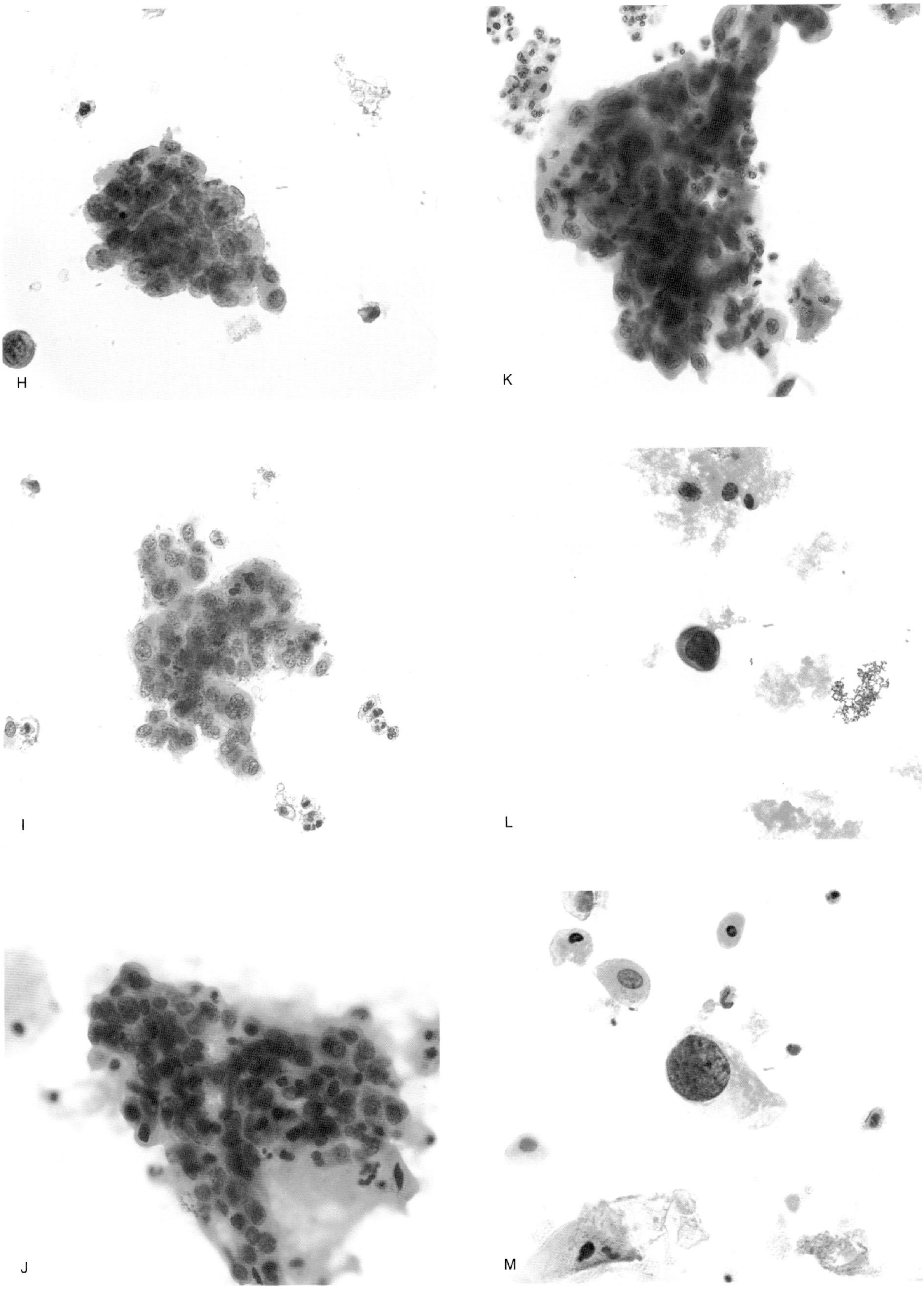


图 9-15（3） 浸润性鳞状细胞癌：非角化型（H~M）

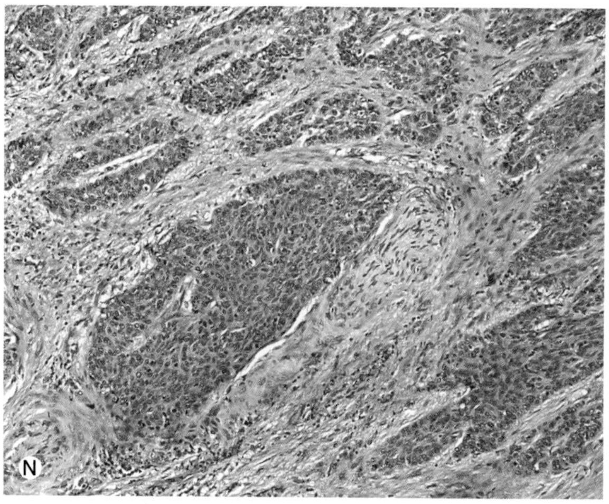


图 9-15（4） 浸润性鳞状细胞癌：非角化型（N）
浸润性鳞癌的特征是不规则分布的染色质及明显的核仁出现。非角化型鳞状细胞癌的细胞学特征：深染嗜碱性胞质，胞质不成熟，核质比高，核仁明显，核染色质分布不均匀，核膜不规则（A~E）。癌细胞见于松散合体样细胞团（J、K）或者单个散在分布（L、M）。肿瘤素质出现有助于诊断（F~I）。图N示非角化型浸润性鳞状细胞癌组织学

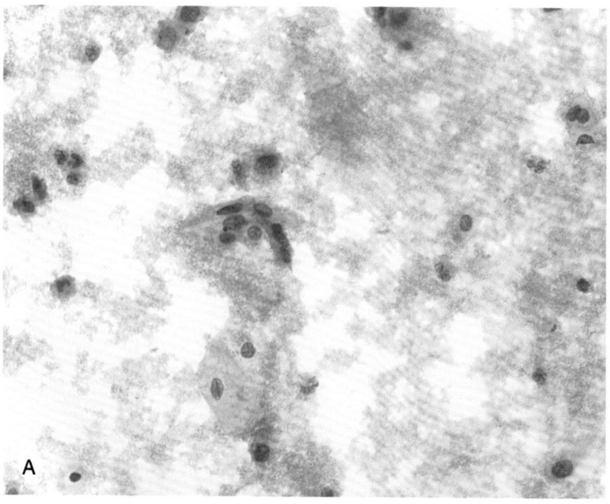

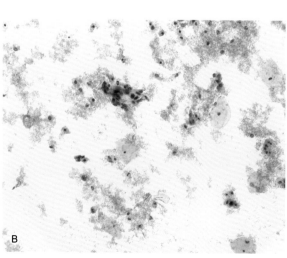

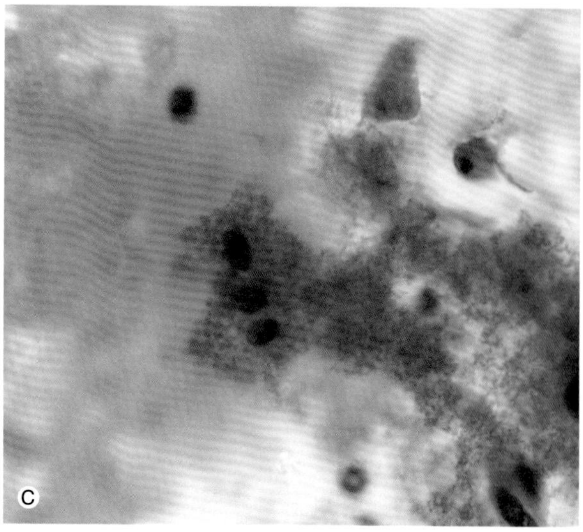


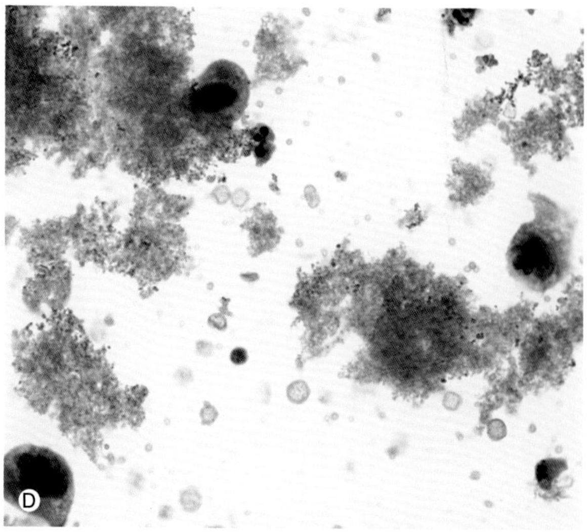


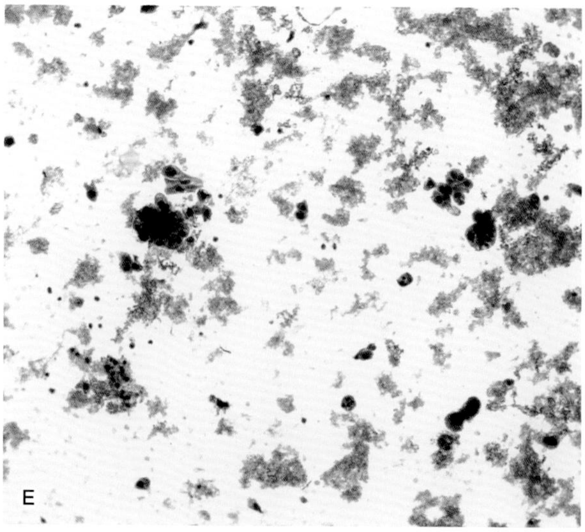


图 9-16（1） 浸润性鳞状细胞癌：肿瘤素质（A~E）

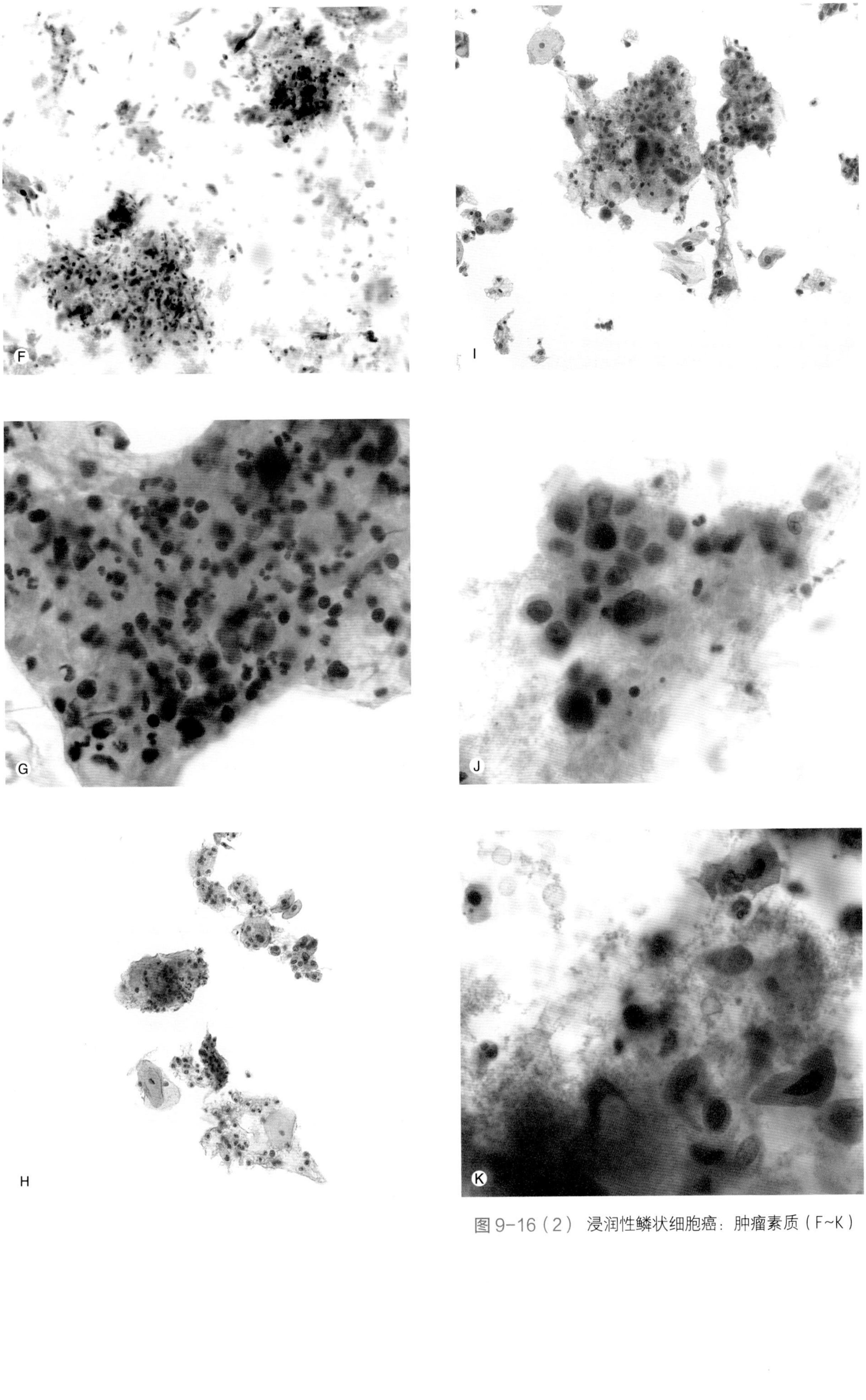

图 9-16（2） 浸润性鳞状细胞癌：肿瘤素质（F~K）

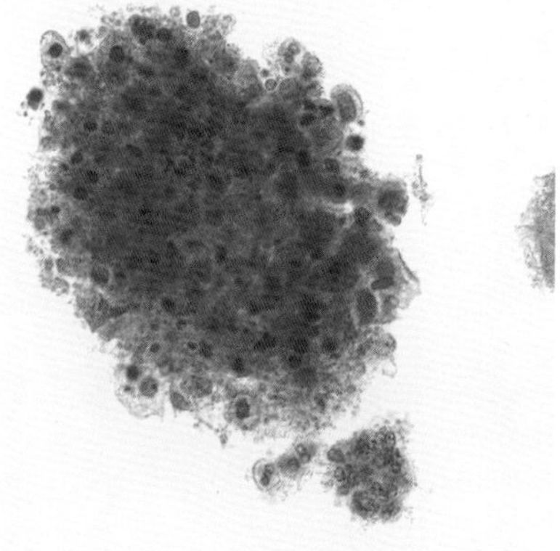

L

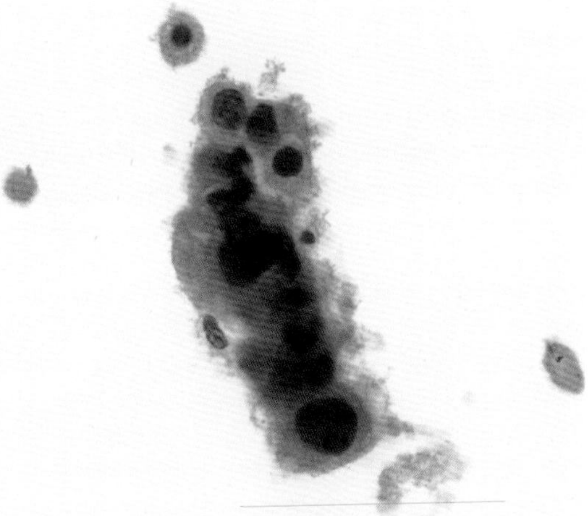

M

图 9-16（3） 浸润性鳞状细胞癌：肿瘤素质（L、M）低倍和高倍显示不同程度肿瘤素质。肿瘤素质是诊断浸润性鳞癌一个非常重要的细胞学指标，完全没有肿瘤素质的宫颈癌很少见，但并非所有宫颈癌细胞学都可见肿瘤素质。肿瘤素质背景：红细胞裂解产生的细胞碎片（A、B）、颗粒状沉淀物（C~F）、炎细胞（G~I）、蛋白、退变的鳞癌细胞（J~L）。传统涂片肿瘤素质在背景中弥漫分布；液基涂片肿瘤素质多斑驳状，常与坏死碎屑凝集围绕恶性肿瘤细胞周围，形成“黏附性”肿瘤素质（L、M）

## 二、宫颈鳞状细胞癌的鉴别诊断

鳞状细胞癌的主要鉴别诊断如下。

—HSIL

—非典型修复

—非典型萎缩

—非典型放疗反应性改变

—子宫下段组织碎片

明显核仁和肿瘤素质是鉴别鳞状细胞癌和HSIL的两个主要细胞学特征，然而这两个特征并不总是出现于鳞癌，也不是鳞癌的特异性表现。部分HSIL或HSIL累及腺体也可出现明显核仁；肿瘤素质样背景同样见于萎缩性阴道炎、重度宫颈炎以及罕见类型HSIL。需要牢记的原则是：巴氏细胞学检查仅是一项筛查试验。如果细胞学不能确定鳞状细胞癌，请不要轻易诊断鳞癌，建议诊断：可疑鳞状细胞癌或HSIL不除外鳞状细胞癌，请做阴道镜检查以明确诊断。

非典型修复或非典型放疗的反应性改变易与非角化型鳞状细胞癌混淆，因其可出现大或奇形怪状细胞、核仁明显甚至出现核分裂象，但染色质常为细颗粒状且胞核轮廓平滑，可以此鉴别。

绝经后女性涂片，非典型萎缩是最常见类似角化型鳞癌的良性反应性改变，可有少量大而暗的核仁、胞质嗜酸性或嗜橘黄并有肿瘤素质样背景，但其染色质常模糊不清而不深染，这种情况判读为ASC-US较合适。

## 三、细胞学预测鳞状细胞癌

鳞状细胞癌的判读在病理医生之间重复性很高，宫颈活检和巴氏细胞学诊断的符合率接近90%。与此形成鲜明对比的是，当细胞学判读为“可疑浸润”或“微浸润”时，其阳性预测值分别下降到22%和17%。细胞学微浸润的敏感性随病变深度的增加而增加，对小于1mm和大于2mm的病变，其对应敏感性从14%到88%不等。本文作者认为“微浸润”是组织学术语而非细胞学判读术语，微浸润和CIN3/原位癌的鉴别在组织学活检都很难，细胞学的区分更困难。通常，每1000例ASC-US、每650例LSIL或每100例HSIL组织学活检发现1例浸润性鳞癌。广州金域医学检验中心2246例液基细胞学HSIL患者在6个月内组织随访，宫颈癌的检测率为10.5%。上海复旦大学妇产医院液基细胞学HSIL患者随访，宫颈癌的检测率高达14%，远高于国外文献报道的数字。

## 四、鳞状细胞癌处理

鳞状细胞癌需要宫颈活检确诊。依据肿瘤临床分期不同，最后治疗选择手术、放疗和化疗。

## 第五节 非典型鳞状细胞，意义不明确（ASC-US）

1943 年，Papanicolou 医生在论文“阴道涂片诊断宫颈癌”中首次提到非典型细胞。1988 年TBS非典型鳞状细胞用ASC-US表示，其定义为：鳞状上皮异常已超出反应性改变，但尚不足以诊断鳞状上皮内病变；1991 版TBS非典型鳞状细胞仍然用ASCUS表示，并将ASCUS进一步分类为“倾向反应性”和“倾向鳞状上皮内病变（SIL）”；但在2001版TBS修订中，以上术语ASCUS倾向反应性和ASCUS倾向SIL均被取消，非典型鳞状细胞意义不明确用ASC-US表示，即在ASCUS间增加了一条横线。ASC-US不再进一步分类，但提出一个新的类型：非典型鳞状细胞，不除外高度鳞状上皮内病变（ASC-H）。非典型鳞状细胞的判读要求具备三个特征：①鳞状分化；②核质比（N/C）增高；③胞核轻度深染，染色质聚集、不规则、斑点或多核形成。现在，ASC-US和ASC-H这两个术语已得到临床实践证实，用其作为判读分类明显提高了宫颈巴氏细胞学临床实用性。

### 一、ASC-US细胞形态学特征（图 9-17~9-24）

ASC-US指细胞学改变提示LSIL可能，但无论质量还是数量都不足以明确诊断。诊断ASC-US需要三个基本特征：鳞状分化、核质比增高及胞核改变（包括轻度核深染和不规则）。

1. ASC-US细胞形态学特征

（1）一般特征

—细胞常单个散在

—受累细胞数量少

—多为发育成熟的中表层鳞状细胞，少数为化生细胞

—缺乏典型的HPV反应（挖空细胞）

（2）胞核

—中层鳞状细胞核的 2.5 ~ 3.0 倍

—大小和形状变化不大

—轻度深染

—轻度不规则

2. ASC-US不是单独的病变，它包括如下几种类型

—非典型细胞具有成熟中层细胞的胞质

—非典型萎缩细胞

—非典型角化不全鳞状细胞

—非典型修复

—非典型化生细胞

—可疑HPV反应细胞

—样本评估不十分满意的非典型细胞

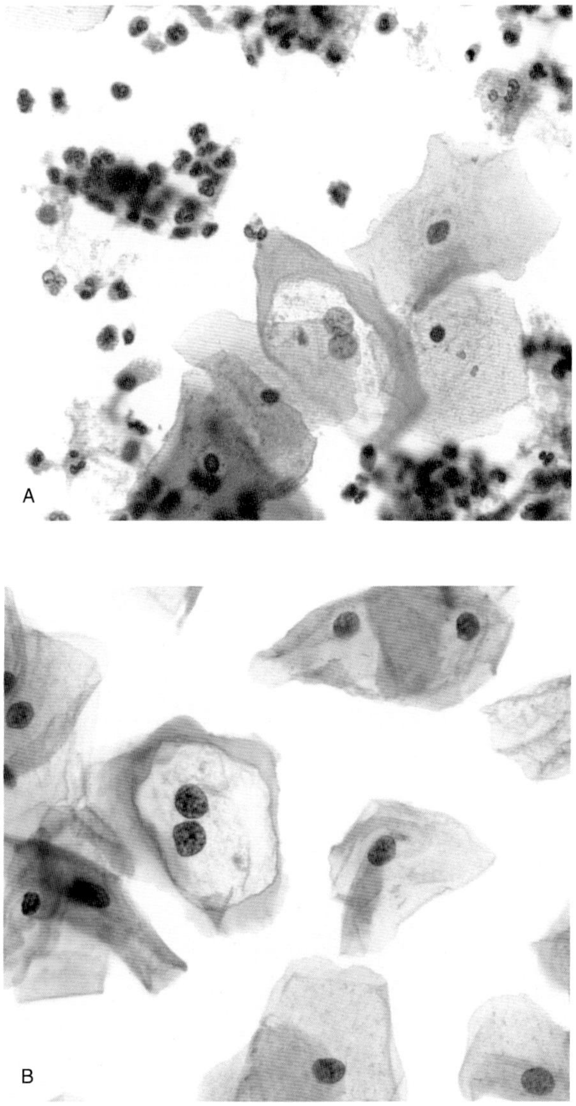


图 9-17（1） ASC-US，类似于挖空细胞。提示HPV细胞病变（A~B）

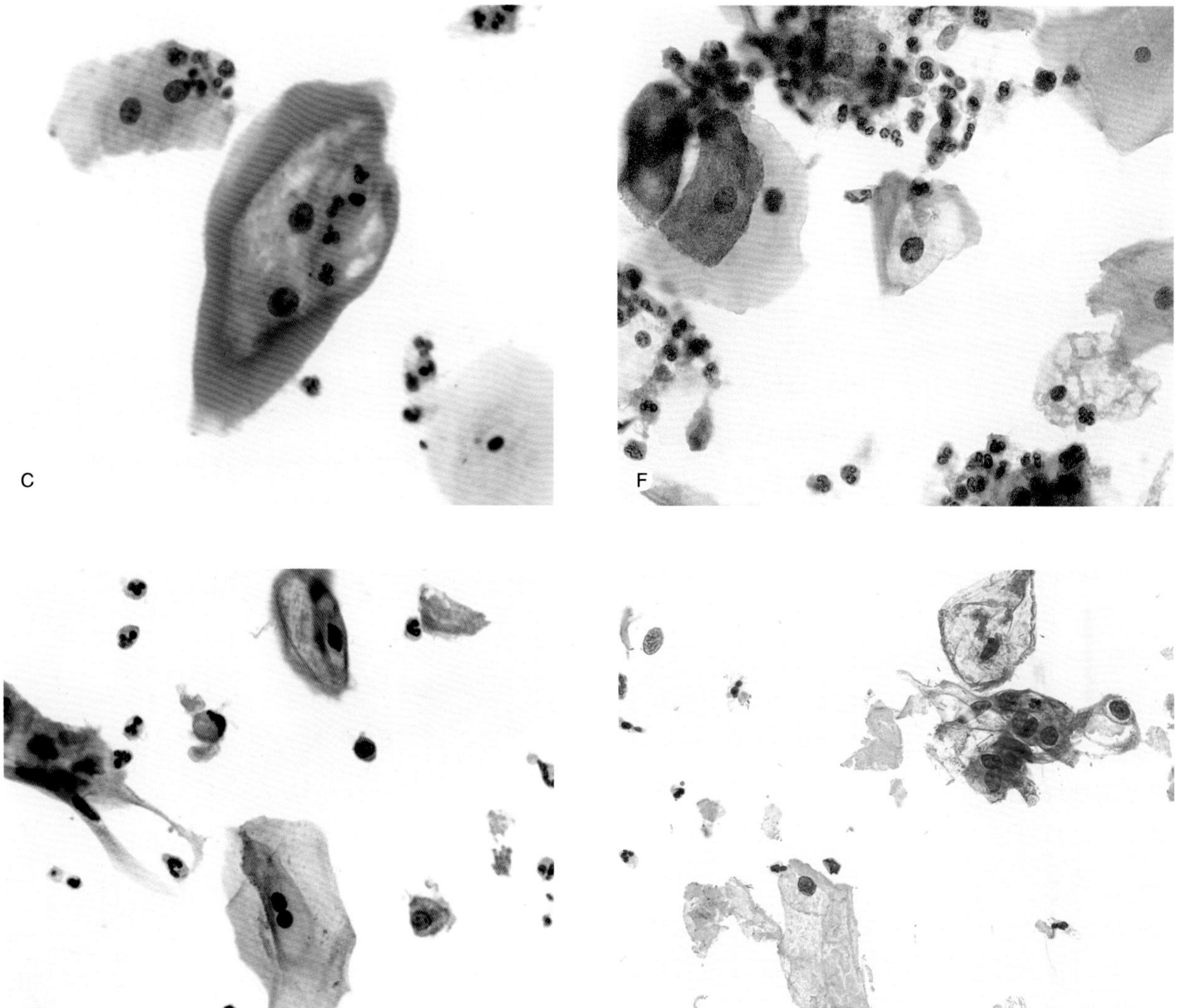

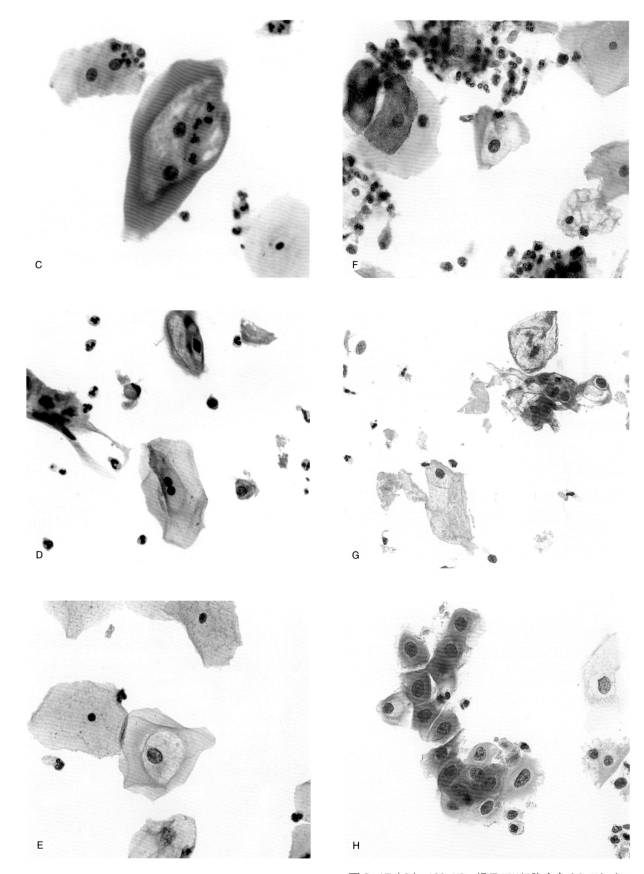

图 9-17（2） ASC-US，提示HPV细胞病变（C~H），细胞胞核增大

图A、B、C如果这种细胞较多，也可以判读为LSIL

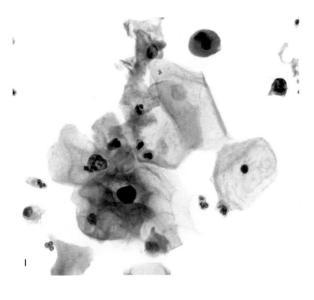

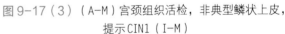

I

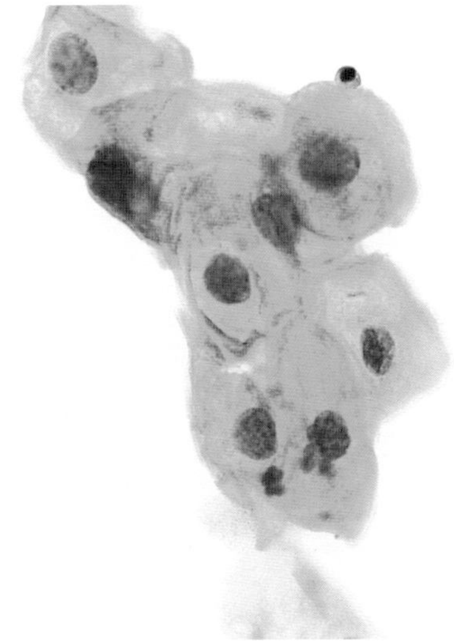

L

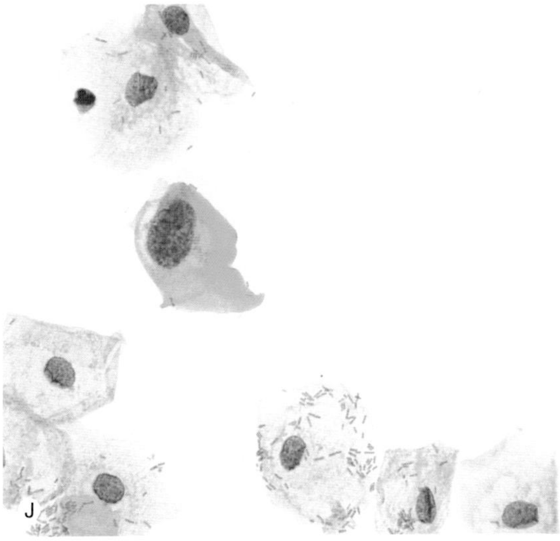

J

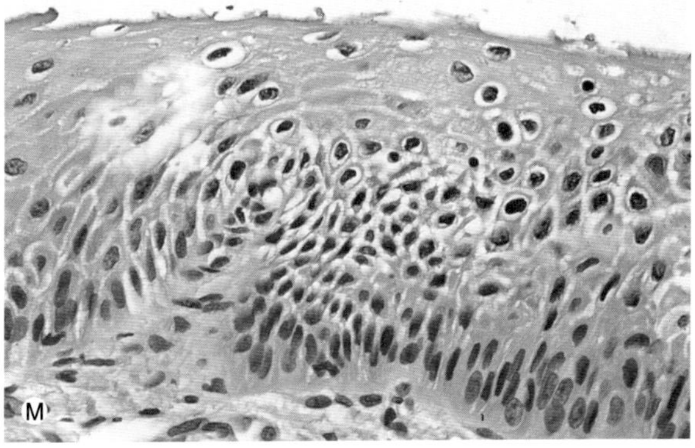

M

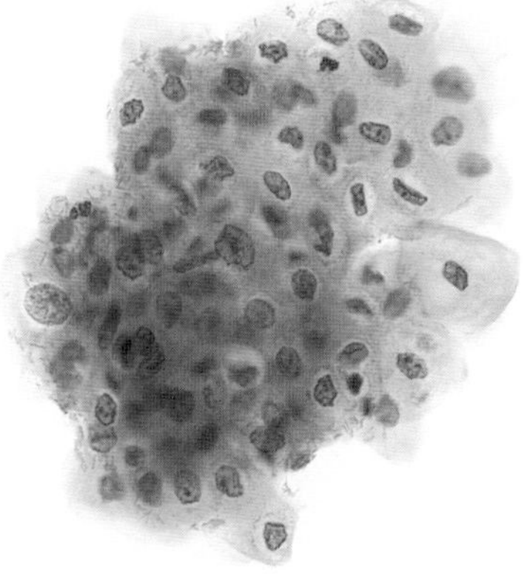

K

图 9-17（3）（A-M）宫颈组织活检，非典型鳞状上皮，提示CIN1（I-M）

细胞显示不同程度的角化不良和挖空变化，提示 HPV 所致的细胞病变。尽管单核或双核细胞强烈提示 HPV 感染（A~G），如果非典型细胞数量有限，仅 1 个或 2 个，并且胞核小，可称之为 AUC-US，这是一种定量标准，因阅片人不同而存在差异。如果非典型细胞多量出现，可判读为 LSIL。有些病例，挖空细胞非典型，如挖空形成较小等（H~L）也可称为 ASC-US。宫颈组织活检，如果具备部分但并非所有 CIN1 特征，或难以辨认病变性质，也可诊断为非典型鳞状上皮，提示 CIN1（M）

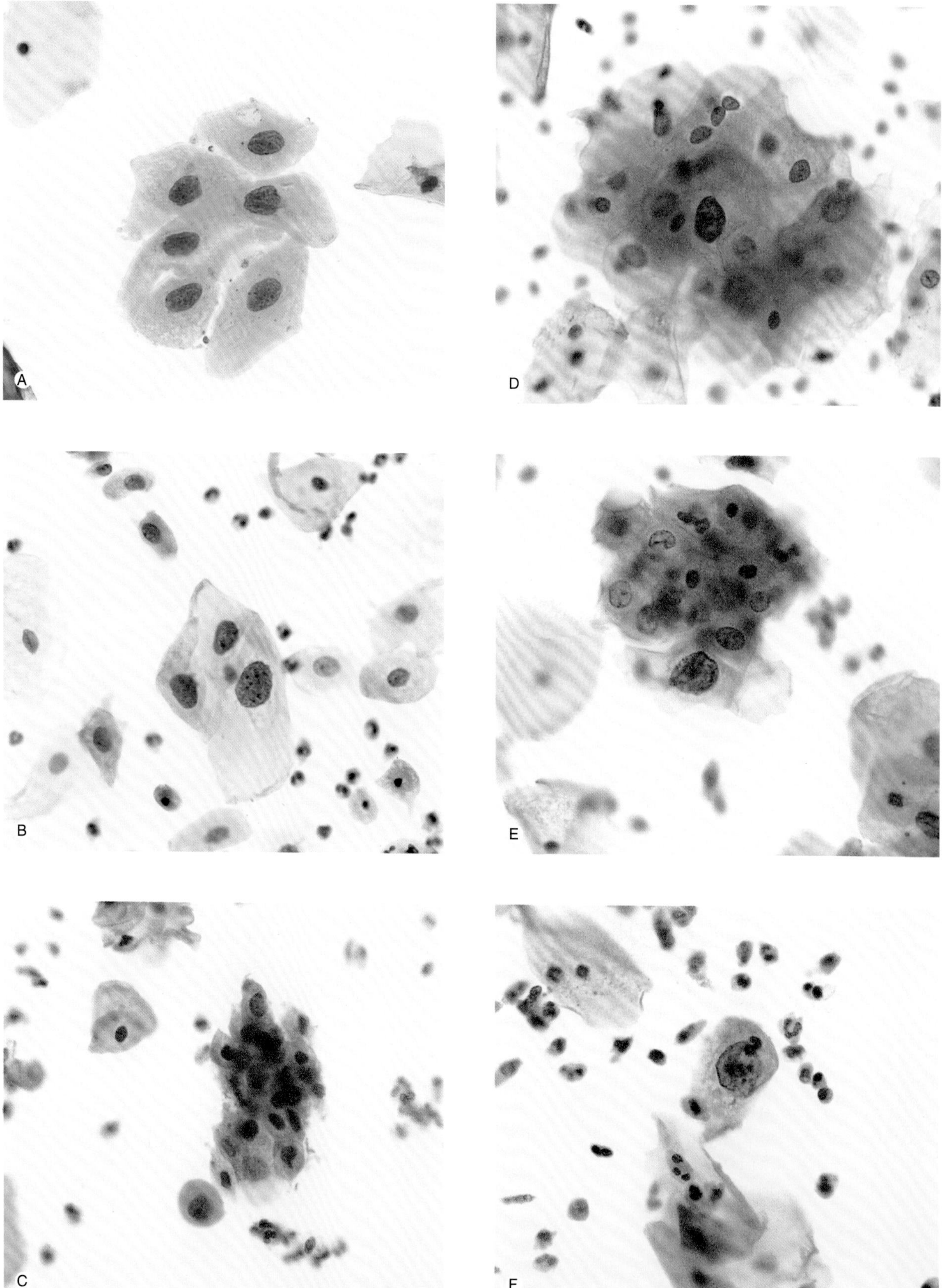


图9-18（1） ASC-US，提示轻度异型增生，不伴HPV所致的细胞改变（A~F）

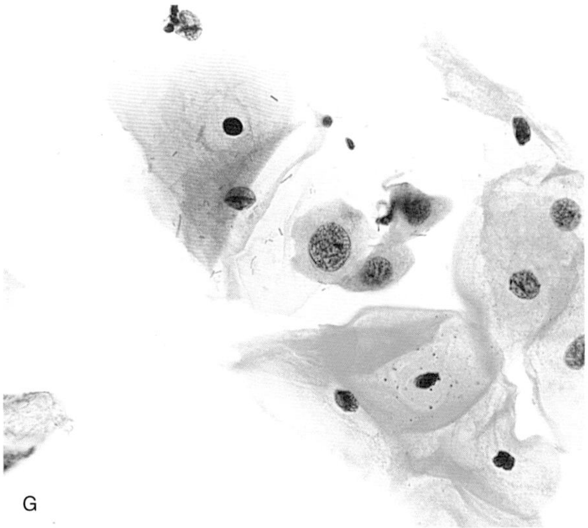

G

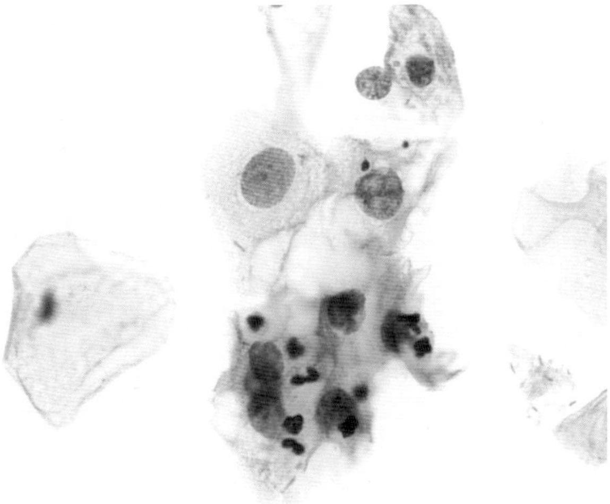

H

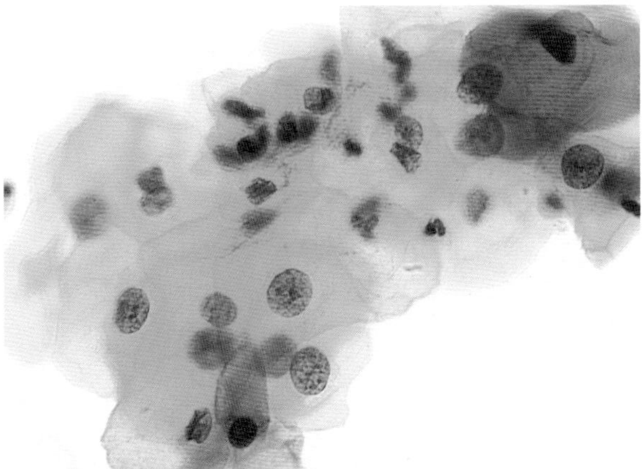

I

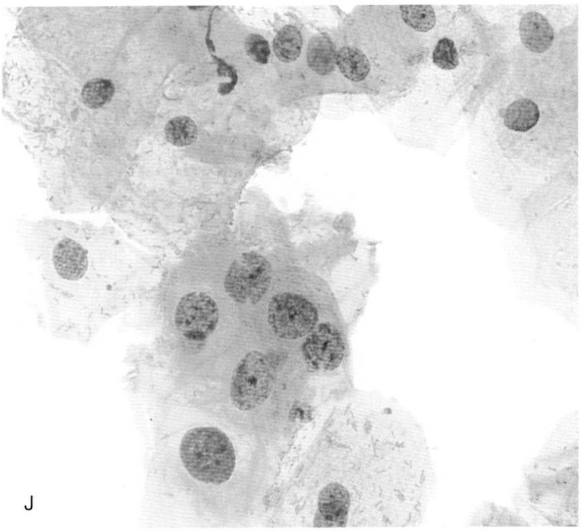

J

K

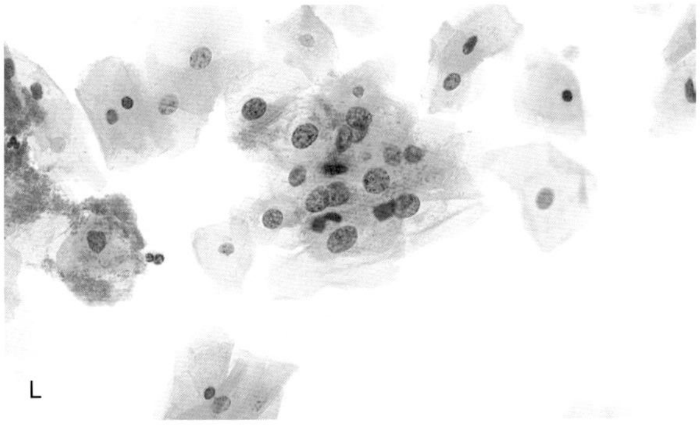

L

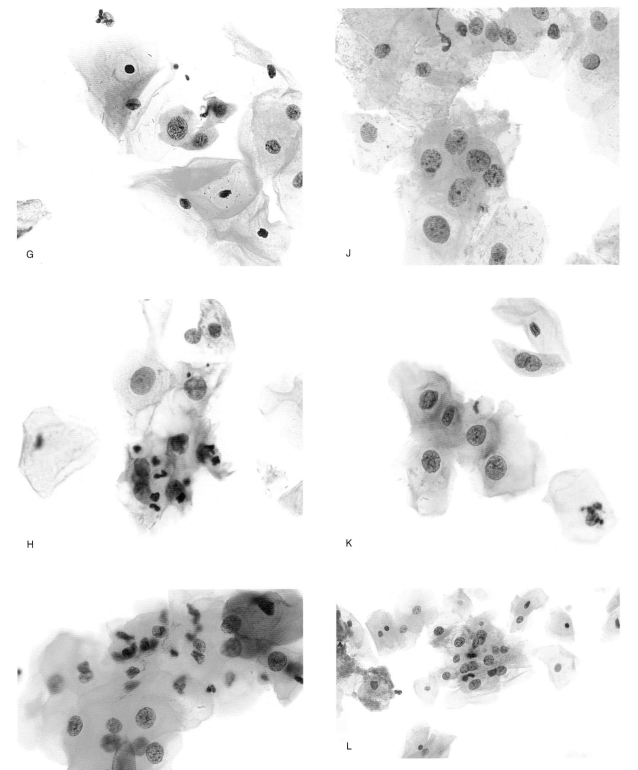

图 9-18（2） ASC-US，提示轻度异型增生，不伴HPV所致的细胞改变（G~L）

图示细胞核不同程度增大，深染，核膜不规则，不伴HPV所致的细胞改变。这些增大的鳞状上皮细胞绝大多数为成熟上皮细胞，具有丰富胞质，极少数可具不成熟胞质，但其核质比较低，所以不是ASC-H。最典型特征是细胞核增大，但细胞核形态变化没有达到判读LSIL的标准，双核也可常见（K、L）

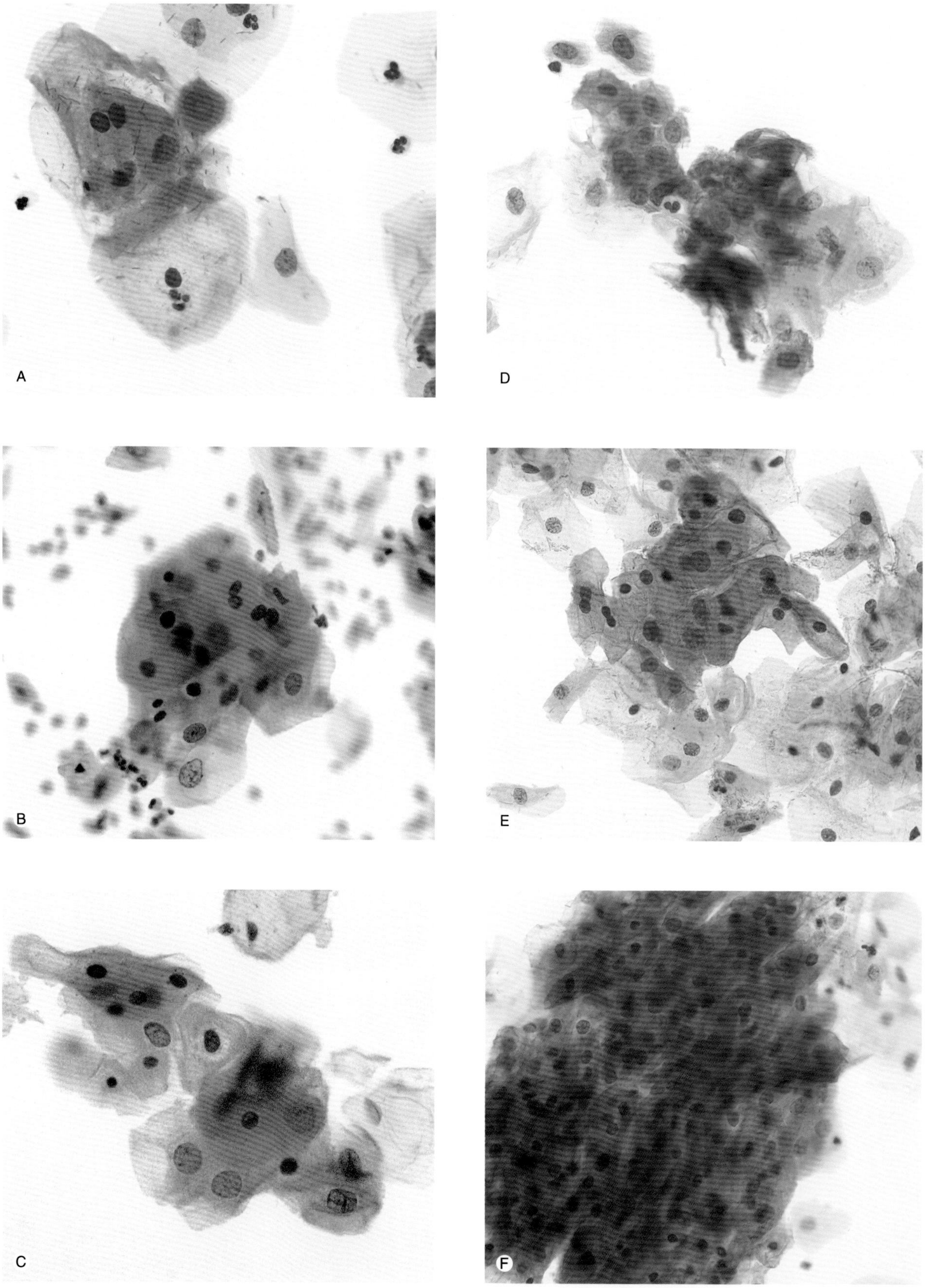

图 9-19（1） ASC-US，角化型（A~F）

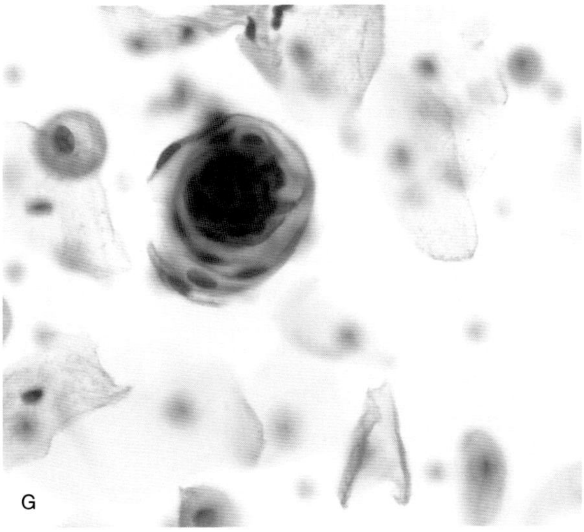


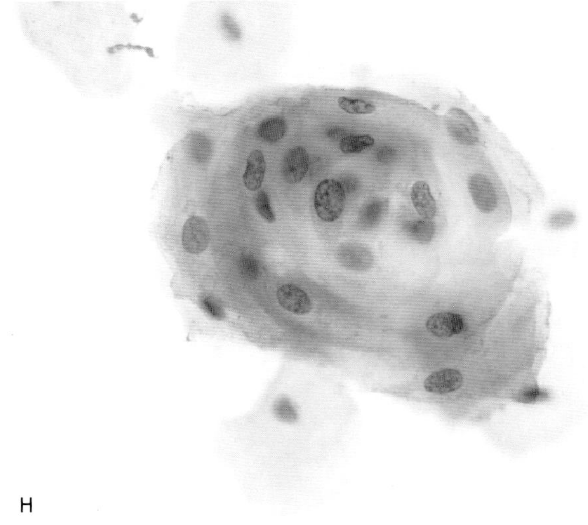


图 9-19（2） ASC-US，角化型（G、H）
角化型非典型鳞状上皮细胞常成片或成团出现（A~F），有时可见非典型角化珠（G、H）

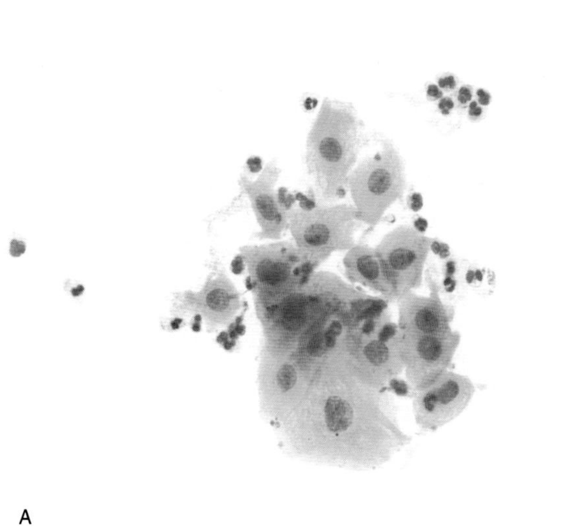


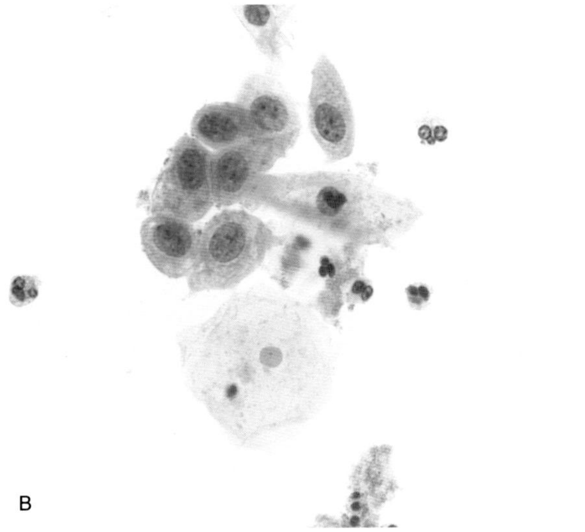


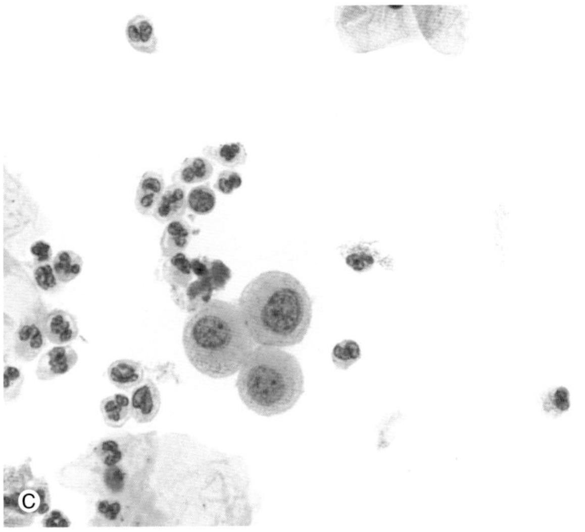


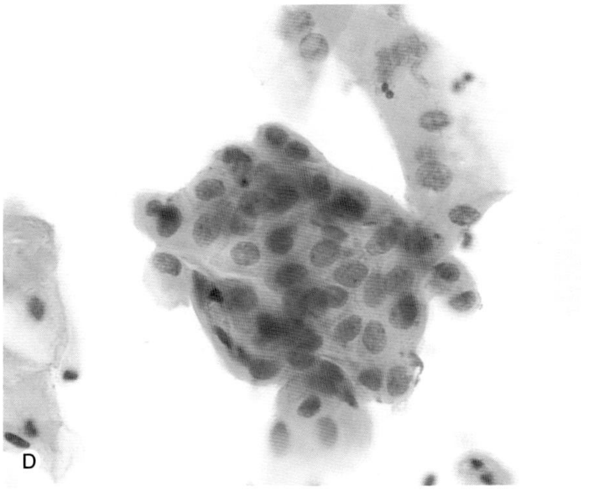


图 9-20 ASC-US，非典型鳞状化生细胞（A~D）
鳞状化生细胞可出现核增大，核质比增高，如果异常明显可考虑判读为ASC-H（参见图 9-25），但如果达不到ASC-H判读标准，可判读为非典型鳞状化生细胞，即ASC-US

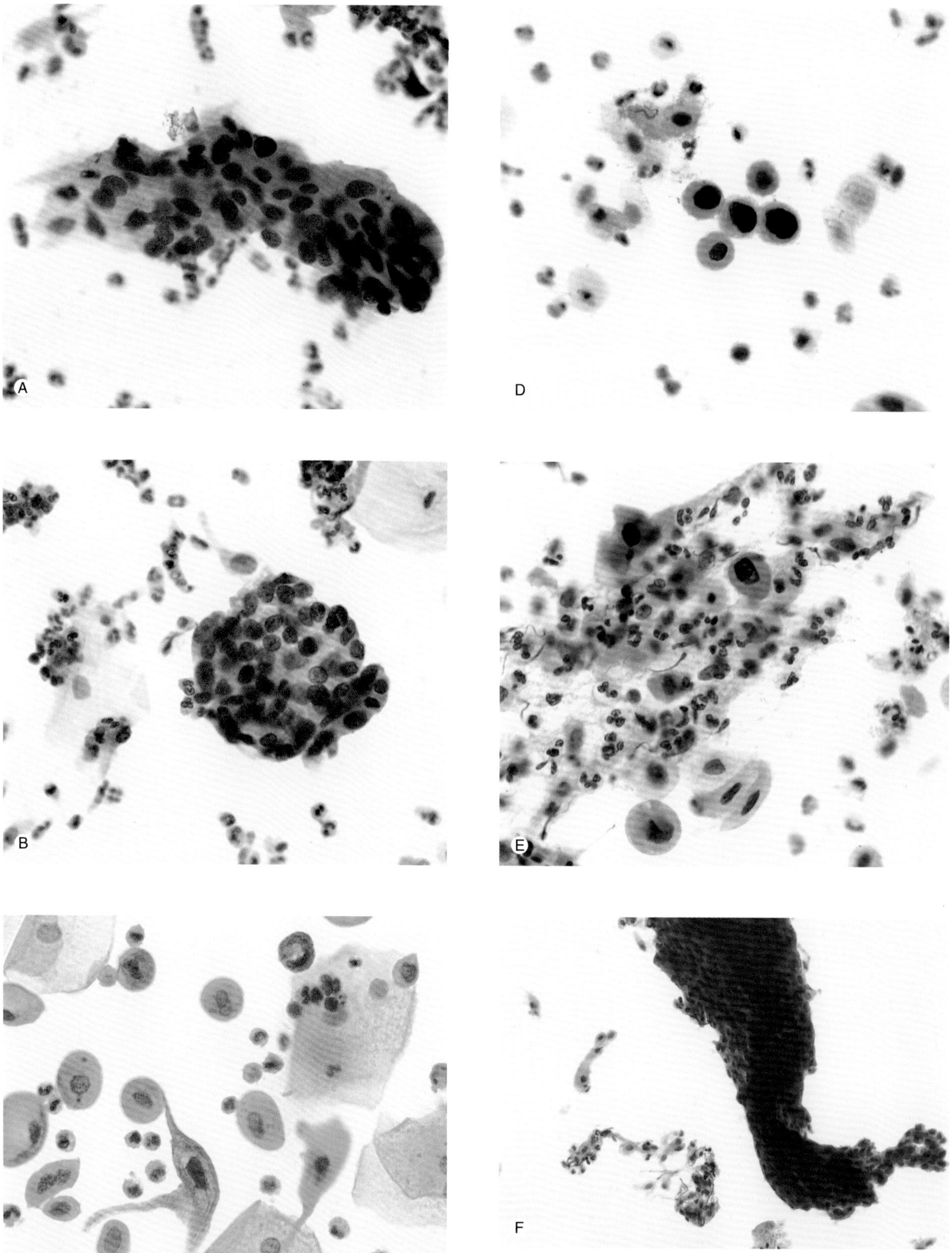


图 9-21　ASC-US，萎缩背景中的非典型细胞（A ~F）萎缩可以产生各种非典型改变。图示细胞核增大，异型性明显（A、B）。退行性变可出现蝌蚪状角化不良（C），图E为角化不良，一定要注意排除鳞癌。有时可见许多大片副基底层细胞团（F），应注意与宫颈鳞化、宫颈腺病变、子宫内膜病变相区分

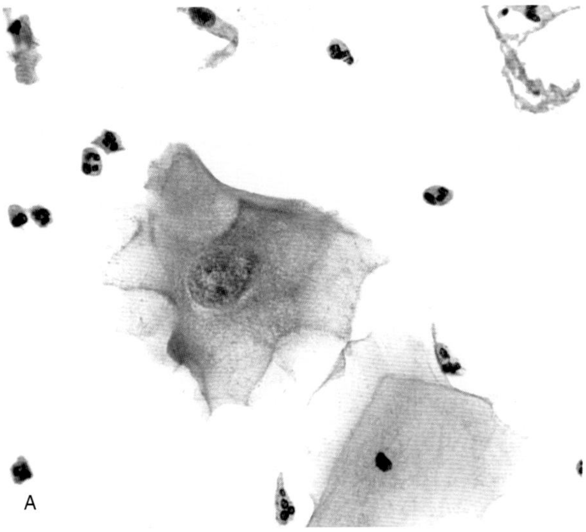

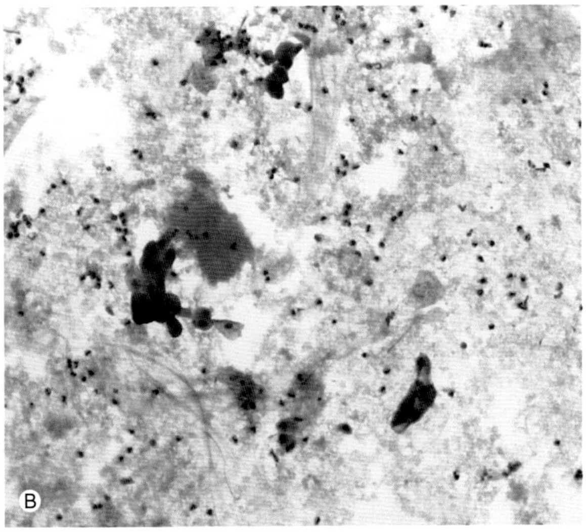

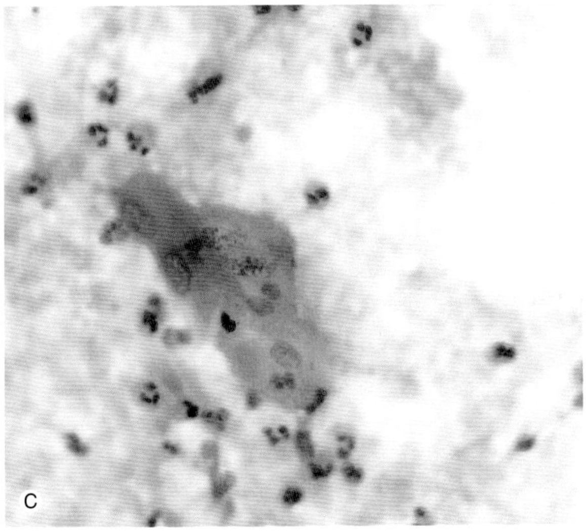

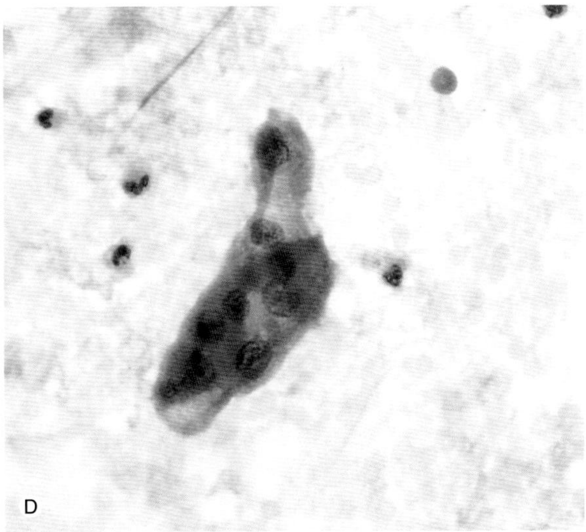

图 9-22　ASC-US，不完全满意样本所致的“非典型性”（假象）（A~D）

宫颈制片显示不满意标本所致的“非典型性”假象，细胞退变明显，细胞增大为退变引起（A）；大量出血，细胞制片不理想可造成假阳性诊断（B~D）

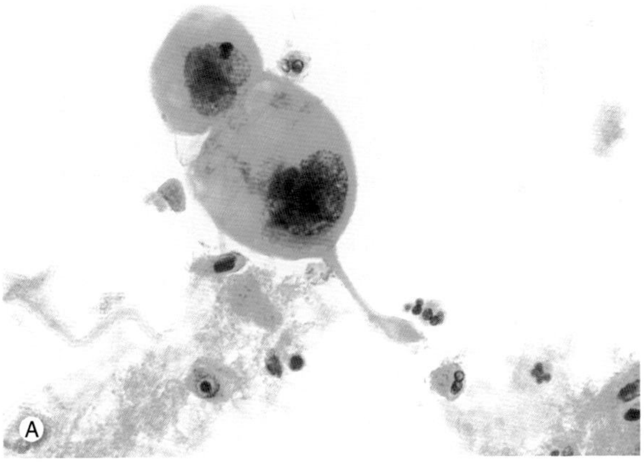

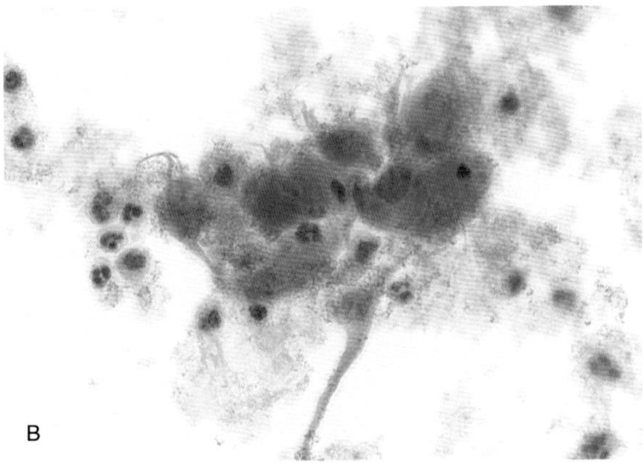

图 9-23　ASC-US，非典型修复（A、B）

一些修复或放疗病例，细胞异型特别明显，有时难以区分反应或病变所致，判读为非典型修复，即ASC-US，必要时可对患者进一步评估。对于放疗患者，临床放疗病史很重要

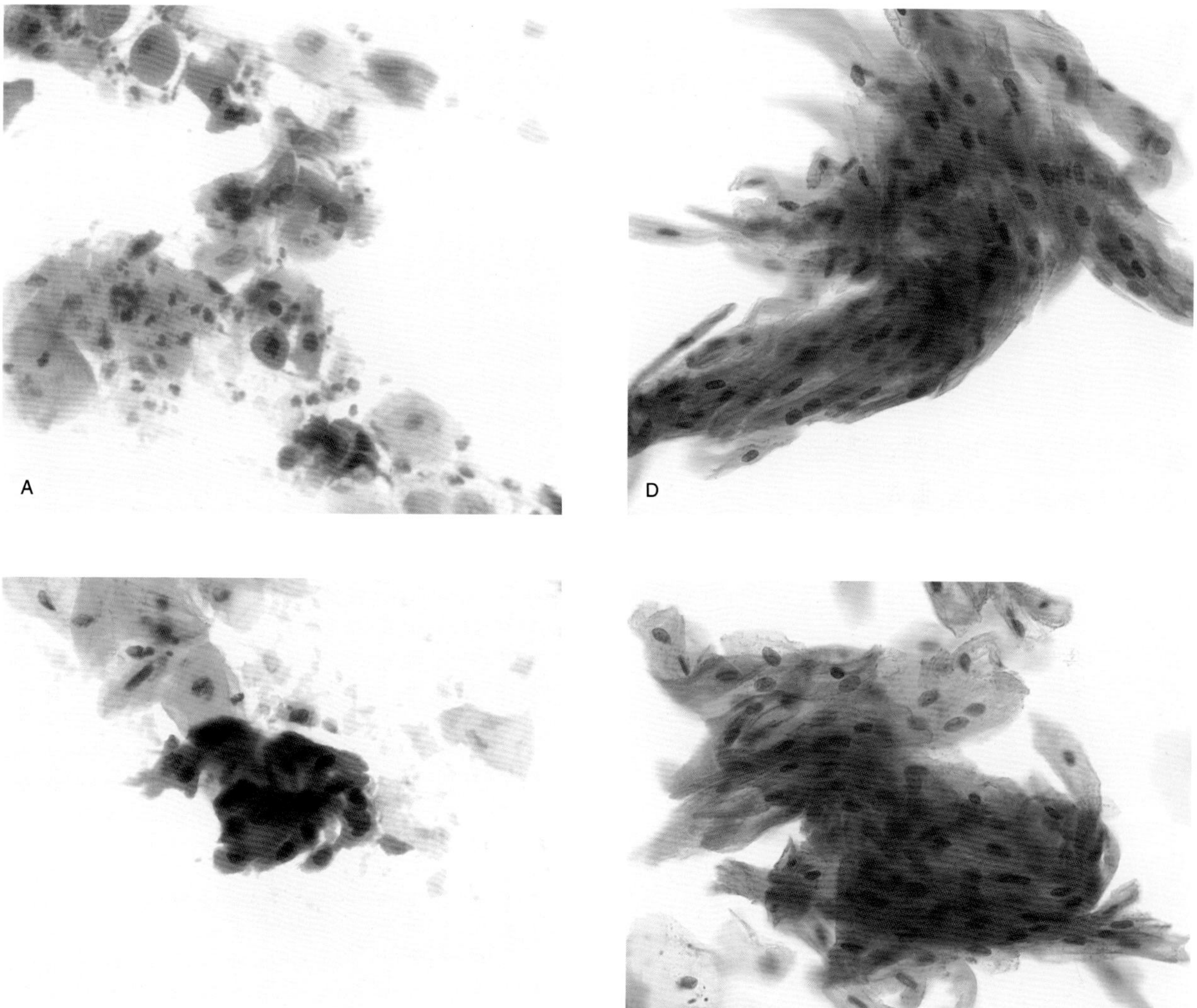

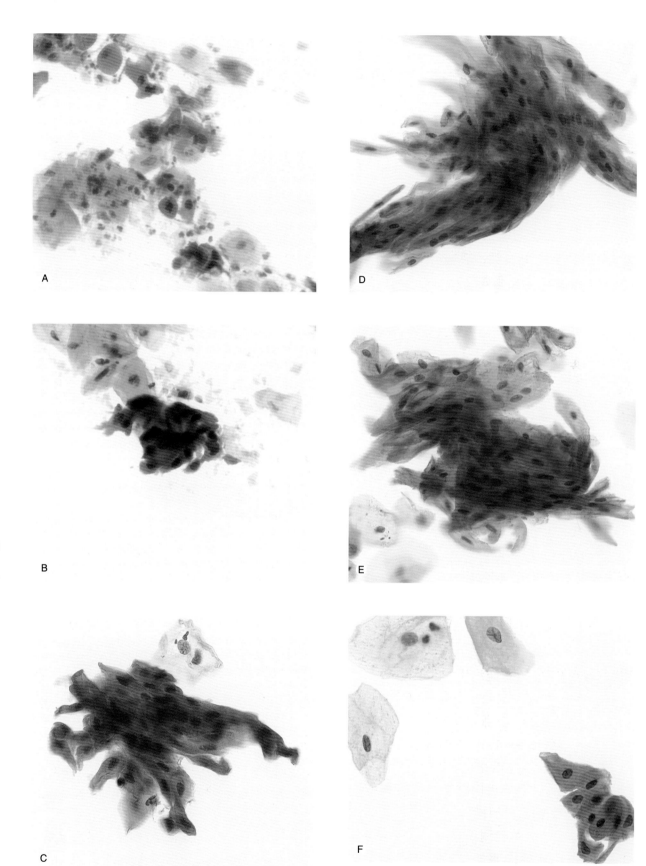

图 9-24　ASC-US，非典型角化不全（A ~F）
角化不全细胞可呈一定异型性，细胞核深染且不规则，可判读为ASC-US。如果异型性明显也可报ASC-H，因非典型角化不全细胞可能提示角化型HSIL，甚至角化型鳞癌

## 二、观察者和实验室之间的重复性

若干研究均显示不同观察者之间ASC-US诊断的重复性很差，其中一项研究表明，1473例液基涂片质量控制回顾性复习和最初ASC-US诊断的符合率为43%，显著低于SIL的符合率。2001版TBS重复性研究发现，所有非典型鳞状上皮细胞（ASC）亚类的重复性均很差。按照实际工作情况，请数百名来自不同实验室的技术员和病理医生诊断一定数量未知结果的细胞涂片，要求使用最恰当的TBS分类，结果许多ASC-US病例被高判读为SIL或被低判读为阴性，其中4例ASC-US，只有35%～47%的观察者诊断一致。

## 三、ASC-US报告率

美国每年大约有（50～60）×$10^6$巴氏涂片，可能有3.5×$10^6$判读为异常细胞学，其中ASC-US为最常见类型（表9-8）。

表9-8 美国不同类型细胞学异常的发病率

| 判读类型 | 每年总病例（×$10^6$） | 阴道镜检查无临床意义病变（×$10^6$） |
|---|---|---|
| ASC-US | ＞2 | 1.66~1.9 |
| ASC-H | 0.2~0.3 | 0.001~0.15 |
| LSIL | 1.65 | 1.24 |
| AGC | 0.31 | 0.18~0.25 |
| 总计 | ＞4.16 | 2.66~3.54 |

美国病理学家学会（CAP）对500多个实验室进行调查发现，在传统涂片中，ASC-US报告率为3.8%，95%实验室ASC-US报告率≤9.7%；在LBP涂片中，ASC-US报告率为4.7%，95%实验室ASC-US报告率≤11%。很难强调每个实验室ASC-US报告率应该为多少，以前一般建议其诊断比例应控制在所有巴氏检查5%以下。最近研究显示：影像指导的计算机辅助液基细胞学筛查能提高异常细胞检测敏感性，所以某些实验室6%～8% ASC-US报告率也可以接受。尤其是ASC-US病例可以做反馈性HPV检测，这样不易遗漏真正的SIL病例。尽管重复性有限，但因ASC-US判读标准对异常细胞的要求较低，所以ASC-US对扩宽异常细胞学筛查范围有益，有助于将潜在癌前病变或浸润性癌的敏感性最大化。为了提高细胞学敏感性，减少漏诊，现在美国很多实验室ASC-US报告率介于5%～10%。因为对于30岁及以上妇女现建议同时做细胞学和HPV检查。所以对于单独做细胞学检查者，降低ASC-US制读标准，如判读ASC-US，则反馈做HPV检查，这样也是一不错的策略。

## 四、ASC-US女性HR HPV的阳性率

HR HPV阳性率在ASC-US女性中差异较大，可以从小于10%到大于60%。产生差异的主要原因可能为对ASC-US诊断分类标准掌握的程度不同及不同国家、地区和人群HR HPV感染率不同。巴氏宫颈细胞学检查正常的女性，HR HPV阳性率较低，不同报道阳性率从2%到28%不等，这也影响ASC-US病例HR HPV检出率。表9-9列举2003年美国CAP的调查结果，HR HPV阳性率在多数实验室（60%）介于25%～60%。

表9-9 ASC-US病例HR HPV DNA检测的阳性率

| HPV阳性率/% | 实验室数目及所占比率/% | 中位数ASC/SIL（实验室数目） |
|---|---|---|
| ＜10 | 64(18.3) | 1.92(29) |
| 10~24 | 45(12.9) | 1.36(33) |
| 25~40 | 99(28.3) | 1.53(71) |
| 41~60 | 112(32.0) | 1.63(89) |
| ＞60 | 30(8.6) | 1.16(21) |
| 全部实验室数目（个） | 350 | 243 |

中国现在缺乏全国范围内各种异常细胞学TBS报告率。广州金域医学检验中心液基细胞学ASC-US报告率为4.6%，传统涂片为2.2%，上海复旦大学妇产医院ASC-US报告率相对较低，在液基细胞学中为2.3%，传统涂片中仅为0.5%。最新CAP全国调查结果显示在2012年50%的实验室ASC-US妇女高危HPV阳性率为38%，30岁及以上女性，高危HPV阳性率为31%。广州金域医学检验中心和上海复旦大学妇产医院ASC-US妇女HPV阳性率分别为35%和50%。中国这些研究人群ASC-US报告率相对较低，可能是造成HPV阳性较高的原因之一。

## 五、ASC-US处理

（1）新的ASCCP指南针对ASC-US诊断有2种处理方式，24岁以上女性均可接受。

—反馈性HR HPV检测

—12个月后重复巴氏细胞学检查也是可以接受的

在液基细胞学检测中，反馈性HPV检测是首选方法。HPV检测阳性者视为LSIL处理，应行阴道镜检查；HPV检测阴性者，3年后细胞学单独检查。

（2）年轻妇女（21～24岁）ASC-US推荐处理方法：12个月细胞学随访即可，不建议做HPV检查。

## 六、ASC-US并HR HPV检查阳性病例组织学结果

ASC-US和HR HPV阳性病例随访组织学结果为CIN2/3，此比率变化幅度较大，从4.3%到25%不等，ALTS等报道CIN2/3发生率比较高（表9-10）。随访组织学结果为CIN1的病例约占ASC-US并HR HPV阳性病例的20%～45%，一半以上患者随访结果为阴性。

表9-10 CIN 2/3在ASC-US并HR HPV阳性病例检出率的文献报道

| 文献 | CIN 2/3百分率/% |
|---|---|
| Cox, 1995, USA | 17 |
| Manos, 1999, USA | 15 |
| Solomon ATLS, 2001, USA | 25 |
| Giovannelli, 2005, Italy | 4 |
| Selvaggi, 2006, USA | 12 |
| Boardman, 2006, USA | 15 |
| Ko, 2006, USA | 25 |
| Guo, 2006, China | 9 |
| Bian, 2006, China | 6 |
| Rosario, 2007, USA | 8 |
| Feng, 2007, USA | 9.5 |

Magee妇女医院最近发表了最大样本ASC-US并HR HPV阳性病例的随访结果（表9-11）。

尽管HR HPV在ASC-US病例其阳性率随年龄增长而下降，但和其他异常分类一样，CIN检出率在HR HPV阳性病例不同年龄组别中无显著性差异（表9-12）。

表9-11 ASC-US TPPT并HR HPV阳性病例组织学随访结果（年龄分层，MWH数据）

| 年龄/岁 | F/U No | CIN2/3 | | | CIN1 | | |
|---|---|---|---|---|---|---|---|
| | | No/% | 95% CI | $P^*$ | No/% | % | $P^*$ |
| 10~19 | 302 | 15（5.0） | 2.5~7.5 | 0.94 | 121（40.1） | 34.6~45.6 | 0.25 |
| 20~29 | 1 268 | 69（5.4） | 4.2~6.6 | 0.63 | 577（45.5） | 42.8~48.2 | 0.27 |
| 30~39 | 352 | 16（4.6） | 2.4~6.8 | 0.68 | 155（44.0） | 38.1~49.2 | 0.87 |
| 40~49 | 176 | 8（4.6） | 1.5~7.7 | 0.76 | 66（37.5） | 30.4~44.7 | 0.12 |
| 50~59 | 75 | 3（4.0） | 0~8.4 | ＞0.99** | 28（37.3） | 26.4~48.2 | 0.28 |
| 60~69 | 19 | 0 | | 0.62** | 8（42.1） | 19.9~64.3 | 0.90 |
| 共计 | 2192 | 111（5.1） | 4.2~6.0 | | 955（43.6） | 41.5~45.7 | |

注：*P值比较各年龄组和总体平均值%；**Fisher精确检验；HR HPV（high risk human papillomavirus）—高危型人乳头瘤病毒；ASC-US（atypical squamous cells, undetermined significant）—非典型鳞状上皮细胞，无明确诊断意义；TPPT（ThinPrep Pap test）—薄层液基巴氏细胞学检测；F/U（follow-up）—随访；CIN（cervical intraepithelial neoplasia）—宫颈上皮内瘤变；No（number）—数目。

表 9-12 不同年龄女性 ASC-US 并 HR HPV 阳性组织学随访 CIN 2/3 检出率比较（MWH 数据）

| 年龄/岁 | 随访总数 | CIN2/3 | 百分数/% | 95% 可信区间 | *P* 值 |
|---|---|---|---|---|---|
| < 30 | 1570 | 84 | 5.4 | 4.3~6.5 | 0.33 |
| ≥ 30 | 622 | 27 | 5.4 | 2.7~5.9 | |
| < 40 | 1922 | 101 | 5.3 | 4.3~6.3 | 0.28 |
| ≥ 40 | 270 | 10 | 3.7 | 1.4~6.0 | |
| < 50 | 2098 | 109 | 5.2 | 4.2~6.2 | 0.18 |
| ≥ 50 | 94 | 2 | 2.1 | 0~5.0 | |

注：ASC-US（atypical squamous cells, undetermined significant）—非典型鳞状上皮细胞，无明确诊断意义；HR HPV（high risk human papillomavirus）—高危型人乳头瘤病毒。

我们的研究证实，HR HPV DNA 阳性的 ASC-US病例，组织学发现CIN2/3 的危险虽低但确实存在，所以HR HPV DNA阳性的ASC-US病例应该接受阴道镜检查，即使检测到高级别病变的概率低于先前预测或估计。

# 第六节 非典型鳞状细胞，不除外高度鳞状上皮内病变（ASC-H）

ASC-H为非典型鳞状上皮细胞（ASC）的一个亚型，2001 版TBS诊断系统正式应用此术语。ASC-H包括一系列特征性的异常细胞形态学改变，这些细胞学特征让人想到HSIL，但诊断HSIL尚不充分，所以ASC-H为可疑HSIL。ASC-H同样含有类似HSIL的良性病变，它包括真正的HSIL及HSIL类似细胞。ASC-H为各类异常巴氏试验中相对少见的分类，通常占所有ASC病例 5%～10%，其诊断对细胞技术员和细胞病理医生都具有挑战性。

## 一、ASC-H细胞形态学特征（图 9-25~9-28）

### 1. 定义

细胞学改变提示HSIL可能，但缺乏明确诊断HSIL所要求的标准。

### 2. 细胞学表现形式

非典型不成熟化生细胞：

—小细胞

—单个散在或不超过 10 个细胞，小片状排列

—细胞核比正常化生细胞增大 2～3 倍

—核质比高（近似HSIL），但胞核不规则及深染程度不足

拥挤片状结构：

—拥挤成片的小细胞

—胞核重叠

—胞核极向消失

—LBC 制片中不常见

## 二、ASC-H的鉴别诊断

### 1. 非典型不成熟化生细胞类型

—不成熟鳞状化生细胞

—ASC-US

—无 SIL 退变的胞核

—萎缩

—HSIL

### 2. 拥挤片状结构类型

—反应性或肿瘤性宫颈腺细胞团

—变性的子宫内膜细胞及巨噬细胞

—萎缩

—IUD 效应细胞

### 3. 鳞状化生、ASC-H及HSIL特征比较（表 9-13）

表 9-13 鳞状化生、ASC-H 及 HSIL 特征比较

| 指标 | 鳞状化生 | ASC-H | HSIL |
|---|---|---|---|
| 细胞核 | | | |
| 大小* | 1~2 倍 | 2~3 倍 | > 3 倍 |
| 染色 | 苍白 | 轻度深染 | 不均匀深染 |
| 染色质 | 匀细 | 斑点，不均匀 | 斑点状到粗糙 |
| 核膜 | 平滑 | 轻度不规则 | 不规则 |
| 核仁 | 可以出现 | 无或不清楚 | 无或不清楚 |
| 细胞质 | | | |
| 特性 | 稠厚，密度高 | 稠厚，密度高 | 稠厚，密度高 |
| 核质比 | 高 | 高 | 高 |

注：*和中层鳞状上皮细胞相比。

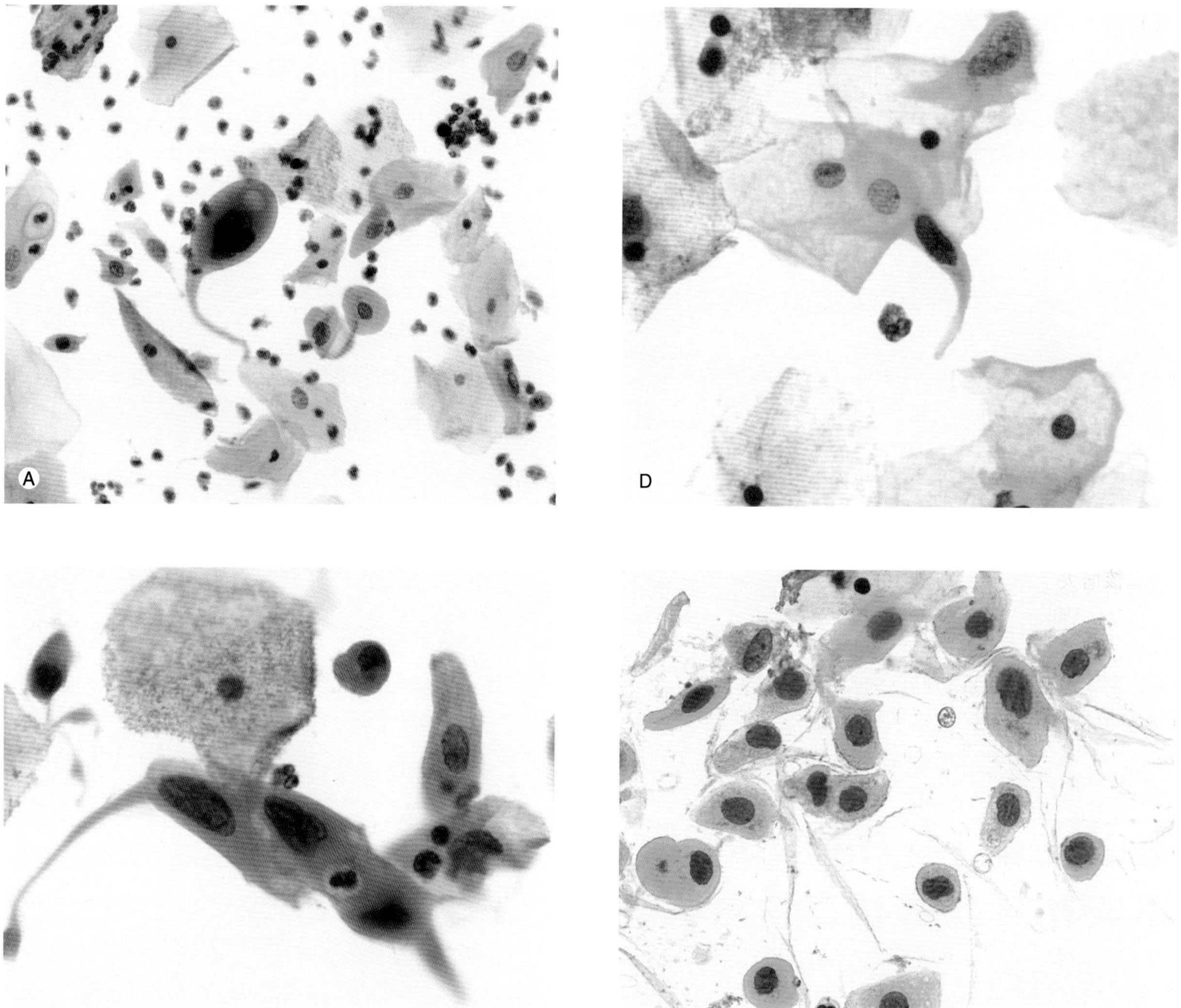

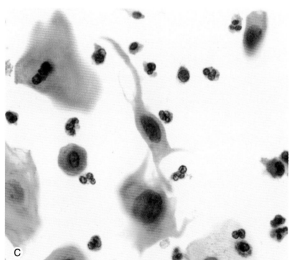

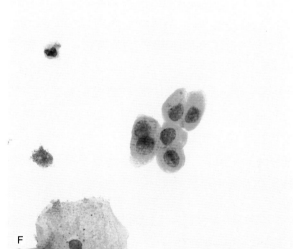

图 9-25（1） ASC-H，非典型不成熟鳞状化生（A~F）

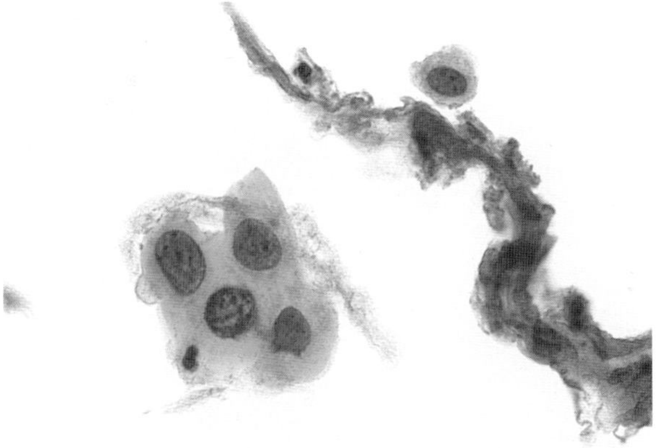

G

图 9-25（2） ASC-H，非典型不成熟鳞状化生（G）
细胞核增大，胞质不成熟，核膜不规则，具有不成熟鳞状化生细胞的特征。这类不成熟鳞状化生细胞大小变化不等，但核质比增加是重要诊断标准。因细胞数量比较少，或者异型性还达不到判读为HSIL，所以可将其归入ASC-H

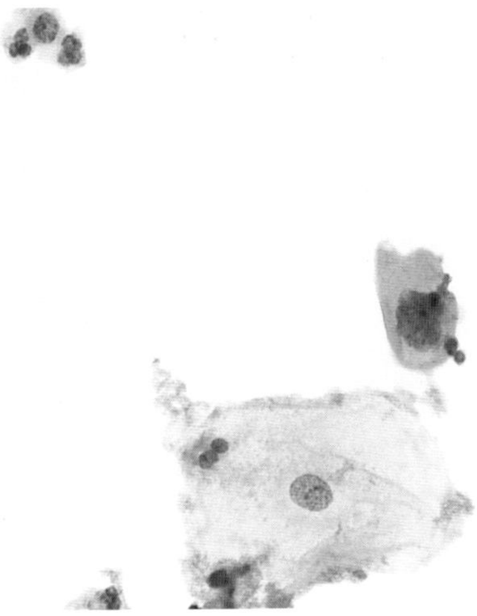

A

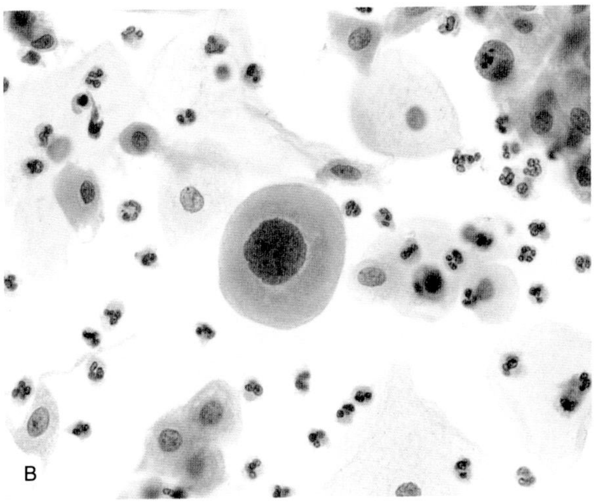

B

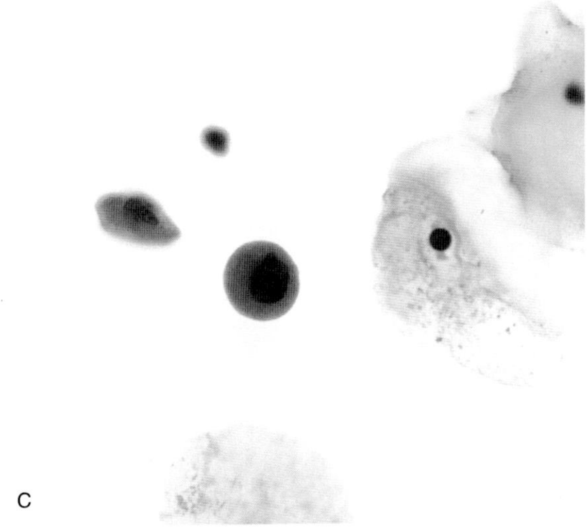

C

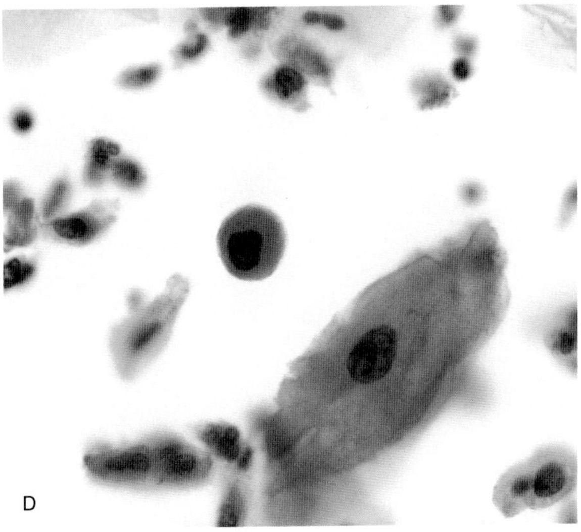

D

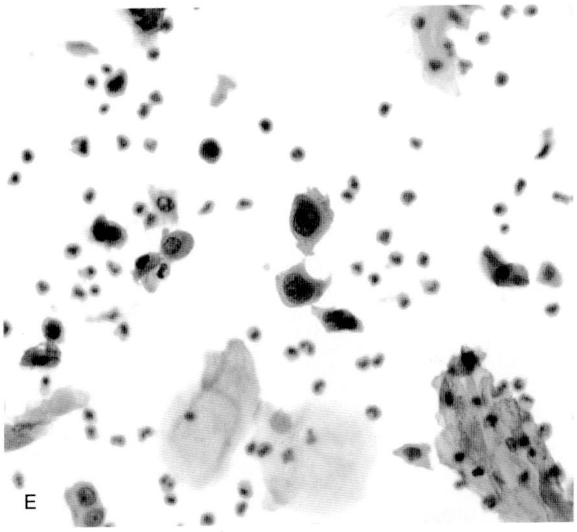

E

图 9-26（1） ASC-H，散在的单个细胞排列（A~E）

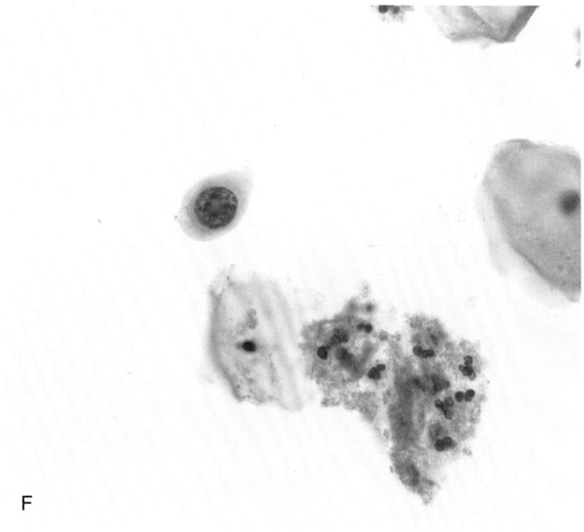

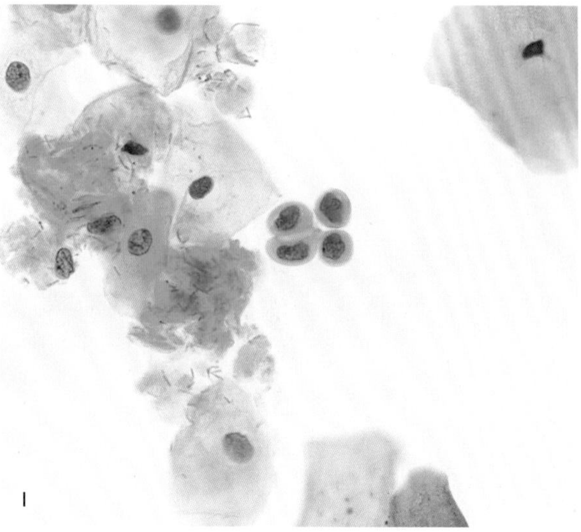

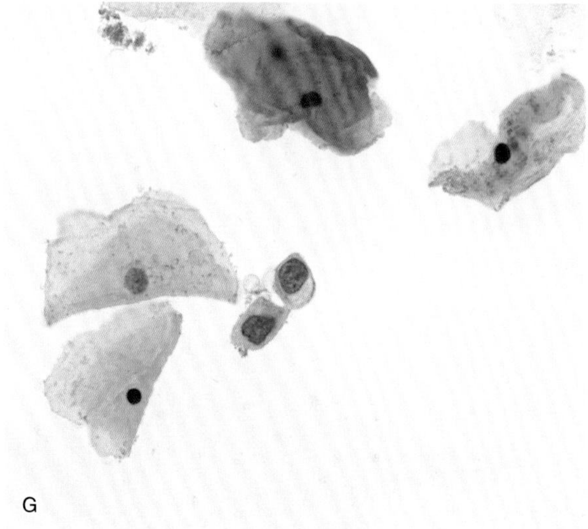

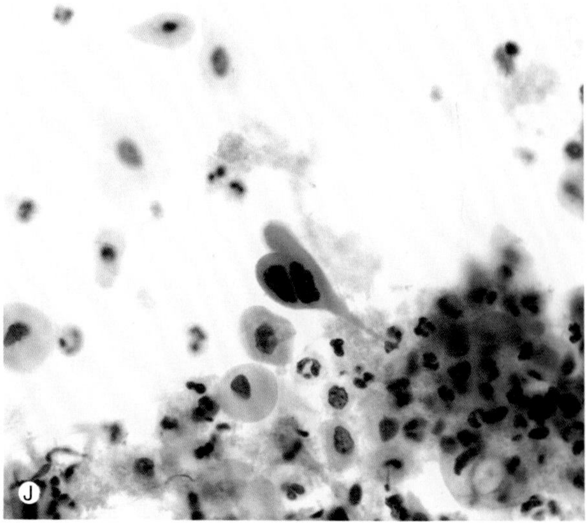

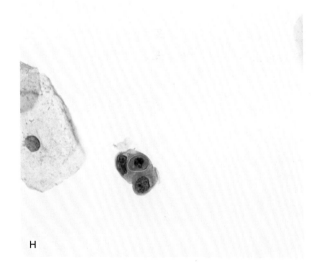

图 9-26（2） ASC-H，散在的单个细胞排列（F~J）

散在单个细胞，胞核深染，核膜不规则，胞质少，核质比高，如果制片中仅见 1 个或少量这样的细胞，不足以明确诊断 HSIL，可判读为 ASC-H。单个散在细胞多出现在无细胞区域，注意观察避免漏诊

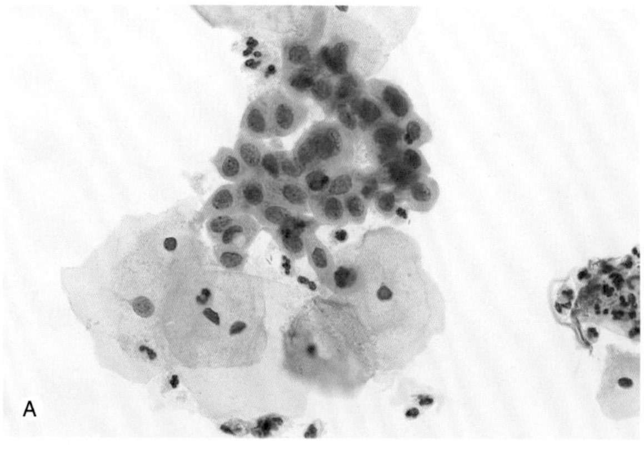

图 9-27（1） ASC-H，深染拥挤的片状排列（hyperchromatic crowded group，HCG）（A）

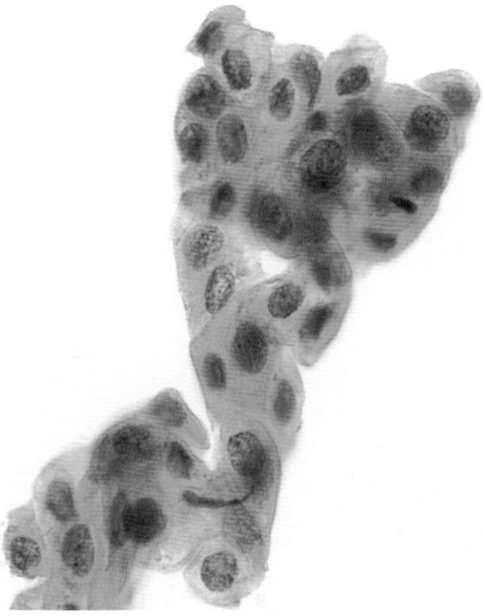

B

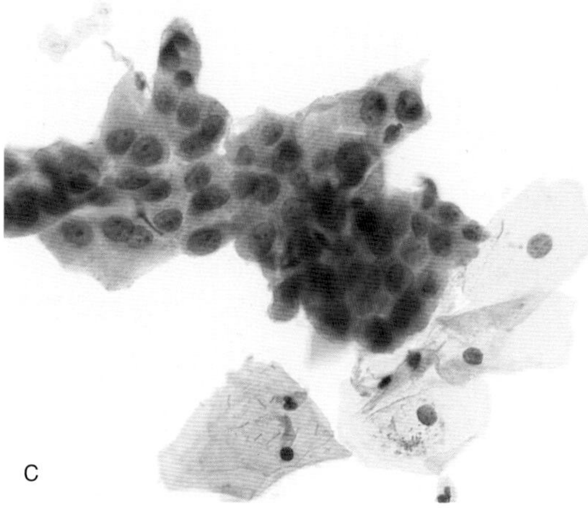

C

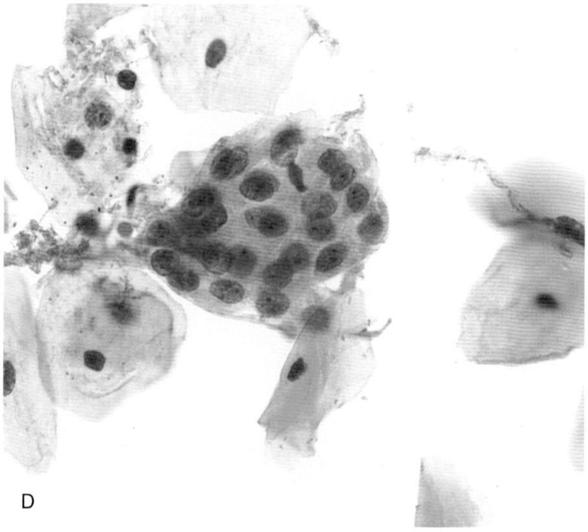

D

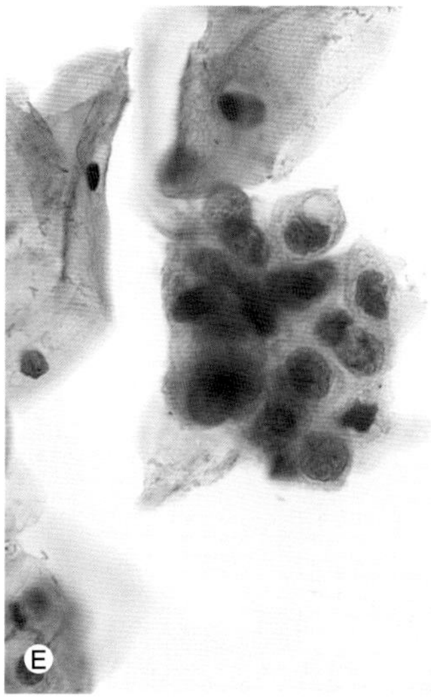

E

图 9-27（2） ASC-H，深染拥挤的片状排列（hyperchromatic crowded group, HCG）（B~E）
细胞排列为深染拥挤的细胞团，似为高级别病变。认真评估其细胞核特征，又难以明确为高级鳞状上皮内病变，此时可判读为ASC-H，以确保患者进行有效的随访检查

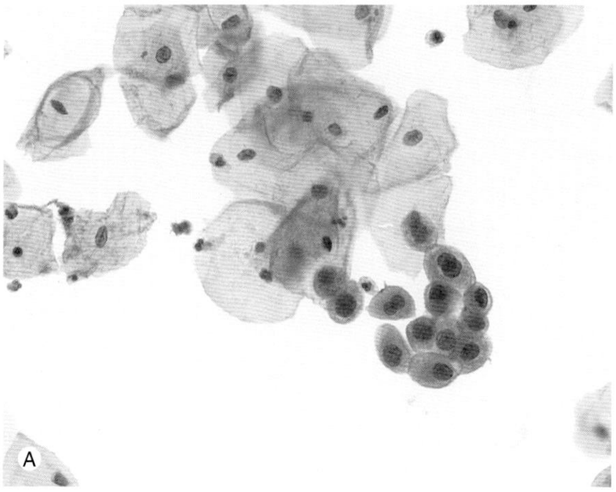

A

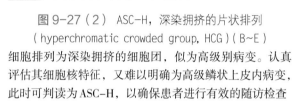

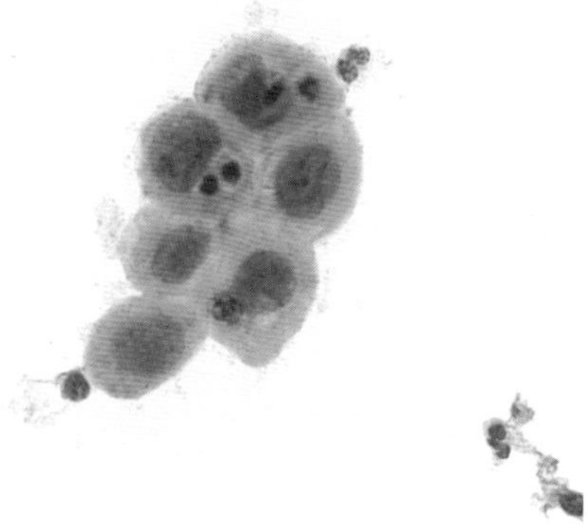

B

图 9-28（1） ASC-H，细胞排列成小簇状或小团状（A~B）

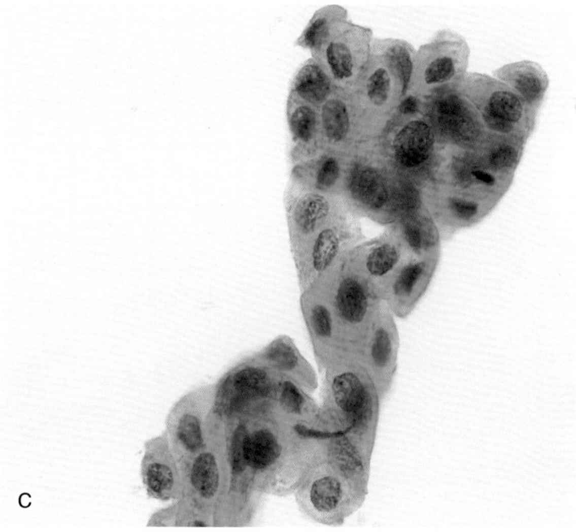

C

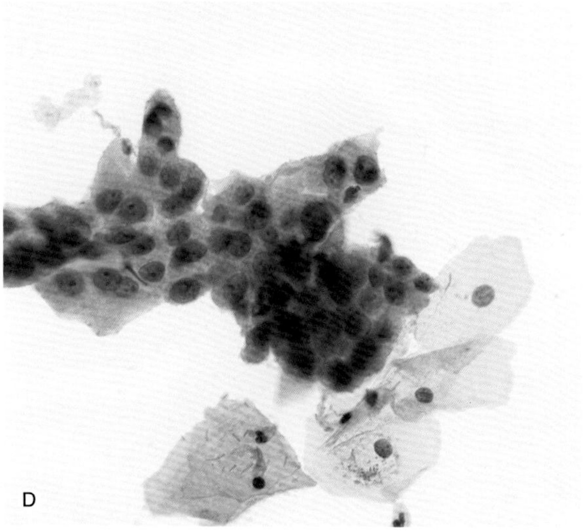

D

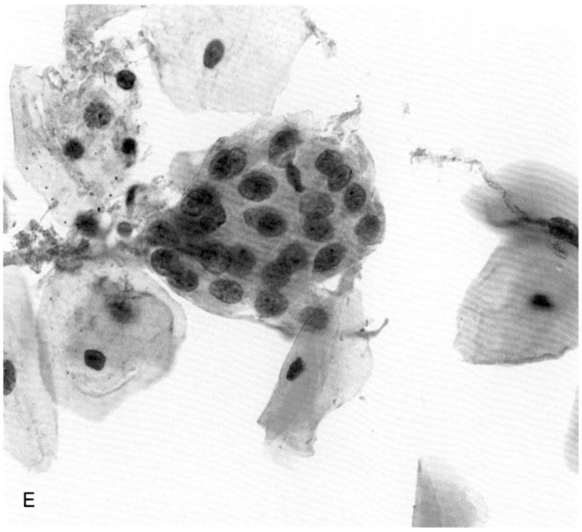

E

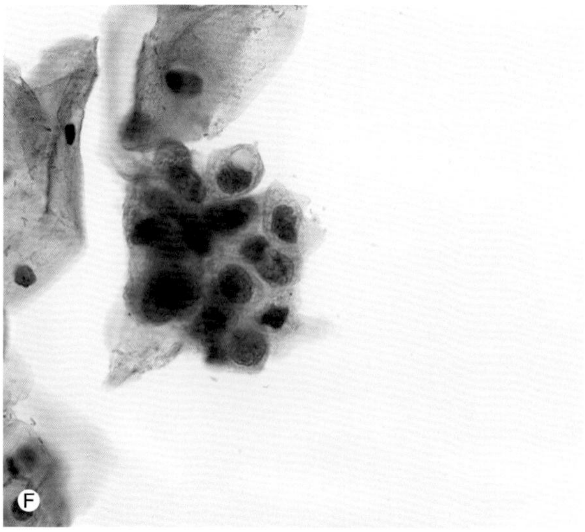

F

图 9-28（2） ASC-H，细胞排列成小簇状或小团状（C~F）

高度异常细胞可呈小团状或小簇状排列，胞核较大，核质比增加，核深染，不规则，不够判读为HSIL，判读为ASC-H

## 三、ASC-H报告率

通常，ASC-H约占所有ASC病例的5%～10%，但ASC-H报告率在不同实验室变化较大，所占细胞学比例为0.22%～1.09%，多数实验室报告率为0.4%～0.6%（表9-14）。

**表 9-14　LBC 巴氏制片 ASC-H 发生率的综合报告数据（文献复习）**

| | 巴氏制片/例 | ASC-H/例 | 百分率/% |
|---|---|---|---|
| 12 篇文献综合 | 778332 | 3253 | 0.42 |
| MWH数据 | 270338 | 1619 | 0.6 |
| CAP调查 122 个实验室 | | | 0.57 |

注：MWH—Magee妇女医院。

## 四、ASC-H女性HR HPV阳性率

ASC-H女性HR HPV检出率存在较大变数，从33.3 %到81.2%不等，平均54.5%（表9-15），明显低于ALTS报告的85.6%。

表 9-15 LBC 制片 ASC-H 女性 HC2 HR HPV 阳性率的综合报道数据和组织学随访（文献复习）

| HR HPV 试验 | | | 组织学CIN2/3 | | | | | | 出版年份 | 作者 |
|---|---|---|---|---|---|---|---|---|---|---|
| | HR HPV阳性 | | | HR HPV阴性 | | | | | | |
| 病例数 | 阳性数 | 阳性率/% | 病例数 | CIN2/3 | 阳性率/% | 病例数 | CIN2/3 | 阳性率/% | | |
| 23 | 17 | 73.9 | | | | | | | 2005 | Duncan |
| 110 | 92 | 83.6 | 92 | 54 | 58.7 | 18 | 2 | 11.1 | 2006 | Sherman |
| 48 | 38 | 79.2 | 38 | 22 | 57.9 | 10 | 0 | 0 | 2005 | Liman |
| 101 | 82 | 81.2 | 33 | 16 | 48.5 | 9 | 0 | 0 | 2007 | Nguyen |
| 96 | 64 | 66.7 | 45 | 18 | 40.0 | 12 | 1 | 4.5 | 2006 | Srodon |
| 95 | 54 | 56.8 | 31 | 13 | 41.9 | 13 | 1 | 7.7 | 2007 | Reid |
| 88 | 59 | 67.0 | 35 | 15 | 42.9 | 7 | 0 | 0 | 2006 | Wu |
| 16 | 6 | 37.5 | | | | | | | 2004 | Rowe |
| 48 | 16 | 33.3 | 10 | 3 | 30.0 | 6 | 0 | 0 | 2005 | Palma |
| 33 | 21 | 63.6 | 15 | 4 | 26.7 | 4 | 0 | 0 | 2006 | Chivukula |
| 73 | 43 | 58.9 | 43 | 14 | 32.6 | 30 | 1 | 3.3 | 2007 | Owens |
| 109 | 58 | 53.2 | 58 | 19 | 32.8 | 51 | 1 | 2.0 | 2007 | You |
| 88 | 60 | 68.2 | 60 | 15 | 25.0 | 28 | 0 | 0 | 2004 | El-akhara |
| 40 | 21 | 52.5 | 21 | 11 | 52.4 | 13 | 1 | 7.7 | 2004 | Hoschar |
| 257 | 151 | 58.8 | 87 | 33 | 37.9 | | | | 2005 | Taraif |
| 187 | 86 | 46.0 | | | | | | | 2006 | O' Brien |
| 209 | 105 | 50.2 | | | | | | | 2007 | Howard |
| 138 | 53 | 38.4 | 36 | 11 | 30.6 | 45 | 2 | 4.4 | 2006 | Christal |
| 115 | 54 | 47.0 | 54 | 23 | 42.6 | 19 | 4 | 21.1 | 2007 | Sullivan |
| 1 874 | 1 080 | 57.6 | 658 | 271 | 41.2 | 265 | 13 | 4.9 | | In total |
| 1 187 | 589 | 49.6 | 257 | 84 | 32.7 | 248 | 3 | 1.2 | 2008 | Magee |

注：HR HPV（high risk human papillomavirus）—高危型人乳头瘤病毒；HC2（hybrid capture2）—二代杂交捕获；ASC-H（atypical squamous cells, cannot exclude high grade squamous intraepithelial lesion）—非典型鳞状细胞，不除外高度鳞状上皮内病变；TPPT（ThinPrep Pap tests）—薄层液基巴氏细胞学检测；CIN 1（cervical intraepithelial neoplasm 1）—宫颈上皮内瘤变 1 级；CIN 2/3（cervical intraepithelial neoplasm 2 or 3）—宫颈上皮内瘤变 2 或 3 级。

许多因素可以解释ASC-H病例HR HPV DNA检出率的显著差异，在ALTS研究中，4 位负责质量管理的细胞病理专家重新评阅ASC-H病例，所以这并不能代表临床实验室的日常资料。由于没有确定的ASC-H判读标准，不同实验室及各实验室内部不可避免存在ASC-H的判读差异。如果ASC-H女性HR HPV DNA阳性率很高，有几种可能：病理医生很好地将HPV相关的ASC-H与ASC-US或LSIL进行区分；病理医生可能过低判读HSIL（将应判读HSIL的病例判读为ASC-H）。如果ASC-H女性HR HPV DNA阳性率很低，有几种可能：病理医生过诊ASC-H为HSIL；更多地将鳞状化生细胞及其他ASC-H类似细胞判读为HSIL。此外，ASC-H病例不同HR HPV DNA检出率可能反映不同人群HPV的流行率。

大多数研究表明，ASC-H女性HR HPV DNA检出率在 20 岁左右最高，而在 30 岁及以上女性明显下降。

## 五、ASC-H患者的组织学检查结果

ASC-H患者随访组织学结果为CIN2/3，各类文献报道差别很大，其中两项大样本研究结果相差明显。McHale等报道：在12个月随访中，229名ASC-H患者CIN2/3累积检出率为12.2%；与此形成鲜明对比的是Barreth等报道的517名ASC-H患者CIN2/3累积检出率为70.2%，还包括2.9%浸润性癌和1.7% AIS，而且随访时间很短。两项研究都没有报告ASC-H患者的HR HPV DNA检出率。表9-14所示，ASC-H并HR HPV DNA阳性，组织学随访CIN2/3的比例为25%～58.7%；658名HR HPV DNA阳性的ASC-H病例，组织学随访CIN 2/3为41.2%；265名HR HPV DNA阴性的ASC-H病例，对应数值只有4.9%，前者累积风险明显高于后者。

Magee妇女医院研究表明，505名HR HPV DNA阳性的ASC-H病例，组织学随访CIN2/3的检出率为32.7%（84/257），而在HR HPV DNA阴性病例只有1.2%（3/248）。ASC-H病例HR HPV DNA试验的阴性预测值对所有病例为98.8%，对40岁及以上女性为100%。

## 六、ASC-H病例的处理

ASCCP 2001、2006和2012指南均指出ASC-H患者必须接受阴道镜检查。如果未发现组织学CIN2/3病变，6～12个月后细胞学复查或12个月后行HR HPV检测。这种治疗方法是根据ALTS（ASC-US/LSIL）分类治疗的研究数据而来。此项研究表明，ASC-H病例HR HPV阳性率为84%，并且超过50% ASC-H病例的组织学随访为CIN2/3。

HR HPV DNA检测在ASC-H治疗分类中的应用存在争议，多数学者认为反馈性HR HPV试验为ASC-H患者治疗分类的好方法，可以对立即接受阴道镜检查的患者做出筛选。多数研究结果显示：二代杂交捕获HPV试验阴性的ASC-H患者，可考虑用常规巴氏细胞学和HR HPV DNA检测随访，而不一定必须进行阴道镜检查，尤其对40岁以上女性。美国许多医院对ASC-H患者常规行反馈性HR HPV检测。

# 第七节 低度鳞状上皮内病变，不除外高度鳞状上皮内病变（LSIL/ASC-H或LSIL-H）

## 一、定义

尽管TBS-2001对细胞学做了明确分类，但仍有少数病例很难用LSIL和HSIL来具体分类。巴氏细胞学在所有病理诉讼案例中最多见，过诊LSIL或低诊HSIL是常见的原因之一。这些病例典型地表现为细胞具有明确LSIL特征，但少数细胞提示为HSIL或ASC-H，虽然其诊断类型未包括在TBS-2001简洁版中，但可以归入TBS-2001指南所提及的“不能明确分级的鳞状上皮内病变”范畴。越来越多的证据显示这类细胞学异常有特殊的组织学随访结果。最近美国已有相当数量的实验室在使用LSIL/ASC-H这一诊断术语。很多研究支持将LSIL/ASC-H纳入巴氏诊断，因其代表简洁的描述性诊断，并有效地传达给临床医生，借以选择患者的治疗方案。在2014宫颈细胞学TBS报告一书中作者认为LSIL/ASC-H重复性较差，不便于单列—异常类型。

## 二、LSIL/ASC-H报告率

因为缺乏规范的标准或方法，LSIL/ASC-H报告率从0.15%到0.53%不等。最近文献报道，1005名LSIL/ASC-H女性的HR HPV阳性率为94%。

## 三、LSIL/ASC-H的组织学结果

多数研究报道的LSIL/ASC-H组织学随访结果相近，CIN2/3病变的风险为29%～40.7%。LSIL/ ASC-H患者罹患CIN2/3的风险介于LSIL和HSIL之间，明显高于前者低于后者，稍高于ASC-H。表9-16列举了3项大样本研究关于4种细胞分类的组织学随访报道。

表 9-16　异常巴氏涂片的组织学 CIN2+ 检测结果

| 巴氏涂片 | Shidham研究 | Owens研究 | Alsharif研究 |
|---|---|---|---|
| LSIL | 55/557(10%) | 46/426 (10.5%) | 370/2297 (16.1%) |
| ASC-H | 12/38(31%) | 23/86(27%) | 182/691 (26.3%) |
| LSIL/ ASC-H | 29/88(33%) | 32/81(40%) | 112/338 (33.1%) |
| HSIL | 75/109(69%) | 70/110 (63.6%) | 468/678 (69.3%) |

本文作者（Zhao C）及同事最近总结了UPMC妇女医院资料，347例LSIL/ASC-H妇女中HPV阳性率为90.5%，组织随访结果显示29.4%的患者发现CIN2/3，53.6%的患者发现CIN1，与ASC-H和LSIL不同，LSIL/ASC-H是一特殊异常细胞类型，伴不同的HPV阳性率和临床随访结果。

## 四、临床处理建议

LSIL/ASC-H相关组织学CIN 2+风险与LSIL和HSIL均有显著差异，虽然LSIL/ASC-H和ASC-H同样为可疑HSIL，但二者并不等同，鉴别要点：存在还是缺乏LSIL背景及HR HPV检出率（HR HPV检出率：ASC-H为50%～60%；LSIL/ASC-H大于90%）。所有LSIL/ASC-H患者应接受阴道镜检查，不应做HR HPV检测。但ASC-H患者可以考虑做HR HPV检测。

重要点（小结）如下。

（1）巴氏宫颈细胞学是筛查试验。

（2）严格把握LSIL和HSIL诊断标准，如果没有把握，宜归入ASC-US或ASC-H。

（3）多数LSIL由HR HPV引起，只有少数与低危型HPV相关。

（4）24岁及以下年轻女性，ASC-US和LSIL不需要阴道镜检查和HPV检测。

（5）HSIL或LSIL不需要HPV检测。

（6）ASC-H、AGC和老年女性的LSIL，可考虑反馈性HPV检测。

（7）仅有50%～60%的HSIL患者，初次阴道镜检查发现CIN2/3。

（8）没有100%把握不要轻易诊断“癌”，应该用“可疑”或“HSIL”这样的术语，需要阴道镜检查确诊。

（9）每月都应统计不同类型异常细胞的检出率/报告率。

（10）了解患者宫颈癌筛查史及其他临床信息非常重要。

## 参考文献


[1] Davey DD, Neal MH, Wilbur DC, et al. Bethesda 2001 implementation and reporting rates: 2003 practices of participants in the College of American Pathologists Interlaboratory Comparison Program in Cervicovaginal Cytology. Arch Pathol Lab Med, 2004, 128(11): 1224-1229.

[2] Hutchinson ML, Isenstein LM, Goodman A, et al. Homogeneous sampling accounts for the increase diagnostic accuracy using the ThinPrep Processor. Am J Clin Pathol, 1994, 101(2): 215-219.

[3] Grohs HK, Zahnheiser DH, Geyer JW. Standardization of Specimen Preparation Through Mono/ Thinlayer Technology. in Automated Cervical Cancer Sampling. In: Grohs HK, Husain OAN, eds. New York: Igaku-Shouin, 1994, 176-185.

[4] Sherman ME, Wang SE, Tarone R. et al. Histopathologic Extent of Cervical Intraepithelial Neoplasia 3 Lesions in the Atypical Squamous Cells of Undetermined Significance Low-grade Squamous Intraepithelial Lesion Triage Study: Implications for Subject Safety and Lead-time Bias. Cancer Epid Biom Prevention, 2003, 12: 372-379.

[5] Schiffman M, D Solomon. Findings to date from the ASCUS-LSIL Triage Study (ALTS). Arch Pathol Lab Med, 2003, 127: 946-949.

[6] Jones BA, Novis DA. Cervical biopsy-cytology correlation. A College of American Pathologists Q-Probes study of 22 439 correlations in 348 laboratories. Arch Pathol Lab Med, 1996, 120(6): 523-531.

[7] Atkins KA, Jeronimo J, Stoler MH, et al. Description of Patients With Squamous Cell Carcinoma in the Atypical Squamous Cells of Undetermined Significance/ Low Grade Squamous Intraepithelial Lesion Triage Study. Cancer, 2006, 108(4): 212-221.

[8] Bofin AM, Nygard JF, Skare JB, et al. Papanicolaou Smear History in Women With Low-Grade Cytology Before Cervical Cancer Diagnosis. Cancer Cytopathol, 2007, 111: 210-216.

[9] Solomon D, Breen N, McNeel T. Cervical cancer Screening Rates in the United States and the Potential Impact of Implementation of Screening Guidelines. CA Cancer J Clin, 2007, 57(2): 105-111.
[10] The Atypical Squamous Cells of Undetermined Significance/ Low Grade Squamous Intraepithelial Lesions Triage Study. Human Papillomavirus Testing for Triage of Women With Cytologic Evidence of Low-Grade Squamous Intraepithelial lesions: Baseline Data From a Randomized Trial. J natl Cancer Inst, 2000, 92: 397-402.
[11] Weir MM, Bell DA. Transitional cell metaplasia of the cervix: a newly described entity in cervicovaginal smears.Diagn Cytopathol, 1998, 18(3): 222-226.
[12] ACOG Practice Bulletin. Clinical management guideline for obstetrician-gynecologists. Management of abnormal cervical cytology and histology. Obstet Genecol, 2008, 112: 1419-1444.
[13] Mount S, Harmon M, Eltabbakh G, et al. False positive diagnosis in conventional and liquid-based cervical specimens. Acta Cytol, 2004, 48(3): 363-371.
[14] Levine PH, Elgert PA, Mittal K. False-positive squamous cell carcinoma in cervical smears: Cytologic-histologic correlation in 19 cases. Diagn Cytopathol, 2003, 28(1): 23-27.
[15] Cox JT. Management of atypical squamous cells of undetermined significance and low grade squamous intraepithelial lesion by human papillomavirus testing. Best Pract Res Clin Obstet Gynaecol, 2001, 15: 715-741.
[16] Crum CP. Dynamics of human papillomavirus infection between diagnosis and therapy: results from the Zyc101A therapeutic trial of high grade cervical intraepithelial neoplasia. N Engl J Med, 2003; J Infect Dis, 2004, 189: 1348- 1354.
[17] Stoler MH, Schiffman M. Interobserver reproducibility of cervical cytologic and histologic interpretations: realistic estimates from the ASC-LSIL Triage Study. JAMA, 2001, 285: 1500-1505.
[18] Wright TC, Cox JT, Massad LS, et al. 2001 Consensus Guidelines for the management of women with cervical cytological abnormalities. JAMA, 2002, 287(16): 2120-2129.
[19] ASCUS-LSIL Traige Study (ALTS) Group. Results of a randomized trial on the management of cytology interpretations of atypical squamous cells of undetermined significance. Am J Obstet Gynecol, 2003, 188: 1383-1392.
[20] Selvaggi SM. ASC-US and high-risk HPV testing: performance in daily clinical practice. Diagn Cytopathol, 2006, 34: 731-733.
[21] Boardman LA, Weitzen S, Stanko C. Atypical squamous cells of undetermined significance, human papillomavirus, and cervical intraepithelial neoplasia 2 or 3 in adolescents: ASC-US, age, and high-grade cervical neoplasia. J Low Genit Tract Dis, 2006, 10: 140-145.
[22] Ko V, Tambouret RH, Kuebler DL, et al. Human papillomavirus testing using hybrid capture II with SurePath collection: initial evaluation and longitudinal data provide clinical validation for this method. Cancer, 2006, 108: 468-474.
[23] Giovannelli L, Capra G, Lama A, et al. Atypical squamous cells of undetermined significance-favor reactive compared to atypical squamous cells of undetermined significance-favor dysplasia: association with cervical intraepithelial lesions and human papillomavirus infection. J Clin Virol, 2005, 33: 281-286.
[24] Srodon M, Parry Dilworth H, Ronnett BM. Atypical squamous cells, cannot exclude high-grade squamous intraepithelial lesion: diagnostic performance, human papillomavirus testing, and follow-up results. Cancer, 2006, 108: 32-38.
[25] Eltoum IA, Chhieng DC, Roberson J, et al. Reflex human papilloma virus infection testing detects the same proportion of cervical intraepithelial neoplasia grade 2-3 in young versus elderly women. Cancer, 2005, 105: 194-198.
[26] Bian ML, Chen QY, Zhang XY, et al. Evaluation of clinical management strategies for atypical squamous cells of undetermined significance in cervical cytology. Zhonghua Yi Xue Za Zhi, 2006, 86: 2339-2342.
[27] Guo YL, You K, Geng L, et al. Use of high-risk human papillomavirus DNA testing to deal with atypical squamous cells undetermined significance and low squamous intraepithelial lesion. Beijing Da Xue Xue Bao, 2006, 38: 480- 482.
[28] Rosario D, Zahn CM, Bush AC, et al. The significance of high-risk human papillomavirus detection in women aged > or = 50 years with atypical squamous cells of undetermined significance cytologic preparations. Cancer, 2007, 111: 487-490.
[29] Evans MF, Adamson CSC, Papillo J, et al. Distribution of human papillomavirus types in ThinPrep papanicolaou tests classified according to the Bethesda 2001 terminology and correaltions with patient age and biopsy outcomes. Cancer, 2006, 106: 1054-1064.
[30] Zhao C, Elishaev E, Yuan KH, et al. Very low human papillomavirus DNA prevalence in mature women with negative computer-imaged liquid-based Pap

tests. Cancer, 2007, 111: 292-297.
[31] Zhao C, Austin RM. Human papillomavirus DNA detection in ThinPrep Pap test vials is independent of cytologic sampling of the transformation zone. Gynecol Oncol, 2007, 107: 231-235.
[32] Armah H, Austin RM, Dabbs D, et al. Follow-up findings for women with human papillomavirus-positive and atypical squamous cells of undetermined significance screening test results in a large women's hospital practice. Arch Pathol Lab Med, 2009, 133(9): 1426-1430.
[33] Bandyopadhyay S, Austin RM, Dabbs D, et al. Adjunctive human papillomavirus DNA testing is a useful option in some clinical settings for disease risk assessment and triage of females with ASC-H Papanicolaou test results. Arch Pathol Lab Med, 2008, 132(12): 1874-1881.
[34] Zhao C, Zhao S, Heider A, et al. Significance of high risk HPV DNA detection in women 50 and older with squamous cell Pap test abnormalities. Arch Pathol Lab Med, 2010, 134: 1130-1135.
[35] Sherman ME, Castle PE, Solomon D. Cervical Cytology of atypical squamous cells -cannot exclude high grade squamous intra-epithelial lesion (ASC-H): Characteristics and histologic outcomes. Cancer (Cytopathol), 2006, 108: 298-305.
[36] Wu HH, Allen SL, Kirkpatrick JL, et al. Reflex high-risk human papilloma virus DNA test is useful in the triage of women with atypical squamous cells cannot exclude high-grade squamous intraepithelial lesion. Diagn Cytopathol, 2006, 34: 707-710.
[37] Stany MP, Bidus MA, Reed EJ, et al. The prevalence of HR-HPV DNA in ASC-US Pap smears: A military population study. Gynecol Oncol, 2006, 101: 82-85.
[38] Shidham VB, Kumar N, Narayan R, et al. Should LSIL with ASC-H (LSIL-H) in cervical smears be an independent category? A study on Surepath specimens with review of literature. CytoJournal, 2007, 4: 7.
[39] Owens CL, Moats DR, Burroughs FH, et al. "Low-grade squamous intraepithelial lesion, cannot exclude high-grade squamous intraepithelial lesion" is a distinct cytologic category. Am J Clin Pathol, 2007, 128: 398-403.
[40] Solomon D, Breen N, McNeel T. Cervical cancer screening rates in the United States and the potential impact of implementation of screening guidelines. CA Cancer J Clin, 2007, 57(2): 105-111.
[41] McHale MT, Soutjer J, Elkas JC, et al. Is atypical squamous cells that cannot exclude high-grade squamous intraepithelial lesion clinically significant? J Low Genit Tract Dis, 2007, 11: 86-89.
[42] Barreth D, Schepansky A, Capstick V, et al. Atypical squamous cells-cannot exclude high- grade squamous intraepithelial lesion (ASC-H): a result not to be ignored. J Obstet Gynaecol Can, 2006, 28: 1095- 1098.
[43] Shidham VB, Kumar N, Narayan R, et al. Should LSIL with ASC-H (LSIL-H) in cervical smears be an independent category? a study on SurePath specimens with review of literature. CytoJournal, 2007, 4: 7.
[44] Owen CL, Moats DR, Burroughs FH, et al. "Low-grade sqaumous intraepithelial lesion, cannot exclude high-grade squamous intraepithelial leison" is a distinct cytologic category: histologic outcomes and HPV prevalence. Am J Clin Pathol, 2007, 128: 398-403.
[45] Alsharif M, Kjeldahl K, Curran C, et al. Clinical significance of the diagnosis of low-grade squamous intraepithelial leison, cannot exclude high-grade squamous intraepithelial leison. Cancer (cytopathol), 2009, 117: 92-100.
[46] Heider, Austin RM, Zhao C (correspondence author). Data From a Large University Womens Hospital Practice Support ASCCP Guidelines Citing HPV Triage As An Option with LSIL Cytology for Older Women. Acta Cytol . in print.
[47] Zheng B, Li Z, Liang X, et al. Cervical Cytology Reporting Rates from China's Largest College of American Pathologists-Certified Laboratory with a Focus on Squamous Cell Carcinoma Cytology and Its Histopathological Follow-Up Results. Acta Cytol. 2015, 59(5):399-404.
[48] Tao X, Austin RM, Zhang H, et al. Pap Test Reporting Rates for Conventional Smear and Liquid-Based Cervical Cytology from the Largest Academic Women's Hospital in China: Analysis of 1,248,785 Pap Test Reports. Acta Cytol. 2015, 59(6):445-451.
[49] Zheng B, Austin RM, Liang X. et al. PPV of HSIL cervical cytology result in China's largest CAP-certified laboratory. JASC 2015, 4:84-89.
[50] Zheng B, Austin RM, Liang X, et al. Bethesda System reporting rates for conventional Papanicolaou tests and liquid-based cytology in a large Chinese, College of American Pathologists-certified independent medical laboratory: analysis of 1394389 Papanicolaou test reports. Arch Pathol Lab Med. 2015, 139(3): 373-377.
[51] Barron S, Li Z, Austin RM, et al. Low-grade squamous intraepithelial lesion/cannot exclude high-grade squamous intraepithelial lesion (LSIL-H) is a unique category of cytologic abnormality associated with distinctive HPV and histopathologic CIN 2+

detection rates. Am J Clin Pathol. 2014, 141(2):239-246.

[52] Barron S, Austin RM, Li Z, et al. Follow-up outcomes in a large cohort of patients with HPV-negative LSIL cervical screening test results. Am J Clin Pathol. 2015, 143(4): 485-491.

[53] Cohen D, Austin RM, Gilbert C, et al. Follow-up outcomes in a large cohort of patients with human papillomavirus-negative ASC-H cervical screening test results. Am J Clin Pathol. 2012, 138(4): 517-523.

[54] Massad LS, Einstein MH, Huh WK, et al. 2012 updated consensus guidelines for the management of abnormal cervical cancer screening tests and cancer precursors. Obstet Gynecol. 2013, 121(4): 829-846.

[55] Tao X, Austin RM, Zhang H, et al. Histopathologic Follow-up and Human Papillomavirus Test results with High Grade Squamous Intraepithelial Lesion Papanicolaou Test Results in China's Largest Academic Woman's Hospital.Cancer Cytopathol. Accepted in August, 2017.

# 第十章
# 腺上皮细胞异常

*赵澄泉（Zhao C）杨　敏　李　青*

## 第一节　概述

### 一、简介

通常，女性下生殖道腺上皮包括宫颈管、子宫腔及输卵管的内衬上皮，即对应的宫颈管内膜、子宫内膜和输卵管内膜。20 世纪 50 年代，鳞状细胞癌占所有宫颈癌的 95%，随着宫颈巴氏细胞学筛查在发达国家的广泛应用，宫颈鳞癌的发病率和所占宫颈癌的比例显著下降。但宫颈管腺癌的发病率无论相对还是绝对都增加了。目前在发达国家，宫颈管腺癌约占所有宫颈癌的 20% ~ 30%。

20 世纪 80 年代以前，异常腺上皮在巴氏涂片很少见，主要因为刮板和拭子采样方法的影响及人们对异常腺上皮认识不足。宫颈刷采样法的引进始于 20 世纪 80 年代，这种刷子的刷毛不仅可以刷取宫颈表面上皮，而且能够采集到较高部位的宫颈管内膜及深部腺隐窝上皮，甚至子宫下段腺上皮。尽管越来越多的宫颈鳞癌及癌前病变因为巴氏试验而被检测出来，但巴氏筛查宫颈管腺癌敏感性远差于宫颈鳞癌，巴氏筛查最初的目的是为了预防宫颈鳞癌的发生。

### 二、宫颈鳞癌易于筛查的原因

（1）鳞癌有确定的癌前病变，即鳞状上皮内瘤变 3 级（CIN3）。

（2）CIN3 相对常见。

（3）从 CIN 发展到鳞癌的间期一般相对较长。

（4）阴道镜检查易于发现鳞状上皮病变。

（5）HPV 的检测。

（6）可治疗。

### 三、宫颈管腺癌筛查的事实

（1）正如 CIN3 被认为是浸润性鳞癌的癌前病变一样，AIS 被认为是浸润性腺癌的癌前病变。

（2）AIS 相对少见，从原位癌到浸润癌的间期长短不一，无明确时间间隔，不同患者差异较大。有的患者从 AIS 发展至浸润癌可能只需很短时间。

（3）位置：AIS 常起始于宫颈移行区，这种病变通常涉及表浅宫颈管延伸入深部腺隐窝。AIS 易呈局灶性和多灶性，可生长于宫颈管的上端，不易被检查发现，也很难取样。

（4）在巴氏制片中判读腺细胞异常与否极富挑战性，因为恶性腺上皮可能在细胞学很温和，看起来像良性，而良性反应性宫颈腺细胞可能被误判读为非典型性或恶性。

如上所述，宫颈细胞学主要筛查鳞状上皮内病变和鳞癌，因为取样及诠释问题，其筛查腺上皮病变的敏感性和特异性均很低。TBS 分类非典型腺上皮细胞（AGC）涵盖了所有不确定的腺上皮细胞改变，包括不肯定的良性或反应性以及不确定的腺上皮肿瘤。

### 四、腺上皮细胞异常的种类

1. 非典型腺细胞（AGC）

（1）非典型腺细胞，倾向于宫颈管腺细胞。

（2）非典型腺细胞，倾向于子宫内膜腺细胞。

（3）非典型腺细胞，来源不确定。

2. 非典型腺细胞，倾向于肿瘤

（1）非典型宫颈管腺细胞（AEC），倾向于肿瘤。

（2）非典型腺细胞（AGC），倾向于肿瘤。

3. 宫颈管原位腺癌（AIS）

4. 腺癌

（1）宫颈管腺癌。

（2）子宫内膜腺癌。

（3）子宫外腺癌。

（4）腺癌，来源不确定。

理论上，如果能够早期检测发现AIS，宫颈浸润性腺癌就可以预防。实际上，尽管20世纪70年代初对AIS及浸润性腺病变的细胞学诊断标准就有较详尽的描述，80年代AGC被写入TBS判读系统，90年代AIS也被加入TBS，然而从流行病统计学的角度看，巴氏试验在降低腺癌发病率方面的作用仍然比较小。

# 第二节　宫颈管原位腺癌

## 一、简介

宫颈管原位腺癌（endocervical adenocarcinoma in situ，AIS）是一种具有特征性的细胞核增大、深染、复层排列及核分裂象，但无间质浸润的高级别宫颈管腺上皮病变。AIS被认为是浸润性腺癌的癌前病变，其和腺癌的关系如同鳞状上皮内病变（SIL/CIN）和鳞状细胞癌。G. Hauser医生早在1894年就描述了宫颈非浸润性恶性腺病变，但AIS概念是在1953年由Friedell和McKay首次提出。20世纪70年代末和80年代AIS被广泛认同接受，主要归功于澳大利亚学者们发表的有明确组织学诊断结果的大样本研究。直到2001年TBS系统才将AIS列为单独的诊断类别，大量研究表明，AIS的细胞学判读标准准确可靠且具有很好的重复性。

## 二、宫颈管原位腺癌（AIS）为宫颈浸润性腺癌癌前病变的确切证据

（1）宫颈管原位腺癌和浸润性腺癌具有相似的细胞形态学特征。

（2）浸润性腺癌常同时伴有AIS区域。

（3）已有AIS进展为浸润性腺癌的案例报道。

（4）罹患AIS女性比浸润性腺癌女性年轻5～20岁，平均年轻7～13岁。

（5）浸润性腺癌女性的回顾性宫颈活检中发现有AIS存在，这些病变最初常被诊断为阴性。

（6）AIS和浸润性腺癌都可以检测出相似比例的HPV 16和18。

## 三、宫颈管原位腺癌（AIS）发病率

相比于CIN 3，AIS少见得多。1991～1995年美国白人女性所有宫颈原位鳞癌的发病率为41.4 /10万，而同期AIS的发病率只有1.25/10万。尽管AIS总体发病率仍然很低，但从20世纪70年代到90年代其发病率已经增加大约6倍之多。

## 四、宫颈管原位腺癌（AIS）细胞形态学特征

AIS细胞学特征包括低倍结构特征及高倍细胞质和细胞核特征（图10-1～10-6）。结构异常的特征性表现为细胞排列的无序和明显拥挤。异常细胞群通常有三种结构：菊形团腺腔样、假复层排列、羽毛状边缘的三维立体或合胞体样聚合体。单个细胞也可同时存在，但常不引人注意。真正的羽毛状边缘是AIS最特异的表现，但并不常见。需要注意的是：假性羽毛状边缘（胞质丛状排列形成的羽状轮廓）可见于许多良性及其他癌前病变，没有特异性。

巴氏制片AIS细胞核异常类似于组织学，特征性地表现为：细胞核拉长（雪茄烟样外形），椭圆形、深染、中等程度粗糙的染色质颗粒。但部分病例可能表现为染色质淡染，导致假阴性诊断。细胞核质比增高，但对同一特定病例，其细胞大小和形状变化不大。

细胞核直径从8～10μm（子宫内膜样型）到20～30μm不等。一半以上病例可见核仁，但通常不显著并且只见于少数细胞，大核仁在AIS非常罕

见甚至不存在，显著的核仁常提示为浸润性腺癌。

核分裂象和凋亡小体常常可见，并且对诊断有提示作用，但核分裂象出现并不是诊断AIS的必要条件。尽管反应性/修复性和其他良性宫颈管内膜细胞也可能具备有丝分裂活性，但总体来说核分裂象在正常宫颈管腺细胞相当罕见。

细胞质为典型的细颗粒状，嗜双染或嗜碱性，细胞质边界不清。通常细胞分泌黏液显著减少。炎症背景常见，但肿瘤素质常常缺乏。AIS常与高级别鳞状上皮内瘤变（CIN2/3）相关。本文作者最近基于Magee妇女医院的研究数据表明：98例宫颈浸润性腺癌，85例（86.7%）同时伴有宫颈AIS，并且AIS和浸润性腺癌同时存在的265例宫颈腺肿瘤，近50%病例同时合并CIN2/3。

AIS细胞学特征小结如下。

1. 深染拥挤细胞群
2. 腺分化
   —柱状细胞
   —菊形团样
   —假复层
   —羽状
3. 肿瘤性胞核
   —深染
   —拥挤和重叠
   —核增大，大小不等
   —核仁不显著
   —核分裂象和凋亡小体
4. 无肿瘤素质

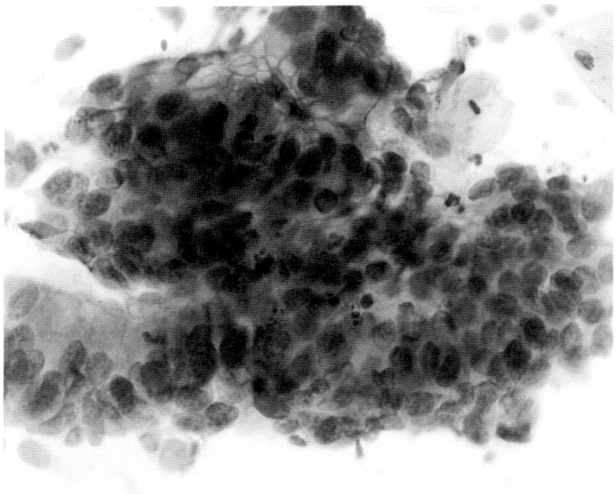
A

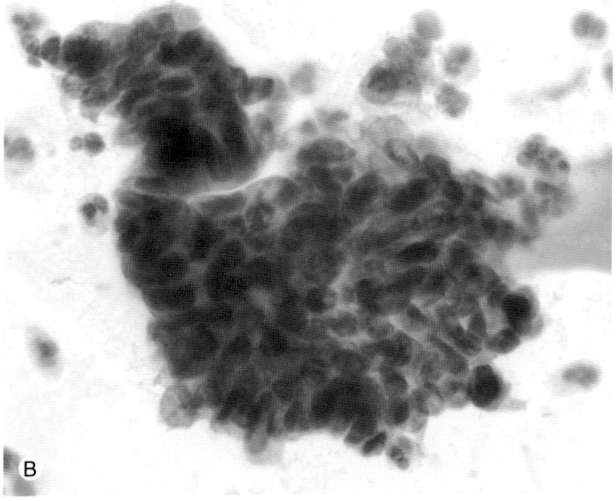


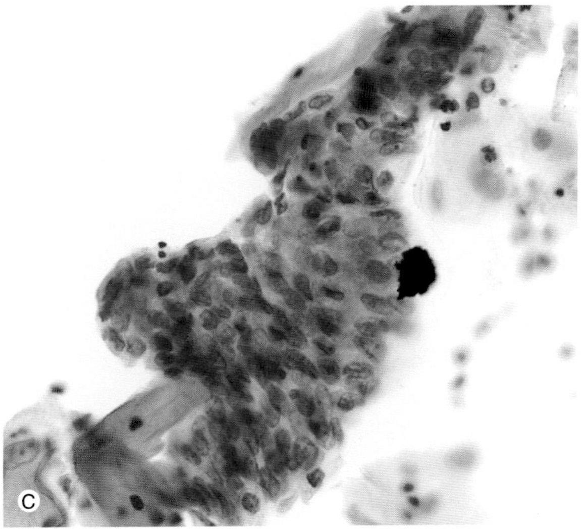


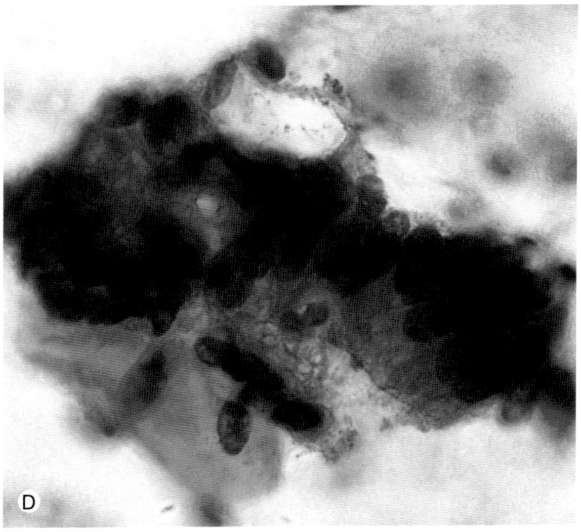


图 10-1（1） AIS-栅栏状（A~D）

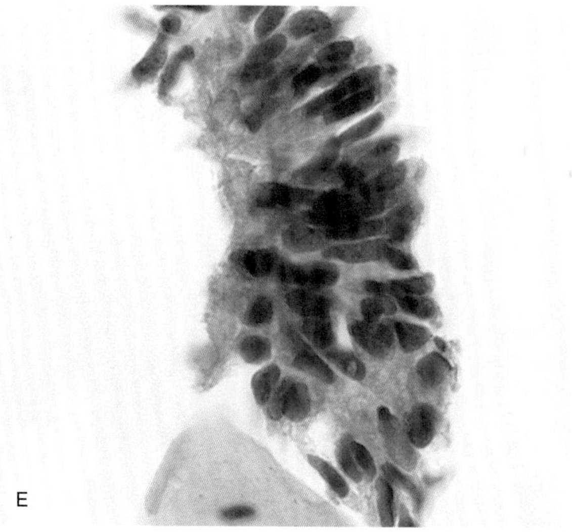


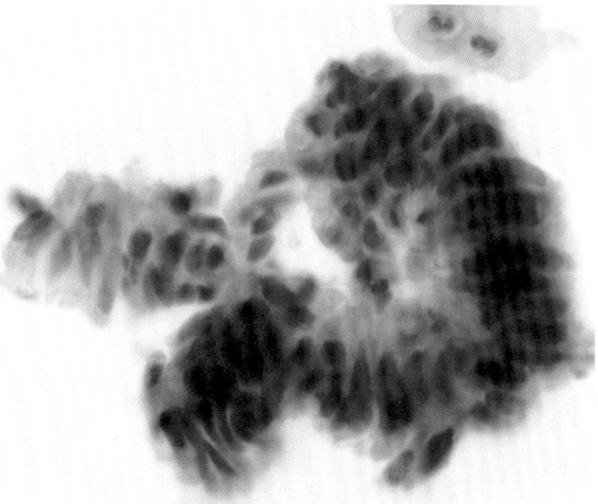


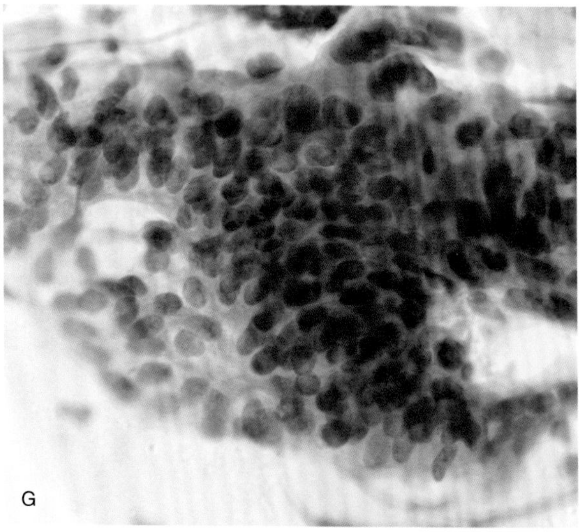


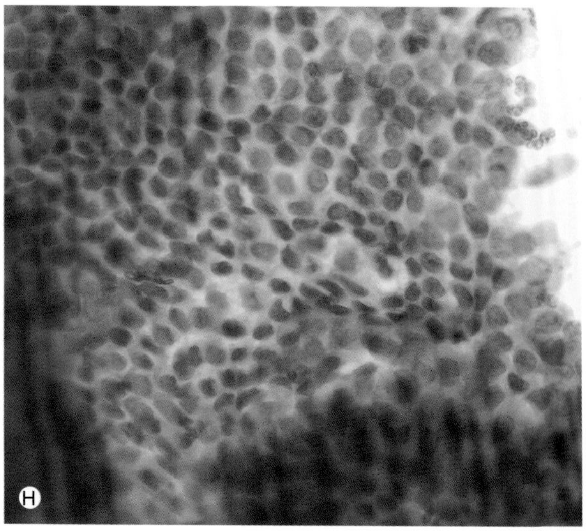


图 10-1（2） AIS-栅栏状（E~H）

AIS呈典型的腺样排列。细胞核复层、拥挤、平行排列（A~G）。除子宫内膜样型AIS（H）外，大多数AIS细胞核狭长或卵圆形，有极性，位于基底部

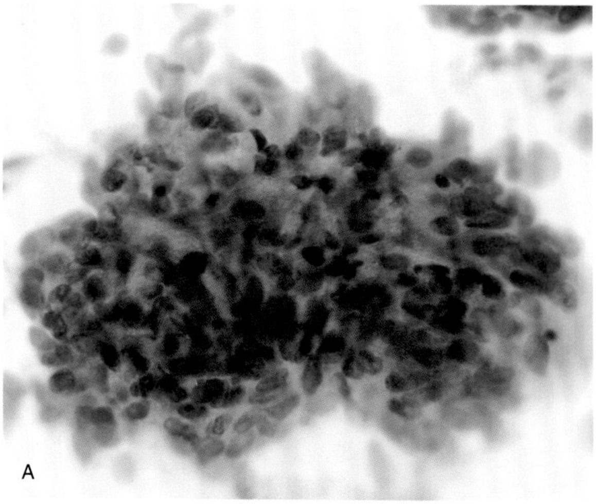


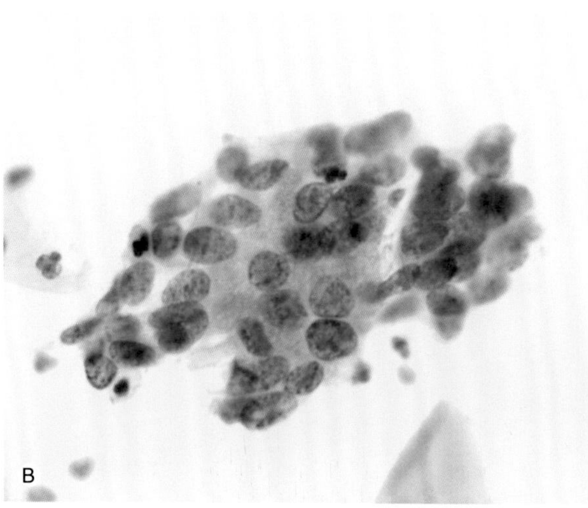


图 10-2（1） AIS -腺泡状/花环状（A~B）

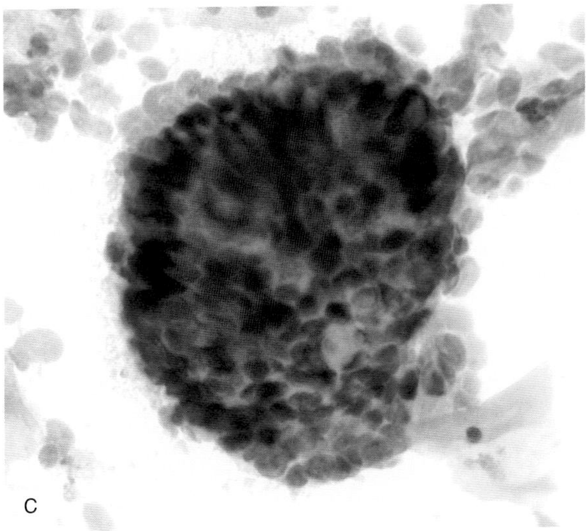

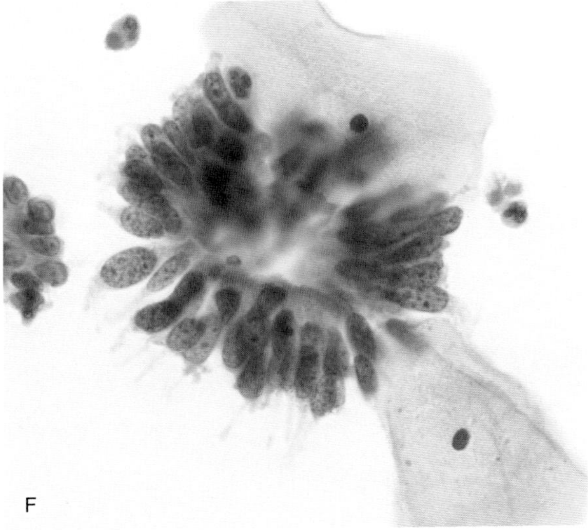

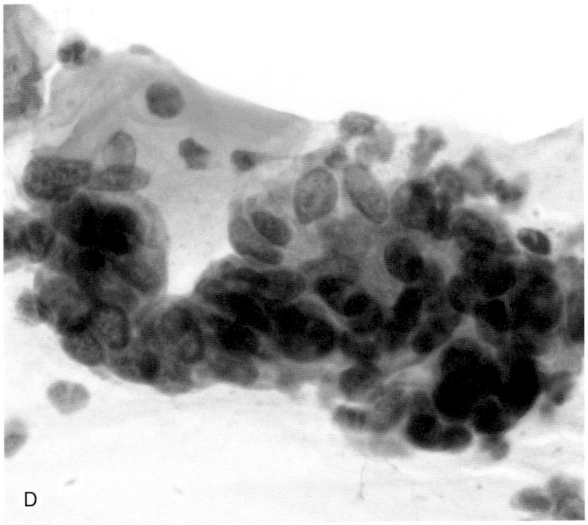

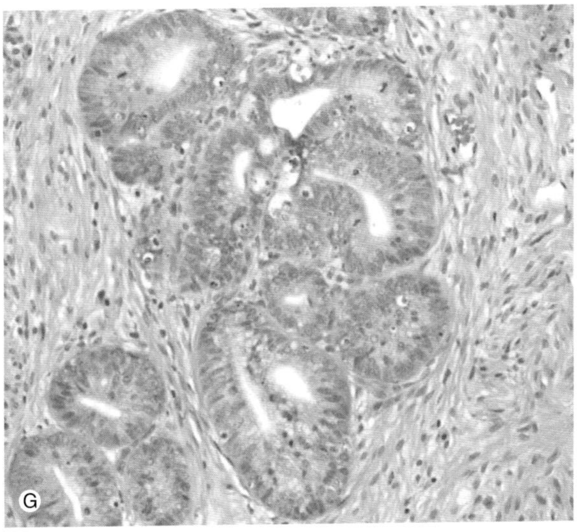

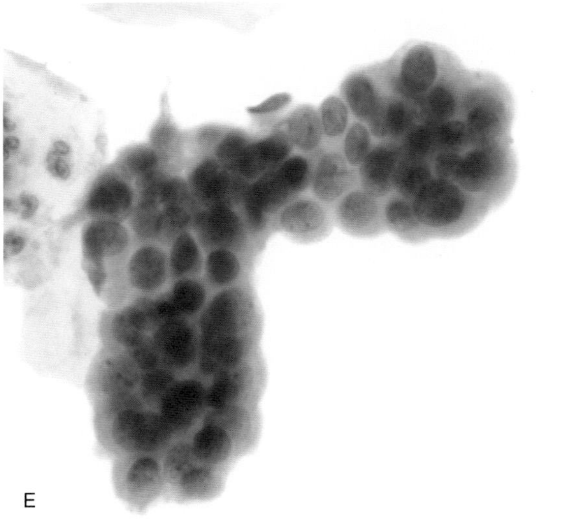

图 10-2（2） AIS －腺泡状/花环状（C~G）

AIS显示腺样分化的另一结构特征。（如果平铺）细胞核位于外围，形成腺样结构（A~E）或花环状（F）。如果形成三维立体结构则呈球形细胞团。图G示组织学AIS

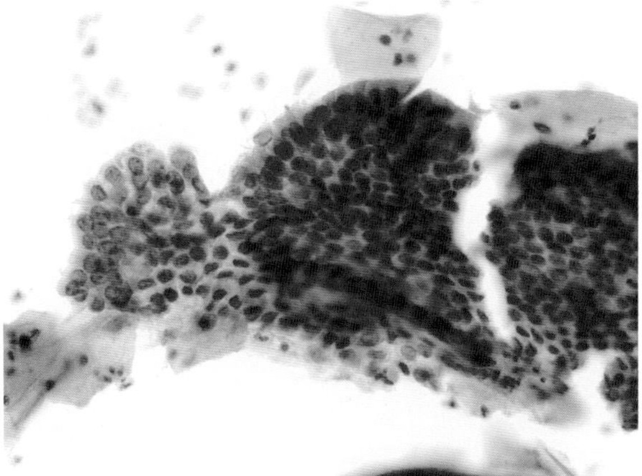

图 10-3（1） AIS －羽毛状边缘（A）

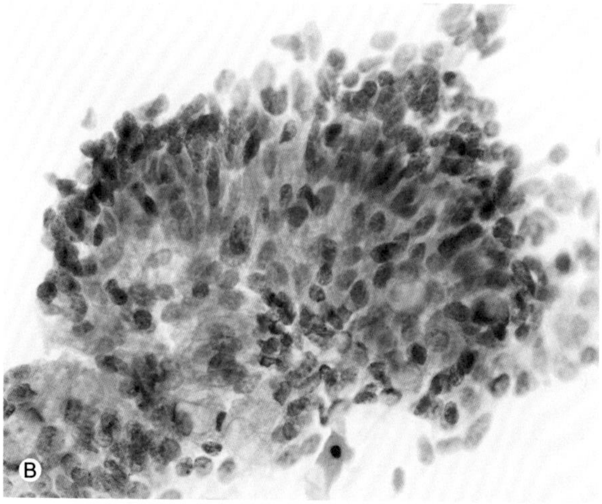

B

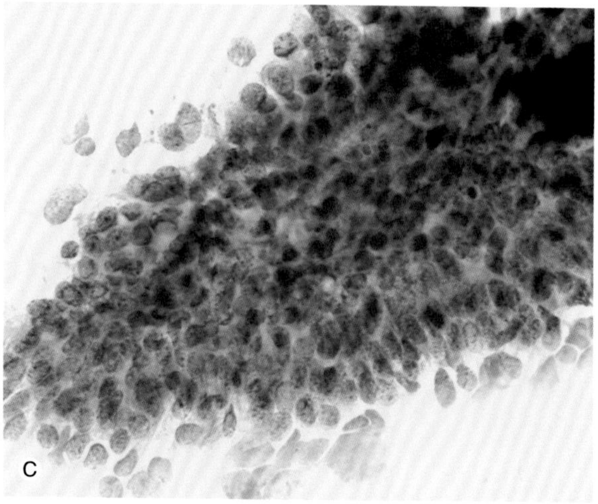

C

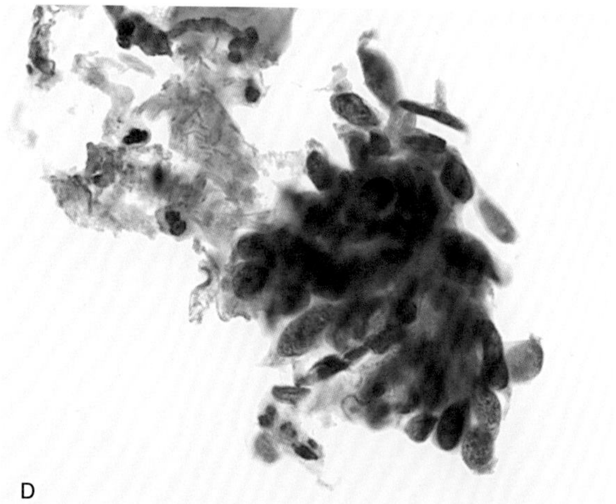

D

图 10-3（2） AIS －羽毛状边缘（B~D）

羽毛状结构是AIS典型的结构特征之一。细胞核因为过度拥挤从基底膜处分裂，从细胞质边缘伸出，形成羽毛状边缘（A~D）。传统涂片将细胞直接涂抹于玻片，因此伸出的细胞核（羽毛状边缘）这一特征更明显。羽毛状边缘对AIS诊断具有很高的特异性

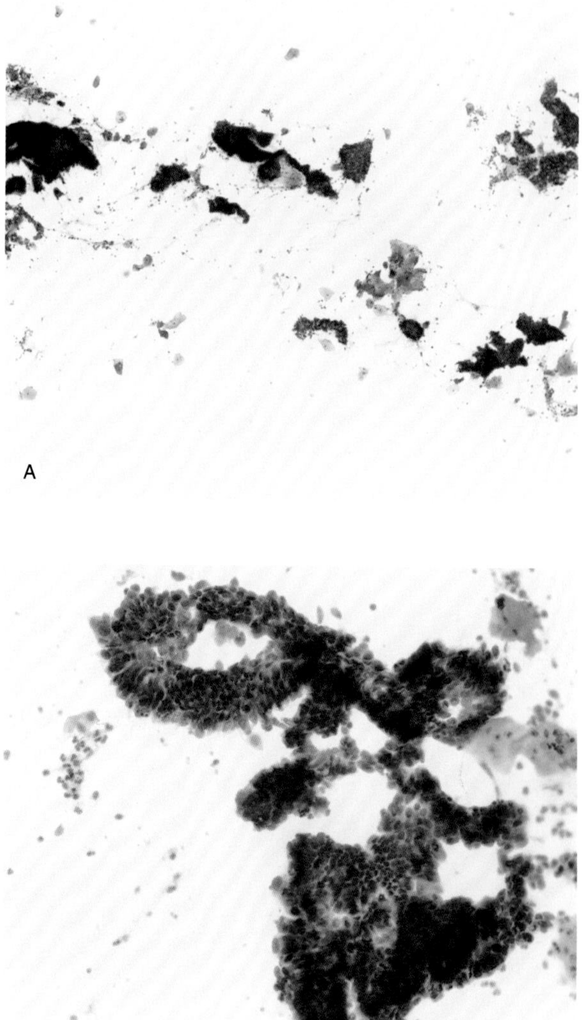

A

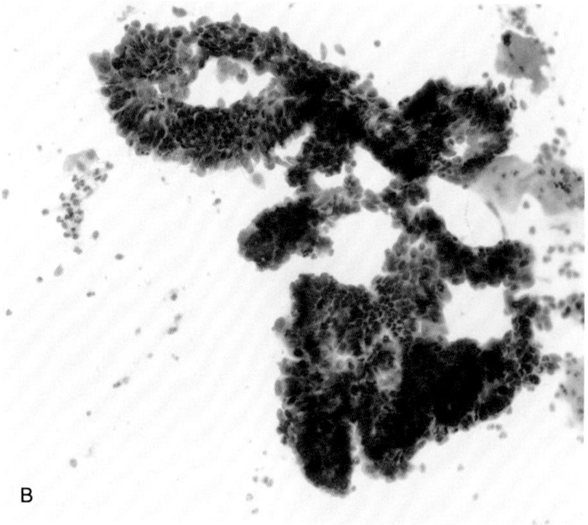

B

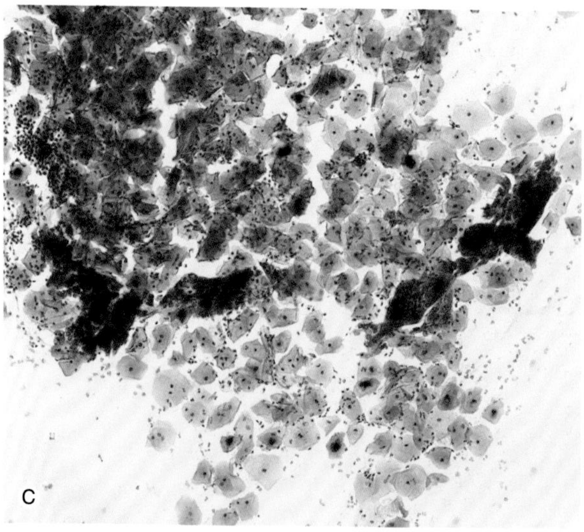

C

图 10-4（1） AIS －复杂的分枝状片段（A~C）

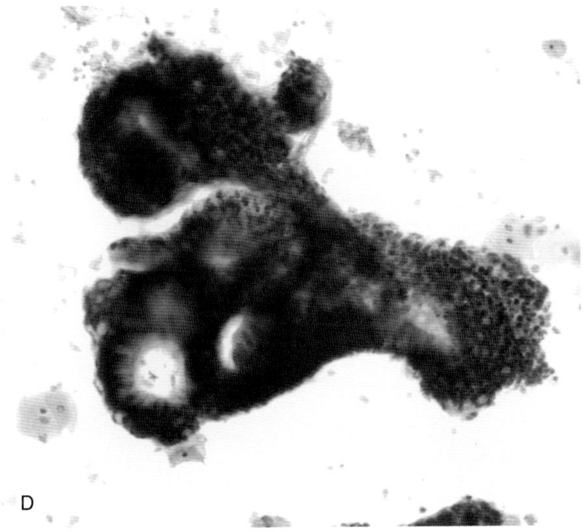


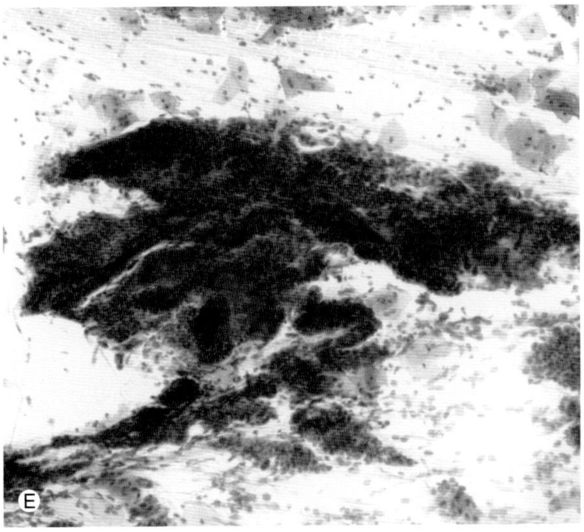


图 10-4（2） AIS －复杂的分枝状片段（D、E）
低倍镜见涂片内含有很多中等或大块组织片段，传统涂片更明显（A~E），因为液基制片中组织片段可能破碎。这些片段呈分支状，也有腺腔边缘

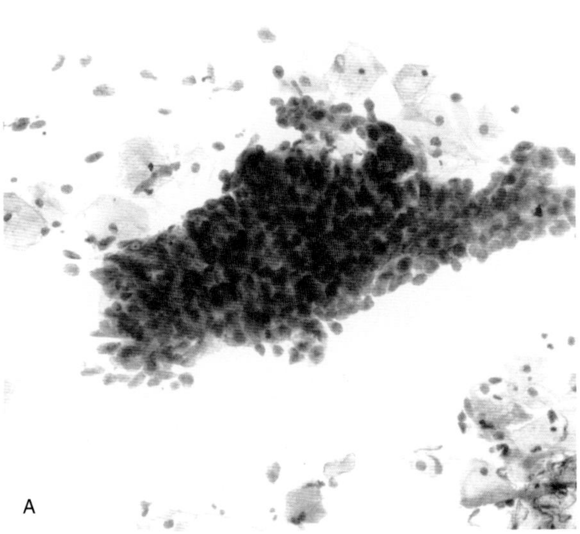


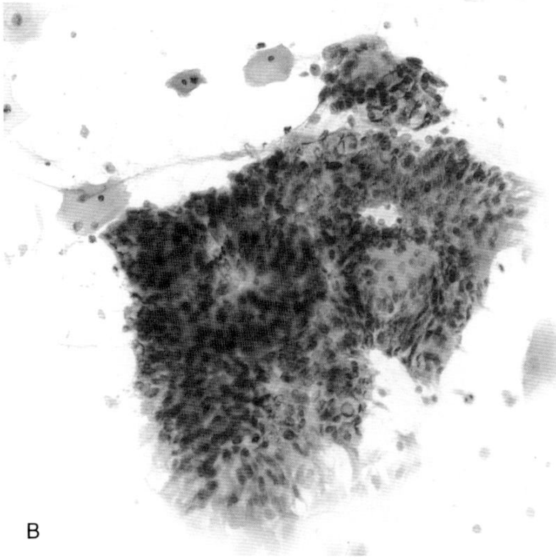


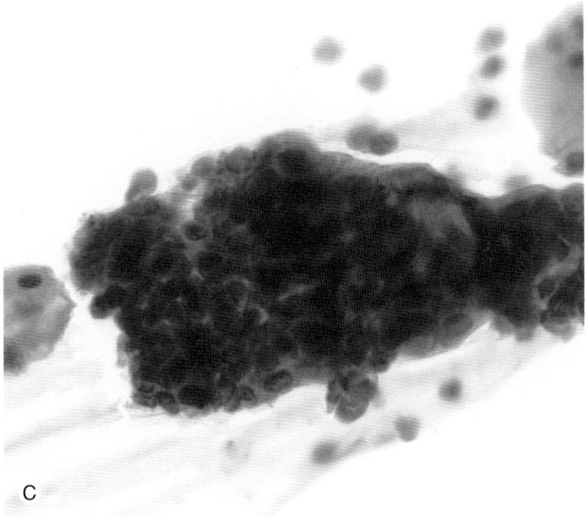


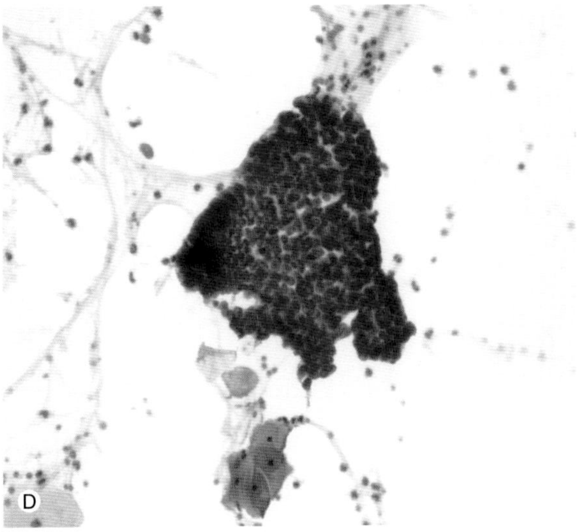


图 10-5（1） AIS －深染细胞团，三维细胞簇（A~D）

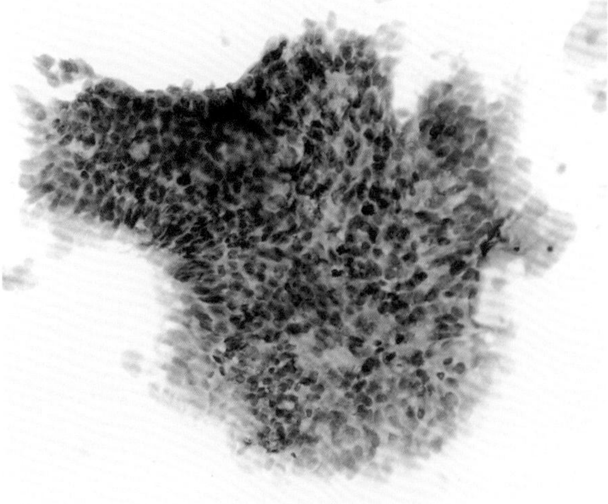

E

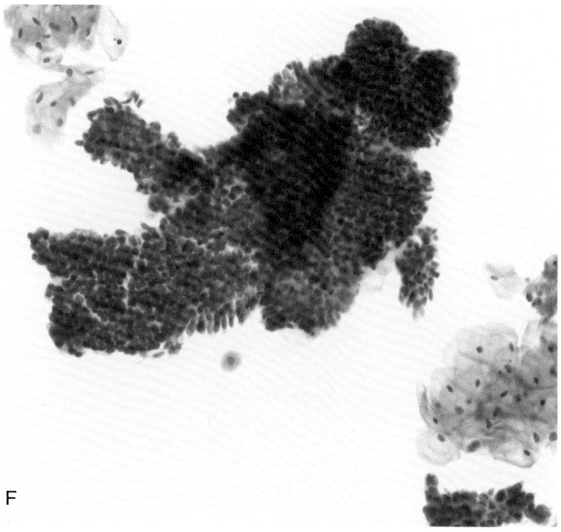

F

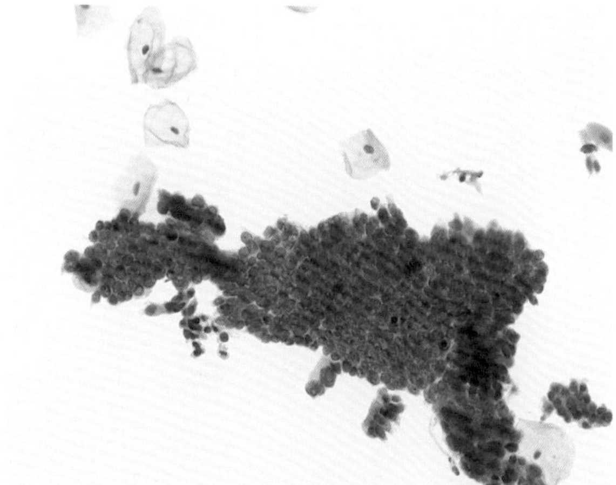

G

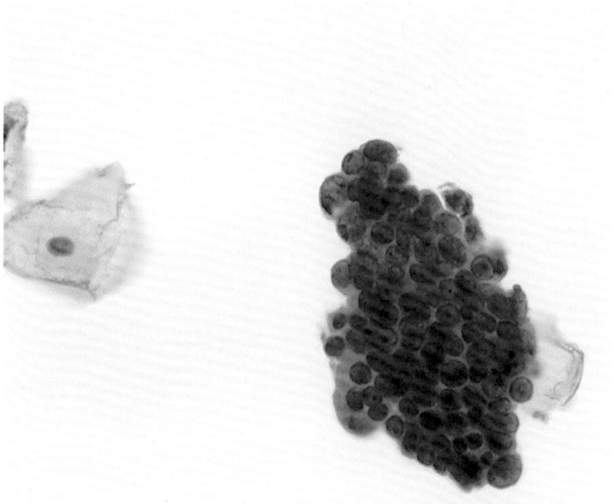

H

图 10-5（2） AIS －深染细胞团，三维细胞簇（E~H）组织片段较厚以及细胞核过度拥挤，形成深染密集的细胞团（HCG）。如果微调焦距，观察不同层面，可见细胞核呈规则的平行排列

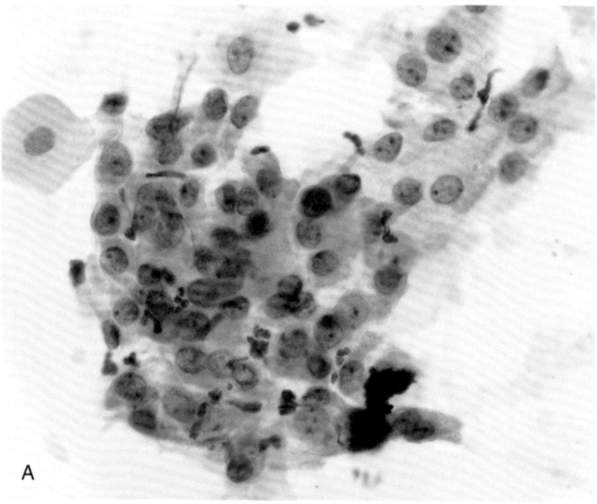

A

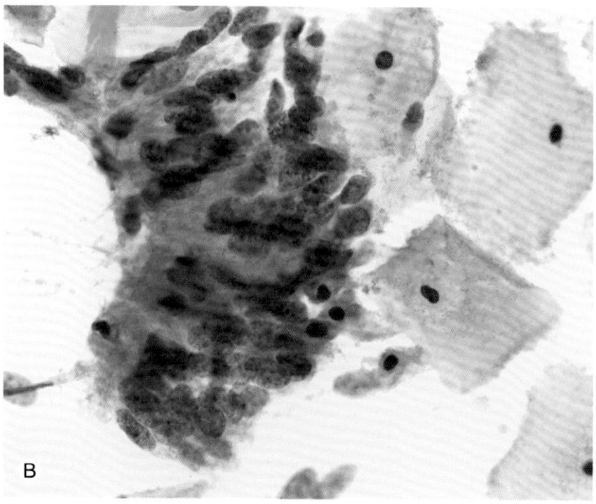

B

图 10-6（1） AIS －核特征（A、B）

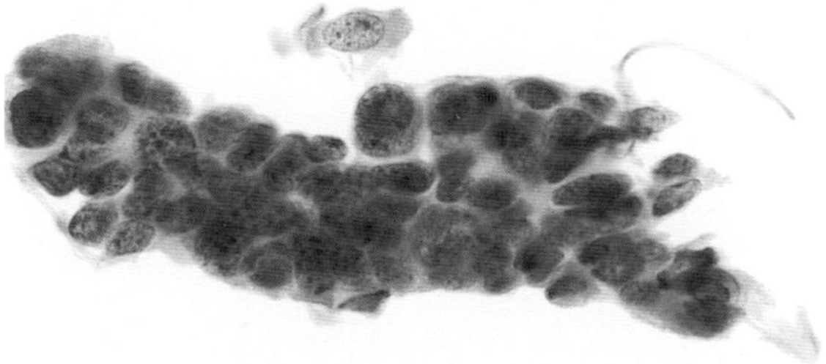

C

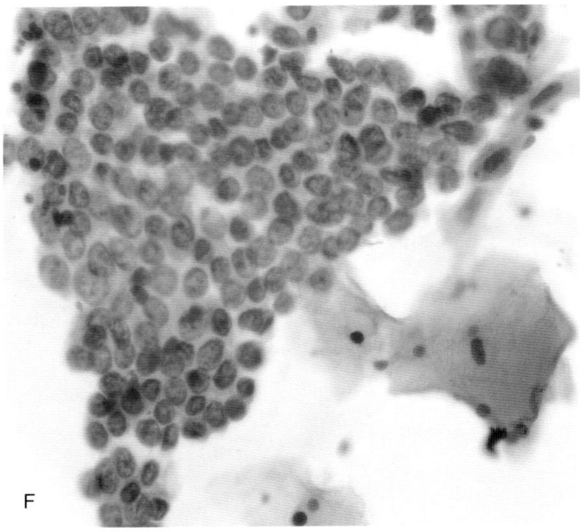

F

图 10-6（2） AIS－核特征（C~F）

AIS细胞核比中层鳞状上皮细胞核稍大。大多数胞核狭长，核染色质粗糙或细颗粒状，常更透亮，但分布均匀（A~D）。核仁缺乏或不明显。子宫内膜样型AIS细胞核呈圆形或卵圆形，胞质稀少（E、F）。核分裂象常见

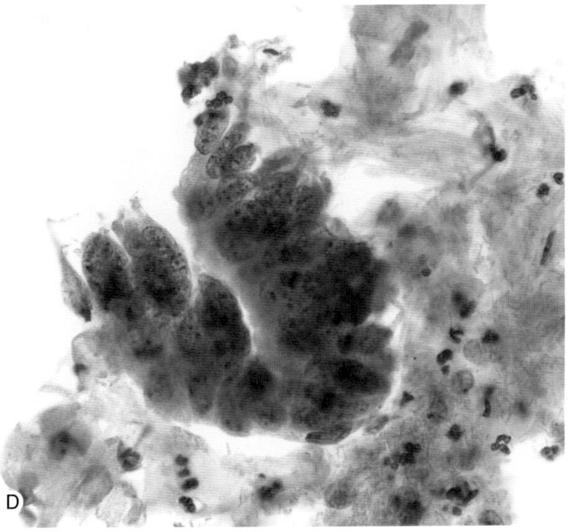

D

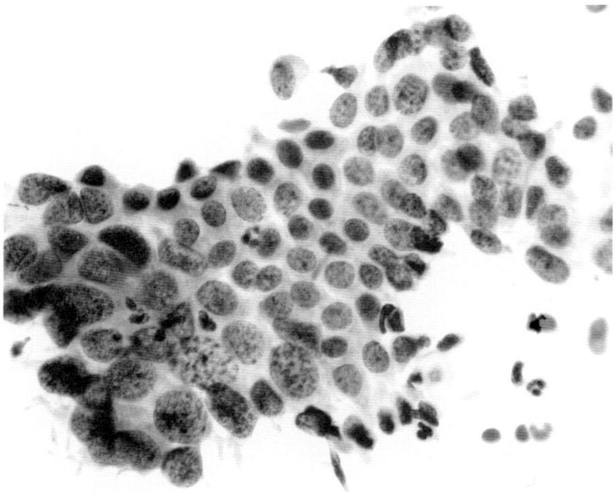

E

## 五、宫颈管原位腺癌（AIS）鉴别诊断

常见AIS的鉴别诊断如下。

—反应性/修复性宫颈管内膜细胞

—高级别鳞状上皮内病变

—输卵管化生

—剥脱的子宫内膜细胞

—子宫下段组织碎片（LUS）

—浸润性腺癌

部分病例的鉴别诊断非常困难，极富挑战性，假阴性和假阳性都可能出现，如果诊断不确定，应判读为AGC而并非AIS。反应性宫颈管腺细胞常见而AIS罕见，二者的鉴别是宫颈细胞学最常见的问题之一。反应性和修复性宫颈管腺细胞的胞核变化较大，胞核轻微拥挤或重叠，无羽毛状边缘；胞核通常为圆形，核膜平滑，染色质匀细。显著的核仁常可见于反应性腺上皮细胞，而典型AIS病例反而极少出现明显核仁。

AIS也可能被误判读为反应性宫颈管腺细胞。同一AIS病例，异常细胞簇中细胞相对单一，即细胞大小和形态相对一致，而反应性宫颈管腺细胞簇中细胞常变化较大。另外，肿瘤性细

胞簇常有胞核重叠或拥挤。但对部分病例来说，这些鉴别相当困难。

某些情况，输卵管化生也可能被误判读为AIS，少数输卵管化生病例可出现类似羽毛状排列和核分裂象，其和AIS的鉴别非常困难，纤毛和终末闭锁堤的存在提示良性。

部分AIS（子宫内膜样AIS）与月经期子宫内膜细胞团相似，但AIS细胞通常保存完好且染色质粗糙，羽毛状排列、菊形团及核分裂象罕见，从不出现于月经期子宫内膜细胞中。子宫下段组织碎片（LUS）也可能和AIS细胞相似，但子宫下段组织碎片的胞核通常排列整齐而有序。

HSIL累及腺体可具有和AIS很多相同的细胞学特征（图10-7），二者均特征性地表现为深染拥挤的细胞群、核分裂象和粗糙的染色质。诊断AIS必须见到明显的腺上皮分化：柱状细胞片段、菊形团和羽毛状边缘。然而，一半以上的AIS同时合并高级别鳞状上皮内病变，所以当我们判读AIS时，必须考虑到腺鳞病变共存的可能性。无论AIS或HSIL病例，都需要做阴道镜检查，所以二者之间的错误判读对患者临床处理没有太大影响。尽管有细胞学判读，最终诊断还是以组织学为准。

AIS和浸润性腺癌之间的鉴别存在很多问题，提示浸润的细胞学特征包括：更多单个细胞出现、细胞明显增大、显著的核仁、肿瘤素质和（或）血性背景，然而这些特征在AIS和腺癌间有重叠，所以细胞学诊断的AIS不能除外浸润性腺癌可能。浸润性癌（包括腺癌和鳞癌）指癌细胞浸润到间质，所以它是组织学而非细胞学诊断，最终需要组织学活检证实。我们必须永远牢记：宫颈细胞学是一种筛查方法，并非最终诊断。

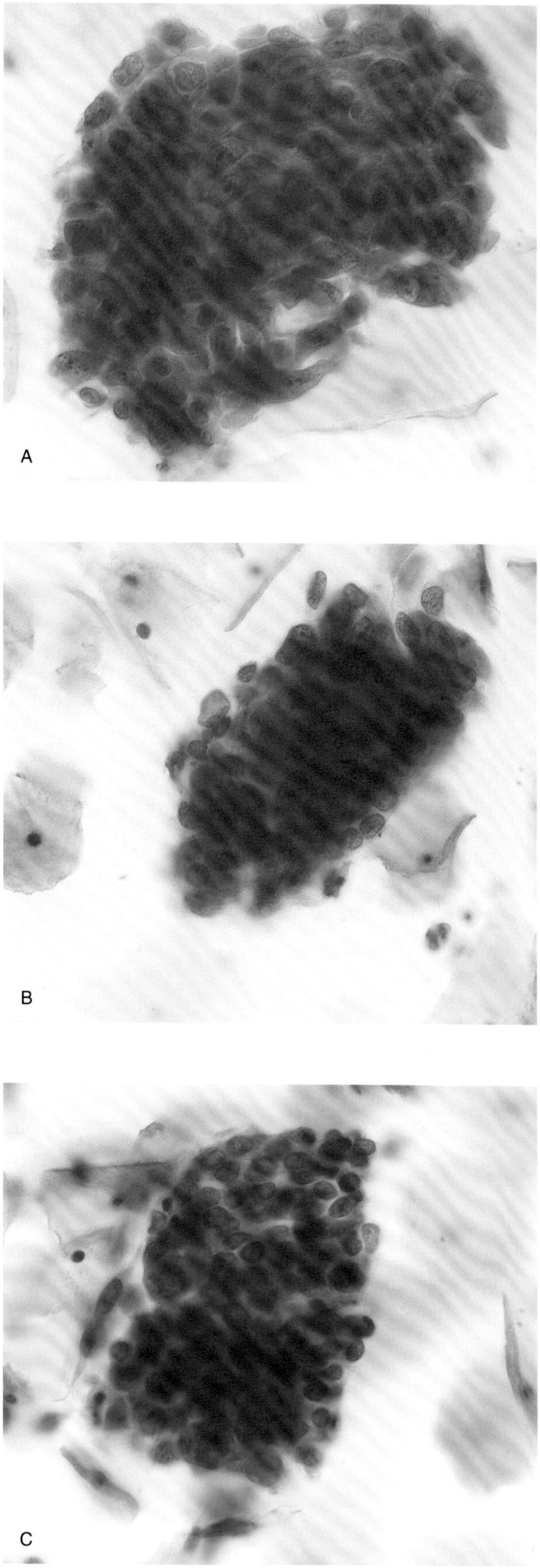


图10-7（1） AIS和HSIL的鉴别诊断（A~C）

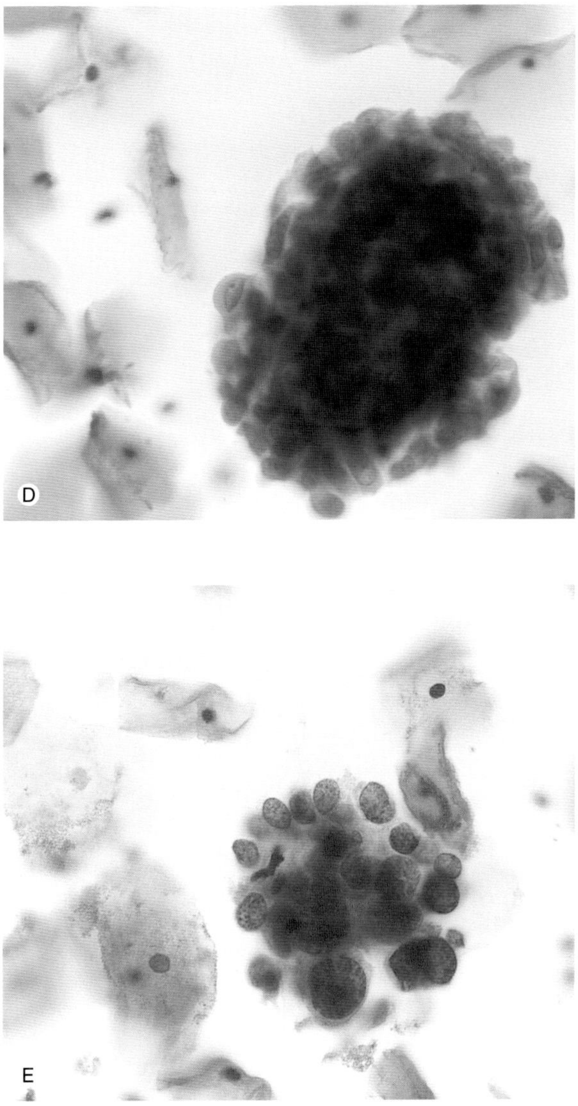

图 10-7（2） AIS和HSIL的鉴别诊断（D、E）
HSIL累及腺体（A~E），其瘤变细胞具有腺细胞特征，并且细胞核可呈栅栏状排列，因此可能类似腺细胞病变

最近美国CAP细胞病理委员会发表了2篇文章，总结CAP宫颈细胞学教育项目中参加者对HSIL和AIS的评估准确性的情况。HSIL误判率仅为3.2%，误判为阴性仅为0.9%。而AIS正确判读仅为50%，43%判读为HSIL及癌性病变，判读为阴性者高达7%。这2个研究充分表明细胞学准确报告AIS相当困难。如将AIS判读为HSIL及其他更严重病变，临床影响很小，因为处理原则相似，患者应得到阴道镜检查，组织活检，但是近7%的病例判读为阴性，临床就会漏诊患者，影响及时的临床处理。

### 六、AIS处理或治疗

美国阴道镜与宫颈病理学会（ASCCP）指南建议：所有细胞学诊断为AIS的女性均需接受阴道镜检查并做宫颈管活检，35岁以上女性或有高危子宫内膜病变因素的所有女性还需要做子宫内膜活检，所谓“高危因素”包括不明原因阴道出血及持续无排卵状态。如果宫颈活检证实存在AIS，但无间质组织浸润，则只需要局部病变切除术，当然要保证切缘阴性。

AIS的治疗和处理不仅富于挑战而且存在争议，多数研究表明：对于大多数AIS患者，局部切除术可以治愈。然而，AIS在阴道镜下可能非常不明显，有时很难界定病变的确切范围，另外AIS常常延伸入宫颈管内相当深的位置，所以很难完全切除病变。AIS也常常是多灶性或“跳跃性”（病变不连续），所以局部切除的阴性切缘并不意味着病变被完全切除。考虑到以上众多因素，子宫切除术也是已育女性AIS治疗的另一个选择。部分研究数据指出，宫颈局部切除术并宫颈管活检也是判断病变是否残留的方法之一。不管怎样，需要强调的是：所有AIS女性应该首先接受宫颈局部切除术，然后再考虑进一步的治疗方案。

## 第三节 宫颈管腺癌

### 一、简介

自从巴氏试验在西方国家广泛应用以来，鳞癌的发病率已经显著降低，然而腺癌的发病率却明显上升，从20世纪70年代至今已增加约两倍。现今美国女性，腺癌已经占浸润性宫颈癌的20%~30%，美国一项大规模人口普查35年研究表明，2006—2007年与1973—1975年相比宫颈腺癌的发生率增加了32.2%，从1.09/10万到2006年的1.44/10万，增加的病例主要见于年轻女性，腺癌平均发病年龄为40~50岁，小于30岁的病例少见，但近年来小于35岁宫颈癌患者宫颈管腺癌发病率有所增加。

大多数宫颈管腺癌患者都可以检测到HPV感染，尤其是HPV 16和18型。腺癌的5年生存率取决于组织学分化程度，高、中和低分化对应的5年生存率分别为92%、73%和66%。异常阴道出血可见于70%～80%病例，部分患者因异常巴氏细胞学检查，组织活检而最终得以确诊。但毋庸置疑的事实是：细胞学筛查检测宫颈鳞癌的敏感性远高于宫颈管腺癌。

## 二、宫颈管腺癌组织分型（2014 WHO分类）

宫颈管腺癌类型很多，主要类型如下。

—宫颈内膜腺癌，普通型最常见

—黏液腺癌，普通型

· 胃型包括微偏

· 肠型

· 印戒细胞型

—子宫内膜样型（约小于5%）

—绒毛腺型

—透明细胞型

—浆液性

—腺鳞混合神经内分泌癌

—中肾管型

—腺样囊性癌

—腺样基底细胞癌

## 三、宫颈管腺癌的细胞学特征

多数浸润性腺癌的细胞学具有AIS的部分特征，但其细胞排列极性可消失，并具有一些其他恶性肿瘤细胞的共性（图10-8～10-11）。

提示浸润的细胞学特征如下。

—肿瘤素质（50%病例可见）

—单个细胞多见

—大而圆的胞核，染色质分布不均

—显著的核仁

—胞质丰富

高分化宫颈管腺癌的细胞学特征近似于AIS，提示浸润的常见特征如上所述。背景中肿瘤素质的存在可提示浸润，但并非总是出现；血性涂片在浸润性腺癌病例常见，但易与月经期子宫内膜细胞相混淆，二者有时很难区分。核仁明显是宫颈管腺癌有别于AIS或反应性宫颈管腺细胞的另一个重要特征。

低分化宫颈管腺癌表现为胞核大小和形状多变、核膜不规则、染色质分布不均及显著的单个或多个核仁。

在临床细胞学诊断工作中，很多浸润性腺癌无法与AIS鉴别，但多数病例可以解释为倾向或怀疑腺癌。无论是AIS还是腺癌，都需要行阴道镜检查，因为间质浸润程度需要组织学诊断来确定。

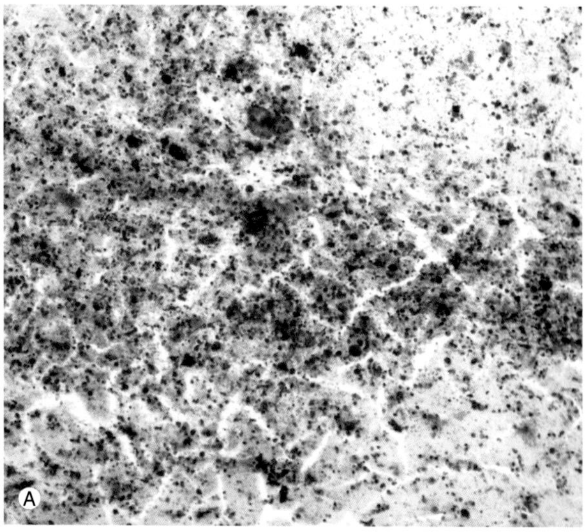


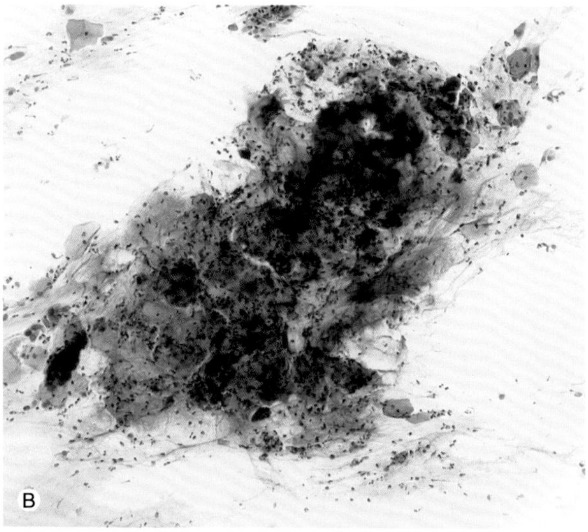


图10-8（1） ECCA－肿瘤素质（A、B）

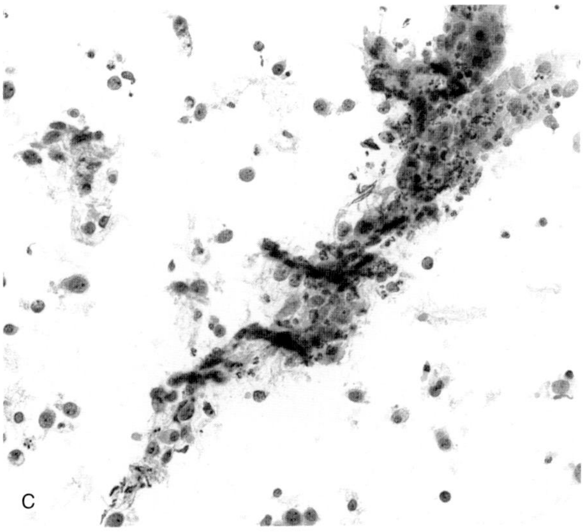

C

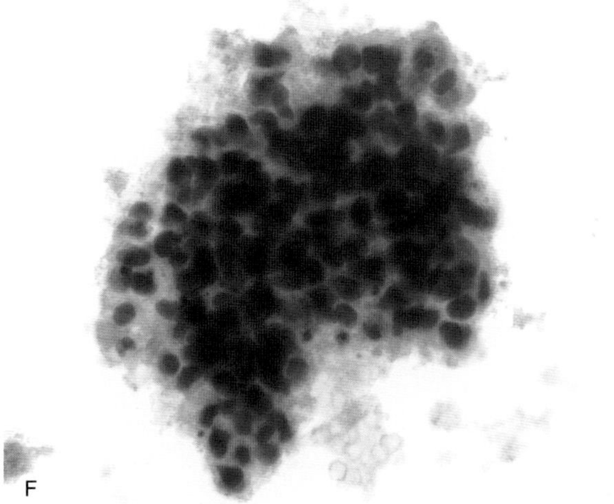

F

图 10-8（2） ECCA－肿瘤素质（C~F）

肿瘤素质因局灶组织遭到毁损所致，由变性的肿瘤细胞和炎症细胞碎片以及陈旧性血共同组成。肿瘤素质既可遮盖肿瘤细胞（A~C）也可黏附于肿瘤细胞（D~F）。传统涂片，肿瘤素质平均分布于背景中；液基制片，肿瘤素质不太明显

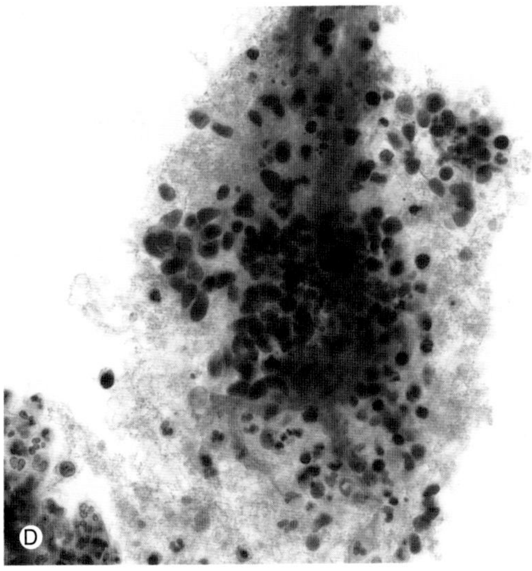

D

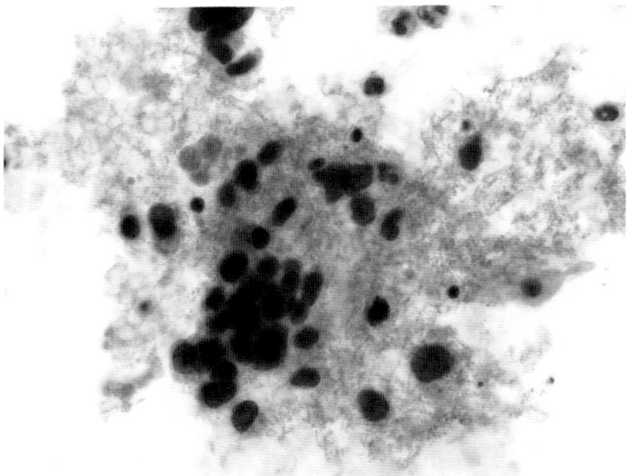

E

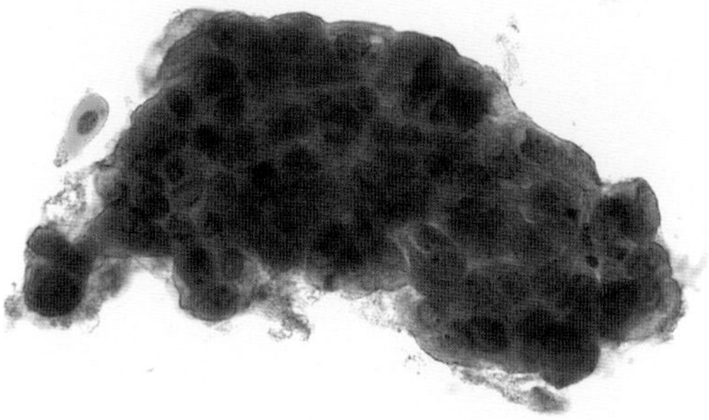

A

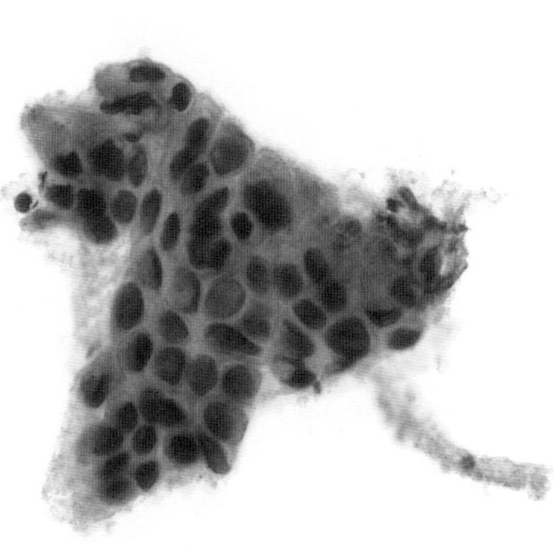

B

图 10-9（1） ECCA－结构和胞核杂乱（A、B）

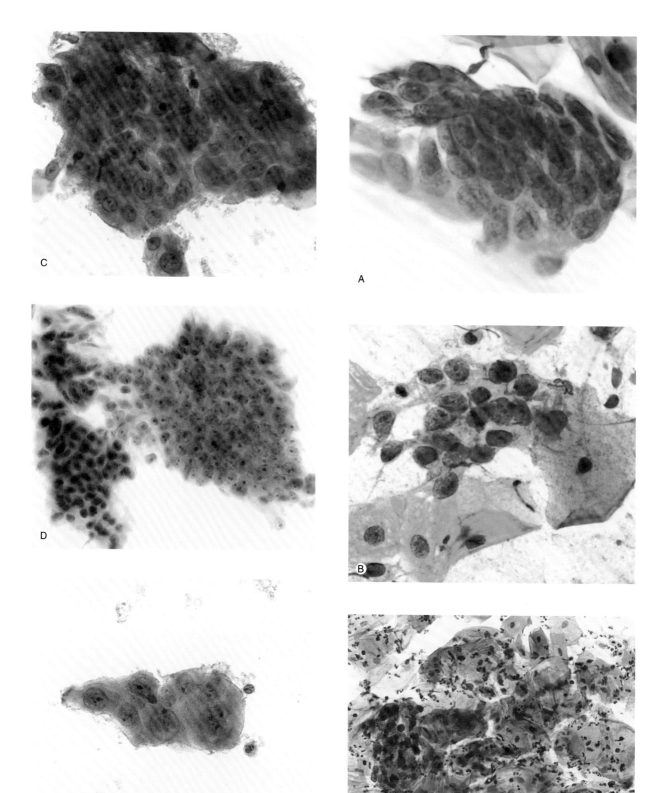

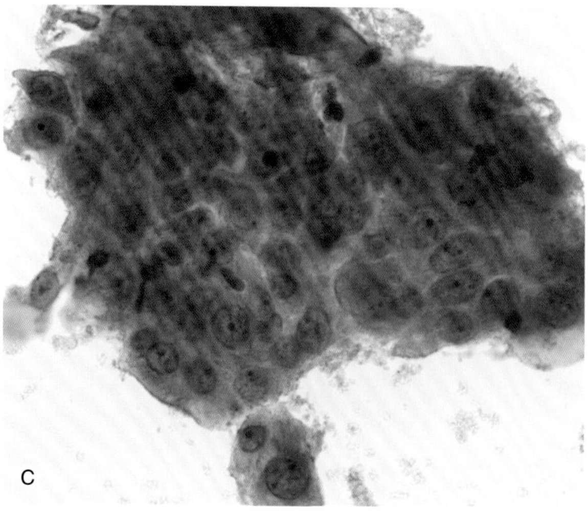

C

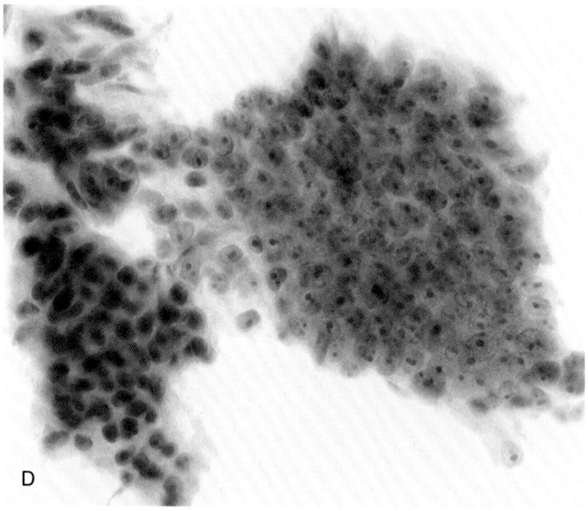

D

E

图 10-9（2） ECCA -结构和胞核杂乱（C~E）
子宫颈管腺癌的腺样分化表现为中等量稀薄淡染的细胞质，常见胞质内细小空泡。三维结构常见，胞核杂乱排列（A~B）。背景中也可见单个细胞或黏附松散的细胞簇。胞核增大，染色质粗糙或粗块状，并有不同程度的明显核仁（C~E）

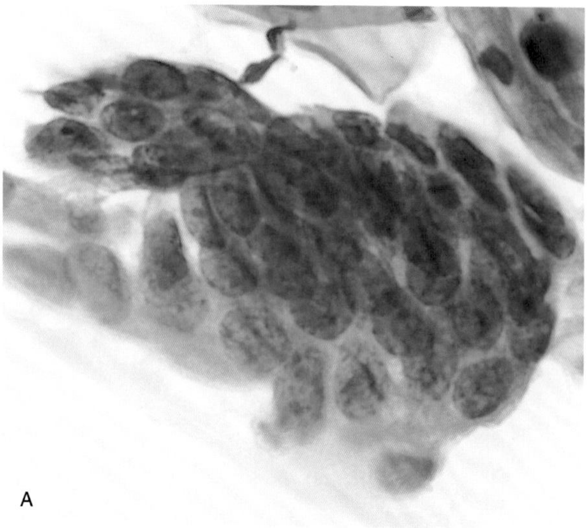

A

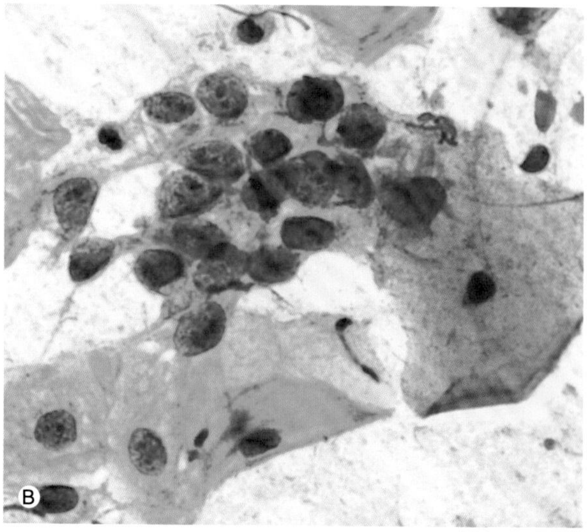

B

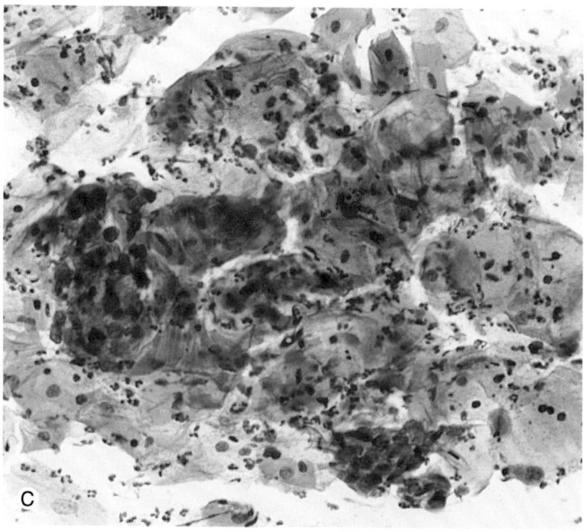

C

图 10-10（1） ECCA -高分化型（A~C）

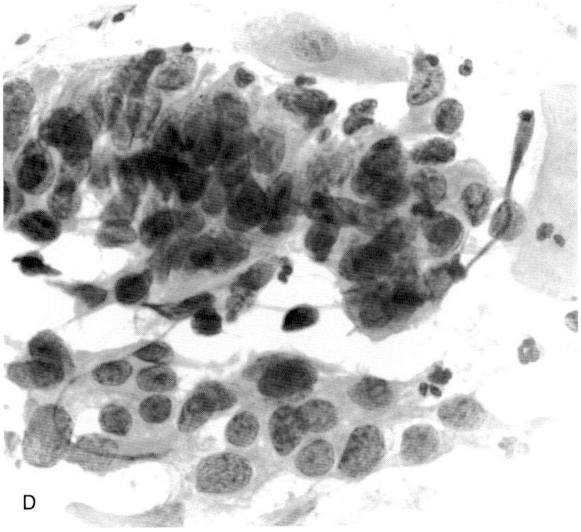

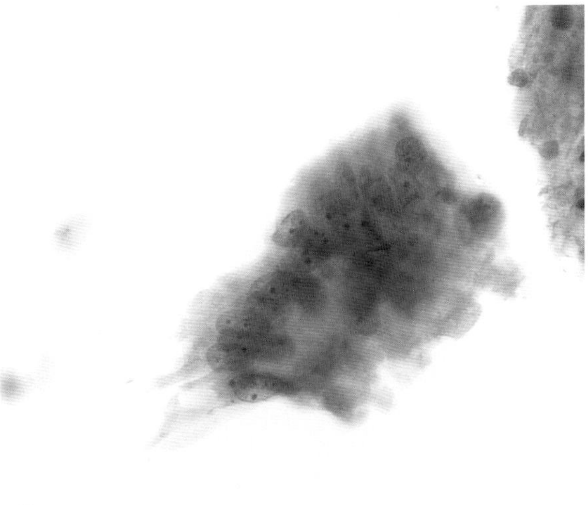

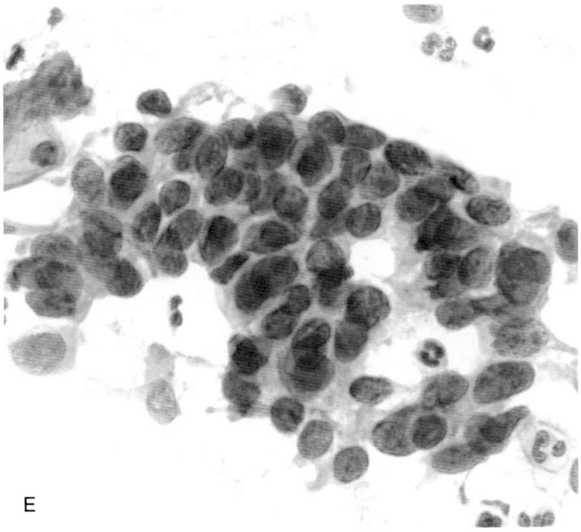

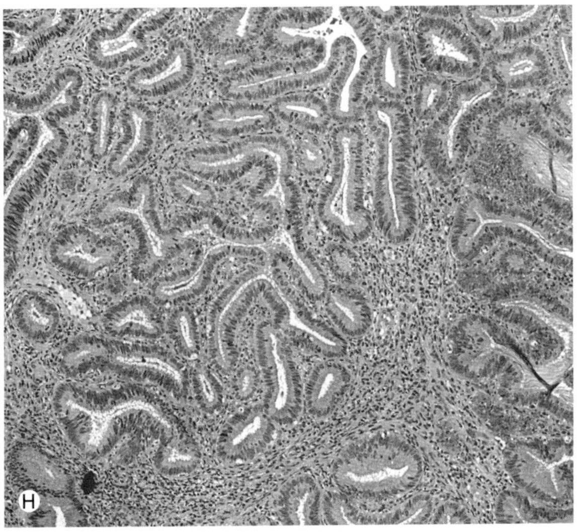

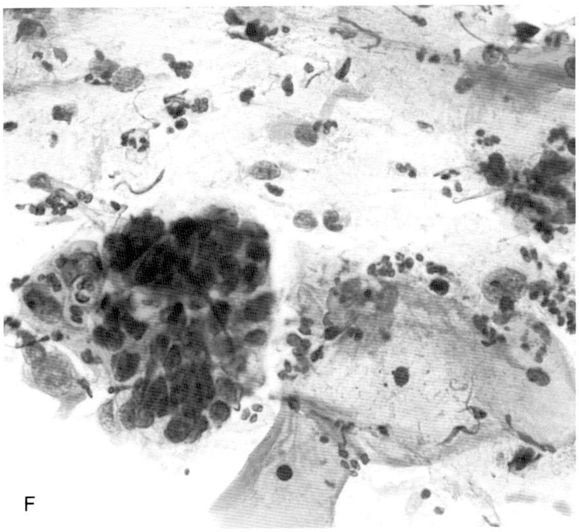

图 10-10（2） ECCA -高分化型（D~H）

高分化宫颈管腺癌的细胞学特征与AIS相似，二者很难鉴别。少数特征可能提示高分化宫颈管腺癌，但鉴别价值不大，包括：结构破坏、出现小核仁和肿瘤素质背景（A~F）。图G为宫颈管腺癌病例，显示典型的AIS栅栏状排列。图H为高分化宫颈管腺癌组织学图片

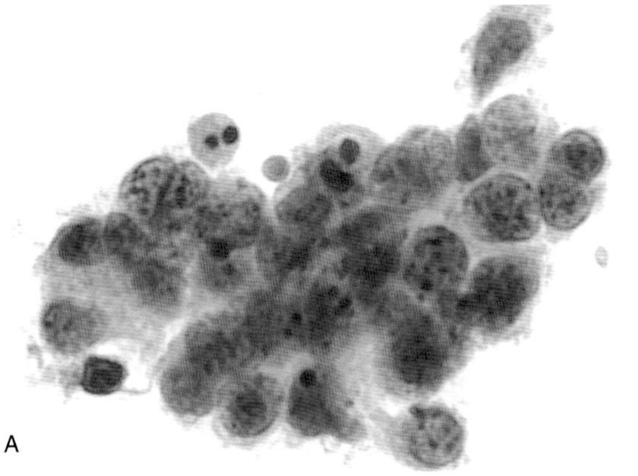

图 10-11（1） ECCA -低分化型（A）

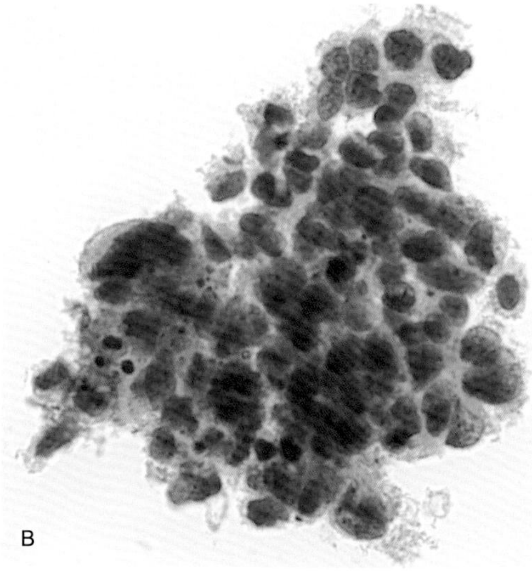
B

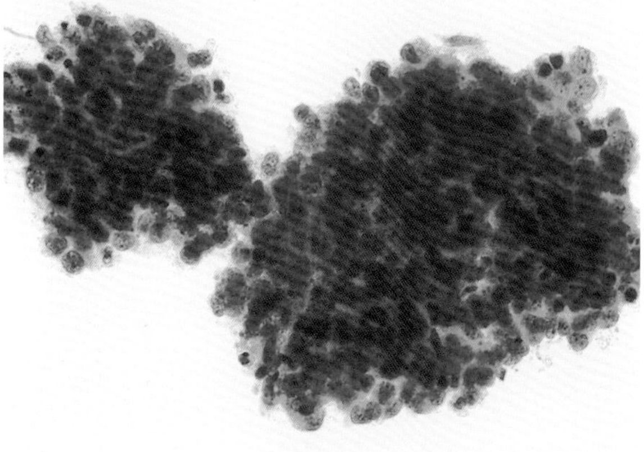
C

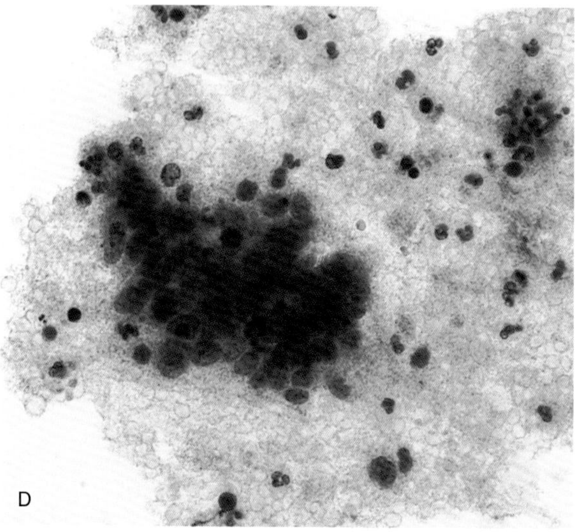
D

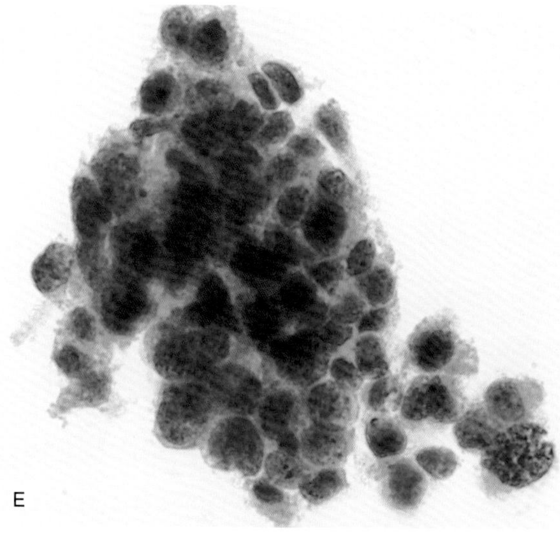
E

图 10-11（2） ECCA -低分化型（B~E）
低分化子宫颈管腺癌可以出现或不出现腺样分化，因此与鳞状细胞癌难以鉴别。细胞核排列具有不明显的极性，少数胞质内空泡以及腺腔样边缘或腺样/腺泡结构，可能提供腺癌的诊断线索（A~E）

## 四、高危型HPV感染和宫颈管腺癌的关系

大量研究资料表明，大约90%宫颈鳞癌病例均可检测到高危型HPV。宫颈管腺癌中高危型HPV的检出率为60%~92%，目前尚不清楚HPV感染率在宫颈鳞癌和腺癌不同是真实差异还是错误的诊断分类所致。多数研究采用的均为石蜡包埋组织，这可能导致HPV检测假阴性的概率增加。与宫颈鳞状细胞癌相同，HPV 16和18也是宫颈管腺癌最常见的HPV感染类型。部分研究表明宫颈管腺癌HPV18比16更多见，但多数研究表明HPV16感染仍多于HPV18。一致的结论是：HPV18感染在宫颈管腺癌所占的比例远高于其在宫颈鳞癌所占比例。但HPV18为什么更多见于宫颈管腺癌？目前对其感染和转化腺上皮细胞的机制尚不完全清楚。一些少见型腺癌HPV阳性率低或与HPV感染无关，例如微偏型，子宫内膜样，透明细胞癌等。最近中国一项多中心医院参加的回顾研究表明，718例宫颈腺癌中，总的高危HPV阳性率为74.5%。普通型宫颈腺癌HPV阳性率为82%。所有高危HPV阳性的腺癌中HPV16阳性率为47%，HPV18阳性率

为41%，HPV16或HPV18阳性者占88%。

另外，高危型HPV检出率随宫颈管腺癌患者年龄不同而存在差异。40岁以下腺癌患者，高危型HPV阳性率接近90%，这个比率和宫颈鳞状细胞癌高危型HPV近似；然而在60岁以上宫颈管腺癌的老年女性，HPV阳性率只有43%。一些少见类型的宫颈管腺癌（如透明细胞癌、浆液性、腺样囊性癌及中肾管型）和HPV感染无关，其病理学发病机制也可能与HPV阳性的宫颈管腺癌不同。AIS和浸润性腺癌HPV感染比率和类型相同。

# 第四节 子宫内膜腺癌

## 一、简介

子宫内膜腺癌（endometrial adenocarcinoma）是发达国家女性生殖系统最常见的恶性肿瘤，多数发生于绝经后女性，平均发病年龄为60岁左右。子宫内膜样癌，即Ⅰ型子宫内膜腺癌占子宫内膜腺癌的80%～85%。其发生可能与肥胖、高血压、糖尿病及长期雌激素刺激等有关。病理变化多表现为在子宫内膜增生的基础上进展成癌症，其预后一般较好。Ⅱ型浆液性和透明细胞癌只占10%～15%，但其往往在诊断时已为临床进展期，预后差。宫颈巴氏试验主要用于筛查宫颈病变，而不是检测子宫内膜腺癌的有效方法。事实是巴氏试验检测子宫内膜腺癌的敏感性较低，然而在巴氏检查中的确部分子宫内膜癌是由于细胞学异常而得到诊断。所以了解子宫内膜细胞学的特征还是很有必要的。

## 二、子宫内膜腺癌的细胞学特征

重要细胞学特征如下。

—细胞圆
—胞核增大
—胞核深染
—染色质颗粒状
—核仁明显
—胞质稀少或空泡化
—胞质内含中性粒细胞
—水样肿瘤素质背景

高分化子宫内膜样癌的细胞类似于正常或增生的子宫内膜细胞，只是胞核增大。低分化子宫内膜样癌、浆液性癌和透明细胞癌倾向形成三维立体细胞簇或松散群落。肿瘤细胞具有显著的恶性特征：细胞大而多型，核仁明显，炎症和坏死性肿瘤素质可能出现，常易诊断（图10-12～10-15）。

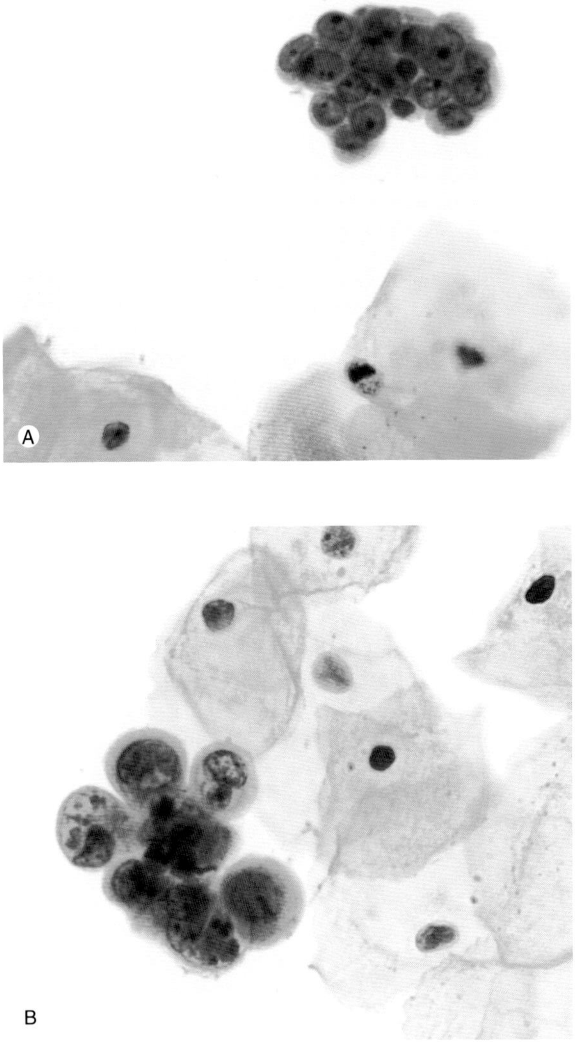


图10-12（1） EMCA-小团细胞（A、B）

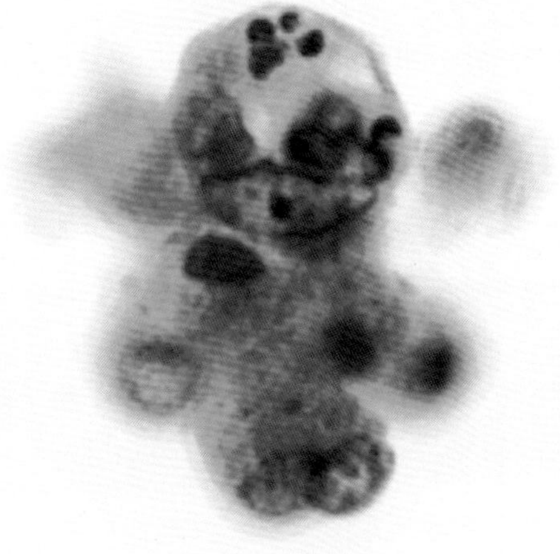

C

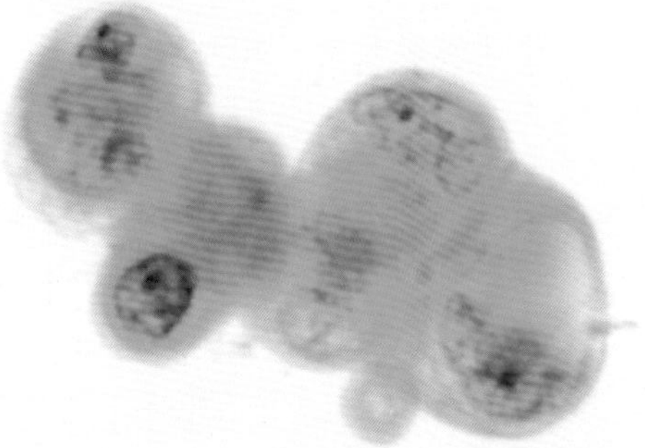

D

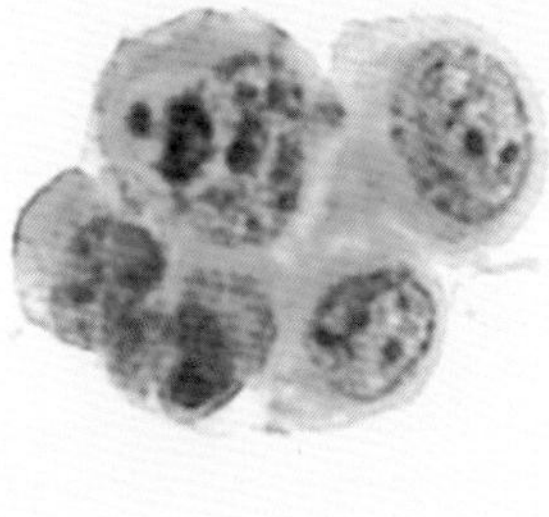

E

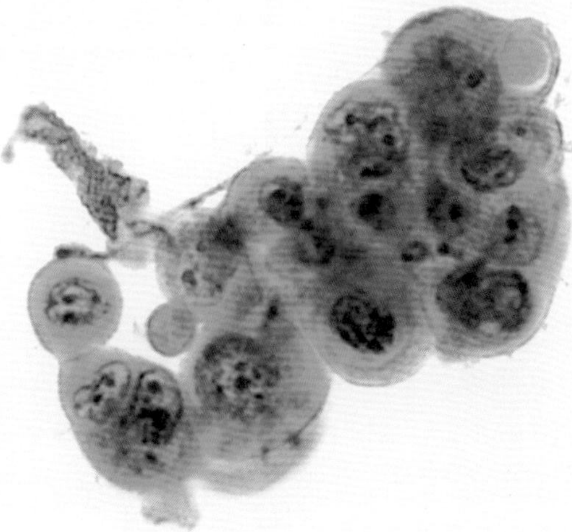

F

图 10-12（2） EMCA-小团细胞（C~F）

典型子宫内膜腺癌由 5~10 个肿瘤细胞构成，形成三维球状细胞小团（A~F）。肿瘤细胞可有胞质内空泡（D）或胞质内中性粒细胞（C~E）。细胞核深染，不规则，核仁明显。液基制片细胞核的细微特征更清楚。由于肿瘤细胞脱落到宫腔内并经过宫颈管，然后再经过取样制片，因此这些细胞团常退变

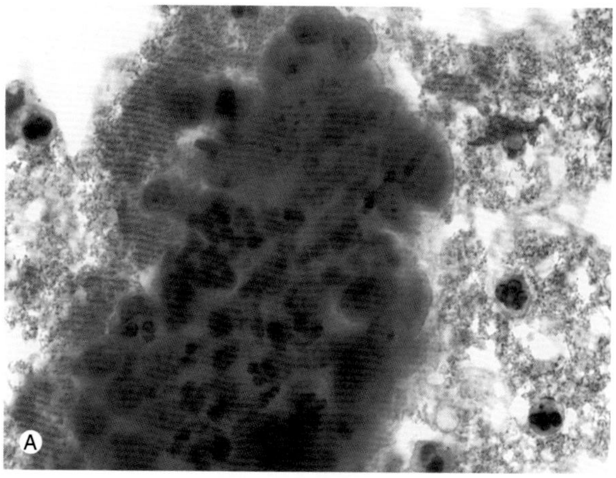

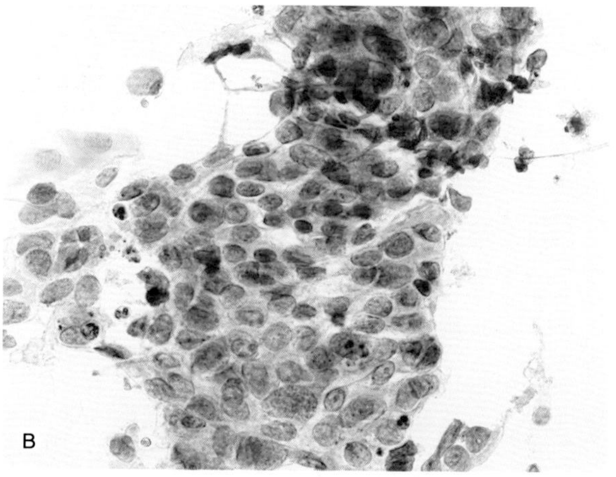

图 10-13（1） EMCA -大团三维细胞（A、B）

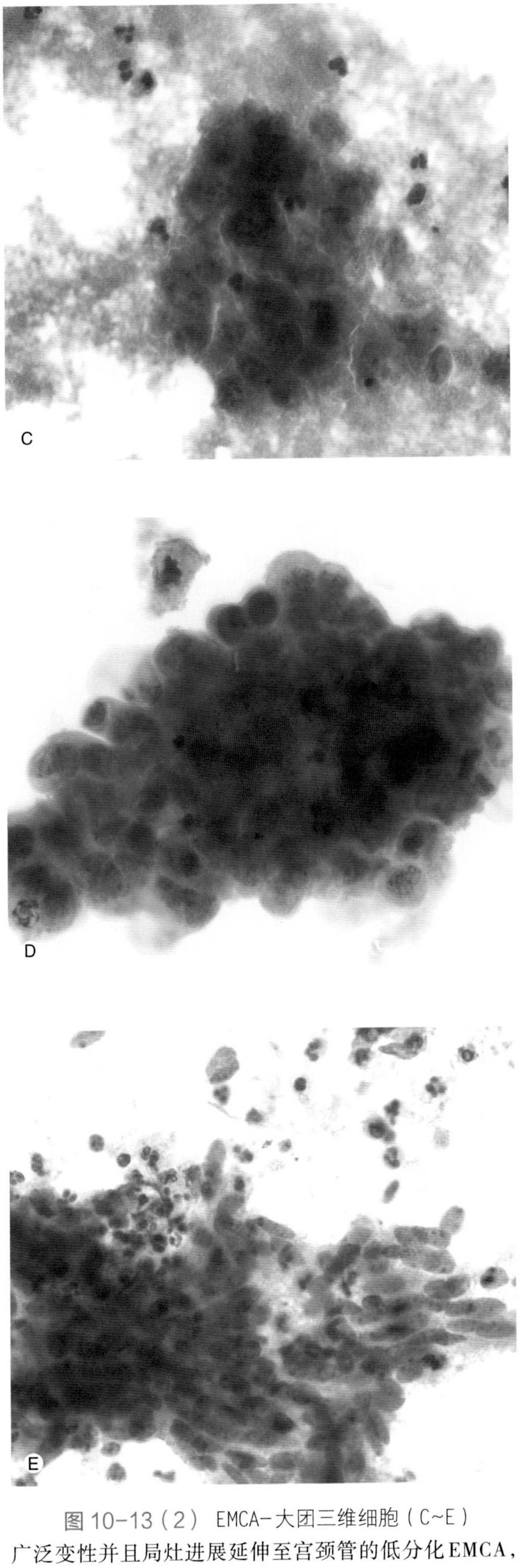

图 10-13（2） EMCA-大团三维细胞（C~E）
广泛变性并且局灶进展延伸至宫颈管的低分化EMCA，可表现为大块三维恶性细胞团（A~E），很难和宫颈管腺癌区分

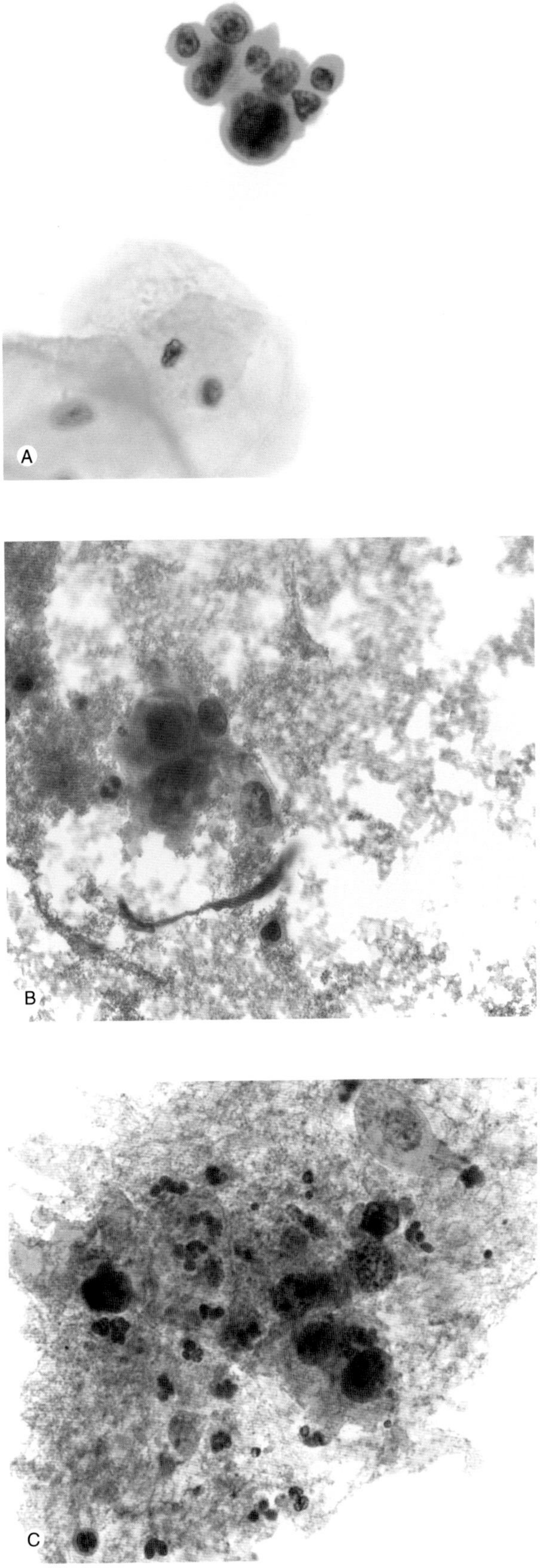

图 10-14（1） EMCA-高分化型（A~C）

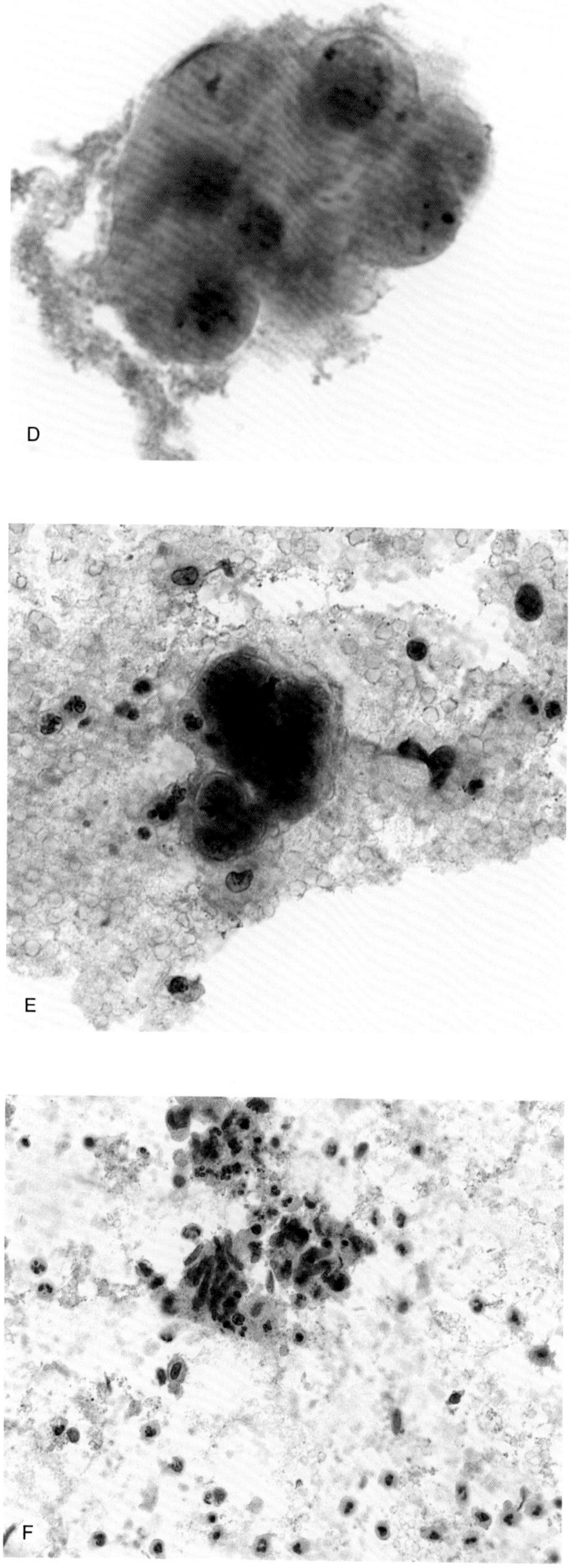


图 10-14（2） EMCA-高分化型（D~F）

高分化EMCA常表现为小团肿瘤细胞，细胞核的细微特征常因退变而不清晰。高核质比，细胞核将胞质挤向一边形成新月体样，核仁可见（A~E）。背景可辨认稀薄的血性或颗粒状细胞碎屑/肿瘤素质（B、C、D、F）

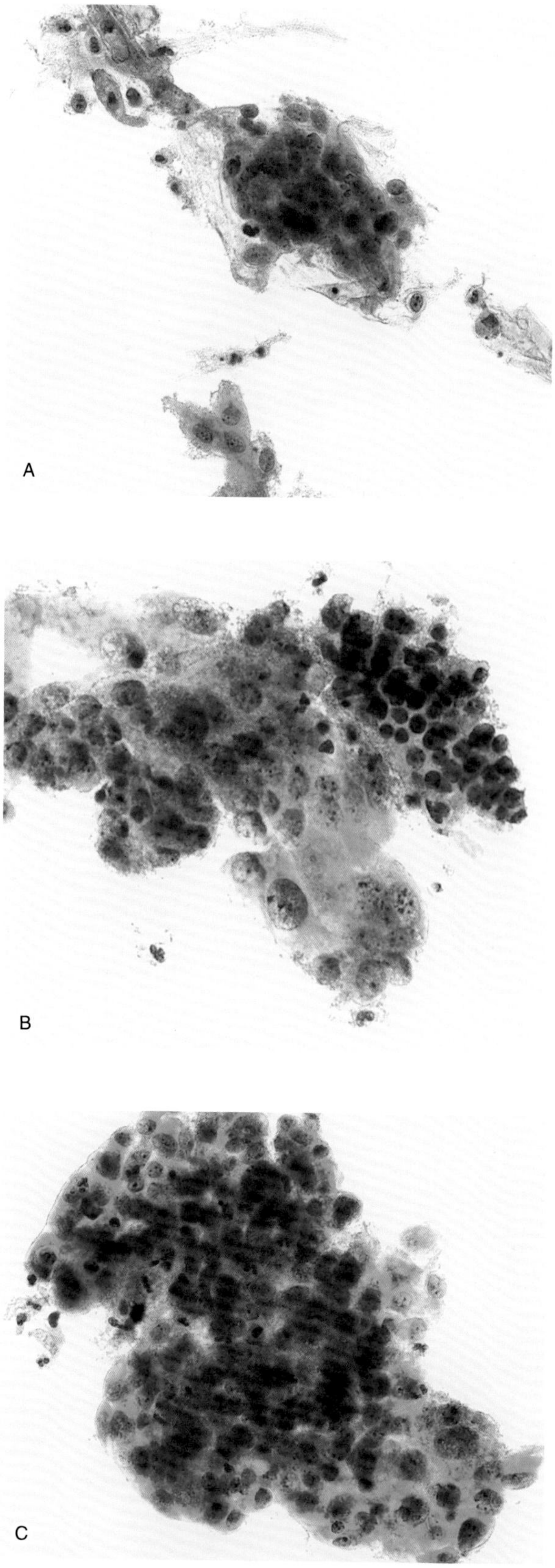


图 10-15（1） EMCA-低分化型（A~C）

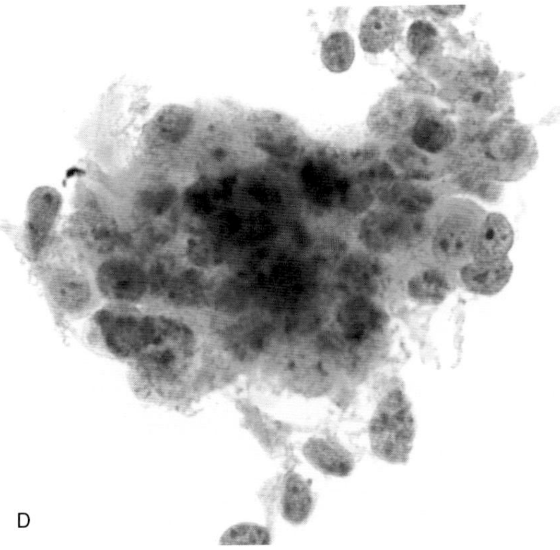

D

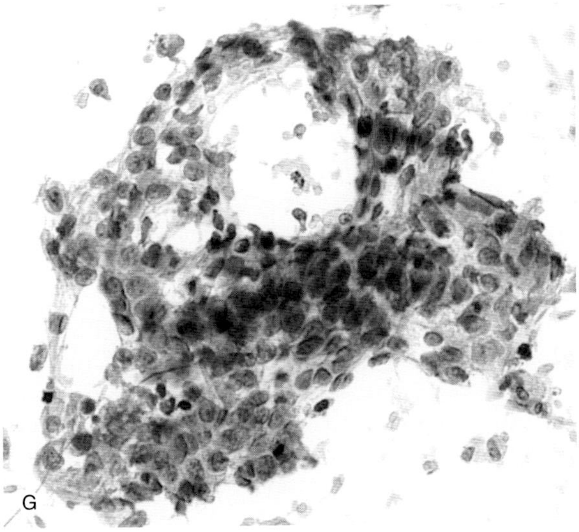

G

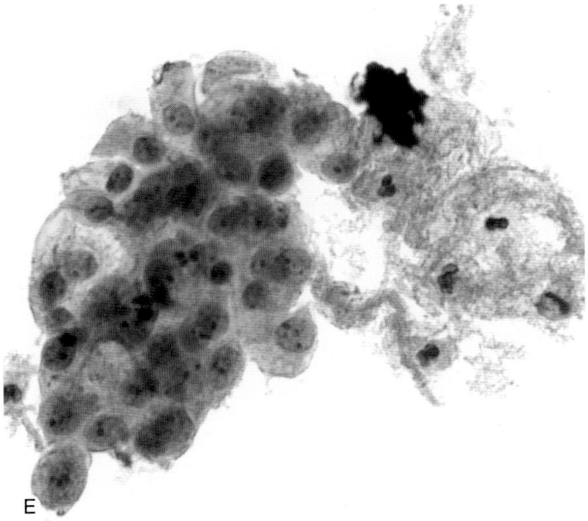

E

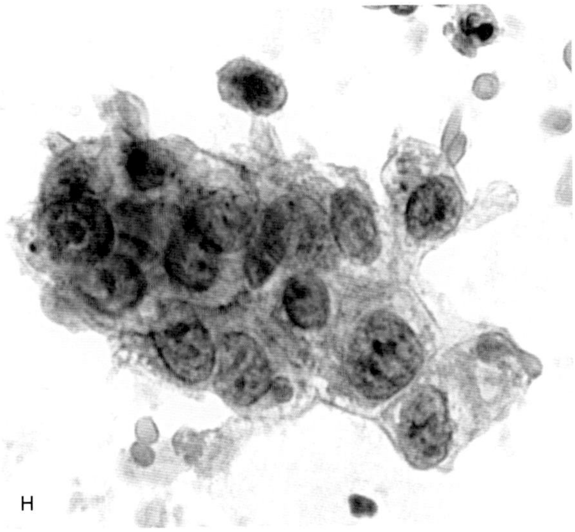

H

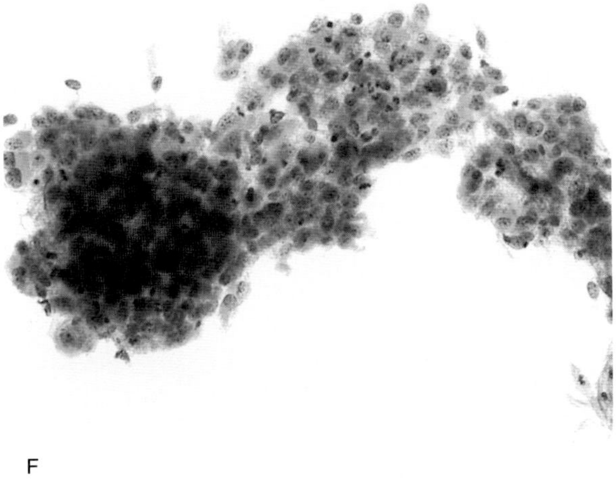

F

图 10-15（2） EMCA-低分化型（D~H）

低分化EMCA细胞核异型性明显，核仁大而突出。这些特征很容易与良性或反应性细胞鉴别，但很难与宫颈管腺癌相区分，甚至与鳞状细胞癌也难以区分（A~H）

## 三、子宫内膜腺癌的鉴别诊断

主要鉴别诊断如下。

—宫颈管腺癌

—AIS

—其他部位腺癌

阴道

卵巢

输卵管

其他部位转移：结直肠癌、乳腺癌、恶性黑色素瘤等

—良性病变

IUD效应

子宫内膜息肉

子宫内膜异位

反应性子宫内膜细胞

宫颈细胞学检查发现腺癌细胞时，需要辨别到底来源于子宫内膜还是宫颈管，许多临床和细胞学特征有助于两者的鉴别（表10-1）。

**表10-1 子宫颈管腺癌和子宫内膜腺癌的鉴别**

| 指标 | 宫颈管腺癌 | 子宫内膜腺癌 |
|---|---|---|
| 年龄 | 年轻 | 年老 |
| 胞质 | 丰富，颗粒状 | 稀少，空泡状 |
| 细胞 | 较大，柱状 | 小，圆形 |
| 细胞簇 | 拥挤的群或片状 | 单个或小簇细胞形成球状 |
| 间质细胞 | 缺乏 | 可能存在 |
| 胞核 | 狭长、大、染色质粗糙 | 圆形、小、染色质匀细 |
| 合并SIL | 可以 | 无 |
| 肿瘤素质 | 粗糙 | 水样 |
| 高危型HPV | 阳性 | 阴性 |
| 免疫标记 | | |
| ER | 阴性 | 阳性 |
| CEA | 阳性 | 阴性 |
| Vimentin | 阴性 | 阳性 |
| P16 | 阳性 | 阴性 |

尽管子宫内膜腺癌和宫颈管腺癌存在临床和细胞形态学特征的不同，但多数病例不能仅仅通过巴氏细胞学检查而区分，最终分型仍然需要组织学检查确诊。宫颈巴氏试验常常仅提示癌症的可能性或倾向性，另外部分宫颈管腺癌也是子宫内膜样型，这使得仅仅通过细胞学检查辨别起源更加困难。事实上，宫颈管腺癌和子宫内膜腺癌二者的鉴别是宫颈细胞学检查的一个难题，在宫颈组织活检区分二者也是对外科病理医生的挑战。如果需要和其他部位来源的转移性肿瘤相鉴别，还应参考临床症状、病史和影像学检查。总之，巴氏试验的目的是筛查宫颈病变，对于临床来说能够诊断为恶性即足矣。最近UPMC一项研究表明，405例子宫内膜癌患者在组织学诊断前5个月内有宫颈细胞学检查史。其中51%患者宫颈细胞学检查异常，提示宫颈细胞学检查可以发现部分子宫内膜癌，而49%的患者在5个月内细胞学检查阴性也表明巴氏细胞学对检查子宫内膜癌敏感性不高。

# 第五节 非典型腺细胞

## 一、简介

来源于腺上皮的异常细胞常难以确定是肿瘤性还是反应性，TBS系统将其归为非典型腺细胞（atypical glandular cells，AGC）。换句话说，AGC细胞可能包含部分AIS或浸润性癌的特征。如果可能，应根据细胞来源（宫颈管或子宫内膜）对AGC进行进一步分类，患者临床处理方案因异常腺细胞类型不同而可能有所差异。另外，“非典型宫颈管腺细胞”和“非典型腺细胞，NOS”也可以进一步分类为“非典型宫颈管腺细胞，倾向瘤变”和“非典型腺细胞，倾向瘤变”。

根据文献报道，AGC的检出率可以从0.07%到5.96%不等，大多数研究表明AGC的检出率为0.2%～0.7%。尽管大多数AGC病例最后证实为良性病变，但也有相当一部分是随访为CIN2/3和（或）宫颈AIS，甚至是浸润性恶性肿瘤。广州金域医学检验中心和上海复旦大学妇产医院大样本资料显示AGC报告率仅为0.05%和0.02%，远低于国外报道。这也提示中国病理医生对AGC的认识还需加强。

## 二、非典型宫颈管腺细胞

1. 判读标准

非典型宫颈管腺细胞（atypical endocervical cells，AEC）核的异型超过了明显反应性或修复性改变，但又缺乏明确AIS或浸润性癌的特征（图10-16～10-20）。图10-21示正常/良性宫颈管腺细胞。

AEC的细胞学标准如下。

—细胞呈片状、带状或条索状，轻度拥挤和重叠

—胞核增大，且其大小和形状略有差别

—核轻度深染

—核分裂象罕见

—胞质丰富

—细胞边界清晰

2. 辨认AEC的方法

高级别病变且具有腺细胞特征。AEC或AGC分类都是灰色地带病变，如果认为细胞团是良性/反应性或恶性病变，不要判读为AEC。只有当你不能确定这些异常腺细胞的性质，而又担心它们可能代表高级别病变才使用这一判读术语。有许多原因可以导致AEC，鉴别诊断包括低级别和高级别鳞状细胞和腺细胞病变（表10-2）。

3. AEC的形成原因

—反应性

—修复性

—子宫颈内膜息肉

—输卵管化生

—低位子宫下段内膜细胞

—微腺体增生

—产后非典型性

—A-S反应

—高位宫颈管腺细胞

—AIS和浸润性癌

—转移性腺癌

—鳞癌

—HSIL累及腺体

**表10-2 良性/反应性宫颈管腺细胞和AEC的鉴别**

| 项目 | 反应性宫颈管腺细胞 | AEC |
|---|---|---|
| 结构 | 细胞平铺 | 深染拥挤细胞群、菊形团、羽状 |
| 细胞边界 | 清晰 | 不清晰 |
| 细胞质 | 充足，黏液丰富 | 不足，黏液减少 |
| 核质比 | 正常范围或轻度增加 | 高 |
| 胞核 | 圆，可以很大 | 卵圆/狭长到不规则 |
| 染色质 | 通常细腻，深染少见 | 通常粗糙且深染 |
| 核仁 | 常常显著 | 缺乏或很小 |
| 背景 | 干净/炎症性 | 肿瘤素质 |
| 其他 | 纤毛 | 核分裂象/凋亡 |

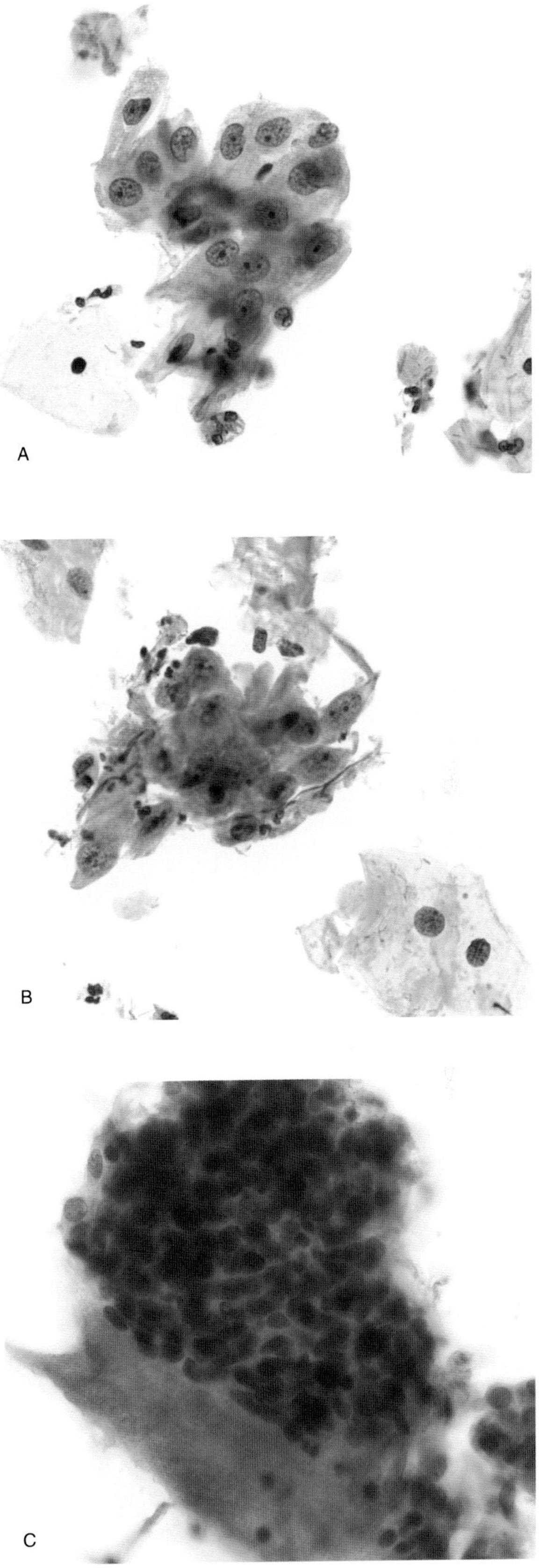

图10-16（1） 非典型宫颈管腺细胞——活检证实为反应性变化（A~C）

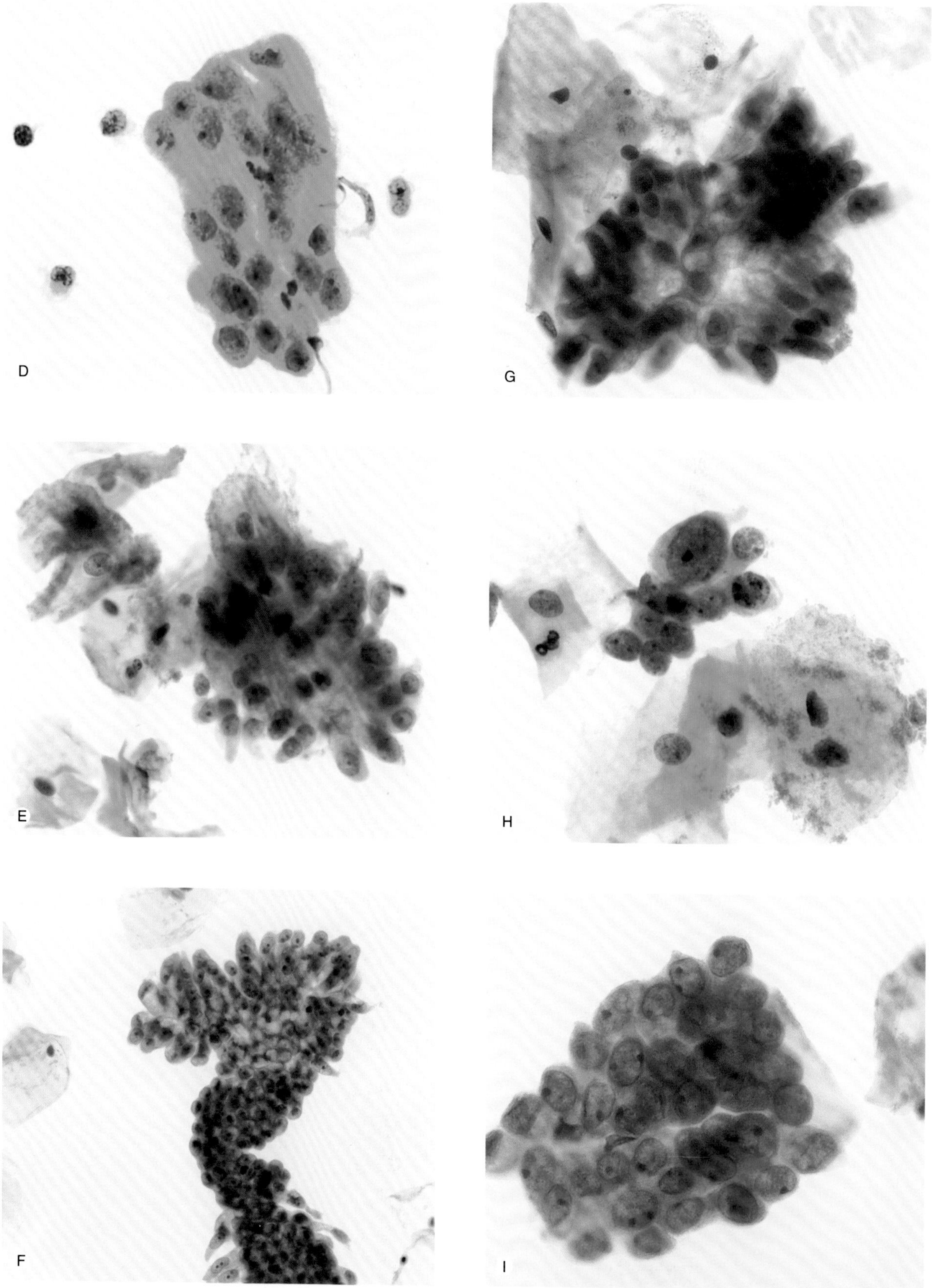


图 10-16（2） 非典型宫颈管腺细胞——活检证实为反应性变化（D~I）

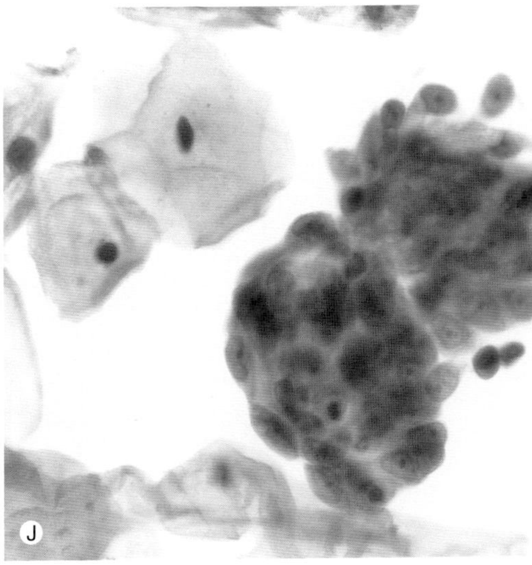

J

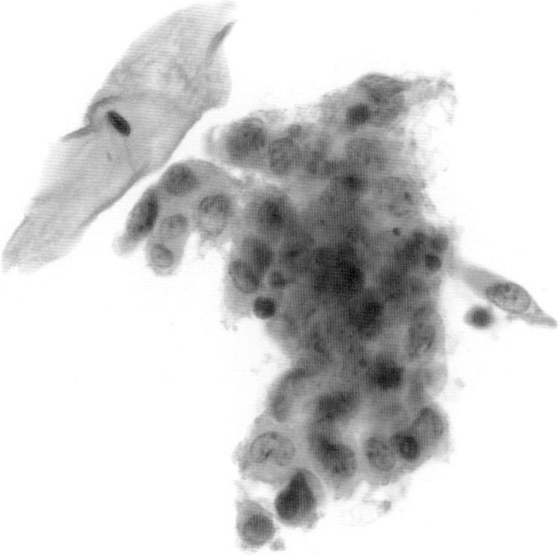

K

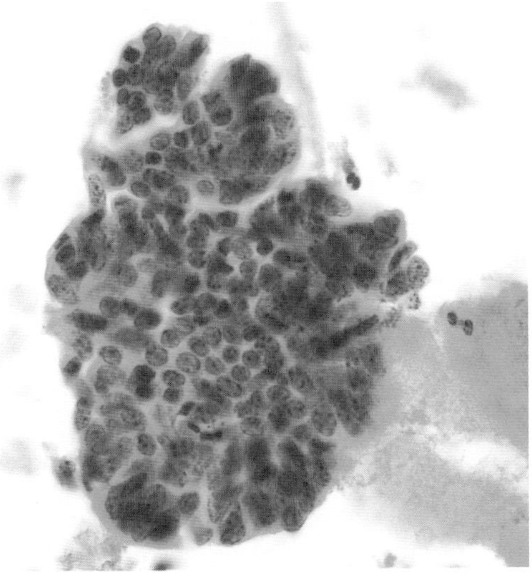

L

图 10-16（3） 非典型宫颈管腺细胞——活检证实为反应性变化（J~L）

非典型宫颈管腺细胞的形态学谱系包括：类似于肿瘤细胞的良性反应性细胞，以及细胞学特征不足以诊断为癌的肿瘤性细胞。良性反应性细胞可呈假复层化（E~G），因部分细胞从基底膜处陡然断裂所致。良性反应性细胞可有单个或更常见的多个明显核仁，亦可见细胞核排列轻度紊乱（A~D）。然而，这些细胞核的核膜规则，染色质分布均匀，无核深染现象

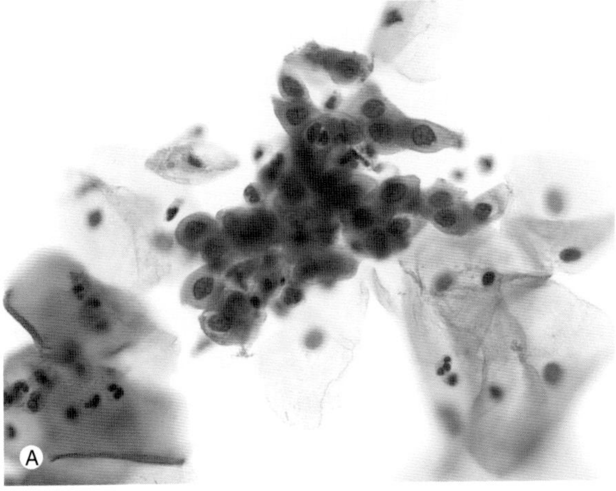

A

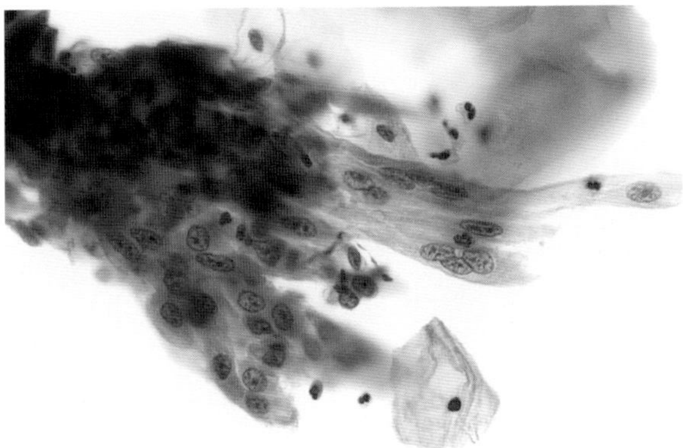

B

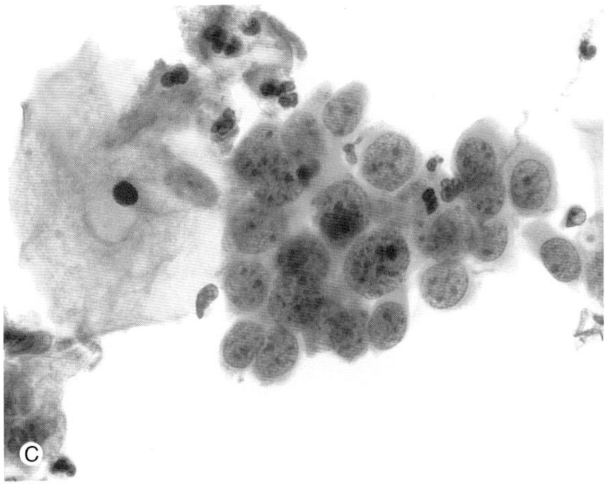

C

图 10-17（1） 非典型宫颈管腺细胞——宫颈管息肉（A~C）

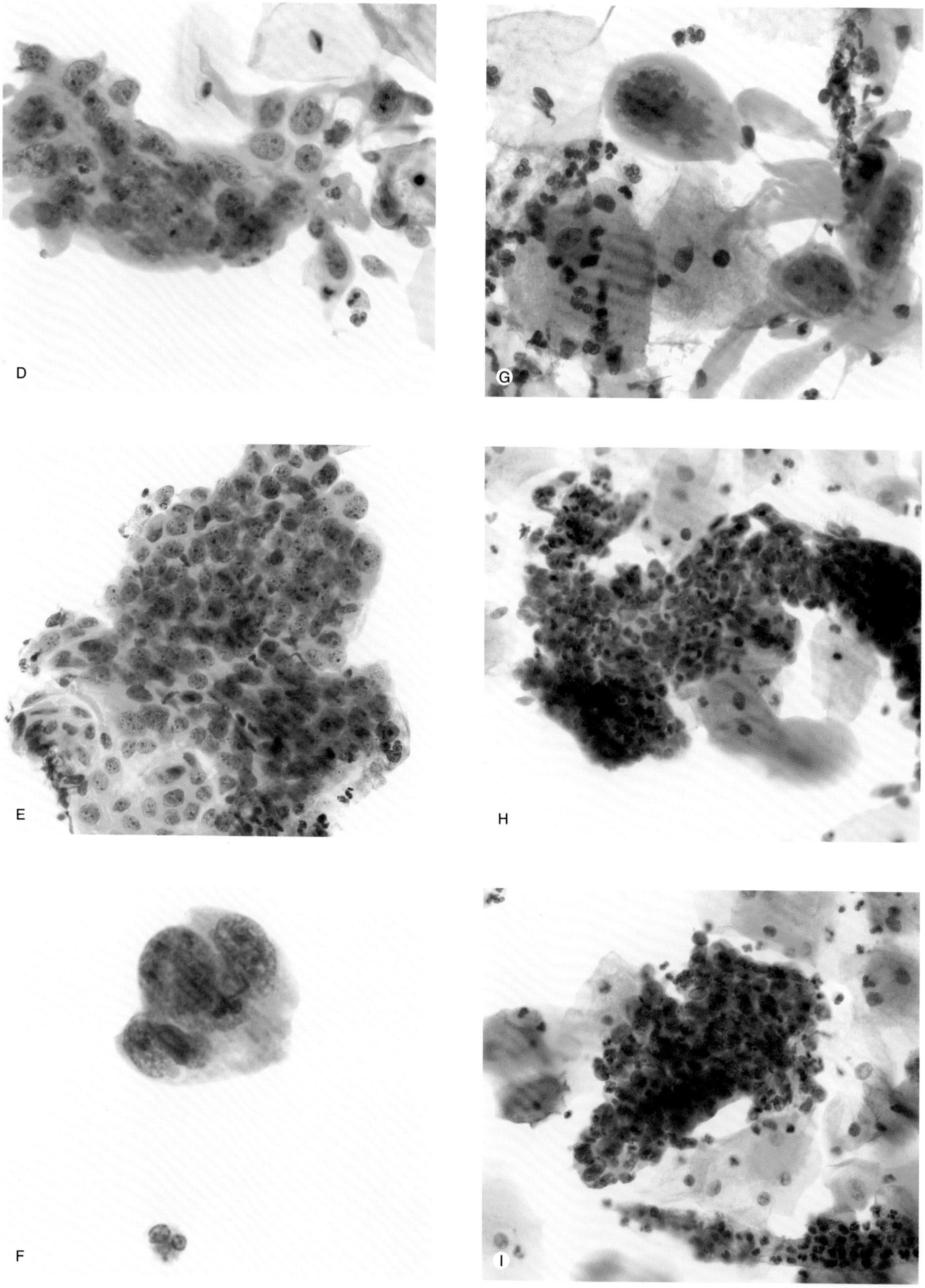


图 10-17（2） 非典型宫颈管腺细胞——宫颈管息肉（D~I）

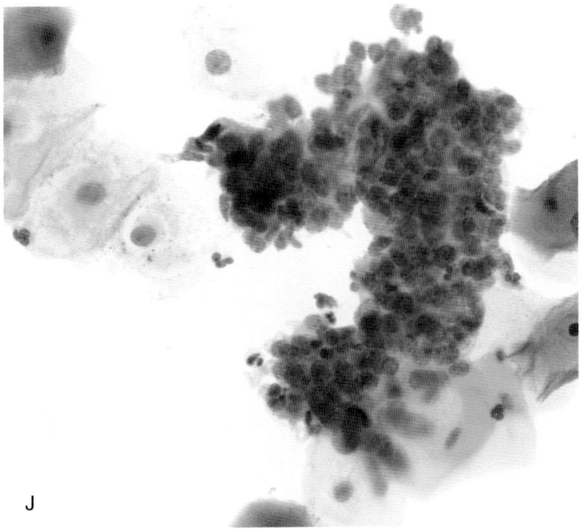
J

图 10-17（3） 非典型宫颈管腺细胞——宫颈管息肉（J）

非典型宫颈管腺细胞的另一类型宫颈管息肉。宫颈涂片可出现宫颈管息肉脱落的上皮细胞。如果息肉位于宫颈管下部，取样时也能直接刮取到息肉的上皮细胞（A~J）。由于长期刺激，细胞常有修复性改变和鳞状化生（A、B）；由于溃疡形成，细胞核可有反应性特征（C~E）；由于退变，细胞核可增大、深染和污浊不清（F、G）

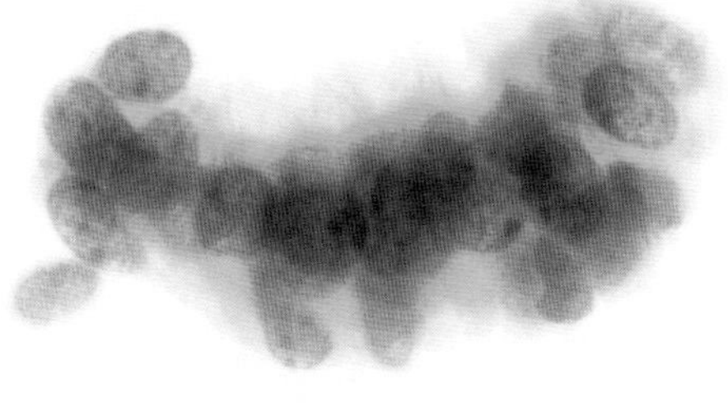
A

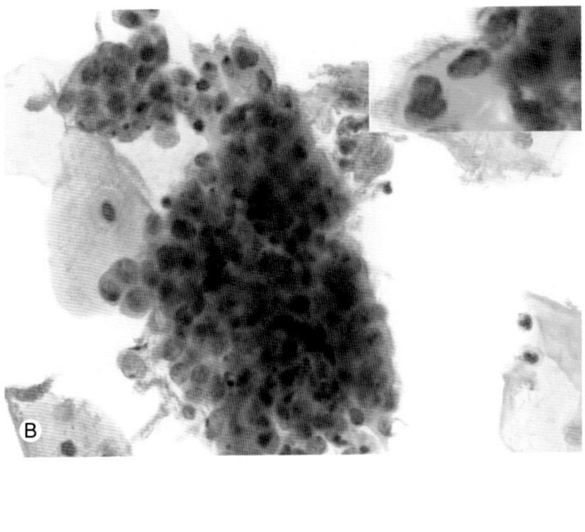
B

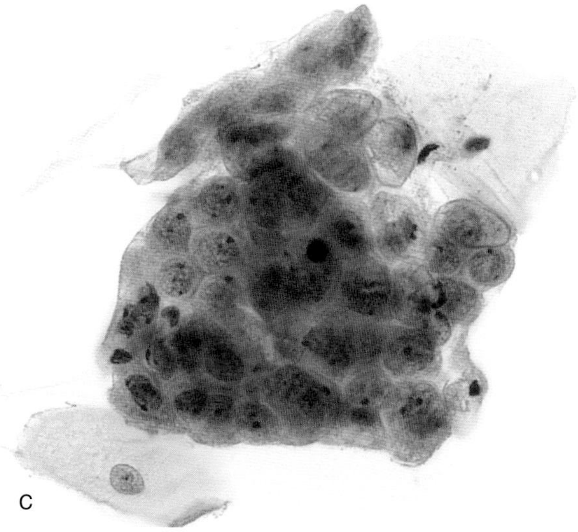
C

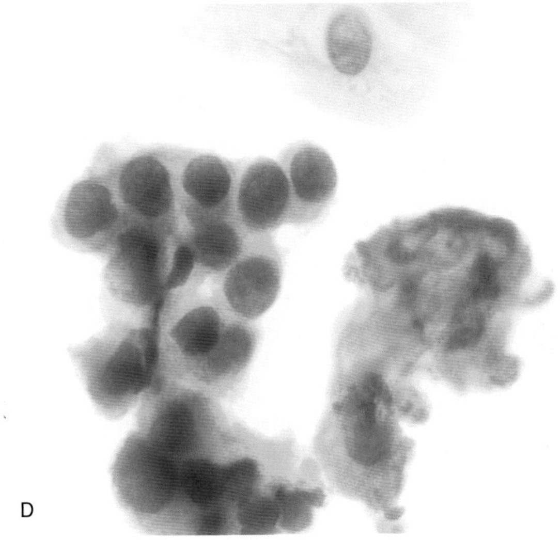
D

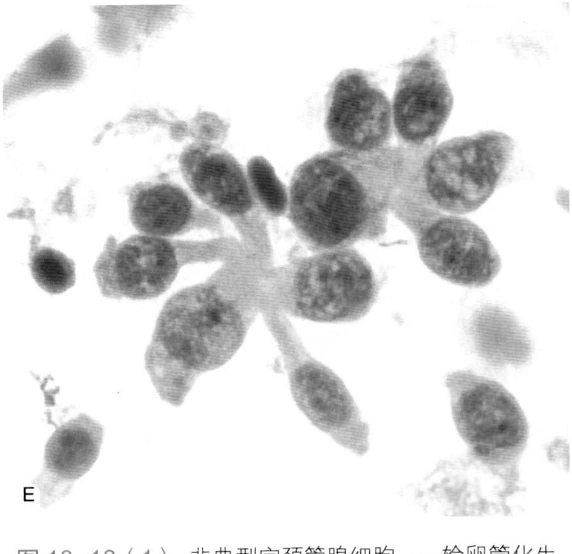
E

图 10-18（1） 非典型宫颈管腺细胞——输卵管化生（A~E）

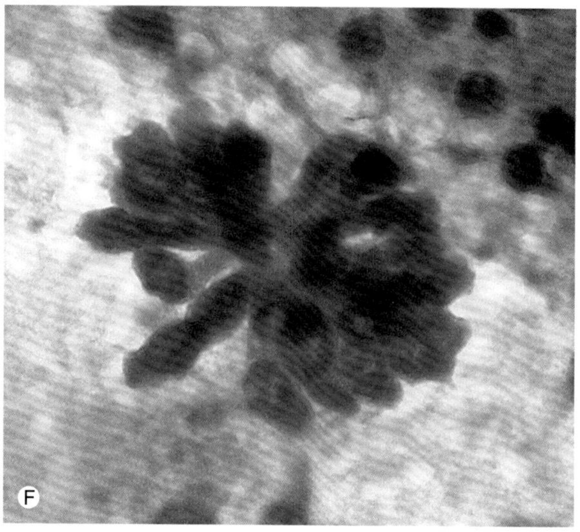


图 10-18（2） 非典型宫颈管腺细胞——输卵管化生（F）

输卵管化生常常疑似腺上皮肿瘤。如果闭锁堤（terminal bar）和纤毛明显，则不难诊断（A、B）。可见三维细胞团，其中的细胞核小而深染（C、D）。也可出现AIS中所见的假复层化、栅栏状排列及花环样结构（E、F）

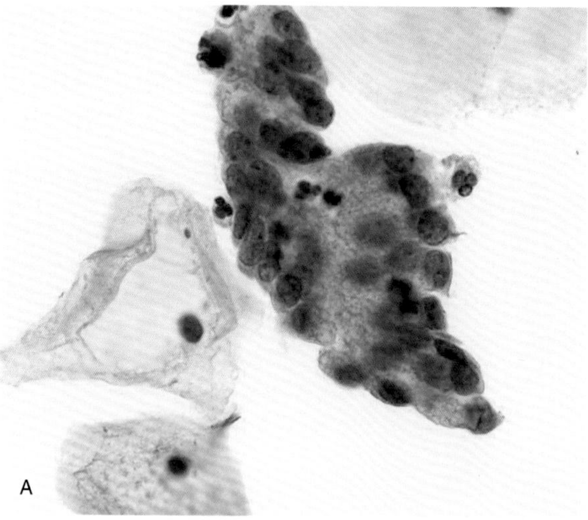


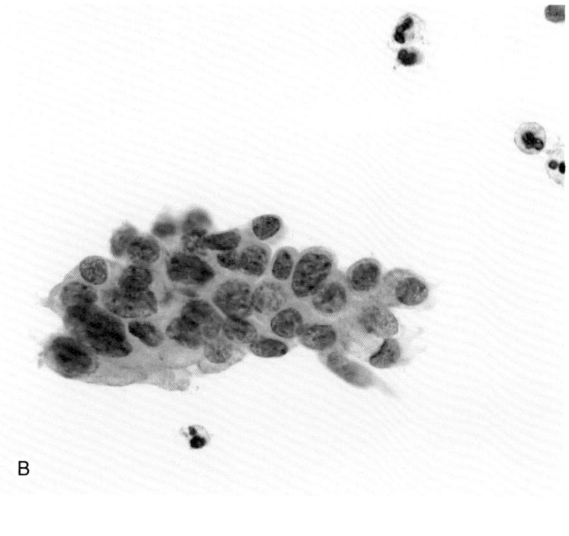


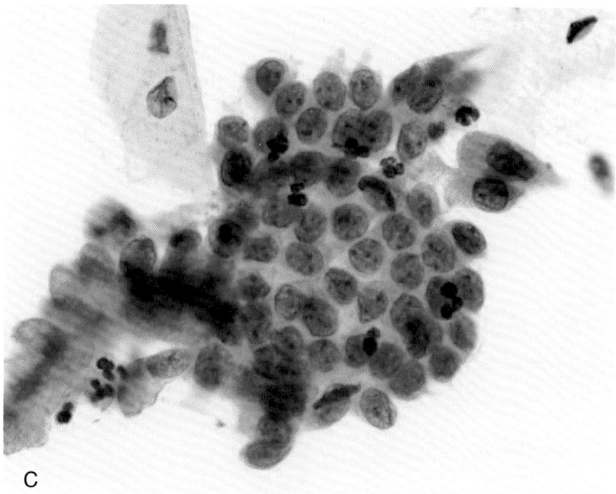


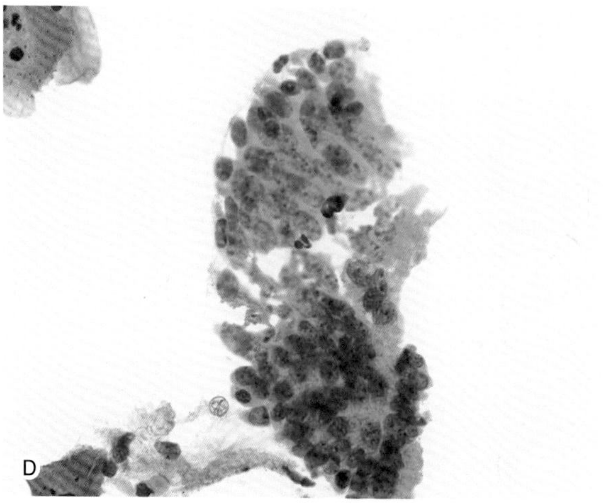


图 10-19 非典型宫颈管腺细胞——AIS（A~D）

有时AIS细胞片肿瘤细胞很少，或其结构和细胞核特征达不到所有肿瘤诊断标准；然而其细胞学形态明显异常，足以提示诊断为非典型腺细胞/宫颈管细胞，以获得适当随访。此时腺细胞可表现为不规则细胞簇，核轻度增大，轻到中度染色质异常（A~D）。鉴别诊断包括输卵管化生、宫颈管息肉等

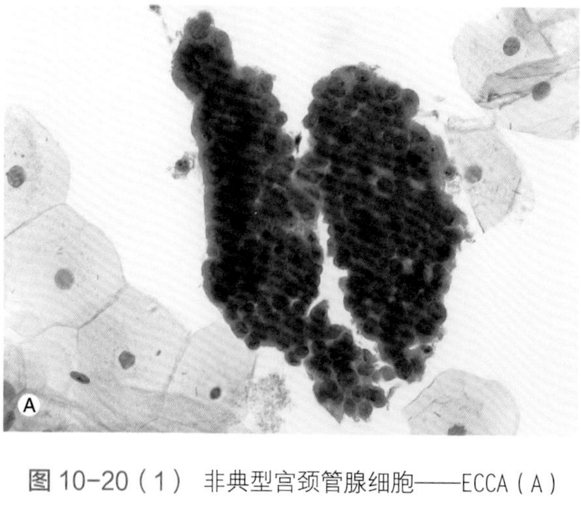


图 10-20（1） 非典型宫颈管腺细胞——ECCA（A）

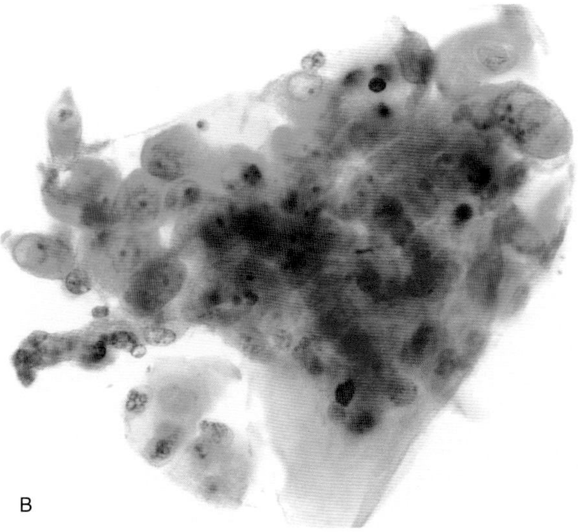
B

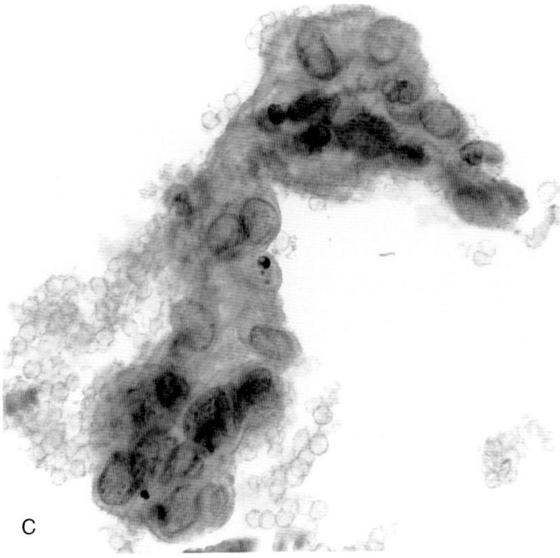
C

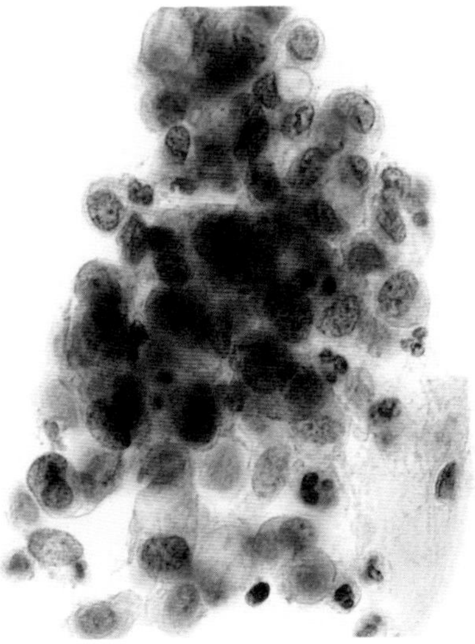
D

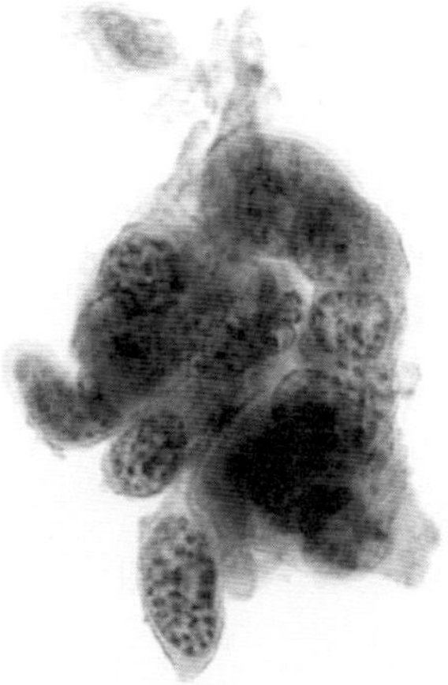
E

图 10-20（2） 非典型宫颈管腺细胞——ECCA（B~E）
有时宫颈管腺癌不表现典型的恶性细胞学特征，与癌前病变和具有重度反应性/修复性非典型性的良性病变均难以区分。其结构特征包括致密细胞簇内的细胞呈杂乱的三维排列（A）、重度炎症背景、细胞被炎症细胞碎屑和血液遮盖、细胞核淡染以及多个明显核仁（B~E），可与反应性细胞改变相似



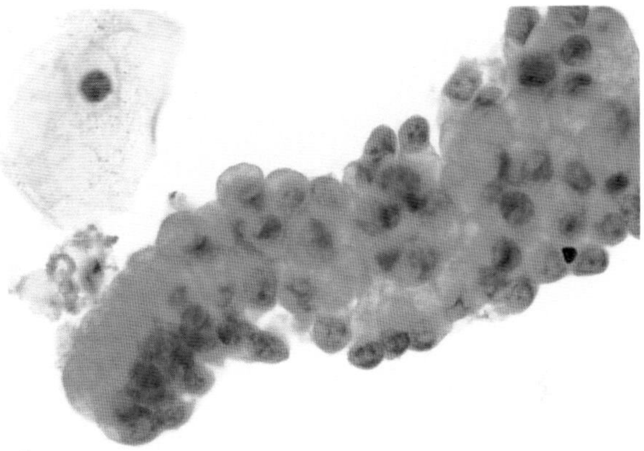
A

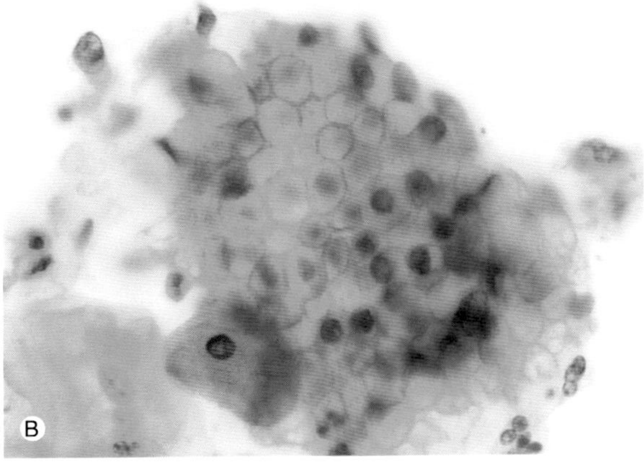
B

图 10-21（1） 良性宫颈管腺细胞（A、B）

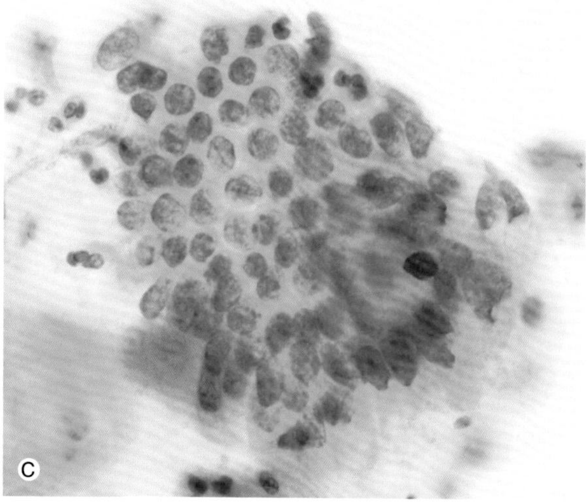

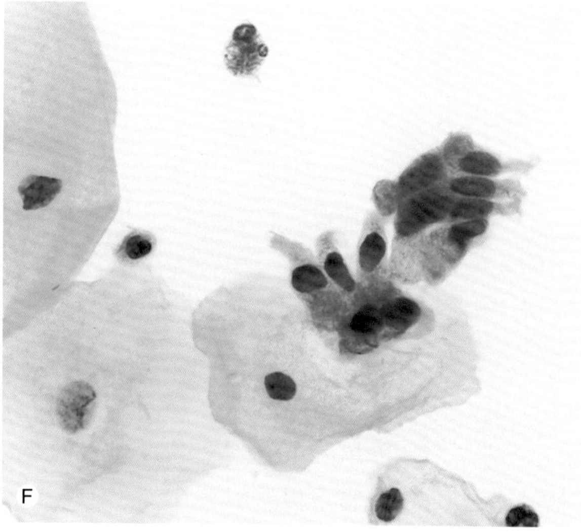

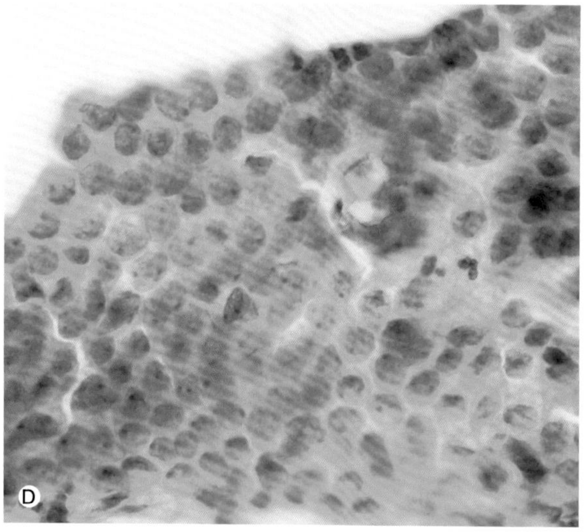

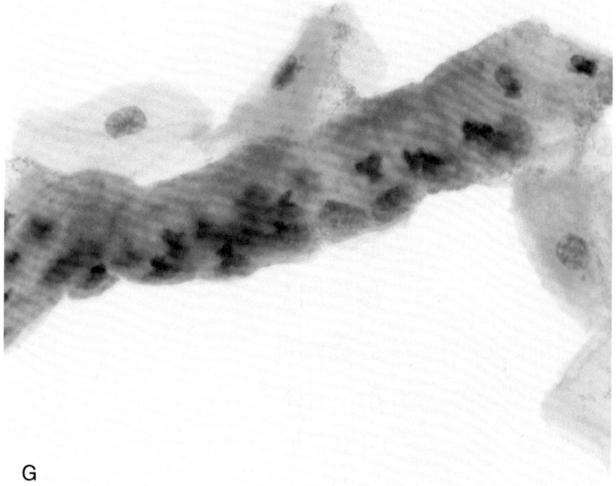

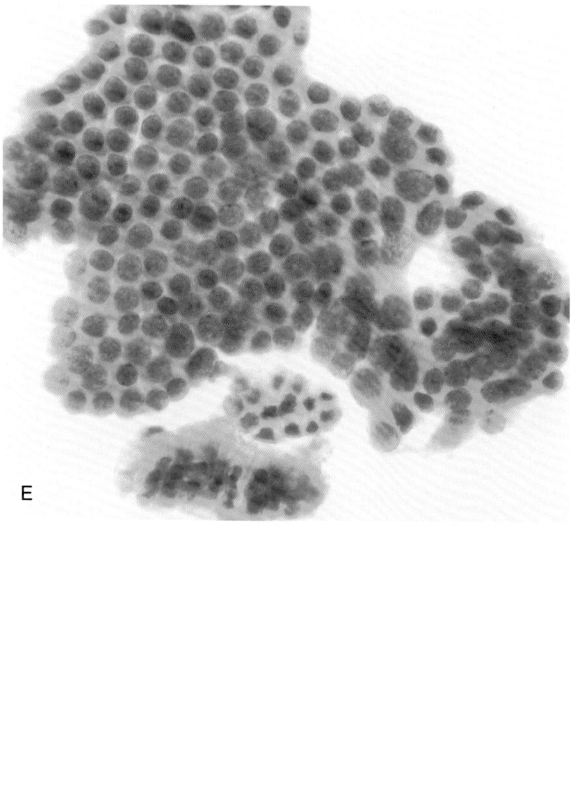

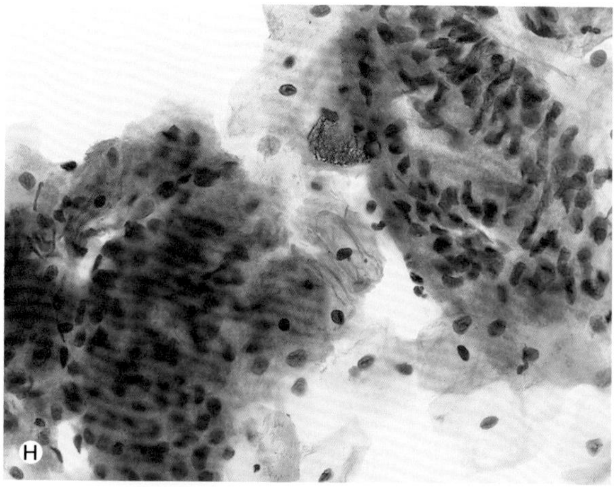

图 10-21（2） 良性宫颈管腺细胞（C~H）

子宫颈管腺细胞是高柱状黏液型上皮（A、B），其细胞学表现为紧密黏附的二维细胞团，侧面观呈柱状，正面观呈蜂巢状（C~E）。细胞核位于基底部，大小一致，排列均匀（F~H）。常见多核细胞，不要误认为肿瘤性改变

## 三、非典型子宫内膜细胞

1. 定义

良性子宫内膜细胞指剥脱的小的正常腺细胞簇，见于月经前半周期（增生期）的巴氏制片，这些细胞小，胞核圆形，胞质稀少，常形成球状细胞簇（图 10–22）。TBS–2014 诊断系统指出：45 岁及以上女性巴氏细胞学检查出现剥脱的子宫内膜细胞应该报告。在无症状绝经后女性巴氏试验制片中见到脱落的温和子宫内膜细胞，患子宫内膜恶性肿瘤的风险虽然低，但确实存在。有时巴氏制片可见子宫下段组织碎片（图 10–23）。这是因取样所致，所以不必报告。非典型子宫内膜细胞（atypical endometrial cells，AEM）指子宫内膜细胞呈非典型性，形态学改变超出常见周期脱落的子宫内膜细胞范围（图 10–24，10–25）。

2. 细胞学特点

AEM 多表现为圆形或球形小细胞簇或松散细胞团（每簇由 5 ~ 10 个细胞组成），胞核增大。另外，常具有一个或多个其他核异型特征，如深染、核膜不规则及核仁明显等。胞质稀少或空泡化，细胞边界不清。诊断非典型子宫内膜细胞有两个最有价值的标准：胞核增大、核仁明显。染色质深染与核仁在 LBC 制片中变化明显。宫颈细胞学制片出现形状异常的子宫内膜细胞常为不正常。

3. 非典型性子宫内膜细胞的形成原因

—子宫内膜炎
—子宫内膜息肉
—激素治疗
—产后
—器械，如 IUD
—子宫内膜增生
—子宫内膜腺癌

4. 临床意义

巴氏制片发现非典型子宫内膜细胞比发现非典型子宫颈管内膜细胞具有更重要的临床意义。大于 50% 巴氏检查有非典型子宫内膜细胞的绝经后女性，其组织学随访可发现子宫内膜腺癌和子宫内膜异常增生的病理学改变。然而，组织学子宫内膜增生并不等同于巴氏细胞学检查的非典型子宫内膜细胞，二者具有不同的概念和意义。

在 TBS 系统中，与非典型子宫颈管腺细胞或非典型 NOS 不同，非典型宫内膜细胞没有进一步分类，例如倾向瘤变。因为非典型子宫内膜细胞已有非常高的阳性预测值，没有可靠的标准再将其进一步分类。应该掌握好非典型子宫内膜细胞的诊断标准和尺度，不要与经常出现正常剥脱的子宫内膜细胞相混淆，了解被检女性的临床情况和月经周期变化，避免滥用“非典型子宫内膜细胞”这一判读术语。

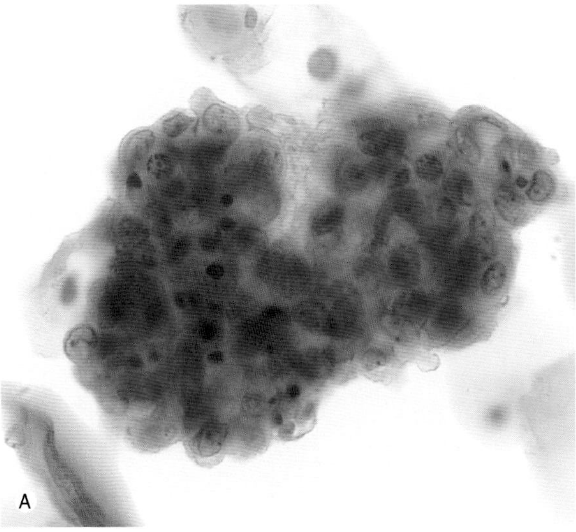
A

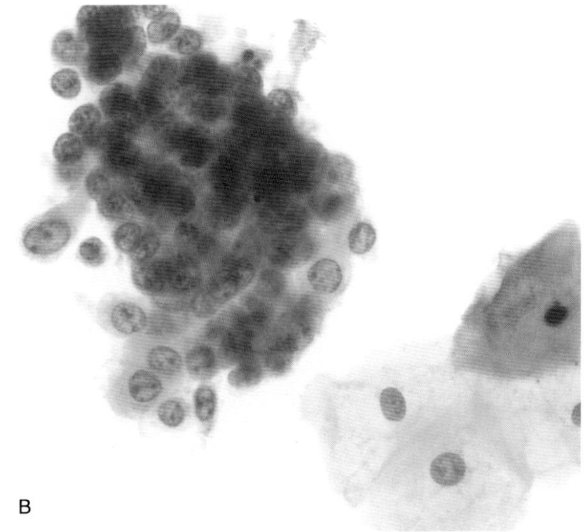
B

图 10–22（1） 良性子宫内膜腺细胞（A、B）

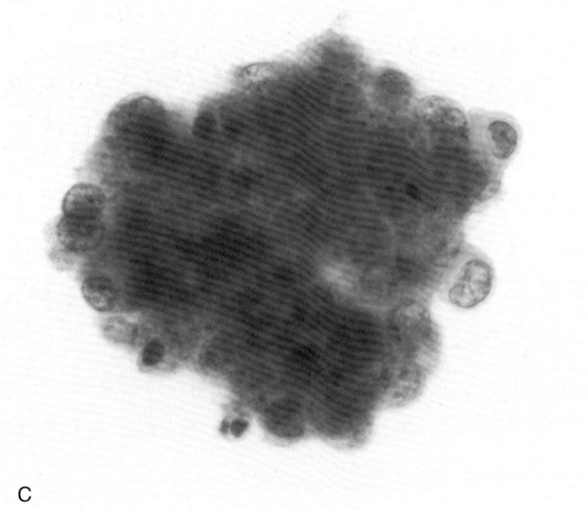
C

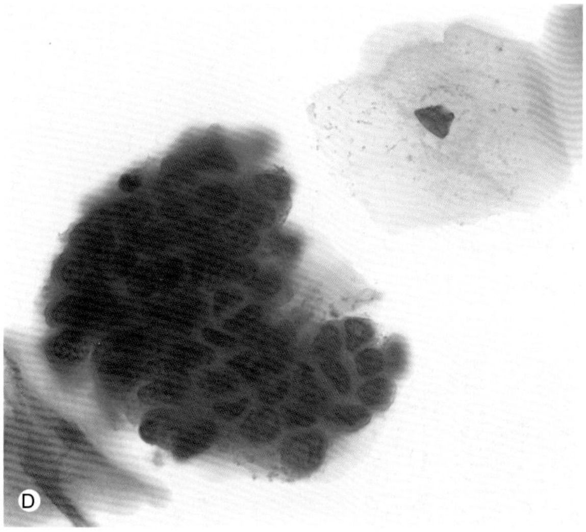
D

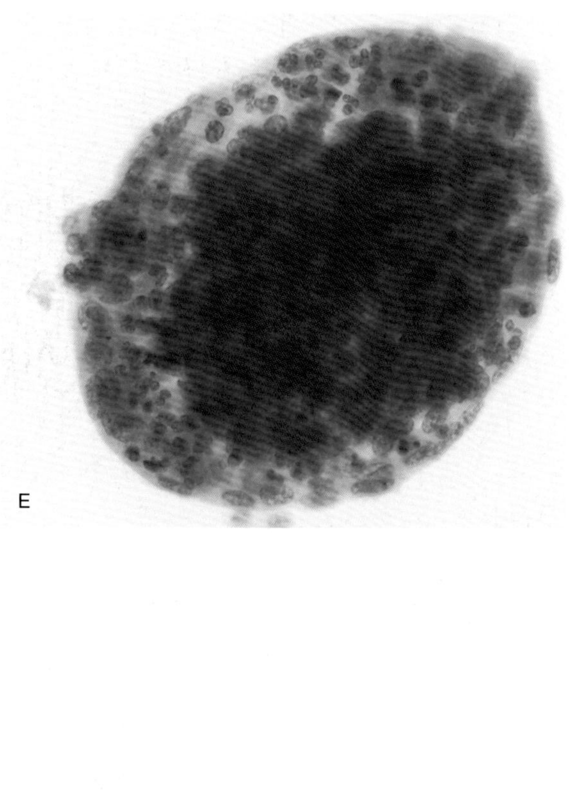
E

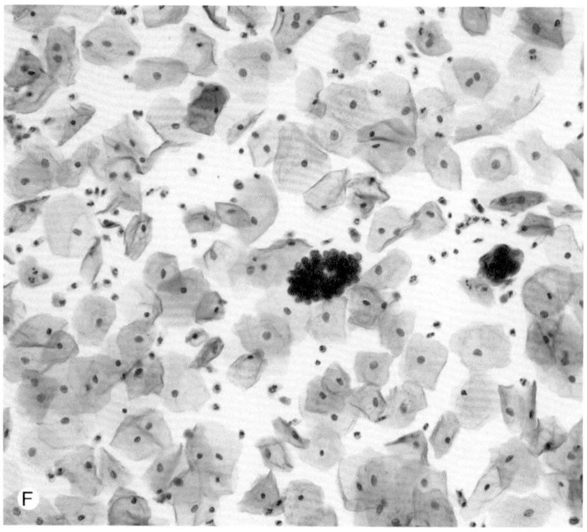
F

图 10-22（2） 良性子宫内膜腺细胞（C~F）

绝经前女性月经前半周期正常脱落于宫腔的子宫内膜细胞，常有退变改变，呈小到中等大的三维细胞簇，可能被误认为肿瘤性鳞状细胞或腺细胞（A~D）。月经前半周期（尤其是月经第 6~10 天）细胞涂片可能见到三维排列的双轮廓结构（Exodus），中间为子宫内膜间质细胞，周围围绕子宫内膜腺上皮细胞（E）。图 F 示正常子宫内膜小细胞簇（SurePath，BD 公司提供）

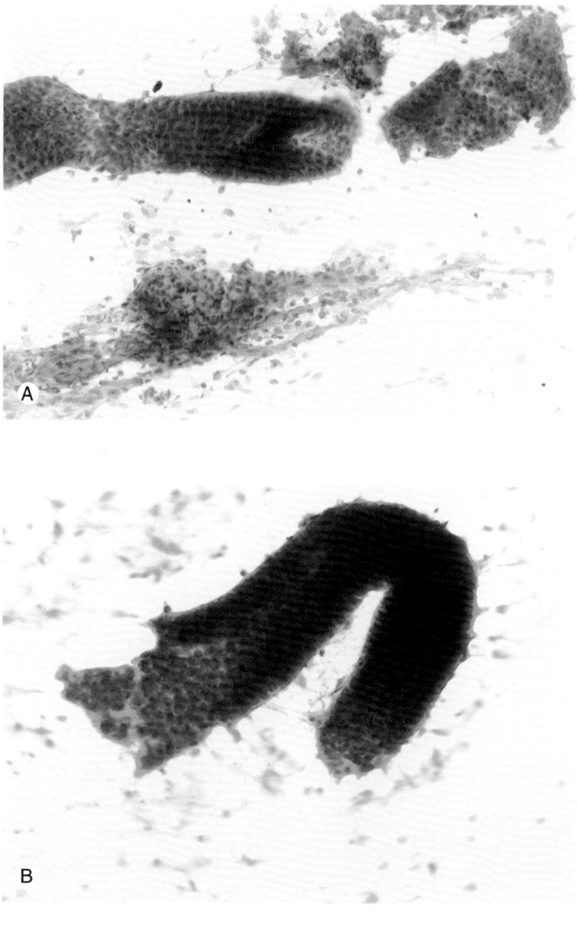
A

B

图 10-23（1） 子宫下段组织碎片（A、B）

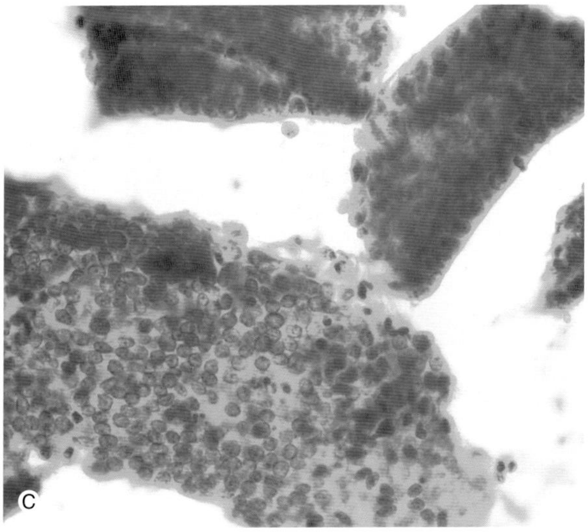
C

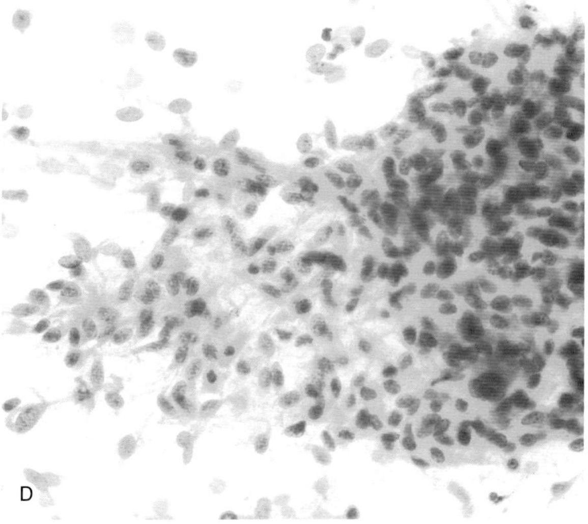
D

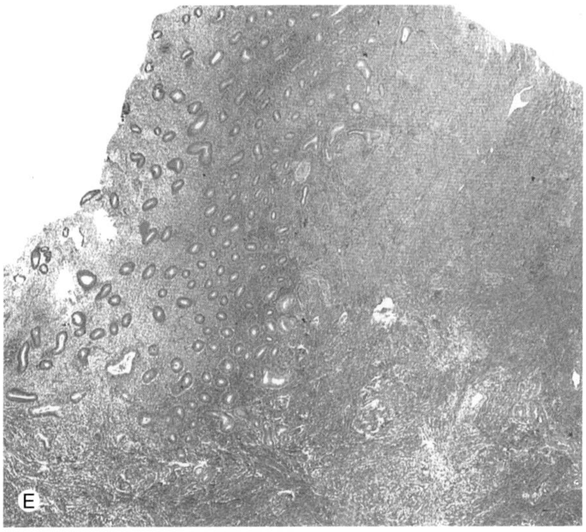
E

图 10-23（2） 子宫下段组织碎片（C~E）

由于使用宫颈管刷，宫颈涂片出现子宫下段组织碎片（lower uterine segment，LUS）并不少见。其典型表现为子宫内膜腺细胞和间质细胞组成的双相性结构（A）。此结构在传统涂片更明显，液基制片技术使较大细胞团破碎并与间质分离，导致此结构不同程度地消失。其中腺细胞表现为细长分支管状结构，其外围细胞拥挤、栅栏状排列，可能会误诊为AIS；但细胞核较小、染色质一致并且均匀分布，可资鉴别（B、C）。其中间质细胞呈梭形，细胞核形态温和，圆形或卵圆形，胞质淡染，中等量或丰富（D）。LUS组织学切片可见子宫内膜腺细胞及其下方丰富的间质成分（E）

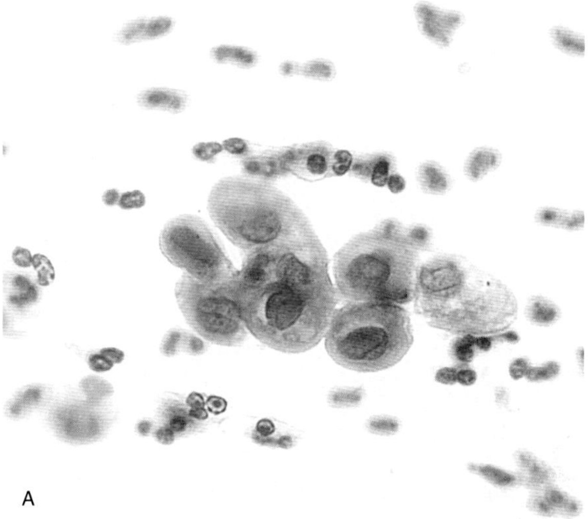
A

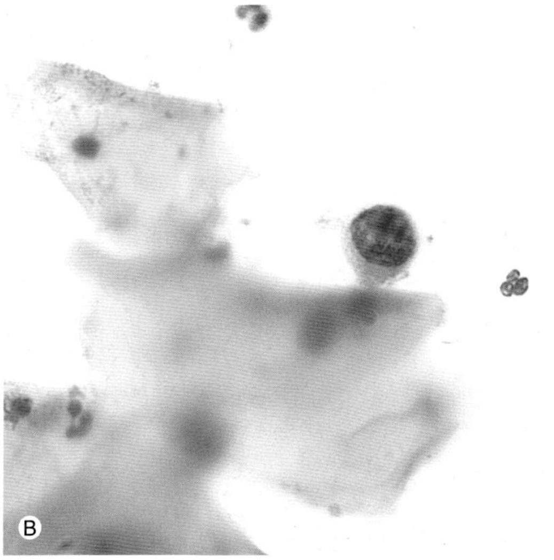
B

图 10-24（1） 非典型子宫内膜腺细胞——IUD影响（A、B）

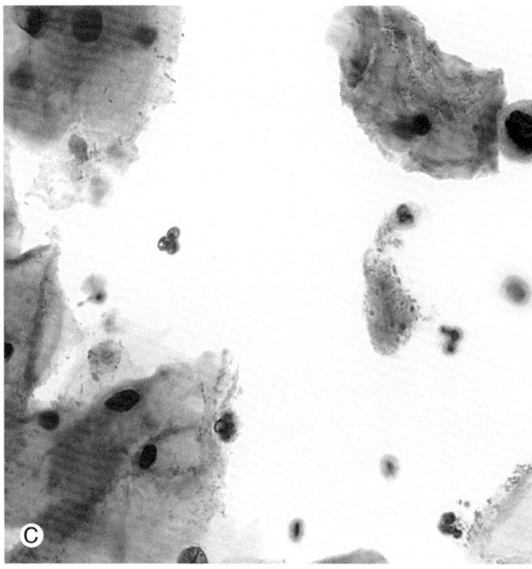

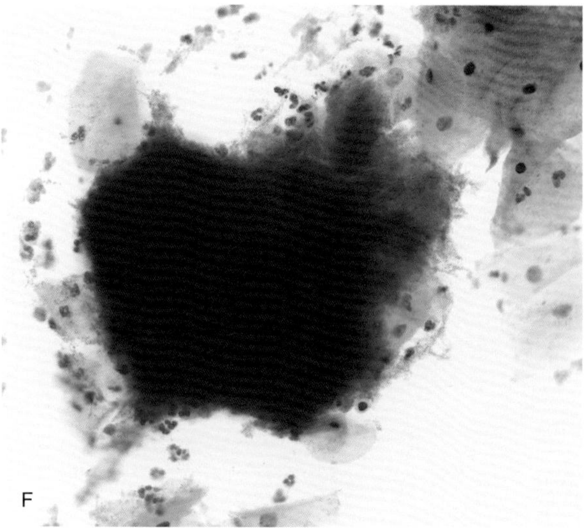

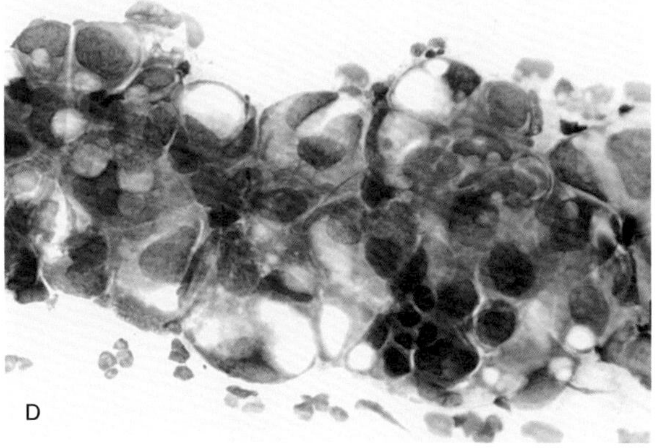

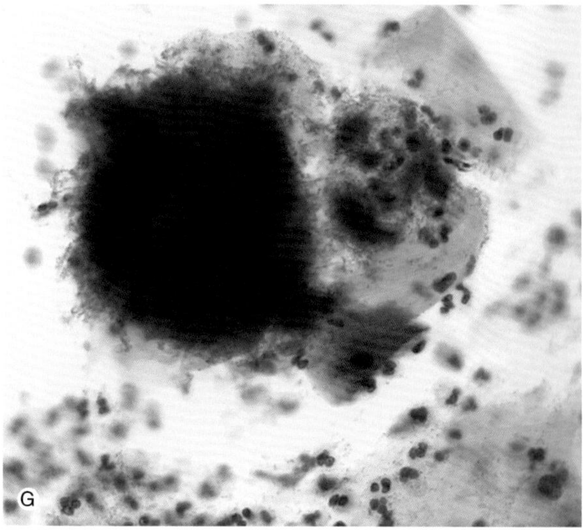

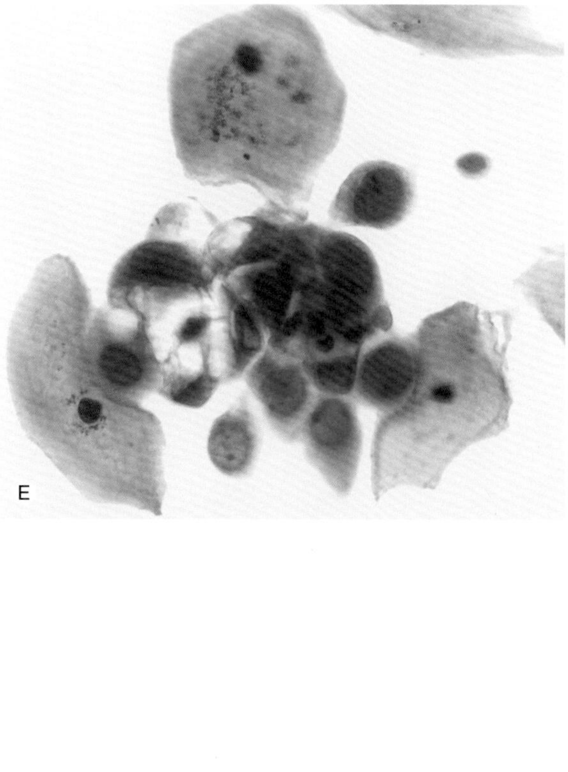

图 10-24（2） 非典型子宫内膜腺细胞——IUD影响（C~G）

放置宫内节育器（IUD），子宫内膜细胞的变化可能确实令人担心；若无病史可能误诊为非典型腺细胞或非典型子宫内膜细胞。细胞核增大、深染且轮廓不规则（A）。由于长期慢性刺激，细胞质可发生化生改变，胞质稀少使得核质比增高，类似高级别鳞状上皮内病变细胞（HSIL）（B、C）。退变也会导致胞质内空泡（D、E）。大约 7% 放置IUD的女性可发生放线菌感染（F、G），有助于判读为良性/反应性改变

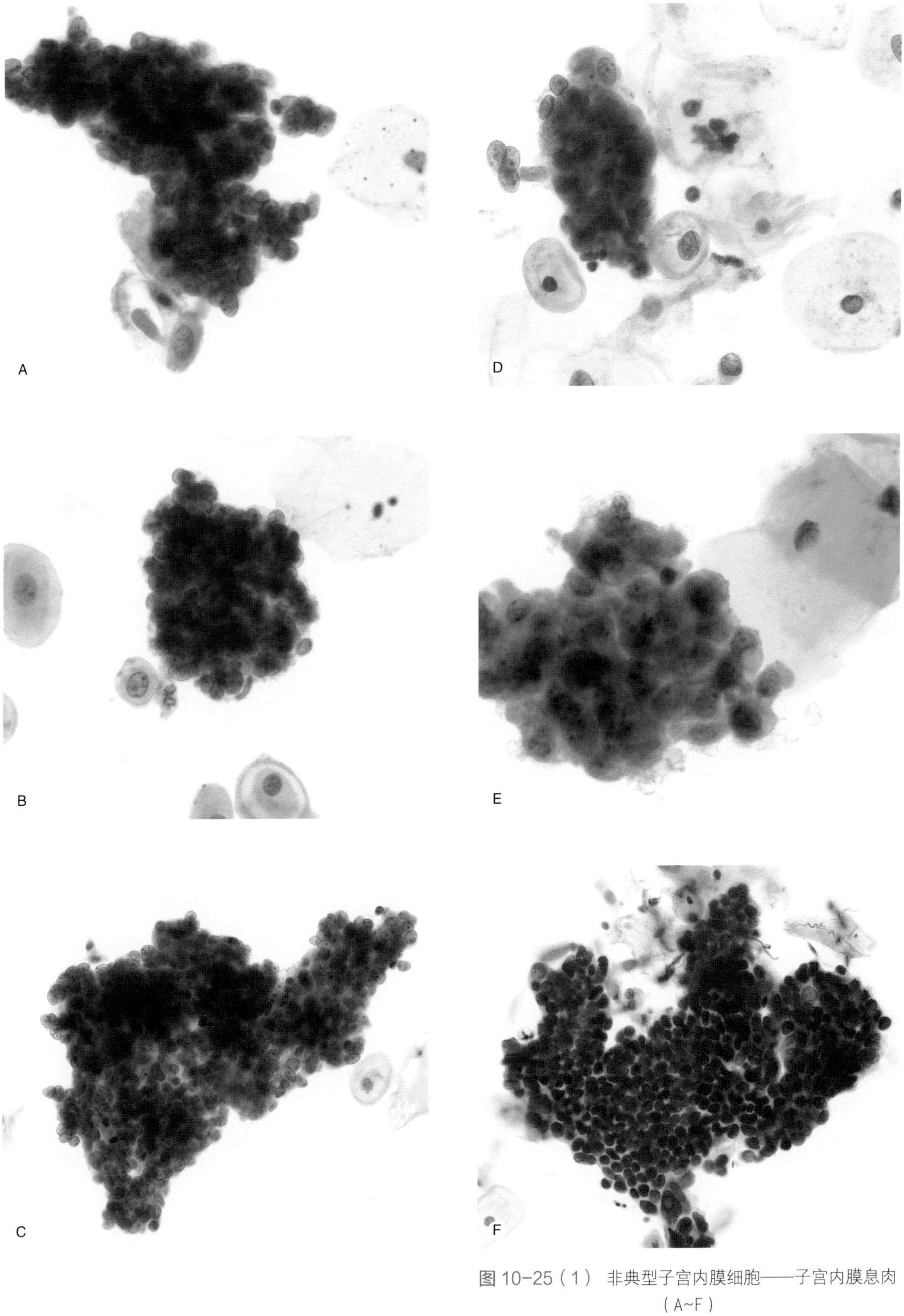

图 10-25（1） 非典型子宫内膜细胞——子宫内膜息肉（A~F）

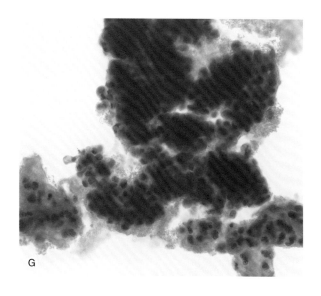

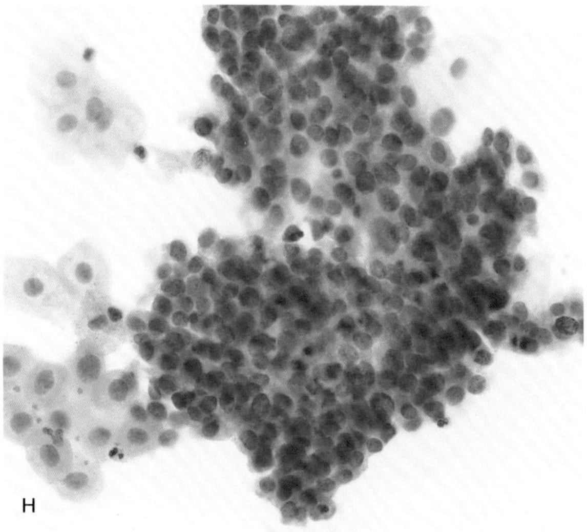

图 10-25（2） 非典型子宫内膜细胞——子宫内膜息肉（G、H）

宫颈涂片子宫内膜息肉脱落常表现为三维细胞团，部分细胞退变，细胞核深染，核仁明显。这些特征可能与子宫内膜肿瘤很难区分（A~H）

## 四、非典型腺细胞，来源不确定（AGC，NOS）

如果可能的话，非典型腺细胞（AGC）应分类报告其细胞来源，例如来源于宫颈管还是子宫内膜。然而临床实际工作常常不能准确判别这些细胞的来源，此时可以使用“AGC，NOS”或“AGC”这样的判读术语。除非病理医生很肯定AGC细胞来源，否则作者建议报告AGC即可，无须进一步分类。

## 五、非典型腺细胞女性的组织学随访

报告为非典型腺细胞的女性，只有少部分组织学活检证实具有潜在高级别上皮内鳞和（或）腺病变和（或）浸润性癌，多数女性并无肿瘤或癌前病变。

不同研究结果相差较大。多数研究认为AGC女性约20%发现具有明显临床意义病变，而70%～80%无临床意义的病变发现（表10-3）。AGC的组织学随访结果与年龄分布相关，40岁以下多数为鳞状上皮病变，40～50岁组别鳞和腺的病变比例接近，50岁以上子宫内膜肿瘤最常见。

如将组织学随访结果与巴氏细胞学不同类型AGC比较分析，非典型子宫内膜细胞是与癌前或恶性组织学结果相关性最大的（超过一半以上）诊断类型，而且几乎所有病变均来源于子宫内膜。表10-4～10-6概括了AGC的研究结果，数据来源于美国南加州大学医疗中心和匹兹堡医疗中心Magee妇女医院，由本章作者赵澄泉研究总结。

**表 10-3 非典型腺细胞组织学活检异常类型及比例**

| 组织学类型 | 所占比例/% |
|---|---|
| CIN2及以上鳞状上皮病变 | 3~11 |
| 宫颈管AIS及浸润性腺癌 | 3~10 |
| 子宫内膜非典型增生及子宫内膜腺癌 | 6~12 |
| 其他器官肿瘤 | 1~2 |
| 合计 | 15~38 |

**表 10-4　460 例细胞学为非典型腺细胞女性的组织学随访结果（数据来源于美国南加州大学医学院，传统巴氏涂片）[**]**

| 组织学病变 | | AGC&ASC-US（n=68） | AGC-EM（n=36） | AGC-NOS（n=187） | AGC-EC（n=169） | 总计（n=460） |
|---|---|---|---|---|---|---|
| 鳞状细胞病变（n=26） | 合计 | 9（13.2%） | 1（2.8%） | 6（3.2%） | 10（5.9%） | 26（5.7%） |
| | 浸润性鳞癌 | | | | 1（0.6%） | 1（0.2%） |
| | CIN2,3 | 9（13.2%） | 1（2.8%） | 6（3.2%） | 9（5.3%） | 25（5.4%） |
| 子宫颈管腺细胞病变（n=19） | 合计 | 0 | 0 | 5（2.7%） | 14（8.3%） | 19（4.1%） |
| | 原位腺癌 | | | 1（0.5%） | 4（2.4%） | 5（1.1%） |
| | 浸润性腺癌 | | | 4（2.1%） | 10（5.9%） | 14（3.0%） |
| 子宫内膜病变（n=54） | 合计 | 3（4.4%） | 19（52.8%） | 30（16.0%） | 2（1.2%） | 54（11.7%） |
| | 非典型复杂性增生 | 3（4.4%） | 8（22.2%） | 8（4.3%） | 1（0.6%） | 20（4.3%） |
| | 子宫内膜样腺癌 | | 10（27.8%） | 19（10.2%） | 1（0.6%） | 30（6.5%） |
| | 恶性中胚叶混合瘤 | | 1（2.8%） | 1（0.5%） | | 2（0.4%） |
| | 妊娠滋养细胞疾病* | | | 2（1.1%） | | 2（0.4%） |
| 卵巢病变（n=6） | 合计 | 0 | 1（2.8%） | 4（2.1%） | 1（0.6%） | 6（1.3%） |
| | 浆液性癌 | | 1（2.8%） | 2（1.1%） | 1（0.6%） | 4（0.9%） |
| | 其他类型癌† | | | 2（1.1%） | | 2（0.4%） |
| 总计病变 | | 12（17.6%） | 21（58.3%） | 45（24.1%） | 27（16.0%） | 105（22.8%） |

注：AGC（atypical glandular cells）—非典型腺细胞；ASC-US（atypical squamous cells of undetermined significance）—非典型鳞状细胞，无明确诊断意义；AGC-EM（atypical glandular cells, endometrial origin）—非典型腺细胞，子宫内膜来源；AGC-EC（atypical glandular cells, endocervical origin）—非典型腺细胞，宫颈内膜来源；AGC-NOS（atypical glandular cells, not otherwise specified）—非典型腺细胞，未有特殊说明；CIN（cervical intraepithelial neoplasia）—宫颈上皮内瘤变。

*完全性水泡状胎块和绒毛膜癌。

**赵澄泉等，见参考文献[7]。

†卵巢子宫内膜样腺癌和透明细胞癌。

**表 10-5　AGC 涂片及其组织学诊断类型与发病年龄的关系（数据来源于美国南加州大学医学院，传统巴氏涂片）**

| | ＜35（n=80） | 35~50（n=262） | ＞50（n=118） | 总计（n=460） |
|---|---|---|---|---|
| CIN2/3 及以上鳞状上皮病变 | 8(10.0%) | 11（4.2%） | 7(5.9%) | 26（5.7%） |
| AIS | 2(2.5%) | 2（0.8%） | 1(0.8%) | 5(1.1%) |
| 宫颈浸润性肿瘤 | 0 | 5（1.9%） | 9(7.7%) | 14*（3.0%） |
| ACH | 0 | 13（5.0%） | 7(5.9%) | 20（4.3%） |
| 子宫内膜恶性肿瘤 | 0 | 9（3.4%） | 24(20.3%) | 33†（7.2%） |
| 卵巢癌 | 0 | 2（0.8%） | 4(3.4%) | 6(1.3%) |
| 完全性水泡状胎块 | 1(1.2%) | 0 | 0 | 1(0.2%) |
| 总计病变 | 11(13.8%) | 42（16.0%） | 52(45.8%) | 105(22.8%) |

注：AGC（atypical glandular cells）—非典型腺细胞；CIN（cervical intraepithelial neoplasia）—宫颈上皮内瘤变；AIS（adenocarcinoma in situ）—原位腺癌；ACH（atypical complex hyperplasia）—非典型复杂性增生。

*包括 13 例浸润性宫颈内膜腺癌和 1 例恶性中胚叶混合瘤。

†包括 30 例子宫内膜样腺癌，2 例恶性中胚叶混合瘤以及 1 例绒毛膜癌。

最近本文作者总结的CePMC妇女医院近60万子宫颈细胞病例中，AGC报告率为0.6%。3007名患者1年内有组织随访结果，其中宫颈高级别鳞状上皮内病变为5.6%，宫颈AIS或浸润腺癌为1.9%，子宫内膜癌为5.5%。具体各种类AGC及相应随访结果见表10-6。

**表 10-6　3007 例宫颈细胞学检测不同类型 AGC 患者组织学随访结果**

| AGC类型 | 例数/% | 宫颈鳞状上皮病变，例数/% | | 宫颈腺上皮病变，例数/% | | 子宫内膜病变，例数/% | | 转移癌例数/% | 阳性例数/% |
|---|---|---|---|---|---|---|---|---|---|
| | | CIN1 | CIN2/3 | AIS | ADCa | CAH | EmCa | MetCa | |
| AGC-NOS[a] | 1630(54.2) | 196(12.0) | 35(2.2) | 13(0.8) | 9(0.6) | 14(0.9) | 95(5.8) | 11(0.7) | 1259(77.2) |
| AEC[a] | 760(25.3) | 126(16.6) | 21(2.8) | 12(1.6) | 3(0.4) | 4(0.5) | 3(0.4) | 0 | 593(78.0) |
| AMC | 211(7.0) | 9(4.3) | 0 | 1(0.5) | 0 | 16(7.6) | 47(22.3) | 1(0.5) | 137(64.9) |
| AGC-FN[b] | 26(0.9) | 0 | 3(11.5) | 6(23.1) | 2(7.7) | 0 | 12(46.2) | 1(3.8) | 3(11.5) |
| AGC/ASC-H[a] | 227(7.6) | 63(27.8) | 49(21.6) | 6(2.6) | 2(0.9) | 2(0.9) | 6(2.6) | 1(0.4) | 100(44.1) |
| AGC/LSIL | 66(2.2) | 42(63.6) | 2(3.0) | 0 | 1(1.5) | 0 | 1(1.5) | 0 | 20(30.3) |
| AGC/HSIL | 87(2.9) | 17(19.5) | 57(65.5) | 0 | 2(2.3) | 0 | 2(2.3) | 0 | 9(10.3) |
| 总计 | 3007 | 453(15.1) | 167(5.6) | 38(1.3) | 19(0.6) | 36(1.2) | 166(5.5) | 14(0.5) | 2121(70.5) |

注：ADCa—腺癌；AEC—非典型子宫颈管细胞；AGC—非典型腺细胞，AGC-FN—非典型腺细胞，倾向于肿瘤；AGC-NOS—非典型腺细胞，非特指；AIS—原位腺癌；AMC—非典型子宫内膜细胞：ASC-H—非典型鳞状上皮细胞，不除外高级别鳞状上皮内病变；CAH—复杂性非典型增生；CIN—宫颈上皮内瘤变；EmCa—子宫内膜癌；HSIL—高级别鳞状上皮内病变；LSIL—低级别鳞状上皮内病变；MetCa—转移癌。

每一病例仅报告最其严重病变。然而，同时含有CIN2/3和AIS的情况下，两种病变均需报告（7例）。[a]每一亚类中有2例同时含有CIN2/3和AIS，[b]1例同时含有CIN2/3和AIS。见参考文献［44］。





## 六、AGC和高危型HPV（HR HPV）

宫颈细胞学检查为AGC女性，其HR HPV阳性率在不同的研究中差别很大，最近美国克里夫兰医学中心和Magee妇女医院（MWH）的两项大型科研研究提示：AGC Pap女性的HR HPV阳性率为20%～24%。HR HPV检测已被2006 ASCCP推荐为AGC女性的随访方法之一，但不是作为初始检测，而是作为阴道镜评估和宫颈活检后随访的检测指征，用来帮助检测小的或很难取样的宫颈病变。关于AGC Pap合并HR HPV检测的研究报道相对较少，我们以前的研究结果显示：AGC Pap并HR HPV阳性更多与50岁以下女性的宫颈鳞和腺病变相关。克里夫兰医学中心和Magee妇女医院的研究结果相似（表10-7～10-9）。

**表 10-7　317 例 AEC 和 AGC 组织学随访结果（克里夫兰医学中心，Dr. Chen & Yang）**

| 组织学程度 | HR HPV+（$n$=64） | HR HPV-（$n$=253） |
|---|---|---|
| 良性 | 16% | 93% |
| 子宫内膜增生及以上 | 0 | 5% |
| CIN1 | 22% | 0.8% |
| CIN2 及以上 | 34% | 0.4% |
| 宫颈AIS及以上 | 28% | 1.2% |

**表 10-8　309 例 AGC 中有意义病变的 HR HPV 检测（Magee 妇女医院，Zhao et al）**

| 组织学程度 | HPV+（$n$=75） | HPV-（$n$=234） |
|---|---|---|
| CIN2 及以上 | 17% | 0.4% |
| AIS及以上 | 17% | 0.4% |
| 子宫内膜增生及以上 | 0 | 6% |

表 10-9 HR HPV 检测发现 AGC 女性临床有意义病变（CIN2 +/AIS+）的有效性

| 临床意义 | 克里夫兰医学中心 | Magee 妇女医院 | 汇总另 7 个研究结果* |
|---|---|---|---|
| 敏感性 | 91% | 93% | 90% |
| 特异性 | 91% | 83% | 79% |
| 阳性预测值 | 63% | 35% | 53% |
| 阴性预测值 | 98% | 99% | 97% |

注：*579 例 AGC Pap 同时做 HR HPV 检测和组织学随访，来自于 7 项研究的总结数据。

最近我们总结了 UPMC 妇女医院判为 AGC 和同时有 HPV 检查结果患者组织学随访结果。2287 例 AGC 妇女中：HR HPV 阳性率为 27.7%。1857 例在一年内有组织学随访结果，在 HPV 阳性组，16.8% 有 CIN2/3，5.7% 有宫颈腺癌或 AIS，而在 HPV 阳性组，CIN2/3 和宫颈腺癌 /AIS 仅占 0.6% 和 0.2%。所有这些研究结果均表明 HR HPV 检测对宫颈高级别病变（鳞和腺）的阴性预测值很高，也就是说如果宫颈细胞学检查为 AGC，但 HR HPV 检测为阴性，这些女性患高级别宫颈病变的概率非常低。但是，来源于子宫内膜、输卵管或卵巢癌的 AGC 病例和 HR HPV 感染无关，极少数宫颈 AIS 或浸润性腺癌患者也可能 HPV 阴性。当然，少数病例应该作为个案评价。总之，尽管现在 ASCCP 指南大纲并不建议对宫颈细胞学检查为 AGC 女性同时进行 HR HPV 检测，但我们认为 HR HPV 检测结果对评估 50 岁以下的 AGC 可能有帮助，可以考虑对 AGC 做反馈性 HR HPV 检查。

## 七、AGC 评判的可重复性

迄今为止，所有卡帕分析均提示 AGC 细胞起源和 AGC 评判均无统一性，无论不同试验室之间还是不同观察者之间，无论传统宫颈涂片还是液基制片，无论普通病理医生还是细胞病理专家之间，这种一致性均很差，这使得我们病理医生和细胞病理医生很尴尬。表 10-10 显示了 4 个不同的研究结果。这可充分说明宫颈腺细胞学的判读是非常难掌握的。

表 10-10 不同实验室和观察者之间 AGC 判读的可重复性

| 作者 | 评判对象 | 卡帕值 |
|---|---|---|
| Confortini1（意大利） | 167 个实验室 | 0.21 |
| Simsir2（两所综合大学） | 6 名观察者 | 0.002（传统涂片） |
| Lee3 | 5 名专家 | < 0.3（传统涂片+液基制片） |
| Raab4 | 4 名专家 | 0.16~0.27 |

注：卡帕统计分析，卡帕值 0~1。卡帕值 < 0.4，差；卡帕值 0.4~0.7，好；卡帕值 > 0.7，优。

## 八、AGC 的临床处理

因为宫颈 AGC 妇女中，有相当比例与宫颈或子宫内膜的高级别病变有关。所以其临床处理和非典型鳞状细胞有所不同。ASCCP 指南推荐 AGC 临床处理（非典型子宫内膜细胞除外）：所有女性应该做阴道镜检查及宫颈管活检。另外，35 岁以上女性或具有患子宫内膜肿瘤风险的女性还需要做子宫内膜活检（不论年龄）。

所有报告非典型子宫内膜细胞的女性均需要做子宫内膜和宫颈管活检，如果没有发现子宫内膜病变，则应该进行阴道镜检查。

对于 AGC 女性是否应该接受反馈性 HR HPV 检测尚存在争议，部分研究学者认为：不论 HR HPV 状况如何，所有 AGC 女性均需接受阴道镜检查及宫颈管搔刮术。HR HPV 阳性女性比 HR HPV 阴性女性罹患宫颈疾病的风险高，应该密切随访和评估。我们和部分研究者都认为：反馈性 HR HPV 检测对 50 岁以下女性 CIN2/3 、AIS 及浸润性宫颈管腺癌的检出有帮助，HR HPV 检测结果可以提供给 AGC 女性处理及治疗的辅助信息。一些 HR HPV 阴性女性可以采用巴氏试验和 HR HPV 随访，而不需直接做阴道镜检查。ASCCP 指南对于 AGC 妇女不建议用 HPV 检查来分流患者。

## 九、AGC 的几个重要点

—报告频率低（0.2% ~ 0.7%）

—AGC 和 ASC 临床意义不同

—多数 AGC 为良性病变，但潜在的肿瘤

性病变（CIN2/3，AIS或癌）仍占一定比例

—无论HPV检测还是重复宫颈细胞学检查对病变均无足够的敏感性

—对腺病变的阳性预测值低

—诊断的一致性或可重复性很差

—液基细胞学评判AGC的敏感性和正确性均优于传统巴氏涂片

—认真核对临床病史和参考同行意见

—同时行高危型HPV检测可有一定帮助

—不要忽视AGC的评判，但也不要滥用

—不要轻易判读为非典型子宫内膜细胞

## 十、病例复习

见图10-26～10-42。

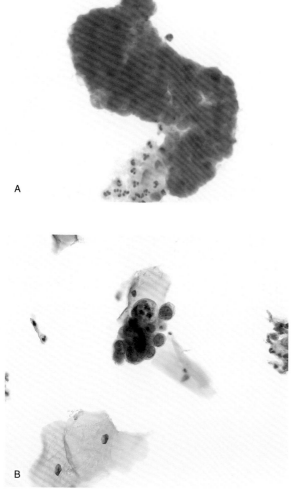

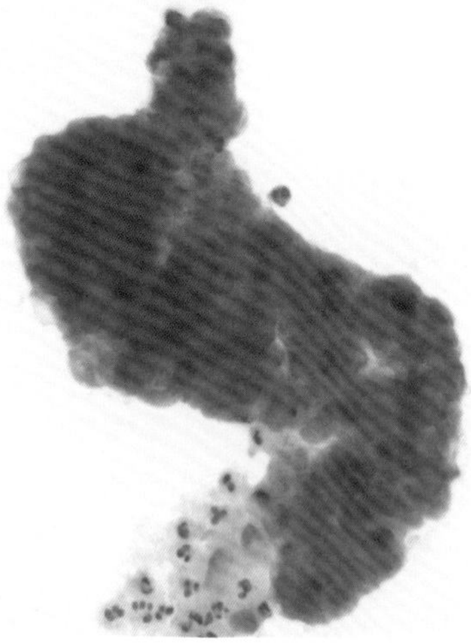
A

B

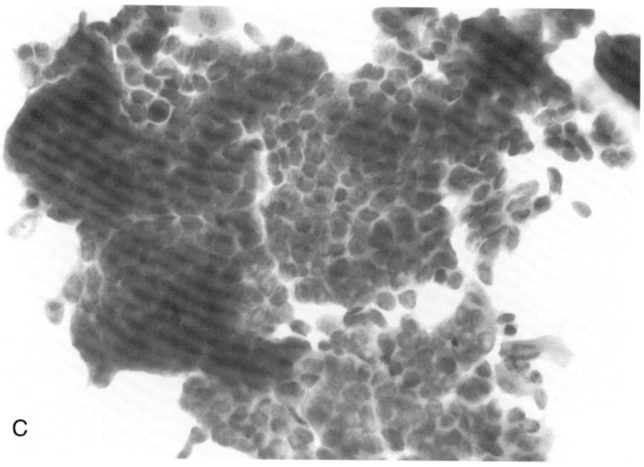
C

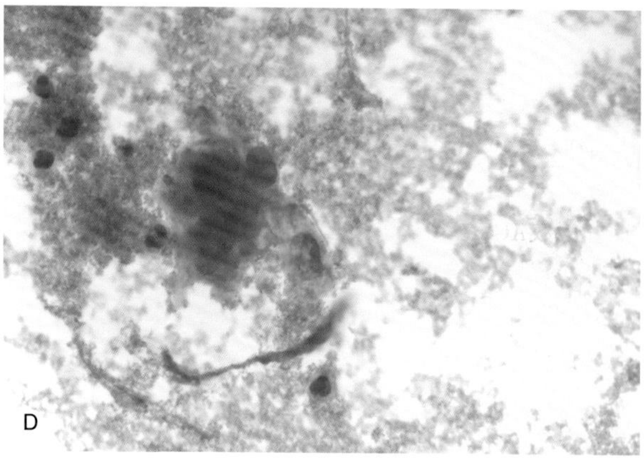
D

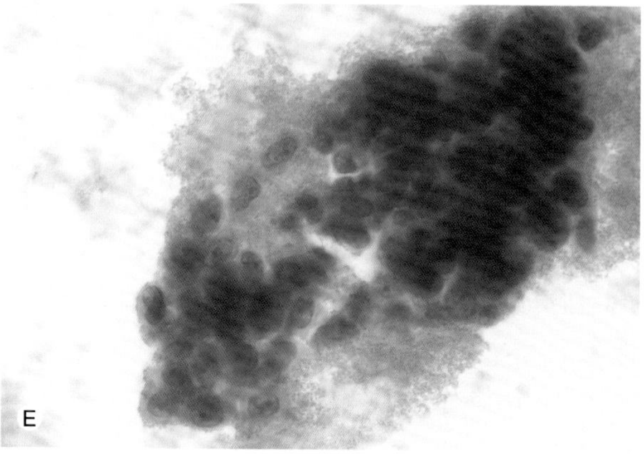
E

F

图10-26（1） 非典型腺细胞—子宫内膜样癌（A~F）

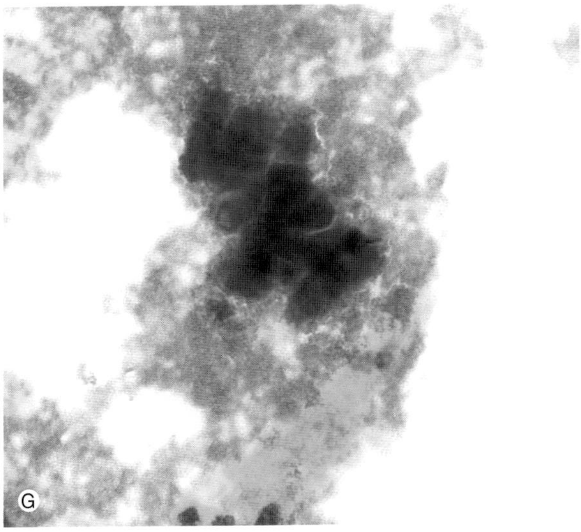

图 10-26（2） 非典型腺细胞—子宫内膜样癌（G）
7 幅细胞学图片代表 7 个细胞学病例，均判读为非典型腺细胞，组织学证实为子宫内膜样型子宫内膜腺癌点评：虽大多数 AGC 病例最终证实为阴性，但少部分病例可为严重性病变

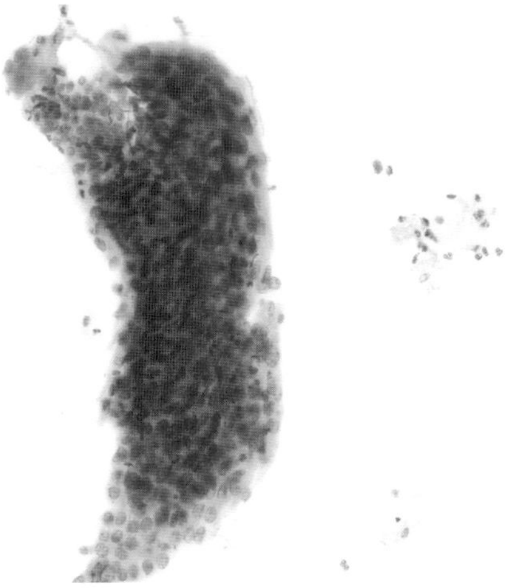

A

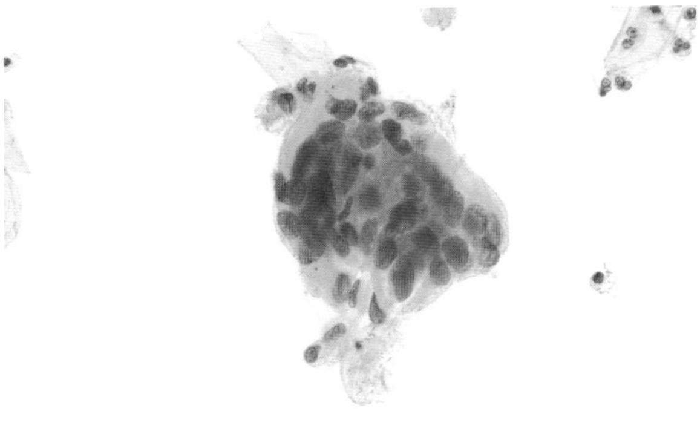

B

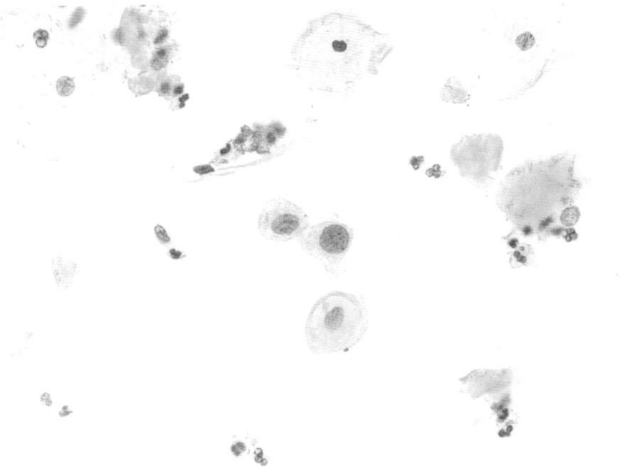

C

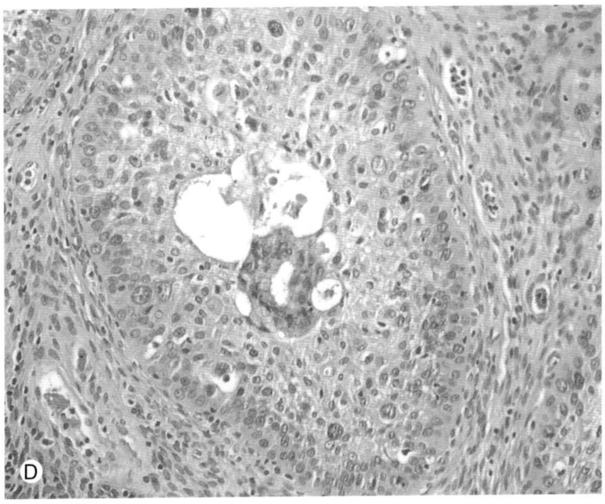

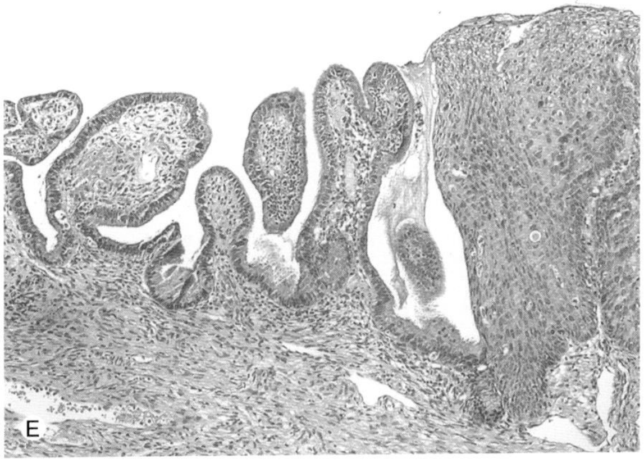

图 10-27 CIN3 累及腺体（A~E）
30 岁女性宫颈细胞检查判读为 AGC（A~C），宫颈组织学活检证实为 CIN3 累及宫颈腺体（D）。图 E 示另一个宫颈活检病例 AIS 和 CIN 并存
点评：腺上皮病变和鳞状上皮病变累及腺体，实际工作中二者很难鉴别。细胞学判读 AGC 或 HSIL 患者都应进行阴道镜检查，所以影响不大

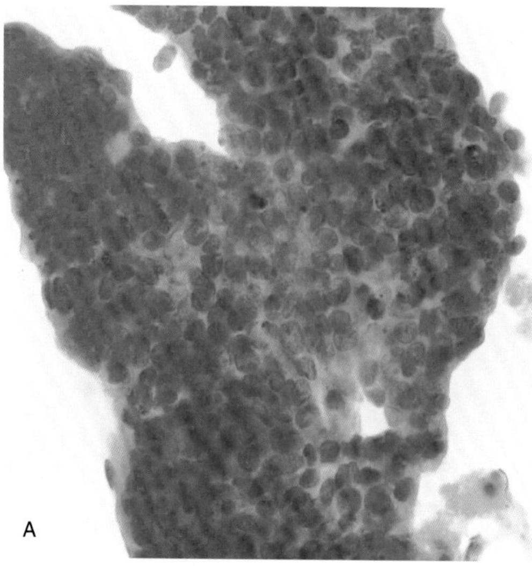

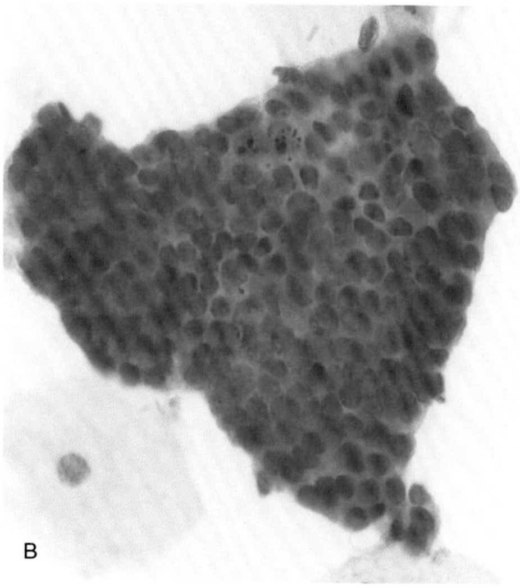

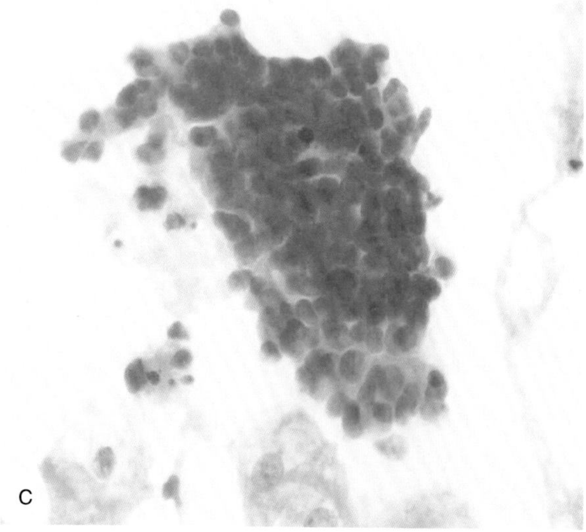

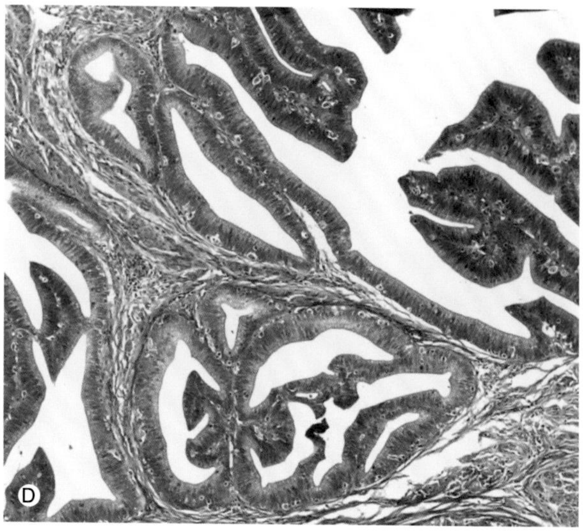

图 10-28 AGC——绒毛腺管状腺癌（A~D）

47 岁女性宫颈细胞学检查判读为AGC（A~C），最终子宫切除组织学活检为绒毛腺管状腺癌（D）

点评：大片状腺细胞一定不要忽视，尽管其细胞学看似良性

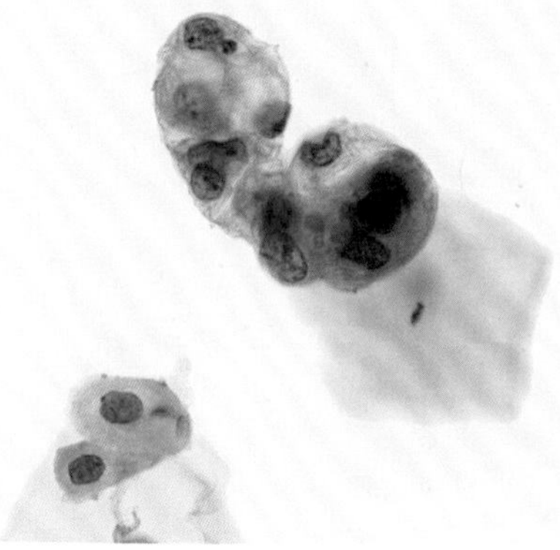

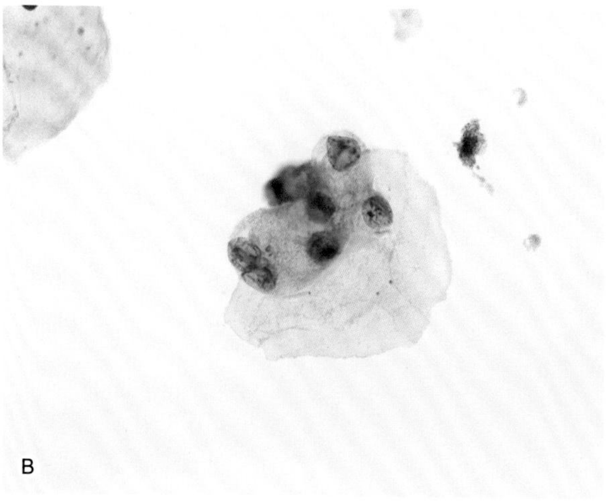

图 10-29（1） AGC——鳞状细胞癌（A、B）

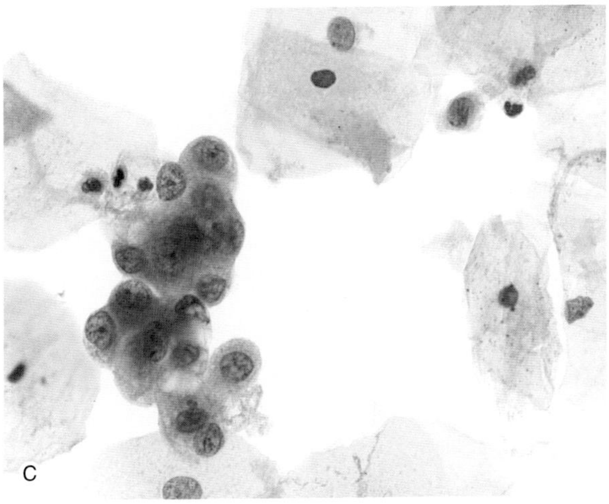


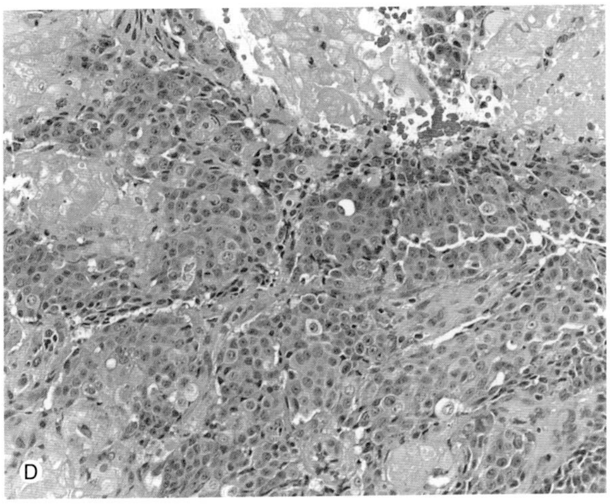


图 10-29（2） AGC——鳞状细胞癌（C、D）

51 岁女性细胞学检查判读为 AGC，宫颈活检为浸润性鳞状细胞癌

点评：细胞学为 AGC 病例，鳞状细胞病变的概率高于腺上皮病变

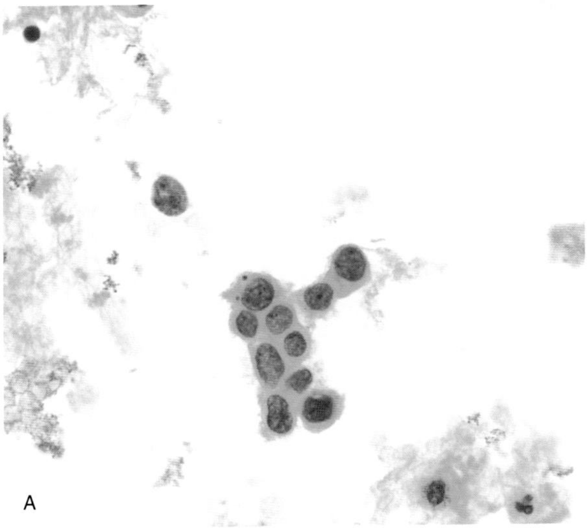


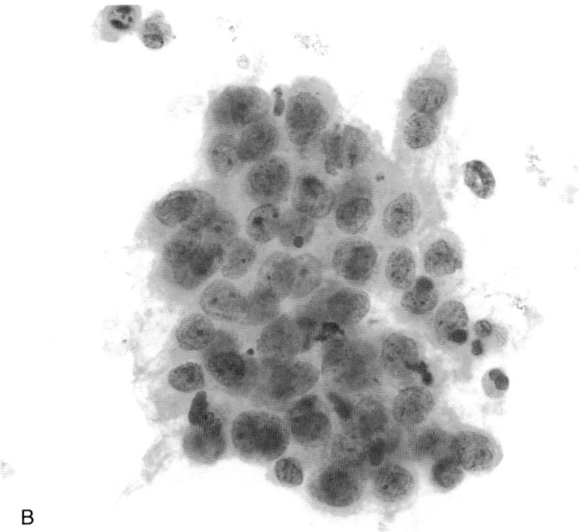


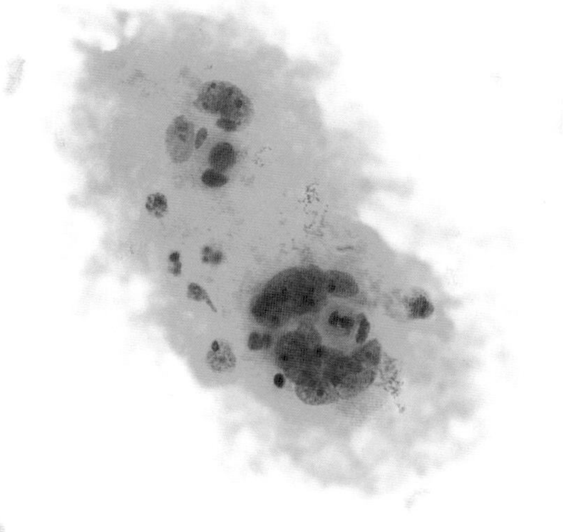


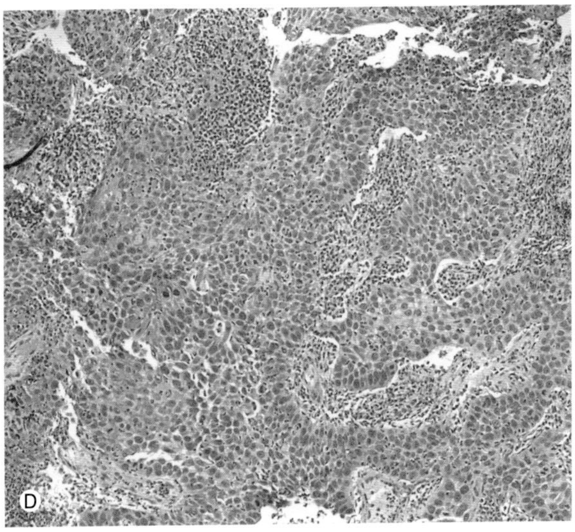


图 10-30（1） AGC，倾向肿瘤——毛玻璃样细胞癌（A~D）

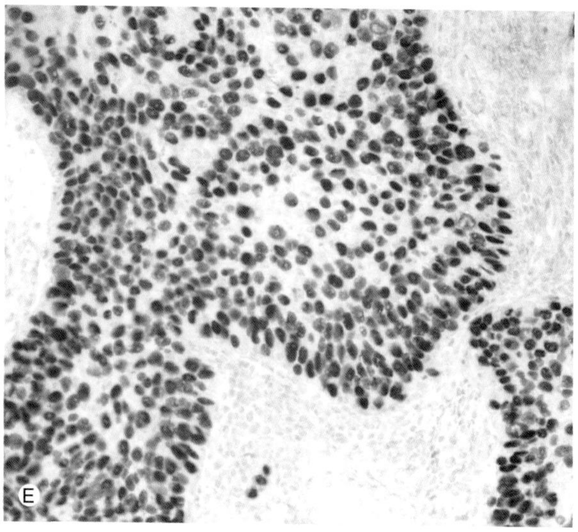
E

图 10-30（2） AGC，倾向肿瘤——毛玻璃样细胞癌（E）

36 岁女性，细胞学检查判读为AGC，倾向肿瘤（A~C）。细胞核仁明显（B），可见多核肿瘤细胞（C）。宫颈组织活检为毛玻璃样细胞癌（D），图E为P63 染色。毛玻璃样细胞癌多发生在相对年轻女性（80%小于 35 岁），是腺鳞癌的一特殊类型

点评：AGC细胞学可代表一些少见的宫颈癌

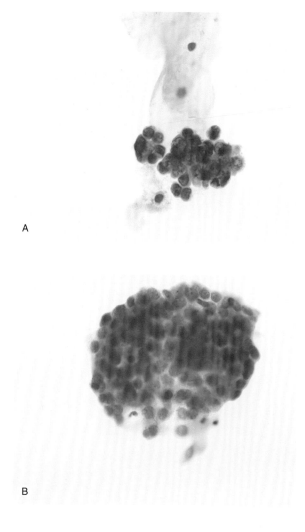

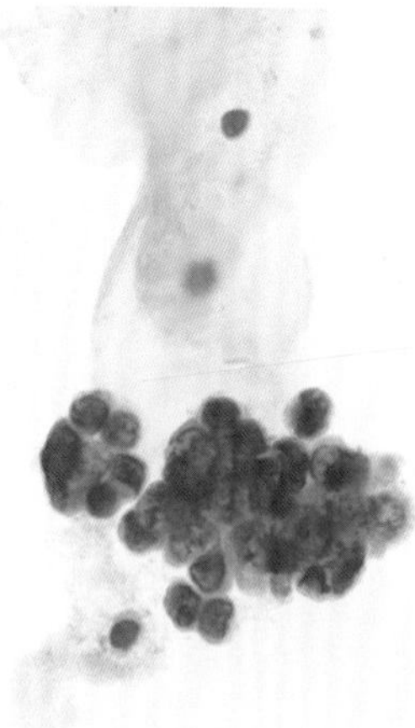
A

B

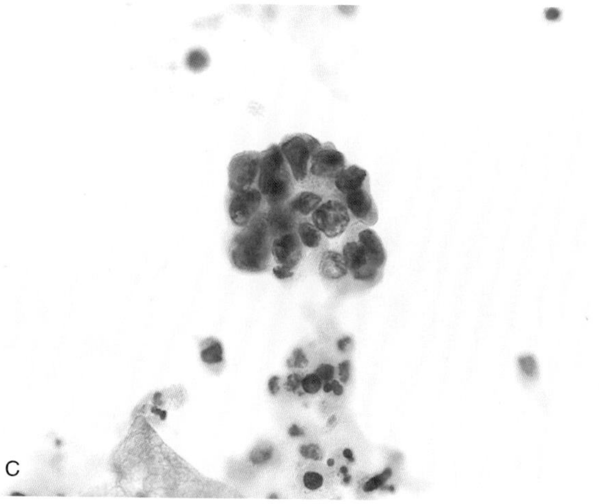
C

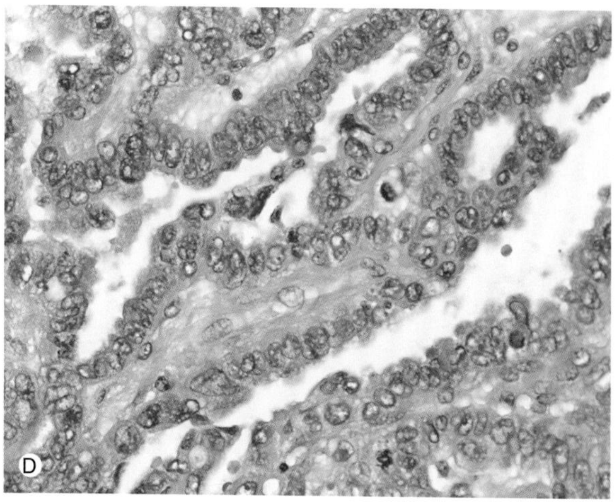
D

图 10-31 AGC——浆液性腺癌（A~D）

72 岁女性宫颈细胞学检查判读为AGC。细胞呈多形性，小乳头状结构，核仁可见，异型性并非特别明显（A~C），组织学证实为宫颈浆液性细胞癌（D）

点评：任何乳头状细胞学结构都不应忽视

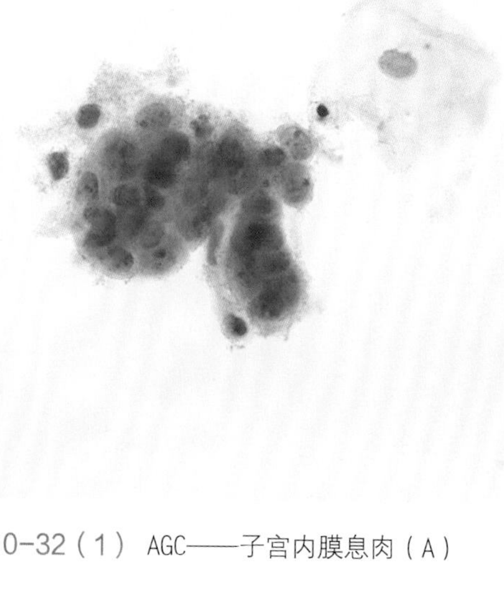
A

图 10-32（1） AGC——子宫内膜息肉（A）

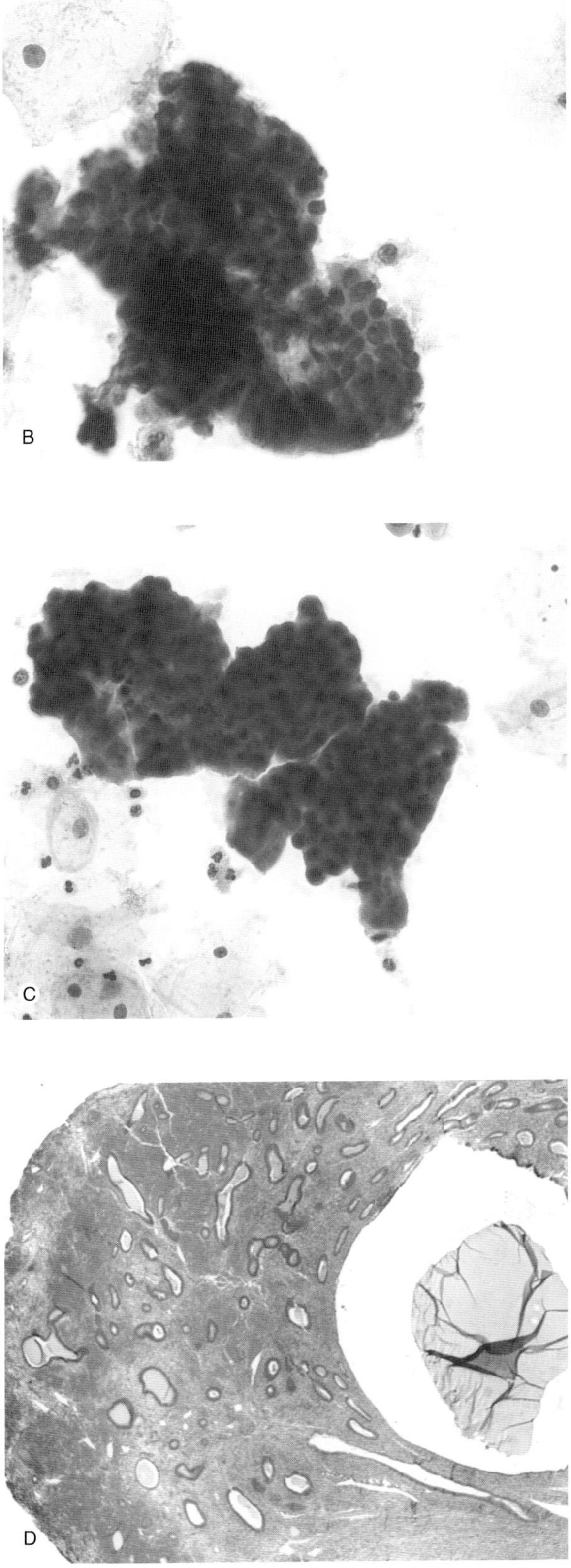

图 10-32（2） AGC——子宫内膜息肉（B~D）

59 岁女性，细胞学检查判读为 AGC，倾向肿瘤。细胞呈明显异型性（A）和深染拥挤细胞团（B、C）。子宫全切组织学为子宫增生性内膜息肉，无其他异常发现（D）

点评：AGC 细胞学常可因子宫内膜息肉所致

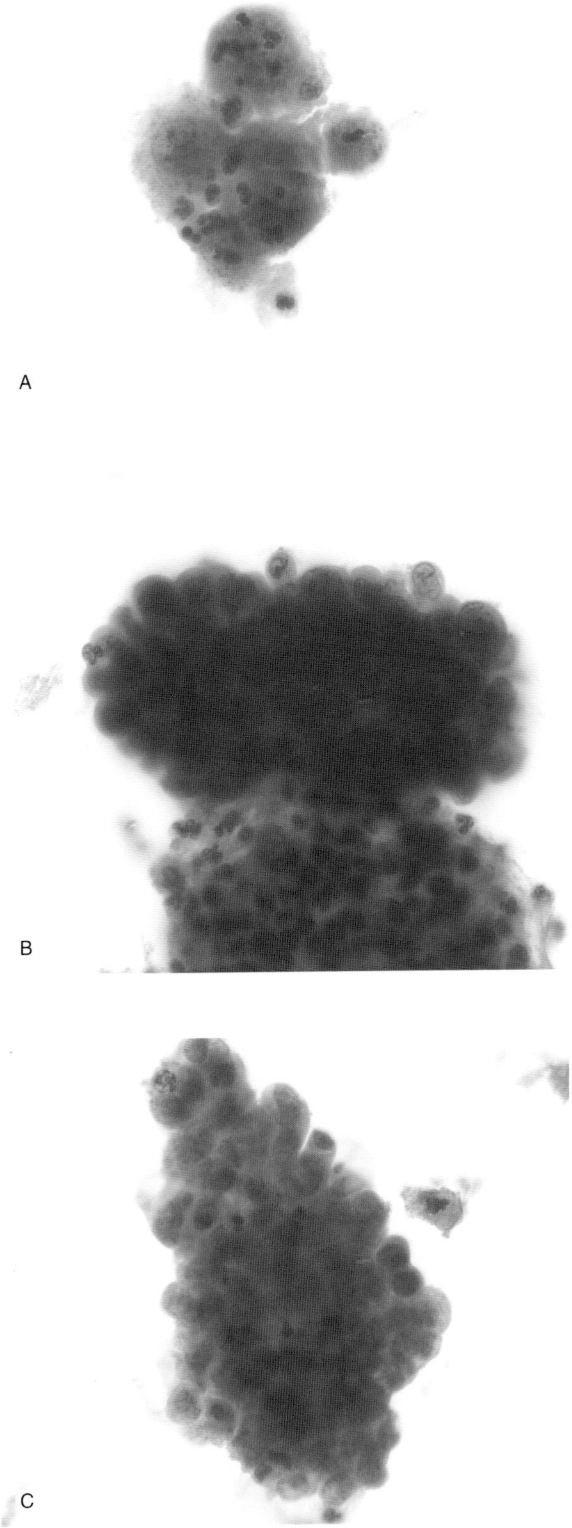

图 10-33（1） 非典型子宫内膜细胞——低分化子宫内膜癌（A~C）

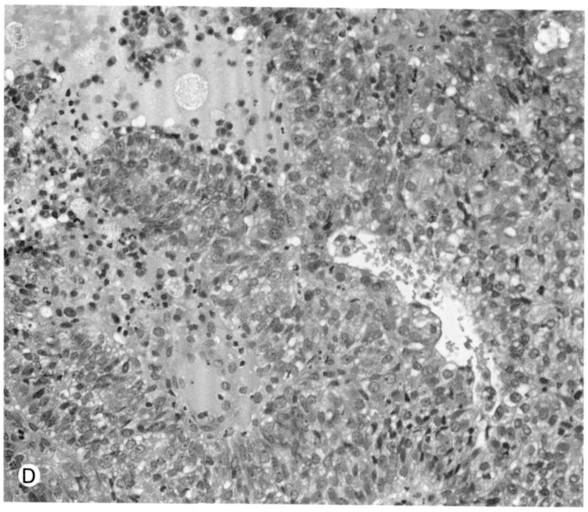

图 10-33（2） 非典型子宫内膜细胞——低分化子宫内膜癌（D）

75 岁女性细胞学检查判读为非典型子宫内膜细胞，细胞异型性明显，胞核增大，胞质内见许多中性粒细胞（A），大的三维结构细胞团（B、C）。图D组织学为低分化子宫内膜样癌点评：判读非典型子宫内膜细胞要谨慎，其组织学随访的阳性率非常高

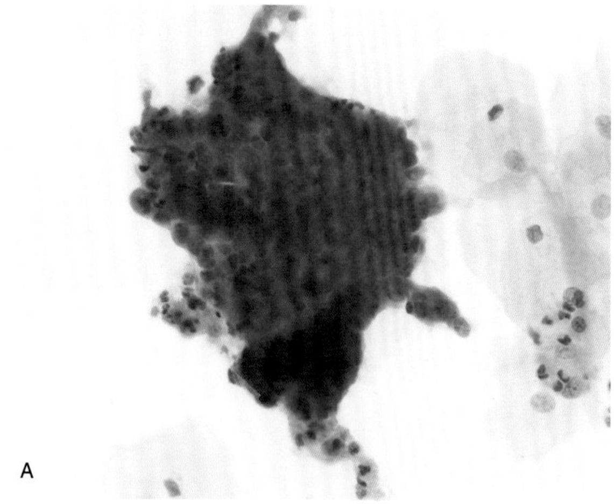

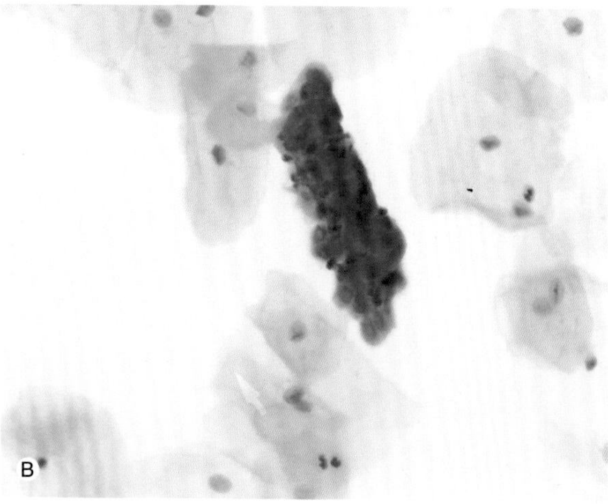

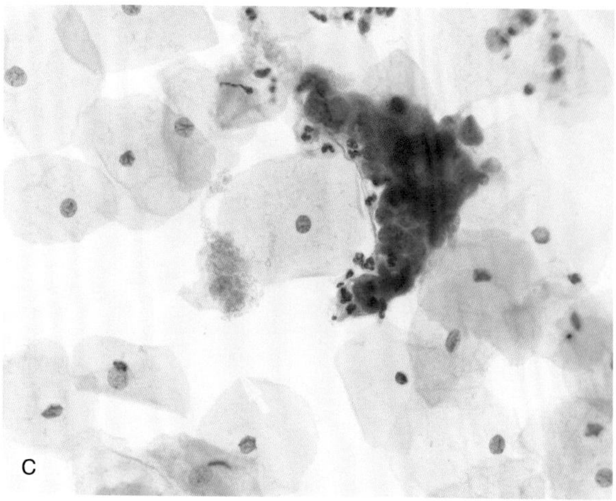

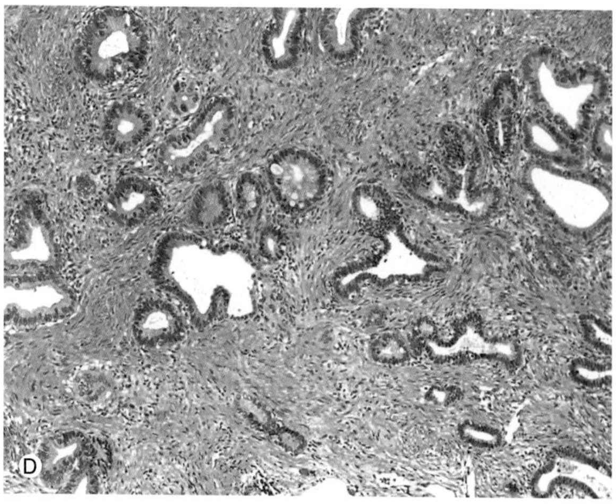

图 10-34 AGC——高分化宫颈腺癌（A~D）

34 岁女性细胞学检查判读为AGC。细胞呈拥挤排列，但平铺，二维结构，异型性不明显（A~C），组织学为宫颈高分化浸润性腺癌（D）

点评：腺癌病例细胞学检查异型性可以不明显，似正常宫颈管腺细胞，浸润性宫颈腺癌可发生在年轻女性

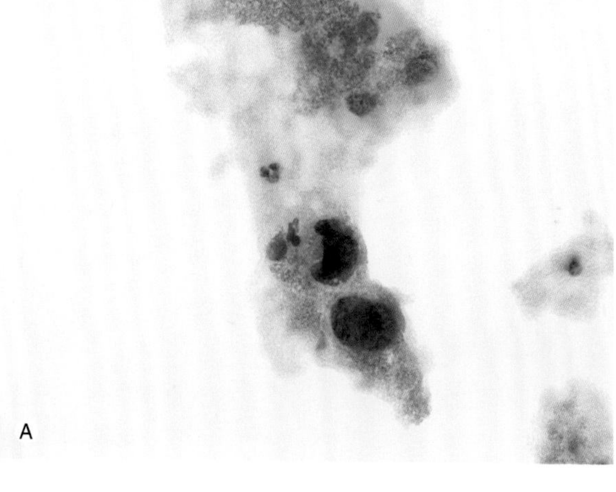

图 10-35（1） AGC，倾向肿瘤/ASC-H——宫颈浸润性腺鳞癌（A）

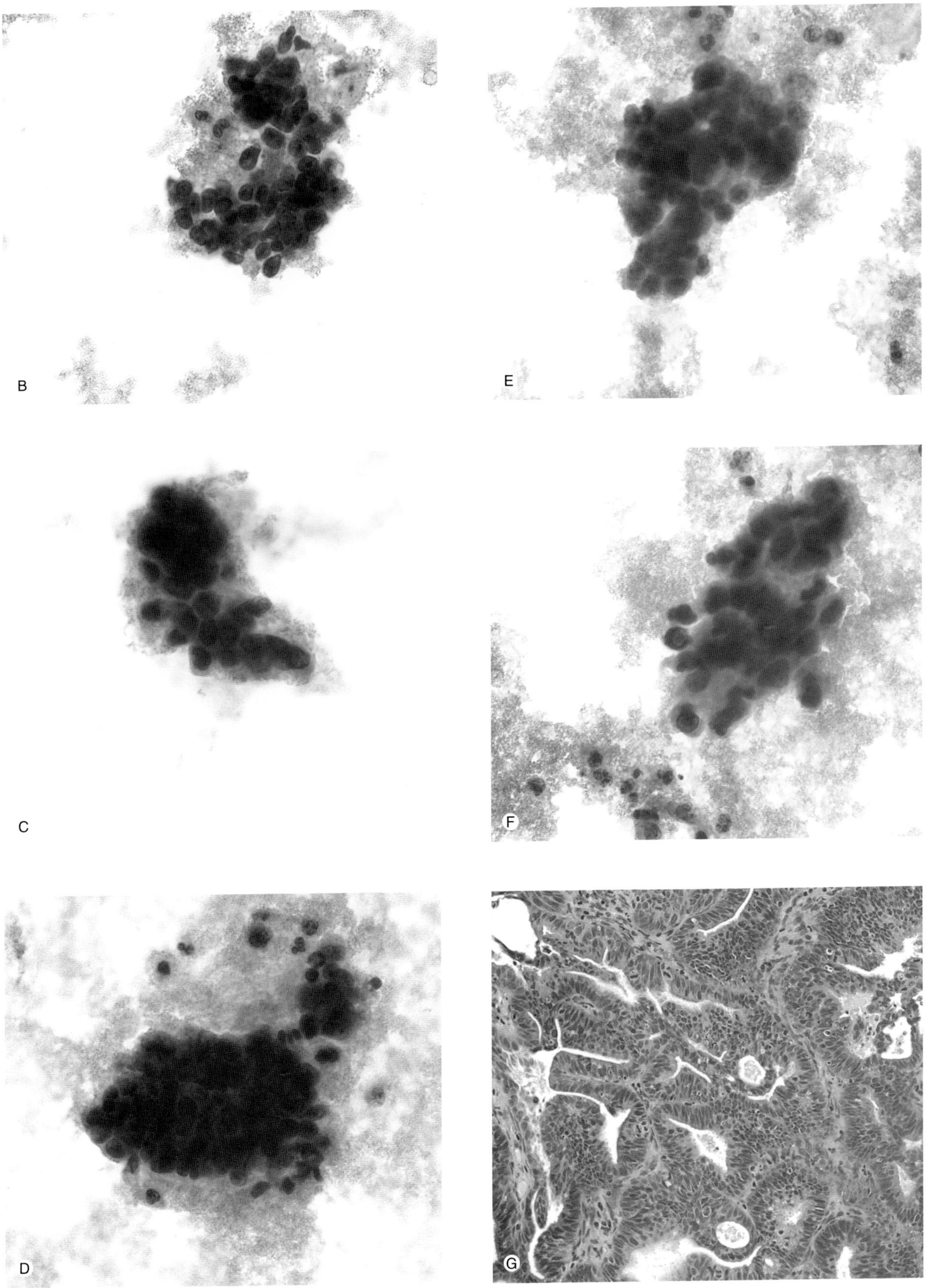


图 10-35（2） AGC，倾向肿瘤/ASC-H——宫颈浸润性腺鳞癌（B~G）

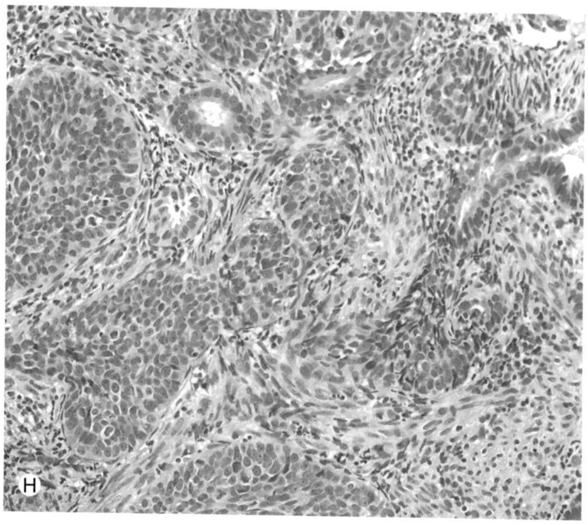

图 10-35（3） AGC，倾向肿瘤/ASC-H——宫颈浸润性腺鳞癌（H）

45 岁女性宫颈细胞学检查（A~F）血性背景，非典型细胞呈鳞状上皮细胞特征（A~C）和腺细胞特征（D~F），但三维立体结构不明显，细胞学判读为AGC，倾向肿瘤和ASC-H。子宫全切诊断为宫颈腺鳞癌，图G示典型腺癌，图H示鳞癌和腺癌混合区

点评：腺鳞癌占所有宫颈癌 10%~30%，细胞学检查可同时出现腺和鳞的异常细胞，使准确判读困难

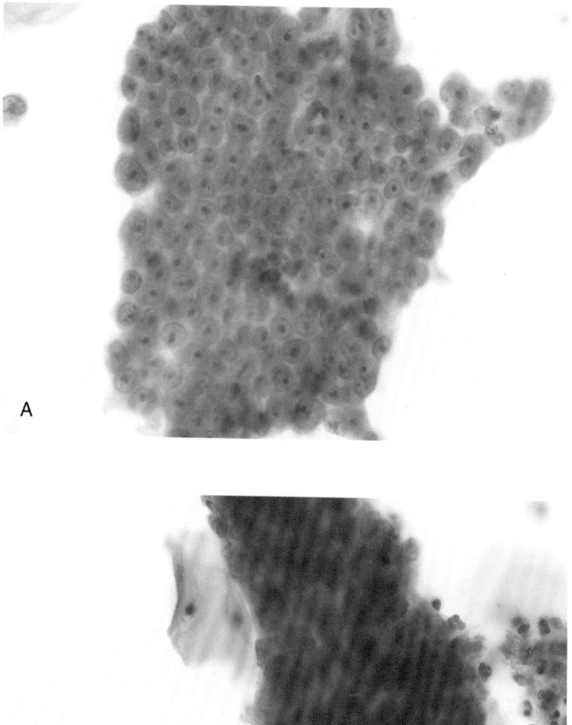

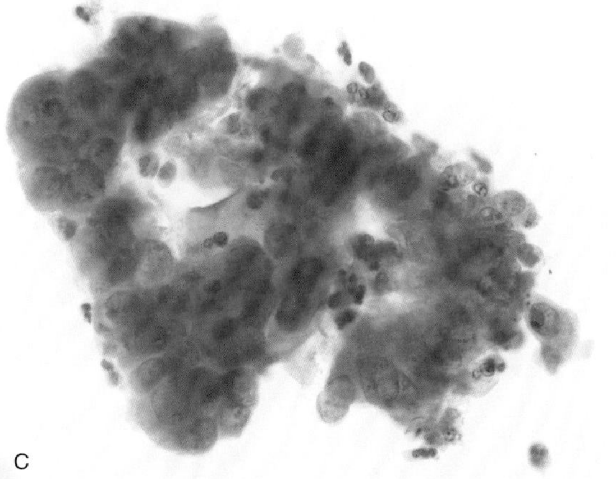

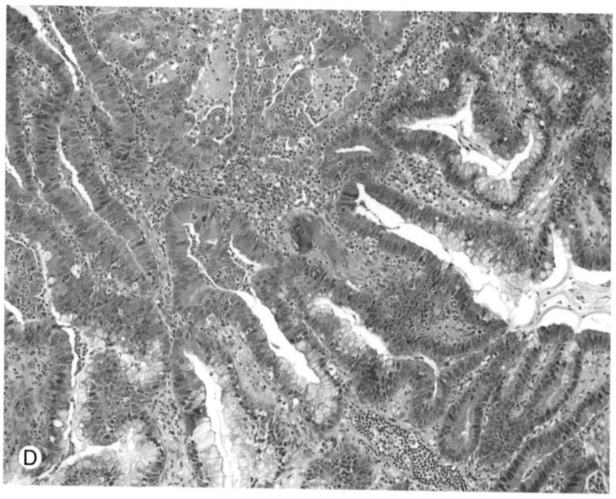

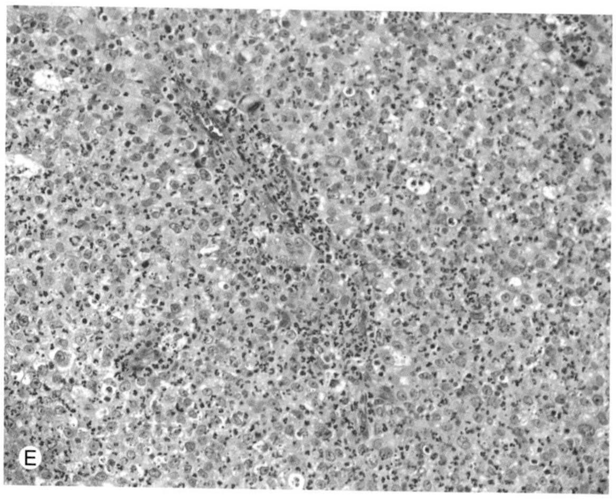

图 10-36 AGC—浸润性宫颈腺癌（A~E）

27 岁女性常规宫颈细胞学查见几个非典型细胞团（A~C），平铺二维结构细胞团（A），核大小一致，核膜光滑，但核仁尤其突出，核膜增厚。子宫切除诊断为宫颈腺癌。图D示典型高分化腺癌，图E示腺癌呈实性生长区。请比较图A和图E二者是否相似

点评：宫颈腺细胞如果核仁特别明显，一定要提高警惕，如果不肯定，千万不要判读为阴性，以免疏漏患者

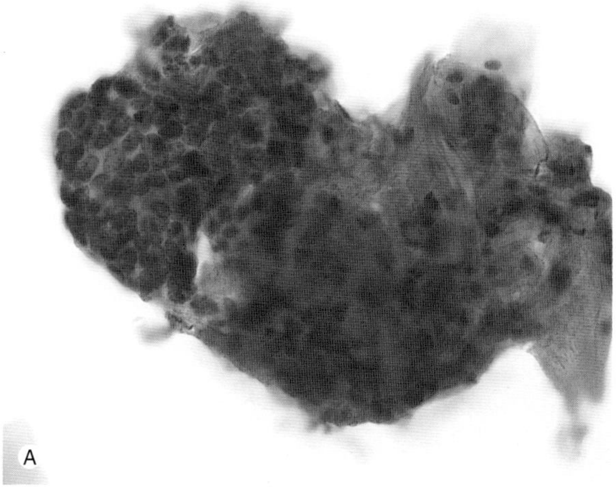
A

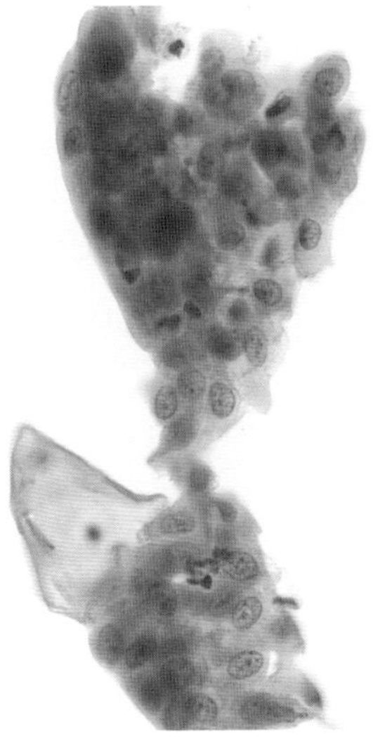
B

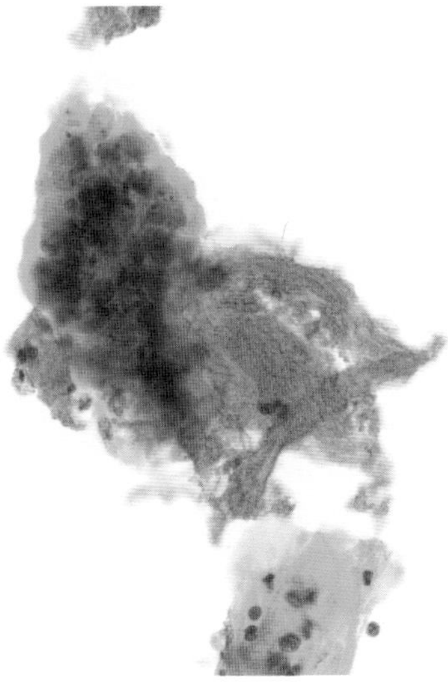
C

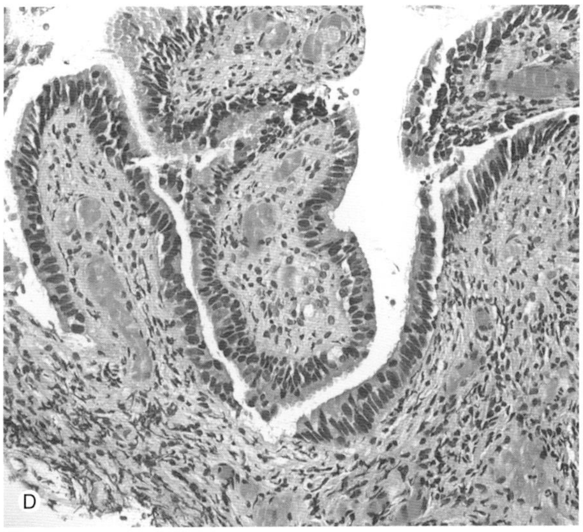
D

图 10-37　AGC——宫颈AIS（A~D）

37 岁女性，细胞学检查宫颈腺细胞轻度异常，判读为AGC。宫颈细胞学活检为宫颈AIS（D）

点评：大多数AIS病例细胞学并不表现典型AIS特征

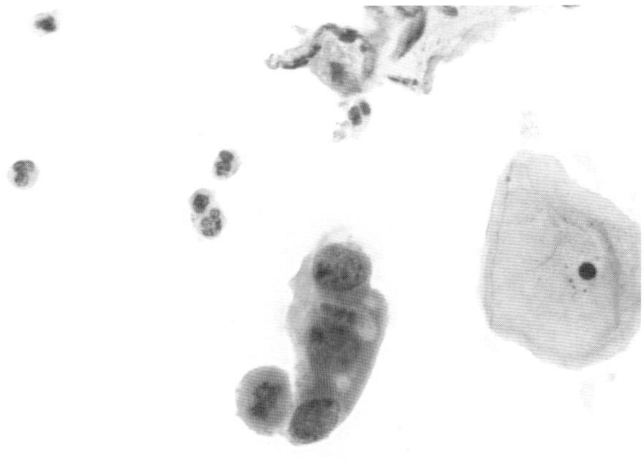
A

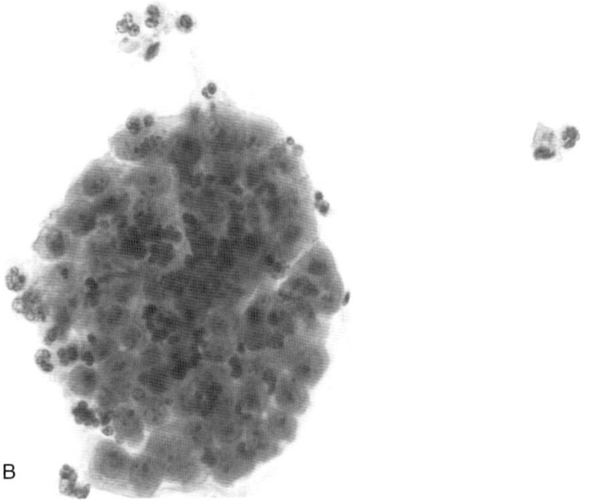
B

图 10-38（1）　AGC——不规则增生性子宫内膜（A、B）

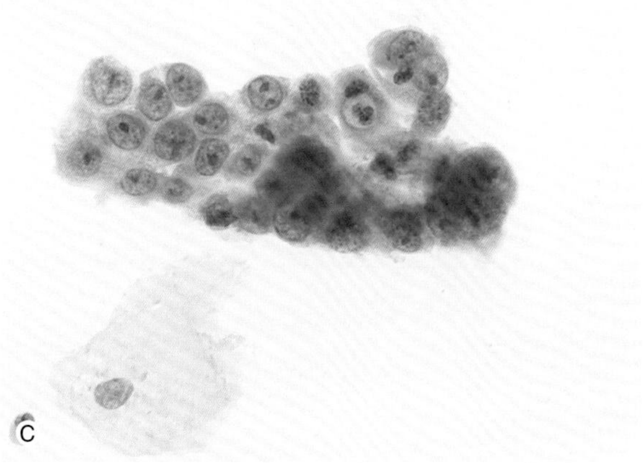

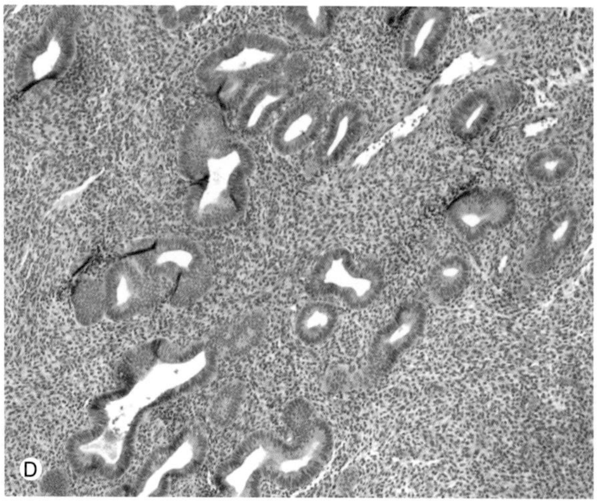

图 10-38（2） AGC——不规则增生性子宫内膜（C、D）
44 岁女性不规则阴道出血，宫颈细胞学检查明显异型细胞团，胞核增大，核仁明显（A~C），可见核分裂象（A、C），细胞学判读为 AGC。宫颈活检为不成熟鳞状细胞化生和反应性宫颈管腺细胞；子宫内膜刮宫标本诊断为子宫内膜不规则增生（D）（disordered proliferative endometrium,DPE）

点评：细胞学检查看似细胞异型性特别明显的病例，可能无真正的组织学病变

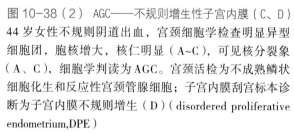

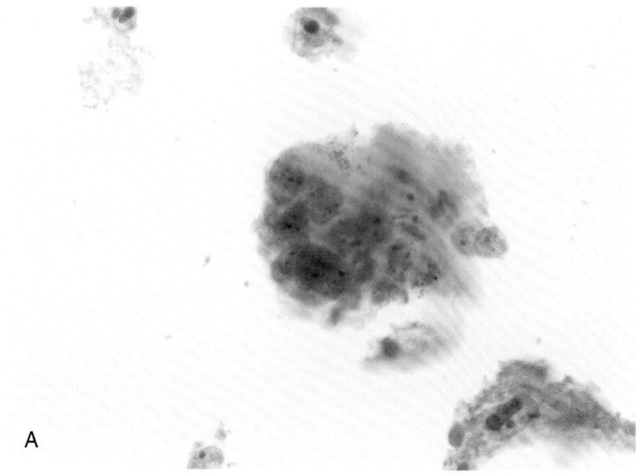

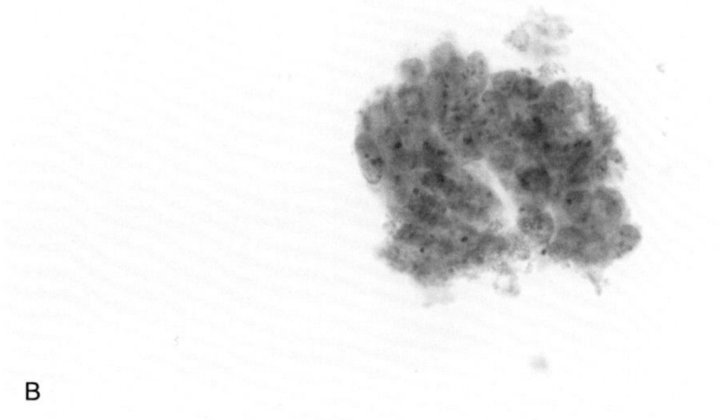

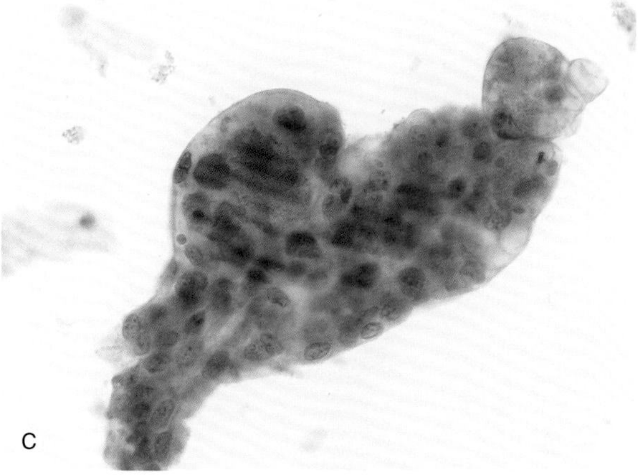

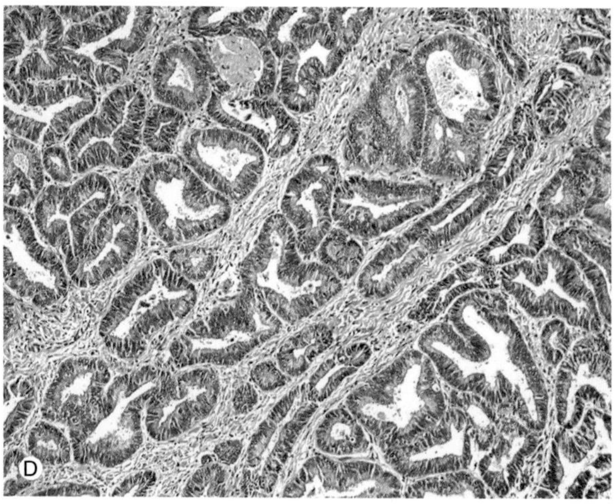

图 10-39 AGC，怀疑腺癌——子宫内膜腺癌（A~D）
80 岁女性阴道出血，宫颈细胞学检查判读为 AGC，怀疑腺癌。细胞学似宫颈腺癌（A、B）和子宫内膜腺癌（C）。子宫全切诊断为高分化子宫内膜腺癌（D）

点评：细胞学判读为腺癌已足矣，如果不肯定不需分类宫颈腺癌或子宫内膜腺癌

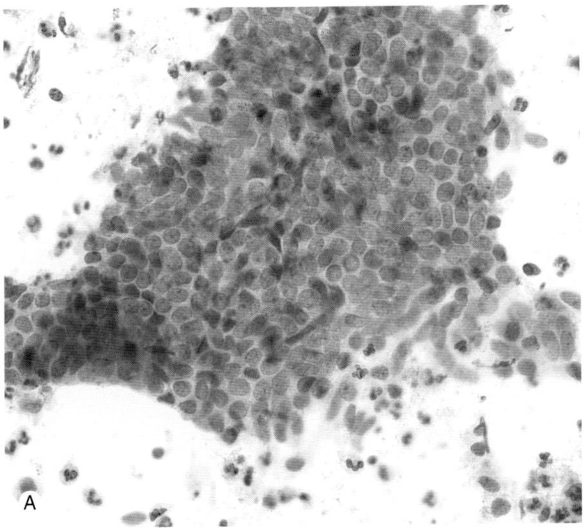
A

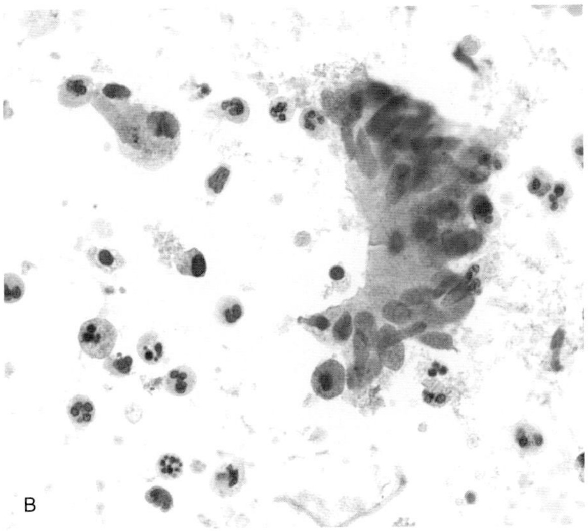
B

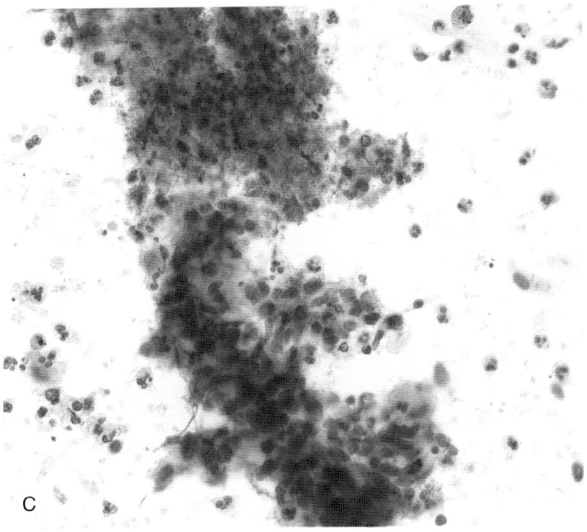
C

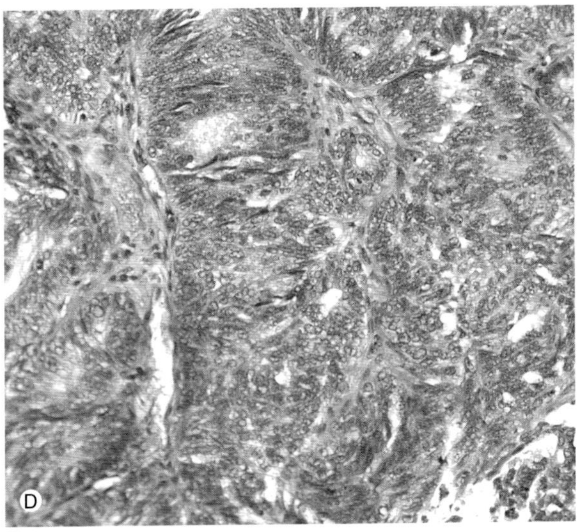
D

图 10-40　腺癌——子宫内膜腺癌（A~D）

60 岁女性，细胞学检查明显异型性，肿瘤素质（A~C），因细胞制片示许多细胞，所以制作细胞组织块（D），细胞组织块组织活检为典型子宫内膜样癌，很容易将此细胞学检查判读为腺癌

点评：细胞组织块有时可帮助确定诊断

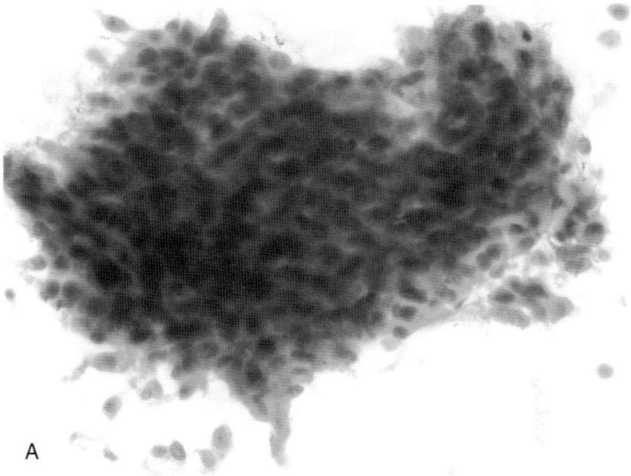
A

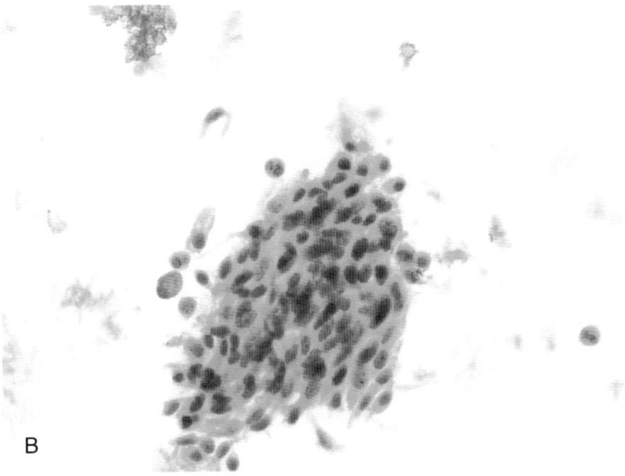
B

图 10-41（1） AGC 样细胞团——浸润性鳞状细胞癌（A、B）

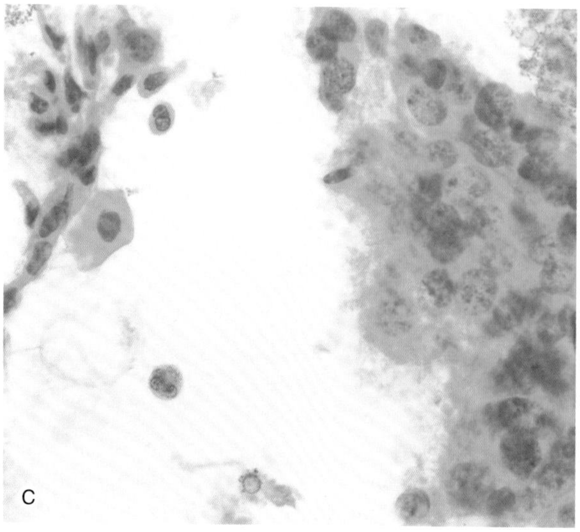

C

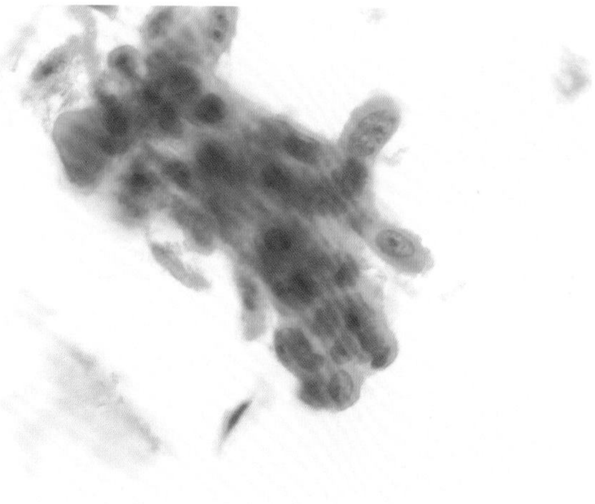

D

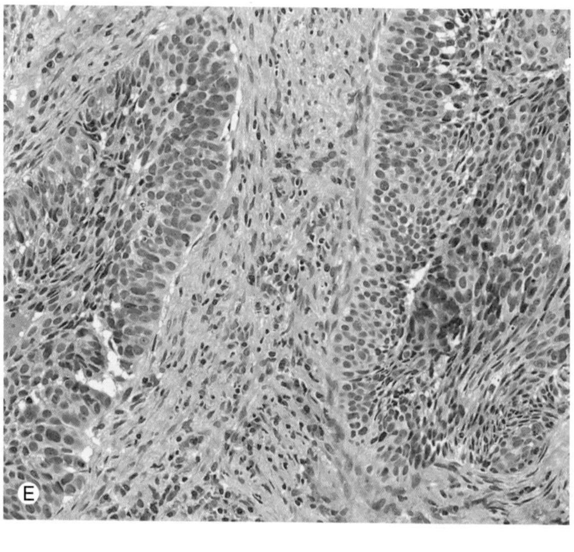

E

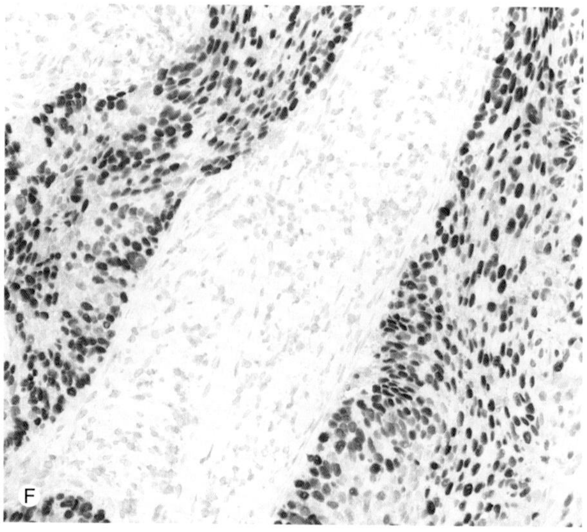

F

图 10-41（2） AGC样细胞团——浸润性鳞状细胞癌（C~F）
66 岁女性细胞学检查呈大的异常细胞团，细胞呈腺细胞状（A~D），组织学检查为中分化浸润性鳞状细胞癌。浸润性鳞状细胞癌的边缘可呈栅栏状排列（E）。细胞学检查易误判读为异常腺细胞，图F为P63 染色，证实为鳞状细胞癌

点评：鳞状细胞癌细胞学检查有时可似异常腺细胞

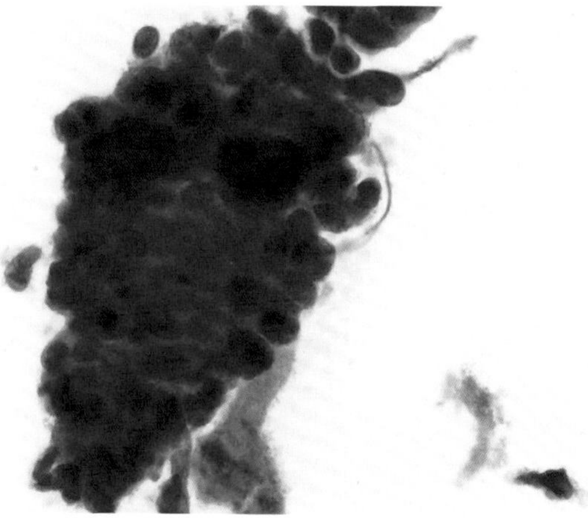

A

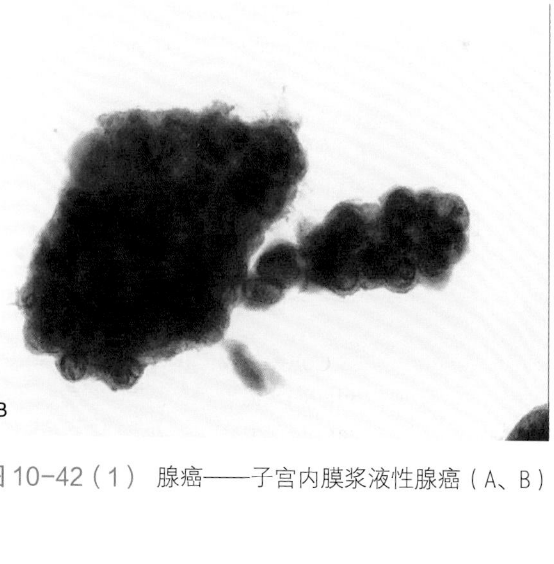

B

图 10-42（1） 腺癌——子宫内膜浆液性腺癌（A、B）

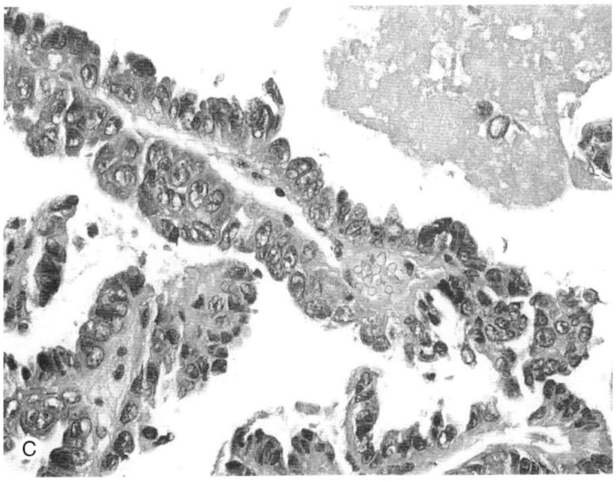


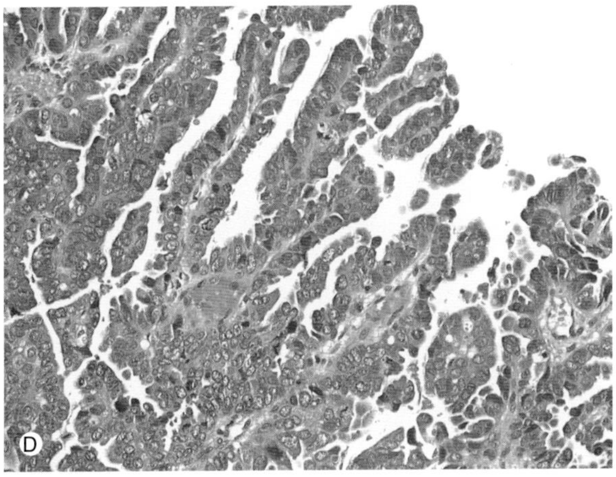


图 10-42（2） 腺癌——子宫内膜浆液性腺癌（C、D）
50 岁女性宫颈细胞学检查呈高度异常细胞，乳头状排列（A、B），剩余液体制成细胞块（C），很容易诊断为浆液性腺癌，如需要可以用细胞块做免疫组化染色检测。图 D示子宫切除标本，子宫内膜浆液性腺癌
点评：个别情况细胞块可帮助诊断

## 参考文献


[1] Wright TC, Massad S, Dunton CJ, et al. 2006 consensus guidelines for the management of women with abnormal cervical cancer screening tests. Am J Obstet Gynecol, 2007, 197: 346-355.

[2] Wright TC, Massad LS, Dunton CJ. 2006 consensus guidelines for the management of women with intraepithelial neoplasia or adenocarcinoma in situ. Am J Obstet Gynecol, 2007, 197: 340-345.

[3] DeMay RM. The Pap Test. In: II. Cytology of the Glandular Epithelium. ASCP Publisher, 2005, 110-153.

[4] The International Collaboration of Epidemiological Studies of Cervical Cancer. Comparison of risk factors for invasive squamous cell carcinoma and adenocarcinoma of the cervix: Collaborative reanalysis of individual data on 8, 097 women with squamous cell carcinoma and 1, 374 women with adenocarcinoma from 12 epidemiological studies. Int J Cancer, 2006, 120: 885-891.

[5] Zhao C, Austin RM. Cytological Results and Clinical Findings Associated with 265 Histopathological Diagnoses of Cervical Glandular Neoplasia at a Large Academic Womens Hospital. Mod Pathol, 2010.

[6] Zhao C, Florea A, Onisko A, et al. Histologic follow-up in 662 patients with Pap test findings of atypical glandular cells: result from a large academic women hospital laboratory employing sensitive screening methods. Gynecol Oncol, 2009, 114(3): 383-389.

[7] Zhao C, Austin RM, Pan J, et al. Clinical significance of atypical glandular cells in conventional Pap smears in a large high-risk U. S. West coast minority population. Acta Cytol, 2009, 53 (2): 153-159.

[8] Zhao C, Florea A, Austin RM. Clinical unility of adjunctive high-risk human papillomavirus DNA testing in women with papanicolau test findings of atypical glandular cells. Arch Pathol Lab Med, 2010, 134(1).

[9] Chen L, Yang B. Assessment of reflex human papillomavirus DNA testing in patients with atypical endocervical cells on cervical cytology. Cancer Cytopathol, 2008, 114: 236-241.

[10] Solomon D, Davey D, Kurman R, et al. The 2001 Bethesda System: terminology for reporting results of cervical cytology. JAMA, 2002, 287: 2114-2119.

[11] DeSimone CP, Day ME, Towar MM, et al. Rate of Pathology From Atypical Glandular Cell Pap Tests Classified by the Bethesda 2001 Nomenclature. Obstet Gynecol, 2006, 107: 1285-1291.

[12] Meijer CJ, Berkhof J, Castle PE, et al. Guidelines for human papillomavirus DNA test requirements for primary cervical cancer screening in women 30 years and older. Int J Cancer, 2009, 124: 516-520.

[13] Friedlander MA, Rudomina D, Lon O. Effectiveness of the ThinPrep imaging system on the detection of adenocarcinoma in the gynecologic system. Cancer Cytopath, 2008, 114: 7-12.

[14] Simsir A, Hwang S, Cangiarella J, et al. Glandular cell atypia on Papanicolaou smears: interobserver variability in the diagnosis and prediction of cell of origin. Cancer, 2003, 99: 323-330.

[15] Lee KR, Daragh TM, Joste NE, et al. Atypical glandular cells of undetermined significance (AGUS): Interobserver reproducibility in cervical smears and corresponding thin-layer preparations. Am J Clin Pathol, 2002, 117: 96-102.

[16] The International Collaboration of Epidemiological Studies of Cervical Cancer. Comparison of risk

factors for invasive squamous cell carcinoma and adenocarcinoma of the cervix: Collaborative reanalysis of individual data on 8, 097 women with squamous cell carcinoma and 1, 374 women with adenocarcinoma from 12 epidemiological studies. Int J Cancer, 2006, 120: 885-891.
[17] Kinney W, Sawaya G, Sung H, et al. Stage at diagnosis and mortality in patients with adenocarcinoma and adenosquamous carcinoma of the uterine cervix diagnosed as a consequence of cervical screening. Acta Cytol, 2003, 47: 167-171.
[18] Herbert A, Singh N, Smith JAE. Adenocarcinoma of the uterine cervix compared with squamous cell carcinoma: A 12 year study in Southampton and South-west Hampshire. Cytopathol, 2001, 12: 26-36.
[19] Raab SS. Can glandular lesions be diagnosed on Pap smears? Diagn Cytopathol, 2000, 23: 127-133.
[20] Solomon D, Nayar R. The Bethesda System for Reporting Cervical Cytology. Definition, criteria and Explanatory Notes. 2nd ed. New York: Springer-Verlag, 2004.
[21] Wang SS, Sherman ME, Hildesheim A, et al. Cervical adenocarcinoma and squamous cell carcinoma incidence trends among white women and block women in the United States for 1976-2000. Cancer, 2004, 100: 1035-1044.
[22] Lea JS, Shin CH, Sheets EE, et al. Endocervical curettage at conization to predict residual cervical adenocarcinoma in situ. Gynecol Oncol, 2002, 87: 129-132.
[23] Confortini M, Di Bonito L, Carozzi F, et al. GISCi Working Group for Cervical Cytology. Interlaboratory reproducibility of atypical glandular cells of undetermined significance: a national survey. Cytopathology, 2006, 17(6): 353-360.
[24] Simsir A, Hwang S, Cangiarella J, et al. Glandular cell atypia on Papanicolaou smears: interobserver variability in the diagnosis and prediction of cell of origin. Cancer, 2003, 99(6): 323-330.
[25] Lee KR, Darragh TM, Joste NE, et al. Atypical glandular cells of undetermined significance (AGUS): Interobserver reproducibility in cervical smears and corresponding thin-layer preparations. Am J Clin Pathol, 2002, 117(1): 96-102.
[26] Raab SS, Geisinger KR, Silverman JF, et al. Interobserver variability of a Papanicolaou smear diagnosis of atypical glandular cells of undetermined significance. Am J Clin Pathol, 1998, 110(5): 653-659.
[27] Wood MD, Horst JA, Bibbo M. Weeding atypical glandular cell look-alikes from the true atypical lesions in liquid- based Pap tests: a review. Diagn Cytopathol, 2007, 35: 12-17.
[28] Schnatz PF, Guile M, O' sullivan DM, et al. Clinical significance of atypical glandular cells on cervical cytology. Obstet Gynecol, 2006, 107: 701-708.
[29] The International Collaboration of Epidemiological Studies of Cervical Cancer. Comparison of risk factors for Invasive squamous cell carcinoma and adenocarcinoma of the cervix: Collaborative reanalysis of individual data on 8, 097 women with squamous cell carcinoma and 1, 374 women with adenocarcinoma from 12 epidemiological studies. Int J Cancer, 2006, 120: 885-891.
[30] Cuzik J, Clavel C, Petry KU, et al. Overview of the European and North American studies on HPV testing in primary cervical cancer screening. Int J Cancer, 2006, 119: 1095-1101.
[31] Schnatz PF, Sharpless KE, O' Sullivan DM. Use of human papillomavirus testing in the management of atypical glandular cells. J Low Genit Tract Dis, 2009, 13(2): 94-101.
[32] Sharpless KE, O' Sullivan DM, Schnatz PF. The utility of human papillomavirus testing in the management of atypical glandular cells on cytology. J Low Genit Tract Dis, 2009, 13(2): 72-78.
[33] Rabelo-Santos SH, Derchain SFM, do Amaral Westin MC, et al. Endocervical glandular cell abnormalities in conventional cervical smears: Evaluation of the performance of cytomorphological criteria and HPV testing in predicating neoplasia. Cytopathol, 2008, 19: 34-43.
[34] Diaz-Montes TP, Farinola MA, Zahurak ML, et al. Clinical utility of atypical glandular cells (AGC) classification: Cytohistologic comparison and relationship to HPV results. Gynecol Oncol, 2007, 104: 366-371.
[35] Oliveira ER, Derchain SF, Sarian LO, et al. Prediction of high-grade cervical disease with human papillomavirus detection in women with glandular and squamous cytologic abnormalities. Int J Gynecol Cancer, 2006, 16: 1055- 1062.
[36] Friedlander MA, Rudomina D, Lon O. Effectiveness of the ThinPrep imaging system on the detection of adenocarcinoma in the gynecologic system. Cancer Cytopath, 2008, 114: 7-12.
[37] Zhao C, Crothers BA, Ghofrani M, et al. Misinterpretation Rates of High-Grade Squamous Intraepithelial Lesion in the College of American Pathologists Gynecologic PAP Education and PAP Proficiency Test Program. Arch Pathol Lab Med. 2016, 140:1221–1224.
[38] Zhao C, Crothers BA, Tabatabai L, et al. False negative interpretation of adenocarcinoma in situ in

the College of American Pathologists gynecologic PAP education program. Arch Pathol Lab Med. 2017, 141(5): 666-670.

[39] Adegoke O1, Kulasingam S, Virnig B. Cervical cancer trends in the United States: a 35-year population-based analysis. J Women's Health 2012, 21: 1031-1037.

[40] Chen W, Molijn A, Enqi W, et al. The variable clinicopathological categories and role of human papillomavirus in cervical adenocarcinoma: A hospital based nation-wide multi-center retrospective study across China. Int J Cancer. 2016, 139(12):2687-2697.

[41] Serdy K, Yildiz-Aktas I, Li Z, et al. The Value of Papanicolaou Tests in the Diagnosis of Endometrial Carcinoma: A Large Study Cohort From an Academic Medical Center. Am J Clin Pathol. 2016, 145(3): 350-354.

[42] Zheng B, Li Z, Liang X, et al. Cervical Cytology Reporting Rates from China's Largest College of American Pathologists-Certified Laboratory with a Focus on Squamous Cell Carcinoma Cytology and Its Histopathological Follow-Up Results. Acta Cytol. 2015, 59(5):399-404.

[43] Tao X, Austin RM, Zhang H, et al. Pap Test Reporting Rates for Conventional Smear and Liquid-Based Cervical Cytology from the Largest Academic Women's Hospital in China: Analysis of 1,248,785 Pap Test Reports. Acta Cytol. 2015, 59(6):445-451.

[44] Pradhan D, Li Z, Ocque R, et al. Clinical significance of atypical glandular cells in Pap tests: An analysis of more than 3000 cases at a large academic women's center. Cancer Cytopathol. 2016, 124(8): 589-595.

[45] Patadji S, Li Z, Pradhan D, et al. Significance of high-risk HPV detection in women with atypical glandular cells on Pap testing: Analysis of 1857 cases from an academic institution.Cancer Cytopathol. 2017, 125(3): 205-211.

# 第十一章
# 女性生殖道少见肿瘤和转移性恶性肿瘤

*俞　菁（Yu J）赵澄泉（Zhao C）*

虽然巴氏试验检测到的大多数肿瘤为常见的鳞状上皮细胞和腺上皮细胞肿瘤（前面部分章节已述），但某些相对少见的肿瘤也可能累及宫颈并出现在巴氏试验涂片中。据报道，巴氏试验检测这些少见肿瘤的敏感性很低，而且多数少见肿瘤可能被漏诊或误诊为其他病变。

## 第一节　女性生殖道少见肿瘤

女性生殖道少见肿瘤（unusual female genital neoplasms）有以下几种。

### 一、小细胞癌（small cell carcinoma）（图 11-1，11-2）

小细胞癌占宫颈恶性肿瘤的 1%～5%，其发病高峰年龄为 30～40 岁，比鳞状细胞癌好发年龄小。小细胞癌通常与HPV18 型相关，约 1/3 病例与宫颈原位或浸润性鳞癌或腺癌有关。宫颈小细胞癌是一种高度恶性肿瘤，其侵袭性强、预后差，有早期远处转移倾向。

女性生殖道的小细胞癌与肺小细胞癌非常相似。肿瘤细胞常常单个散在或形成小簇，细胞小，圆形、卵圆形或不规则形，核深染，核仁不明显或缺乏，染色质细颗粒状，胞质稀少，核质比高，有时可见核分裂象，黏附性细胞聚集物中常见核切迹。传统涂片可能会出现明显挤压，常见坏死背景；而在液基细胞学涂片，挤压很少见且核切迹不明显，但是核仁可能稍稍突出（表 11-1）。

由于小细胞癌的侵袭性强且治疗方法与其他肿瘤不同，所以区分小细胞癌与其他常见肿瘤很重要（表 11-2）。通常，如果细胞保存不好，很容易将小细胞癌误诊为子宫内膜细胞。然而，核分裂象和挤压现象罕见于正常子宫内膜细胞；低分化小细胞鳞状细胞癌有时也易和小细胞癌混淆，但前者胞质稍多且稠密，细胞胞界非常清晰，染色质粗糙，并且核仁更明显；相对于宫颈小细胞癌，低分化腺癌更具多型性、染色质粗糙并且核仁明显，柱状外形或黏液分泌均提示腺分化；淋巴瘤、恶性黑色素瘤、肉瘤及滤泡性宫颈炎均可出现小蓝细胞成分（small blue cell），有时很难和宫颈小细胞癌鉴别。另外，我们诊断宫颈原发性小细胞癌，一定要注意除外转移性小细胞癌，尤其是肺源性小细胞癌，结合临床病史非常重要。

**表 11-1　小细胞癌的细胞形态学特征**

| |
|---|
| ● 簇状小细胞 |
| ● 核切迹 |
| ● 核深染，染色质匀细 |
| ● 胞质稀少 |
| ● 核分裂象 |
| ● 人为挤压（胞核涂抹现象） |

**表 11-2　小细胞癌的主要鉴别诊断**

| |
|---|
| ● 低分化小细胞鳞状细胞癌 |
| ● 低分化腺癌 |
| ● 以淋巴瘤为主的淋巴造血系统病变 |
| ● 肉瘤 |
| ● 恶性黑色素瘤 |

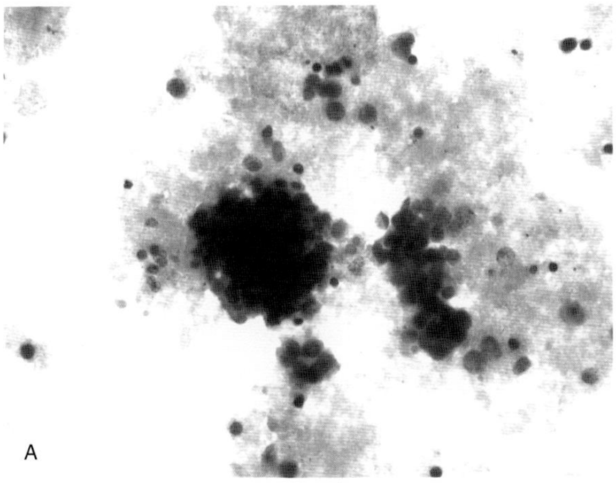

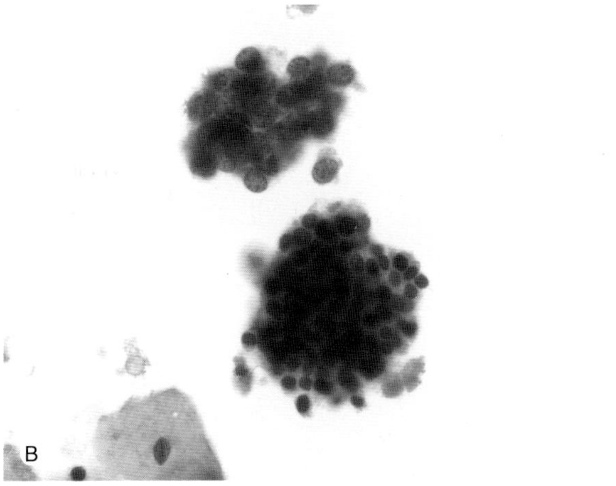

图 11-1　小细胞癌（一）

A．两团癌细胞在出血和坏死的背景中。B．上为肿瘤细胞，下为正常子宫内膜细胞

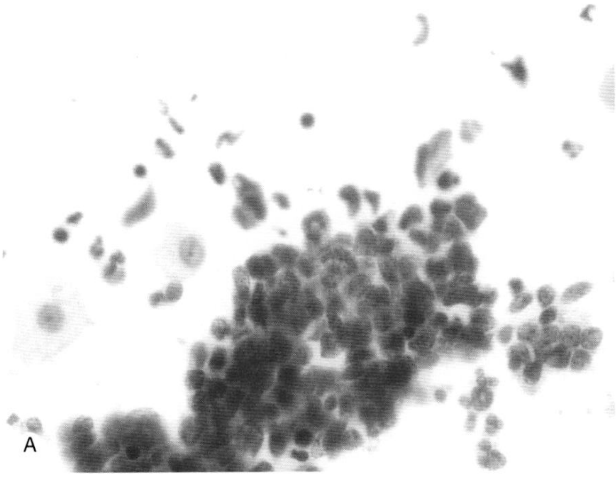

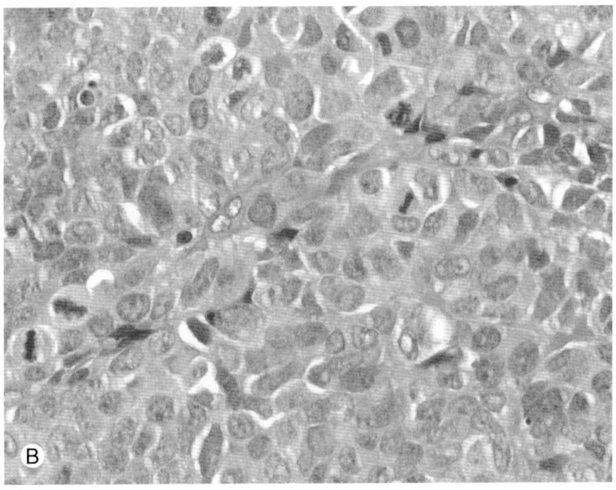

图 11-2　小细胞癌（二）

A．小细胞癌细胞团。B．同一病例组织学切片（Dr. Yan Wang，University of Southern California 提供）

## 二、恶性淋巴瘤及白血病（malignant lymphoma and leukemia）

恶性淋巴瘤及白血病累及宫颈和阴道并不罕见，宫颈和阴道病灶常常是全身性或系统播散性病变的一部分。大约 6% 死于恶性淋巴瘤的女性可发现宫颈病灶，也有 1% 原发性结外淋巴瘤起源于女性生殖道。女性生殖道原发性淋巴瘤最常见的类型是大 B 细胞性非霍奇金淋巴瘤，但其他类型也可能发生。

巴氏试验诊断淋巴瘤的价值不大，已报道的诊断敏感性介于 20% ~ 30%。如果黏膜未形成溃疡，黏膜下肿瘤成分暴露不了，那么未取到肿瘤细胞的细胞学样本可为阴性。某些情况，细胞学涂片也许被解读为异常，但病变本质未得到正确合理的判断。大细胞淋巴瘤在巴氏试验显示为高核质比、单个散在细胞群、显著核仁、不规则核轮廓及粗颗粒状染色质；小细胞淋巴瘤表现为小细胞、小细胞簇，细胞大小近似于红细胞；巴氏试验，霍奇金淋巴瘤有时可以看到 R–S 细胞。髓样白血病是巴氏试验最常见的白血病类型，急性髓样白血病细胞可能类似于急性炎症所见的细胞成分。

恶性淋巴瘤的鉴别诊断包括滤泡性宫颈炎、低分化腺癌、子宫内膜间质肉瘤及小细胞癌。滤泡性宫颈炎或淋巴细胞性宫颈炎最容易与淋巴瘤或白血病相混淆。滤泡性宫颈炎由各种不同发育阶段的混合性淋巴细胞构成，可伴有易染小体——巨噬细胞吞噬淋巴细胞碎片形成；与此相反，非典型性淋巴细胞呈单一性，没有淋巴细胞的谱系。低分化腺癌和小细胞癌常常显示上皮细胞分化的特征，如不同程度的细胞黏附性或核切迹等。累及宫颈的粒细胞肉瘤是恶性粒细胞肉瘤的髓外肿瘤，需要和累及宫颈的白血病区分。巴氏试验粒细胞肉瘤表现为数目众多的大单个细胞，不聚群，胞质少且嗜酸。恶性淋巴瘤和白血病的鉴别诊断还包括其他小细胞病变，如高度非典型增生（CIN3）、癌肉瘤中的小圆细胞以及小细胞恶性黑色素瘤等，多数病例需要活检确诊及免疫标记进一步分型（表 11-3）。

**表 11-3　恶性淋巴瘤和白血病的鉴别诊断**

| |
|---|
| ● 滤泡性宫颈炎 |
| ● 低分化腺癌 |
| ● 小细胞癌 |
| ● 子宫内膜间质肉瘤 |
| ● 粒细胞肉瘤 |

## 三、恶性黑色素瘤（malignant melanoma）（图 11-3）

无论原发性还是继发性恶性黑色素瘤都可以累及女性生殖道。恶性黑色素瘤常常发生在外阴，但也可以发生在阴道（尤其是下 1/3 部位）、宫颈或卵巢。女性生殖道恶性黑色素瘤以转移性更多见，原发性只占所有女性恶性黑色素瘤的 5% 左右，多数患者在发现生殖道恶性黑色素瘤之前有恶性黑色素瘤病史。现在，已经有巴氏试验发现子宫内膜恶性黑色素瘤的案例报道。

巴氏试验恶性黑色素瘤的细胞学特征与身体其他部位恶性黑色素瘤相似或完全相同（表 11-4），大多数病例表现为以单个散在细胞为主，偶尔也可见细胞群集。瘤细胞大小不一，圆形、卵圆形或梭形，胞核多形性，核仁明显。胞质稀少或丰富，嗜酸，部分病例可见细胞内色素沉着。多数肿瘤细胞表达 S-100、HMB-45 及其他黑色素标记，而 CK 免疫染色阴性。

恶性黑色素瘤的鉴别诊断很多，误诊也很常见，可能被误诊为鳞状细胞癌、腺癌或肉瘤。黑色素也可能被误认为含铁血黄素。了解临床病史对正确诊断有帮助，如果先前体检发现有色素沉着性病变或已有恶性黑色素瘤病史，则恶性黑色素瘤可能性大。

**表 11-4　恶性黑色素瘤的细胞形态学特征**

| |
|---|
| ● 分离的单个细胞 |
| ● 胞核圆形、卵圆形或梭形，核仁明显 |
| ● 部分病例可见细胞内色素沉着 |
| ● S-100、HMB-45 及其他免疫标记阳性 |

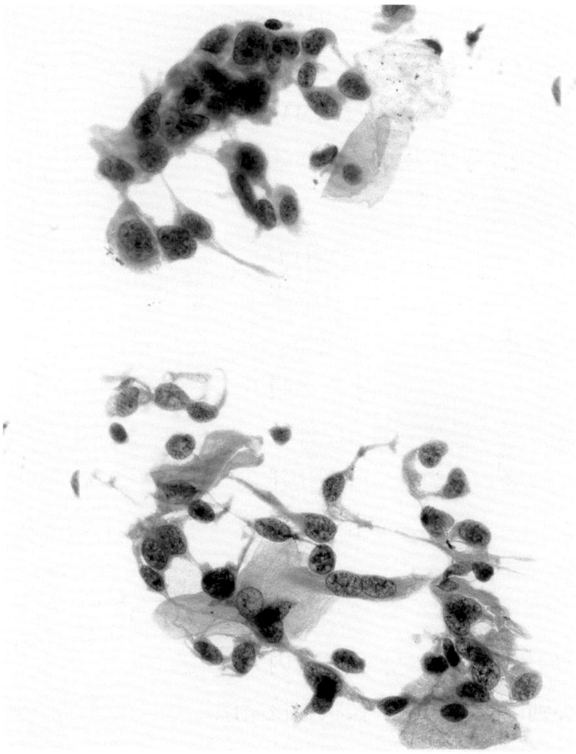

图 11-3　恶性黑色素瘤

疏松的瘤细胞群，细胞大小不一，胞质多少不匀，个别细胞核仁明显。此病例没有细胞内色素沉着

## 四、肉瘤（sarcomas）

肉瘤是女性生殖道的少见恶性肿瘤，占子宫恶性肿瘤的 10%，占宫颈恶性肿瘤的 1%。肉瘤可显示单一间质分化（如平滑肌肉瘤和子宫内膜间质肉瘤，这两种肉瘤大约占子宫肉瘤的 90%），也可以由间质和上皮混合组成（如恶性中胚叶混合瘤）。

肉瘤的检测和形态学特征都依赖于组织类型。因为肉瘤起源于间质，肿瘤细胞常常在形成溃疡后片状剥落，所以肉瘤在巴氏涂片的特征之一为常常可见肿瘤素质；另一个特征为大部分肉瘤细胞单个散在分布。肉瘤细胞一般较容易诊断为恶性，但难以明确分型。

1. 平滑肌肉瘤（leiomyosarcoma）

平滑肌肉瘤为女性生殖道最常见的原发性肉瘤，多数起源于子宫平滑肌并位于子宫肌层。巴氏试验所见肉瘤细胞与片状剥落有关。多数平滑肌肉瘤表现出明显的细胞非典型性。肿瘤细胞通常为梭形，有时为上皮样，核膜不规则，染色质粗糙，核仁明显。胞质界限不清，栅栏状或纤维状，可以出现坏死或细颗粒状肿瘤素质。鉴别诊断包括非典型修复、蜕膜细胞、其他类型肉瘤、恶性中胚叶混合瘤（MMMT）及转移癌等。

2. 子宫内膜间质肉瘤（endometrial stroma sarcoma）

子宫内膜间质肉瘤占所有子宫肉瘤的10%，以低度恶性最常见。其临床特征通常为异常阴道出血，其次为骨盆痛或腹痛。低度恶性子宫内膜间质肉瘤通常累及不到子宫内膜的黏膜表面，所以巴氏试验可能检测不到。此外，这类肉瘤剥落的小肿瘤细胞类似于良性子宫内膜间质，容易误诊。理论上，如果巴氏涂片出现很多轻度非典型性的间质细胞，提示有低度恶性子宫内膜间质肉瘤可能。然而在实际工作中，这类涂片判读为子宫内膜间质肉瘤非常罕见。高度恶性子宫内膜间质肉瘤脱落细胞为小到中等大小，狭长状，核质比高并且具有恶性胞核特征，胞质稀少、细颗粒状，核分裂象易见，亦可见肿瘤素质。鉴别诊断包括其他类型肉瘤、鳞状细胞癌、淋巴瘤及滤泡性宫颈炎等。

## 五、癌肉瘤（carcinosarcoma）（图11-4，11-5）

癌肉瘤又称恶性Müllerian（中胚叶）混合瘤（mixed müllerian mesodermal tumor，MMMT），少见的化生性上皮性恶性肿瘤，由恶性上皮和间叶两种成分构成。新近研究表明，癌肉瘤实际为具有梭形细胞或肉瘤分化的癌，而不是同时起源于上皮和间叶两种组织类型。癌肉瘤可以发生在卵巢、输卵管、子宫内膜和宫颈，以子宫内膜来源最常见。

巴氏试验检测肿瘤的敏感性依赖于采样方法和肿瘤范围。少数研究提示，约半数子宫癌肉瘤能够在常规细胞学检测中发现。细胞学为非典型性或恶性表现，细胞学异常在癌肉瘤累及宫颈涂片中更常见。因此，异常宫颈细胞学为子宫癌肉瘤预后不良的指征之一。然而，细胞学明确诊断癌肉瘤很难，因为双重恶性细胞群不常见，并且不易辨认。

癌肉瘤的巴氏涂片通常出现血性或肿瘤素质背景，如果肿瘤已经延伸到宫颈，也可能表现为水样肿瘤素质。多数情况下癌肉瘤在细胞学被诊断为腺癌或癌，因为肿瘤细胞剥脱，剥脱的腺癌性成分往往比肉瘤成分更具代表性。约50%病例的癌成分是子宫浆液性癌，另外也可能出现非角化型鳞癌、透明细胞癌、子宫内膜样癌或未分化癌。癌性肿瘤细胞通常具备恶性特征，包括多形性、粗糙染色质和明显核仁。仔细寻找肉瘤成分，如非典型梭形细胞、奇异形状的肿瘤细胞、平滑肌或横纹肌分化细胞、软骨或类骨质等，可以辅助判读更特异类型肿瘤。巴氏试验，癌肉瘤的鉴别诊断包括单纯肉瘤和其他肉瘤样癌。尽管如此，明确分型应该做组织学检查，有时还需要免疫组织化学染色的帮助。

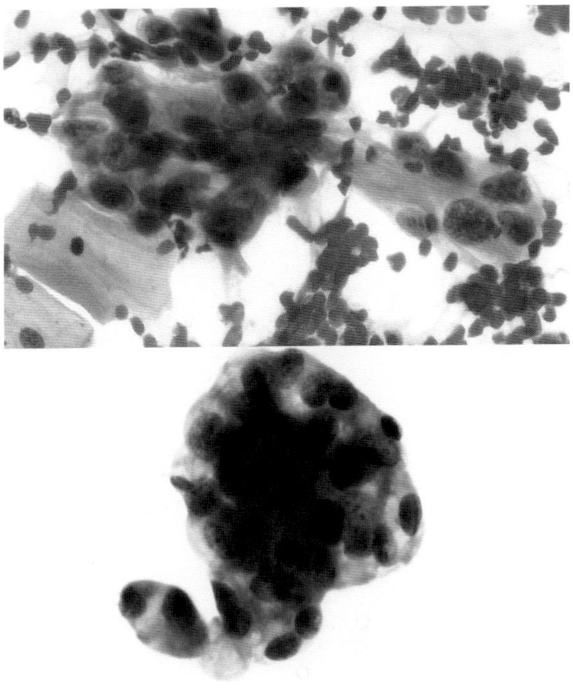

图11-4 癌肉瘤（一）

显著的细胞多形性，核仁明显，通常表现腺癌的形态学特征，有时可发现肉瘤的迹象，如非典型梭形细胞等

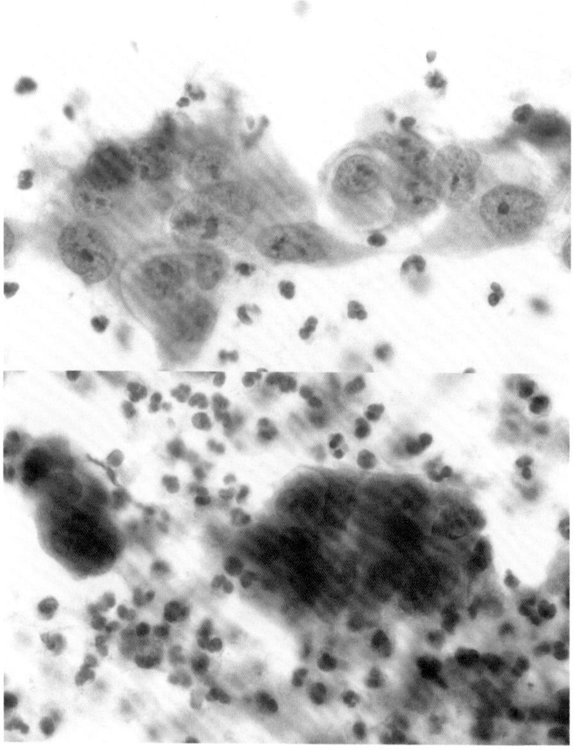

图 11-5　癌肉瘤（二）
肿瘤细胞常具明显恶性特征，形态异常（Dr. Yan Wang，University of Southern California 提供）

## 六、妊娠滋养细胞疾病（gestational trophoblastic diseases）（图 11-6）

妊娠滋养细胞疾病（GTD）是具有异常滋养叶细胞〔细胞滋养层、合体滋养层和（或）中间型滋养细胞〕增生特性的系列性病变，与妊娠相关。GTD包括葡萄胎、侵袭性葡萄胎、绒毛膜癌和胎盘部位滋养细胞肿瘤。

部分性和完全性葡萄胎的细胞学特征相似，完全性葡萄胎的细胞学非典型性程度更严重。增生的肿瘤性滋养叶细胞有两种类型：细胞滋养叶细胞（CT）和合体滋养叶细胞（ST）。前者单核，胞质丰富、嗜碱或嗜酸；后者多核，核仁明显，胞质稠厚、嗜酸。绒毛膜癌由恶性CT和ST两型细胞混合构成，可以任何一型细胞占主导地位。绒毛膜癌内无绒毛。尽管葡萄胎可有绒毛，但在巴氏涂片通常看不到。胎盘部位滋养细胞肿瘤（PSTT）通常由单一性中间型滋养细胞形成，瘤细胞通常较大，多边形或圆形，深染，单核，胞核形状不规则。

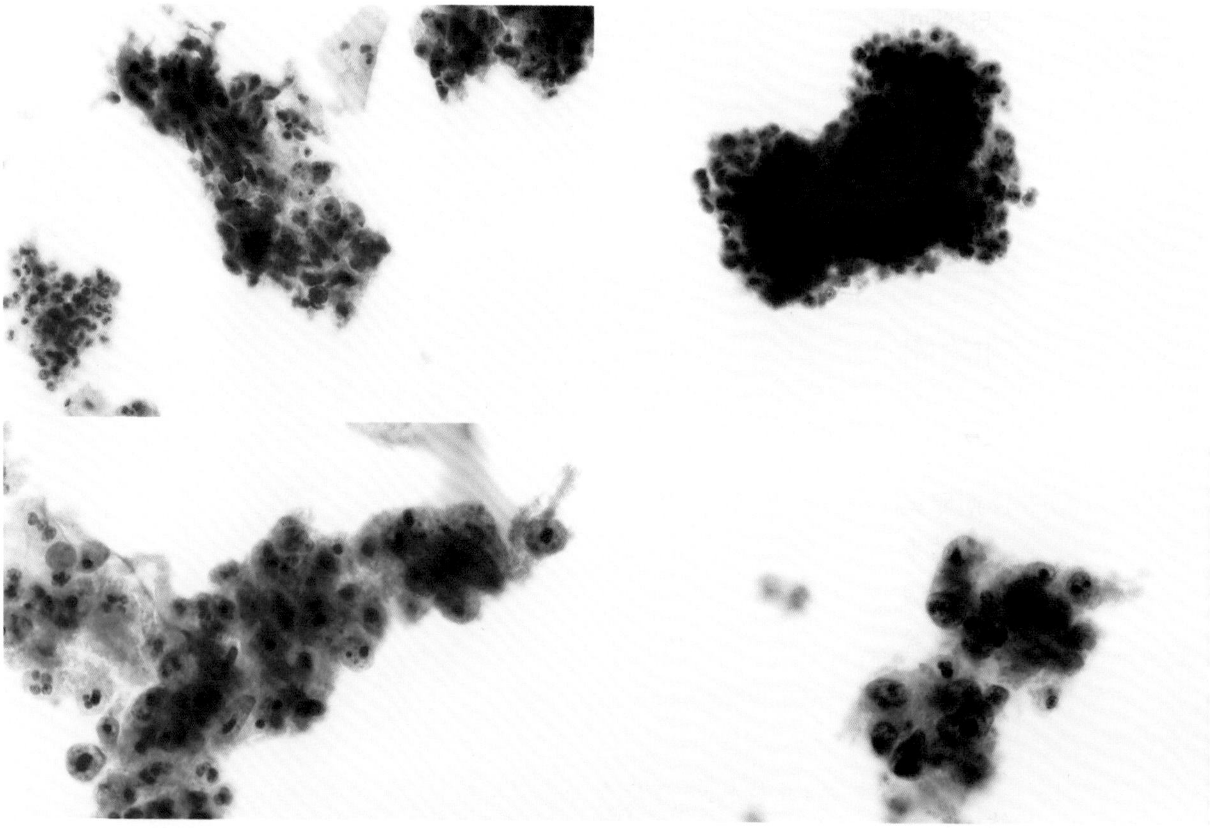

图 11-6　胎盘部位滋养细胞肿瘤
与近期妊娠相关，由中间型滋养细胞形成，单核而形状不一，深染，核仁明显

## 第二节 转移性恶性肿瘤

许多部位的肿瘤可以转移到宫颈和阴道，当病变累及黏膜表层上皮时，肿瘤细胞可以剥脱出现在巴氏涂片中。最常见的子宫外恶性肿瘤为卵巢癌，其次是乳腺癌（小叶癌多见）和胃肠道（结肠、直肠和胃）肿瘤，肺、膀胱、肾脏、胰腺及其他部位来源肿瘤虽然罕见，但也有零星报道。已有提议指出，尽管巴氏涂片在评估子宫外恶性肿瘤时可以充当诊断工具，但其最有价值之处在于可以辅助肿瘤分期并选择治疗方案。

相比于原发性肿瘤，转移性恶性肿瘤（metastatic malignancies）剥脱的肿瘤细胞常很少，并且缺乏肿瘤素质。腺癌为巴氏试验转移性恶性肿瘤最常见的类型。多数子宫外恶性肿瘤的细胞学特征与子宫内膜腺癌相似，因此，这些转移癌常常缺乏特异性形态学特征（表 11-5）。

**表 11-5　巴氏试验中的转移性恶性肿瘤**

| |
|---|
| ● 多数有原发灶 |
| ● 常见部位：卵巢、胃肠道、乳腺等 |
| ● 最常见类型：腺癌 |
| ● 背景干净（通常无肿瘤素质，除外结直肠癌的直接浸润） |

### 一、卵巢和输卵管腺癌（adenocarcinoma of ovary and fallopian tube）（图 11-7）

临床Ⅲ期或Ⅳ期卵巢和输卵管腺癌为巴氏试验恶性肿瘤最常见的来源，其典型代表是浆液性癌，类似于子宫内膜的浆液性癌。胞质内空泡常见，但在巴氏试验中与子宫内膜腺癌不同的是，含有空泡的胞质内一般无中性粒细胞浸润。乳头结构和砂粒体可提示卵巢来源，但均不特异。砂粒体在常规巴氏试验中非常罕见，但如果出现砂粒体应高度疑为肿瘤，尤其在合并有非典型细胞时。而如果出现小的温和上皮细胞或分离的纤毛丛（纤毛细胞变性崩解）黏附于砂粒体时，常常倾向于良性病变。即使未见异常细胞，砂粒体也应该报告，以保证有相应的临床随访。

### 二、结肠和直肠癌（colon and rectum cancer）（图 11-8）

结直肠癌可以直接侵入阴道和宫颈，因此可以相应地出现明显的肿瘤素质。典型的结直肠癌细胞呈高柱状，复层雪茄烟样胞核，上皮栅栏样结构，以及具有散在的杯状细胞。有时可在分散细胞中见到印戒细胞。

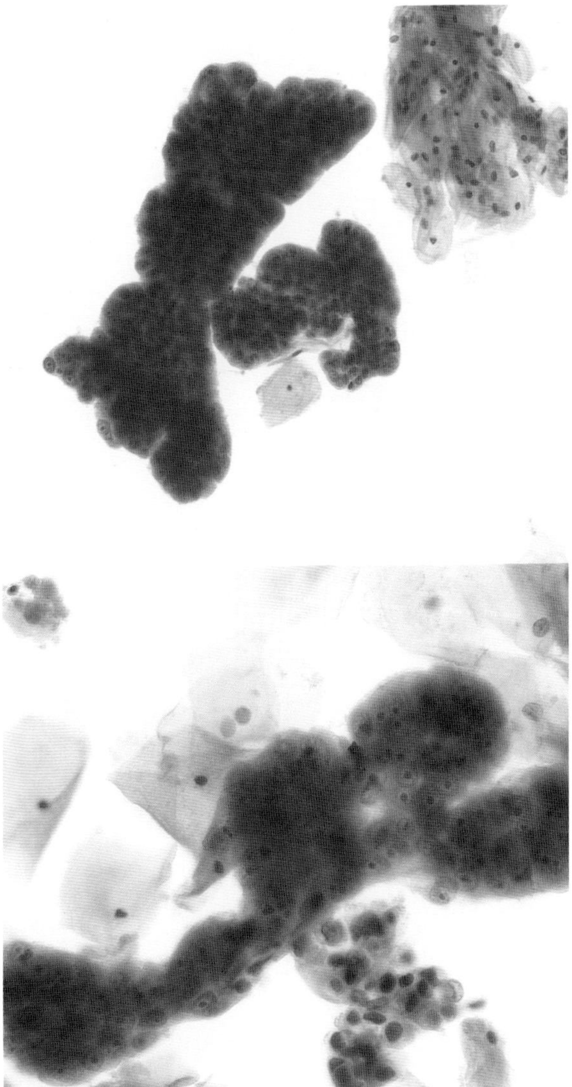

图 11-7　卵巢浆液性癌

乳头结构可提示卵巢来源，但不特异

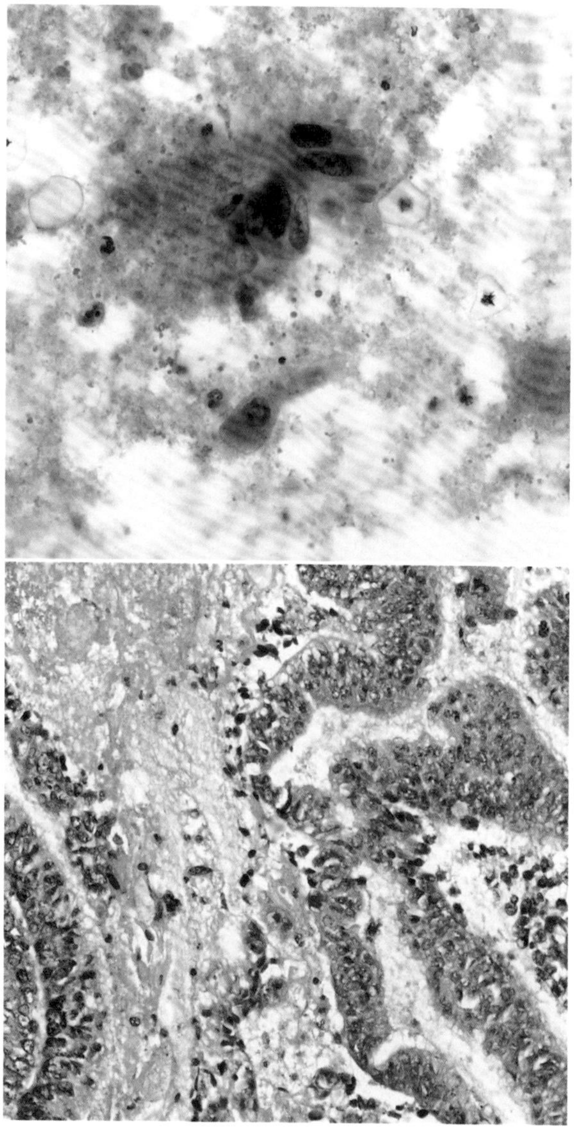

图 11-8　直肠癌

高柱状、上皮栅栏样结构提示结肠和直肠来源，但需与临床表现和病史相结合（Dr. Yan Wang, University of Southern California提供）

## 三、其他远隔部位来源：乳腺、肺、肾脏、膀胱及上消化道（other distant origin: breast, lung, kidney, bladder, upper GI）（图 11-9）

通常，如果没有临床病史和先前活检样本的对照，很难在转移性肿瘤中发现原发部位肿瘤的特异性特征。当肿瘤细胞排成线状、失黏附性时，应该考虑转移性乳腺癌和胃癌；胞质内空泡强烈提示乳腺癌来源；出现透明细胞时要怀疑肾细胞癌或苗勒管来源肿瘤；印戒样细胞常与胃癌或乳腺癌转移相关。巴氏试验中转移性肿瘤细胞常被判读为非典型性腺细胞。特异性肿瘤标志物的免疫组织化学染色有时在鉴别诊断中有一定的辅助作用。

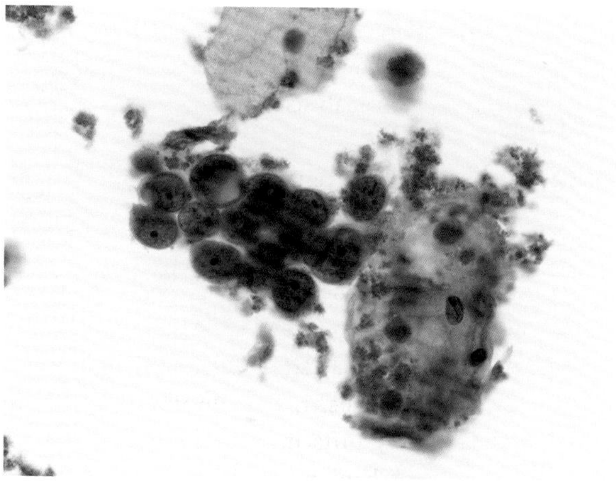

图 11-9　乳腺癌

小团癌细胞群集，出现胞质内空泡提示乳腺来源。病史和免疫组织化学染色可辅助鉴别诊断

## 参考文献

[1] Becker S N, J Y Wong. Detection of endometrial stromal sarcoma in cervicovaginal smears: reports of three cases. Acta Cytol, 1981, 25(3): 272-275.

[2] Bibbo M. Comprehensive Cytopathology. 3rd ed. Bibbo M, Wilbur DC. Philadelphia, PA, U. S. A. : Saunders Elsevier, 2008.

[3] Chagpar A, S C Kanthan. Vaginal metastasis of colon cancer. Am Surg, 2001, 67(2): 171-172.

[4] Cibas E S, Ducatman B S. Cytology: diagnostic principles and clinical correlates. 3rd ed. Philadelphia, PA, U. S. A. : Saunders Elsevier, 2009.

[5] Costa M J, C Tidd, D Willis. Cervicovaginal cytology in carcinosarcoma [malignant mixed mullerian (mesodermal) tumor] of the uterus. Diagn Cytopathol, 1992, 8(1): 33-40.

[6] DeMay R M. The Pap Test. Chicago, IL, U. S. A. : ASCP Press, 2005.

[7] Deshpande A H, M M Munshi. Primary malignant melanoma of the uterine cervix: report of a case diagnosed by cervical scrape cytology and review of the literature. Diagn Cytopathol, 2001, 25(2): 108-111.

[8] Dursun P, et al. Primary cervical lymphoma: report of two cases and review of the literature. Gynecol Oncol, 2005, 98(3): 484-489.

[9] Fadare O, M S Chacho, V Parkash. Psammoma bodies in cervicovaginal smears: significance and practical

implications for diagnostic cytopathology. Adv Anat Pathol, 2004, 11(5): 250-261.
[10] Gupta D, G Balsara. Extrauterine malignancies. Role of Pap smears in diagnosis and management. Acta Cytol, 1999, 43(5): 806-813.
[11] Harris N L, R E Scully. Malignant lymphoma and granulocytic sarcoma of the uterus and vagina. A clinicopathologic analysis of 27 cases. Cancer, 1984, 53(11): 2530-2545.
[12] Ito E, et al. Cytology of vaginal and uterine sarcomas. Acta Cytol, 2004, 48(5): 601-607.
[13] Jin Z, et al. Carcinosarcomas (malignant mullerian mixed tumors) of the uterus and ovary: a genetic study with special reference to histogenesis. Int J Gynecol Pathol, 2003, 22(4): 368-373.
[14] Kanbour A, N Doshi. Psammoma bodies and detached ciliary tufts in a cervicovaginal smear associated with benign ovarian cystadenofibroma. Acta Cytol, 1980, 24(6): 549-552.
[15] Massoni E A, S I Hajdu. Cytology of primary and metastatic uterine sarcomas. Acta Cytol, 1984, 28(2): 93-100.
[16] McCluggage W G. Uterine carcinosarcomas (malignant mixed Mullerian tumors) are metaplastic carcinomas. Int J Gynecol Cancer, 2002, 12(6): 687-690.
[17] Mudge T J, J Johnson, A MacFarlane. Primary malignant melanoma of the cervix. Case report. Br J Obstet Gynaecol, 1981, 88(12): 1257-1259.
[18] Parkash V, M S Chacho. Psammoma bodies in cervicovaginal smears: incidence and significance. Diagn Cytopathol, 2002, 26(2): 81-86.
[19] Sasagawa M, et al. Origin of adenocarcinoma cells observed on cervical cytology. Acta Cytol, 2003, 47(3): 410-441.
[20] Snyder M J, et al. An abnormal cervicovaginal cytology smear in uterine carcinosarcoma is an adverse prognostic sign: analysis of 25 cases. Am J Clin Pathol, 2004, 122(3): 434-439.
[21] Stoler M H, et al. Small-cell neuroendocrine carcinoma of the cervix. A human papillomavirus type 18-associated cancer. Am J Surg Pathol, 1991, 15(1): 28-32.
[22] Takashina T, et al. Cervicovaginal and endometrial cytology in ovarian cancer. Acta Cytol, 1988, 32(2): 159-162.
[23] Wang X, et al. Cervical and peritoneal fluid cytology of uterine sarcomas. Acta Cytol, 2002, 46(3): 465-469.

# 第十二章
# 妊娠期宫颈细胞学

*张松林（Zhang S） 李 青 赵澄泉（Zhao C）*

巴氏试验既不能预测预产期，也不能检测胎儿成熟度、胎儿性别及难免流产，更不是诊断妊娠的可靠依据。然而，妊娠期巴氏涂片可以出现一些富有特征的细胞学变化，部分变化存在诊断陷阱。妊娠期巴氏涂片不仅能检测宫颈的肿瘤性病变，而且能检测潜在的严重感染。

妊娠期间，子宫颈内膜缩短并外延，巴氏涂片取样很容易取到转化区，所以妊娠期巴氏涂片检查是筛查宫颈癌的理想时机。宫颈转化区易感染HPV，也容易在妊娠期出现异常上皮细胞，妊娠期HPV感染和子宫颈上皮内病变的发生概率至少和非孕女性相同，因为育龄女性是罹患宫颈鳞状上皮内病变的主要人群。同时，妊娠期女性做医疗保健检查的概率增加，尤其是对那些医疗保险不齐全或没有医疗保险的女性，在产前检查的同时进行子宫颈巴氏细胞学检查是一个非常好的时机。初级保健医生和妇科医生在做产前常规检查时应该意识到：很多时候，对这类女性中的大多数人，产前或产后的巴氏检查可能是她们一生中仅有的宫颈细胞学检查。

本章主要讨论妊娠期宫颈细胞学特征、重要感染、反应性或肿瘤性病变以及病理学家、妇科医生和其他临床医生对这类特殊患者的临床处理规范。

## 第一节 妊娠期激素水平变化所致细胞学改变

由于妊娠期激素水平变化的影响，女性生殖道会发生明显的生理学改变。早在20世纪60年代，细胞病理学家就曾尝试利用子宫颈阴道涂片检查来预测预产期、胎儿成熟度、胎儿性别及难免流产，因此，有关妊娠期细胞学变化和诊断陷阱的报道很多。

妊娠期细胞学变化主要和高孕激素水平相关。孕早期阶段，孕激素主要由黄体产生。稍晚期阶段，随着胎儿和胎盘的进一步生长发育，胎盘产生大量孕激素。高水平孕激素和相对低水平雌激素使得宫颈被覆鳞状细胞由发育成熟的表层变为中层，因此，多数妊娠期巴氏涂片以中层鳞状细胞为主，单个散在或形成簇状（图12-1，12-2）。妊娠期中层鳞状细胞通常含有丰富的糖原，这些糖原在巴氏涂片中被染成金黄色（图12-3，12-4）。由于高浓缩性糖原和大量乳酸菌的出现，细胞溶解非常明显（图12-5），伴随细胞溶解而出现的是大量裸核和胞质碎片（图12-6），这些裸核应和萎缩中的副基底和基底层细胞的裸核相区分。细胞溶解所致的裸核，其核的大小还是与中层鳞状细胞核大小一致，多数单个散在，核膜平滑，没有核深染。值得注意的是副基底和基底层细胞很少见于妊娠期涂片。另外，细胞溶解所致的裸核也要和高级别鳞状上皮内病变和原位癌中出现的裸核相鉴别。高级别鳞状上皮内病变的裸核核膜不规则、核深染、常常拥挤成群或出现重叠（图12-7）。一些完整的高级别鳞状上皮内病变细胞会和这些裸核共同存在。妊娠期巴氏涂片中常常可见大量鳞状化生细胞（图12-8，12-9），妊娠期子宫颈管的缩短（易于取材）和更易发生鳞化是其主要原因。由于轻微增加的核质比，鳞状化生细胞易被误诊为HSIL或ASC-H（图12-10）。但鳞状化生细胞常常胞质稠密、胞界清晰且核膜平滑，也易出现反应性变化所见的显著核仁（图12-11，12-12），常排列成片状或簇状，这和以核质比增高及核深染为特征的HSIL明显不同。

即使没有病原体感染，妊娠期巴氏涂片也常常可见明显炎症（图12-13）。如果存在病原体感染，妊娠期女性的巴氏细胞片和非妊娠女性相比，没有特殊改变，但记录感染病原体非常重要，因为有些感染对妊娠有特殊的临床意义，如疱疹病毒感染（图12-14，12-15）。为了避免经阴道分娩导致病毒传播，妊娠晚期发现疱疹病毒感染的孕妇应选择剖宫产。

产后阶段，宫颈阴道黏膜可以表现为萎缩性变化，尤其是母乳喂养产妇，巴氏细胞片主要以副基底层细胞为主（图12-16）。黏膜成熟的恢复需要数周时间，母乳喂养产妇需要的时间更长。产后女性巴氏细胞片中有时可见明显的产后非典型性，不要误诊为鳞状上皮异常增生或SIL病变。

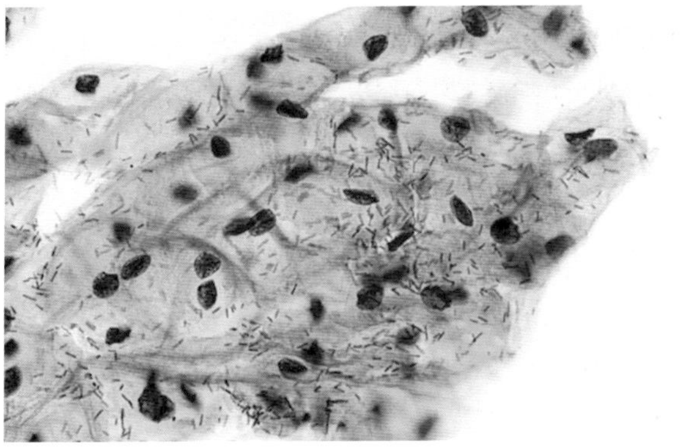

图12-1　中层鳞状细胞

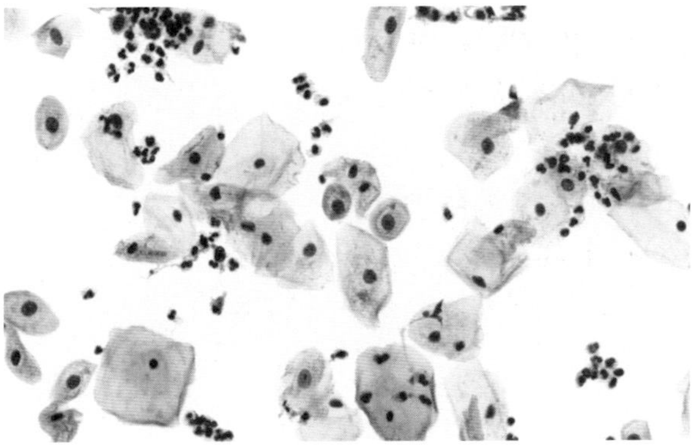

图12-2　中层鳞状细胞。少许表层鳞状细胞和炎细胞

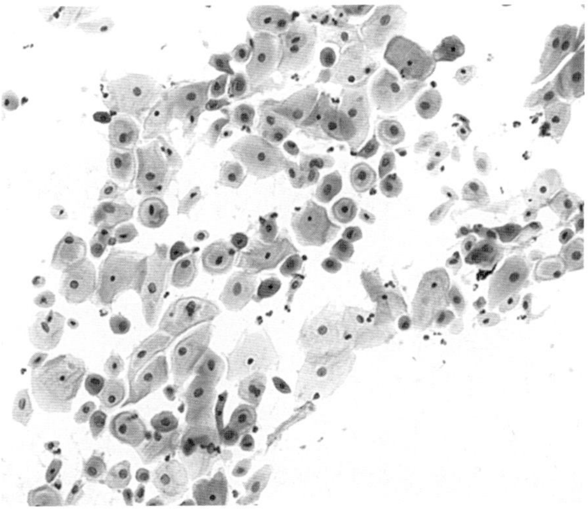

图12-3　中层鳞状细胞。胞质含糖原

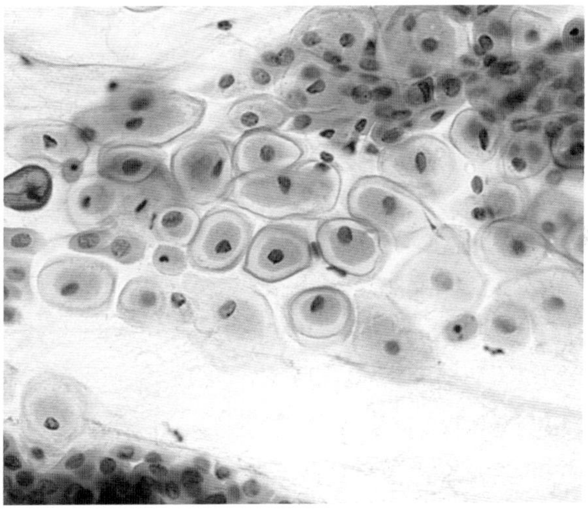

图12-4　中层鳞状细胞。胞质富含糖原，呈金黄色（传统涂片）

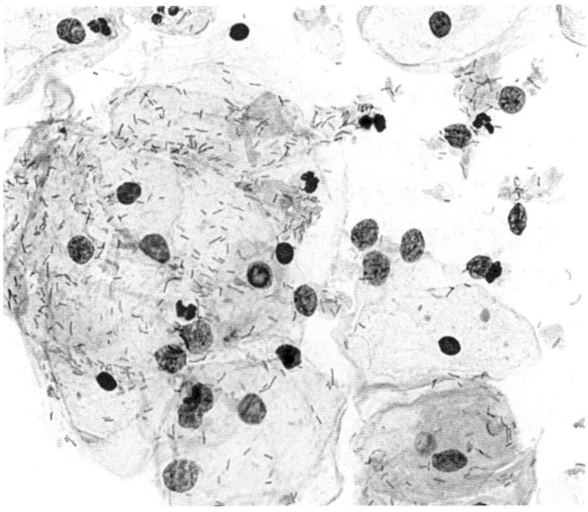

图12-5　中层鳞状细胞。由于高浓缩性糖原和大量乳酸菌的出现，细胞溶解非常明显

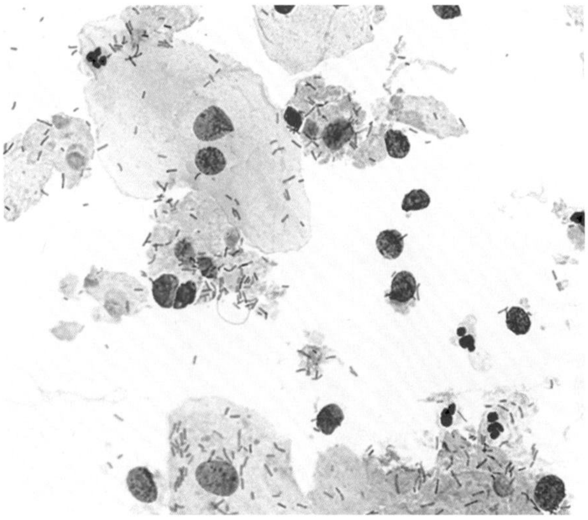

图 12-6　中层鳞状细胞。细胞溶解，出现裸核

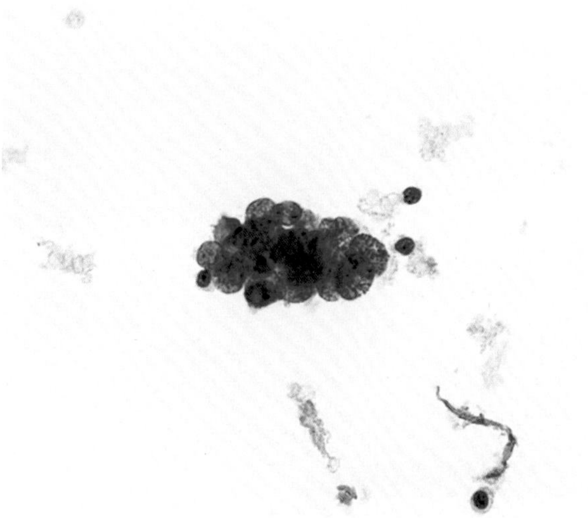

图 12-7　HSIL 细胞团。裸核

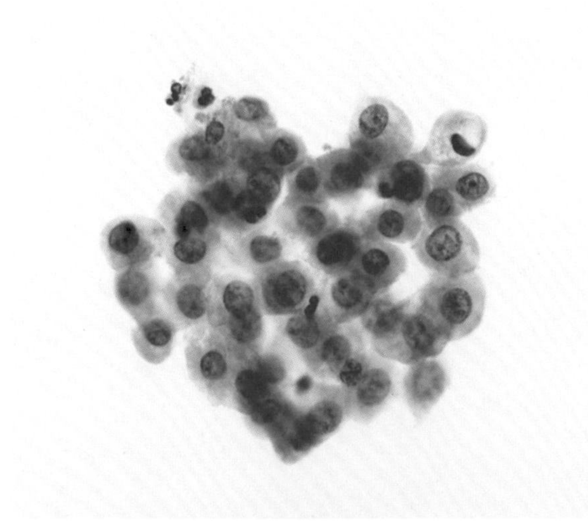

图 12-8　鳞状化生细胞团（一）

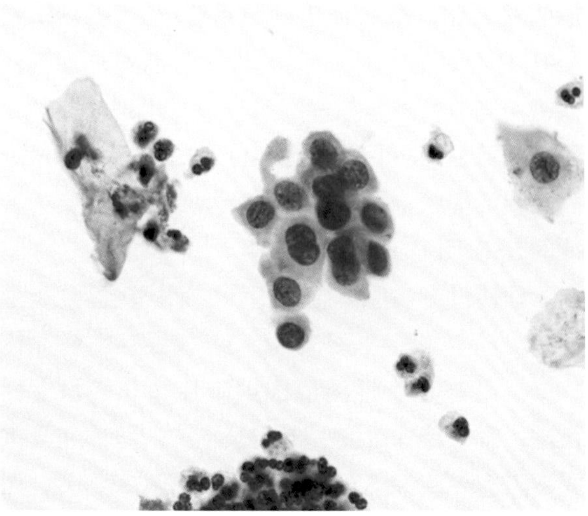

图 12-9　鳞状化生细胞团（二）

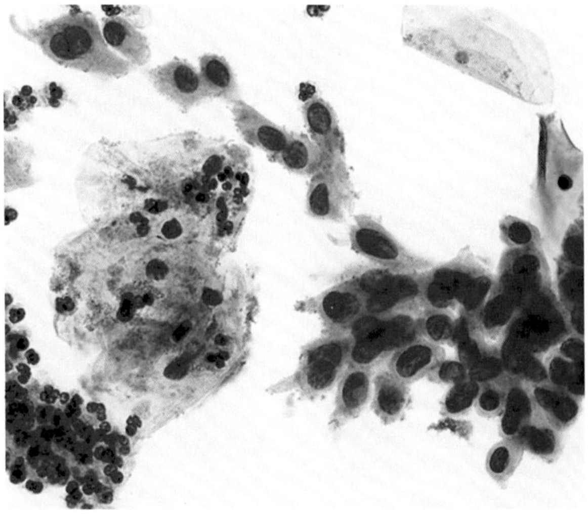

图 12-10　鳞状化生细胞。易被误诊为 HSIL 或 ASC-H

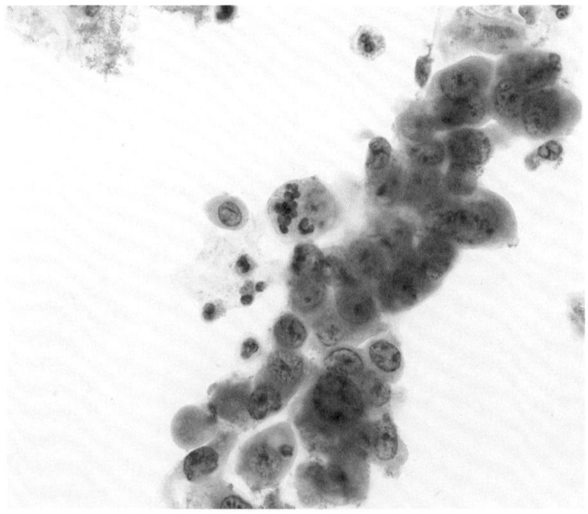

图 12-11　鳞状化生细胞。核仁明显，呈反应性改变

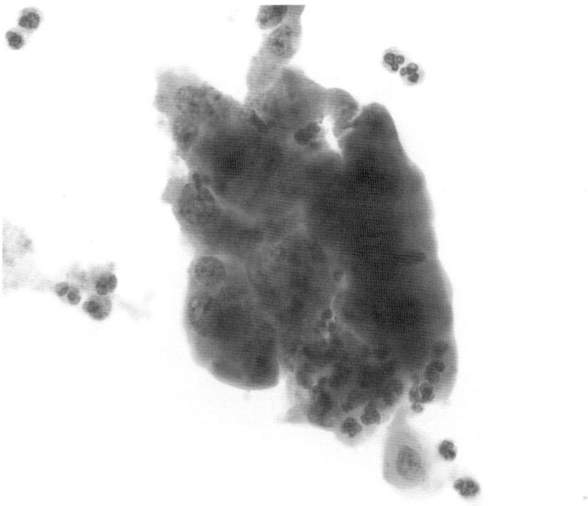

图 12-12 鳞状化生细胞。呈一定异型性

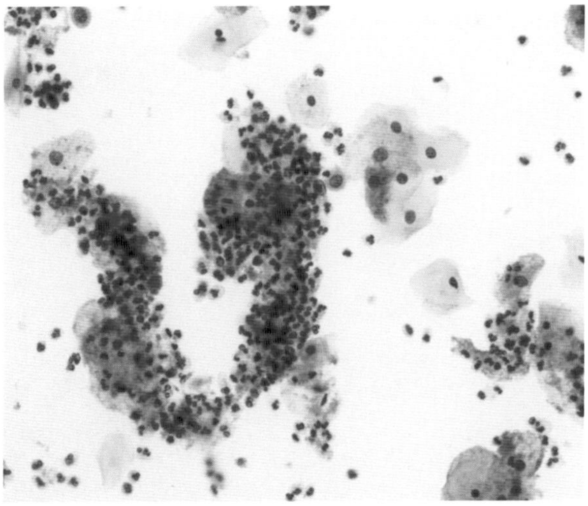

图 12-13 少许中层鳞状细胞散在于以大量中性粒细胞为主的炎性背景中

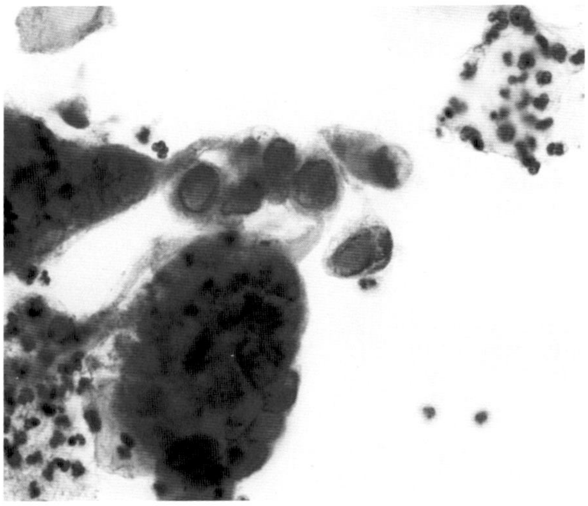

图 12-14 HSV 感染细胞（一）

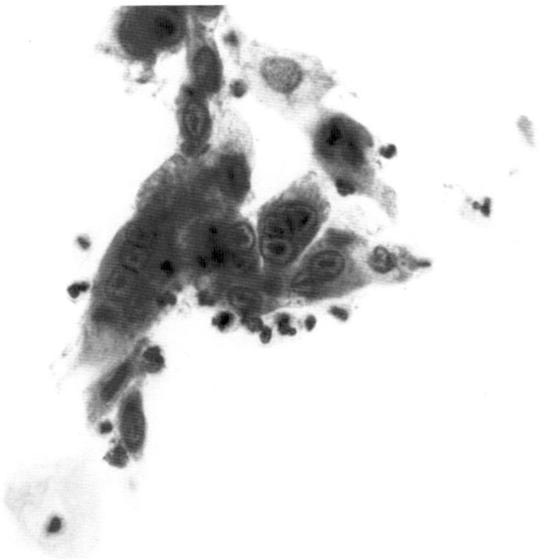

图 12-15 HSV 感染细胞（二）

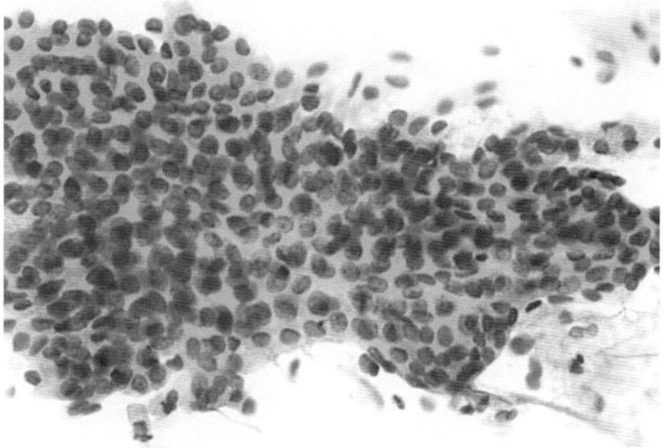

图 12-16 副基底层细胞团

## 第二节 妊娠相关的一些特殊类型细胞

妊娠期巴氏涂片中可见一些特殊类型细胞，部分细胞的识别极具挑战性。以下介绍几种妊娠相关细胞（pregnancy related special cells）。

### 一、滋养叶细胞（trophoblasts）

滋养叶细胞由胎盘衍生而来，包括细胞滋养叶细胞和合体滋养叶细胞，二者都可见于产后数月的巴氏涂片，也可以因妊娠期剥脱、难免流产、完全流产或滋养叶细胞肿瘤而出现在宫颈涂片上。妊娠期巴氏涂片中发现滋养叶细胞的概率很低，只有0.1%左右的孕妇涂片中偶尔可见。虽然以往的文献报道有提示流产可能，但根据近期文献，大部分滋养叶细胞的出现并没有临床意义。现在，大多数医生已认识到妊娠期子宫颈阴道涂片中滋养叶细胞的出现并不是潜在流产的可靠指标。

反应性巨细胞由于反应性/修复性变化而常出现于妊娠期巴氏涂片，这类组织细胞源性的巨细胞有时很难和真正的合体滋养叶细胞相区分。合体滋养叶细胞胞核常常超过50个，多数位于中央，染色质暗而粗糙，周边胞质特别稠厚（表12-1，图12-17～12-20），可在产后涂片中伴随副基底层细胞出现（图12-21）。

**表12-1 合体滋养叶细胞的细胞形态学特征**

| |
|---|
| ● 大小：大细胞 |
| ● 形状：人手样，拖尾巴 |
| ● 胞核：超过50个，位于中央，大小和形状一致 |
| ● 染色质：粗糙 |
| ● 胞质：稠密，胞界清晰 |

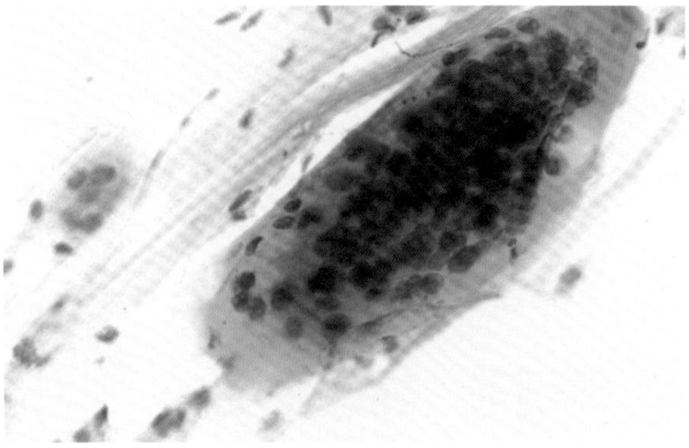

图12-17 一个合体滋养叶细胞（传统涂片）（一）

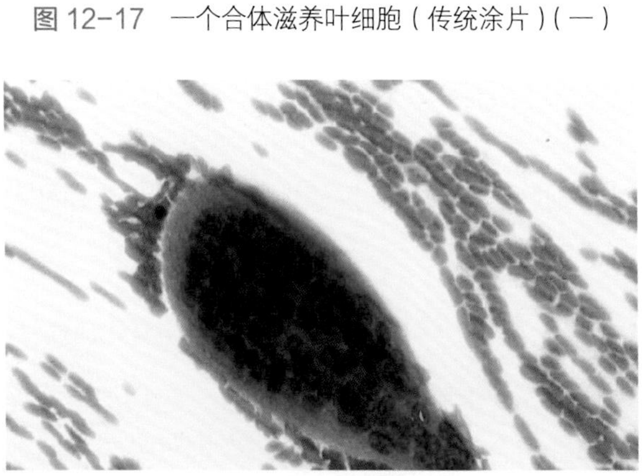

图12-18 一个合体滋养叶细胞（传统涂片）（二）

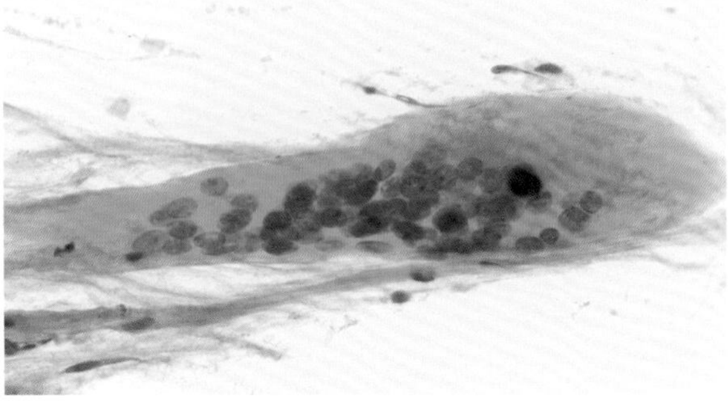

图12-19 一个合体滋养叶细胞（传统涂片）（三）

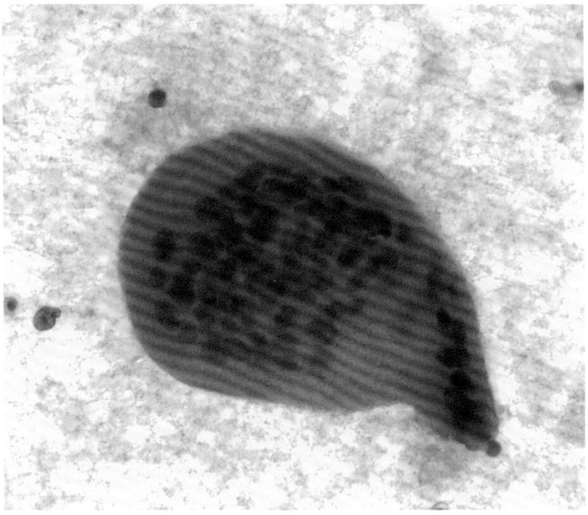

图12-20 一个合体滋养叶细胞（传统涂片）（四）

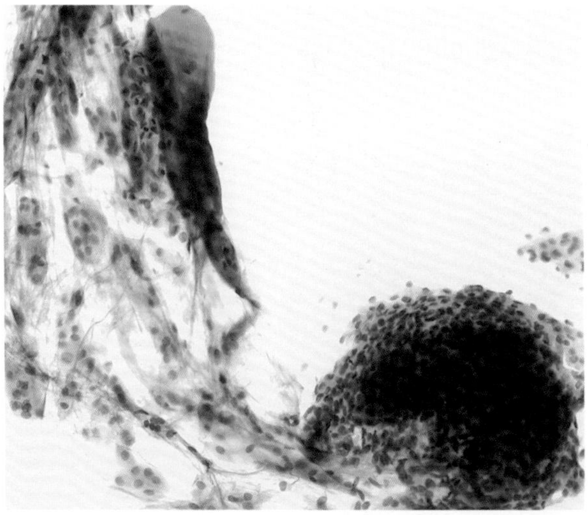

图12-21 一个合体滋养叶细胞（左上）和副基底层细胞团（右下）（传统涂片）

散在细胞滋养叶细胞的识别无论对细胞病理医生还是细胞技术员都极富挑战性，其细胞大小和化生鳞状细胞相当，胞核大、核仁明显，染色质深染，核膜轻度不规则，很容易误判读为高级别鳞状上皮内病变或低分化癌。

## 二、蜕膜细胞（decidual cells）

蜕膜细胞是变化了的间质细胞，富含糖原和糖蛋白。无论是妊娠期还是产后，子宫内膜和子宫颈内膜的上皮下间质细胞都可以发生蜕膜变，但是一般少见。它们的存在多提示子宫颈间质已蜕膜化。蜕膜细胞类似于中层或副基底层鳞状细胞，单个或小簇细胞，核质比高，很像高级别鳞状上皮内病变（表 12-2）。然而，大多数蜕膜细胞核仁明显，常见胞质内空泡（图 12-22 ~ 12-24），并且背景缺乏低度鳞状上皮内病变细胞。大多数蜕膜细胞为单核，个别可见双核或多核（图 12-25，12-26）。就个人经验而言，出现于巴氏涂片中的蜕膜细胞和细胞滋养叶细胞数目一般不会太多，如果出现少数细胞又不能除外异常增生，诊断为ASC-US较合适。随后可做反馈性HPV DNA检测以除外HPV感染可能。

**表 12-2 蜕膜细胞的细胞形态学特征**

| |
|---|
| ● 大小：副基底层到中层鳞状细胞大小 |
| ● 形状：多边形 |
| ● 胞核：大，单核，核仁明显 |
| ● 染色质：通常温和，细颗粒状 |
| ● 胞质：常见胞质内空泡 |

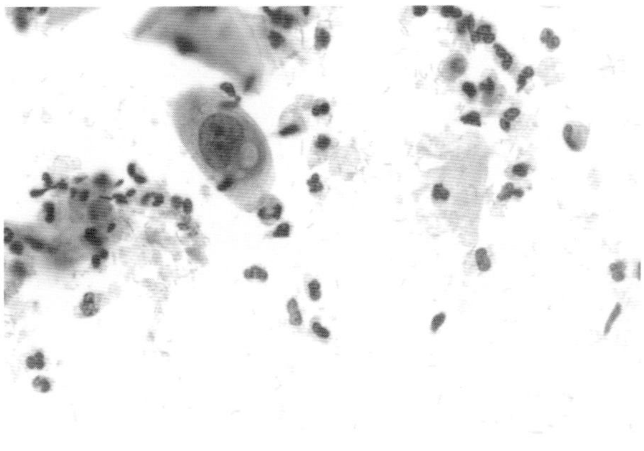

图 12-22 一个大的蜕膜细胞，见核仁，胞质有小空泡（传统涂片）

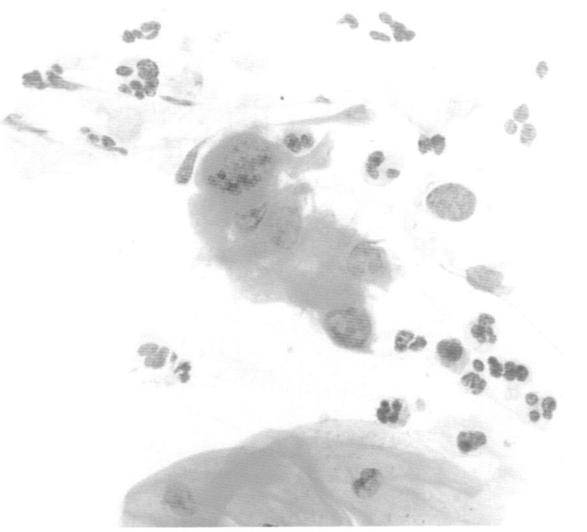

图 12-23 小的疏松蜕膜细胞团（传统涂片）

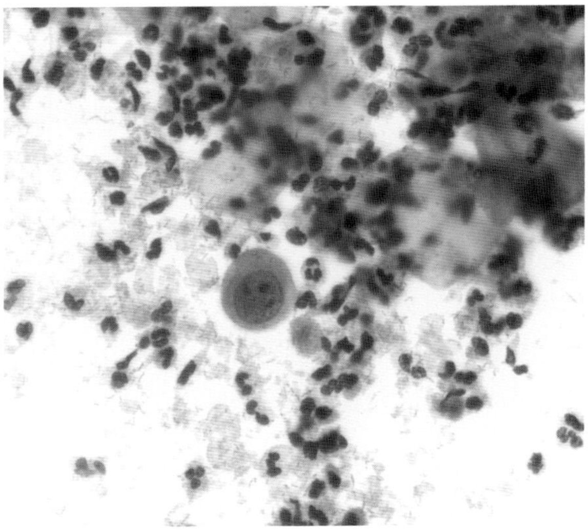

图 12-24 一个大的蜕膜细胞，见核仁（传统涂片）

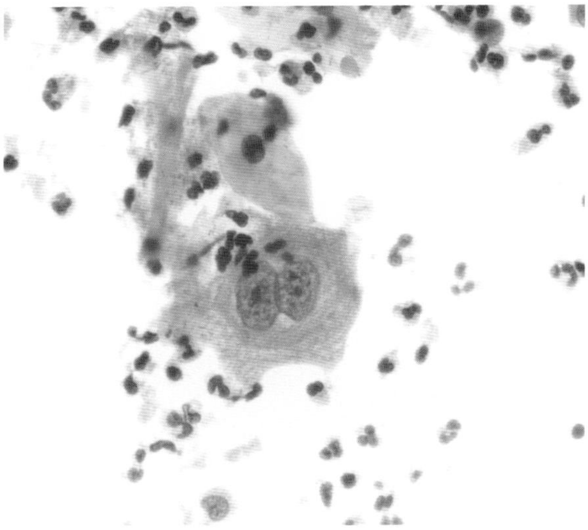

图 12-25 双核蜕膜细胞（传统涂片）（一）

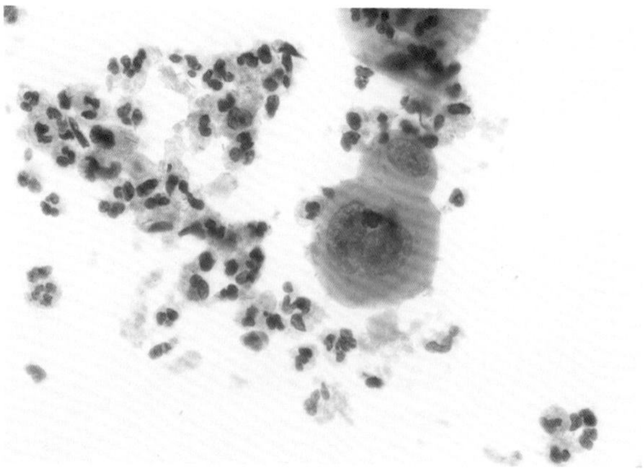

图 12-26 双核蜕膜细胞（传统涂片）（二）

## 三、A-S 反应（Arias-Stella reaction）腺细胞

A-S反应中的子宫内膜和子宫颈腺上皮细胞都可以呈现显著的细胞学非典型性，包括胞核增大、核仁明显、胞核深染且呈多形性，看起来很像腺癌或非典型腺细胞。然而，A-S反应腺细胞仍然含有丰富的空泡化的胞质，背景无肿瘤素质（表 12-3，图 12-27 ~ 12-29）。总之，妊娠期和产后诊断腺癌或非典型腺细胞一定要非常谨慎，尤其是透明细胞癌的诊断要特别小心。A-S反应还可能被误判读为疱疹病毒感染。

**表 12-3 A-S 反应腺细胞的细胞形态学特征**

| |
|---|
| ● 大小：大细胞 |
| ● 形状：多边形 |
| ● 胞核：大，偏心性和多形性，有核仁 |
| ● 染色质：深染或污秽 |
| ● 胞质：丰富，粗糙，空泡化 |

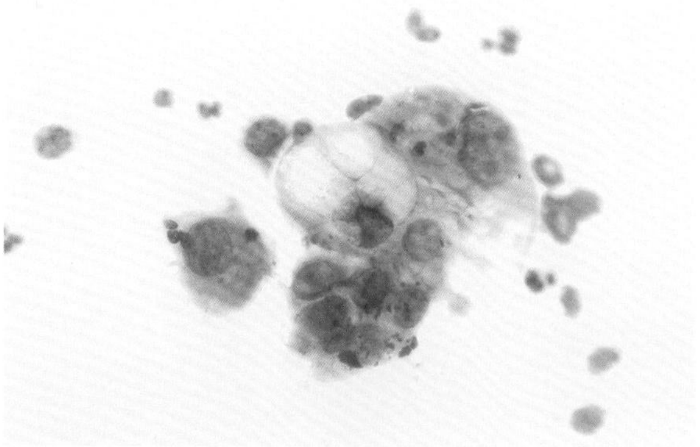

图 12-27 A-S反应腺细胞（传统涂片）（一）

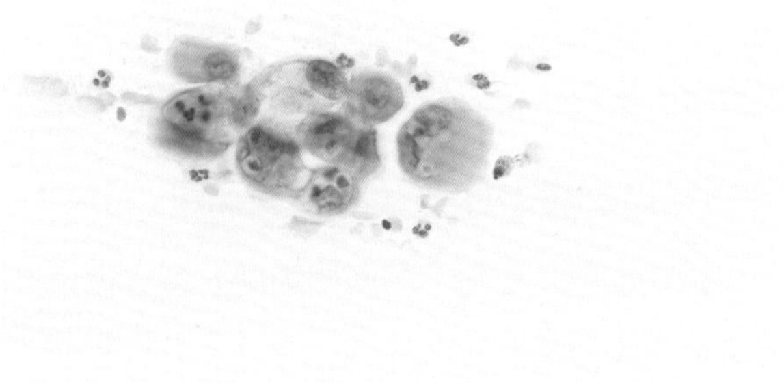

图 12-28 A-S反应腺细胞（传统涂片）（二）

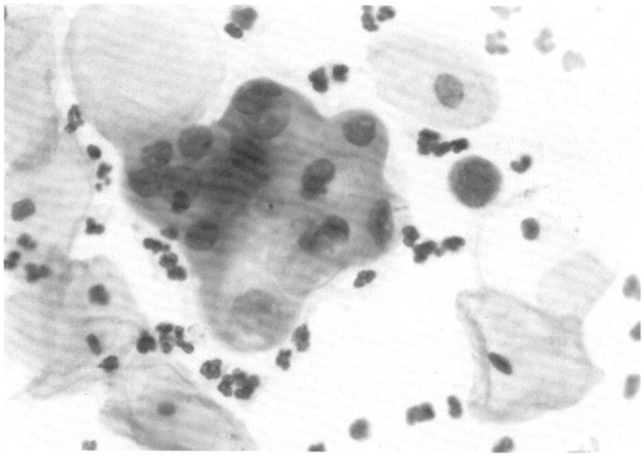

图 12-29 A-S反应腺细胞（传统涂片）（三）

## 四、舟状细胞（navicular cells）

如前所述，妊娠期涂片以中层鳞状上皮细胞为主，这些细胞由于妊娠期的高孕激素和低雌激素水平而富含糖原，因可形成船样外形而被称为舟状细胞。舟状细胞的命名来源于 1925 年巴氏涂片的创始人Papanicolaou博士。舟状细胞的胞界稠厚且清晰，胞质有折光性，胞核离心并呈囊泡状（表 12-4，图 12-30 ~ 12-32）。部分病例的胞质因不出现经典的金黄色而易被误判读为人乳头瘤病毒感染。

**表 12-4 舟状细胞的细胞形态学特征**

| |
|---|
| ● 大小：中层鳞状细胞大小 |
| ● 形状：狭长成角 |
| ● 胞核：单核，与中层鳞状细胞胞核相当 |
| ● 染色质：细腻 |
| ● 胞质：金黄色 |

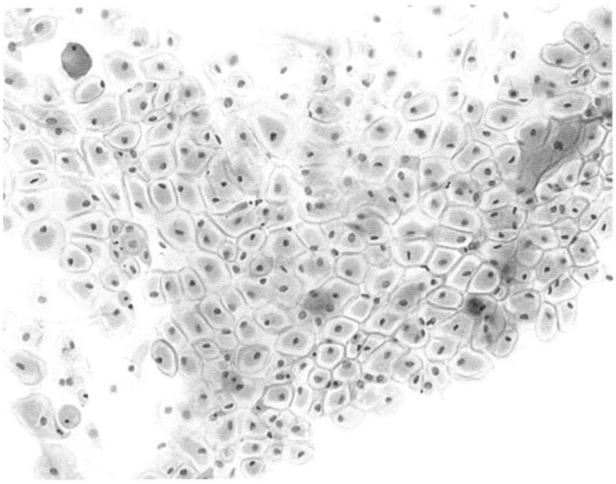

图 12-30 舟状细胞团（传统涂片）（一）

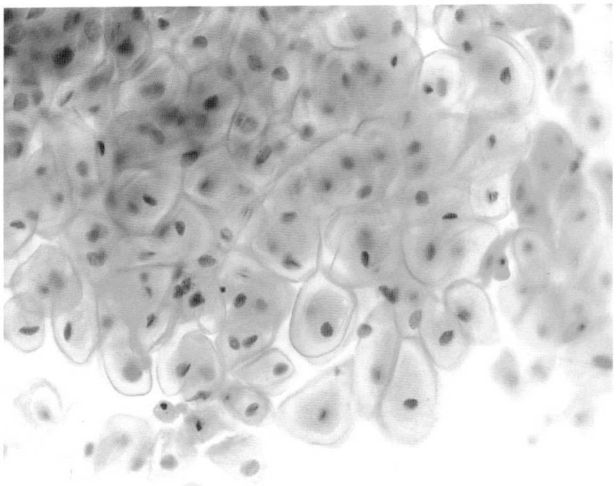

图 12-31 舟状细胞团（传统涂片）（二）

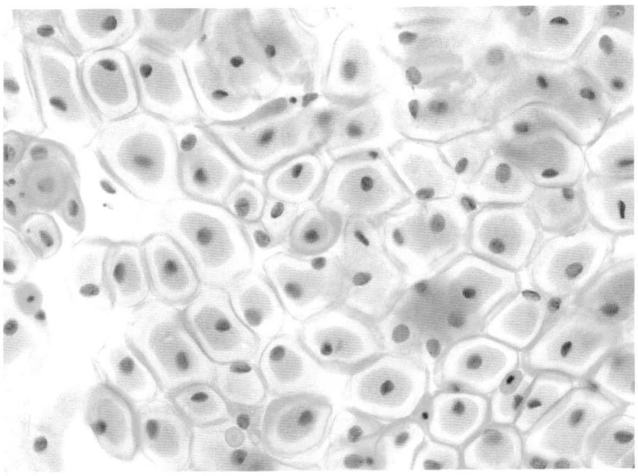

图 12-32 舟状细胞团（传统涂片）（三）

## 五、Cocklebur结晶（假放线菌样放射状颗粒）

Cocklebur结晶呈金黄色，具折光性，放射状或厚棒形轮辐状排列，周边围以组织细胞或巨噬细胞（表 12-5；图 12-33，12-34）。此种结晶的出现常与妊娠相关，在 80% 以上孕妇的巴氏涂片中可以见到，孕中期尤其多见，但无论是对孕妇本人还是对胎儿均无不良影响。Cocklebur结晶也可出现于非孕女性的宫颈涂片，常与宫内节育器（IUD）或口服避孕药有关。Cocklebur 结晶和偶尔呈放射状的含铁血黄素结晶不一样，后者晶体是游离型的，由来源于血红蛋白的低含氧组织构成；其他鉴别诊断还包括抗原-抗体反应及Splendore-Hoeppli现象（主要和放线菌等微生物感染相关）。

**表 12-5 Cocklebur 结晶的细胞形态学特征**

| |
|---|
| ● 大小：50~100μm |
| ● 形状：放射状或厚棒形轮辐状排列结晶 |
| ● 颜色：微红到金黄色 |
| ● 周围细胞：组织细胞或巨噬细胞 |

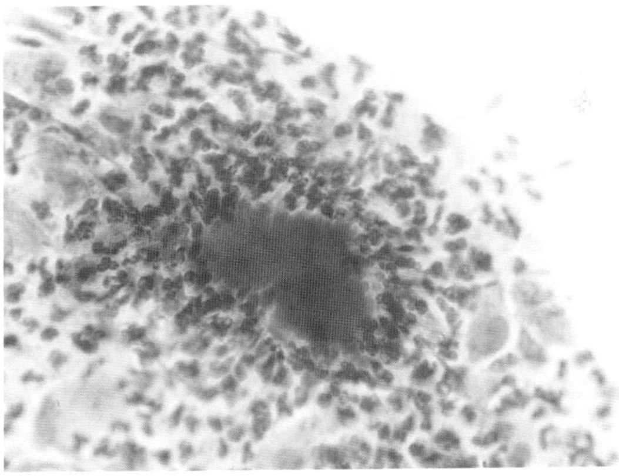

图 12-33 Cocklebur结晶（传统涂片）（一）

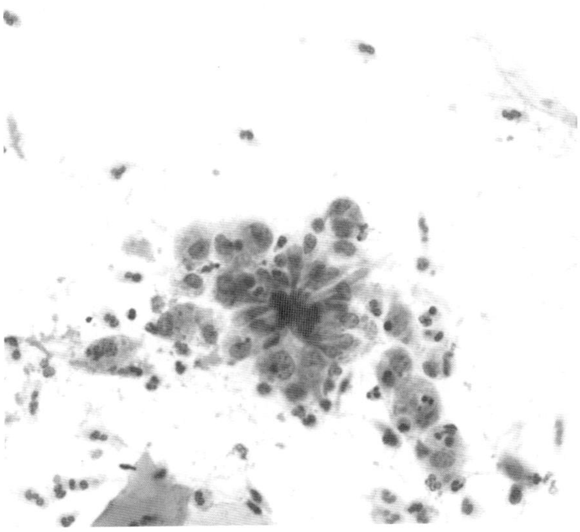

图 12-34 Cocklebur结晶（传统涂片）（二）

## 第三节　妊娠期宫颈上皮内病变和宫颈癌

妊娠期宫颈上皮内病变的检出率大约为1%。妊娠期上皮内病变一般稳定或消退，极少继续进展。比较妊娠期和非妊娠期的鳞状细胞病变，细胞形态学上没有任何差异。然而，妊娠期存在许多易和HSIL相混淆的细胞，如中间型滋养叶细胞、蜕膜细胞、反应性鳞化细胞、反应性腺细胞及产后非典型性细胞等。如果异常细胞很少并且没有LSIL细胞共存时，诊断HSIL要非常慎重。感染所致的核周空晕和糖原引起的舟状细胞都可能会被误诊为LSIL。HPV反应同时包含胞核和胞质的异常改变，二者缺一不可。

### 一、低度鳞状上皮内病变（LSIL）

正如本书先前所定义的分类标准一样，LSIL细胞体积大（表层型细胞），胞核增大（超过中层鳞状细胞胞核的3倍）（图12-35），核深染情况多变，双核或多核，粗糙的染色质分布尚均匀，或有核周空晕形成挖空细胞（图12-36）。

### 二、高度鳞状上皮内病变（HSIL）

HSIL细胞通常体积比LSIL细胞小，核质比高，核膜不规则，核切迹或凹痕明显（图12-37，12-38）。细胞和胞核大小均多变，胞质情况不定，可以是未成熟型的精细花边状及稠厚化生状，也可以是成熟和稠密的角质化。

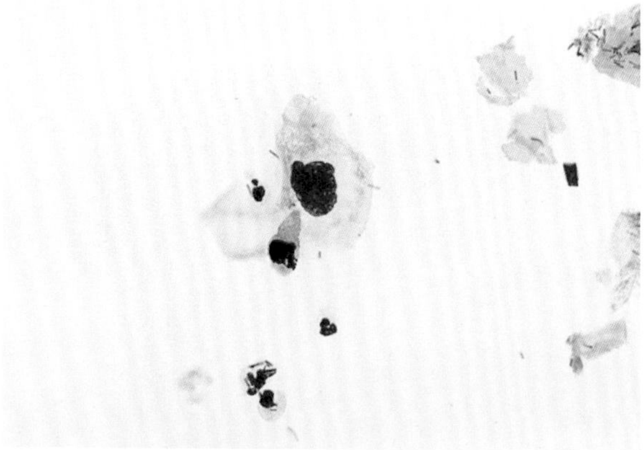

图12-35　LSIL细胞

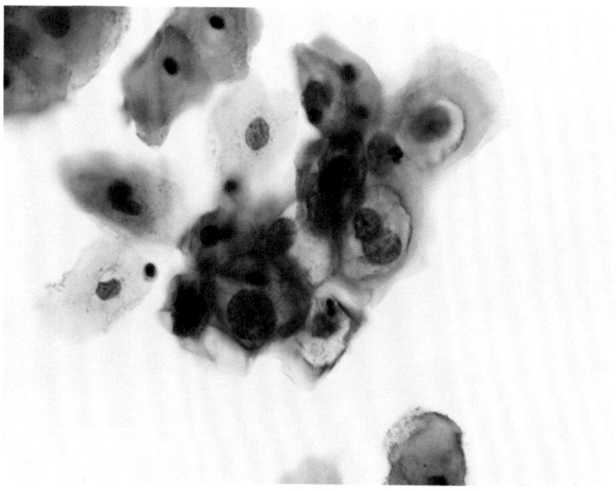

图12-36　LSIL细胞簇，挖空细胞

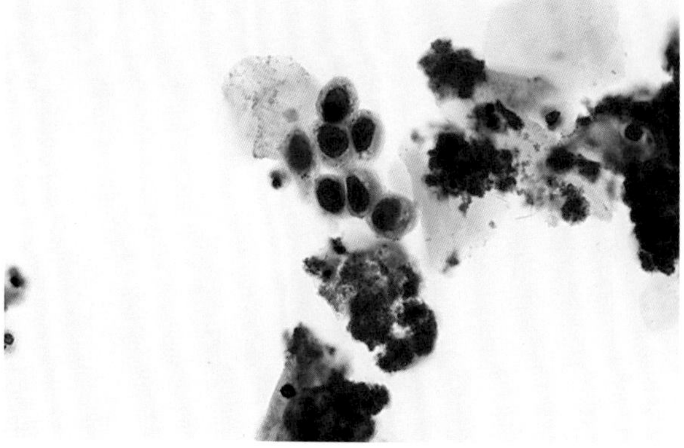

图12-37　小HSIL细胞簇（一）

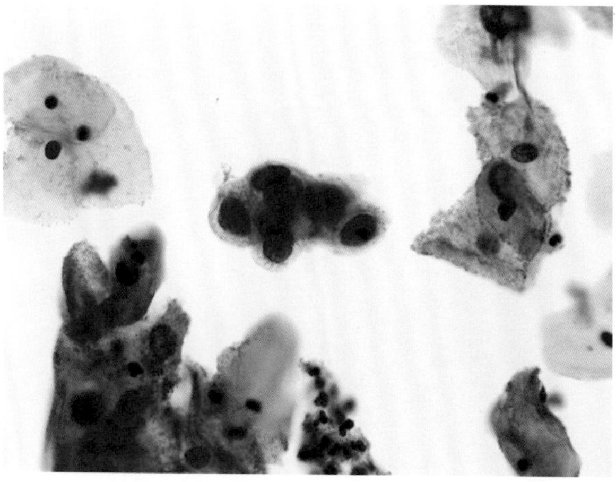

图12-38　小HSIL细胞簇（二）

### 三、鳞状细胞癌（squamous cell carcinoma）

角化型鳞状细胞癌癌细胞大小和形状相差悬

殊，异型细胞多见，常常可见梭形带状细胞。胞质稠密、嗜橘黄或嗜红，胞核多形，核膜不规则，染色质粗颗粒状，副染色质区透明，核仁大而明显，可见肿瘤素质。

非角化型鳞状细胞癌细胞边界常常不清，胞质多蓝染，核质比重度失常，核膜显著不规则，染色质粗糙呈块状，核仁明显，常常出现肿瘤素质。

## 第四节　妊娠期宫颈病变的治疗规范

孕妇宫颈非典型增生或鳞状上皮内病变的临床随访和处理方案不同于非孕女性，阴道镜检查和宫颈活检的目的是早期发现癌前病变和排除浸润性癌的可能，2012年美国阴道镜和宫颈病理学会（ASCCP）指南对孕妇宫颈病变的管理规范做了概述。

### 一、妊娠期宫颈异常细胞学的处理规范

1. ASC-US

反馈性HPV DNA检测是首选处理方法，检测结果阳性则视同LSIL，需要做阴道镜检查，但延迟到产后6周再做阴道镜检查也可以接受。

对21～24岁的年轻孕妇，ASC-US的首选处理方式是12个月后复查宫颈细胞，但反馈性HPV检测分流也可以接受。如果HPV阳性，12个月后做细胞学复查；如果HPV阴性，则进入常规筛查模式。

2. LSIL

妊娠期LSIL的处理方式首选阴道镜检查，但也可以延迟到产后6周再做阴道镜检查。对孕妇来说，如果首次阴道镜检查没有发现可疑的高级别鳞状上皮内病变或浸润性癌，推荐的处理方式为产后随访，不应再做额外的阴道镜或宫颈细胞学检查。另外，妊娠期不可以做颈管搔刮术。

对21～24岁的年轻孕妇，LSIL的推荐处理方式不是阴道镜检查，而是12个月后做细胞学复查。

3. ASC-H

推荐的处理方式为直接行阴道镜检查，不用考虑HPV检查结果。如未发现CIN2/3，可以随访。颈管搔刮术对孕妇仍然不可取。

4. HSIL

阴道镜检查为妊娠期HSIL推荐的处理方式，首选对妊娠期宫颈变化有经验的临床医生来做阴道镜评估，对阴道镜发现怀疑有高级别CIN、浸润性癌或其他恶性病变者可做宫颈活组织检查。同样，不可做颈管搔刮术，也不应该做诊断性宫颈切除术，除非已有细胞学、阴道镜检查或宫颈活检怀疑浸润性癌的女性。对于未经组织学证实为高级别CIN而细胞学诊断为HSIL的孕妇，推荐的处理方式为产后6周重新评估细胞学和阴道镜检查。

5. AGC

除不能做颈管搔刮术和子宫内膜活组织检查以外，妊娠期AGC女性和非妊娠期处理方式一样，都是做阴道镜检查。

### 二、妊娠期宫颈组织学病变的治疗规范

1. CIN1 处理

妊娠期组织学活检为CIN1，推荐的处理方法是随访，对CIN1孕妇进行治疗是不能接受的。

2. CIN2/3 处理

对非浸润性病变或中晚期妊娠的CIN2/3，每隔12周可以重复阴道镜和细胞学检查。如果发现病变加重或细胞学提示是浸润性癌，可以马上活检，也可以推迟至产后6周再重新检查。如果可疑浸润，诊断性宫颈切除术可以接受，并且产后6周马上进行细胞学和阴道镜检查以重新评估病变情况。

2012年ASCCP指南未包含浸润性鳞状细胞癌的推荐处理方式。如果是活检证实的微小浸润性鳞癌，治疗可以延迟到分娩后。然而，明确浸润性癌应该立即治疗，这常常意味着首选终止妊娠，如果胎儿已接近可存活期或孕妇愿意冒险，可以谨慎考虑稍稍延迟癌症治疗。剖宫产是

首选，因为经阴道分娩可能导致癌细胞淋巴管转移。

以下所示为欧洲妇科肿瘤协会（ESGO）对妊娠期浸润性癌的治疗指南（图 12–39）。

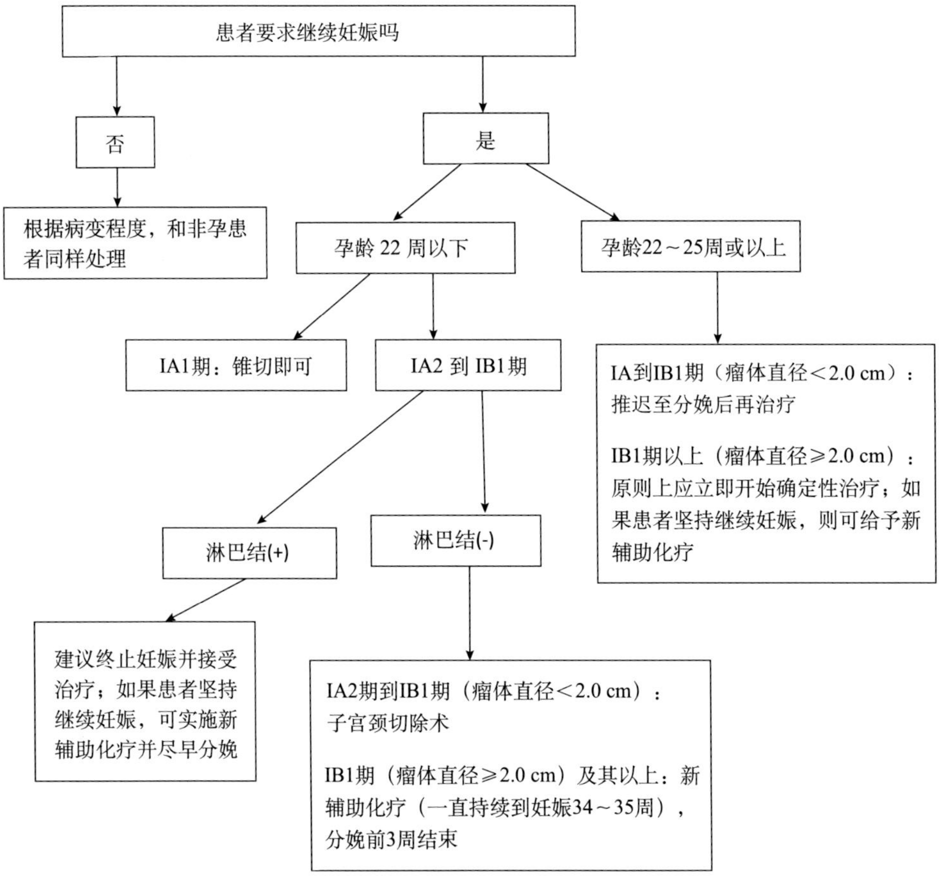


图 12–39　ESGO对妊娠期浸润性癌的治疗指南





## 参考文献


[1] Bercovici B, Diamant Y, Polishuk WZ. A simplified evaluation of vaginalcytology in third trimester pregnancy complications. Acta Cytol, 1973, 17: 67-72.

[2] Bhagavan BS, Ruffier J, Shinn B. Pseudoactinomy-coticradiate granules in the lower femal egenital tract: Relationship to the Splendore-Hoeppli phenomenon. Hum Pathol, 1982, 13: 898-904.

[3] Danos M, Holmquist ND.Cytologic evaluation of decidual cells: A report of two cases with false abnormal cytology. Acta Cytol, 1967, 11: 325-330.

[4] Demay RM. Cytology of pregnancy. In: The Pap Test. Chicago:ASCP Press, 2005.

[5] Flannelly G. The management of women with abnormal cervical cytology in pregnancy.Clin Obstet Gyneacol, 2009.

[6] Gungorduk K, Sahbaz A, Ozdemir A, et al. Management of cervical cancer during pregnancy. J. Obstet Gynecol, 2016, 36: 366-371.

[7] Hunter MI, Monk BJ, Tewari KS.Cervical neoplasia in pregnancy. Part1: screening and management of preinvasive disease. Am J Obstet Gynecol, 2008, 199: 3-9.

[8] Ishioka S, Ezaka Y, Endo T, et al.Outcomes of planned delivery delay in pregnant patients with invasive gynecologic cancer.Int J Clin Oncol, 2009, 14: 321-325.

[9] Jakobsson M, Gissler M, Paavonen J, et al. Loop electro surgical excision procedure and the risk for preterm birth. Obstet Gynecol, 2009, 114: 504-510.

[10] Kaplan KJ, Dainty LA, Dolinsky B, et al. Prognosis and recurrence risk for patients with cervical squamous intraepithelial lesions diagnosed during pregnancy. Cancer Cytopathol, 2004, 102: 228-232.

[11] Kashimura M, Matsuura Y, Shinohara M, et al.

Comparative study of cytology and punch biopsy in cervical intraepithelial neoplasia during pregnancy: Apreliminary report.Acta Cytol, 1991, 35: 100-104.
[12] Kobayashi TK, Yuasa M, Fujimoto T, et al. Cytologic findings in postpartum and post abortal smears. Acta Cytol, 1980, 24: 328-334.
[13] Lu DW, Pirog EC, Zhu X, et al. Prevalence and typing of HPV DNA in atypical squamous cells in pregnant women. Acta Cytol, 2003, 47: 1008-1016.
[14] Massad LS, Einstein MH, Huh WK, et al. 2012 updated consensus guidelines for the management of abnormal cervical cancer screening tests and cancer precursors. Obstet Gynecol, 2013, 121:829-846.
[15] Madej Jr, JG. Colposcopy monitoring in pregnancy complicatedby CIN and early cervical cancer. Eur J Gynecol Oncol, 1996, 17: 59-65.
[16] Malone Jr, JM, Sokol RJ, et al. Pregnancy, human papillomavirus and cervical intraepithelial neoplasia. Eur J Gynaecol Oncol, 1988, 9: 120-124.
[17] Meisels A, Dubreuil-Charrois M. Hormonal cytology during pregnancy.Acta Cytol, 1966, 10: 376-382.
[18] Michael CW, Esfahani FM. Pregnancy-related changes: a retrospective review of 278 cervical smears. Diagn Cytopathol, 1997, 17:99-107.
[19] Papanicolaou GN. Diagnosis of pregnancy by cytologic criteria in catheterized urine. Proc Soc Exp Bio Med,1948, 67: 247-249.
[20] Patnick J. Cervical cancer screening in England.Eur J Cancer, 2000, 36: 2205-2208.
[21] Pisharodi LR, Jovanoska S. Spectrum of cytologic changes in pregnancy: A review of 100 abnormal cervicovaginal smears, with emphasis on diagnostic pitfalls.Acta Cytol,1995, 39: 905-908.
[22] Vlahos G, Rodolakis A, Diakomanolis E, et al. Conservative management of cervical intraepithelial neoplasia (CIN2-3) in pregnant women. Gynecol Obstet Invest, 2002, 54: 78-81.
[23] Yost NP, Santoso JT, McIntire DD, et al. Postpartum regression rates of antepartum cervical intraepithelial neoplasia Ⅱ and Ⅲ lesions. Obstet Gynecol, 1999, 93: 359-362.
[24] Saslow D, Solomon D, Lawson HW, et al. American Cancer Society, American Society for Colposcopy and Cervical Pathology, and American Society for Clinical Pathology screening guidelines for the prevention and early detection of cervical cancer. J Low Genit Tract Dis, 2012, 16(3):175-204.

# 第十三章
# 肛管细胞学

*赵澄泉（Zhao C） 黄文斌*

## 第一节 简介

过去 30 多年，美国男性和女性肛管鳞状细胞癌（anal squamous cell carcinoma，ASCCA）的发生率分别增加 96% 和 39%。男性同性恋者（men who have sex with men，MSM）肛管癌的发病率据估计为 35/10 万人，相当于常规宫颈巴氏筛查前的宫颈癌发生率。人类免疫缺陷病毒（human immunodeficiency virus，HIV）感染的 MSM 发生 ASCCA 的风险可能是非 HIV 感染 MSM 的 2 倍。高效抗逆转录病毒治疗（highly active antiretroviral therapy，HAART）可抑制病毒的增殖，延长 HIV 患者的寿命。HIV 患者寿命的延长也同时伴有肛管鳞状上皮内瘤变（anal intraepithelial neoplasia，AIN）和 ASCCA 发病率的增加。

肛管和宫颈病变具有许多相同或相似的组织学和病理学特征，如 AIN 和 ASCCA 的发生与 HPV 感染密切相关。肛管癌可能是 HIV/AIDS 患者唯一可预防的恶性肿瘤。

90% 以上的 ASCCA 与持续性 HPV 感染有关，主要为 HPV16，对高危人群如 HIV 阳性患者，肛管细胞学检查可采用类似于宫颈巴氏检查的方法，也可进行 HPV 相关病变的评估。正如常规巴氏筛查可发现宫颈上皮内瘤变（CIN），从而明显降低宫颈癌的发病率一样，对 ASCCA 高危人群进行 AIN 病变的筛查也将能降低 ASCCA 的发病率。ASCCA 癌前病变筛查的研究资料证实肛管细胞学检查是一种低成本和有效的预防措施。

肛管细胞学或称为肛管－直肠细胞学（anal-rectal cytology，ARC），首次包括在 2001 TBS 内，报告术语采用与宫颈巴氏检查相同的 TBS 术语，仅将检查部位做了更改。

在过去的近 20 年里，中国 HIV 感染率增长明显，中国疾病控制中心数据显示，截至 2016 年 9 月，中国现存活 HIV/AIDS 病毒感染者和患者 65.4 万，累计死亡 20.1 万例，而且中国目前有 32% 的感染者未被发现。性传播已经成为中国艾滋病传播的主要途径，其中同性性行为所引起的艾滋病传播已经占传播总数的 27.5%，异性传播占 66.7%。一项针对男性同性恋群体的调查结果显示：2008 年中国男性同性恋者人群的 HIV 感染率为 4.9%，其中 HIV 检测阳性率最高的城市达到了 15%。中国 HIV/AIDS 控制和预防长期战略计划（1998—2010）确定 MSM 为 HIV 感染的高危人群。最新的统计学数据显示，在中国 MSM 占所有 HIV/AIDS 患者的 11.1%，这对于占世界四分之一人口的中国来说是一个可怕的数字。肛管细胞学检查对降低中国 HIV 阳性的 MSM 人群 ASCCA 的发病会起到重要作用。然而，中国文献中关于肛管细胞学检查的报道非常少见。本章对肛管细胞学进行简要介绍。

## 第二节 取材

肛管细胞学取材范围包括从直肠穹隆的结肠黏膜到肛外缘角化的鳞状上皮的整个肛管。虽然有些临床医生认为使用小的肛镜有助于样本的收集，但肛管细胞学样本通常不是在直接显示肛管的情况下采集的。聚酯纤维拭子和各种细胞刷被用于细胞学取材，其中聚酯纤维拭子因患者能耐受而好于细胞刷。经水湿润的拭子被插入远端直肠（5～6cm），然后以锥形弧状的方式退出，退出的过程同时运用侧压力。拭子在液基细胞学固定液中冲洗或涂片，用于传统巴氏检查。应避免使用木制的拭子。如用细胞刷收集，则刷子应至少插入肛管深 3cm，然后细胞刷 360° 旋转移动，为了最大限度地收集细胞，应顺时针方向进行 3 次。图 13–1 为正常的肛管细胞学检查成分。

## 第三节　肛管细胞学数量

关于肛管细胞学样本细胞数量的规定文献很少，细胞数量的下限没有明确界定。根据专家意见，传统细胞涂片最少的细胞数量为 2000～3000 个有核鳞状上皮细胞，相当于 ThinPrep 薄层液基 1～2 个有核鳞状上皮细胞/HPF（高倍视野）、SurePath 3～6 个有核鳞状上皮细胞/HPF，这主要取决于使用显微镜的物镜参数。肛管转化区成分如直肠柱状细胞和（或）鳞状化生细胞的存在应作为肛管角化区以上取材的一个指征，但其不可以作为肛管细胞学数量足够的标志，也不会增加异常病变的诊断。如果样本主要由无核鳞状细胞组成或几乎为印花样的物质所遮盖，则应判读为样本不满意（图 13–2）。

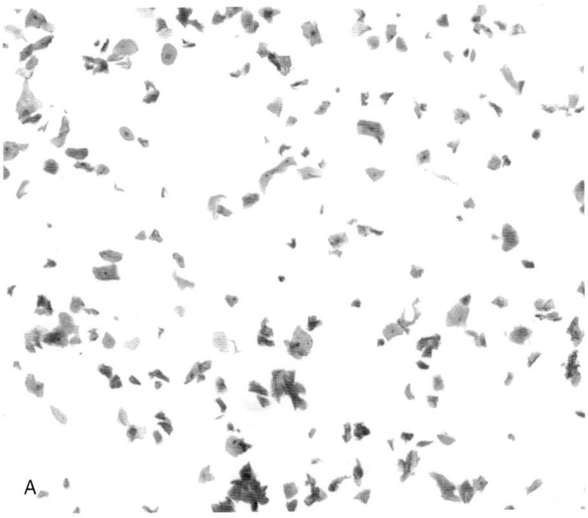
A

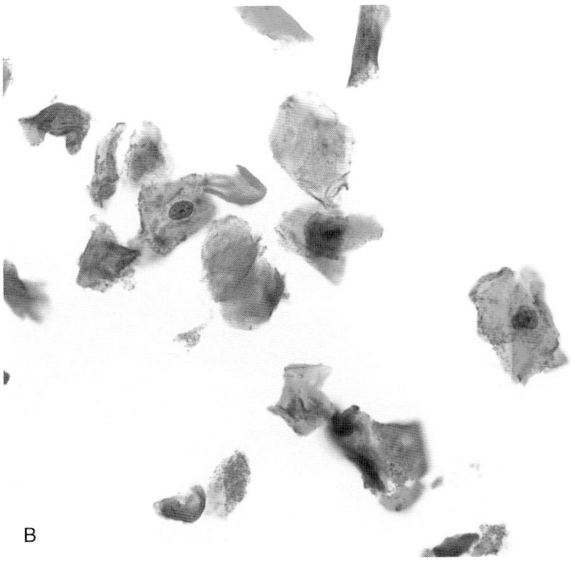
B

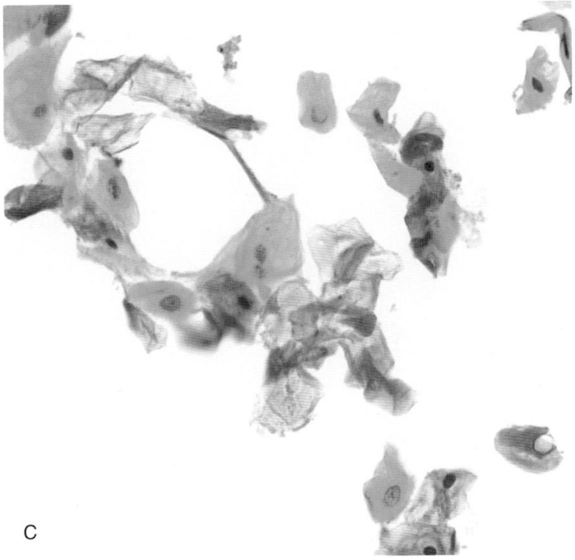
C

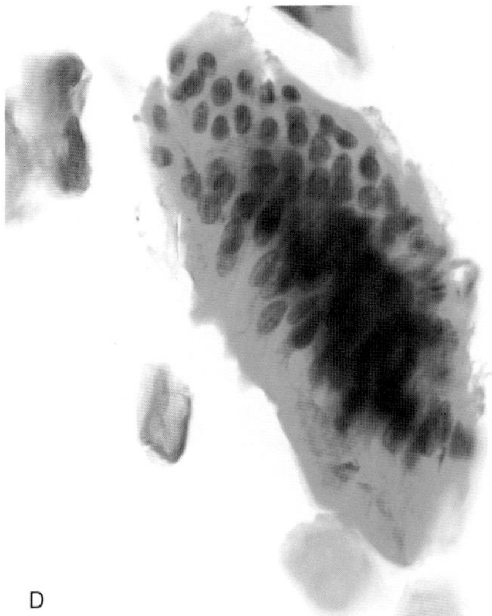
D

图 13–1（1） 正常的肛管细胞学检查成分（A~D）

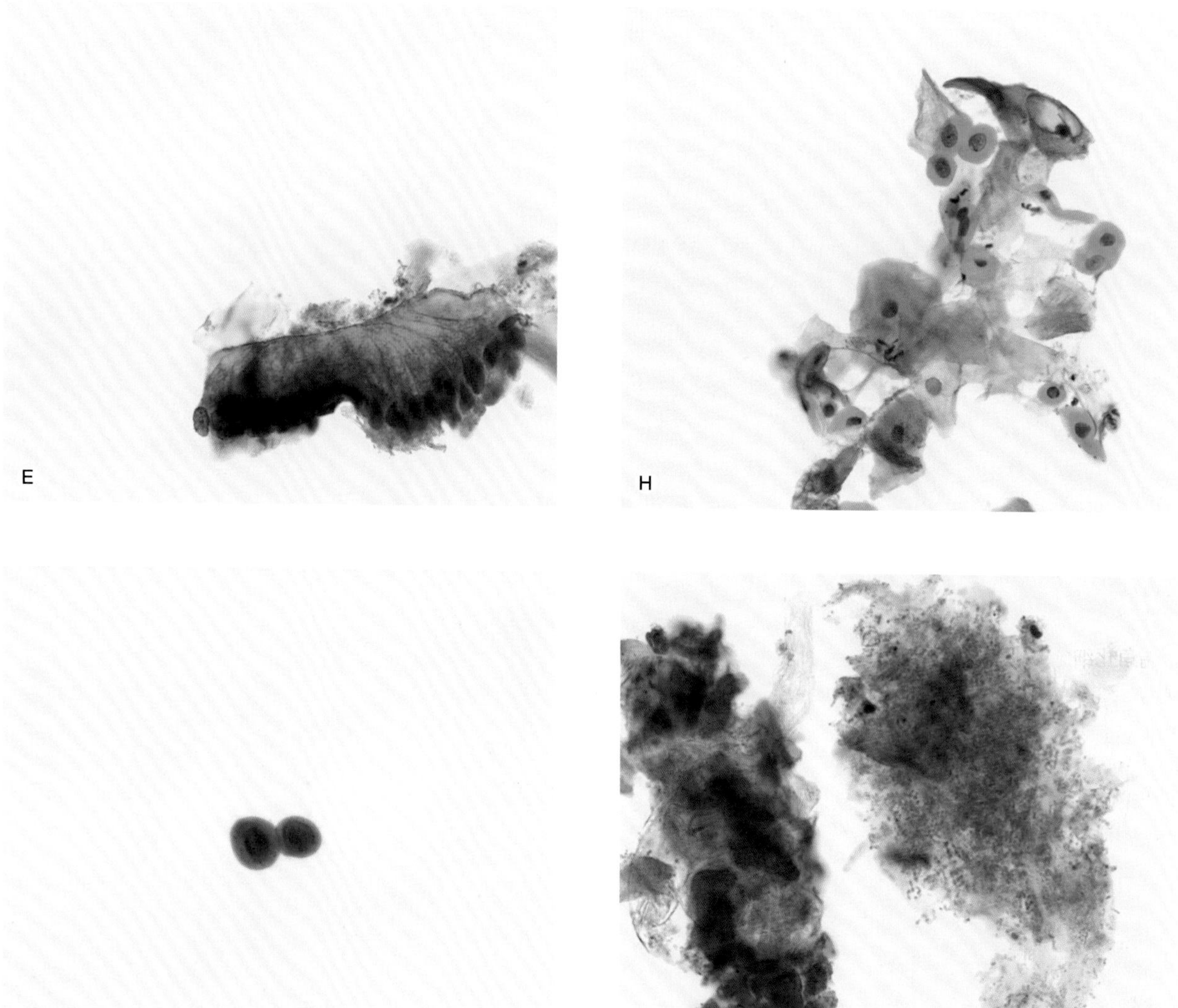

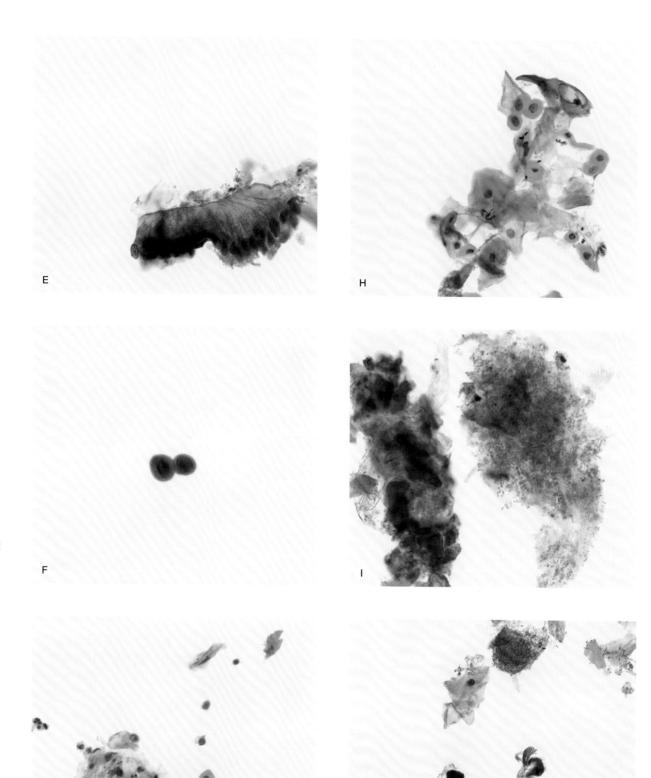

图 13-1（2） 正常的肛管细胞学检查成分（E~J）

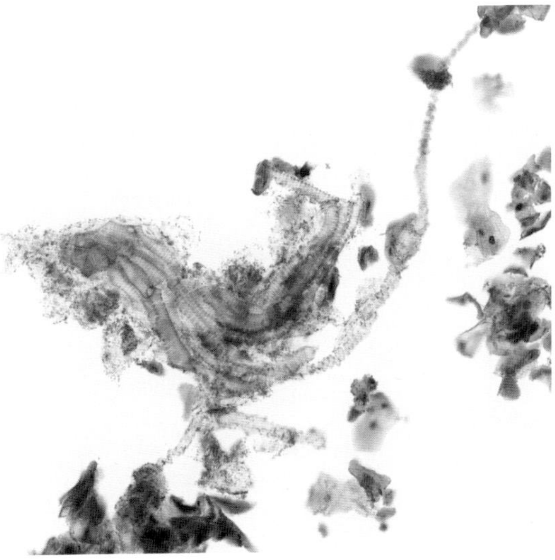

K

图 13-1（3） 正常的肛管细胞学检查成分（K）

与宫颈细胞学检查相似，表层和中间层鳞状细胞也常见于肛管细胞学制片（A、B、C）。无核鳞状细胞来自于肛管远端角化细胞层，为肛管细胞学正常成分（B、C）。直肠腺上皮细胞类似于子宫颈管腺细胞的相对应成分，也常见于肛管细胞制片，可单个或成片出现（D、E）。腺细胞出现与否不作为判定样本是否满意的指标。鳞状化生细胞可单个或松散成团出现（F、G、H）。其他常见的有形成分包括细菌（I）、粪便物质（J）和食物纤维（K）等

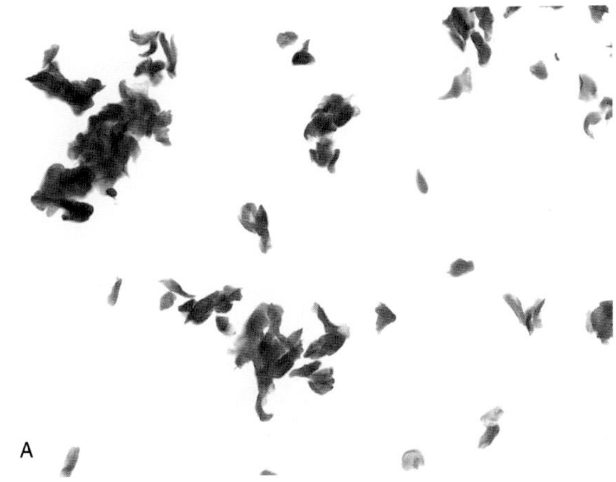

A

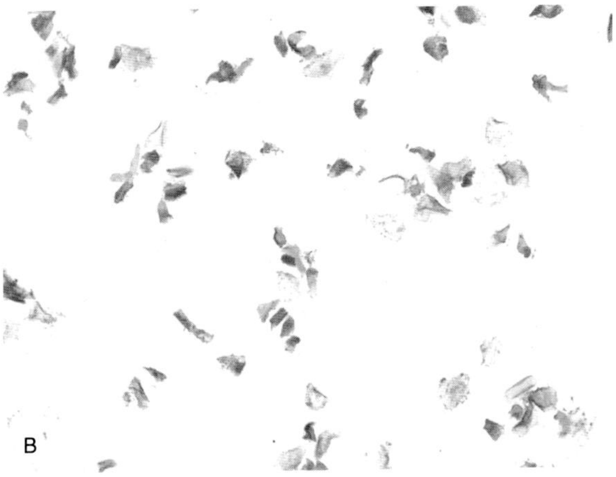

B

C

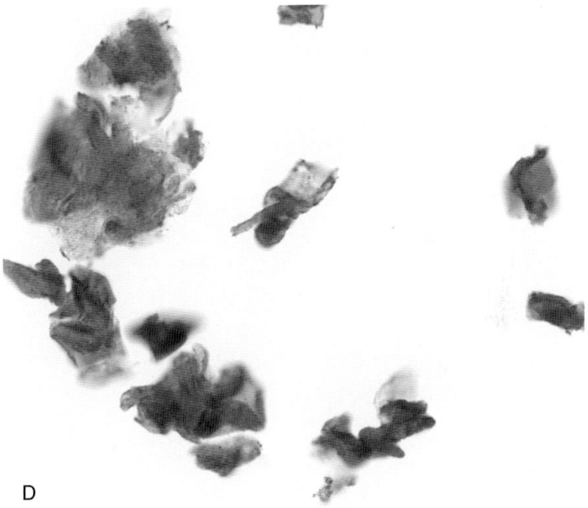

D

图 13-2 不满意样本（A~D）

细菌、粪便和各种物质（如遮盖数量>75%的细胞）可判读为不满意样本。临床上最常见的不满意样本是仅有大量无核鳞状细胞（A~D）。2001TBS 建议满意的肛管直肠细胞样本至少应含有 2000~3000 个有核鳞状细胞。相当于在 ThinPrep 制片，每个高倍视野 1~2 个有核鳞状细胞，SurePath 制片每个高倍视野 3~6 个有核鳞状细胞

## 第四节 肛管组织学和细胞学分类

肛管癌和宫颈癌都来自于异型鳞状上皮细胞增生或上皮内肿瘤的前驱病变。考虑到它们具有相同的组织病理学特征，肛管异型增生的术语以宫颈病变使用的名称为基础。在组织

学上，按照与宫颈CIN病变同样的标准将AIN分为3个级别（AIN1、AIN2和AIN3），现在也有专家建议在所有组织学诊断改用LSIL和HSIL。肛管细胞学评判的标准和使用术语与宫颈细胞学2001和2014 TBS一样，这些名称包括NILM、ASC-US、ASC-H、LSIL、HSIL和SCC（图13-3～13-8）。更详细内容参见本书第九章。

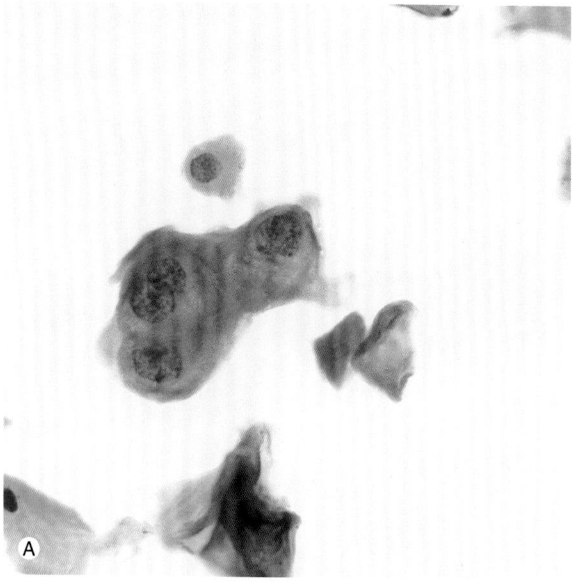

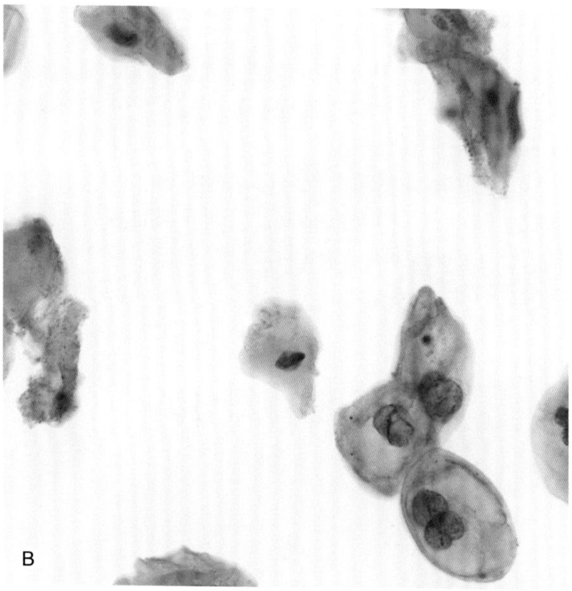

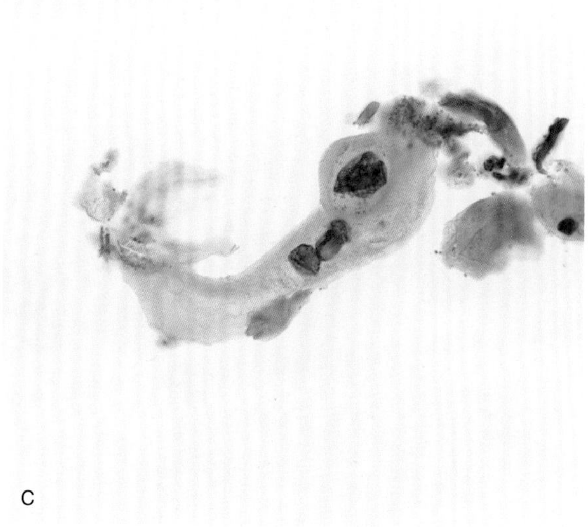

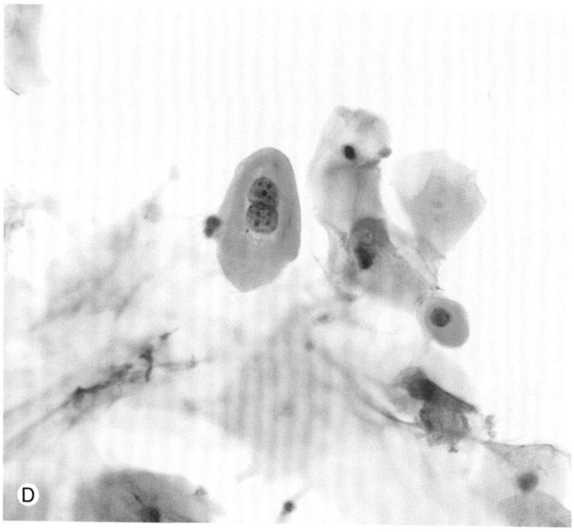

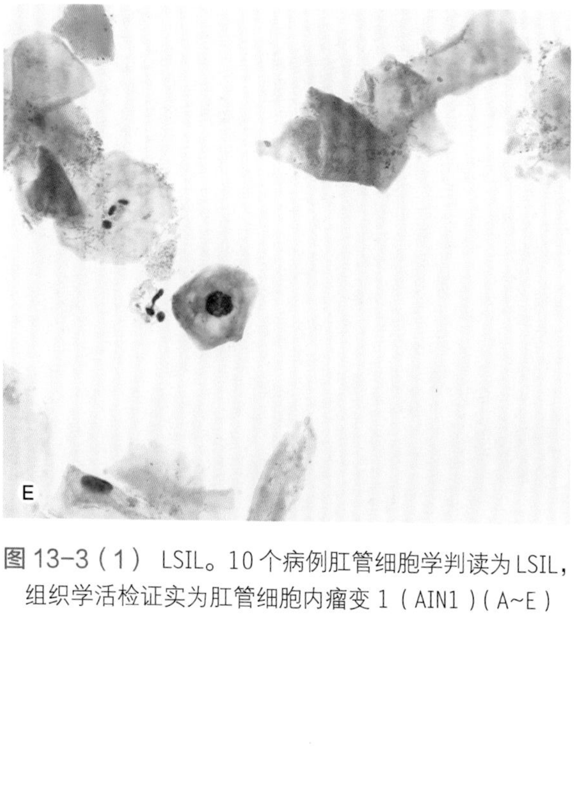

图13-3（1） LSIL。10个病例肛管细胞学判读为LSIL，组织学活检证实为肛管细胞内瘤变1（AIN1）（A~E）

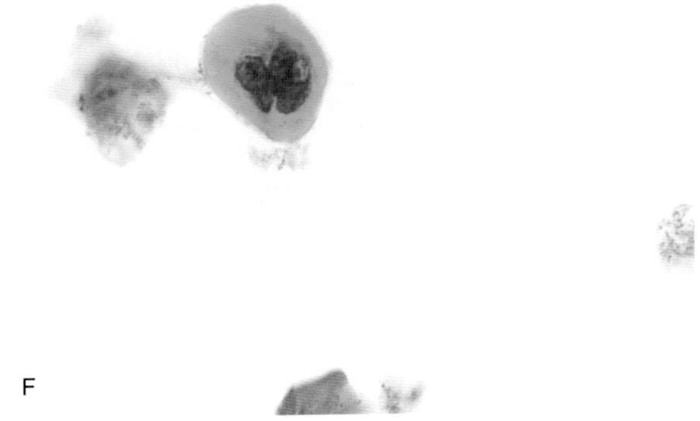


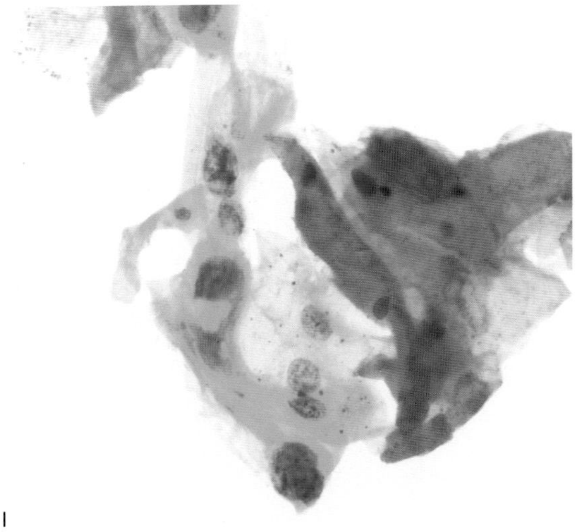


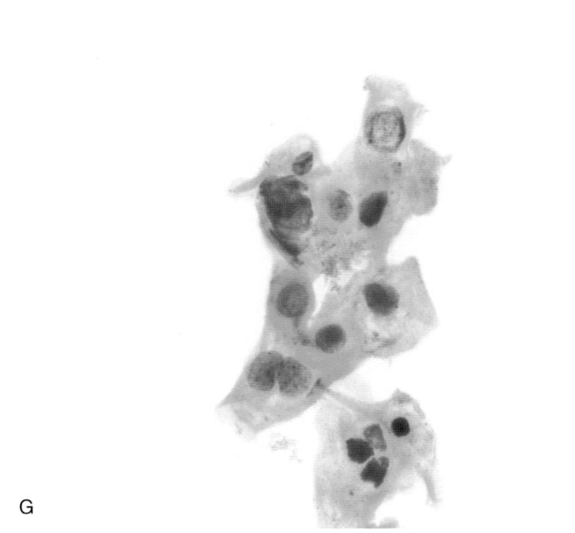


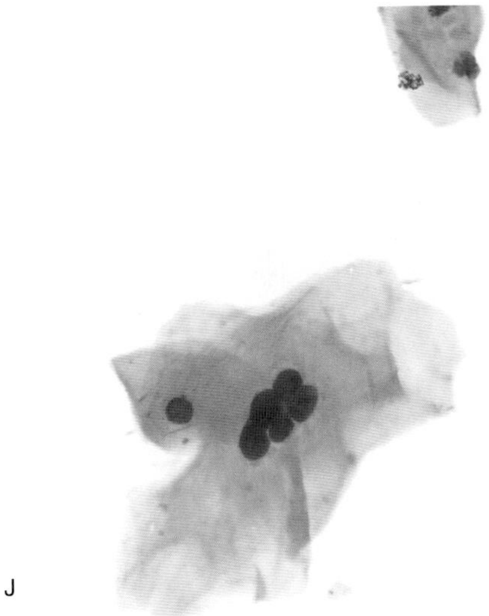


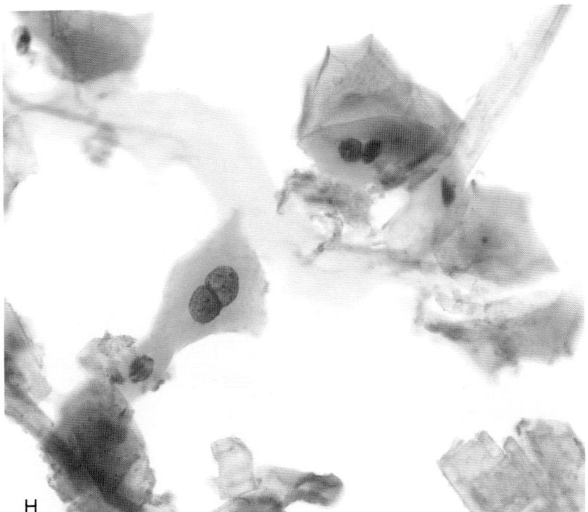


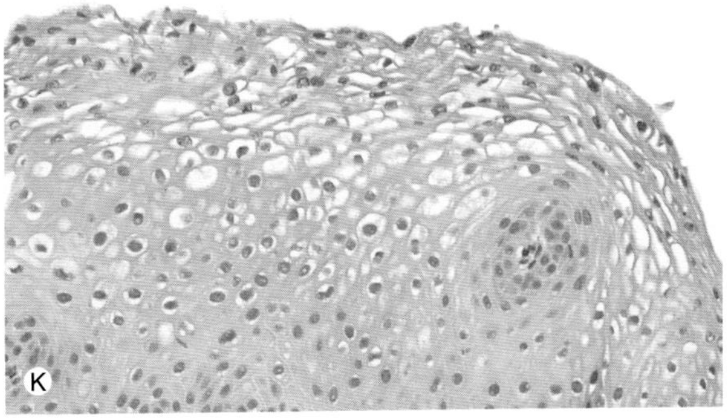


图 13-3（2） LSIL。10个病例肛管细胞学判读为LSIL，组织学活检证实为肛管细胞内瘤变 1（AIN1）（F~K）

与宫颈细胞学相似，肛管细胞学制片包括典型HPV细胞病变的挖空细胞（A~E）和非挖空细胞的LSIL（F~J），胞核增大，深染，核膜不规则，细胞质成熟，角化型常见（A、E、J），伴双核（A、C、D、F、H）或多核（B、J）。细胞挖空现象不如宫颈细胞学明显。图K示典型组织学AIN1

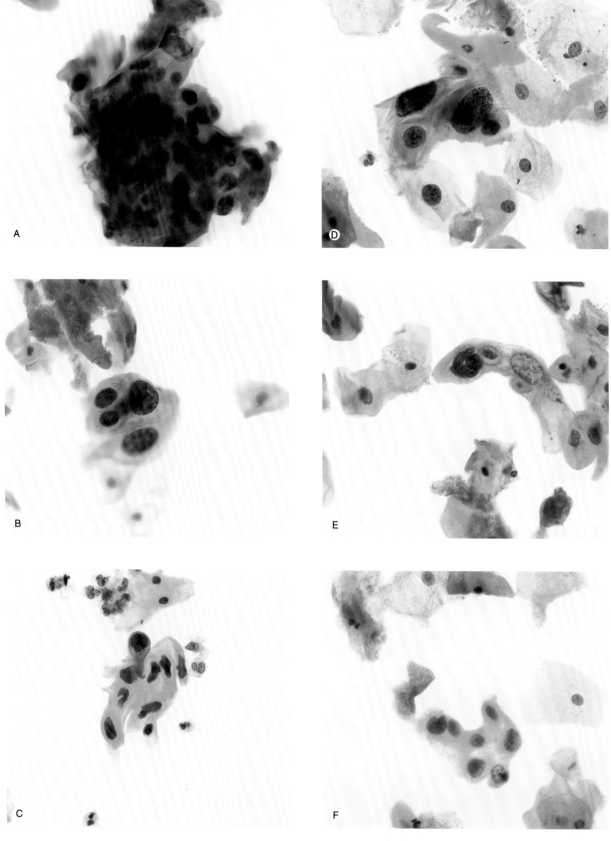

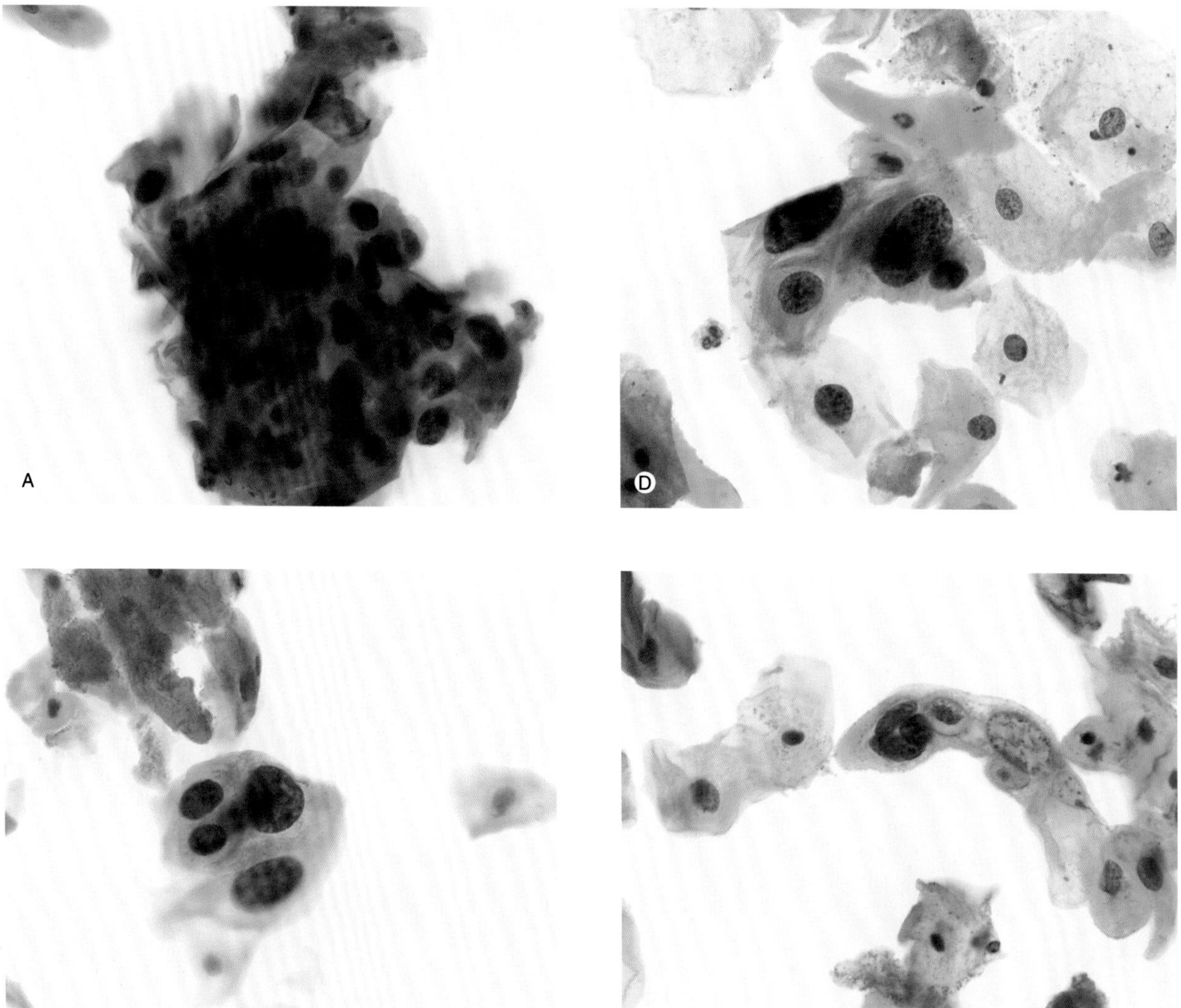


图 13-4（1） HSIL。10个病例肛管细胞学判读为HSIL，组织学活检证实为AIN2/3（A~F）

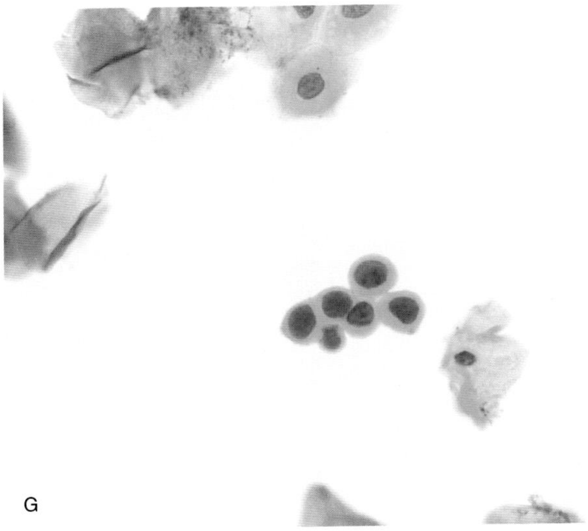
G

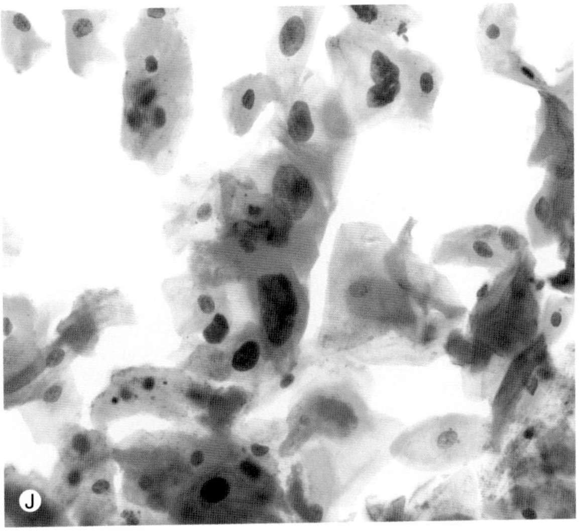
J

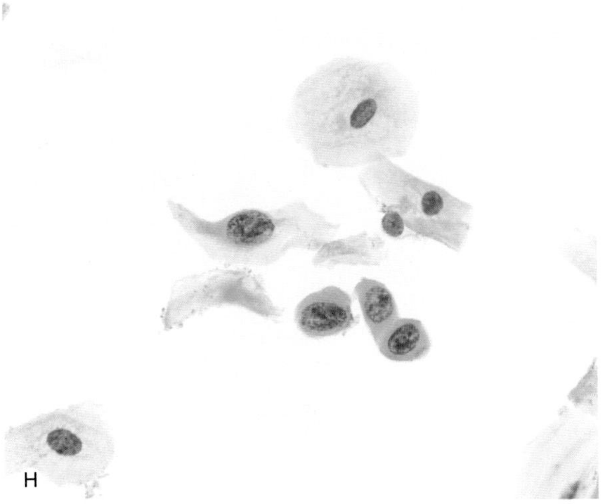
H

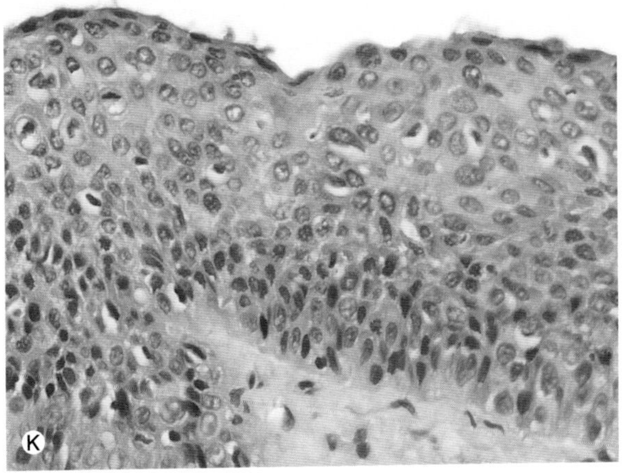
K

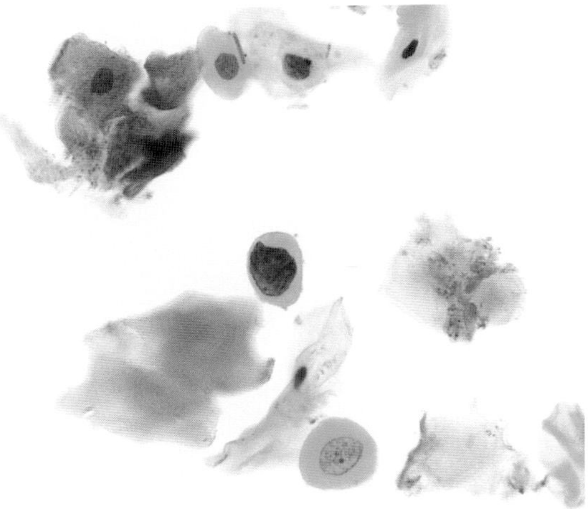
I

图 13-4（2） HSIL。10个病例肛管细胞学判读为HSIL，组织学活检证实为AIN2/3（G~K）

HSIL的细胞学特征包括高度异常细胞核和明显增高的核质比，细胞可呈大片状（A）或小细胞簇（B、C、D、F、G）或单个分散细胞（H、I）。细胞核可较大（A、B、D）或较小（F、G、H），偶可见多核（E）。LSIL和HSIL细胞也可出现在同一样本（J）。图K示组织学AIN3，异常细胞几乎累及全层上皮细胞，核分裂象多见且出现在表浅细胞层

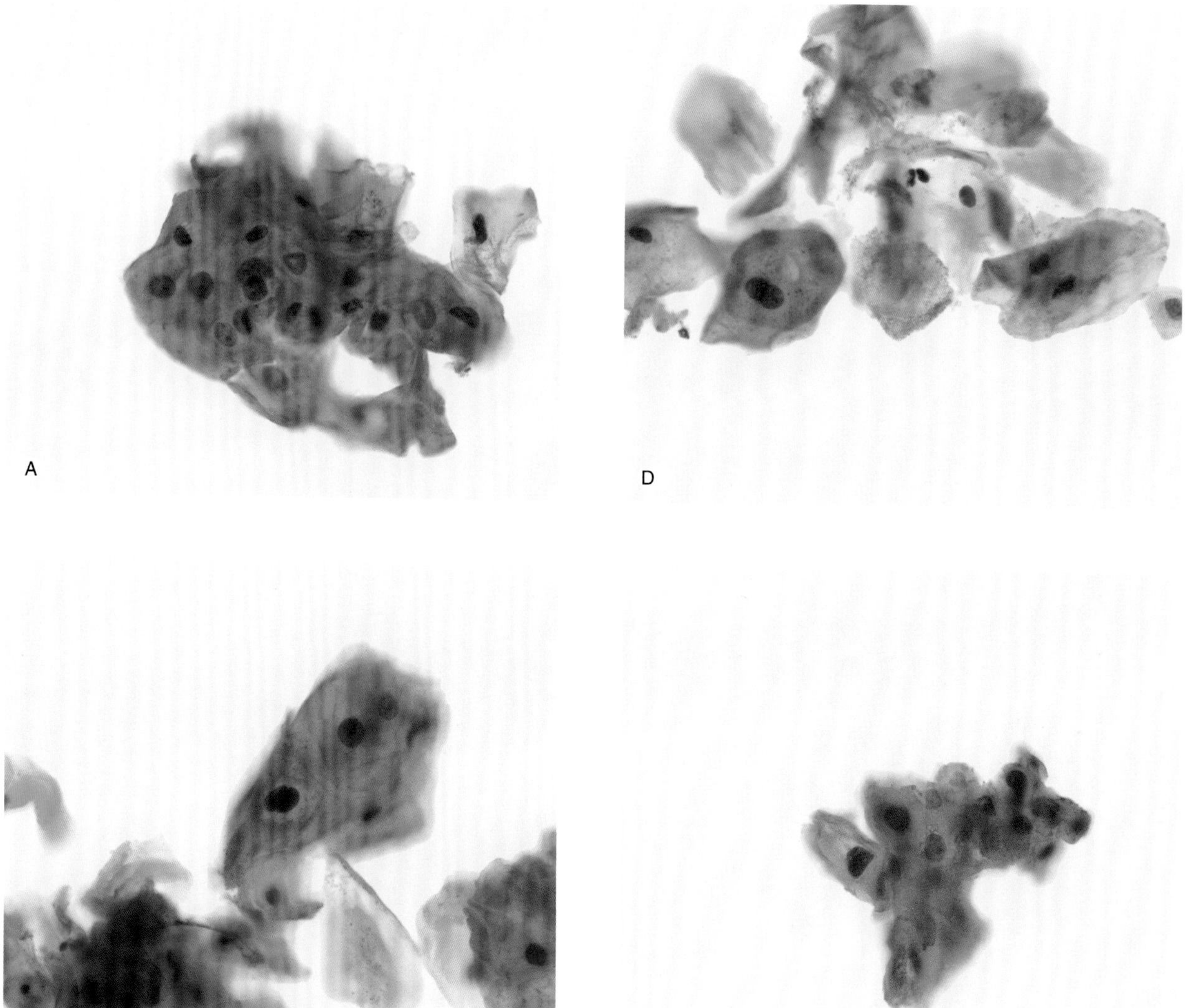

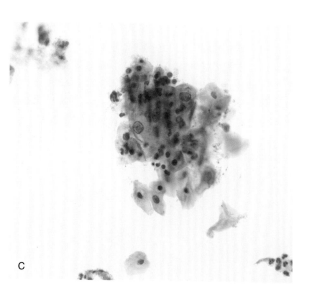

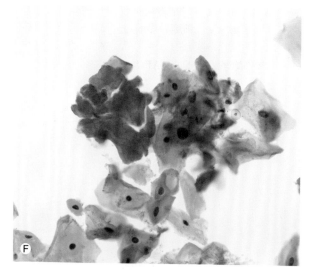

图 13-5（1） ASC-US。8 个病例肛管细胞学判读为 ASC-US，组织学活检证实为 AIN1（A~F）

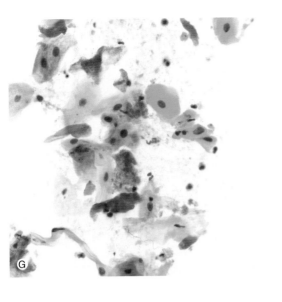

G

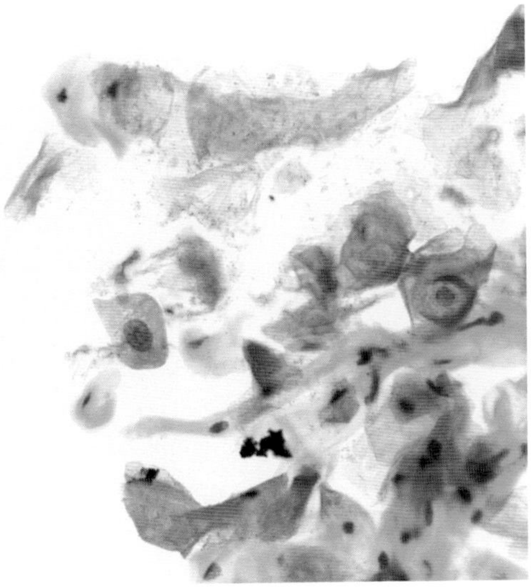

H

图 13-5（2） ASC-US。8 个病例肛管细胞学判读为 ASC-US，组织学活检证实为 AIN1（G、H）

与宫颈细胞学一样，细胞异型性不明显或异型细胞数量太少，不足以判读为 LSIL，可判读为 ASC-US（A~H），这 8 个病例均经活检证实为 AIN1

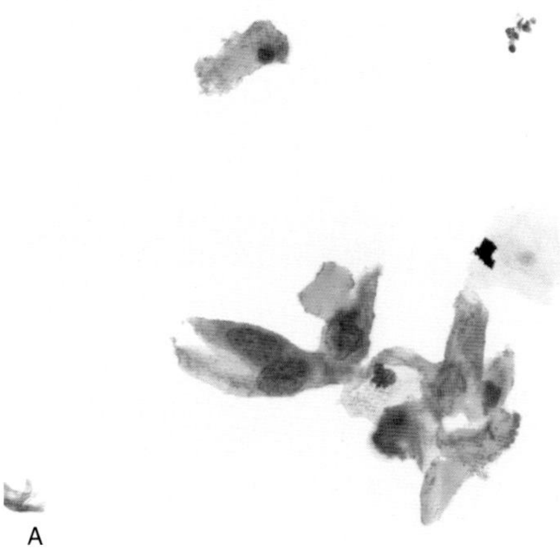

A

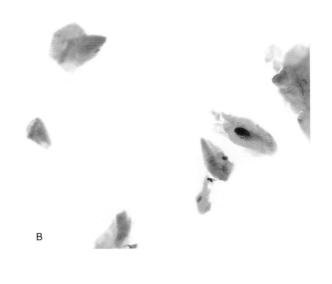

B

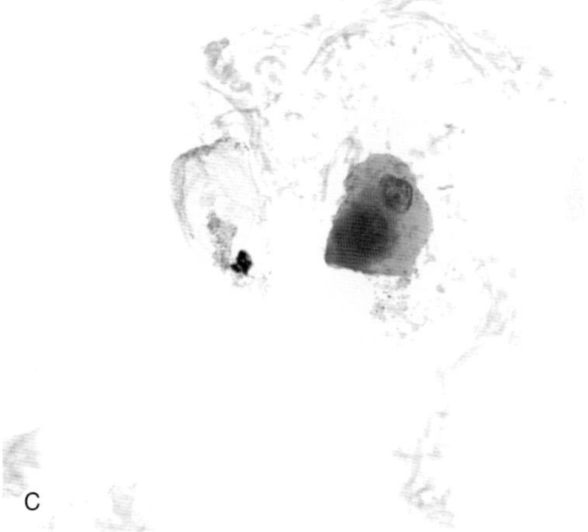

C

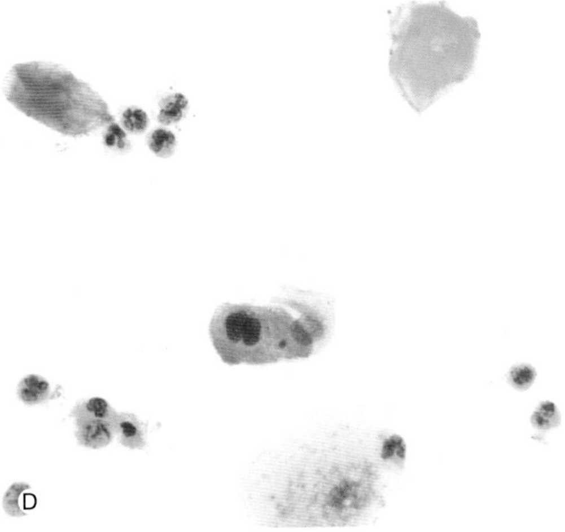

D

图 13-6（1） ASC-US。8 个病例肛管细胞学判读为 ASC-US，组织学活检证实为 AIN2/3（A~D）

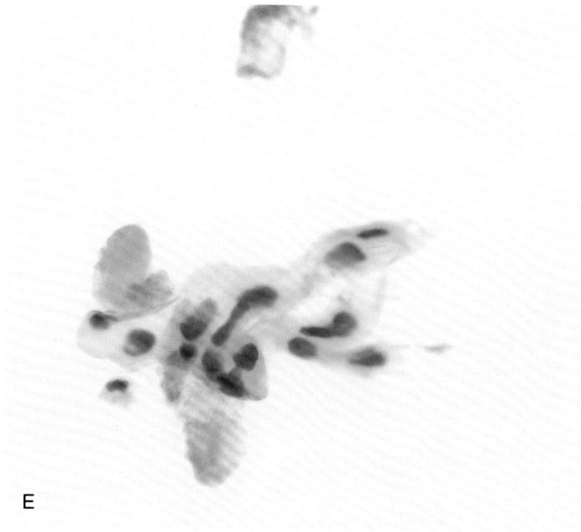

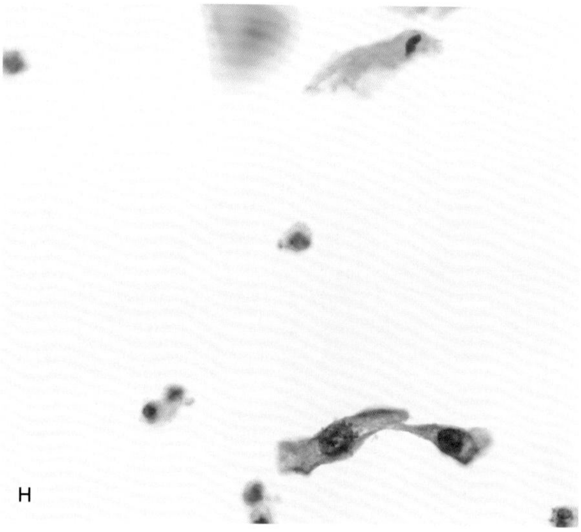

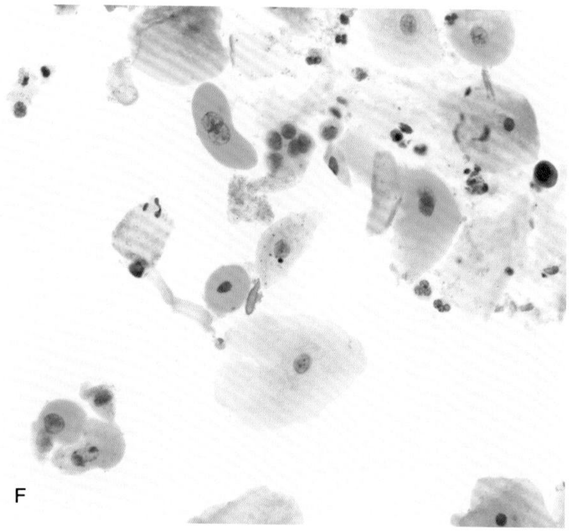

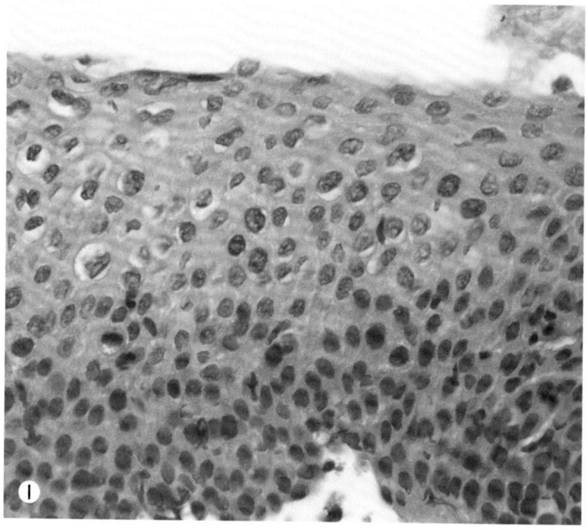

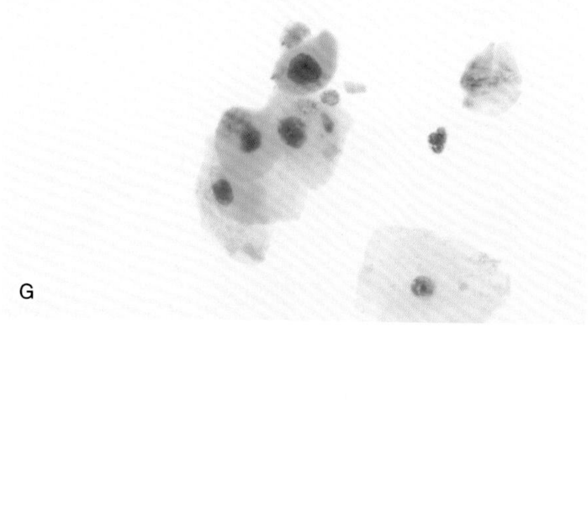

图 13-6（2） ASC-US。8 个病例肛管细胞学判读为 ASC-US，组织学活检证实为 AIN2/3（E~I）

虽然肛管细胞学 ASC-US 的判读标准与宫颈细胞学一致，但其临床意义却有很大差别。在肛管细胞学检查为 ASC-US 的患者，组织学活检 AIN 包含高级别鳞状细胞内瘤变（AIN2/3）的概率相当高，因此，所有 ASC-US 患者均应进行肛管组织活检。这 8 例患者细胞学都判读为 ASC-US，组织活检均为 AIN2/3。图 I 示组织学 AIN2

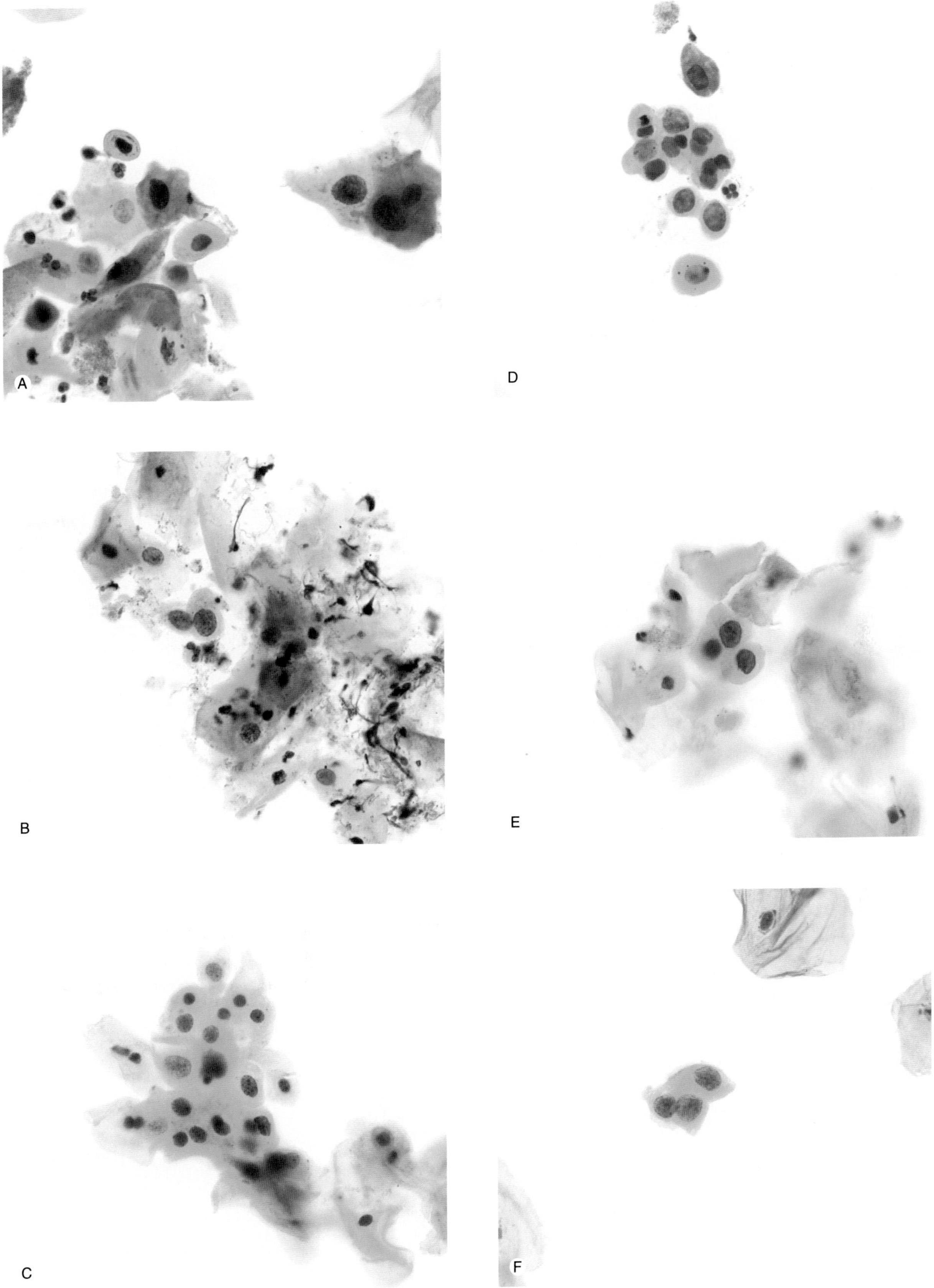


图 13-7（1） ASC-H。8 个病例肛管细胞学判读为 ASC-H，组织学活检证实为 AIN2/3（A~F）

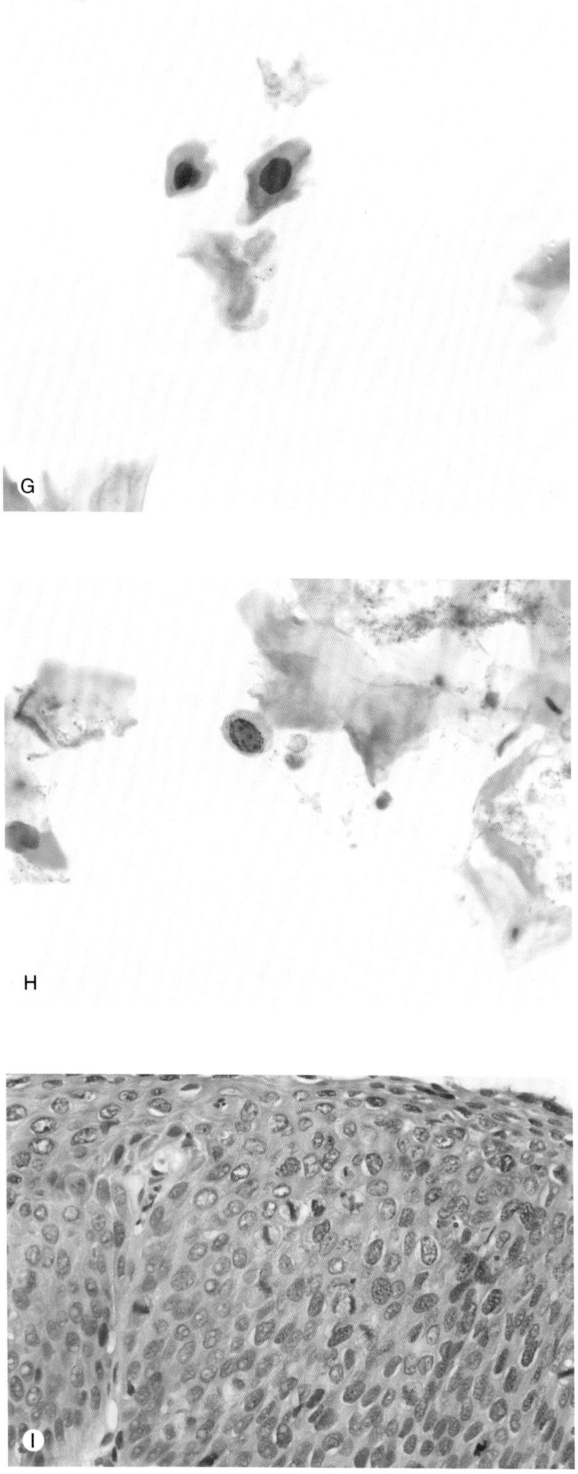

图 13-7（2） ASC-H。8 个病例肛管细胞学判读为 ASC-H，组织学活检证实为 AIN2/3（G~I）

细胞异型性不明显不足以判读为HSIL，或异常细胞数量太少而不能判读为HSIL。换言之，异常细胞具有部分但并非全部HSIL细胞学特征而判读为ASC-H。与宫颈细胞学不同，肛管细胞学检查为ASC-H的患者，组织活检为高级别鳞状细胞内瘤变（AIN2/3）的概率非常高。图中所示 8 个ASC-H病例（A~H），肛管组织学活检全部为AIN2/3。图I示组织学AIN3

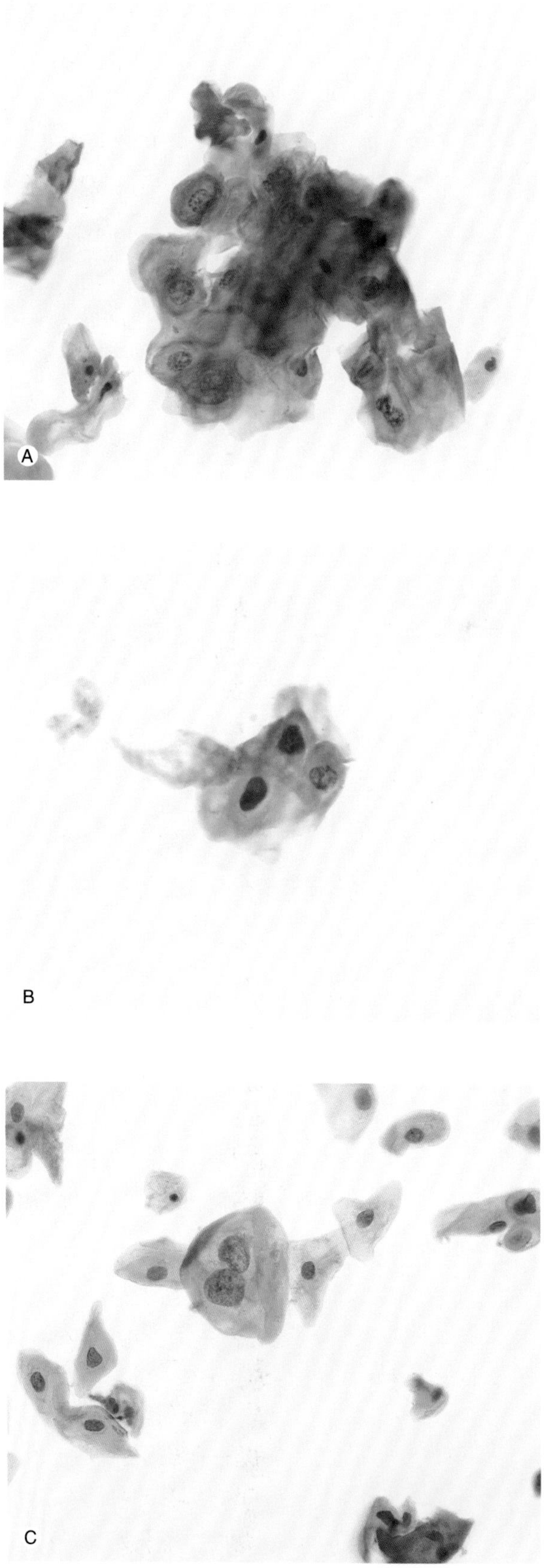

图 13-8（1） LSIL。7 个病例肛管细胞学判读为 LSIL，组织学活检证实为 AIN2/3（A~C）

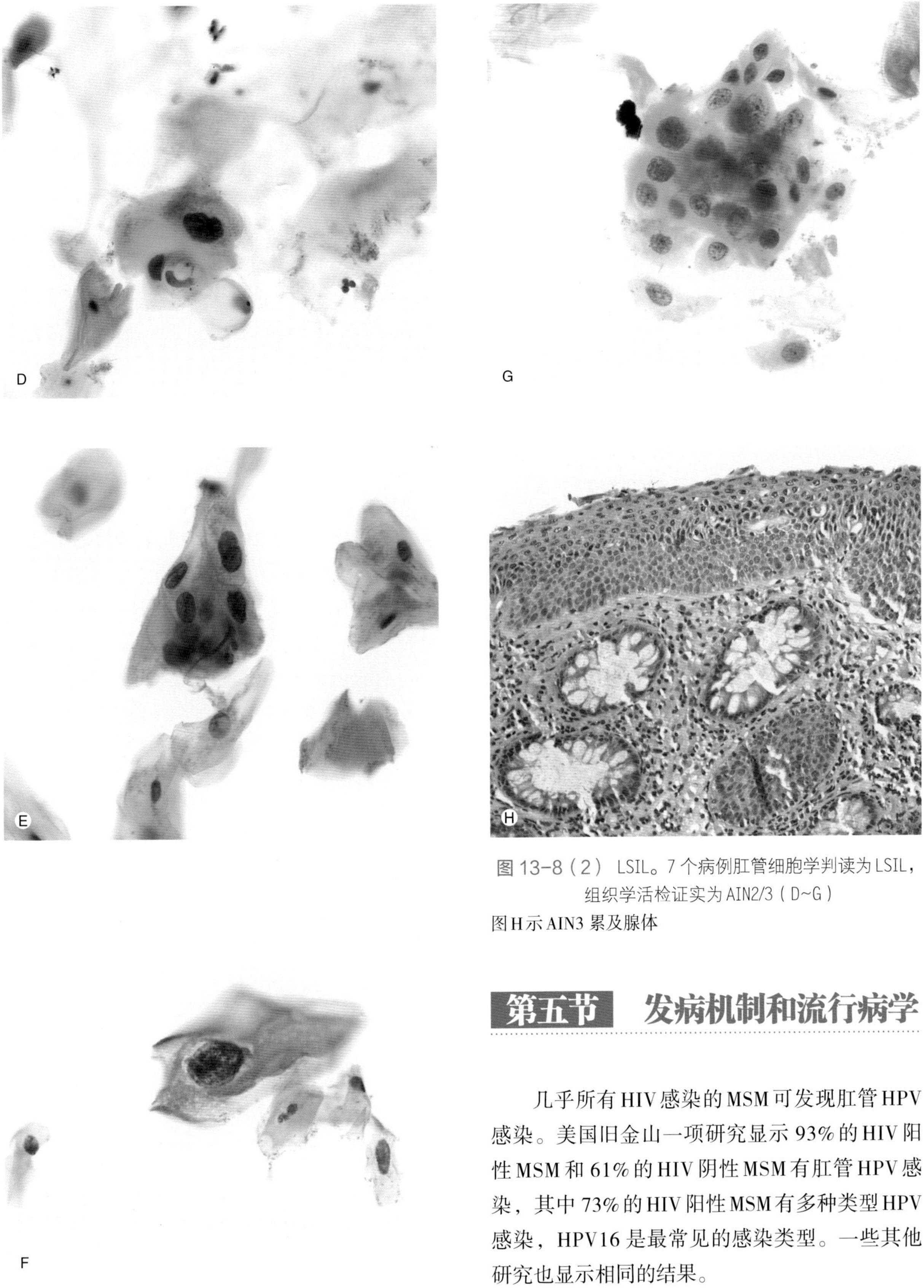


图 13-8（2） LSIL。7 个病例肛管细胞学判读为 LSIL，组织学活检证实为 AIN2/3（D~G）
图 H 示 AIN3 累及腺体

## 第五节 发病机制和流行病学

几乎所有 HIV 感染的 MSM 可发现肛管 HPV 感染。美国旧金山一项研究显示 93% 的 HIV 阳性 MSM 和 61% 的 HIV 阴性 MSM 有肛管 HPV 感染，其中 73% 的 HIV 阳性 MSM 有多种类型 HPV 感染，HPV16 是最常见的感染类型。一些其他研究也显示相同的结果。

在免疫功能正常的人群中 HPV 感染通常能在 12 个月内消除。然而在免疫缺陷患者中，

HPV感染常能持续，提示免疫缺陷在AIN的发病机制中起着重要作用。HIV和HPV相互作用的确切机制尚未彻底阐明，但因为已有HIV的感染，所以针对HPV感染的细胞介导的免疫反应丧失可能是其发病机制。HIV感染的细胞和HPV感染的角化细胞相互作用可导致某些细胞因子（如白介素-6）和生长因子表达增加，从而促使HPV基因表达。另一个可能的相互作用机制是HIV-1 Tat（1型人类免疫缺陷病毒反式激活因子）增加了HPV E6和E7在感染的角化细胞中的表达。这些蛋白可使肿瘤抑制因子p53和pRB失活，从而导致上皮恶性转化。

## 第六节　HIV阳性MSM中细胞学异常率

HIV阳性MSM中AIN发病率或进展率非常高。50%～81%HIV阳性MSM患者在2～4年可发现AIN病变，其中一半左右为高级别病变（AIN2/3）。美国和欧洲HIV阳性MSM中细胞学异常率为27%～81%。匹兹堡大学医疗中心（UPMC）Magee妇女医院2007年5月到2009年8月间共有637例患者（平均年龄45.7岁）得到满意的肛管细胞学检测结果，其中99%为男性，而HIV阳性者占90.7%。这组临床选择的高危人群肛管细胞学异常率非常高，达到72%，其中LSIL和ASC-US为最常见的异常细胞学诊断。表13-1列出了详细资料。在这组高危人群中异常巴氏结果的分布情况不同于宫颈巴氏分类异常病变的分布情况。肛管巴氏检查ASC/SIL的比率为0.70（179/257），明显低于宫颈巴氏检查，后者的比率为3。二者具有明显差异的原因为肛管和宫颈巴氏异常细胞学具有不同的临床意义。肛管巴氏细胞学检查的对象为一组特殊选择的人群（MSM），而宫颈细胞学检查的对象为所有成年女性。

美国加州大学旧金山分校医疗中心对肛门细胞学的研究表明，大多数标本取材于男同性恋者且伴HIV感染，在这些患者中，HSIL或癌报告率为10%～15%，LSIL为30%，ASC-US和ASC-H报告率大约为20%和40%。综合大样本发表的资料，30%的肛门细胞学检查为阳性，标本不满意者比例＜5%。



表13-1　UPMC Magee妇女医院高危人群中异常肛管细胞学的分布情况

| 例数 | 阴性 | ASC-US | ASC-H | LSIL | ASC-H/LSIL | HSIL | 总数 |
|---|---|---|---|---|---|---|---|
| 总人数 | 178 | 162 | 17 | 183 | 23 | 74 | 637 |
| （%） | （27.9） | （25.4） | （2.7） | （28.7） | （3.6） | （11.6） | |
| HIV阳性人数 | 150 | 150 | 16 | 172 | 22 | 68 | 578 |
| （%） | （84.3） | （92.6） | （94.1） | （94.0） | （95.7） | （91.9） | （90.7） |

## 第七节　异常肛管细胞学患者的组织学改变

文献报道肛管细胞学检查对组织学肛管鳞状上皮内瘤变的诊断敏感性为69%～93%，特异性为32%～59%。一项最大的前瞻性队列研究显示，2年后复查，其阳性预测值从38%增加到78%，阴性预测值从46%增加到79%。最近我们回顾性研究和分析了过去2年UPMC Magee妇女医院的资料，在181例肛管巴氏细胞学检查异常并进行肛管活检的患者中，94%为HIV患者，除了1例是女性外，其余均为男性。患者年龄为22～69岁（平均46.6岁），组织学随访时间为0.3～18个月，平均随访时间（肛管巴氏检查到首次最有意义肛管活检时间）4.5个月。肛管细胞学检查和组织学诊断的具体关系见表13-2。

表 13-2 UPMC Magee 妇女医院 181 例患者异常肛管巴氏检查和活检结果

| | ASC-US | ASC-H | LSIL | ASC-H/LSIL | HSIL | 总计 |
|---|---|---|---|---|---|---|
| 活检数 | 38 | 7 | 78 | 13 | 45 | 181 |
| 年龄范围/岁 | 24～66 | 41～54 | 22～78 | 40～62 | 31～69 | 22～78 |
| 平均年龄/岁 | 44.6 | 46.6 | 45.9 | 48.3 | 48.9 | 46.6 |
| 男性病例数 | 37 | 7 | 78 | 13 | 45 | 180 |
| 男性病例占比/% | 97.4 | 100 | 100 | 100 | 100 | 99.5 |
| HIV（+）例数 | 36 | 7 | 73 | 12 | 42 | 170 |
| HIV（+）占比/% | 94.7 | 100 | 93.6 | 92.3 | 93.3 | 93.9 |
| AIN1 例数 | 16 | 1 | 31 | 3 | 6 | 57 |
| AIN1 占比/% | 42.1 | 14.3 | 39.7 | 23.1 | 13.3 | 31.5 |
| AIN2/3 例数 | 18 | 5 | 43 | 10 | 38* | 114 |
| AIN2/3 占比/% | 47.4 | 71.4 | 55.1 | 76.9 | 84.5 | 63.0 |
| 阴性数 | 4 | 1 | 4 | 0 | 1 | 10 |
| 阴性占比/% | 10.5 | 14.3 | 5.1 | 0 | 1.3 | 5.5 |
| 随访时间/月 | 0.3～0.7 | 1 ～15 | 0.4 ～18 | 0.3 ～14 | 1 ～16 | 0.3 ～18 |
| 平均随访时间/月 | 2.9 | 7.7 | 5.6 | 4.4 | 3.6 | 4.5 |

注：*包括 1 例浸润性鳞状细胞癌。



肛管巴氏检查异常的男性患者，近 95%（171/181）组织学随访发现 AIN 病变。组织学总的 AIN 在肛管巴氏细胞学 HSIL 患者的检出率与在 ASC-US（$P$=0.17）、ASC-H（$P$=0.25）、LSIL（$P$ =0.65）和 ASC-H/LSIL（$P>$ 0.99）患者的检出率均没有明显差异。这与宫颈细胞学检查随访结果明显不同。

共计 63%（114/181）的患者组织学有 AIN2/3 病变。随着病变从 ASC-US、LSIL、ASC-H、ASC/LSIL 到 HSIL 改变，AIN2/3 病变检出的可能性由低到高。AIN2/3 在肛管巴氏检查为 ASC-US 的检出率为 47.4%，明显低于肛管巴氏检查为 HSIL 的检出率（84.5%）。然而，AIN2/3 在 ASC-US 中的检出率，与 ASC-H、LSIL 和 ASC-H/LSIL 比较没有明显差异。

在肛管活检的诊断中，对于不确定是否为高级别病变，和宫颈组织诊断相似，也可用 p16 和 Ki-67 染色协助诊断，绝大多数高级别病变，p16 示广泛强阳性。

## 第八节 临床处理

（1）关于肛管巴氏筛查对 AIN 和癌的诊断应用是一个很新的领域，文献报道相对很少。现在仍然不清楚多长时间应进行一次肛管细胞学检查。专家建议 HIV 阳性 MSM 患者应每年进行肛管巴氏细胞学筛查，而 HIV 阴性 MSM 患者每 2～3 年进行一次细胞学检查。

（2）即使肛管 AIN 病变的细胞学特征类似于 CIN 病变，但肛管巴氏检查异常的意义明显不同于宫颈巴氏检查。ASC-US 和 LSIL 中 AIN2/3 的阳性预测值很高，超过 50%。肛管巴氏细胞学筛查对高级别肛管病变是一个不准确的预测因子。任何类型的异常肛管细胞学都可能提示高级别鳞状上皮内瘤变的存在。所有 ASC-US 及以上肛管细胞学异常的患者应进行肛门镜检查和肛管活检。肛门镜检查，特别是高分辨率肛门镜（high resolution anoscopy，HRA）检查对确认患者的存在非常重要，而且，只有组织活检才能准确确定病变的分级。

（3）与宫颈细胞学不同，伴有肛管非典型鳞状细胞（atypical squamous cell，ASC）的HIV患者没有必要进行回馈性hrHPV检测，因为几乎所有HIV阳性MSM患者HPV均呈阳性，并且ASC患者随访活检结果中AIN的比例也非常高。

## 参考文献


[1] Johnson LG, Madeleine MM, Newcomer LM, et al. Anal cancer incidence and survival: the surveillance, epidemiology, and end results experience, 1973-2000. Cancer, 2004, 101: 281-288.

[2] Chiao EY, Krown SE, Stier EA, et al. A population-based analysis of temporal trends in the incidence of squamous anal canal cancer in relation to the HIV epdemic. J Acquir Immunune Defic Syndr, 2005, 40: 451-455.

[3] Daling JR, Weiss NS, Hislop TG. et al. Sexual practices, sexually transmitted diseases, and the incidence of anal cancer. N Engl J Med, 1987, 317: 973-977.

[4] Frisch M, Smith E, Grulich A, et al. Cancer in a population-based cohort of men and women in registered homosexual partnerships. Am J Epidemiol, 2003, 157: 966-972.

[5] Goedert JJ, Cote TR, Virgo P, et al. Spectrum of AIDS-associated malignant disorders. Lancet, 1998, 351: 1833-1839.

[6] Wong FY, Huang ZJ, Wang W, et al. STIs and HIV among men having sex with men in China: a ticking time bomb? AIDS Educ Prev, 2009, 21(5): 430-446.

[7] Frisch M, Glimelius B, van den Brule AJ, et al. Sexually transmitted infection as a cause of anal cancer. N Engl J Med, 1997, 337: 1350-1358.

[8] Palefskey JM. Anal human papillomavirus infection and anal cancer in HIV-positive individuals: an emerging problem. AIDS, 1994, 8: 283-295.

[9] Palefsky JM. Anal squamous intraepithelial lesions in human immunodeficiency virus-positive men and women. Semin Oncol, 2000, 27: 471-479.

[10] Palefsky JM, Holly EA, Ralston ML, et al. Prevalence and risk factors for human papillomavirus infection of the anal canal in human immunodeficiency virus (HIV)-positive and HIV-negative homosexual men. J Infect Dis, 1998, 177: 361-367.

[11] Kreuter A, Brochmeyer NH, Altmeyer P, et al. Anal intraepithelial neoplasia in HIV infection. JDDG, 2008, 6: 925-933.

[12] Arany I, Muldrow M, Tyring SK. Correlation between mRNA levels of IL-6 and TNF alpha and progression rate in anal squamous epithelial lesions from HIV-positive men. Anticancer Res, 2001, 21: 425-428.

[13] Veron SD, Hart CE, Reeves WC, et al. The HIV-1 tat protein enhances E2-dependent human papillomavirus 16 transcription. Virus Res, 1993, 27: 133-145.

[14] Palefsky JM, Holly EA, Efirde JT, et al. Anal intraepithelial neoplasia in the highly active antiretroviral theapy era among HIV-positive men who have sex with men. AIDS, 2005, 19: 1407-1414.

[15] Kreuter A, Brockmeyer NH, Weissenborn SJ, et al. Penile intraepithelial neoplasia is frequent in HIV-positive men with anal dysplasia. J Invest Dermatol, 2008, 128(9): 2316-2324.

[16] Chiao EY, Giordano TP, Palefsky JM, et al. Screening HIV-infected individuals for anal cancer precursor lesions: a systematic review. Clin Infect Dis, 2006, 43(2): 223-233.

[17] Palefsky JM, Holly EA, Hogeboom CJ, et al. Anal cytology as a screening tool for anal squamous intraepithelial lesions. J Acquir Immune Defic Syndr Hum Retrovirol, 1997, 14: 415-422.

[18] Zhao C, Domfeh A. The frequency and distribution of abnormal anal Pap tests in HIV patients. Modern Pathol, 2010.

[19] Zhao C, Domfeh A. Should patients with abnormal anal cytology have anal biopsy? A large retrospective study on HIV patients with abnormal anal cytology who had subsequent biopsy. Modern Pathol, 2010.

[20] Arain S, Walts AE, Yhomas P, et al. The anal pap smear: Cytomorphology of squamous intraepithelial lesions. CytoJournal, 2005, 2: 4.

[21] Nahas CS, da Silva Filho EV, Segurado AAC, et al. Screening anal dysplasia in HIV-infected patients: Is there an agreement between anal Pap smear and high-resolution anoscopy-guided biopsy. Dis Colon Rectum, 2009, 52(11): 1860-1863.

[22] Li AH, Phanuphak N, Sahasrabuddhe, et al. Anal squamous intraepithelial lesions among HIV positive and HIV negative men who have sex with men in Thailand. Sex Transm Infect, 2009, 85: 503-507.

# 第十四章

# 宫颈组织病理学

*周先荣*

## 第一节 正常解剖学、组织学和发育异常

### 一、解剖学

子宫颈位于子宫峡部以下，阴道穹隆以上。正常未孕女性子宫颈长度为 2.5 ~ 3.0cm，直径 2.5cm，壁厚 1.5 ~ 2.0cm。子宫颈外口至阴道壁之间的部分为子宫颈阴道部，子宫颈外口以上至组织学内口部分为子宫颈管。组织学内口在子宫颈管最狭窄部分——解剖学内口的稍下方，解剖学内口和组织学内口之间为子宫峡部，在妊娠过程中形成子宫下段，是剖宫产的常用解剖位置。子宫颈管黏膜为纵行黏膜皱襞，和鳞柱交界区清晰可辨，但组织学内口位置在和子宫内膜相移行的过程中界限不是很清楚，需要在组织学上进一步确认。区分宫颈和子宫体及阴道壁的界限主要是为了宫颈癌和子宫内膜癌的准确临床分期。

子宫颈在出生时和成年后不同。出生时，子宫颈和子宫体的长度是 2∶1，出生后头 2 年，子宫体增大，然后直至 9 岁基本保持不变，此时子宫颈仍然比子宫体长。9 ~ 13 岁，子宫体继续生长，至 13 岁时子宫颈和子宫体长度大致相等。至成年后子宫颈和子宫体的长度为 1∶2。子宫颈和子宫体长度的年龄关系是判断子宫发育程度和发育异常的重要参照。

### 二、组织学

1. 子宫颈阴道部（ectocervix）

子宫颈原始鳞柱交界以下被覆复层非角化鳞状上皮，并和阴道黏膜部分直接延续，但较后者更为平坦，上皮钉脚较少。正常子宫颈被覆的成熟鳞状上皮可见明显的基底层、旁基底层、棘层或中间层和表层（图 14-1），和其他位置的同类型鳞状上皮无异。增生能力最强的是旁基底细胞而不是基底细胞，放射性同位素标记或 Ki-67 标记证明，90% 以上的阳性信号位于旁基底细胞，核分裂象也主要见于旁基底层。在正常生殖年龄女性，旁基底细胞的再生周期是 3 天，而基底细胞则为 30 天。因此，在子宫颈位置，基底细胞实际上是具有储备细胞性质的。了解基底细胞和旁基底细胞具有不同的增生能力对于理解子宫颈上皮内病变的形成机制是有帮助的。子宫颈外口被覆的全层鳞状上皮的再生周期则为 5.7 天。宫颈部位鳞状上皮的生长周期解释了 HPV 感染后至形成病损至少需要 1 个月的潜伏期，而鳞状上皮内病变最快可能在 1 周左右消退或变化，尤其是一些低级别病变。

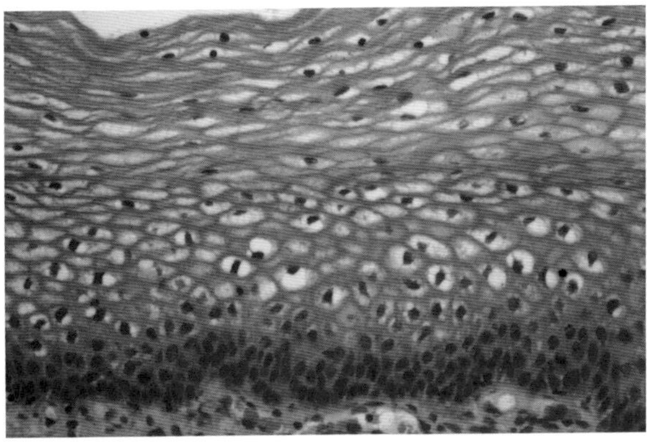

图 14-1 正常子宫颈鳞状上皮，可见明显的基底层、旁基底层、棘层和表层，基底层平坦，核分裂象位于旁基底层（右下）

固有或成熟化生鳞状上皮棘层或中层细胞含有丰富的糖原，PAS染色能够清晰地显示糖原的存在，在临床上可以通过碘试验证明。但在老年萎缩、不成熟鳞化和炎性反应性增生等情况下，鳞状上皮内的糖原含量减少或缺失（图 14-2），无论是在细胞学、组织学或阴道镜检查时，不能误诊为鳞状上皮内病变。

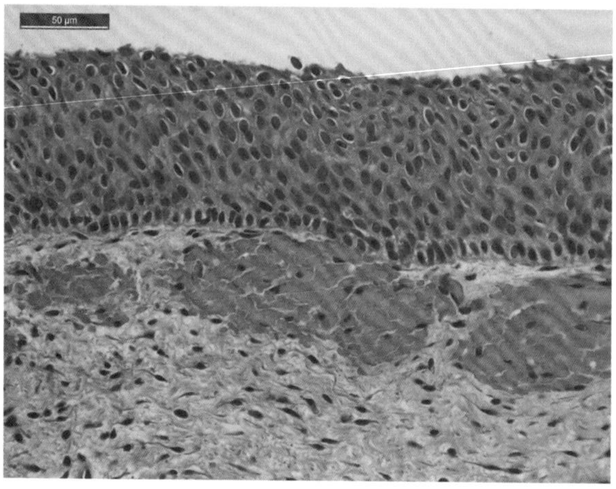


图 14-2　正常萎缩性鳞状上皮，胞浆内缺乏糖原

2. 子宫颈管黏膜（endocervix）

子宫颈管型上皮由单层柱状分泌黏液的细胞和不等量的纤毛细胞组成。子宫颈管上皮被覆子宫颈管表面和其下黏膜间质中的裂隙和隐窝，在间质中形成腺体结构。子宫颈黏液性细胞在月经周期的不同时段和不同年龄分泌能力不同，分泌的黏液成分也有差别。子宫颈黏液腺体在排卵时分泌达到高峰，在妊娠时可以出现A-S现象，不要误认为恶性。经历过妊娠的女性子宫颈腺体呈现由不等量圆形腺体组成的簇状排列，腺细胞低立方状或扁平状。绝经后女性，子宫颈腺体细胞呈低柱状或低立方状。

子宫颈黏液腺体细胞核卵圆，形态一致、温和，通常位于细胞底部（图 14-3）。但在分泌活跃时，细胞核可以位于细胞中部或中上部。正常子宫颈黏液细胞罕见核分裂象。

在子宫颈管组织学内口以上为子宫峡部，子宫颈管黏液腺体在组织学内口部位并不是截然分界的。子宫峡部的腺体含有较多的纤毛细胞，细胞核较子宫颈管的黏液细胞和子宫内膜腺细胞都要大，并可见核仁，胞质内往往无明显黏液。不应将这些腺体误判读为不典型增生的子宫颈腺体。

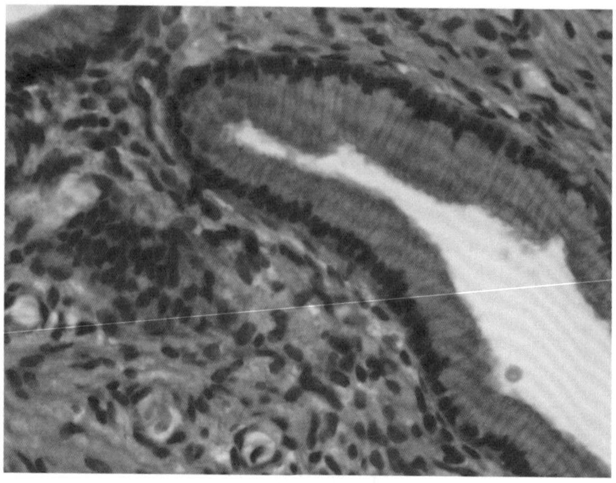

图 14-3　正常宫颈管黏液腺体，腺上皮高柱状、含黏液，核形一致、温和，细胞核位于细胞底部，通常不可见核分裂象

3. 移行带（transformation zone）

原始鳞柱交界和后来由于鳞状上皮化生形成的鳞柱交界之间的区域被称为移行带。原始鳞柱交界初始在子宫颈外口位置，以黏膜层出现的第一个黏液腺体为组织学标志。原始鳞柱交界以上位置被覆的子宫颈管黏液上皮在各种因素的作用下，柱状上皮下的储备细胞出现增生、不成熟鳞化，直至成熟鳞化，形成新的鳞柱交界。这个区域是大多数子宫颈上皮性肿瘤和瘤样病变好发的部位。

在女性一生当中，移行带的位置并非固定不变的。移行带的位置变化受年龄、激素水平、是否妊娠等因素影响。胚胎第 15 周，子宫颈腺体出现，此时原始鳞柱交界便已经形成。受雌激素的影响，宫颈管黏膜上皮和间质生长较快，在雌激素水平较高的年龄段，包括来源于母体雌激素的妊娠晚期胎儿和 1 岁以内的新生儿，以及性发育以后的女性，原始鳞柱交界随生长较快的宫颈管黏膜外翻，从而到了宫颈外口以外部位，这种情况被临床称为“假性糜烂”或“生理性糜烂”。至 38 岁左右原始鳞柱交界逐步回到宫颈外口位置。绝经以后，由于雌激素水平的下降，宫颈黏膜萎缩，原始鳞柱交界退回宫颈外口以内，此时整个移行带也位于子宫颈管以内。了解不同年龄和激素状态下移行带位置的改变，对于理解子宫颈细胞学、活检组织学和阴道镜的有效性具有重要意义。

4. 鳞状上皮化生（squamous metaplasia）

鳞状上皮化生，简称鳞化，是指鳞状上皮取代柱状上皮的过程。在女性一生中，鳞化一直在发生。绝大多数情况下，鳞化是对激素和酸性阴道环境的一种生理性反应。其他原因包括创伤、炎症及各种理化因子的慢性刺激等。

鳞化在形态学上可分为 3 个阶段。

（1）储备细胞增生（reserve cell hyperplasia）。通常情况下，柱状上皮下的储备细胞在常规 HE 切片中不可见。当各种因素导致鳞化发生时，储备细胞开始增生，储备细胞增生通常为 2～5 层（图 14-4A）。增生的储备细胞为低立方状，核圆形或卵圆形，大小一致，染色质均、细。胞质稀少，细胞界限不清楚。由于核质比较大，不要误认为上皮内病变。增生的储备细胞核形态温和，核大小一致，缺乏核分裂象。

（2）不成熟鳞化（immature squamous metaplasia）。增生的储备细胞进一步成熟分化，当形态上相似于固有鳞状上皮的旁基底层细胞时称为不成熟鳞化。不成熟鳞化的细胞较储备细胞有更多的嗜伊红胞质，细胞边界较为清晰，胞质内出现空泡，但缺乏细胞内糖原和细胞间桥。不成熟鳞化的另一个特征是表面被覆子宫颈管黏液上皮和出现明确的基底层细胞。准确地识别不成熟鳞化对于细胞学和组织学诊断鳞状上皮内病变非常重要。

（3）成熟鳞化（mature squamous metaplasia）。不成熟鳞化的细胞进一步成熟分化，当形成明确可辨的基底层、旁基底层和中间层时，称为成熟鳞化（图 14-4B）。此时，表层被覆的黏液上皮开始或已经脱落，中层的鳞状细胞出现不等量的糖原。至完全分化成熟，则和固有鳞状上皮无法区分，唯一不同的是，鳞化来源的鳞状上皮其下的黏膜层内存在子宫颈腺体。鳞状上皮化生的各个不同阶段都是非常常见的，没有临床意义，不需要在诊断报告中注明。

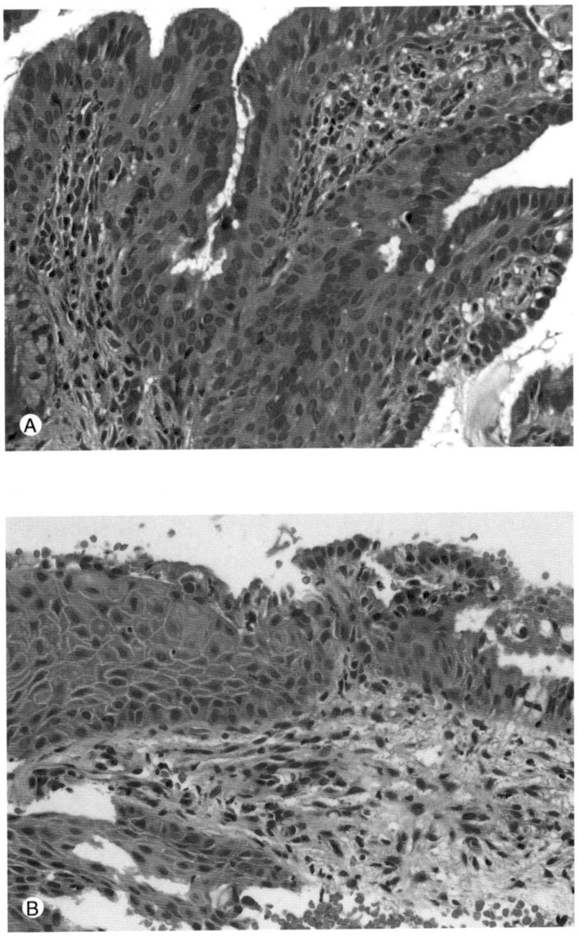


图 14-4 鳞状上皮化生的不同阶段

A．左侧柱状上皮下储备细胞增生；右侧不成熟鳞化，柱状上皮下片状增生的鳞状细胞，缺乏成熟鳞状上皮结构。B．成熟鳞化，具有正常成熟鳞状上皮的层次结构特征

## 三、发育异常

子宫颈的发育异常较为少见，确切发病率没有统计。主要有两种类型。①Müllerian 管融合异常，出现子宫颈的缺失、子宫颈管的狭窄或闭锁和双子宫颈。它们通常为子宫体发育异常的一部分。②子宫颈横膈、纵隔和发育不全。半数病例出现在宫内 DES 接触的病例，但现在以散发病例为主，通常与阴道发育异常有关。

# 第二节 炎症与反应性改变

## 一、炎症

由于特殊的解剖生理结构，子宫颈炎症性病

变是成年女性最常见的疾病。子宫颈炎症分为感染性和非感染性，但绝大多数子宫颈的炎症是难以确定病因的，形态学也缺乏特异性，甚至一些轻微的炎症代表的是一种生理反应过程。因此，本节只叙述具有诊断或鉴别诊断价值的宫颈炎症性病变。

1. 急性和慢性宫颈炎（acute and chronic cervicitis）

绝大多数子宫颈炎症都属于难以明确病因的非特异性炎症。它们的形态学表现相似，子宫颈表现不同程度的水肿、充血、糜烂或溃疡。在急性炎症情况下，上皮出现变性坏死，伴有间质内中性粒细胞浸润。当炎症转为慢性以后，上皮出现再生，同时伴随着鳞化，甚至出现上皮的过度增生，间质内不等量的淋巴细胞和浆细胞浸润，有时伴有大量的嗜酸性粒细胞浸润。实际上，在子宫颈鳞状上皮化生过程中也常常伴随着轻微的炎症性反应，因而慢性子宫颈炎很常见，几乎涉及每一位成年女性，甚至未婚女性。大多数轻微的炎症仅仅代表一种生理性或反应性过程，并没有临床意义，不需要干预。只有当重度炎症破坏了正常组织结构，出现真性的糜烂或溃疡等情况时，才需要临床干预，这些情况应该在诊断报告中予以指出。在炎症过程中，鳞状上皮和腺上皮可以出现类似于肿瘤的过度增生，间质内可以出现弥漫性淋巴细胞增生，前者要注意和真性上皮性肿瘤区分，后者需要注意不要误诊为恶性淋巴瘤。

少数慢性宫颈炎通过组织学可以找到可能的病原线索，通过相应的病原学检查方法可以进一步确认。常见的有HPV、沙眼衣原体、单纯疱疹病毒（HSV）、巨细胞病毒（CMV）和结核等。HPV感染在子宫颈鳞状上皮内病变中描述。衣原体是常见的下生殖道感染病原之一，容易累及子宫颈甚至子宫内膜，但不引起特异性上皮改变，间质中常伴有重度的炎症细胞浸润，可形成明显的淋巴滤泡增生。HSV感染容易导致黏膜溃疡，在溃疡的周边组织可以出现特征性毛玻璃样核和核内包涵体，在细胞学检查中也可以发现。CMV感染的巨细胞核和核内包涵体多出现在腺细胞中。子宫颈的结核性炎症常为盆腔生殖道结核性炎的一部分，在子宫颈活检中发现时应该要求患者进一步检查盆腔生殖道结核。

极为罕见的情况下可以见到梅毒螺旋体、放线菌、阿米巴、血吸虫等感染，形态学与其他部位的感染相同。

2. 子宫颈息肉（cervical polyps）

子宫颈息肉是黏膜受到炎性刺激后发生的一种局部增生性病变，本质上属于炎症性改变。子宫颈息肉分为两种。

发生于子宫颈管黏膜的，主要由子宫颈黏液腺体和间质组成的息肉称为子宫颈管息肉（endocervical polyp），最为多见，通常简称为宫颈息肉。息肉含有不等量的宫颈管黏液上皮、化生源性的鳞状上皮和间质，依据主要的组织成分，可分为腺瘤型、囊性、纤维性、血管瘤型、炎性、混合性等。少数情况下，息肉上的鳞状上皮和腺上皮可以发生不典型增生、原位癌或浸润癌。

发生于鳞柱交界或鳞柱交界以外固有鳞状上皮区域的，称为子宫颈外口息肉（ectocervical polyp），或纤维上皮性息肉（fibroepithelial polyp），相对少见。息肉由纤维血管间质和鳞状上皮构成。被覆的鳞状上皮可以发生增生、不全角化或角化。纤维间质多水肿，有时伴有血管增生。

当子宫颈息肉的间质中出现核异型细胞时，称为纤维上皮性息肉伴间质细胞核异型，不应误为肉瘤（图 14-5）。有时间质细胞极为增生，形态上极其类似于葡萄状肉瘤，被称为富于细胞性纤维上皮性息肉或假肉瘤样纤维上皮性息肉（cellular pseudosarcomatous fibroepithelial stromal polyps）。此时，间质高度富于细胞，尤以肿块中心区域为甚，间质细胞出现核异型，核分裂增多，甚至可以超过 10 核分裂象/10HPF，可见异常核分裂象（图 14-6）。这些都非常容易被误诊为胚胎性横纹肌肉瘤。富于细胞性纤维上皮性息肉可以发生在任何年龄，但多见于生殖年龄，平均发病年龄 32 岁（16～75 岁）。妊娠或应用激素类药物时倾向于多发。ER和PR强阳性表达。肿块和正常组织有移行过程，表明本质上是一种间质的反应性增生过程而非真性肿瘤。

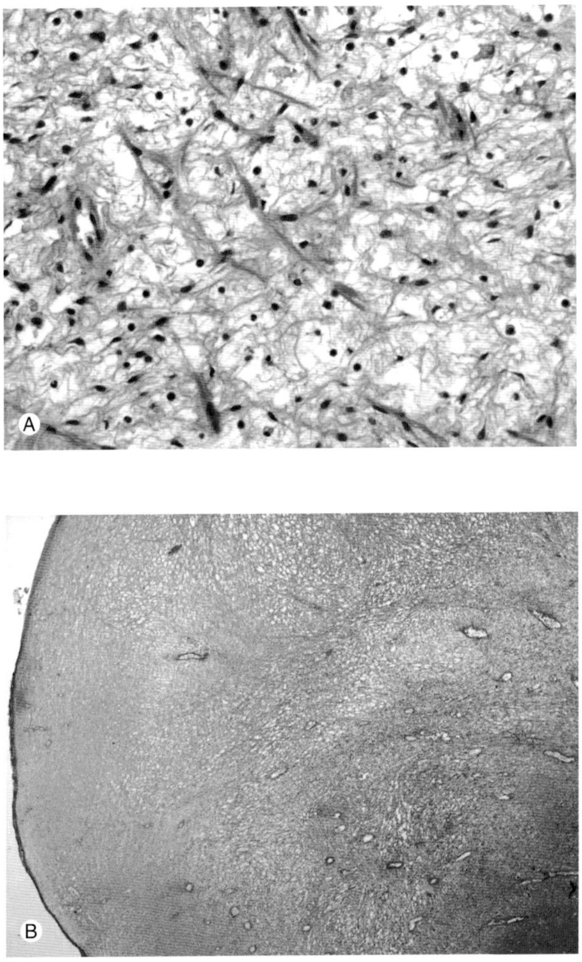

图 14-5 纤维上皮性息肉伴间质核异型，宫颈纤维上皮性息肉伴间质细胞核异型

A．低倍。B．高倍图像中见间质散在分布的核异型细胞

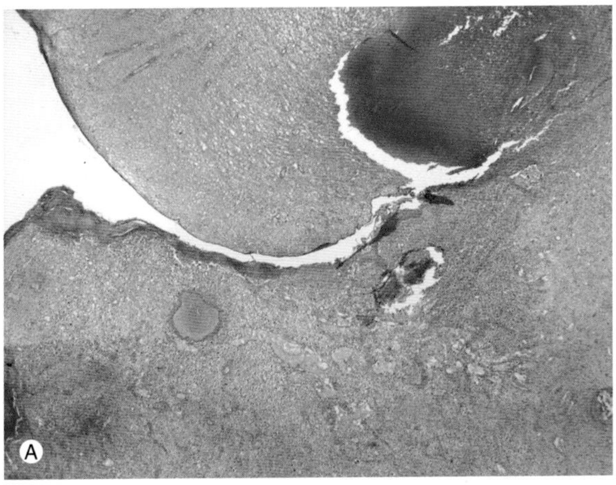

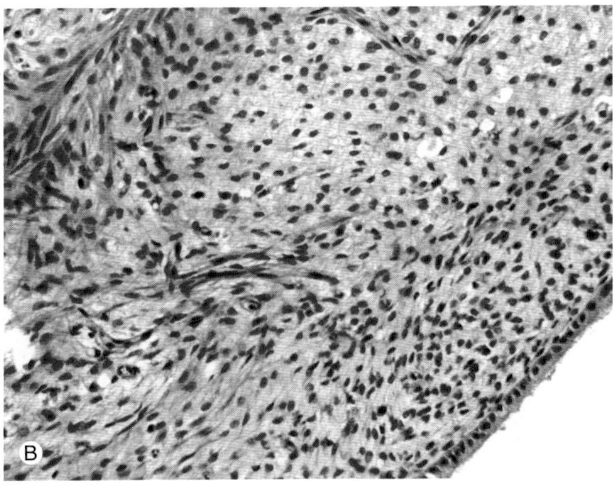

图 14-6 富于细胞性纤维上皮性息肉，也称为假肉瘤样纤维上皮性息肉

A．间质明显水肿，注意中心区域细胞丰富，表层上皮下缺乏葡萄状肉瘤的形成层结构。B．间质细胞丰富，核分裂常见

3．鳞状上皮乳头状瘤样增生（squamous papillomatosis）

成熟鳞状上皮乳头状增生伴纤维血管间质中心柱，缺乏诊断性的挖空细胞和细胞核异型，称为鳞状上皮乳头状瘤样增生（图 14-7）。文献中表述该病的其他名称有鳞状上皮乳头状瘤（squamous papilloma）、假性湿疣等。为各种炎性因子刺激引起的鳞状上皮增生性病变，病原通常难以确定。80% 左右是非特异性感染引发的黏膜组织反应性改变，20% 左右与病毒感染相关，尤其是 HPV，通常是属于 HPV 的早期或恢复期病损。

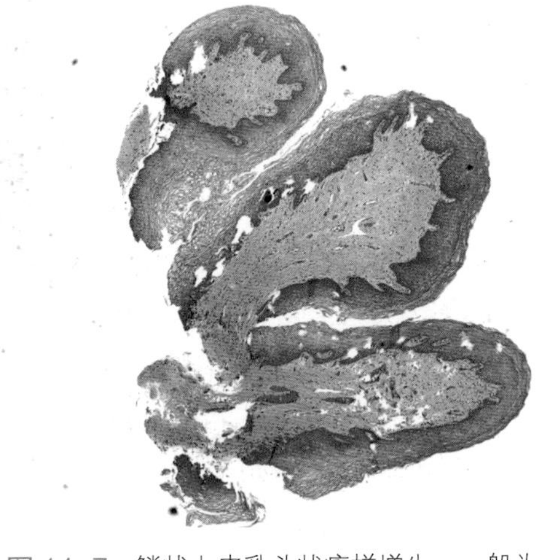

图 14-7 鳞状上皮乳头状瘤样增生，一般为非融合性乳头，缺乏诊断性挖空细胞

4．慢性宫颈炎伴显著的淋巴样组织增生（chronic cervicitis with marked lymphoid hyperplasia）

子宫颈黏膜组织内大量淋巴细胞增生，呈滤泡性或弥漫性，酷似淋巴瘤，又称为假淋巴瘤样病变。以淋巴滤泡为主的病变，滤泡常常是孤立的，相互并不融合，生发中心有活跃的吞噬现象，这一型又称为慢性滤泡性子宫颈炎（chronic follicular cervicitis），部分病例可能和衣原体感染有关。弥漫浸润的淋巴组织增生，一般分布在黏膜浅层，宫颈息肉中也可发生。组成细胞多样化，包括浆细胞、成熟淋巴细胞、不成熟淋巴细胞、组织细胞和嗜酸性粒细胞等，当伴有较多的不规则核和明显核仁的淋巴母细胞及活跃的核分裂时，更易和淋巴瘤混淆（图 14-8）。

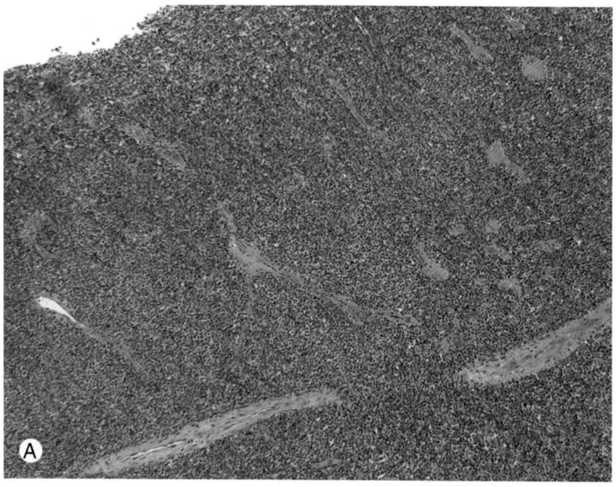


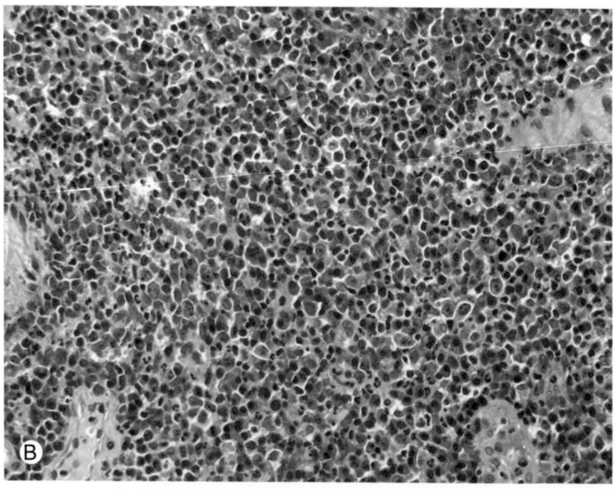


图 14-8　慢性宫颈炎伴淋巴样组织弥漫性增生
A．宫颈息肉性病变，大量淋巴样细胞浸润。B．组成的细胞多样化，包括浆细胞、成熟淋巴细胞、不成熟淋巴细胞、组织细胞和嗜酸性粒细胞等

和淋巴瘤不同，慢性宫颈炎伴显著的淋巴样组织增生：①组成细胞多样化，包括成熟淋巴细胞、不成熟淋巴细胞、组织细胞、浆细胞、嗜酸性粒细胞等；②有组织细胞活跃的吞噬现象；③往往伴有黏膜表面溃疡；④淋巴细胞沿黏膜表面呈带状浸润，浸润间质深层一般不超过 3mm；⑤弥漫不规则浸润上皮和正常组织没有明显的界限。

即便如此，慢性宫颈炎伴显著的淋巴样组织增生有时和子宫颈的淋巴瘤也难以区分。免疫组化和基因重排对鉴别诊断有重要价值。从实际诊断的角度看，由于子宫颈淋巴瘤是极为罕见的病变，而慢性宫颈炎伴显著淋巴样组织增生是自限性疾病，抗感染治疗有效，因此，要求患者治疗炎症后活检随访也是一个行之有效的方法。

5．乳头状宫颈炎（papillary endocervicitis）

宫颈腺上皮的微乳头样生长，间质乳头通常较规则，有较多的慢性炎症细胞，表层被覆单层的良性宫颈柱状上皮（图 14-9）。乳头状宫颈内膜炎是慢性宫颈炎的一种形式，在此强调这个病变主要是为和宫颈的绒毛状腺癌相区别。后者通常会表现局部的细胞复层，并几乎总伴有细胞的轻－中度不典型增生。

6．软斑病（malakoplakia）

多见于泌尿系统，在女性生殖道较为罕见。病理特征和其他部位相同。

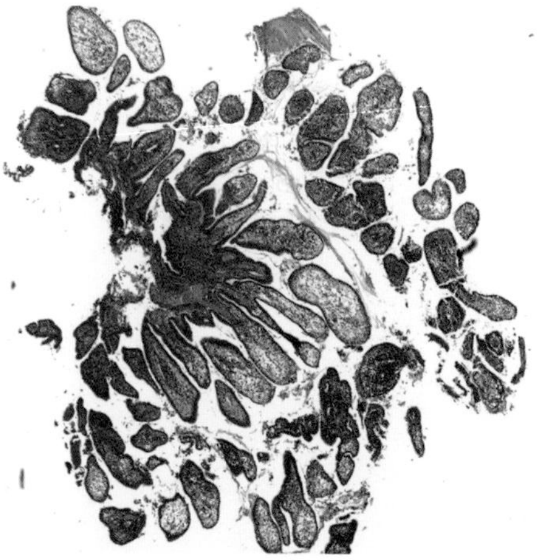


图 14-9（1）　乳头状宫颈炎（A）

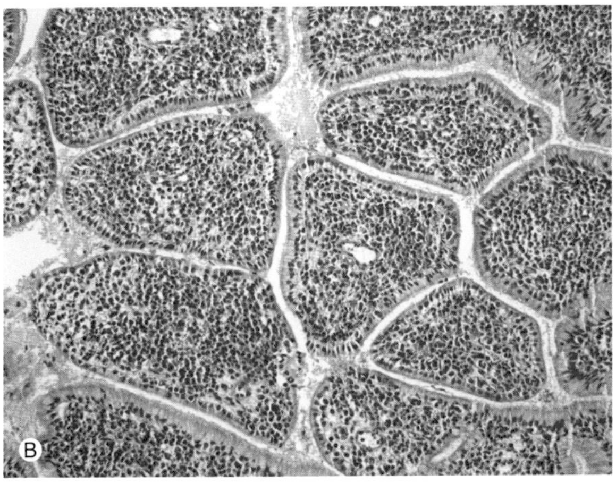

图 14-9（2） 乳头状宫颈炎（B）

A．宫颈腺上皮的乳头样生长，间质乳头通常较规则。B．有较多的慢性炎症细胞，表层被覆单层的良性宫颈柱状上皮，没有核异型

## 二、反应性改变

严重的炎症和持续的慢性刺激会导致子宫颈的鳞状上皮和腺上皮出现一系列的反应性改变，包括鳞状上皮增生（hyperplasia）、萎缩（atrohpy）、不全角化（parakeratosis）、过度角化（hyperkeratosis）、假性不全角化（pseudoparakeratosis）、反应性不典型（reactive atypia）、鳞化及不典型未成熟鳞化（atypical immature metaplasia，AIM）和腺体不典型（glandular atypia）。对这些反应性改变认识不足，常常导致上皮内病变的过度诊断，尤其是萎缩、反应性不典型、不典型未成熟鳞化和腺体不典型。

鳞状上皮增生一般发生在子宫颈外口的固有鳞状上皮，形态学上主要表现为上皮增厚，钉脚增宽、延长。雌激素水平下降、创伤、炎症等都会导致鳞状上皮萎缩，表现为上皮变薄，层次减少，尤其中间层，胞质稀少，细胞内糖原减少或消失，上皮钉脚消失。萎缩的鳞状上皮极易误诊为上皮内病变。不全角化和过度角化一般都会伴随上皮的增生，过度角化时往往伴有颗粒层形成，甚至可以出现皮脂腺化生，多见于子宫脱垂，也见于慢性刺激、病毒感染和肿瘤（图 14-10）。

假性不全角化是指子宫颈管黏膜表面平行排列 3～5 层在形态上极为类似于未成熟鳞化的扁平细胞，其下间质内大量浆细胞浸润。这是一种子宫颈管黏膜应对损伤的修复性、反应性改变，也见于口服避孕药的患者。

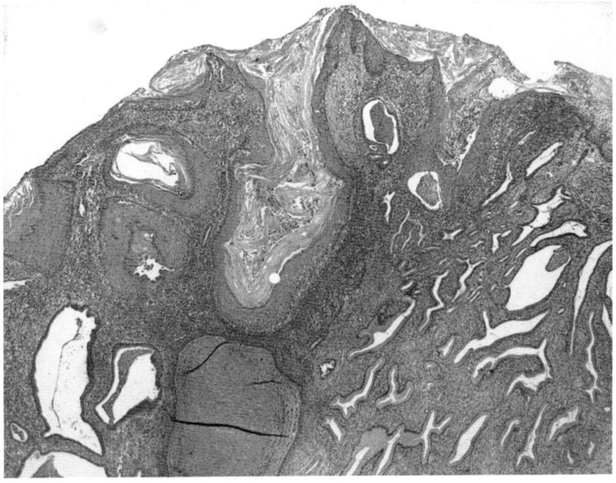

图 14-10 宫颈上皮过度角化

鳞状上皮反应性不典型发生于炎症和修复过程中，也称为修复性不典型（atypia of repair）。反应性不典型本质上属于各种刺激因素导致的鳞状上皮正常成熟分化过程的紊乱或障碍。原因众多，形态表现多样。其共性特征为：①中表层细胞倾向于成熟；②细胞大小相对一致，细胞间隔大致相等；③染色质均匀，一般没有过度的核深染；④核仁明显。炎性或反应性情况下，正常分化状态的鳞状上皮旁基底层细胞和（或）中层鳞状细胞出现明显的细胞外水肿，细胞间桥清晰可见，上皮内有炎症细胞浸润。表层细胞能够成熟分化，可以伴有轻微的核增大，但没有深染（严重的炎症刺激或不同的病原因子，可以导致上皮旁基底层细胞增生，出现酷似低级别鳞状上皮内病变的下 1/3 层细胞密度增高，但这些细胞胞质依然有一定程度的分化，染色质均匀，表层细胞基本正常，表明这些细胞最终能够分化成熟（图 14-11）。当炎症背景不明显时，大多数的反应性不典型表现为中层鳞状细胞核周围明显的核周空晕，和典型的挖空细胞不同，这些细胞核仅轻微增大和深染，部分或完全固缩，基底层细胞不增生，旁基底层细胞仅轻微增生，但表层细胞基本正常。因此，无论形态如何表现，中表层细胞是否能够正常成熟分化是重要的判断条

件。判断表层细胞是否存在异型细胞具有主观性，少数病例能够检测到合并HPV感染等，增加了反应性不典型诊断的难度，但反应性不典型是客观存在的。判断反应性不典型最重要的意义，无论细胞学或组织学，都是为了避免上皮内病变的过度诊断。

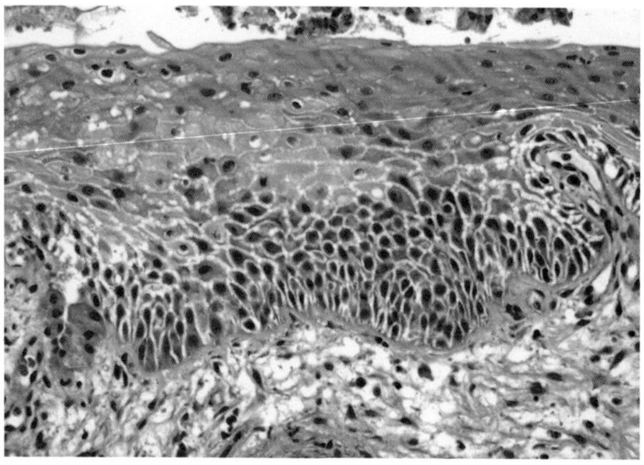

图 14-11　鳞状上皮反应性不典型。鳞状上皮分化成熟，旁基底层细胞增生伴有核大小不一、深染、细胞外水肿，表层细胞成熟分化

鳞化是一种生理性反应，但在这个过程中，由于炎性刺激，未成熟鳞化的成分发生了反应性过度增生，形成AIM。组织学上，AIM由保持正常极性的单一细胞类型构成，细胞密度增高，细胞核圆形或卵圆形，核形态较为一致，没有粗颗粒的染色质（图 14-12）。HPV是AIM重要的致病因素之一，通过免疫组化的方法可以在约16%的病例中检测出HPV抗原的存在。

AIM可以由炎性的非致瘤因素形成，在这种情况下AIM可以自行恢复。AIM也可能由致瘤的HPV感染导致，在这种情况下AIM可能恢复正常分化，也可能演变为上皮内病变。在受局限的活检组织或缺乏进一步证据的情况下，难以分辨上述 2 种情况，因此，AIM只能作为排除性诊断使用。即当存在HPV感染证据的情况下，如在宫颈其他位置有鳞状上皮内病变或原位腺癌等，或AIM本身p16 和Ki-67 高表达，则诊断高级别上皮内病变更为合适。如果缺乏HPV感染的证据，才能单独做出AIM的诊断，并且对其进行密切的随访。

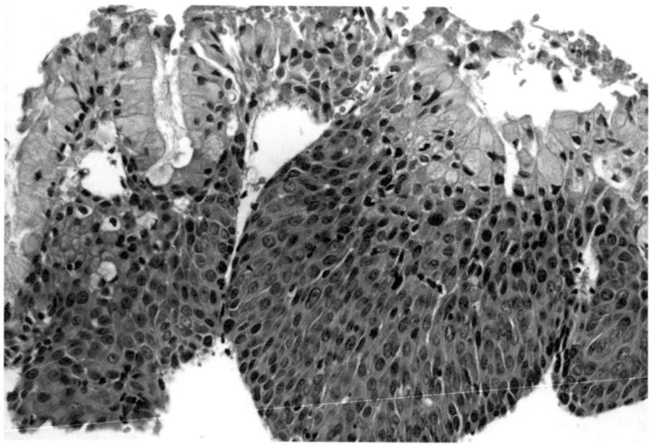

图 14-12　不典型未成熟鳞化，由保持正常极性的单一细胞类型构成，细胞密度增高，细胞核圆形或卵圆形，核形态较为一致

腺体不典型有别于腺体不典型增生（glandular dysplasia，atypical hyperplasia），后者属于肿瘤性改变。腺体不典型是在炎症性病变中广泛存在的一种反应性腺体改变，表现为腺体或表面上皮中孤立或局灶性腺细胞异型，甚至高度异型，细胞核增大、深染，但无清晰的核内结构（因而，过去也称为“孤立性腺细胞异常”），因胞质嗜伊红性改变（图 14-13），因而又称为不典型嗜伊红化生（atypical oxyphilic metaplasia）。腺上皮周围常伴有炎症细胞浸润。和腺体不典型增生与原位腺癌最重要的区别在于，这些异型的细胞是孤立的、局灶性的、不连续的，一般缺乏核分裂。Ki-67 标记为个别细胞阳性，不会出现连续表达。

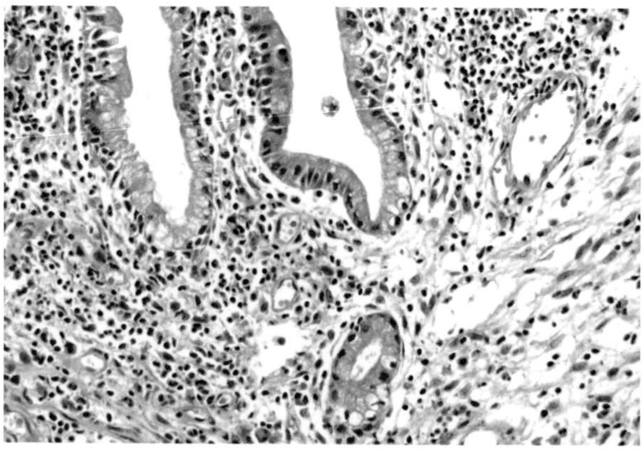

图 14-13　腺体不典型。腺体或表面上皮中孤立或局灶性腺细胞异型，甚至高度异型，细胞核增大、深染，但无清晰的核内结构，胞质嗜伊红性改变

# 第三节 肿瘤和瘤样病变

## 一、良性肿瘤

子宫颈真性良性肿瘤相对罕见，可来源于各种不同的组织成分。本节仅介绍相对多见和较为特殊的子宫颈良性肿瘤。

### 1. 平滑肌瘤（leiomyoma）

平滑肌瘤是子宫颈良性肿瘤中相对常见的，确切的发生率不清楚，但远较子宫体的平滑肌瘤为少见，对一份全子宫切除标本的统计表明，子宫体的平滑肌瘤占64.6%，而子宫颈的平滑肌瘤仅占0.6%。子宫颈平滑肌瘤在形态学特征上与子宫体平滑肌瘤类似，但倾向于更多的肌性血管成分和纤维成分及透明变性。在极为罕见的情况下，可能围绕子宫颈管生长。

### 2. 腺纤维瘤（adenofibroma）

腺纤维瘤也称为苗勒腺纤维瘤、乳头状腺纤维瘤或囊腺纤维瘤，是一种罕见的由上皮和间叶成分构成的双向分化性良性肿瘤。发生于子宫颈部位的大约占子宫腺纤维瘤的10%，其余大部分出现在子宫内膜，极罕见情况下可以发生在子宫以外部位，如输卵管、卵巢和盆腔。可以发生在任何年龄，但以绝经前后为多。临床表现没有特异性。

组织学上，常常呈乳头状结构。被覆上皮为颈管型黏液上皮或纤毛细胞性上皮。间质纤维结缔组织形成乳头。上皮下的间质细胞较为丰富。

### 3. 腺肌瘤（adenomyoma）

腺肌瘤极为罕见。由平滑肌和颈管型黏液上皮构成的良性肿瘤，主要呈息肉状生长，突向颈管腔，也可以生长在子宫颈管肌壁。肿瘤边界清晰，切面上有大小不等的黏液性囊腔。组织学上，平滑肌交织排列，可以含有不等量的纤维结缔组织；上皮以颈管型为主，可以有少量输卵管型上皮。子宫颈腺肌瘤诊断的主要问题是由于其极为少见，容易和子宫颈的各种腺体瘤样病变混淆，如纤毛细胞化生、深部纳氏囊肿等。当腺体成分较多时，最主要的是要和恶性腺瘤或微偏腺癌区分。

### 4. 蓝痣（blue nevi）

子宫颈管黏膜是除皮肤以外普通型蓝痣最常见的发生部位。几乎都是因为其他原因做子宫切除术后在大体或镜下的偶然发现。文献报告发生率差别极大，既往认为极为罕见，但Uehara等对189例子宫切除标本的仔细检查，发现在子宫颈管间质中高达28.6%存在灶性色素性病变，大多数病变小于4mm，仅2例为1.5cm和2.0cm。

大体上，在子宫颈管黏膜出现的无明显界限的蓝黑色斑块，一般不隆起于黏膜表面。半数左右出现在子宫颈管的前壁。组织学上，和发生于皮肤的类似。细胞含色素，具有树状突，呈多边形或梭形，常常平行于表面黏膜上皮或围绕宫颈管腺体排列。有个别病例报告在子宫颈存在细胞性蓝痣（cellular blue nevi）。

子宫颈蓝痣本身没有特别的临床意义，最重要的是不要误诊为恶性黑色素肿瘤，或在大体上误诊为子宫内膜异位症。

### 5. 浅表性肌纤维母细胞瘤（superficial myofibroblastoma）

2001年首先由Laskin等描述，主要出现在子宫颈和阴道，故称为浅表性宫颈阴道肌纤维母细胞瘤（superficial cervicovaginal myofibroblastoma），其后在外阴部位也有发现，现称为下生殖道浅表性肌纤维母细胞瘤（myofibroblastoma of the lower female genital tract）。多见于阴道。

肿瘤呈息肉状或结节状生长，边界清晰但无包膜。被覆增生的鳞状上皮，肿瘤由形态温和的卵圆形、梭形或星形细胞构成，细胞周围为纤细的胶原纤维，局部区域水肿或黏液样改变。和纤维上皮息肉的区别在于，浅表性肌纤维母细胞瘤和被覆上皮之间有正常的固有间质分隔，发病年龄较大，通常在45岁之后，表现肌纤维母细胞的免疫表型。和血管肌纤维母细胞瘤在免疫组化特征上没有差别，但没有血管肌纤维母细胞瘤中血管周围的上皮样细胞。

### 6. 其他肿瘤

子宫颈也可以发生其他的良性肿瘤，包括胎盘部位结节（placental site nodule）、海绵状血管瘤、毛细血管瘤、血管球瘤、淋巴管瘤、脂肪瘤、神经纤维瘤、神经鞘瘤、神经胶质息肉、生殖道横纹肌瘤、血管肌纤维母细胞瘤、肌纤维母细胞性肿瘤（myofibroblastic tumors）等。除血管瘤外，其他肿瘤都极为罕见，和其他部位发生的同类肿瘤组织学形态相同。

## 二、恶性肿瘤

### （一）鳞状上皮恶性肿瘤

鳞状上皮肿瘤是子宫颈部位最常见的肿瘤，近现代在以下两个方面取得了重要进展。其一，HPV被确定为宫颈癌最为重要的病原因子。不仅鳞状细胞肿瘤，而且许多的腺上皮肿瘤也和HPV感染密切相关。其二，对鳞状细胞癌浸润前病变的认识进一步加深。从不典型增生、CIN到采用SIL的命名，反映了对病变属性不断认识的过程。

1. 浸润前病变

（1）HPV感染后形态学的识别。HPV感染鳞状上皮基底层细胞后，随着细胞的成熟分化，HPV破坏了胞质内的结构，在细胞核周围形成空穴，这种改变被称为挖空细胞。在感染的不同阶段，细胞学改变有所不同。感染最初期和最后修复性阶段都缺乏典型的形态改变，单纯通过HE形态是难以识别的。HPV相关的细胞学特征表现为：①在病变明显的较早阶段，细胞表现为核增大、深染、核形不规则、可见核仁，核周胞质出现带有丝状结构的空泡，细胞膜清晰，可见细胞间桥（图14-14A）。②当病变进一步发展，增大的细胞核出现皱缩，核内结构消失，表现为不规则外形的深染的细胞核，核周为无结构的空泡，细胞边界不清（图14-14B）。③出现双核，甚至多核细胞。④需要注意的是，少数情况下，HPV感染后也可以不出现典型的挖空细胞，而表现为核分裂象增多（图14-14C）或出现极为异型的细胞（图14-14D），其形态意义和挖空细胞相同，不要误认为恶性改变。⑤对诊断有帮助作用的其他特征，包括个别细胞角化、上皮出现不全角化或角化不良等。⑥不论何种形态的挖空细胞，在鳞状上皮中都出现在上皮的中表层，并表现为不规则的分布，甚至仅为灶性的分布。

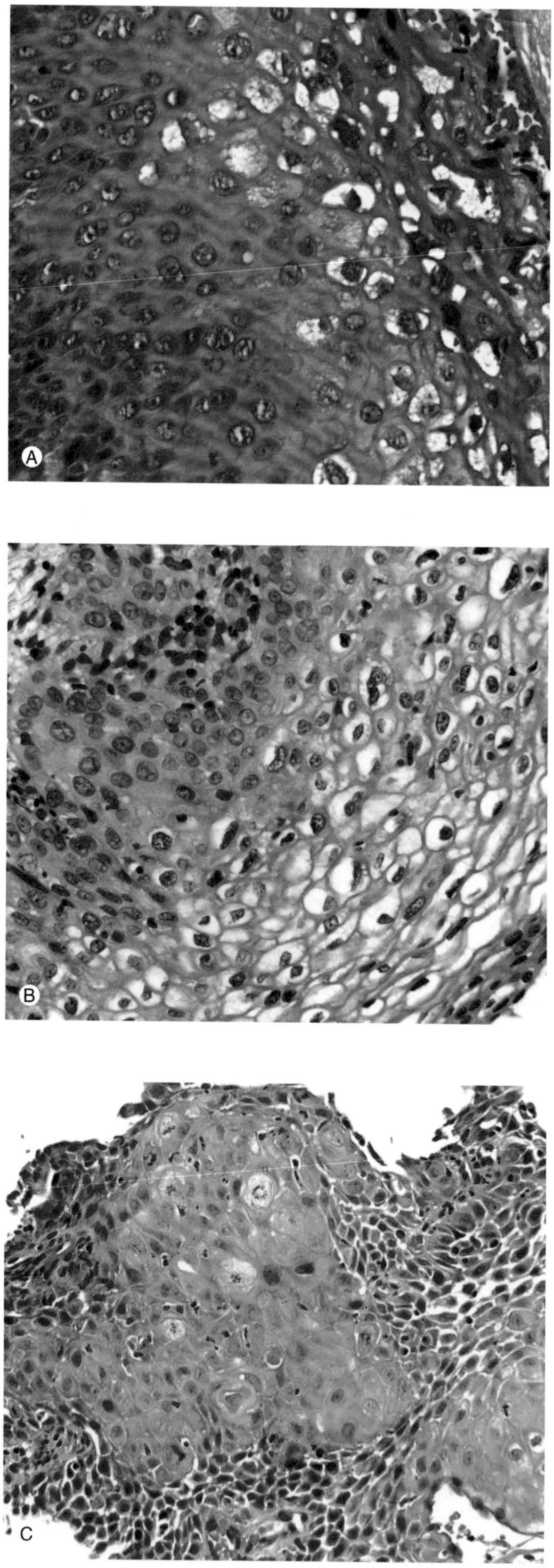


图14-14（1） HPV感染后出现的形态学改变（A~C）

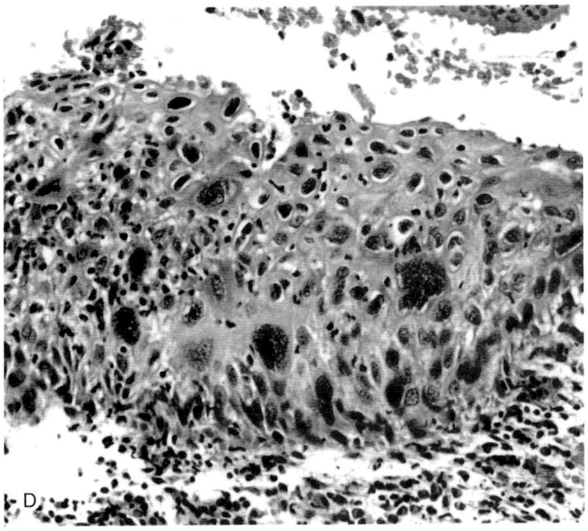


图 14-14（2） HPV感染后出现的形态学改变（D）
A．挖空细胞，细胞表现为核增大、深染、核形不规则，核周胞质出现带有丝状结构的空泡。B．挖空细胞，不规则外形的深染的细胞核，核周为无结构的空泡，细胞边界不清。C．HPV感染后不出现典型挖空细胞，而表现为大量核分裂。D．HPV感染后出现极为异型的细胞

少数情况下，HPV感染后可以不出现典型的挖空细胞，而代之以中表层细胞的核增大。其他的伴随特征和有典型挖空细胞形成的情况相同或类似。不形成典型挖空细胞的情况容易出现在病程早期、合并妊娠或大量孕酮用药等情况下（图14-14D）。

HPV感染后出现的相关形态学改变是组织形态上诊断子宫颈鳞状上皮病变的重要条件，但在不同程度的病变表现不尽相同。挖空细胞在LSIL中表现最为明显，而在HSIL中，由于被感染的细胞分化成熟障碍，挖空细胞不能形成或完全缺失而被大量未成熟分化的鳞状细胞取代。

（2）低级别鳞状上皮内病变（low-grade squamous intraepithelial lesion，LSIL）。

**【概述】**

LSIL是指HPV感染相关的增生性鳞状上皮病变，包括CIN1、CIN1伴扁平湿疣、扁平湿疣、尖锐湿疣及HPV感染较早阶段或晚期恢复性阶段挖空细胞不够典型但具有明确的细胞增生的病理情况。用LSIL取代过去轻度不典型增生和CIN1的诊断名称更有利于了解和认识病变的本质属性，对实际诊断也更为有利。①将具有相同属性的病变归为同一类，既有利于对病变的认识，又有利于对病变的处理。子宫颈鳞状上皮肿瘤是HPV感染相关病变，大量观察研究表明，在病变的初始阶段，过去所认识的HPV感染性病变如各种类型的湿疣（condyloma），尤其是扁平湿疣，和CIN1在生物学性质上是相同的，在组织形态上和CIN1是难以区分的。②用LSIL取代CIN1的名称解决了对病变肿瘤属性的争议。大量观察随访证实，超过半数的CIN1具有自然消退的属性。③采用2级分类法（LSIL和HSIL）比采用CIN的3级分类法有更好的符合率，较大程度地改善了CIN诊断可复性差的缺点。④更有利于临床处理。LSIL和HSIL提供给临床一个很好的界限，LSIL更适合保守性治疗措施。⑤将传统的CIN1和各种类型的湿疣合并诊断为LSIL，避免了社会因素对诊断的不利影响。

**【组织病理】**

HPV感染导致子宫颈鳞状上皮增生，增生形式可有不同。LSIL的主要形态特征如下。

1）鳞状上皮中表层细胞出现挖空细胞和（或）明显的核增大细胞是LSIL最为显著的形态学特征，挖空细胞通常呈现不规则或灶性分布。挖空细胞的形态可有不同，一般与病程的不同阶段和（或）HPV类型有关。HPV感染初期，细胞核形态改变不大，核内结构依然存在；核周围空泡内可以含有残留结构；细胞之间的连接结构基本正常，表现为细胞边界清晰，甚至可见细胞间桥。随着病程的发展，被感染的细胞更多地表现出不同程度的退化现象，表现为细胞核浓染、核内结构消失、核外形不规则；核周完全空泡化；细胞之间边界不清。少部分情况下，不表现典型挖空细胞而单纯表现为中表层鳞状细胞核增大。挖空细胞的形态也与感染的HPV亚型有关，HPV16感染具有最大的核多形性改变。由于挖空细胞的形态受多重因素影响，不能仅根据细胞形态进行HPV亚型判断。

2）基底层细胞呈现规则的栅栏状排列。在LSIL时，基底层细胞通常不参与增生过程，保持正常鳞状上皮的基底层形态，反映的是LSIL的非肿瘤属性。因此，在很多情况下，基底层细

胞的栅栏状排列方式常常可以成为LSIL的一个重要的形态学诊断标志（图 14-15A）。但必须指出，LSIL并非时时都能保持基底层细胞的栅栏状排列，某些亚型HPV可能刺激细胞增生，通常为旁基底层细胞的增生；在合并显著的炎症反应时，底层栅栏状的排列可能消失（图 14-15B）。此外，在显著浸润性鳞癌，间质中浸润的细胞巢可以出现再分化现象，在浸润性癌巢周围形成类似栅栏状排列的底层细胞结构，并向癌巢中央表现一定程度的分化现象，切忌不可仅依据“栅栏状排列方式”就判定为LSIL。

3）其他形态表现还包括：不同程度的上皮增厚、各种不同类型的外生乳头状生长方式、不同程度的向下累及腺体、鳞状上皮的不全角化或角化等。LSIL可以伴随不等量炎症细胞浸润、炎性间质反应和相邻子宫颈腺体的个别细胞核异常。

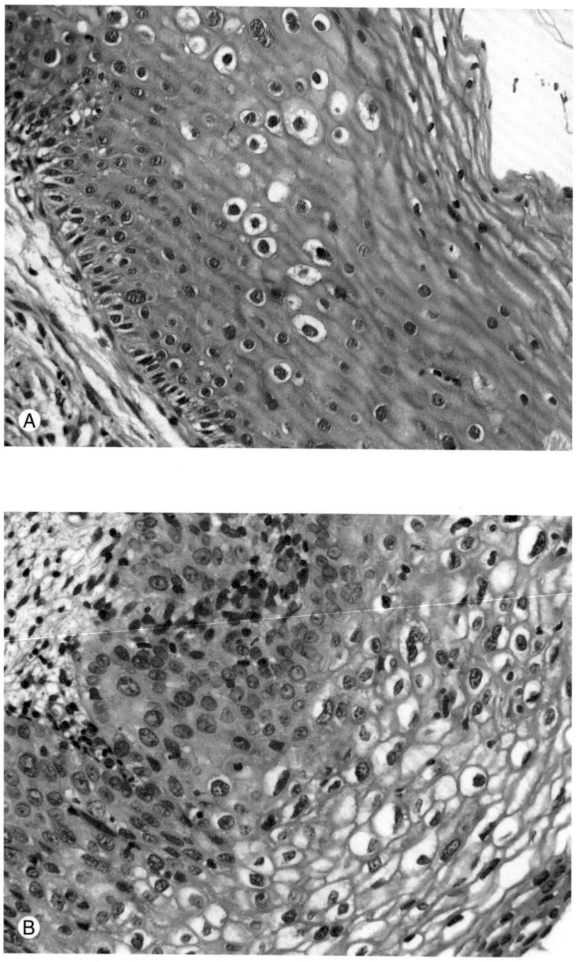


图 14-15　LSIL

A. LSIL具有明显的基底层细胞。B. LSIL栅栏状排列基底层细胞消失

【鉴别诊断】

1）鳞状上皮的反应性增生和修复性改变。各种非特异性炎性因素可以导致鳞状上皮的反应性增生、细胞相对不成熟和出现核周的空泡，类似于LSIL。在反应性增生中，增生的细胞核相对一致，核形态温和，胞质分化较好，细胞不重叠。上皮细胞中常常出现核周空泡，但细胞核异型性较低或无。表层细胞通常能够正常成熟。修复性改变的上皮容易表现细胞一定程度的不成熟性，但一般没有幼稚细胞的增生情况。细胞核可有轻度的不一致，但胞质分化，细胞不重叠，细胞间桥明显。反应性和修复性改变的鳞状细胞都较易出现明显的核仁。

2）鳞状上皮乳头状瘤样增生。文献中也称为乳头状瘤病（papillomatosis）。此为各种非特异性因素导致的鳞状上皮外生乳头状增生，外观类似于尖锐湿疣，但缺乏典型的挖空细胞，增生的细胞也较为成熟。但应该注意到大约20%的病例，可能是HPV感染的初期或后期修复阶段，因为缺乏典型的挖空细胞而不能诊断为LSIL。

3）鳞状上皮萎缩。主要出现在绝经后女性，上皮变薄，整个上皮由较为一致的细胞组成。在一些伴有反应性改变的病例，中表层细胞可能表现细胞内空泡状改变，类似于挖空细胞的改变。

（3）高级别鳞状上皮内病变（high-grade squamous intraepithelial lesion，HSIL）。

【概述】

HSIL代表了一类具有更高进展潜能的HPV感染相关的鳞状上皮病变，包括CIN2、CIN3、原位鳞癌、乳头状原位鳞癌等。HPV感染鳞状上皮基底层细胞后，E6和E7蛋白广泛的生物学效应，以及HPV整合宿主染色体后产生的致瘤作用，使被感染细胞失去正常成熟分化的能力，并过度增殖而不受机体的调控。表现为真性肿瘤的克隆性增生特征。无论这类病损具有怎样不同的形态，它们在本质上是相同的，属于肿瘤，是和LSIL最本质的区别。自20世纪90年代以来，临床对这些病变的处理渐趋相同。采用HSIL的诊断名称，使得不同病理医生之间诊断的符合率提高了。

【组织病理】

HSIL的形态特征主要表现如下（图14-16）。

1）鳞状细胞分化成熟障碍。病损主要由幼稚鳞状细胞组成，呈基底细胞或旁基底细胞样形态，正常鳞状上皮基底细胞栅栏状排列的特征消失，细胞核增大、不规则、深染，胞质少，可含有小空泡，细胞之间无明显间桥结构。

2）克隆性增生。从鳞状上皮基底开始至表层被过度增生的单一或相似形态的分化不成熟的鳞状细胞取代，胞质少，缺乏角蛋白形成后的厚实均匀外观，细胞拥挤，常常伴有细胞核重叠，细胞核长卵圆形或卵圆形，垂直于基底膜，核内有时可见空泡结构，但一般不可见核仁。在向表层增生的过程中，幼稚的鳞状细胞可能重新获得一定的分化成熟能力，越靠向表层，鳞状细胞的特征越明显，胞质变多，边界清晰，核圆，可有典型或不典型的挖空细胞形成，但在不同病例或同一病例的不同位置，这种重新获得的分化能力和程度并不相同。但无论如何分化，病损部位的表层上皮细胞依然是异常形态。

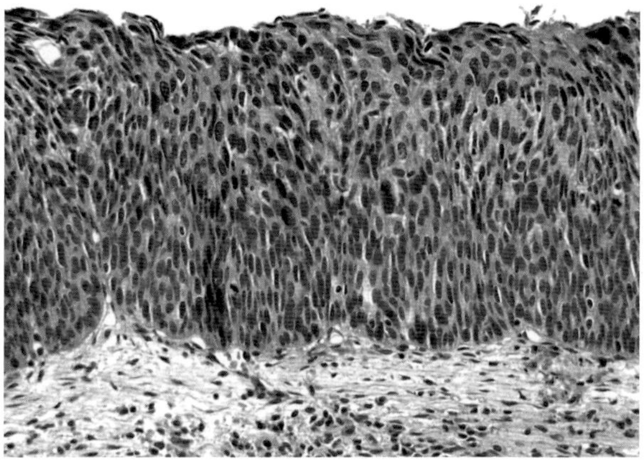

图14-16　高级别鳞状上皮内病变，由分化不成熟的幼稚鳞状细胞组成，高度增生

3）病变可以表现不同的外观特征。通常情况下，HSIL表现鳞状上皮增厚，上皮钉脚延伸、增宽，上皮内伴有乳头形成。在大多数情况下，均有不同程度的累腺，且较LSIL有更广泛的累腺范围。在部分情况下病变可能合并或完全呈外生性生长，称为乳头状原位鳞癌（papillary squamous CIS），活检样本中可能难以确定为原位癌或浸润性外生乳头状鳞癌，在不能明确的情况下应要求进一步进行临床检查。少数情况下，HSIL可能表现为薄层形态（thin HSIL），由数层明显的幼稚异型细胞组成。这种形态容易出现在绝经后，在生殖年龄颈管内HSIL可能部分表现薄层形态。

4）有助于HSIL诊断的其他形态学条件有：其他位置包括下生殖道其他部位存在HPV感染相关性病变，乳头状生长，增生性鳞状上皮内存在个别细胞角化，鳞状上皮表层角化或不全角化等。

【鉴别诊断】

1）不成熟鳞化和不成熟非典型鳞化。不成熟鳞化上皮全层由未成熟的旁基底层细胞组成，核质比大，很容易误诊为HSIL。但不成熟鳞化缺乏细胞异型性，核卵圆形，染色质细、分布均匀，细胞形态一致，虽胞质少但细胞核并不重叠。表层有黏液性上皮被覆。当不成熟鳞化的细胞伴有细胞异型性时，称为不成熟非典型鳞化（atypical immature metaplasia，AIM）。研究证实，20%左右的AIM可能属于真性的HSIL，因此，对于AIM的病例需要通过标记p16、Ki-67和HPV DNA检测等进行进一步确认，或重复的活检随访等措施进行分流，不建议直接诊断。

2）反应性增生和修复性改变。在各种炎症情况下，鳞状上皮出现反应性增生并修复，当这些细胞成分占据上皮的大部分时容易误判为HSIL。增生和修复性的细胞成分虽然偏于幼稚，但细胞形态一致，有明显的核仁，并且最终细胞能够分化成熟。

3）鳞状上皮萎缩。主要出现在绝经后女性，手术切除双侧卵巢或药物去势也可出现，少数长期慢性炎性刺激病例也可能导致鳞状上皮萎缩。萎缩的鳞状上皮变薄，细胞层次减少，细胞极性不明显或消失，细胞核呈不活跃状态而深染，少部分病例可以出现细胞不典型，从而很容易误判为上皮内病变。萎缩上皮缺乏典型挖空细胞，看上去细胞致密的上皮菲薄，缺乏核分裂活动。标记Ki-67对诊断有较好的帮助作用。

（4）子宫颈鳞状上皮内病变诊断的注意事项。①确认是否存在HPV感染相关改变是子宫颈鳞状上皮内病变诊断的首要前提。当病变细胞没有取代上皮全层时，大多数情况下可见典型的挖空细胞存在；在病变细胞取代上皮全层情况下，可以在子宫颈其他位置见到典型的HPV相关改变。少数病例可以不出现典型挖空细胞，此时需要检测HPV DNA或HPV感染的相关生物标记，以帮助确立诊断。在HE形态学上，挖空细胞需要和鳞状上皮内糖原及由于炎性反应和修复性改变等导致的核周空泡鉴别。②子宫颈鳞状上皮内病变最重要的鉴别诊断是鳞状上皮反应性增生、修复性改变及萎缩。其最本质的区别在于上皮内病变是单一类型的异型细胞增生并且最终细胞不能完全分化成熟。③在活检诊断中，一定要注意是否存在浸润。HPV感染相关病变容易多灶性发生及活检组织难以控制切面方向，使得活检诊断中浸润不容易被识别。除外浸润是鳞状上皮内病变诊断的重要任务之一，在任何怀疑的情况下，连续切片或要求临床重新取样或锥切是避免漏诊的有效方法。



2. **微小浸润癌（microinvasive squamous cell carcinoma）**

**【概述】**

子宫颈鳞状上皮的微小浸润癌是一个组织学概念，设定这个诊断的目的是提供一个在HSIL和显著浸润癌（frankly clinical invasive carcinoma）之间的转移风险相对较小的阶段，使某些患者可以获得保守治疗的机会。微小浸润癌通常仅用来描述普通鳞癌的这种早期阶段，对于某些特殊的鳞癌，如外生乳头状鳞癌、疣状癌等，以及神经内分泌癌和腺癌等，是不适用微小浸润癌的诊断条件的。

微小浸润癌有不同的诊断标准，主要差别在于间质浸润深度的不同。FIGO对微小浸润癌的定义是，最大浸润深度不超过5mm，同时水平播散不超过7mm。1997年SGO设定了更为严格的诊断条件，浸润性病灶可为单灶或多灶性，最大间质浸润深度不超过3mm，水平播散不超过7mm；同时没有血管淋巴管浸润的证据、没有融合性的微浸润灶、没有不规则状的微浸润灶。临床实际采用的标准是SGO标准。

文献中报告的微小浸润癌的检出率差别巨大，为1%～50%。一方面和取样有关，另一方面是执行诊断标准的差别。

**【组织病理】**

鳞状上皮微小浸润癌系肉眼不可见病变。准确诊断主要取决于三个方面：①标本的类型。微小浸润癌一般要求在锥切或全子宫切除标本中诊断，由于肉眼不可见病灶，活检诊断容易发生漏诊。②取样的规范化。对于子宫颈上皮内病变的锥切或全子宫切除标本，应该做12点的完整取样。③准确的形态识别。包括确认浸润性的形态和对浸润深度的测量。

微小浸润癌在组织形态上表现为具有恶性形态特征的细胞穿透上皮基底膜，可以发生在各个级别的上皮内病变中，但通常在高级别病变中发生，尤其是病变范围广泛者。能够肯定存在浸润的诊断的形态学指标有：①恶性的上皮巢周围有明显的间质反应（desmoplasia）。这是上皮性肿瘤浸润的一般特征，在极为早期的浸润中很难看到（图14-17A）。②局部异常成熟分化的鳞状细胞突破基底膜，这些细胞常常具有明显的核仁（图14-17B）。此时常常在周围间质中见到较多的嗜酸性粒细胞浸润（图14-17C）。当异常分化的细胞没有穿透基底膜而仅仅局限在上皮内，尤其当靠近底层细胞时，此时连续切片对明确诊断是必须的。③膨胀性浸润。鳞状细胞癌浸润的另一种方式，表现为具有恶性特征的假腺样结构侵入黏膜间质中，这种假腺样结构外形不规则，可以存在上皮内乳头或血管，也可以在不规则的上皮巢中见到肿瘤性坏死（图14-17D）。④复杂交错的上皮生长。具有恶性特征的形态一致的细胞形成复杂交织的上皮巢结构，这些细胞主要是非角化型的细胞（图14-17E）。此型相对少见，主要出现在一些局限性外生的浅表浸润类型中。

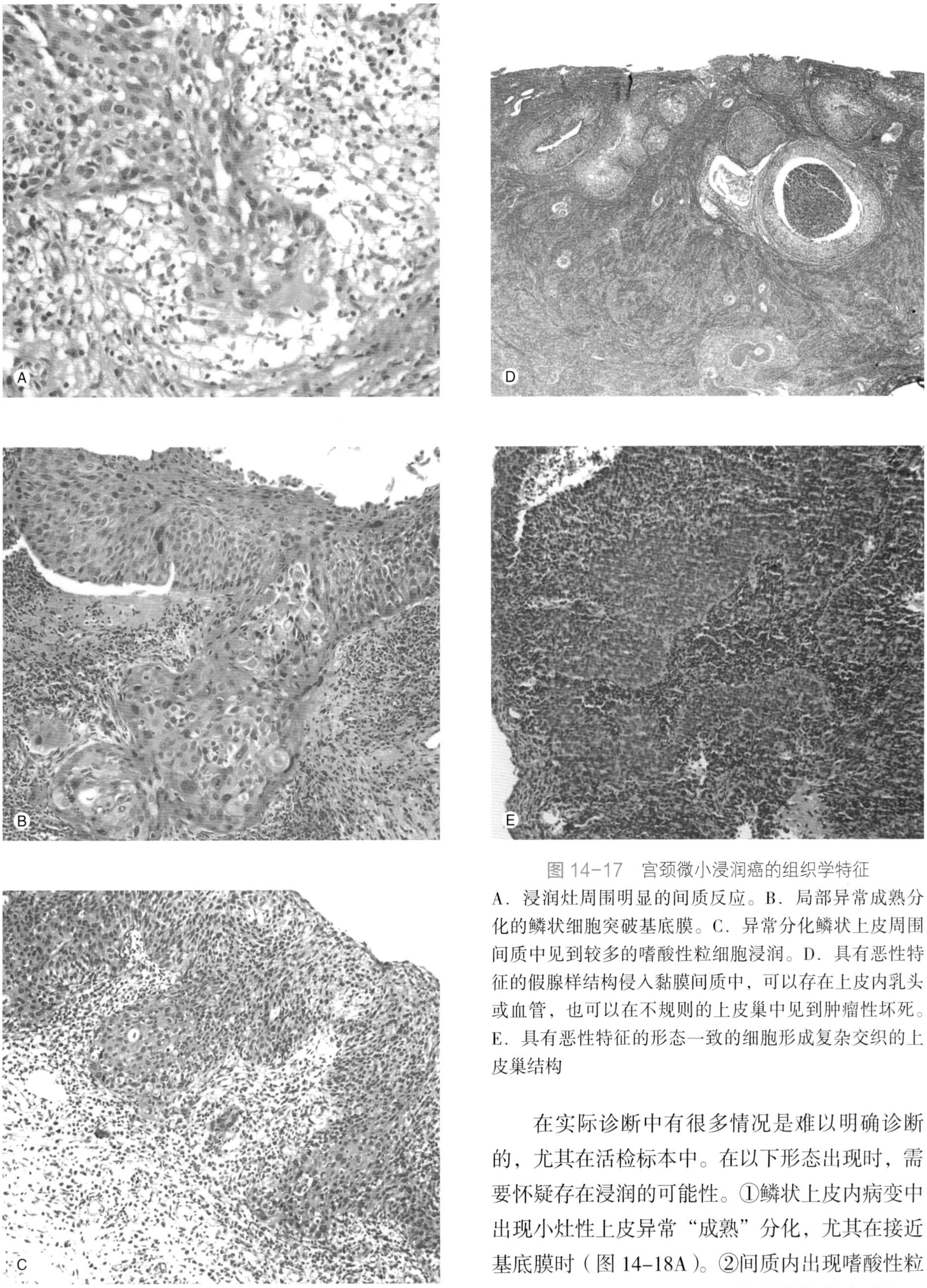

图 14-17　宫颈微小浸润癌的组织学特征

A．浸润灶周围明显的间质反应。B．局部异常成熟分化的鳞状细胞突破基底膜。C．异常分化鳞状上皮周围间质中见到较多的嗜酸性粒细胞浸润。D．具有恶性特征的假腺样结构侵入黏膜间质中，可以存在上皮内乳头或血管，也可以在不规则的上皮巢中见到肿瘤性坏死。E．具有恶性特征的形态一致的细胞形成复杂交织的上皮巢结构

在实际诊断中有很多情况是难以明确诊断的，尤其在活检标本中。在以下形态出现时，需要怀疑存在浸润的可能性。①鳞状上皮内病变中出现小灶性上皮异常“成熟”分化，尤其在接近基底膜时（图 14-18A）。②间质内出现嗜酸性粒细胞浸润（图 14-18B）。虽然在慢性炎症时也可以出现，但当在上皮内病变情况下出现时需要高度怀疑存在浸润。③上皮增厚，上皮内形成乳头

结构并伴有细胞排列紊乱（图 14-18C）。④融合性的外生乳头结构伴有细胞的重度异型性或异常分化（图 14-18D）。⑤原位鳞癌情况下表层细胞松散（图 14-18E）。出现任何怀疑浸润的结构都应该做进一步的检查，连续切片观察是现实可行的方法。确定或排除浸润是保证子宫颈鳞状上皮内病变诊断可靠性的重要前提之一。

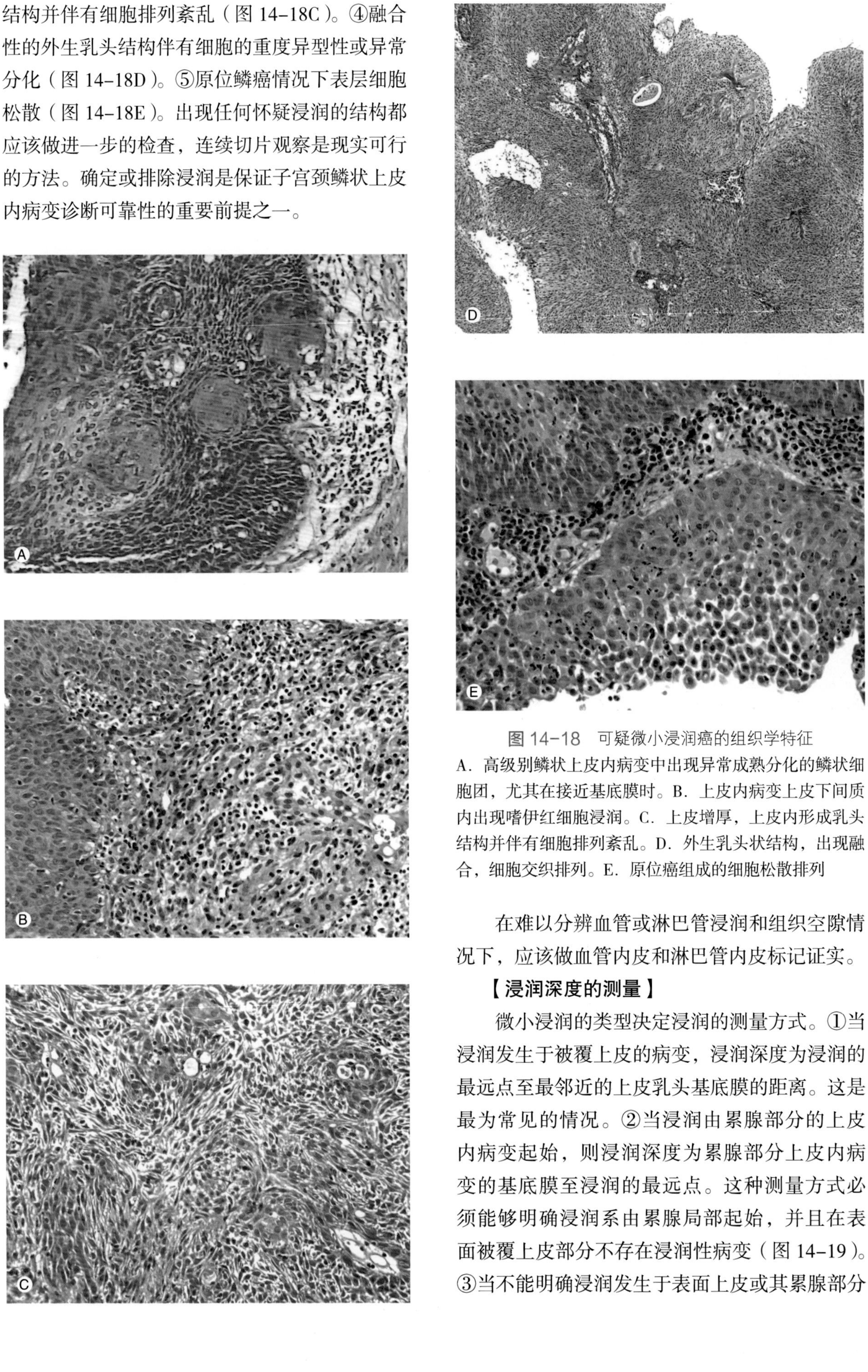


图 14-18　可疑微小浸润癌的组织学特征

A. 高级别鳞状上皮内病变中出现异常成熟分化的鳞状细胞团，尤其在接近基底膜时。B. 上皮内病变上皮下间质内出现嗜伊红细胞浸润。C. 上皮增厚，上皮内形成乳头结构并伴有细胞排列紊乱。D. 外生乳头状结构，出现融合，细胞交织排列。E. 原位癌组成的细胞松散排列

在难以分辨血管或淋巴管浸润和组织空隙情况下，应该做血管内皮和淋巴管内皮标记证实。

**【浸润深度的测量】**

微小浸润的类型决定浸润的测量方式。①当浸润发生于被覆上皮的病变，浸润深度为浸润的最远点至最邻近的上皮乳头基底膜的距离。这是最为常见的情况。②当浸润由累腺部分的上皮内病变起始，则浸润深度为累腺部分上皮内病变的基底膜至浸润的最远点。这种测量方式必须能够明确浸润系由累腺局部起始，并且在表面被覆上皮部分不存在浸润性病变（图 14-19）。③当不能明确浸润发生于表面上皮或其累腺部分

时，则全部从表面被覆上皮的基底膜测量至浸润的最远点。

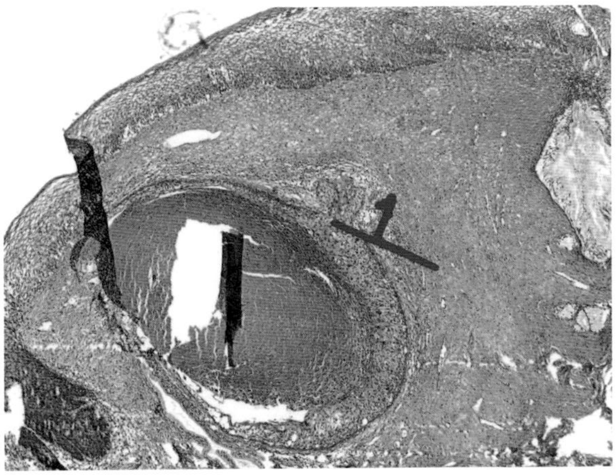

图 14-19 由累腺发生的微小浸润癌的测量方式

在描述微小浸润时，有时会用到浸润宽度。浸润宽度是指浸润性病灶两侧最远点的距离，而并非多灶性病灶之间的距离。

测量准确性取决于测量方法的精度和取样时尽可能不造成斜切面。

【鉴别诊断】

微小浸润癌通常被过度诊断，据估计41%～50%的微小浸润癌是过度诊断的。过度诊断主要由以下原因造成。①上皮内病变，上皮钉脚延伸伴炎症反应。此时，由于炎症反应，上皮基底膜模糊。或由于切面关系，形成孤立细胞巢伴周围炎症反应。②广泛的累腺被误认为浸润。③前次活检或宫颈的物理性治疗，可能造成孤立性的分化性上皮巢或个别细胞被包埋在间质中。它们都缺乏微小浸润癌上述的典型形态特征。

【预后】

微小浸润癌的预后参数包括浸润深度或肿瘤体积、血管淋巴管累及、浸润类型、病灶的水平播散范围等，其中以前 2 项最有价值。

间质浸润深度是决定预后的最为重要的因素。大量观察表明，在间质浸润深度小于 1mm时，盆腔淋巴转移的风险是很低的。在一组 237 例病例的随访中，唯一一例淋巴结阳性病例是间质浸润 0.7mm的病例，但在随访中没有复发。不同浸润深度的淋巴转移率见表 14-1。总体而言，小于等于 3mm的浸润，盆腔淋巴结的转移率为 0.6%，复发率大约为 1%；而浸润深度为 3～5mm时，淋巴结转移率显著上升到 6.8%，复发率增加到 5%左右。

表 14-1 不同浸润深度的淋巴转移率

| FIGO分期 | 浸润深度/mm | 淋巴结转移/% | 复发或死亡率/% |
|---|---|---|---|
| 1A1 | ≤ 1.0 | 0.4 | 0 |
| | 1.0～3.0 | 1.3 | 0.5～1.2 |
| 1A2 | 3.1～5.0 | 6.8 | 2.3～5.0 |

血管淋巴管累及随浸润深度的增加而增加（表 14-2）。

表 14-2 不同浸润深度的血管淋巴管累及

| 浸润深度/mm | 例数 | 血管淋巴管累及/% |
|---|---|---|
| ≤ 1.0 | 353 | 3（0～8） |
| 1.0～3.0 | 416 | 16（9～29） |
| 3.1～5.0 | 406 | 25（12～43） |

融合性浸润类型指具有推挤性边缘的融合性舌状浸润灶或浸润癌巢的顶端大于 1mm。融合性浸润方式和水平播散的长度对预后的影响在文献中结论不一致，有待积累更多资料验证。

3. 显著浸润性鳞状细胞癌（frankly invasive squamous cell carcinoma）

子宫颈的浸润性鳞状细胞癌包含微小浸润癌和显著浸润癌，本节描述的是除了微小浸润癌的其他浸润性鳞癌类型，以下简称为浸润性鳞癌。过去的 20 年，医学领域最重要的进步之一就是确认了 HPV 感染是绝大部分宫颈癌的致病原因，并且浸润性鳞癌是从其前驱病变——鳞状上皮内病变逐步发展而来，但至今依然不清楚是什么因素导致了浸润的发生。从实际诊断的角度出发，依据不同的形态学表现，宫颈的浸润性鳞癌分为普通型和特殊类型。

（1）浸润性鳞状细胞癌，普通型（conventional squamous cell carcinoma）。

【临床特点】

宫颈癌的临床表现取决于病灶大小和临床分期。典型临床症状为接触性出血，部分病例表现为血性白带、白带增多、甚或不规则出血。当肿瘤侵犯神经，可出现腰骶痛，或压迫周围器官而出现相应症状。在现代医学条件下，多数宫颈癌均在临床Ⅰ期被发现，大部分病例无明显临床表现，仅由体检、细胞学筛查等发现。

【大体病理】

浸润性鳞癌有比较多样的大体形态。早期病变仅表现充血糜烂、溃疡或略隆起的易触血颗粒状区域。当肉眼可见肿块时，主要表现为 2 种生长类型，即内生性和外生性。内生性癌一般呈溃疡性或结节状，倾向于向宫颈管内生长，侵犯深纤维肌层，而导致宫颈肥大、质硬，形成所谓"桶状"宫颈。25%～30%病例宫颈外观和大小正常，这部分病例易于漏诊。外生性癌呈息肉状或乳头状外观。

【组织病理】

浸润性鳞癌最显著的特征是在宫颈黏膜层间质和（或）纤维肌层内存在各种不同形态的浸润癌巢。不同浸润阶段、不同组织类型鳞癌的浸润方式和组织学形态可有不同。最早期的浸润形态已在微小浸润癌中描述。在显著浸润癌阶段：①浸润癌巢更为明显，在间质或纤维肌层中形成个别细胞、小巢状、索状、团块状浸润，浸润灶外形极不规则（图 14-20A），细胞异型明显（图 14-20B）。当大块癌巢形成时，可以占据整个黏膜层并向下浸润纤维肌层，癌巢中央有坏死或角化物质（图 14-20C）。部分情况下，团块状的浸润灶外周可以形成"基底细胞"样外观，向癌巢中央可以形成一定程度的分化现象（图 14-20D），但外周细胞深染、异型，此种形态不要误判为原位癌累腺。癌巢外观僵直，易有锐利的尖角形成。②不论何种浸润形式，显著浸润癌灶周围皆有明显的间质反应，部分病例可伴有不等量的嗜伊红细胞浸润。

细胞类型：浸润性鳞癌分为角化型和非角化型。角化型鳞癌最显著的特征是肿瘤细胞存在角化现象，表现为：①角化珠形成。即便单个的角化珠形成，也分类为角化型。②虽然不形成角化珠，但含有丰富嗜伊红胞质的肿瘤细胞，有明显的细胞间桥。非角化型鳞癌指没有明显角化现象的鳞癌，肿瘤细胞不论大小，可为大的多边形细胞，可为基底样细胞，可为梭形细胞，细胞边界相对不够清晰。需要特别指出，非角化型鳞癌可以有个别细胞角化现象。不同细胞类型的预后意义依然存在分歧，一般认为非角化型鳞癌对放疗更为敏感。

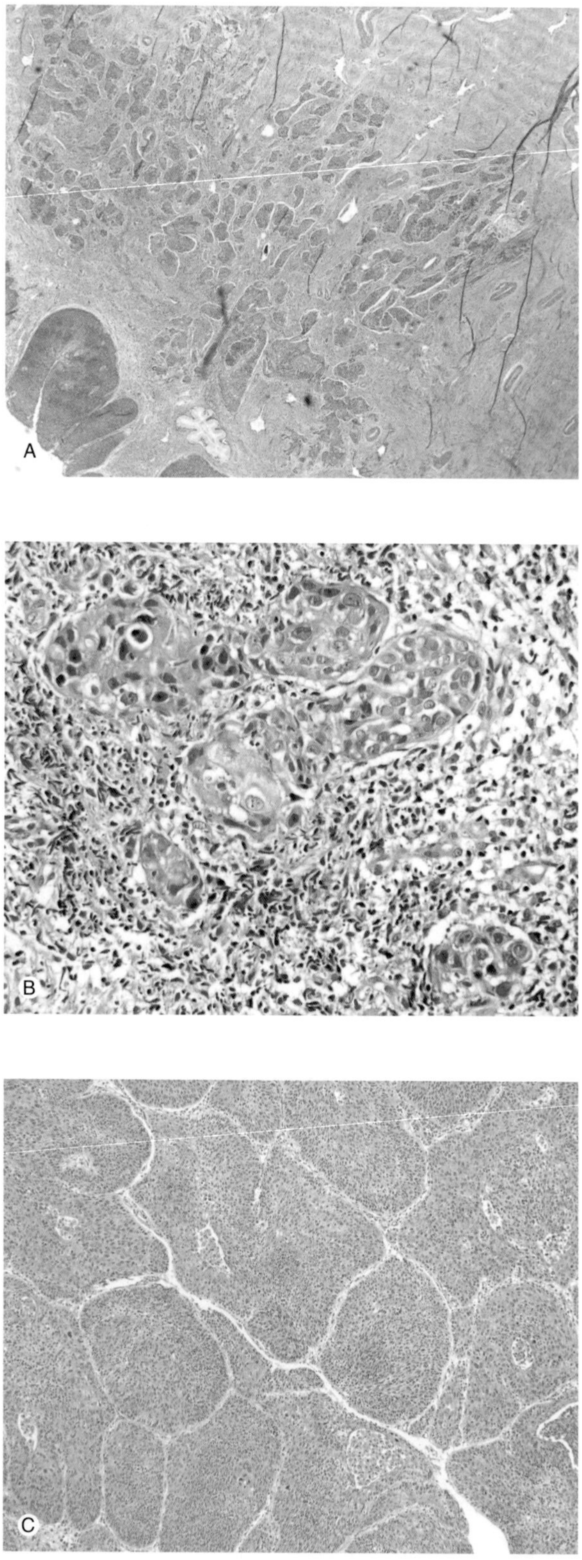


图 14-20（1） 显著浸润性鳞状细胞癌（A~C）

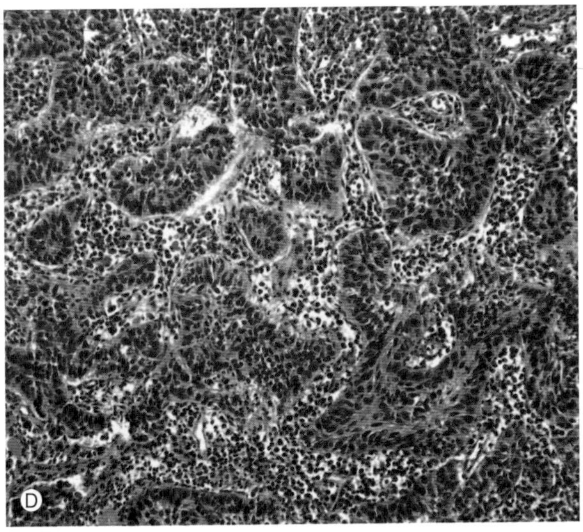

图 14-20（2） 显著浸润性鳞状细胞癌（D）

A．宫颈间质和肌层中形成个别细胞、小巢状、索状、团块状浸润，浸润灶外形极不规则。B．浸润癌巢细胞重度异型，核仁明显，失去鳞状上皮的固有排列方式。C．大块癌巢形成时，可以占据整个黏膜层并向下浸润纤维肌层。D．团块状的浸润灶外周可以形成“基底细胞”样外观

组织学分级：广泛接受的标准是按照鳞状细胞分化成熟程度和核分裂数量进行组织学分级，分为分化好（Ⅰ级）、中度分化（Ⅱ级）和分化差（Ⅲ级）。Ⅰ级：肿瘤细胞角化现象明显，有角化珠形成，或含有丰富嗜伊红胞质、明显的细胞间桥。核分裂较少，$< 2$/HPF。Ⅱ级：肿瘤细胞多形性更为明显，细胞缺乏明显的角化现象，但可以存在个别细胞角化。核分裂增多，2～4/HPF。Ⅲ级：肿瘤细胞成熟分化程度更低，缺乏角化现象，细胞异型性大，胞质更少，细胞形态类似于基底样细胞。核分裂多，$> 4$/HPF，并常见坏死。少数情况下，肿瘤细胞呈现梭形细胞改变。低分化鳞癌中可以出现瘤巨细胞改变。多年的临床病理研究已经证明，这种组织学分级的预后意义不好，要参考多个因素，主要从细胞核分裂、浸润类型、血管浸润和宿主细胞反应等综合考察，可能具有更好的价值。

除细胞类型和组织学分级外，影响肿瘤预后的其他因素包括肿瘤大小、浸润深度、血管或淋巴管浸润、浸润类型和间质反应、是否宫旁组织受累、淋巴结转移等。影响肿瘤预后的重要因素应该在报告中恰当地体现出来。

（2）特殊类型。

1）浸润性乳头状鳞癌（invasive papillary squamous cell carcinoma）。Randall 等在 1986 年首先报告，其后的文献中认为该肿瘤细胞形态类似于膀胱的移行细胞癌，故又称为“移形细胞癌”（transitional carcinoma）。AFIP（武装部队病理学研究所）报告 32 例，并将其分为鳞状上皮为主、移行上皮为主和两者混合三个类型，但发现它们在免疫表型和预后上均不存在差别。因而，在本质上应该还是属于鳞状细胞肿瘤，但具有一定的形态变异性。该肿瘤和 HPV16 相关。

乳头状鳞癌呈现乳头状、指状或疣状结构，具有明显的纤维血管轴心，鳞状上皮形态多类似于高级别鳞状上皮病变的细胞，部分细胞可有不同程度的胞质分化。乳头结构可以表现单个的指状突起，也可以相互融合形成不规则的实性片状，此种形态有时能够看到纤维轴心内存在浸润现象。肿瘤底部有浅表性的宫颈间质浸润（图 14-21）。

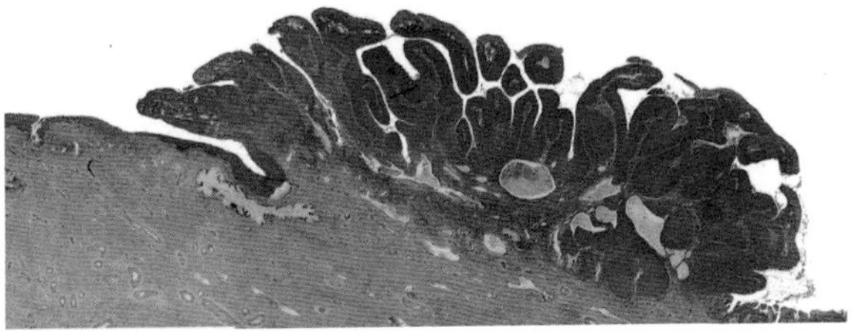

图 14-21 乳头状鳞癌。呈现乳头状、指状或疣状结构，具有明显的纤维血管轴心。肿瘤底部有浅表性的宫颈间质浸润

子宫颈鳞状细胞乳头状原位癌和浸润性乳头状鳞癌有相似的大体特征和组织学形态，在浅表活检中难以区分。当出现乳头融合情况时，应怀疑为浸润性乳头状鳞癌；当乳头间质中出现浸润时，可以确定为浸润性乳头状鳞癌；当不能确定为何种类型时，应要求临床做锥切，以便确定肿瘤是否浸润宫颈间质。

乳头状鳞癌确切的生物学行为有待进一步调查，目前认为应按普通浸润癌处理。其实际发生率要高于文献报告。

2）淋巴上皮瘤样癌（lymphoepithelioma-like

carcinoma)。和发生于其他部位的淋巴上皮瘤样癌形态相同。病灶通常局限于宫颈，没有明显边界的癌巢和大量淋巴样细胞混合。肿瘤细胞核圆形，有明显核仁，胞质丰富、透亮或伊红染色。缺乏明显的腺性或鳞状细胞分化。淋巴样细胞以T细胞为主，可有其他类型的炎症细胞，如嗜伊红细胞等。

3）疣状癌（verrucous carcinoma）。子宫颈的疣状癌极为罕见，一般发生于老年女性。呈外生性生长并向子宫颈间质推挤膨胀性浸润。核异型及核分裂极少或缺乏。和发生在外阴的疣状癌在基本形态和生物学特性上是类似的。目前所报告的子宫颈疣状癌常累及子宫腔，有个别报告和普通类型的鳞癌合并。

4）疣性癌（warty carcinoma）。和疣状癌不同，疣性癌在组织学上由具有明显的挖空细胞特征的肿瘤细胞组成，有明确的间质浸润存在，浸润灶往往为不规则性。在浅表活检中，容易被误诊为普通的尖锐湿疣。以笔者经验，疣性癌的组成细胞核更加深染，鳞状上皮的分化现象不够典型，底层细胞以上往往由一致的挖空样肿瘤细胞组成，底层细胞核大、深染明显。当有锐利尖角出现时，需要考虑到这种肿瘤。

疣性癌最主要的鉴别诊断是尖锐湿疣和普通浸润性鳞癌中存在灶性挖空细胞样分化。尖锐湿疣不存在浸润，鳞状上皮有分化层次。普通鳞癌中存在灶性挖空细胞分化，不能被分类为疣性癌。

疣性癌多见于年轻女性，可能和HPV感染有关。部分文献认为可能稍好于普通鳞癌，但笔者遇到过具有高度侵袭性临床过程的病例。确切的预后不明，需要进一步积累资料。

5）肉瘤样鳞状细胞癌（sarcomatoid squamous cell carcinoma）。也称为梭形细胞鳞癌。它是鳞癌的一种罕见变异亚型，肿瘤主要由梭形细胞组成，异型明显，核分裂多见。它是鳞癌的一种低分化形态，上皮性免疫标记表达可以和肉瘤做出区分。

6）基底细胞样鳞癌（basaloid squamous carcinoma）。主要由基底细胞样成分组成，部分区域可有成熟鳞状上皮的分化。为腺样基底细胞癌进展而来或普通鳞癌的特殊分化形式，目前尚不能确定。由于报告的病例较少，预后情况有待进一步积累资料。

**（二）腺上皮恶性肿瘤**

子宫颈腺体病变受到越来越多的关注，其原因，一方面是腺体病变，无论浸润前或浸润性病变较过去明显增加了，这和检查技术的进步如细胞学、阴道镜等广泛开展以及病变本身为HPV感染相关有关；另一方面，子宫颈腺体病变在分类、命名、诊断条件等方面存在不同意见，以及和某些反应性或良性增生性病变易于混淆，导致容易出现诊断困难。

1．浸润前病变（precursors of cervical adenocarcinoma）

**【概述】**

早在20世纪50年代学者就已经认识到子宫颈浸润性腺癌存在前期病变，并命名为原位腺癌（adenocarcinoma in situ，AIS）。后期，将病变程度低于原位腺癌的称为腺体的不典型增生。至20世纪80年代，参照子宫颈鳞状上皮内病变的命名和分级，将子宫颈腺体的浸润前病变称为子宫颈腺体上皮内瘤变（cervical intraepithelial glandular neoplasia，CIGN），CIGN1、CIGN2相当于子宫颈腺体不典型增生，CIGN3等同于原位腺癌。由于在实际工作中，宫颈腺体不典型增生很少见，诊断的客观性也相对不足，一般仅用于在形态上异型性程度不足以诊断原位腺癌，或个别腺体异型，不能肯定为原位腺癌的情况。因而，CIGN的诊断并没有获得广泛的使用，本节描述的浸润前病变主要指原位腺癌。

**【临床特点】**

原位腺癌的平均发病年龄为37岁，近年有更为年轻化的倾向。83%的病例没有明显的临床症状，仅为体检、细胞学或阴道镜检查时发现。由于原位腺癌常常是诊治鳞状上皮病变时发现，针对浸润前腺体病变的比较有效的检测方法为阴道镜检查，可发现大约74%，细胞学大约可发现45%，其他方法的有效性有待验证。原位腺癌在宫颈上的分布是临床处理的重要参数，但目前累积的资料尚不充分。大约65%的原位腺癌位于移行带区，病灶以单灶为主，可以单独或同时累及宫颈管表面内衬上皮或其下腺体。但有部分病变可能位置较高，向颈管内延伸达3cm之深。

【组织病理】

子宫颈原位腺癌特征上表现为正常存在的黏液腺体，其组成的上皮细胞表现恶性的细胞学特征。这些恶性的细胞学特征包括：细胞核复层、失去极性；细胞核异型、深染；核仁增大；去黏液分化；核分裂活跃、不典型核分裂；细胞凋亡；出现肠上皮形态；骤然的上皮移行等（图14–22A，14–22B）。受累腺体有正常的外形和分布（图14–22C）。这一点曾经被看作是原位腺癌的最重要的结构特征，但现在发现，在原位腺癌腺体可以有轻微的畸形甚至可以出现某种程度的囊性扩张。典型情况下发生于移行带或附近。由于这个特殊的位置，原位腺癌表面可以被覆正常的、化生的或不典型增生的鳞状上皮或各个不同级别的鳞状上皮内病变，也可以合并浸润性鳞状细胞癌。原位腺癌多同时累及表面被覆上皮和其下的腺体，主要容易累及腺体的“颈部”（necks of the glands）。很少仅仅局限于深部的腺体，如果这种情况出现，多为内膜样型的原位腺癌。但也有报告仅为表面上皮累及的。一般为单灶性病变，但大约有15%是多灶性发生的。

原位腺癌可分为不同的组织亚型，包括颈管黏膜型、肠上皮型、输卵管上皮型、内膜样型、透明细胞型、浆液性、鳞腺混合型等。其中以前两种最为常见，后面的某些类型尚没有得到公认。区分不同亚型的意义在于有利于形态的识别，目前尚不明确不同亚型的生物学意义，因此，在实际诊断中不需要诊断具体亚型。

【鉴别诊断】

子宫颈原位腺癌和腺体的不典型增生需要和输卵管–子宫内膜样上皮化生、子宫颈黏膜层子宫内膜异位症、A–S反应、微腺性增生、放疗反应、普通炎症导致的反应性改变、由于其他病毒（如HSV、CMV）感染导致的腺细胞异常、中肾管残迹增生及浸润性腺癌等进行鉴别诊断。详见本章相应部分。

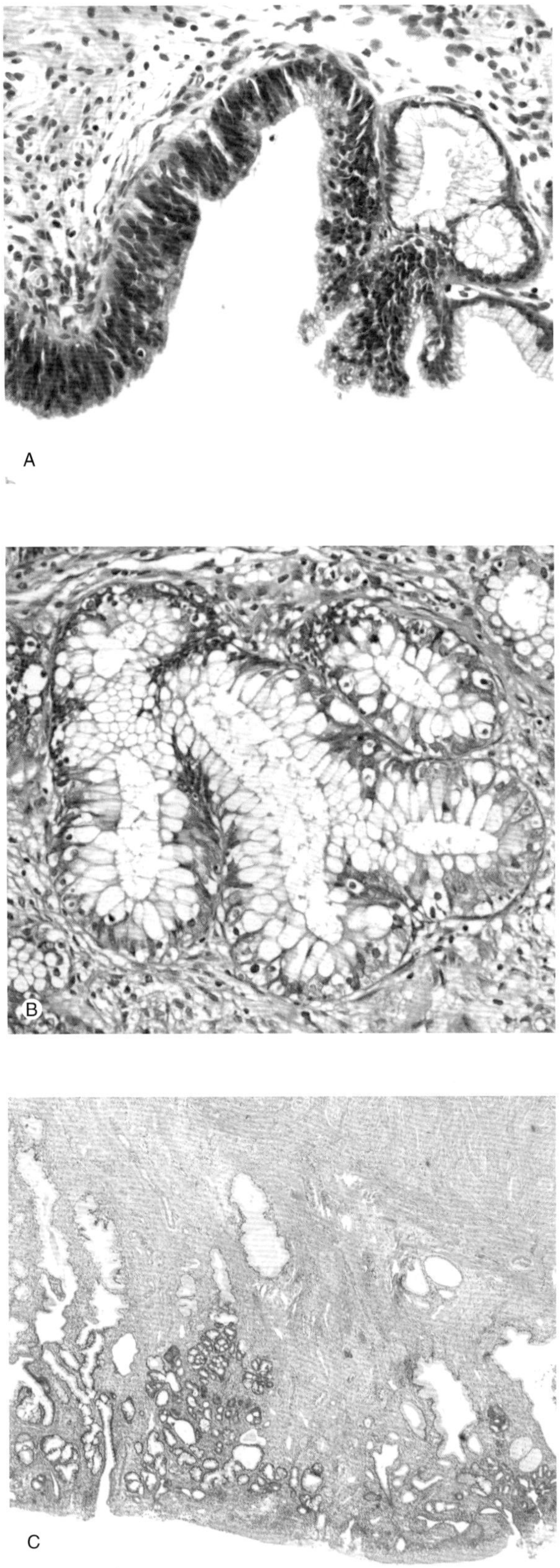


图14–22 宫颈原位腺癌

A. 细胞核复层、失去极性；细胞核异型、深染；核仁增大；去黏液分化；核分裂活跃、不典型核分裂；细胞凋亡；骤然的上皮移行。B. 出现肠上皮形态。C. 受累腺体有正常的外形和分布

【临床处理】

子宫颈原位腺癌的自然病程不清楚，其临床处理存在争议。过去一般认为，活检诊断原位腺癌通常需要做单纯性子宫切除，但近年来有资料表明，单纯的锥切也可以获得满意的疗效。多数文献推荐"冷刀"锥切，但满意的LEEP刀也可以完全切除病变。当锥切完全切除病灶，切缘显示为阴性时，是否仍然需要子宫切除存在分歧。原因是：①大约15%的原位腺癌为多灶性，尽管切缘阴性，并不代表不存在病灶。②对腺体病变缺乏有效的随访手段。腺体病变通常位置较高，而且不像鳞状上皮内病变可以通过细胞学检查进行有效的随访。尽管存在这些不利因素，对于年轻需要保留生育功能的女性，锥切结合密切的随访依然是可行的。进一步累积的资料将有助于说明这些问题。

2. 早期浸润性腺癌（early invasive adenocarcinoma）

也有文献称为微小浸润性腺癌（microinvasive adenocarcinoma）。不同于鳞状上皮的同类病变，在形态上，腺癌的早期间质浸润是难以识别的，因而存在较多的争议。

目前认为，宫颈的早期浸润性腺癌一般表现为以下三种情况。①不规则浸润类型（infiltrative pattern），原位腺癌的腺体周围有孤立的浸润性小细胞巢或单个细胞在间质中，周围有明确的间质反应（图14-23A）。②膨胀性浸润型（expansile pattern），原位癌腺体出现相互融合性结构，或出现真性的筛孔结构，或扩张的腺腔内出现乳头状结构（图14-23B）。有时表现为明显的嗜酸性胞质和明显的核仁，这种形态一般多见于胃型分化性腺体。这种类型，周围间质反应可以不明显。但由于原位腺癌本身腺体结构可以很复杂，应避免过度诊断。③外生型（exophytic pattern），表现外生乳头状生长方式，宫颈的间质存在浅表性浸润（图14-23C）。

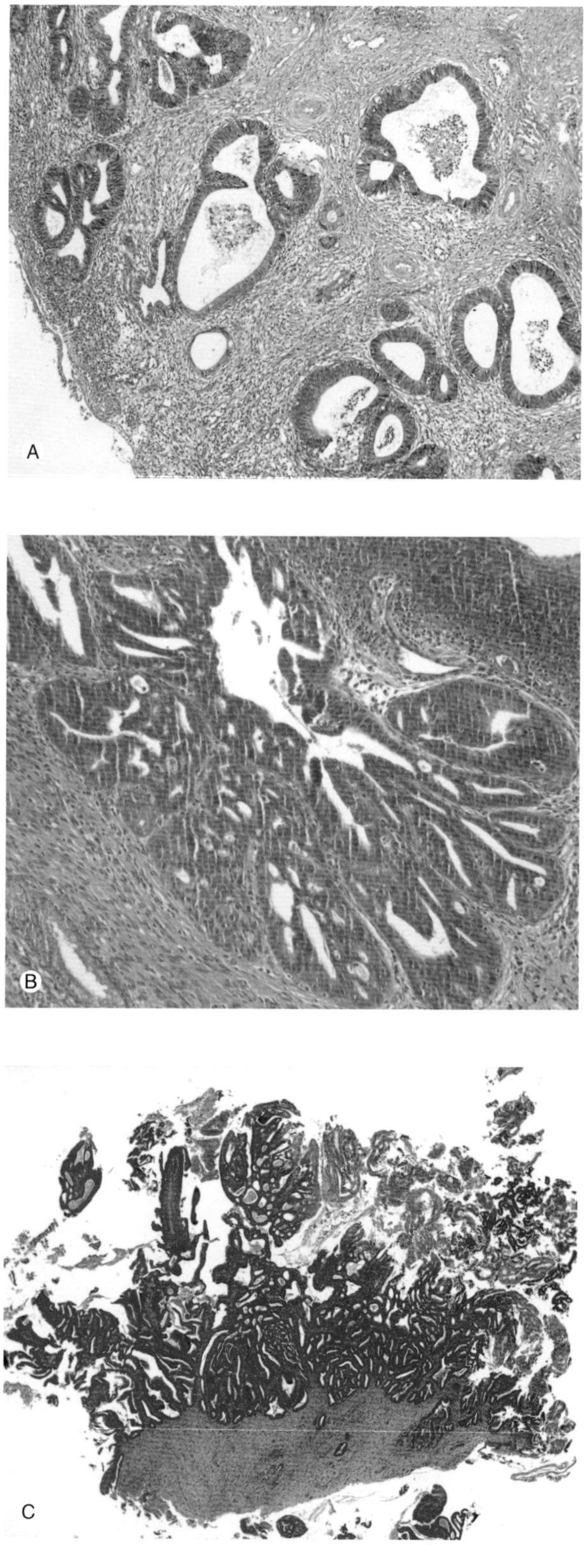


图14-23 宫颈早期浸润性腺癌

A. 不规则浸润类型，原位腺癌的腺体周围有孤立的浸润性小细胞巢或单个细胞在间质中。B. 膨胀性浸润型，原位癌腺体出现相互融合性结构，或出现真性的筛孔结构，或扩张的腺腔内出现乳头状结构。C. 外生型，表现外生乳头状生长方式，宫颈的间质存在浅表性浸润尽管对早期浸润性腺癌的名称、诊断条件和类型等存在争议，但不建议在活检组织中诊断。如果存在任何怀疑，应建议临床做较大的组织样本，如锥切等，以进一步明确诊断。

3. 浸润性腺癌（invasive adenocarcinoma）

子宫颈原发性浸润性腺癌具有不同的组织起源，可能为宫颈管柱状上皮，或柱状上皮中存在的纤毛细胞，也可能为异位的子宫内膜，或胚胎期残留的中肾管残迹，罕见情况下，可能来源于原始泄殖腔，以第一种为最常见。宫颈腺癌的组织学形态较为复杂多变，目前并不清楚不同组织学亚型和前驱病变的对应关系。

子宫颈腺癌的发病率近年来处于上升之中，并有年轻化倾向。一方面，与HPV感染有关；另一方面，与检查方法的进步，能够在更早期发现有关。大约94%的宫颈腺癌和HPV感染有关，HPV18、HPV16和HPV45与腺癌的关系更为密切。

（1）普通型腺癌（endocervical adenocarcinoma，usual type）。

【概述】

普通型腺癌是指肿瘤细胞黏液分化相对不明显的一组腺癌，为宫颈部位最主要的组织类型。在整个宫颈腺癌中所占比例，各家报告不尽相同，从57%～95%不等，主要原因是该型腺癌常被误分类为“内膜样腺癌”。较为合理的比例约为90%。

【大体病理】

子宫颈黏液腺癌大体可呈息肉状、结节状、外生乳头状或溃疡型。约50%表现外生性生长方式，约29%的病例在宫颈外观上表现正常，需要注意在子宫颈管较高位置存在的病损。

【组织病理】

大部分为分化好至中度分化腺癌。结构上以形成复杂腺体结构为主，可以表现融合性筛孔状腺体，或乳头状腺体；上皮呈假复层排列，细胞核上部分呈嗜酸性胞质，表现黏液损耗形态（mucin depletion），或黏液细胞顿挫性分化（abortive differentiation）特征，细胞核长卵圆或卵圆形，核深染，可以有明显的核仁，核分裂容易出现在腺腔缘位置，常见细胞凋亡现象。在分化较差时，以形成不规则浸润结构，或形成半实性、实性片状结构为主；细胞异型性明显，深染；细胞核上部分的嗜酸性胞质不明显或消失，仅个别细胞表现胞质内黏液空泡；浸润性腺体周围间质反应明显（图14-24）。

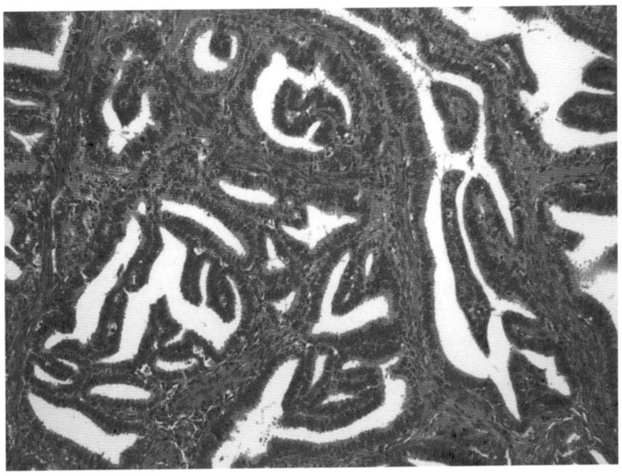

图14-24　宫颈浸润性腺癌，普通型

表现融合性筛孔状结构的浸润性腺癌，需要和内膜样腺癌区分；宫颈的普通型浸润性腺癌缺乏经典内膜样癌的空泡状核形，一般为假复层排列，黏液细胞上部富含嗜酸性胞质，或含有黏液空泡，核分裂常常位于腔缘位置。乳头状腺癌倾向于外生性生长，常常伴有浅表性浸润；需要和绒毛状腺癌（villoglandular adenocarcinoma）及原位腺癌的乳头状类型鉴别。表现半实性或实性的低分化腺癌需要和非角化鳞癌或腺鳞癌区分。

【预后】

影响子宫颈腺癌的预后因素主要包括肿瘤大小、浸润深度、是否血管淋巴管累及、临床分期、淋巴结转移、年龄等。临床Ⅰ期的5年存活率为80%～84%，Ⅱ期为48%～57%，Ⅲ期为11%～28%，而Ⅳ期为0。和相同临床期别的鳞癌相比，腺癌预后稍差。

（2）黏液腺癌（mucinous adenocarcinoma）。

1）非特异型黏液腺癌（mucinous carcinoma，NOS）。子宫颈浸润性黏液腺癌，胞质含有明显的黏液分化，但不能被分类在普通型、胃型、肠型或印戒细胞癌中。

2）胃型黏液腺癌（mucinous carcinoma，gastric type）。

【概述】

子宫颈浸润性黏液腺癌，黏液腺体向胃型腺体方向分化。该型黏液腺癌可能占到宫颈腺癌的25%左右，过去应该是被低估了。其发生和HPV感染无关，而与宫颈腺体的胃型分化有关。浸润前的宫颈腺体的胃型分化最常见于宫颈腺体的叶状增生，也可见于普通的“慢性宫颈炎”背景中，偶然可能出现在隧道状腺丛的边缘，后两种情况在日常诊断中极易忽略。具有胃型分化的宫颈黏液腺体形成浸润性腺癌，当在形态上表现极高分化形态时，称为“微偏腺癌（minimal deviation adenocarcinoma，MDA）”或恶性腺瘤（adenoma malignum）。1963年，Mckelvey和Goodlin首先用恶性腺瘤的名称，描述一种保持宫颈腺体分支状外貌，核异型和间质反应极小或缺乏的宫颈黏液性肿瘤，常具有高度侵袭性临床过程。1975年，Silverbeg和Hurt将保持正常外貌腺结构，核异型低的内膜样、透亮细胞癌也划入这一范畴，并命名为微偏腺癌。现在所描述的宫颈胃型腺癌不应该再包含“内膜样”或“透明细胞”形态的腺癌。具有胃型分化的宫颈黏液腺体当分化较差时，细胞核异型性明显增加，则为胃型黏液腺癌（gastric type adenocarcinoma）。

【临床特征】

通常发生于生殖年龄，平均发病年龄42岁左右。以大量水样白带为典型临床特征，有5%～10%的患者仅表现不规则出血。妇科检查可以发现宫颈肥大，影像学检查可能在宫颈管壁发现实性占位性病损。

【大体病理】

子宫颈微偏腺癌明显的表现为子宫颈弥漫性或部分性肥大、肿块没有明显的边界、一般没有出血坏死，因而在巨检时可能被忽略。需要注意，在弥漫性或局部增厚的子宫颈管壁，切面上，肿块质地较硬，有微小的囊腔，含黏液。一般没有很大的囊腔，色泽略偏黄（图14–25）。在较为早期的病变，密切注意子宫颈黏膜和纤维肌层的分界情况是否清晰。在分化较差的胃型腺癌可以伴有明显的出血坏死。

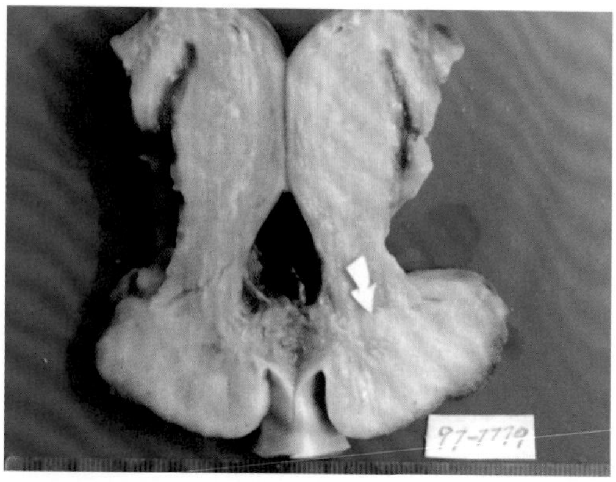


图14–25　宫颈微偏腺癌大体，宫颈弥漫性肥大，肿块没有明显的边界（注意箭头），一般没有出血坏死。切面上，肿块质地较硬，有微小的囊腔

【组织病理】

微偏腺癌在组织学上突出表现为：在细胞学上异型性轻微，但在腺体结构上异型明显。在结构上失去规则的小叶状分布，大小不规则腺体杂乱分布，部分腺体明显扩张，部分腺体形成腔内乳头状结构，部分形成微小腺体，少部分可能出现融合性腺体。腺体细胞单层、柱状，胞质透亮或苍白，部分可能嗜酸性，胞核常位于底部，扁平状或卵圆形，深染，少部分可能有不规则核形。核分裂易见。复杂的腺体深达纤维肌层，对纤维肌层结构有破坏，可以形成局部的大量炎症细胞聚集，甚至肉芽肿样反应。增生的腺体对大的厚壁血管和神经的侵犯，也具有诊断意义（图14–26A）。

当表现明显的核异型性，核变大，圆或卵圆形，核仁明显，胞质透亮或嗜酸性；表现明显的不规则浸润性腺体结构，或融合性腺体结构时，称为胃型黏液腺癌（图14–26B）。少数情况下，可能伴有局灶性肠型分化成分。

微偏腺癌至胃型腺癌是一个谱系，从极高分化形态的微偏腺癌仅表现轻微的核异型，到胃型腺癌的明显核异型，在约半数的肿瘤中混合存在，不同分化程度的成分在肿瘤中的分布和含量可能不同。仔细识别不同分化程度的胃型黏液性分化的腺体对于正确诊断有帮助，尤其在活检诊断中。HIK1083和MUC6对于识别黏液腺体的胃型分化有一定帮助，在恶性腺体病变中，通常伴有TP53表达，这不同于一般HPV相关的宫颈腺癌。

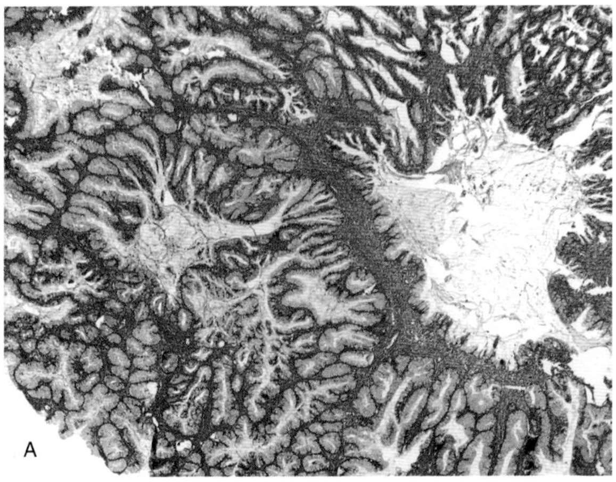

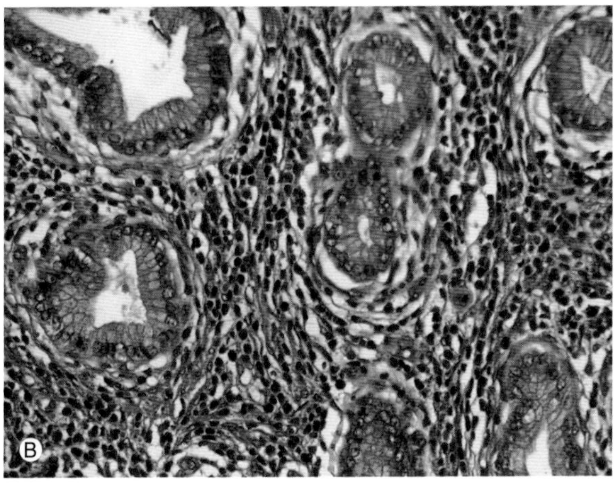

图 14-26 子宫颈胃型黏液腺癌

A. 微偏腺癌，复杂的腺体结构，轻微或几乎没有核异型。B. 胃型腺癌，明显的细胞核异型，胞质嗜酸性改变

【预后】

子宫颈微偏腺癌的预后在文献中差异较大，5年存活率从20%到80%不等，平均30%左右，比普通型宫颈腺癌（76%～80%）的明显要差。我们自己的经验是，1960—1995年的60余例微偏腺癌病例，5年存活率为20%～30%，一方面，与微偏腺癌常常为高临床期别有关，而高临床期别又和微偏腺癌可能存在的同期发生的多部位黏液腺体分化和肿瘤有关。另一方面，微偏腺癌难以早期发现和诊断。对于胃型腺癌的预后还缺乏可信的预后资料，过去可能分类在其他类型的腺癌中。

3）肠型黏液腺癌（mucinous carcinoma, intestinal type）。符合浸润性黏液腺癌的一般特征，腺体完全或局部性呈现肠上皮分化特征，可以含有杯状细胞、嗜银细胞和Paneth细胞。肠型分化的黏液腺癌有更多机会在局部形成黏液湖。

在早期肠型黏液腺癌和肠型分化的原位腺癌，可见普通型和肠型腺体的互相移行或转化过程，目前认为浸润性肠型黏液腺癌也和HPV感染有关。

4）印戒细胞癌（mucinous carcinoma, signet-ring cell type）。为宫颈黏液腺癌中最少见的组织类型，腺癌中至少部分含有明确的印戒细胞成分，组成腺癌的其他成分多为普通型腺癌或肠型腺癌，且分化往往偏差。

该型腺癌甚为少见，和HPV感染的关系不明确，有待进一步调查。实际诊断中需要和转移性印戒细胞癌相区分。

（3）绒毛状腺癌（villoglandular adenocarcinoma）。绒毛状腺癌是由Young和Scully于1989年首先描述的一种宫颈腺癌的变异亚型，最初称为“绒毛乳头状腺癌”（villoglandular papillary adenocarcinoma），也有文献称为“分化性绒毛状腺癌”。因其非常好的预后，故予以独立描述。

绒毛状腺癌通常发生在年轻女性，平均发病年龄为35岁，临床和分子病理学检查证实和HPV感染有关。病灶在大体上表现为外生性，并和子宫颈有清晰的分界。镜下表现为带有纤维轴心细长乳头，黏液上皮呈假复层排列。细胞轻－中度异型性。核分裂象常见。可以有粗短的乳头存在，但一般没有乳头的相互融合，也没有浆液性乳头状癌的那种如散落的花炮样细小乳头。肿瘤对宫颈间质通常没有浸润，即便有，也只能是极轻微的或可疑的，即不存在明显浸润癌的组织反应（图14-27）。

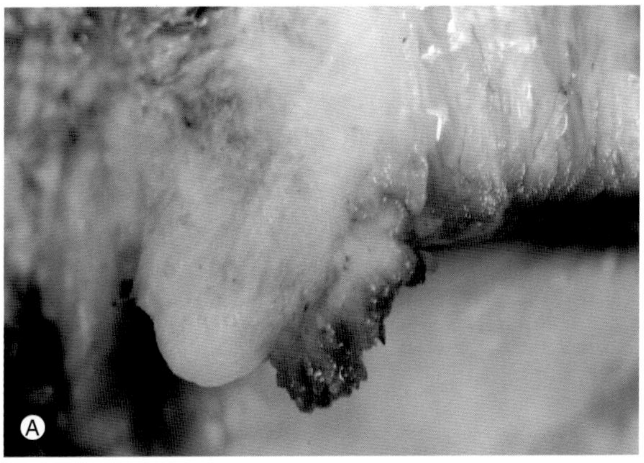

图 14-27（1） 宫颈绒毛状腺癌（A）

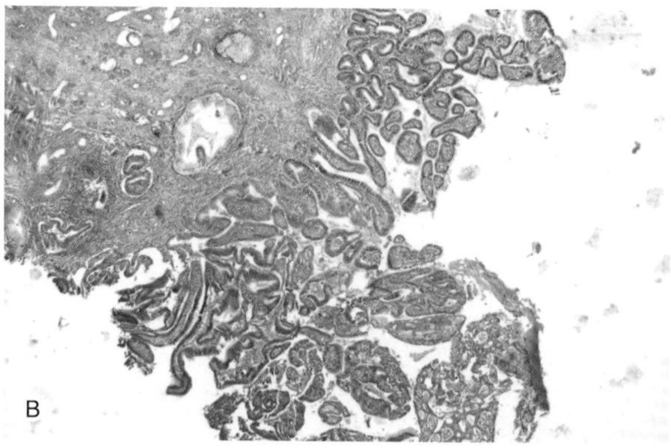

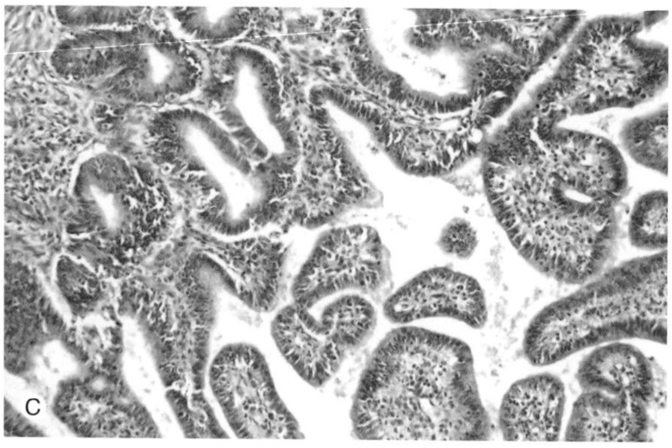

图 14-27（2） 宫颈绒毛状腺癌（B~C）
A. 大体上表现为外生性，并和子宫颈间质有清晰的分界。B. 镜下表现为带有纤维轴心细长乳头，黏液上皮呈假复层排列。C. 细胞轻－中度异型性是其最重要的诊断限制性特征





独立描述这组病例最重要的理由是发生在年轻女性的绒毛状腺癌具有很好的预后，适合进行保守性治疗，如锥切或单纯全子宫切除，而不需要根治性手术。但在后期报告的部分绒毛状腺癌病例，往往和分化性的普通外生性乳头状腺癌相混淆，导致出现部分转移或死亡。因而，近年来强调要更严格地进行绒毛状腺癌的诊断。最重要的是和普通外生性乳头状腺癌进行区分，其要点是：①绒毛状腺癌细胞核轻度异型，不能超过中度异型，而普通的乳头状腺癌具备一般腺癌中重度核异型的特征；②外生的乳头不能出现融合，没有乳头间的浸润；③肿瘤和宫颈的界面没有明显的浸润。此外，浆液性乳头状癌、乳头状宫颈炎、乳头状苗勒管腺纤维瘤等也需要鉴别诊断。

（4）内膜样腺癌（endometrioid adenocarcinoma）。子宫颈内膜样腺癌是指原发于子宫颈，但在形态上和原发于子宫内膜的内膜样腺癌形态相同的肿瘤（图 14-28）。文献中报告的原发于子宫颈的内膜样腺癌占宫颈原发性腺癌的比例从罕见到高达 50%不等。实际上，真正的内膜样腺癌在子宫颈部位是罕见的，按Schorge等在1999 年的统计不超过 7%，真实的发生率可能更低，一般不会超过 5%。原因是将普通型的宫颈腺癌分类为“内膜样腺癌”。区分它们的方法是：①子宫颈部位的内膜样腺癌和发生于宫腔位置的同类型腺癌相同，一般都具有典型的“泡状核”外观，上皮复层较为明显，有更多见的融合性结构，而普通型宫颈腺癌通常为长卵圆形细胞核，假复层排列；②内膜样腺癌 p16 呈斑驳状表达，而普通型均呈强阳性弥漫表达。此外，ER、PR在内膜样腺癌通常为阳性，而普通型即便表达也是相对较弱或灶性的；Vimentin 常常表达在内膜样上皮中，也具有一定的帮助价值。

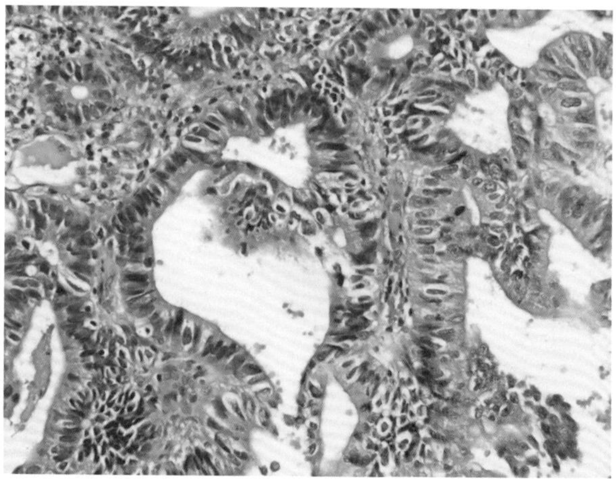

图 14-28 宫颈内膜样癌，形态和宫腔子宫内膜癌相同

少见情况下，宫颈管高位近子宫下段位置可能发生“微偏样”子宫内膜样腺癌，或内膜样微偏腺癌（minimal deviation endometrioid adenocarcinoma）。它们具有内膜样腺癌的一般免疫学特征，但在形态上以深肌层浸润的单腺管结构为主，在活检诊断中较难发现。

诊断子宫颈内膜样腺癌同时需要除外子宫腔内膜样腺癌的宫颈累及。

（5）透明细胞癌（clear cell carcinoma）。子宫颈透明细胞癌和发生于生殖道的其他部位同类型肿瘤具有相同的细胞学形态和结构特征

（图 14–29）。不同于DES宫内接触的病例，子宫颈的透明细胞癌主要发生于老年女性，平均发病年龄为 47 岁。

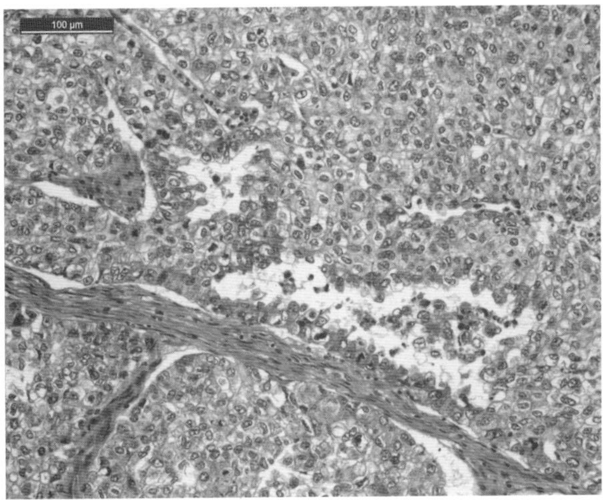


图 14–29　宫颈透明细胞癌

典型的透明细胞癌在诊断上通常没有问题，组织学表现和免疫学特征与生殖道其他位置同类肿瘤相同。需要注意的是：①一些非角化型的鳞癌富含糖原，可以相似于透明细胞癌，近现代有观察指出，这种类型的鳞癌可能代表了一种鳞腺癌的分化；②妊娠后，A–S现象可以在宫颈管黏膜腺体中存留相当长时间，不能误为透明细胞癌；③透明细胞癌部分或主要由鞋钉样细胞构成，形成乳头状结构，可以类似于浆液性腺癌。

子宫颈透明细胞癌较为罕见，目前对其预后没有准确的资料。尽管现代一般没有DES宫内接触病史，子宫颈透明细胞癌也可能出现在较为年轻的女性，而表现为完全或主要呈外生性生长方式，这种宫颈透明细胞癌可能具有较好的预后；而在老年女性，以内生浸润为主的透明细胞癌预后相对较差。

（6）浆液性癌（serous carcinoma）。子宫颈的浆液性癌少见，组织学和免疫学特征与发生于输卵管、子宫等部位的高级别浆液性癌相同（图 14–30）。该部位诊断浆液性癌需要首先除外透明细胞腺癌的乳头状生长类型、普通宫颈管腺癌的乳头状生长等；再则，需要除外输卵管、卵巢、子宫内膜部位的浆液性腺癌的种植。

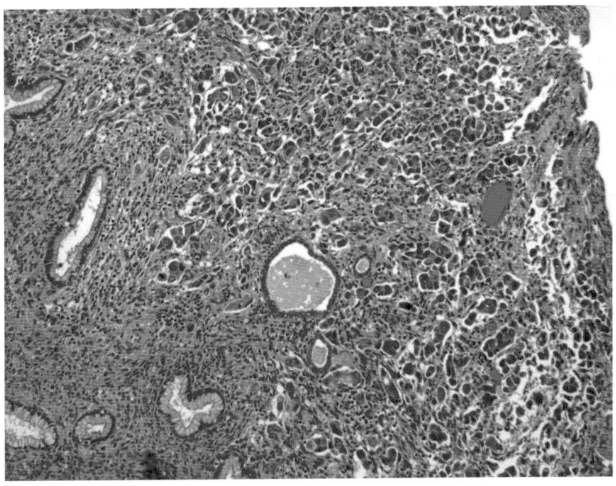

图 14–30　宫颈浆液性癌，显著的核异型

（7）中肾管源性腺癌（mesonephric adenocarcinoma）。子宫颈的中肾管腺癌是指起源于宫颈管侧壁胚胎期中肾管残迹的腺癌，非常罕见。至今文献报告不足 30 例，部分为局限于宫颈管黏膜层。中肾管腺癌应该对应于其组织起源部位，是发生于子宫颈管侧壁深层的，并且常常累及宫颈管壁外 1/3。多表现小管状结构，腺腔内有红染伊红物质。细胞学形态较一致，缺乏纤毛细胞改变。可有隐约的小核仁。有时呈现梭形细胞分化。复杂腺性、网状或性索样结构也有描述。良性或增生性的中肾管残迹成分混杂，有利于中肾管腺癌的诊断。主要应和旺炽样中肾管残迹增生以及内膜样腺癌、去黏液分化的普通颈管型腺癌相鉴别。

**（三）其他上皮恶性肿瘤**

1. 腺鳞癌（adenosquamous carcinoma）

子宫颈的腺鳞癌是指由恶性组织学表现的鳞状细胞和腺细胞成分混合构成的肿瘤。这个定义强调的是，两种上皮成分都应该是恶性的，某些内膜样癌中的鳞状细胞分化不能被计入，而某些鳞癌中含有少量的黏液细胞也不能被计入。同时强调，鳞和腺两种成分都应该是清晰可辨的，某些鳞癌表现腺样结构或鳞癌累腺不能计入，而形成实性结构的低分化腺癌也同样不能误为腺鳞癌。因而解释了不同文献报告中腺鳞癌占子宫颈癌 5%～50%的巨大差异的原因。如果按照严格的腺鳞癌的诊断条件，实际比例为 20%～28%。

腺鳞癌可能有不同的起源。其一，可能为柱状上皮下的储备细胞起源的双相分化。其二，也可能是分别起源于鳞状细胞和腺细胞肿瘤的混合。后一种情况也称为鳞腺混合癌，或“碰撞”癌，或“同期发生的腺癌和鳞癌”（synchronous adenocarcinoma and squamous cell carcinoma），鳞和腺两种成分可以分别表现浸润或原位癌，在肿瘤早期或相对早期时可以看到代表肿瘤组织起源的细胞移行过程，因而主张不能算是真正意义上的腺鳞癌。近代认为，无论表现何种形式，实际都是HPV相关的病变，并且在肿瘤形成后期阶段是难以区分的。从实际诊断的角度而言，不再严格区分，而统称为腺鳞癌。

腺鳞癌可以表现不同的组织类型，最常见的为普通型（usual type），少见情况下表现为透明细胞腺鳞癌（clear cell adenosquamous carcinoma），极罕见情况下呈现毛玻璃细胞癌（glassy cell carcinoma）。

普通型的腺鳞癌为含有明确鳞癌和明确腺癌成分的肿瘤。所谓明确的鳞癌是指鳞状细胞成分显示有角化，或片状肿瘤细胞中伴有单个细胞角化，或有明确的细胞间桥形成（图14-31）。所谓明确的腺癌是指存在有分化性的腺癌，或能够被明确识别的腺癌，而不仅仅是腺样结构。腺鳞癌也可以表现为原位腺癌和原位鳞癌的混合，或其中任一种类型为早期浸润，这种表现可以看作是普通型腺鳞癌的早期阶段。

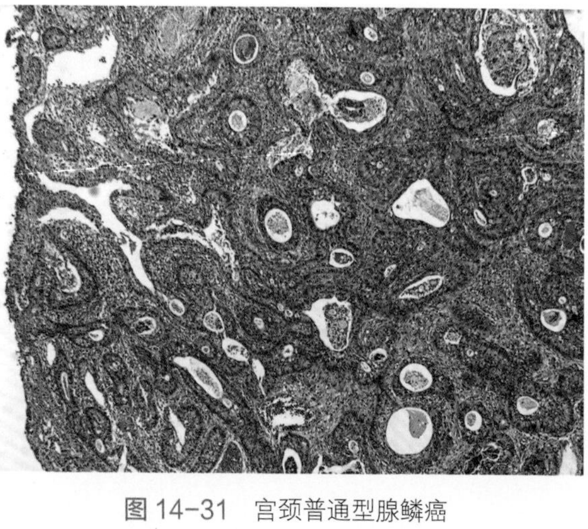

图14-31　宫颈普通型腺鳞癌

透明细胞腺鳞癌，平均发病年龄43岁，多为HPV18型感染。在组织学上，细胞边界清晰的、富含糖原的透亮胞质的鳞状上皮样细胞形成片状结构，由结缔组织分割，其中有多量的淋巴细胞浸润。局部往往有含有黏液的腺体成分。透明细胞腺鳞癌需要和透明细胞腺癌及毛玻璃细胞癌进行鉴别诊断，透明细胞腺鳞癌缺乏乳头或腺管状结构，也没有鞋钉样细胞成分。而透明细胞腺癌没有产生黏液的腺体成分。

毛玻璃细胞癌被看作腺鳞癌分化最差的一种形式，仅占宫颈癌的1%～2%。具有明显嗜伊红或嗜双色的大细胞呈片状排列，胞质细颗粒状如毛玻璃，细胞边界清晰，细胞核大、异型明显，具有明显大的核仁，核分裂活跃。间质内显著的炎症细胞浸润，以嗜酸性细胞和浆细胞为主。可以伴随有灶性鳞癌或腺癌的分化。最主要的鉴别诊断是大细胞非角化型鳞癌以及淋巴上皮瘤样癌。大细胞非角化型鳞癌缺乏毛玻璃样的胞质外观，也没有毛玻璃细胞癌的明显的大核仁，具有更多的鳞状分化特征。而淋巴上皮瘤样癌一般为单个病灶的局限性生长方式，细胞边界不清楚，没有毛玻璃细胞癌的活跃核分裂和大而明显的核仁，间质中主要为大量淋巴细胞浸润。不同文献描述的毛玻璃细胞癌预后存在较大差异，主要是由于其他相似形态的肿瘤误分类导致。准确分类毛玻璃细胞癌的意义在于，对化疗相对敏感，而对放疗不敏感。

### 2. 腺样囊性癌（adenoid cystic carcinoma）

罕见肿瘤。圆形的巢状结构，由不等量的筛孔结构腺体组成，圆形的腔隙内含有嗜伊红的透明物质，形态上相似于涎腺的同名肿瘤。肿瘤巢外周常常有栅栏状排列的细胞。肿瘤细胞异型明显，核分裂活跃。约20%的病例局部可表现完全实性结构，少数病例可有灶性鳞癌分化。腺样囊性癌需要和腺样基底细胞癌相鉴别，前者CD117阳性。

### 3. 腺样基底细胞癌（adenoid basal carcinoma）

罕见肿瘤。一般发生于绝经后女性，平均发病年龄64岁。无症状，常因为其他病变时被偶然发现，最常合并原位鳞癌或原位腺癌，也可以为微小浸润癌或显著浸润癌。一般在锥切或全子宫切除标本中发现。镜下表现为小的圆形或卵圆形或叶状肿瘤细胞巢散在分布，肿瘤细胞表现为较为一致的基底样细胞形态，肿瘤巢外周常伴有栅栏状的细胞排列。巢内有腔隙结构，可以扩张，腔隙可以内衬黏液上皮，或扁平细胞。局部可以显示鳞状细胞转化。和腺样囊腺癌不同，腺样基底细胞癌罕见核分裂，无间质反应或极为轻微。

腺样基底细胞癌通常局限于宫颈，预后较好。但文献中有一例死亡病例报告，因而依然需要密切的随访。

4. 神经内分泌癌（neuroendocrine carcinoma）

子宫颈神经内分泌肿瘤罕见，占子宫颈癌的 0.3%～2%。参照其他部位的分类方法，分为低级别神经内分泌肿瘤［含类癌（carcinoid tumor）、不典型类癌（atypical carcinoid tumor）］、高级别神经内分泌癌［含小细胞神经内分泌癌（small cell neuroendocrine carcinoma）和大细胞神经内分泌癌（large cell neuroendocrine carcinoma）］。发生于子宫颈的神经内分泌肿瘤的准确组织起源不清楚，在正常组织成分中约 40%的宫颈外口鳞状上皮、20%的颈管黏液上皮中含有嗜银细胞。约 60%的微偏腺癌、14%的其他类型腺癌或腺鳞癌中也含有嗜银细胞成分，因而不能把这些肿瘤归类为神经内分泌肿瘤。

子宫颈类癌在形态上相似于发生于肠道的典型类癌，呈较为规则的岛状、结节状或索状生长；细胞核形态较为一致；核染色质较为细致；核分裂象低；缺乏坏死。类癌被看作是神经内分泌肿瘤中分化好的一类，但文献中依然有侵袭性临床过程的报告。当肿瘤虽然保持了典型的类癌结构特征，但核异型性增加，核分裂象达到 5～10/10HPF，称为不典型类癌，此时，常常伴有坏死。当肿瘤表现低分化状态时，呈现更为明显的坏死和丰富的核分裂，常常超过 10/10HPF，此时典型的类癌结构特征已经不明显。这类分化较差的肿瘤包括大细胞神经内分泌癌或小细胞癌。小细胞癌类似于肺的燕麦细胞癌，在形态上表现为：①单一的细胞类型；②核深染；③高核浆比；④肿瘤细胞呈不规则片状排列；⑤偶有花环样结构出现。小细胞癌常常广泛浸润子宫颈间质。具有相似的结构，但胞质更为丰富，细胞核较大，并具有明显的核仁，判断为大细胞神经内分泌癌。

子宫颈神经内分泌肿瘤可能和 HPV 感染有关。大细胞神经内分泌癌和小细胞癌预后很差。

**（四）间叶源性恶性肿瘤及其上皮和间质混合性肿瘤**

起源于子宫颈的恶性间叶源性肿瘤包括平滑肌肉瘤、低度恶性子宫内膜样间质肉瘤、未分化子宫颈肉瘤、葡萄状肉瘤、腺泡状软组织肉瘤、血管肉瘤等，都是很罕见的。与发生于其他部位的同类肿瘤形态类似。其中，最值得注意的是不要将假肉瘤样纤维上皮性息肉误为葡萄状肉瘤。

上皮和间质混合性肿瘤包括腺肉瘤以及癌肉瘤。腺肉瘤最常见于子宫内膜，子宫颈的腺肉瘤仅占整个女性生殖道腺肉瘤的 2%。大体上表现息肉样或外生乳头状生长方式。组织学形态上和发生于子宫内膜的腺肉瘤相同，间质成分过度增生并在良性外貌的腺体周围呈现“袖套”样结构是其典型的特征。但需要注意的是，该病虽然平均发病年龄 31 岁（11～65 岁），但有大约 1/3 病例可发生在 15 岁以下，而给诊断和处理带来困难。大多数病例预后较好，但个别病例可能表现侵袭性临床行为，一般以局部复发为主，偶然可能发生远处转移。对于年龄较轻，肿瘤蒂部较细，有条件完整切除的病例可以考虑肿瘤局部扩大切除，但依然需要临床密切随访。

癌肉瘤极为罕见，发生于子宫颈的共约 50 例报告。一般发生于绝经后女性，平均年龄 65 岁。呈现息肉状或外生分叶状生长，然而在形态上和发生于子宫内膜的癌肉瘤不同，癌性成分以基底细胞样成分居多，上皮性癌的成分还可以包含鳞状上皮、内膜样或中肾管型上皮类型。肉瘤成分和发生子宫内膜的类似。

**（五）其他恶性肿瘤（miscellaneous tumors）**

子宫颈部位可以发生各种其他罕见的恶性肿瘤，包括恶性黑色素瘤、恶性淋巴瘤、卵黄囊瘤、绒癌、PNET、白血病等，并且不断有新的类型被发现。

原发于子宫颈的恶性黑色素瘤是女性生殖道黑色素瘤中最为罕见的一种，占整个女性生殖道恶性黑色素瘤的3%～9%，因此诊断时首先要除外阴道、外阴以及其他部位的恶性黑色素瘤的转移。

原发于子宫颈的恶性淋巴瘤是极为罕见的，确切的发生率不清楚，发生比例和子宫内膜的大致相等，过去文献中报告子宫颈原发性淋巴瘤比子宫内膜高5～10倍可能是由于过度诊断所致。近年认识到，子宫颈部位的淋巴瘤主要是原发的，以弥漫大B细胞淋巴瘤为主，包括Hodgkin淋巴瘤在内的其他类型也都可以发生。在大体上，子宫颈表现为弥漫性肥大但不伴有黏膜异常为最常见，1/4病例表现为宫颈管赘生物可同时伴有宫颈肥大，1/5表现为单个的肿块，罕见情况下，可能表现为多结节状病灶但通常不合并溃疡。肿瘤切面表现为境界清楚的肿块，平均直径4cm。显微镜下形态和其他部位相同，但在子宫颈部位发现的淋巴瘤大多数累及纤维肌层，而不是仅仅局限在黏膜层；肿瘤以膨胀性浸润的方式在外口上皮下组织形成一个清晰的分界，但可以浸润宫颈管内衬上皮，一般没有溃疡和坏死；肿瘤周围可以有小淋巴细胞和浆细胞；外口部分有显著的硬化形态。子宫颈淋巴瘤虽然罕见，但却是日常诊断中容易产生争议的一个病变，将子宫颈部位弥漫性淋巴样组织增生过度诊断为淋巴瘤和将真正的淋巴瘤误为炎症都是危险的。

**（六）继发性肿瘤（secondary tumors）**

以盆腔器官恶性肿瘤的直接播散最为常见，多来源于子宫内膜、直肠或膀胱。卵巢癌、输卵管癌可以通过生殖道的管腔种植到宫颈管黏膜面。盆腔器官的恶性肿瘤通过血道或淋巴管转移到子宫颈的，常常同时合并其他位置的转移。子宫体部的绒癌、肉瘤也可以累及或转移到子宫颈。来源于远处器官的转移癌是相对罕见的，最常见的部位是胃肠道、卵巢和乳腺，来源于肾脏、胆囊、胰腺、肺、甲状腺、恶性黑色素瘤的转移也有报告。需要注意的是，子宫颈原发的腺癌中也存在印戒细胞型，不能误诊为胃肠道转移癌。远处器官的转移癌通常不仅仅局限在子宫颈，同时必要的免疫标记也有助于诊断的确立。

## 三、瘤样病变

### （一）腺上皮瘤样病变

1. 化生（metaplasias）

子宫颈腺上皮化生主要包括输卵管上皮化生（tubal metaplasia）、子宫内膜样化生（endometrioid metaplasia）。

在子宫颈部位输卵管上皮化生是很常见的，可以出现在任何位置，并且和年龄没有关系。以子宫颈管上部深层最为多见，因此，检出率和样本类型有关。在锥切和子宫切除标本中大约可发现31%的病例有输卵管上皮化生。输卵管上皮化生在形态上表现为正常的子宫颈管上皮被单层或假复层的纤毛细胞、非纤毛细胞和插入细胞混合组成的上皮所取代，这些上皮极其类似于输卵管中的上皮，它们通常缺乏浸润性和细胞核异型，核分裂活性低。罕见情况下，输卵管上皮化生可以形成“假浸润性”结构，需要和浸润癌、微偏腺癌等鉴别。普通的输卵管上皮化生最主要的意义是要和子宫颈腺体的原位癌以及不典型增生相鉴别。在脱落细胞学诊断中，约76%的原位腺癌病例最终被证明为输卵管上皮化生，而活检诊断中约20%的病例会将输卵管上皮化生诊断为原位腺癌。

子宫颈管黏液上皮为良性的内膜样上皮取代被称为内膜样上皮化生。和子宫内膜异位不同，它们周围缺乏子宫内膜间质。实际上，纯粹的内膜样化生是罕见的，发生率不足1%。并且由于内膜样化生的成分也常有纤毛细胞的出现，因而常和输卵管上皮化生合并称为“输卵管子宫内膜样化生”（tuboendometrioid metaplasia）。

肠上皮化生是子宫颈腺上皮化生最罕见的形式。表现为局部宫颈腺体或表面腺上皮为肠上皮取代。子宫颈的肠上皮化生是否真实存在是有争议的，一方面，当子宫颈黏膜中出现肠上皮成分时，不表现任何程度的核异型是极为罕见的，另一方面，宫颈原位腺癌或浸润性腺癌中更常见肠上皮成分。因此，实际上无论在活检诊断或锥切或子宫切除标本的诊断中，出现肠上皮成分时应予以高度的关注。也就是说，肠上皮化生实际仅是一个排除性诊断。

2. 隧道状腺丛（tunnel clusters）

隧道状腺丛由Fluhmann于1961年首先描述，为发生于子宫颈移行带区的腺体瘤样病变。可能为妊娠后的腺体复旧过程，因而一般发生在30岁以上女性。在成年女性中发生率为8%，妊娠期则高达40%。一般为子宫切除或锥切标本中的偶然发现，前者为6%，后者约为10%。

隧道状腺丛分为A、B两型。A型为非囊性，B型为囊性。实际上，A型也有小的囊性扩张腺体，因而两者并无严格区分，也没有发现两型不同的临床病理意义。隧道状腺丛通常呈现孤立性病灶，一般为0.5～5mm直径。圆形的病灶内由20～50个圆形或卵圆形或不规则紧密排列的腺体构成，腺上皮单层柱状或扁平，80%的病例为多灶性病变，少数情况下，各自孤立的病灶可以相互融合。

隧道状腺丛特征明确，一般容易诊断。少数情况下，隧道状腺丛可以出现轻度的细胞异型性和少数核分裂，不要误为原位腺癌。少数情况下，隧道状腺丛也可能出现局部的腺体旺炽样增生，不要误为分化性腺癌。偶然情况下，囊性腺体可以扩张进入宫颈纤维肌层，不要误诊为微偏腺癌。

3. 深部腺体和囊肿（deep glands and cysts）

子宫颈黏液腺体偶然可以出现在纤维肌层，有时深达9mm，并可以呈现不规则分布，位于深部的腺体也可以出现输卵管子宫内膜样上皮改变，因而可能误为微偏腺癌。重要的区分在于，其表层的黏膜形态是正常的。

纳氏囊肿（Nabothian cyst）不仅位于黏膜层，也可以位于纤维肌层，甚至可达宫颈管壁的外1/3肌层。此时，宫颈管壁为大量充满黏液的囊肿占据，囊肿直径可达1cm。镜下，囊肿内衬立方或扁平上皮，良性外貌，一般没有核分裂。偶然情况下，囊肿可能内衬输卵管型上皮。

4. 微腺体增生（microglandular hyperplasia）

1967年Taylor首先描述，40年过去了，此病变至今仍然是妇科病理诊断中极容易误诊的非肿瘤性病变，主要误诊为腺癌。约67%和孕激素用药有关，7%出现在妊娠期，有少数病例和雌激素用药有关，其余没有特别原因。一般发生在年轻女性，但有6%可以发生在绝经后。可以没有临床表现，仅为偶然发现。也可以引起明显的大体异常，表现为糜烂、息肉、甚至类似腺癌的质脆的外观。

微腺体增生常为宫颈管黏膜表面的微隆起病变，也可以为非息肉状，也可以是宫颈息肉的一部分，少数可以累及深层宫颈腺体。在组织学上，由密集排列的腺体构成，这些腺体大小不等，形状圆形、或不规则、甚或囊性扩张。腺细胞柱状或立方，常含有核上或核下空泡。腺腔内常含有嗜碱性或嗜酸性黏液分泌，混杂有大量急性炎症细胞。间质很少，但含有大量急、慢性炎症细胞。腺细胞形态一般较为温和，通常缺乏核分裂，但罕见情况下可以达到1/10HPF（图14-32A）。约50%的病例合并各种不同程度的鳞状上皮化生。

微腺体增生除了本身形态复杂以外，形态变异较多。常常是诊断困难的重要原因。通常可有以下5种变异形态：①灶性核异型；②实性生长方式；③含有印戒细胞；④假浸润性形态（图14-32B）；⑤显著的间质透明变性。

微腺体增生本身没有重要的临床意义，最重要的是不要误诊为腺癌，或反之。

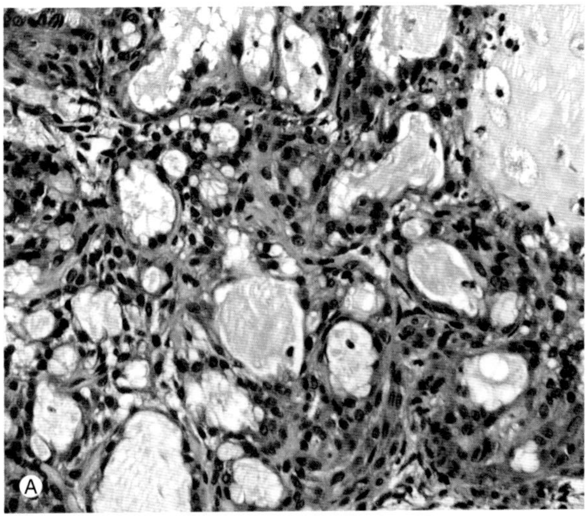


图14-32（1） 微腺体增生（A）

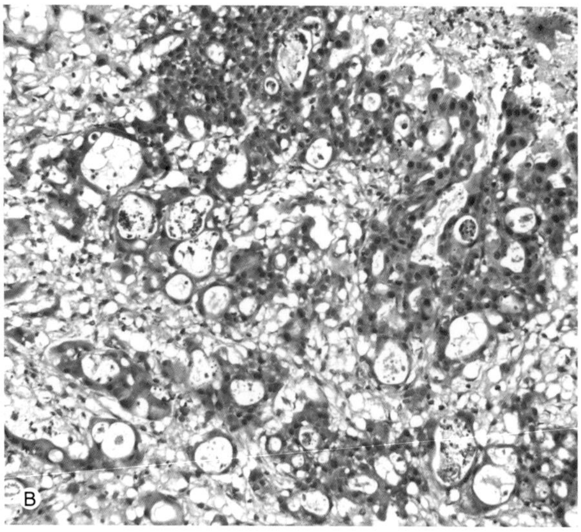


图 14-32（2） 微腺体增生（B）

A. 经典型微腺体增生。B. 假浸润性微腺体增生，是变异形态微腺体增生中最多见、最易误诊的类型

5. 弥漫性层状腺体增生（diffuse laminar endocervical glandular hyperplasia）

为良性腺体增生性病变，平均年龄 37 岁，没有特异的临床表现和大体异常，几乎都是镜下偶然发现。特征性的表现有：中等大小、分布相对均匀、增生性的宫颈腺体，在宫颈管黏膜层内弥漫性密集排列，并和纤维肌层形成明显的分界。和普通腺癌的区别在于腺体细胞形态温和，可以存在轻微的反应性不典型，但没有显著的核异型。和微偏腺癌的区别在于可以有局部的水肿，但没有明显的间质反应，也没有纤维肌层的不规则腺体浸润。

6. 叶状增生（lobular endocervical glandular hyperplasia, not otherwise specified）

1999 年 Nucci 和 Clement 等首先报告，用于描述一种宫颈管黏液腺体呈叶状增生而难以与恶性腺瘤（微偏腺癌）相鉴别的病变。该病变常为偶然发现，但大约 36% 存在大体异常和临床症状，可有白带增多，但常为黏液性白带，和恶性腺瘤的水样白带不同，影像学检查可发现宫颈占位性病变，但一般为局部性，且常在宫颈管较高位置，并且边界清楚。组织学特征性表现为小至中等大小腺体增生，围绕中央大腺体；细胞柱状，含黏液，形态学温和，无异型性，通常没有核分裂（图 14-33）。

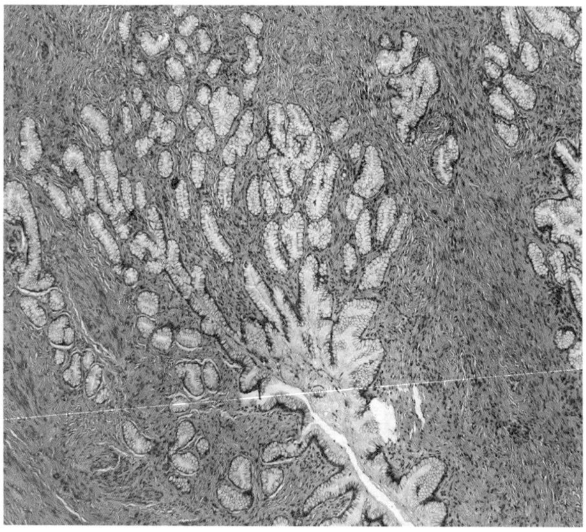

图 14-33 叶状增生

叶状增生最重要的是和恶性腺瘤（微偏腺癌）相区分。叶状增生呈规则的叶状分布，而不是恶性腺瘤的高度增生的黏液腺体，不规则分布。叶状增生的腺体形态一致，腺体周围没有间质反应。

一般认为肯定的叶状增生是表现良性的临床经过。但部分病例却和恶性腺瘤有关，有可能是其前驱病损，特别是存在不典型改变时。

7. 颈管黏膜异位（endocervicosis）

在宫颈肌壁外 1/3 层出现囊性扩张的黏液性腺体，通常和黏膜层腺体没有组织关系，被称为颈管黏膜异位。囊性扩张的腺体内衬单层黏液上皮，形态温和。形成机制不清楚。主要是不要和微偏腺癌相混淆。

8. 非特异性增生（glandular hyperplasia, not otherwise specified）

宫颈管上皮非肿瘤性增生，但不能分类在已知的特定类型中，被称为非特异性增生。增生的腺体可以密集或不规则排列，但缺乏浸润性的表现，没有间质反应。细胞核形态温和。这种增生可以是局部的，和正常黏膜部分的腺体形成明显的界限。宫颈腺体非特异性增生为排除性诊断。

9. 继发于黏液外泄的改变（changes secondary to extravasation of mucin）

由于尚不清楚的原因，宫颈腺体基底膜破裂或腺体自身破裂，黏液成分进入周围间质，导致腺体周围出现类似于肿瘤浸润的间质反应。这种情况并不少见，在日常活检中也能见到，使得可能需要考虑原发甚或转移性癌。首先，这种改变中腺体本身在形态上是良性，缺乏恶性结构和细胞学特征。再则，这种改变通常比较局限，甚至仅在个别腺体周围产生。最后，周围的反应和真性的肿瘤浸润不同，反应一般围绕腺体或破裂部分，为水肿性间质，常有泡沫样的组织细胞，或异物巨噬细胞存在，可有淋巴细胞，但一般没有嗜伊红细胞。

由于活检本身机械性损伤导致的腺体破裂，黏液成分被挤入腺腔或间质中，不属于上述情况。区别在于机械性损伤导致的黏液侵入缺乏相应的组织反应。

10. A-S反应（arias-Stella reaction）

大约9%的妊娠患者在子宫颈管的腺体中会出现A-S反应。形态和妊娠内膜中的相同。但在颈管的腺体中，A-S反应通常是很局限的，仅在个别腺体出现，以表层黏膜更为常见，深层腺体或宫颈息肉也可发生。A-S反应可以出现在子宫颈管黏膜的任何位置，因此，在活检中需要注意不要误诊为原位腺癌，或透明细胞癌。

11. 子宫内膜异位症（endometriosis）

子宫颈的子宫内膜异位症分为浅表性和深部的内膜异位。浅表性一般为种植性的，深部的通常是继发于盆腔子宫内膜异位症。具有鉴别诊断意义的是浅表性的。浅表性子宫内膜异位症发病率为1%～2%，由于近年宫颈活检或锥切的增多，国内发病率大幅上升。

典型的情况下很容易识别。但有时腺体周围的内膜样间质不明显，或出现纤维化，容易出现诊断困难。最常见的是误为原位腺癌，或输卵管上皮化生。笔者的经验是，首先做深切，多数病例在深切后腺体周围的内膜样间质会变得较为明显。再则，免疫标记会有一定的帮助。CD10有帮助作用但是有限，因为宫颈管的纤维间质也可以出现阳性反应；Vimentin对于区分子宫内膜异位症和原位腺癌有较好的效果，前者阳性，后者阴性。但不能区分输卵管上皮化生。

12. 中肾管残迹增生（mesonephric hyperplasia）

宫颈管侧壁是胚胎期中肾管正常的走行部位，成年后成为残迹，大约10%的病例依然可以发现残迹成分。一般认为宫颈管的中肾管残迹增生是一种罕见现象，近年有报告认为远比过去认为的常见，但没有得到进一步的文献证实，以笔者个人经验这依旧是一种罕见情况。典型情况下，中肾管残迹增生位于宫颈纤维肌层深部，以非纤毛立方或低柱状上皮组成，细胞形态一致，形成管状结构为主，管内常含有均质嗜伊红物质。有时形成分叶状结构。一般在锥切或子宫切除标本中发现，但可以位于较为浅表的位置（图14-34A）。

当位于较为浅表位置时，需要和原位腺癌、一般浸润性腺癌鉴别。当位于较为深部位置时，尤其在锥切或子宫切除标本中需要和内膜样微偏腺癌相鉴别（图14-34B）。

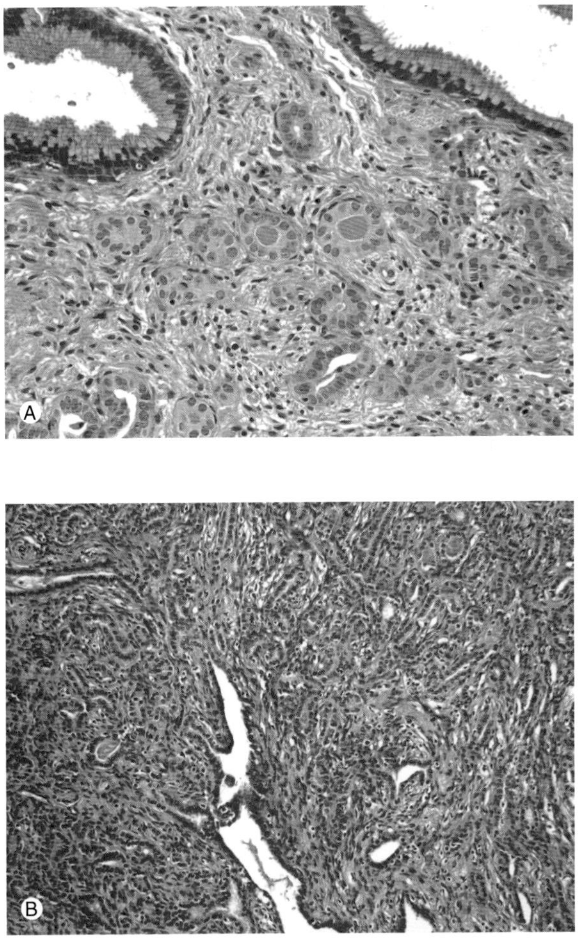


图14-34　中肾管残迹增生

A. 位于表浅位置，需要和原位腺癌鉴别。B. 当位于宫颈纤维肌层深部，以非纤毛立方或低柱状上皮组成，细胞形态一致，形成管状结构为主，管内常含有均质嗜伊红物质，需要和内膜样微偏腺癌相鉴别

### （二）非腺上皮瘤样病变

宫颈非腺体部分可以出现各种肿瘤样病变，在某些情况下可能引起鉴别诊断问题，包括鳞状上皮旺炽样化生（florid squamous metaplasia）、术后鳞状上皮假浸润（postbiopsypseudoinvasion of squamous epithelium）、弥漫性淋巴细胞增生（淋巴瘤样病变）（lymphoma-like lesions）、术后梭形细胞结节（postoperative spindle cell nodule）、息肉伴间质细胞不典型（polyp with stromal atypia）、异位蜕膜（ectopic decidua）、色素性病变（melanoticlesionss）以及其他罕见瘤样病变。

## 参考文献


[1] Crum CP, Egawa K, Fu YS, et al. Atypical Immature Metaplasia: A Subset of Human Papilloma Virus Infection of the Cervix. Cancer, 1983, 51(15): 2214-2219.

[2] Fu YS, Reagan JW.Pathology of the uterine cervix,vagina,and vulva.Volume 21 in the series Major Problems in Pathology. Philadelphia:Saunders Company, 1989: 26-37.

[3] Guggan MA, AKbari M, Magliocco AM. Atypical Immature Cervical Metaplasia:Immunoprofiling and Longitudinal Outcome. Hum Pathol, 2006, 37(6):1473-1481.

[4] Rosa M,Moore G.Epidermalization of cervix and vagina: an unsolved dilemma.J Low Genit Tract Dis, 2008, 12(3): 217-219.

[5] Saunders N,Anderson D,Sheridan E,et al.Endoscopic localization of the squamocolumnar junction before cervical cone biopsy in 284 patients.Cancer, 1990, 65(15): 1312-1317.

[6] Ganesan R, McCluggage WG, Hirschowitz L, et al. Superficial Myofibroblastoma of the Lower Female Genital Tract: Report of a series Including Tumours with a Vulval Location.Histopathology, 2005, 46(1): 137-143.

[7] Ma J, Shi QL, Zhou XJ, et al. Lymphoma-like Lesion of the Uterine Cervix: Report of Cases a Rare Entity. Int J Gynecol Pathol, 2007, 26(2):194-198.

[8] Nucci MR,Young RH, Fletcher CDM.Cellular Pseudosarcomatous Fibroepithelial Stromal Polyps of the Lower Female Genital Tract: An Underrecognized Lesion Often Misdiagnosed as Sarcoma.Am J SurgPathol, 2000, 24(2): 231-240.

[9] Brinck U, Jakob C, Bau O, et al. Papillary Squamous Cell Carcinoma of the Uterine Cervix: Report of Three Cases and a Review of Its Classification. Int J Gynecol Pathol, 2000, 19(3): 231-235.

[10] Carreon JD, Sherman ME, Guillen E, et al. CIN2 Is a Much Less Reproducible and Less Valid Diagnosis than CIN3: Results from a Histological Review of Population-Based Cervical Samples. Int J Gynecol Pathol, 2007, 26(4): 441-446.

[11] Kawauchi S, Kusuda T, Liu XP, et al. Is Lobular Endocervical Glandular Hyperplasia a Cancerous Precursor of Minimal Deviation Adenocarcinoma? A Comparative Molecular-genetic and Immunohistochemical Study. Am J Surg Pathol, 2008, 32(12): 1807-1815.

[12] Kessler GM, Ackerman B. Nomenclature for Very Superficial Squamous Cell Carcinoma of the Skin and of the Cervix: A Critique in Historical Perspective. Am J Dermatopathol, 2006, 28(6): 537-545.

[13] Ilhan R, Yavuz E, Iplikçi A, et al. Hamartomatous Endocervical Polyp with Heterologous Mesenchymal Tissue. PatholInt, 2001, 51(2): 305-307.

[14] Ioffe OB. Update on the Diagnosis of Noninvasive Endocervical Glandular Neoplasia.Pathol Case Rev, 2006, 11(3): 112-116.

[15] McCluggage WG. Endocervical Glandular Lesions: Controversial Aspects and Ancillary Techniques. J Clin Pathol, 2003, 56(3):164-173.

[16] McCluggage WG. A Review and Update of Morphologically Bland Vulvovaginal Mesenchymal Lesions.Int J Gynecol Pathol, 2005, 24(1): 26-38.

[17] Miyatake T, Ueda Y, Yoshino K, et al. Clonality Analysis and Human Papillomavirus Infectionin Squamous Metaplasia and Atypical Immature Metaplasia of Uterine Cervix: Is A typical Immature Metaplasia a Precursorto Cervical Intraepithelial Neoplasia3? Int J Gynecol Pathol, 2007, 26(2): 180-187.

[18] Nucci MR. Symposium Part Ⅲ: Tumor-like Glandular Lesions of the Uterine Cervix. Int J Gynecol Pathol, 2002, 21(4): 347-359.

[19] Nucci MR, Crum CP. Redefining Early Cervical Neoplasia: Recent Progress. Adv Anat Pathol, 2007, 14(1): 1-10.

[20] Roh MH, Agoston E, Birch C, et al. P16 Immunostaining Patternsin Microglandular Hyperplasia of the Cervix and Their Significance. Int J Gynecol Pathol, 2009, 28(2): 107-113.

[21] Schiffman MH, Brinton LA. The Epidemiology of Cervical Carcinogenesis. Cancer, 1995, 76(10): 1888-1901.

[22] Scully RE. Definition of Precursors in Gynecologic Cancer. Cancer, 1981, 48(2): 531-537.

[23] Tiltman, AJ. Leiomyomas of the Uterine Cervix:

A Study of Frequency.Int J Gynecol Pathol, 1998, 17(3):231-234.
[24] Uehara T, Izumo T, Kishi K, et al. Stromal melanocytic foci ("blue nevus") in step sections of the uterine cervix. Acta Pathol Jpn, 1991, 41(10): 751-756.
[25] Vang R, Vinh TN, Burks T, et al. Pseudoinfiltrative Tubal Metaplasia of the Endocervix: A Potential Form of In Utero Diethylstilbestrol Exposure–Related Adenosis Simulating Minimal Deviation Adenocarcinoma. Int J Gynecol Pathol, 2005, 24(4): 391-398.
[26] Witkiewicz A, Lee KR, Brodsky G, et al. Superficial (Early) Endocervical Adenocarcinoma In Situ: A Study of 12 Cases and Comparison to Conventional AIS. Am J Surg Pathol, 2005, 29(12): 1609-1614.
[27] Young RH, Clement PB. Endocervicosis Involving the Uterine Cervix: A Report of Four Cases of a Benign Process that May be Confused with Deeply Invasive Endocervical Adenocarcinoma. Int J Gynecol Pathol, 2000, 19(4): 322-328.
[28] Zannoni GF, Vellone VG, Carbone A. Morphological Effects of Radiochemotherapy on Cervical Carcinoma: A Morphological Study of 50 Cases of Hysterectomy Specimens After Neoadjuvant Treatment. Int J Gynecol Pathol, 2008, 27(2):274-281.

# 第十五章
# 阴道镜在诊断和治疗下生殖道病变中的作用

*隋　龙　丛　青*

阴道镜是介于肉眼和低倍显微镜之间的放大内窥镜，利用强光源照明并放大后检查宫颈、阴道、外阴病变以定位活检，从组织形态学方面来研究诊断下生殖道病变的方法。1924年，Hans Hinselmann应用双目解剖显微镜，在强光源下将宫颈放大，起到了活体放大镜的作用。1928年，Schiller发明了碘试验，提出了用碘染色来鉴别宫颈或阴道上皮不含糖原的区域并指导活检，后来，Hinselmann在碘试验的基础上介绍了运用醋酸试验帮助检出早期宫颈癌的方法。这些技术使阴道镜检查的优势日益彰显。

## 第一节　阴道镜历史、检查及流程

### 一、坎坷的阴道镜发展历史

1924年，德国汉堡大学的Hans Hinselmann（1884—1959）萌生了用双目放大镜观察宫颈以早期发现宫颈癌的想法，于是设计了一台他称为阴道镜的机器，此后一生，Hinselmann都将自己的热情和心血放在了阴道镜检查这项他认定非常有意义的事业上。最初的阴道镜检查非常困难，焦距不超过8cm，Hinselmann不得不将宫颈向外牵拉以解决聚焦的问题，而牵拉的过程中女性可能感觉到疼痛，为使阴道镜和患者之间存在一个舒适的操作空间，Hinselmann不断克服困难、持续改进阴道镜，终于发明了焦距为15cm和19cm的阴道镜。研究中他对所有阴道镜下可疑图像进行活检，因此创建了一整套当时闻所未闻，现代妇产科医生都耳熟能详、习以为常的宫颈上皮内瘤变（Cervical Intraepithelial Neoplasia，CIN）妇科病理学新篇章。当时的时代背景是，鸽子蛋大小的宫颈癌灶才被认为是早期宫颈癌，而Hinselmann却声称CIN和宫颈癌有关，这大大超出了当时人们的认知，很难被常人理解和接受，因此如同很多创新者一样，Hinselmann辛辛苦苦创立的这套理论开始并不能为当时的同行们所接受，就连当时的大牛神人Don Quixote、Robert Meyer等教授也不能接受。但Hinselmann始终坚持他的阴道镜和宫颈病理研究，在阴道镜、活检和病理检查全部自己做的条件下坚持这项开创性研究，其中的艰辛只有他自己能体会到。辛苦也就罢了，工作还很难得到广大同行们的认同，这也与当时阴道镜检查涉及学科广，医生们除了要掌握阴道镜检查技术外，还要有制作病理切片、解读病理报告等诸多能力有关。因此，入行门槛实在太高。后来，这项工作随着Hinselmann的不断努力有了进展，他积极设立课程、培训青年医生并欢迎国外学者前来交流。1930年，他收到来自导师的官方邀请，请他负责编写德国当时非常著名的妇科专著中“宫颈癌的早期诊断”章节。之后，Hinselmann的科室成为学习阴道镜的圣地，许多妇科医生慕名而来，在Hinselmann的亲自指导下学习。悲哀的是，二战期间，Hinselmann使用来自奥斯维辛集中营中犹太女性的宫颈进行研究，这也成为这位阴道镜之父一生难以抹去的污点，战后被判入狱三年后因健康原因改为半年。出狱后，他发现自己一生致力的阴道镜事业在德国已被遗忘。1949年，65岁的Hinselmann决定重新开始，他在自己家中建立了一个病理学实验室，继续使用阴道镜进行宫颈癌前病变研究，并乐于向所有希望学习的人分享他的研究。幸运的是，无论二战期间还是战后，阴道镜检查在南美洲蓬勃发展，Hinselmann南美洲的学生们多次邀请他前去讲学，在南美洲他被授予多项荣誉，这令晚年的他倍感欣慰。1959年，正当阴道镜开始在世界舞台上有大放异彩之势时，这位一生备受争议的阴道镜之父溘然长逝，逝世前仍在工作。

与阴道镜之父相比，巴氏之父的开拓性工作进展得较为顺利，虽然其工作一开始也不受待见，但比前者更早（1943）地获得世界性认可，加之美国本土（除了珍珠港）没有遭受二战打击，其研究工作和个人生活较为顺利，有生之年较早就盛名满天下。

1925年，George N. Papanicolaou（1883—1962）在美国康奈尔大学医学院解剖系和纽约医院病理学系于阴道脱落细胞中偶然发现了宫颈癌细胞。伟大的发现看似来源于偶然，比如牛顿被苹果砸了发现了万有引力，伦琴无意中发现了X射线，其实与发现者坚定的信念和不懈的努力密不可分。最初，Papanicolaou的研究目的是探索月经周期中阴道分泌物中脱落细胞的变化，起初他研究的是豚鼠，当他发现豚鼠的脱落细胞中存在细胞转化这一现象后，希望在人体得到验证，于是开始采集妇女阴道分泌物进行研究，巧的是，他采集分泌物的妇女中有一位患有宫颈癌，当Papanicolaou将其阴道分泌物置于玻片在显微镜下观察时，他兴奋地发现了异常的癌细胞，从那一刻起他相信阴道脱落细胞学检查对宫颈癌筛查具有重大的意义。然而当1928年，他在密歇根医学大会上热情洋溢地报道了这一操作十分简单、成本低廉的早期宫颈癌筛查方法时，没有引起当时医生们的重视，大家并不相信如此简单的方法真的能够筛查宫颈癌（真理掌握在少数人手中）。但Papanicolaou并未因此而放弃，而是坚定不移地继续研究。十年磨一剑（准确地说是16年），1941年，Papanicolaou和著名妇科专家Herbert Frederick Traut（1894—1963）共同发表了题为《阴道涂片在诊断子宫癌中的价值》的论文。两年后，两人再次共同出版了基于3000个案例的《阴道涂片诊断宫颈癌》专著，书中介绍了阴道和宫颈涂片的制作方法、月经周期中细胞学的生理学变化，以及宫颈癌和子宫内膜癌患者的细胞学改变，之后这一工作的重要性逐渐开始为世人所接受。由于巴氏涂片法方法简单、成本低廉、准确性高，20世纪50年代起美国率先开展使用巴氏涂片的宫颈癌筛查，此后迅速风靡全世界。Papanicolaou也因此蜚声世界，被尊为巴氏涂片之父。

可以发现，在没有公认的宫颈癌筛查方法时，不同国家的先驱们惊人相似地在同一时期从不同角度（细胞学、组织病理学）探索宫颈癌筛查方法。彼时，巴氏涂片法与阴道镜属于竞争关系（一个德国，一个美国，都自我感觉良好），因此当巴氏涂片在全世界受到一致推崇时，阴道镜检查一度受到冷落，原因很简单，与阴道镜技术相比，前者方法简单，易于掌握，门槛低，后者需要专业技术的培训，耗时耗力，不适合大规模人群筛查。

正是在20世纪50年代，情况也在悄悄发生变化。人们很快发现，巴氏涂片作为人群筛查方法很好，很优秀。但是，对于某一个患者的处理方面，提供的信息量不够，容易过度治疗，不能给予精确的诊断，用现在的话讲就是，精准性不够，不能指导个体化治疗。正是由于巴氏涂片的普及，很多年轻女性开始筛查，对于涂片异常的女性，医生的处理要么随访，要么手术，一手术就是宫颈锥切或全子宫切除术，这对于未曾生育或仍有生育要求的女性，容易造成过度治疗。当时经历了大范围宫颈锥切的一些病例中，剖腹产、不孕、流产或早产的概率明显上升，还没生育过的女性进行全子宫切除，更是难以接受。因此，医生和患者们都迫切需要更为精准、安全、保守性的诊治方法。此时，阴道镜技术开始真正得到重视。二战前，阴道镜技术一度只在德国或会说德语的欧洲国家内传播应用；二战期间和二战后，阴道镜从德国以及欧洲其他国家传播到南美洲，也有很多知名人士（包括阴道镜专家）逃亡美国，使之开始在美国得到应用，加之巴氏涂片筛查带来的巨大市场需求，阴道镜技术迅速蓬勃发展。1964年，美国阴道镜和宫颈病理学会（American Society for Colposcopy and Cervical Pathology，ASCCP）成立，到20世纪60年代末期，阴道镜检查技术开始在全世界广泛应用（相互认同，彼此成就）。至此，我们现在熟知的宫颈癌早期诊断的“三阶梯”程序——细胞学-阴道镜-组织学诊断正式建立。阴道镜检查在其中起到关键的桥梁作用，至今，阴道镜引导下活组织检查仍然是女性下生殖道癌及癌前病变诊断的“金标准”。

## 二、阴道镜检查适应证、禁忌证和检查前注意事项

### 1.适应证

（1）异常临床症状和体征。性生活后出血、异常阴道排液。

（2）临床检查发现外阴、阴道、宫颈可疑病灶，需明确性质。

（3）细胞学检查提示LSIL以上。

（4）HPV16（+）或HPV18（+），高危型HPV-DNA（+）且细胞学检查提示ASC-US及以上。

（5）宫颈锥切前确定病变范围。

（6）宫颈癌术前了解病变范围及阴道受累情况。

（7）下生殖道病变随访及疗效评估。

（8）要求阴道镜检查者。

注意：绝经后女性检查前2~3周局部应用雌激素有助于检查。雌激素受体阳性的乳腺癌病史者慎用，应当咨询乳腺科医师是否可应用。

### 2.禁忌证

阴道镜检查无绝对禁忌证。阴道镜引导下活检的禁忌证如下。

（1）下生殖道及盆腔炎症急性期。

（2）下生殖道活跃性出血。

（3）其他不宜行活检的病理状态，如创面修复过程、严重凝血功能障碍等。

### 3.阴道镜检查时机

月经干净后。

### 4.阴道镜检查前准备

（1）患者做好避孕措施，检查前24小时内不宜性交或阴道用药。

（2）医生询问末次月经，白带常规检查。

## 三、阴道镜检查设备和试剂

### 1.阴道镜检查的设备

阴道镜检查应有专门的诊室，面积20m$^2$左右，可安放一台阴道镜、检查床、小手术台式推车、各种器械及试剂。应配备必要的止血和心肺复苏设备。阴道镜检查室最好与治疗室一体化设置。目前最为广泛的阴道镜为光电一体阴道镜（图15-1A），检查者可通过目镜观察，也可通过屏幕观察和示教。

### 2.器械

阴道窥器、卵圆钳、活检钳、宫颈扩张钳、宫颈钳、小号刮匙、大棉签、小棉签、纱布球、带线纱球、止血海绵等（图15-1B）。

### 3.试剂

（1）3%醋酸溶液。

| | |
|---|---|
| 纯冰醋酸 | 3ml |
| 蒸馏水 | 97ml |

储存于密封良好的玻璃瓶内备用。

（2）复方碘溶液。

| | |
|---|---|
| 碘 | 1g |
| 碘化钾 | 2g |
| 蒸馏水 | 100ml |

储存于密封良好的棕色玻璃瓶内备用。

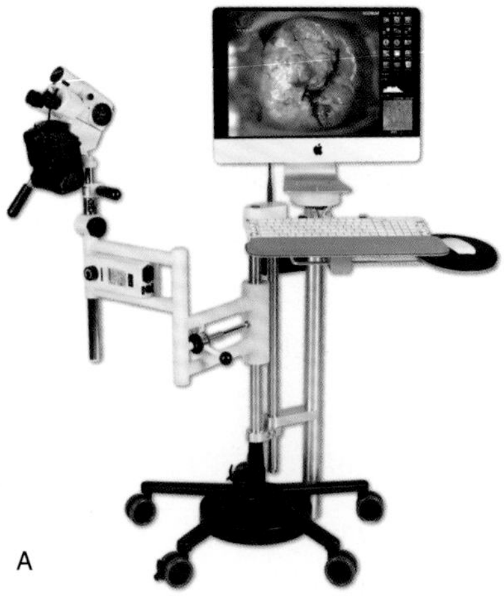


图15-1（1） 阴道镜检查设备和器械（A）

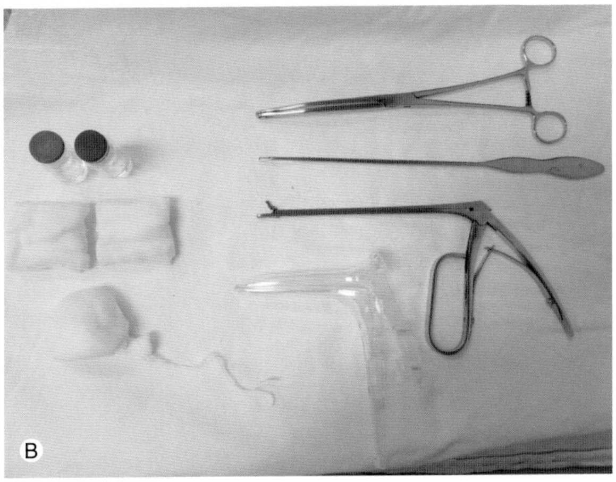


图 15-1（2） 阴道镜检查设备和器械（B）

A. 光电一体电子阴道镜。B. 阴道镜检查基本器材

## 四、阴道镜检查方法

（1）患者取膀胱截石位，阴道镜医师调整阴道镜镜头与患者阴道口同一水平面、距离外阴约20cm处。

（2）调节焦距。先调节显示屏再调节目镜，即首先通过前后移动阴道镜使显示屏图像清晰，然后在阴道镜不动的情况下，依次对一侧眼睛和目镜进行对焦，即先通过旋转一侧目镜使该侧目镜下图像清晰，然后旋转另一侧目镜使另一侧目镜下图像清晰，调整最佳瞳距后，双眼目镜下观察则为最清晰状态。

（3）观察外阴。包括阴阜、大小阴唇、前庭、会阴、肛周有无赘生物，皮肤黏膜有无增厚萎缩、色素减退及白色、红色、黑色改变，对可疑部位涂醋酸液后再观察有无异常改变。

（4）观察宫颈和阴道。轻柔放置窥器，边扩张边置入，以避免擦伤阴道宫颈上皮，纱球轻卷拭去阴道内及宫颈表面分泌物。在7.5～15倍放大倍数下，观察阴道壁及阴道穹隆有无赘生物或溃疡，宫颈的大小、形态等。醋酸溶液涂布宫颈、穹隆及阴道壁，观察宫颈暴露充分程度，鳞柱交界是否可见，转化区类型，有无异常上皮、血管及腺体开口，病变的部位及大小。缓慢退出窥器的过程中，仔细观察阴道壁及阴道穹隆有无异常上皮或血管以及病变的部位和范围。使用绿色滤光镜可以更清晰地观察血管的形态变化。可重复应用醋酸溶液。必要时以复方碘溶液涂布宫颈、穹隆及阴道壁，观察有无碘不染色区域以及范围。醋酸试验应保证充分的反应时间，通常为1～2分钟，碘试验反应迅速，数秒钟后即可显色，然后做出初步阴道镜诊断。

（5）必要时活检。对外阴、阴道和宫颈可疑部位，消毒后用活检钳咬取2～4mm直径大小之组织数块送病理检查，外阴活检宜局麻下进行。对宫颈细胞学为HSIL，或图像不充分，或疑有颈管病变或病变向颈管内延伸，或宫颈HSIL治疗后随访者，刮取宫颈管内膜和黏液送病理检查。

（6）止血。宫颈、阴道活检后，一般不需要特别止血；出血或渗血较为活跃者，用带线纱布球压迫出血，告知患者24小时后自行取出带线纱布球并禁性生活和盆浴2周。

（7）填写或打印阴道镜检查记录和诊断报告。

## 五、操作技巧

### 1. 如何做到检查完全?

巧用窥器、棉签。

（1）窥器大小对于暴露宫颈非常重要，根据患者阴道大小、长度，选择合适大小、长度的窥器，如绝经后患者阴道萎缩明显，选择小号窥器，剖宫产后有时宫颈位于盆腔深处，可选择叶片长的窥器。

（2）窥器放入的深度、位置，叶片打开程度、角度对暴露也很重要。充分打开窥器有助于充分观察宫颈外口以及靠近外口处颈管，可用小棉签轻轻拭去颈管黏液，当黏液无法拭去时，可挑起黏液观察下唇，或将黏液推入颈管观察。观察穹隆时可将窥器稍稍后退，然后充分打开，有助于暴露穹隆部。对于宫颈大小正常或偏小的女性，可进一步借助棉签，将棉签置于前、后、左、右穹隆以充分暴露对侧穹隆。宫颈肥大者穹隆暴露困难，可在观察好宫颈后使用大棉签轻轻将宫颈推至一侧以观察穹隆。

### 2. 如何检查重度阴道脱垂患者?

当患者因多次阴道分娩、肥胖等原因阴道脱垂严重而无法暴露宫颈时，一种方法是用阴道挡板推挡隆起的阴道壁，但因挡板容易遮挡宫颈，往往需要助手帮忙；另一种方法更为简便，即用剪刀剪断乳胶手套手指端后，将窥器置入手套手指端，打开窥器时撑紧的手套为检查者提供充分的空间观察宫颈。有时，避孕套也可起到同样效果。

### 六、注意事项

（1）阴道镜引导下单点活检诊断宫颈高级别鳞状上皮内病变（High-grade Squamous Intraepithelial Lesion，HSIL）的灵敏度为 60.6%，两点活检为 85.6%，三点活检为 95.6%。多点活检诊断 HSIL 的灵敏度较高。对于阴道镜印象为 HSIL、细胞学为 HSIL 及 HPV16（+）、阴道镜医生年资较低时，应采取多点活检以提高诊断的准确性。

（2）阴道镜检查技术是一门经验医学。宫颈病变图像变化多样，有时表面无异常，有时阴道镜不能看到整个转化区，有时可能受炎症、出血等诸多因素的影响，阴道镜医师的经验和主观判断也存在一定差异。因此，可能造成诊断过重，治疗过度；或诊断过轻，治疗不足。所以，阴道镜质量控制尤其重要，阴道镜医生应追踪病理报告，不断提高自身对阴道镜图像的理解能力。



## 第二节　正常和异常阴道镜图像术语解析

### 一、正常阴道镜图像术语

1. 上皮

宫颈表面可被覆三种上皮：鳞状上皮、柱状上皮、化生上皮。

（1）鳞状上皮。镜下为光滑、均匀、粉红色的上皮（图 15-2）。上皮下可见细小的呈网状、树枝状或放射状排列的毛细血管。正常鳞状上皮醋酸作用后一般不变色，碘试验呈均匀深染的棕色改变。

（2）柱状上皮。柱状上皮为单层、具有分泌功能的高柱状上皮，镜下呈均匀一致的细小乳头，乳头间可见裂隙，透光性好，呈深红色（图 15-2A）。原始柱状上皮位于宫颈管内，在高雌激素作用下，柱状上皮可外翻，覆盖宫颈阴道部。柱状上皮醋酸作用后微微发白，呈葡萄状水肿样特征性改变，碘试验不染色。

（3）转化区。原始鳞柱状交界部（旧 SCJ，Squamous Columnar Junction）和生理性鳞柱状交界部（新 SCJ）之间的区域称为转化区。2002 年国际宫颈病理与阴道镜联盟（International Federation of Cervical Pathology and Colposcopy，IFCPC）阴道镜检查术语将转化区分为 1、2、3 型（2011 版沿用），1 型：转化区完全可见；2 型：转化区部分可见，经过棉签、宫颈管扩张钳等辅助后，转化区可完全看见；3 型：即使借助辅助器械，仍无法完全暴露转化区（图 15-2A，15-2B，15-2C）。正常宫颈 1 型或 2 型转化区由于柱状上皮外翻，妇科检查呈现红色，既往曾称“宫颈糜烂”，但阴道镜检查下呈现正常的柱状上皮，并非上皮脱落、溃疡的真性糜烂（图 15-2D）。

1 型和 2 型属于满意的阴道镜检查，3 型属不满意的阴道镜检查。2011 年阴道镜术语中，取而代之地进行总体评估，总体评估从 3 个方面进行：充分性、转化区类型和鳞柱交界的可见性。这与既往的“满意”或“不满意”的阴道镜检查并不矛盾。充分性的评价在于强调阴道镜报告的可信度。例如，阴道过度松弛或萎缩影响子宫颈暴露，子宫颈粘连、出血等可能影响阴道镜检查对下生殖道上皮和血管等重要信息的全面了解，最终影响阴道镜诊断的准确性，出现这些情况时，就属于阴道镜检查不充分的情况。而既往阴道镜术语所指的“满意”或“不满意”，在 2011 年版阴道镜术语中从转化区类型和鳞柱交界的可见性两个方面进行评价，这主要是基于对治疗决策的影响，如 1、2 型转化区尽管都是满意的阴道镜检查结果，对评价病变程度的影响差别不大，但在治疗时，这两型转化区的手术对于子宫颈管的切除范围和损伤程度却不同。

转化区内可以观察到以下图像。

1）化生上皮。当鳞柱交界位于宫颈阴道部时，暴露于阴道的柱状上皮受到阴道酸性环境影响，柱状上皮下的未分化储备细胞可增生并转化为成熟鳞状上皮，成熟的复层鳞状细胞取代了单层柱状上皮，这个过程就是鳞状上皮化生。转化区内可见成熟度不一的化生上皮。由于化生上皮成熟度不同，上皮厚度不同，糖原含量不同，因此可以根据醋酸试验和碘试验的表现，判断化生上皮的成熟度。白色上皮不明显、碘试验染色较深，说明成熟度高，接近鳞状上皮；白色上皮较明显、碘试验染色较浅，说明成熟度低，刚刚开始化生。总之，醋酸试验和碘试验的着色程度不同，阴道镜下表现不同，成熟度低的化生上皮阴道镜下容易与鳞状上皮内病变相混淆，必要时需行活检明确诊断。

2）腺开口。散在分布于化生上皮区，呈圆形或椭圆形，周围覆盖化生上皮（图 15-2A）。根据开口周围环状白色上皮的厚度，1975 年版 IFCPC 阴道镜术语提出了白色上皮腺开口的 5 级分类法，即Ⅰ型：腺开口周围无环状白色上皮；Ⅱ型：腺开口周围呈规则细白环；Ⅲ型：腺开口周围呈略宽、不隆起的白环；Ⅳ型：腺开口周围呈粗大、明显的隆起的白环；Ⅴ型：腺开口呈实性、隆起的白点。正常转化区内可见少量Ⅰ至Ⅱ型腺开口。但后来的各版 IFCPC 阴道镜术语中未采用，2011 年版阴道镜术语中又在异常阴道镜的 HSIL 中重新提出腺体开口术语——袖口状腺开口隐窝，并在正常阴道镜的鳞状上皮化生中重提腺开口。

3）柱状上皮岛。化生上皮成熟度不同步导致柱状上皮被化生成熟的鳞状上皮分割环绕，形成柱状上皮岛（图 15-2A）。醋酸作用后可见鳞状上皮区域内的柱状上皮。

4）纳氏囊肿。即宫颈腺体囊肿（图 15-3）。当化生上皮覆盖了柱状上皮的腺体开口，分泌物潴留形成囊肿，可见于鳞状上皮化生的患者。阴道镜下可见囊肿表面覆盖树枝状血管，醋酸作用后无明显变化，碘试验可均匀染色或部分染色，刺破囊壁可见黏稠液体流出。

2. 血管

正常宫颈上皮下血管平行于上皮，由粗至细分支，呈树枝状、放射状，末端交叉形成网络状。正常的血管末端在醋酸作用下先收缩后扩张，10～20 秒后收缩作用消失，血管舒张。

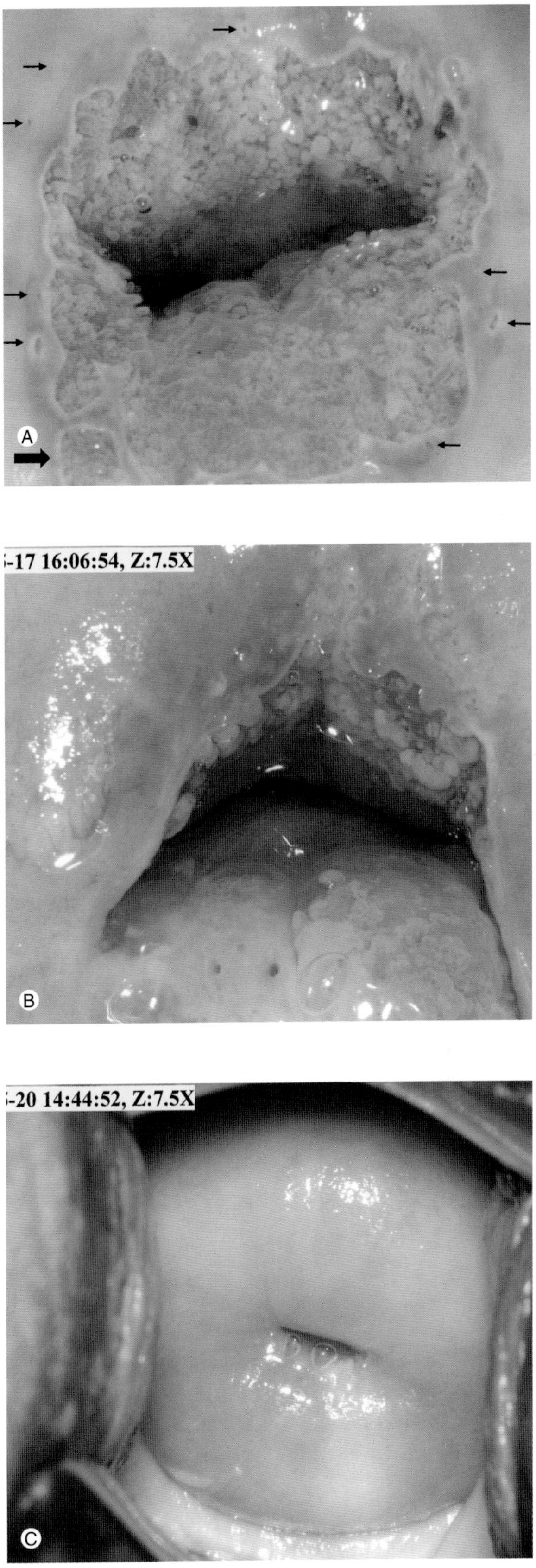


图 15-2（1） A、B、C分别为 1 型、2 型、3 型转化区，D为宫颈真性糜烂。A腺开口位于化生上皮区，呈圆形或椭圆形的细小开口，见细箭头；左下角粗箭头处为鳞状上皮分割环绕形成的柱状上皮岛（A~C）

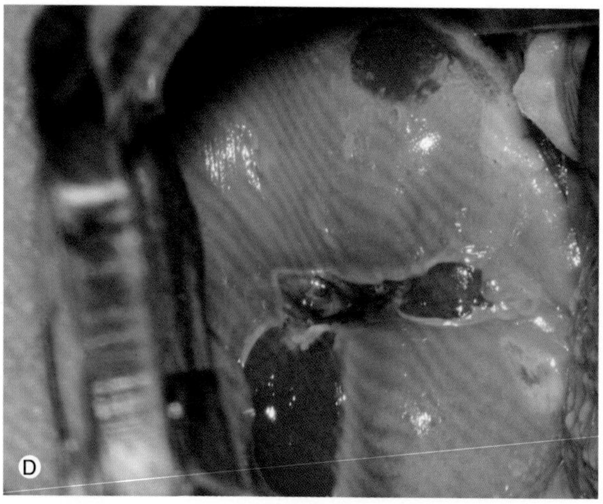


图 15-2（2） A、B、C分别为 1 型、2 型、3 型转化区，D为宫颈真性糜烂。A腺开口位于化生上皮区，呈圆形或椭圆形的细小开口，见细箭头；左下角粗箭头处为鳞状上皮分割环绕形成的柱状上皮岛（D）

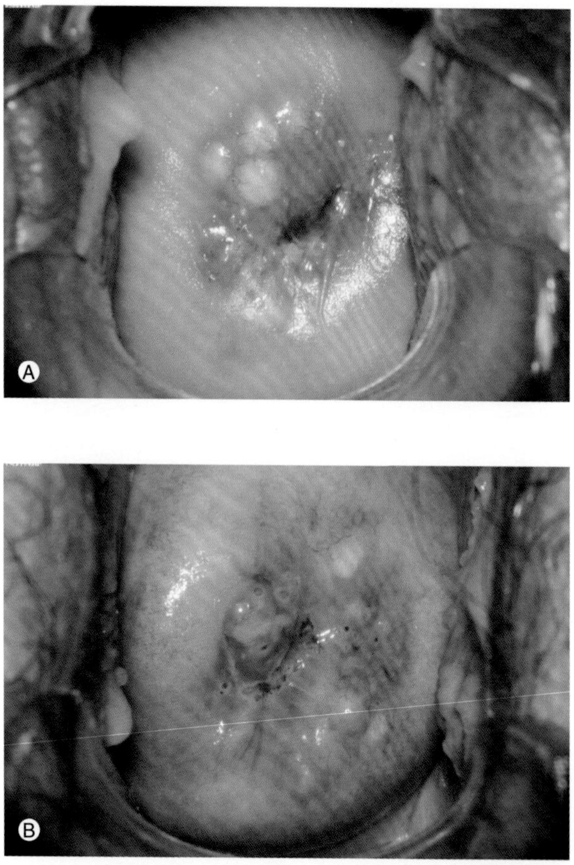


图 15-3　宫颈纳氏囊肿，表面见分枝状血管

## 二、异常阴道镜图像术语

1. 上皮

（1）白色上皮。指醋酸作用后出现的局灶白色图像。上皮越白、边界越锐利、越高出表面、持续时间越长，提示上皮的不典型性越明显。根据不典型性高低，分薄白色上皮（图 15-4）和厚白色上皮（图 15-5）。应当注意的是，生理状态、宫颈物理治疗后修复过程或鳞状上皮化生过程都可能形成程度不等的白色上皮。

（2）白斑。指位于宫颈表面的白色斑块，肉眼即可查见，表面平坦或高出平面，边界清楚，无异常血管（图 15-6）。白斑为上皮受损后代偿性过度角化（炎症、病变均可导致），白斑下方可为正常组织，亦可为异常病变组织。因此，应对白斑部位进行活检明确诊断，活检深度要超过白斑，到达白斑下组织。

（3）镶嵌。是由不规则增生的血管将异常增生的白色上皮分割成多边形的阴道镜图像。镶嵌有细镶嵌（图 15-7）和粗镶嵌（图 15-8）之分，提示病变程度不同。当血管呈各种不规则变形，异常增生的上皮增厚坏死，镜下表现如猪油状或脑回状提示浸润癌可能。

（4）碘试验不染色的上皮。即碘染阴性上皮。成熟的阴道宫颈鳞状上皮含糖原，可以固定碘而染色。不成熟的化生上皮由于细胞内缺乏糖原，涂碘后呈黄色。亮黄色常提示上皮不典型程度较重。碘试验不染色区域往往与醋酸试验的白色上皮区相匹配，便于判断病灶区域和选择活检部位。

（5）腺开口。醋酸作用后腺开口清晰可见，碘染色后呈花斑样或斑点状改变。Ⅲ级以上腺开口常提示 HPV 感染，Ⅳ型和Ⅴ型腺开口（图 15-9）可见于宫颈 HSIL 或浸润癌，常伴其他异常图像。

2. 血管

（1）点状血管。是位于基底乳头中的毛细血管，由下方斜行或垂直达上皮表面，低倍镜下呈点状，高倍镜下可见血管末端扩张扭曲，典型的点状血管醋酸作用后基底变白，边界清楚，血管间距增大；严重者点状血管粗大，向表面突出。厚白色上皮基础上伴有粗大的点状血管提示 HSIL（图 15-8）。

（2）异型血管。是由于血管走向与上皮形成不同的角度而构成的不同图像，表现为血管管径粗细不等、形态不一、高度不规则，醋酸作用后无收缩表现。阴道镜下可见：血管扩张、紊乱、螺旋状、串珠状、扭曲状、发夹状、突然出现、突然中断状等异常图像（图 15-10）。异型血管的出现常提示浸润性病变的存在。

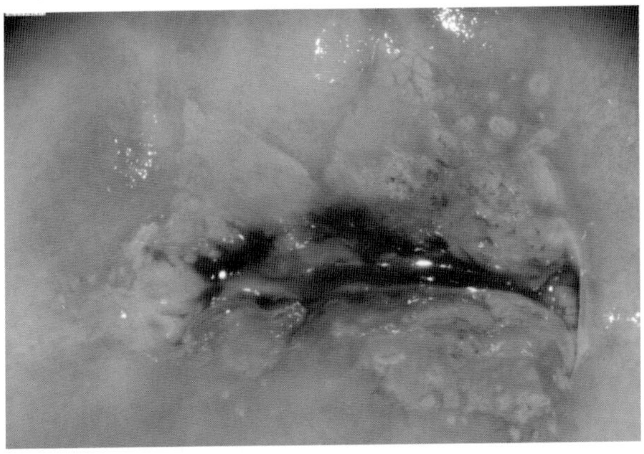

图 15-4　宫颈LSIL，薄白色上皮，其上见细点状血管

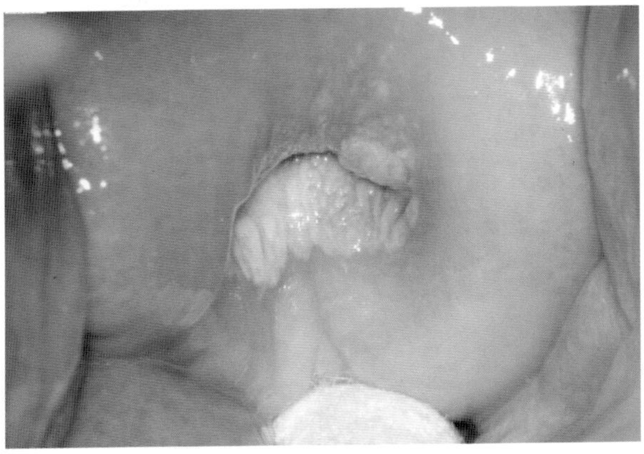

图 15-5　宫颈HSIL，厚白色上皮

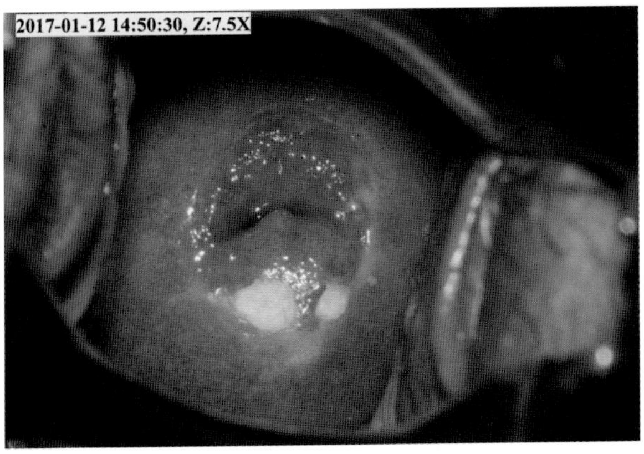


图 15-6　宫颈白斑。白斑处深度活检提示宫颈LSIL

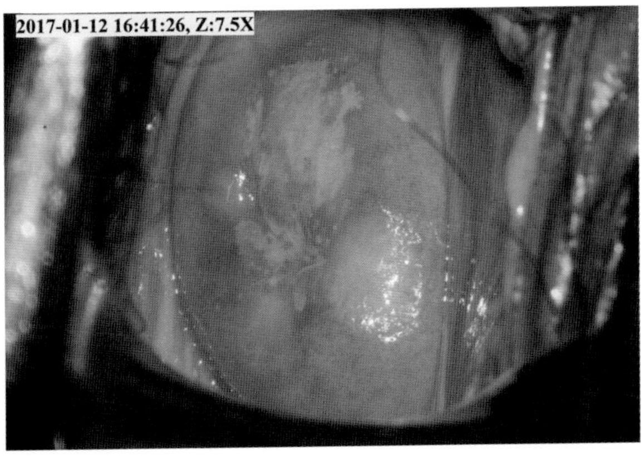


图 15-7　细镶嵌

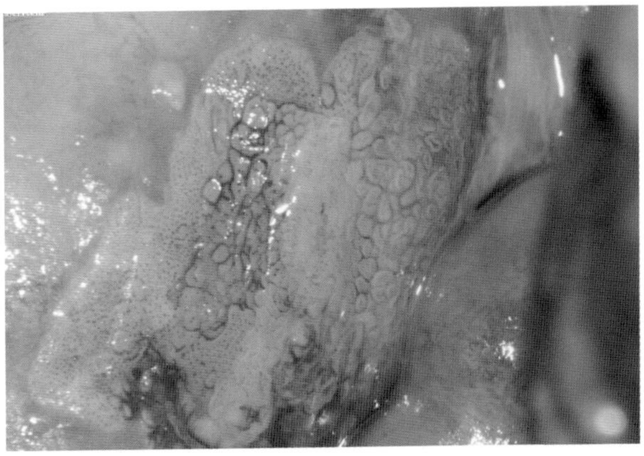

图 15-8　粗镶嵌、粗点状血管

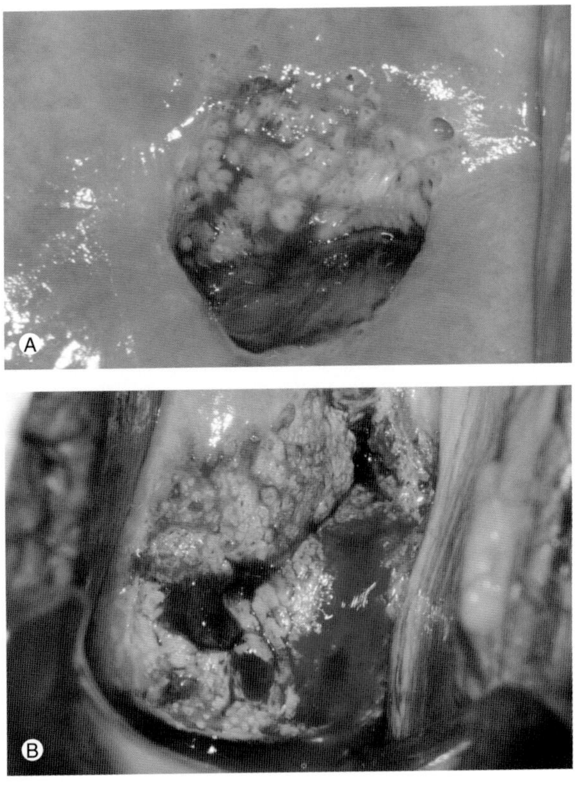


图 15-9　宫颈癌，Ⅳ型和Ⅴ型腺开口

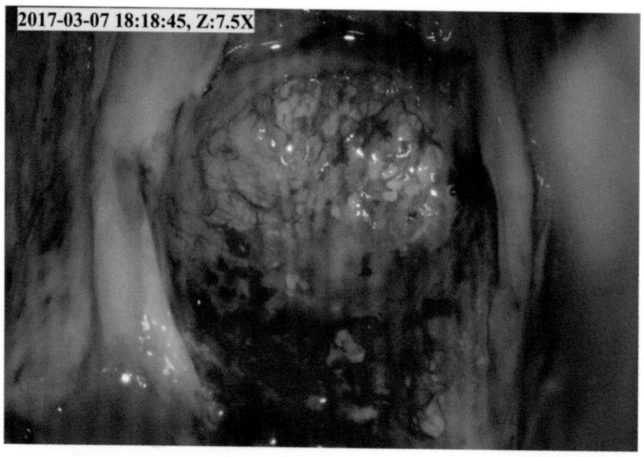


图 15-10　异型血管。宫颈鳞癌，可见癌灶表面血管扩张、紊乱、扭曲状、突然出现、突然中断

## 第三节　宫颈鳞状上皮内病变、宫颈原位腺癌和宫颈癌

### 一、宫颈胚胎学

胚胎第 4 周，由于缺乏雄激素，女性缺乏副中肾管抑制因子，泌尿生殖嵴向内凹陷形成副中肾管（又称苗勒管）。第 7 周，两条苗勒管长到中肾的内侧和前方，交汇融合于胚胎的中线位置并继续向尾端生长，最终与泌尿生殖窦融合。两条苗勒管中间的间隔消失，形成一个被覆柱状上皮的子宫阴道管。11 周时，复层鳞状细胞取代柱状细胞，16 周时可以辨认出宫颈的雏形。

### 二、宫颈组织学

宫颈阴道部被覆复层鳞状上皮，分四层：基底层（1 ~ 2 层小的立方细胞）、副基底层（多角形细胞，核大深染）、中间层（扁平细胞，核小深染，富含糖原，占鳞状上皮大部分）、表层（扁平细胞，核小固缩，富含糖原）。鳞状细胞之间散在分布着朗格汉斯细胞和极少的黑色素细胞。宫颈管衬覆单层高柱状细胞，也称腺上皮。宫颈管细胞向内凹陷进入子宫间质，深度为 5 ~ 8mm，形成隐窝，由于显微镜观察时切面上呈圆形，故称为宫颈内膜腺体。

### 三、命名与分类

宫颈鳞状上皮内病变分类经历了三个历史过程，早期根据非典型增生程度分为 3 级：轻度、中度和重度非典型增生，分别与后来的 2003 年 WHO 分类 CIN1、CIN2 和 CIN3 的 3 级分类系统对应。由于 CIN2 和 CIN3 在组织病理学方面常难以区分，2014 年，WHO 分类采用低级别鳞状上皮内病变（包括 HPV 感染和 CIN1）和高级别鳞状上皮内病变（包括 CIN2 和 CIN3）的 2 级分类系统，使命名和分级与细胞学诊断相对应，提高了不同观察者之间诊断的一致性。目前，美国和我国采用 2014 年 WHO 分类，德国、英国仍采用 2003 年 WHO 分类法。

当宫颈上皮内病变不断进展突破基底膜从而浸润间质时，形成宫颈浸润癌。一般而言，从宫颈上皮内病变进展为浸润癌需 10 ~ 15 年，但四分之一的女性可在 5 年内进展为浸润癌。目前，宫颈癌分期仍采用临床分期，手术后分期不更改，最新版为 2009 年国际妇产科联盟（FIGO）分期。

### 四、病因

高危型 HPV 的持续感染是宫颈癌和癌前病变发生的重要原因。99.7% 的宫颈浸润癌与高危型 HPV 有关。2007 年，基于文献综述，国际癌症研究署（International Agency for Research on Cancer，IARC，WHO 癌症研究分支机构）指出，HPV16、18 为充分的流行病学证据，确定具有人致癌性，HPV31、33、35、39、45、51、52、56、58、59、66 有令人信服的证据证明具有人致癌性，HPV26、68、73、82 数据则未能显示具有令人信服的关联（尽管一些病理对照研究发现其也与宫颈癌有关）。

2015 年 11 月 26 日国家食品药品监督管理总局（CFDA）发布了《人乳头瘤病毒（HPV）核酸检测及基因分型、试剂技术审查指导原则》，依据 IARC 及其他国际组织的研究成果，明确了我国 HPV 检测的型别范围，建议将 HPV16、18、31、33、35、39、45、51、52、56、58、59、68

共13种基因型列为高危型，26、53、66、73、82共5种基因型列为中等风险型，要求均只针对用于宫颈癌相关预期用途的上述18种HPV基因型核酸检测；同时专门指出，低危型HPV一般与尖锐湿疣或低级别鳞状上皮内病变相关，检测的临床价值尚不明确。

高危型HPV感染不是宫颈癌发生的充分条件，80%的女性一生中都可能感染HPV，其中大多数是一过性感染，能够被自身免疫系统清除。持续的高危型HPV感染才可能导致宫颈癌和癌前病变发生。此外，性传播疾病（包括沙眼衣原体和HSV-2）、吸烟、多产、免疫抑制是对宫颈癌和癌前病变的发生和发展起到协同作用的因素，其中，沙眼衣原体感染和HSV-2血清学阳性使宫颈癌发生风险增加了2~2.5倍，吸烟证据强度充分，产次证据强度中等。

## 五、临床表现

宫颈上皮内病变无特殊症状。偶有阴道排液增多，伴或不伴臭味，也可表现为接触性出血。检查宫颈可无特殊改变。

早期宫颈癌常无明显症状和体征，当病变进展后可出现阴道流血、阴道排液以及累及邻近脏器（膀胱、输尿管、直肠）和神经出现的压迫症状，包括尿频、尿急、输尿管梗阻、便秘、下肢肿胀、疼痛等，晚期患者可出现恶病质等全身衰竭症状。显微镜下早期浸润癌肉眼无明显病灶，当病灶不断生长到一定程度，即可出现体征。外生型宫颈癌为菜花状赘生物，质脆常伴感染，内生型表现为宫颈肥大，颈管桶状膨大；晚期癌组织坏死脱落形成溃疡、空洞伴恶臭。

## 六、诊断

依靠“细胞学、HPV-阴道镜-组织病理学”三阶梯诊断程序，确诊依靠组织病理学诊断。

阴道镜下，宫颈低级别上皮内病变可表现为薄醋白、细点状血管、细镶嵌、地图样边界，有时，湿疣需与癌症鉴别（图15-11）。宫颈高级别上皮内病变可表现厚醋白、粗点状血管、粗镶嵌、袖口状腺开口隐窝、边界锐利、内部局限性突起、隆起中的一种或多种表现（图15-12）。宫颈鳞癌可表现异型血管（非典型血管）、脆性血管、表面轮廓不规则、外生型病变、坏疽、溃疡、宫颈有肿块（赘生物）形成（图15-13）。宫颈腺癌较隐匿，阴道镜下偶可发现早期病变，病变多位于颈管，可见颈管内异常增生、突起、隆起，需通过活检与息肉相鉴别，晚期肿瘤增大、坏疽、溃疡（图15-14）。

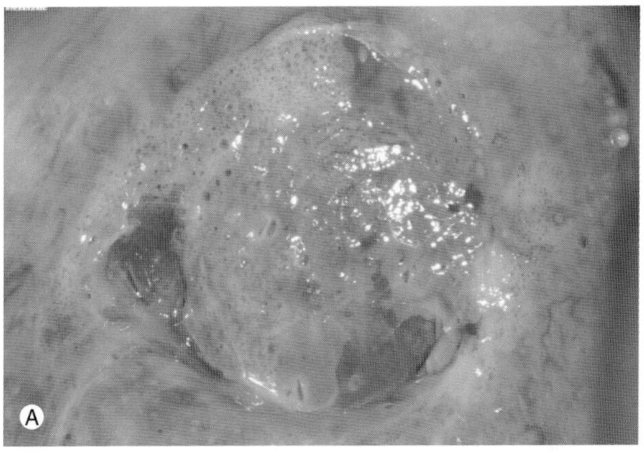


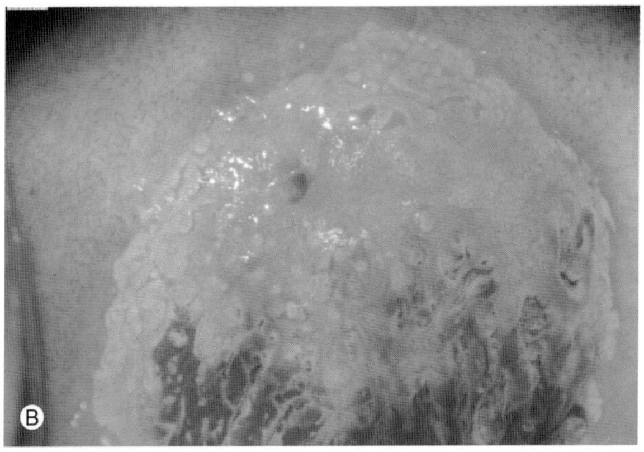


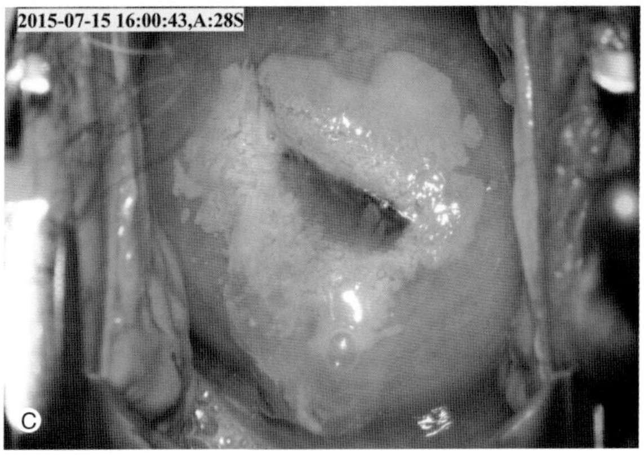


图15-11（1） A~E宫颈LSIL，F宫颈鳞癌。D、E宫颈湿疣，E中的巨大湿疣需与F中的宫颈癌相鉴别（A~C）

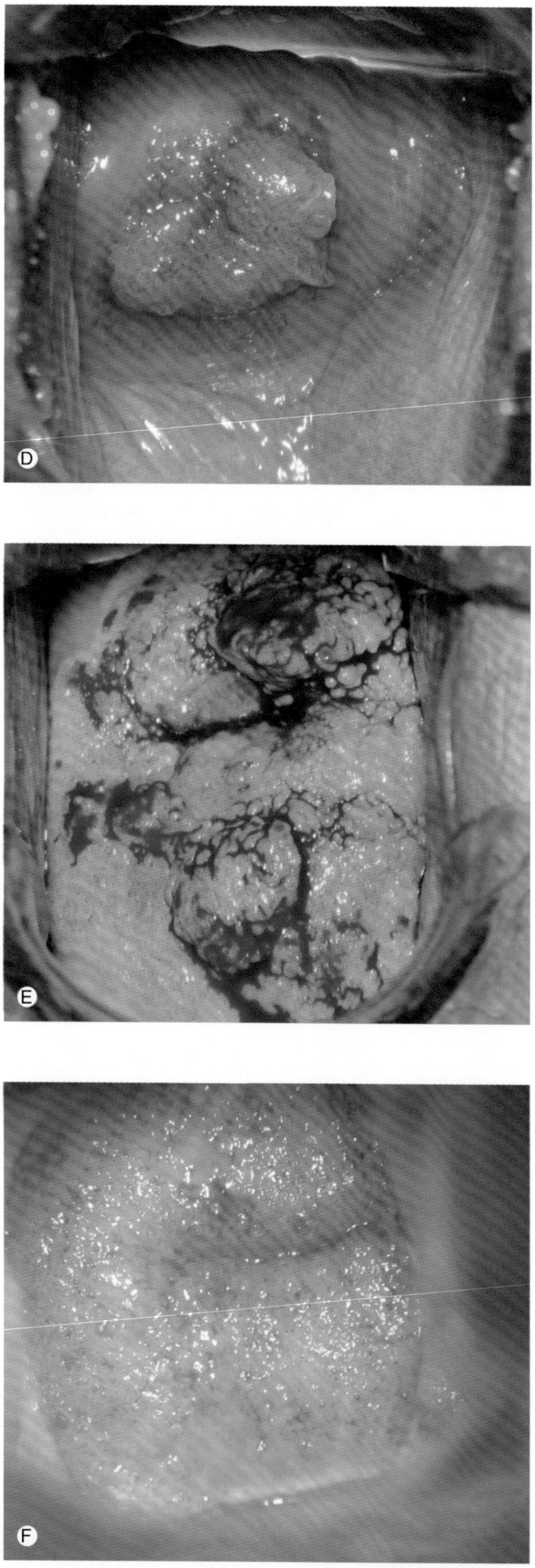


图 15-11（2） A～E宫颈LSIL，F宫颈鳞癌。D、E宫颈湿疣，E中的巨大湿疣需与F中的宫颈癌相鉴别（D~F）

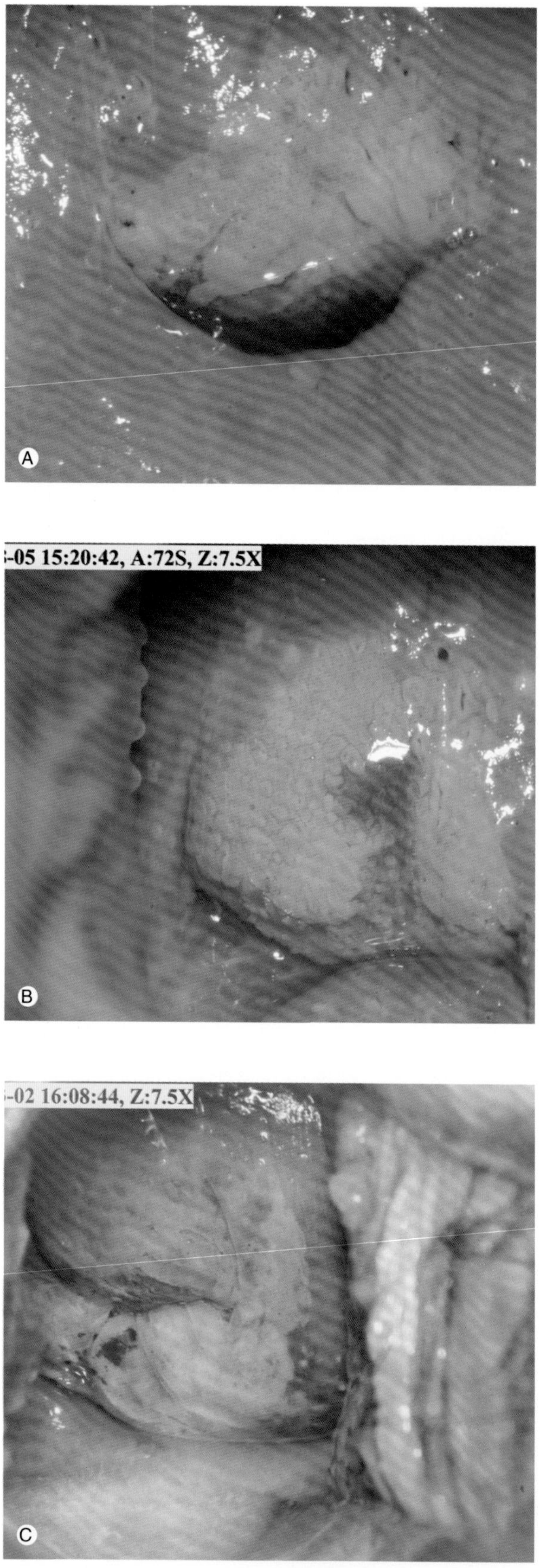


图 15-12（1） 宫颈HSIL（A~C）

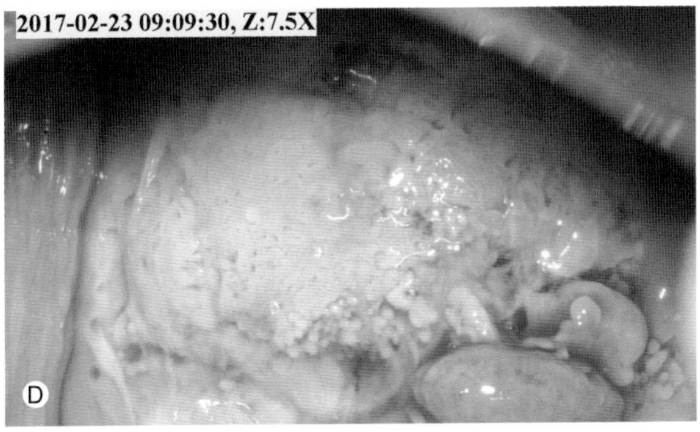


图 15-12（2） 宫颈HSIL（D）

D宫颈HSIL合并宫颈息肉

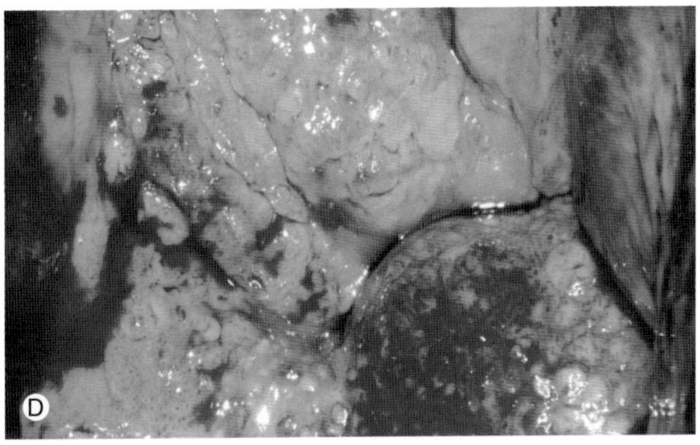


图 15-13 宫颈鳞癌

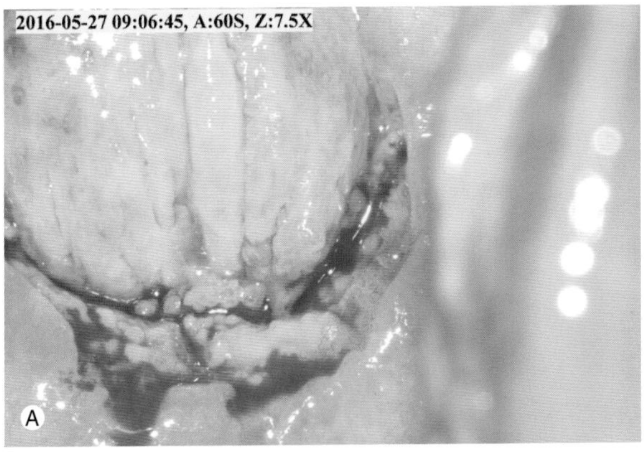


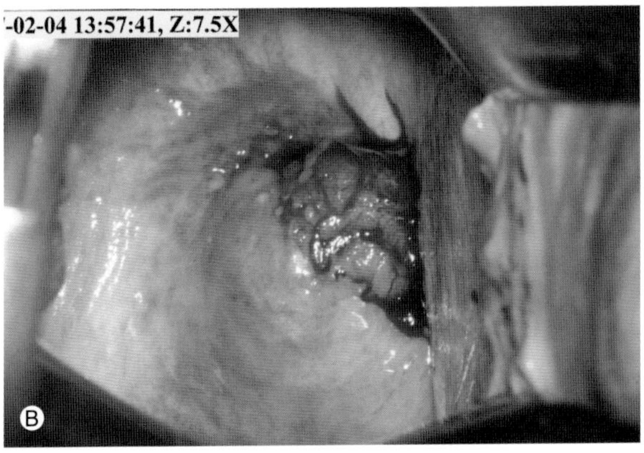


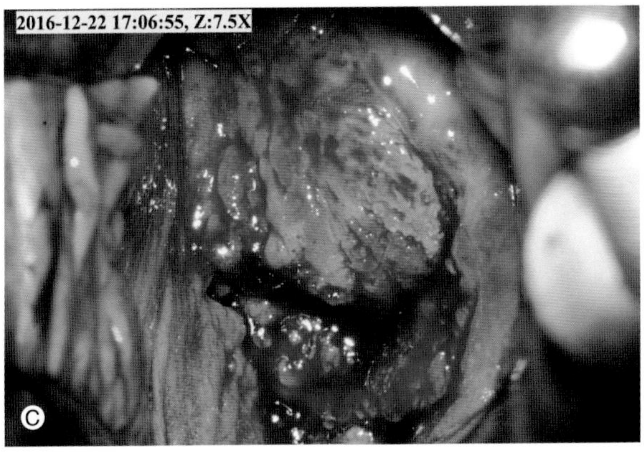


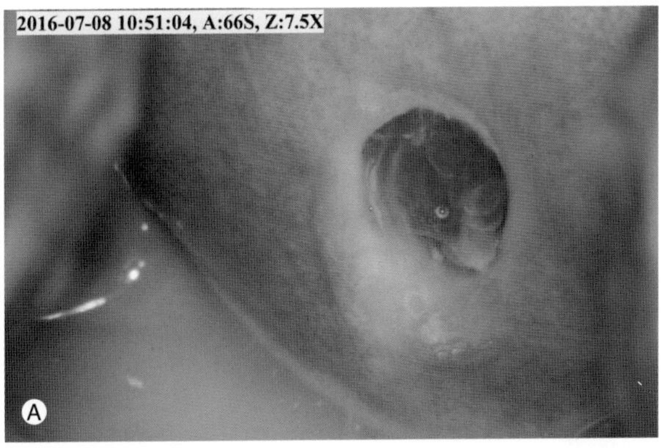


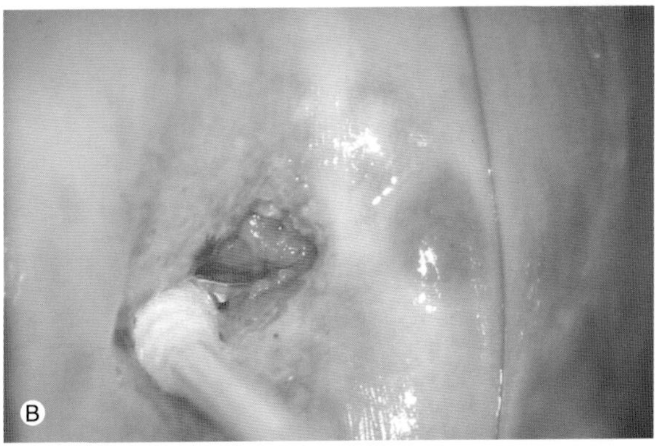


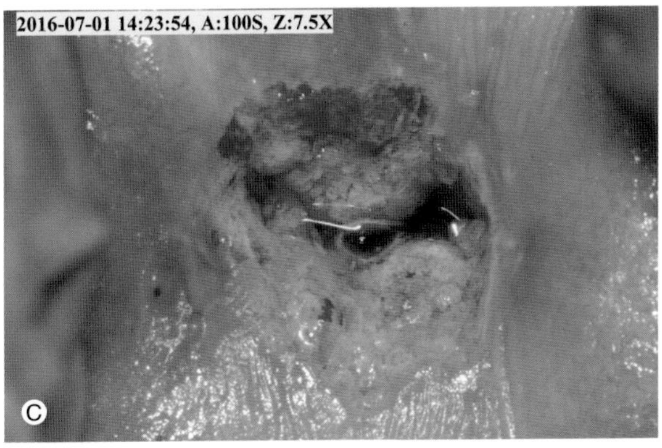


图 15-14（1） A~D宫颈腺癌，E宫颈腺癌合并鳞癌，F宫颈息肉。A中宫颈赘生物为宫颈腺癌，易与F宫颈息肉混淆（A~C）

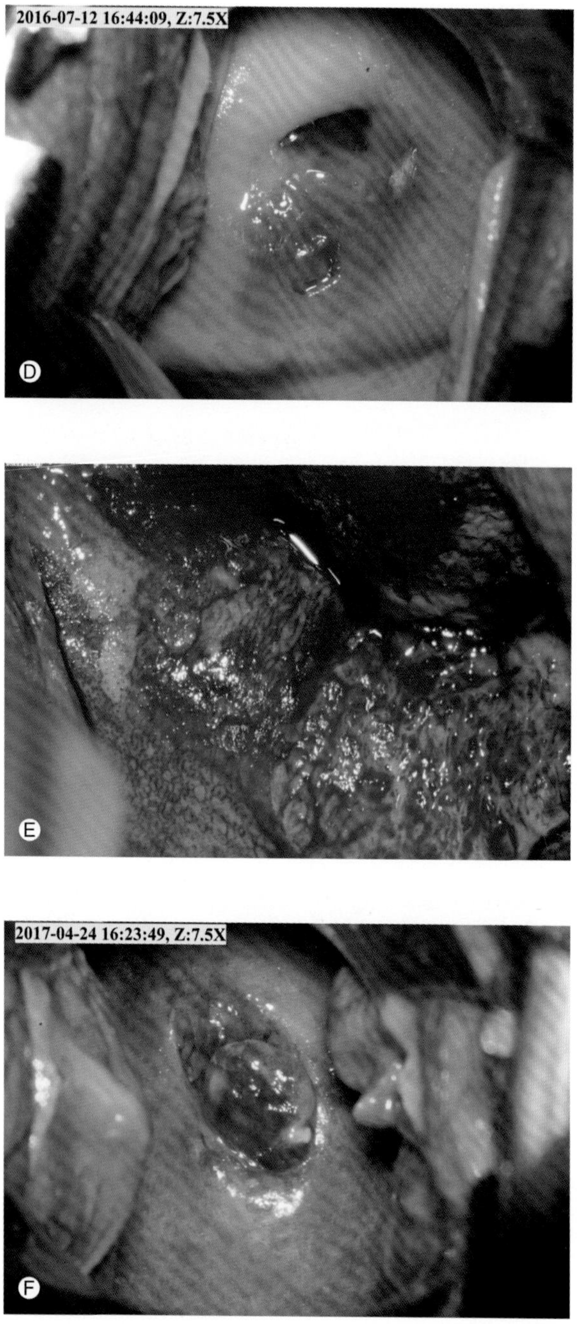


图 15-14（2） A～D宫颈腺癌，E宫颈腺癌合并鳞癌，F宫颈息肉。A中宫颈赘生物为宫颈腺癌，易与F宫颈息肉混淆（D~F）

## 七、处理

### （一）宫颈鳞状上皮内病变处理

对于自行消退可能性大的LSIL进行观察。HSIL病变发展为宫颈癌的风险高，对这些病变通常采取宫颈锥切治疗。但由于病变有消退的可能，因此某些患者在充分评估后，有条件者可考虑密切随访。对于有生育要求的女性尤为如此，因为切除术可能导致一些日后不良的产科结局。以下评估方案是由ASCCP与美国和加拿大多个专业协会和政府机构共同制定的2012年共识指南提供。

1. 高危型HPV感染、宫颈细胞学阴性的处理

6个月后复查细胞学，1年后复查细胞学和HPV。

2. 宫颈LSIL的处理

由于宫颈LSIL在12～24个月随访中有50%～60%可自行转为正常，因此其处理越来越趋于保守。

（1）需要处理的LSIL指征。LSIL合并细胞学结果为HSIL、ASC-H或AGC的病例，或LSIL病变持续2年。

（2）处理方法。阴道镜检查满意者，可采用冷冻、电灼、激光等物理治疗；阴道镜检查不满意者应采用诊断性锥切。

（3）随访。6个月后复查细胞学，如无异常1年后复查细胞学和HPV。若细胞学ASC-US及以上或高危型HPV阳性，行阴道镜检查。

3. 宫颈HSIL的处理

CIN2如不予治疗，40%～58%的病变会消退，而22%的病变会进展为CIN3，5%的病变会进展为浸润癌。CIN3自然消退率为32%～47%，如不治疗12%～40%会进展为浸润癌。因此，建议CIN2和CIN3治疗。阴道镜检查充分的CIN2、CIN3可用物理治疗或宫颈锥切术，但之前必须行颈管搔刮除外颈管病变；阴道镜检查不充分的CIN2、CIN3通常采用宫颈锥切术，包括宫颈环形电切术（LEEP）、激光锥切术、电针锥切术和冷刀锥切术。各种锥切术疗效均等，但冷刀锥切术与过多的产科并发症相关联。

4. 妊娠合并宫颈上皮内病变

不论细胞学异常持续多久，也不论之前检查结果是否为高度病变（ASC-H或HSIL），妊娠女性均应定期随访，而不应行宫颈切除术或消融术（仅当高度怀疑浸润性疾病时才行诊断性切除）。即对于CIN2、CIN3的妊娠女性，只要不怀疑浸润性疾病，妊娠期间均定期随访。应在患者产后

6周再次评估，并根据评估结果进行管理。随访方法：妊娠期间进行细胞学检查和阴道镜检查评估患者，评估频率不超过每12周1次。仅在阴道镜下病变外观恶化或细胞学检查提示浸润性疾病时，才进行重复活检。禁止行颈管搔刮和子宫内膜取样。

**（二）宫颈原位腺癌（AIS）处理**

宫颈原位腺癌的诊断基于宫颈锥切样本的组织学诊断。

有生育要求者：大多数研究表明如果宫颈锥切切缘阴性，可行保守治疗。但由于腺体疾病存在跳跃性病变，切缘阴性患者在其子宫切除标本中发现残留AIS的比例高达9%。有研究发现，即使切缘阴性者，也有患者存在腺癌。切缘阳性患者残留AIS占46%，腺癌占16.7%，因此，推荐再次锥切以获得阴性切缘。

无生育要求者：全子宫切除是AIS锥切后的推荐处理方案。全子宫切除前必须行宫颈锥切以排除腺癌的存在。

**（三）宫颈癌处理**

应根据病理分期、年龄、是否有生育要求综合考虑，制定治疗方案。以下方案根据美国的国家综合癌症网络（National Comprehensive Cancer Network，NCCN），除特别标识外，所有推荐级别均为2A。

1. 手术治疗

主要用于ⅠA1-ⅡA患者。

（1）有生育要求者。

1）ⅠA1无淋巴脉管浸润（Lymphovascular Space Invasion，LVSI）：行宫颈锥切术，切缘阴性者随访，切缘阳性者再次锥切或行宫颈切除术。

2）ⅠA1有LVSI以及ⅠA2：可行宫颈锥切术+盆腔淋巴结清扫±腹主动脉旁淋巴结取样（2B），切缘阴性者随访，切缘阳性者再次锥切或行宫颈切除术；或行根治性宫颈切除术+盆腔淋巴结清扫±腹主动脉旁淋巴结取样（2B）。

3）ⅠB1：行根治性宫颈切除术+盆腔淋巴结清扫±腹主动脉旁淋巴结取样。值得注意的是，该手术在肿瘤直径< 2cm时最为有效，小细胞神经内分泌癌和恶性腺瘤者不适合行该手术。

（2）无生育要求者。

1）ⅠA1无LVSI：行宫颈锥切术，切缘阴性且无法行手术者随访；切缘阴性可行手术者行全子宫切除术；切缘为不典型增生或癌者，选择再次锥切以更好地评估浸润深度，或选择行全子宫切除术或改良根治性子宫切除术+盆腔淋巴结清扫（切缘为癌，盆腔淋巴结清扫为2B级证据）。

2）ⅠA1有LVSI和ⅠA2：可行改良根治性子宫切除术+盆腔淋巴结清扫±腹主动脉旁淋巴结取样（2B）；或行盆腔外照射放疗+腔内近距离放疗。

3）ⅠB1和ⅡA1：可行根治性子宫切除术+盆腔淋巴结清扫（1级证据）±腹主动脉旁淋巴结取样（2B）；或行盆腔外照射放疗+腔内近距离放疗±同时包含顺铂的化疗。

4）ⅠB2和ⅡA2：可行根治性盆腔外照射放疗+同时包含顺铂的化疗+腔内近距离放疗（初始放化疗为1级证据）；或行根治性子宫切除术+盆腔淋巴结清扫±腹主动脉旁淋巴结取样（2B）；或盆腔外照射放疗+同时包含顺铂的化疗+腔内近距离放疗+辅助性全子宫切除（3级证据）。

2. 放疗

主要适合ⅡB、Ⅲ、Ⅴ期和无法手术的患者，包括盆腔外照射和腔内近距离放疗。

3. 化疗

用于：①同步放化疗，以铂类为基础的同步放化疗能够明显改善ⅡB-ⅣA患者生存期；②不能耐受放疗的晚期或复发转移患者的姑息治疗。

## 八、典型病例

患者，女，38岁，G4P2。因宫颈液基细胞学ASC-US、高危型HPV检测阳性转诊阴道镜，阴道镜检查见转化区3型，宫颈四个象限均见典型厚醋白，边界锐利，少量点状血管和镶嵌（图15-15A，15-15B，15-15C），予颈管搔刮和多点活检，病理回报：（颈管内膜）颈管黏膜组织慢性炎，（宫颈2、4、6、7点）宫颈高级别鳞状上皮内病变累及腺体（图15-15D）。遂予宫颈

LEEP锥切术，病理回报：（宫颈锥切组织）宫颈6点微小浸润性鳞状细胞癌，浸润间质深度2mm，宽度< 1mm；3～5点，7～8点宫颈高级别鳞状上皮内病变累及腺体，其中4～8点外口切缘见高级别鳞状上皮内病变累及腺体；（颈管补切组织）颈管黏膜组织慢性炎（图15-15E）。该患者诊断为宫颈微小浸润癌（ⅠA1），肉眼和阴道镜下并没有明显浸润癌表现，但通过锥切组织显微镜下检查，进一步诊断患者为ⅠA1期。宫颈外口切缘见HSIL累腺，内口切缘为阴性。患者无生育要求，建议行全子宫切除术，术后定期随访。

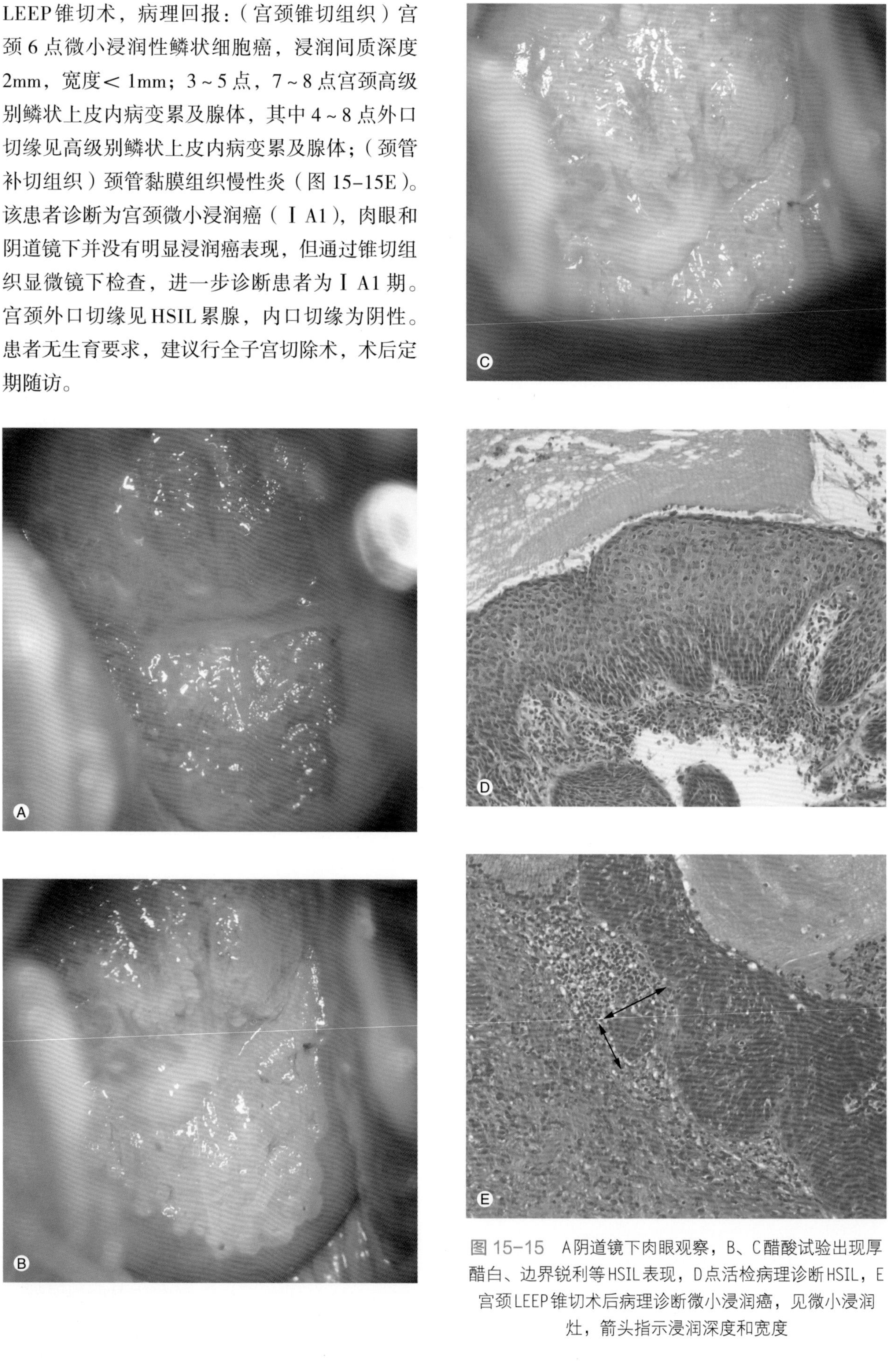

图15-15　A阴道镜下肉眼观察，B、C醋酸试验出现厚醋白、边界锐利等HSIL表现，D点活检病理诊断HSIL，E宫颈LEEP锥切术后病理诊断微小浸润癌，见微小浸润灶，箭头指示浸润深度和宽度

## 第四节 阴道鳞状上皮内病变和阴道癌

### 一、阴道胚胎学

胚胎后肠末端膨大，称泄殖腔，其腹侧与尿囊相连，末端为泄殖腔膜封闭。胚胎第6~7周，尿囊与后肠之间的间充质增生形成突入泄殖腔的隔膜，称尿直肠隔。尿直肠隔将泄殖腔分为腹、背两部分。腹侧为尿生殖窦，背侧为肛直肠管。

胚胎第9周，苗勒管上段形成输卵管，下段融合，纵行间隔消失，形成子宫阴道管，衬以柱状上皮，末梢到达尿生殖窦的背侧壁，末梢增大形成生殖结节。尿生殖窦上端细胞增生形成窦阴道球，进一步发育为阴道板，阴道板不断增大，将尿生殖窦分为两部分，上部分化为膀胱和大部分尿道，下部分化为尿道下段和阴道前庭。胚胎第11周后，阴道板中心发生强化，形成阴道。

### 二、阴道组织学

阴道与宫颈阴道部上皮相同，表面衬以复层鳞状上皮，一般为26~28层。从下至上为基底细胞（1~2层）、副基底细胞（或称棘层，2~3层）、中间层（随着细胞的成熟，细胞质内可含大量糖原，10层左右）、表层（糖原化的扁平细胞，核小固缩，10层左右）。阴道壁还包括数量稀少的位于基底层的黑色素细胞和贯穿全层的朗格汉斯细胞。

### 三、下生殖道鳞状细胞术语

2012年，作为HPV相关病变的下生殖道鳞状细胞术语（lower anogenital squamous terminology，LAST）标准化项目的一部分，美国病理学家学会和美国阴道镜和子宫颈病理学会共同提出了使用两级命名法的修订术语，即LSIL（包括CIN1、VaIN1、VIN1、AIN1）和HSIL（包括CIN2和CIN3、VaIN2和VaIN3、VIN2和VIN3、AIN2和AIN3）。在阴道上皮内病变领域，由于目前世界上很多国家仍采用VaIN1、VaIN2、VaIN3，因此，本文将同时采用两级命名和三级命名法。

### 四、病因

目前公认，与CIN、VIN的病因相同，HPV感染是VaIN最重要的致病因素，遗传因素和HIV感染也是其发生的重要因素。一项统计了来自11个研究共232例VaIN患者采用PCR技术或杂交捕获技术检测HPV DNA的系统分析表明，VaIN1（66例）、VaIN2/3（166例）、阴道癌（83例）的HPV阳性率分别为98.5%、92.6%、66.5%，其中HPV16型是VaIN2/3和阴道癌患者最常见的HPV感染亚型，分别占65.8%和55.4%。与此一致，针对VaIN活检组织进行HPV DNA检测的研究结果表明，VaIN2/3患者的HPV阳性率为96%（95%CI：92%~98%），HPV16型也是VaIN2/3患者最常见的HPV感染亚型。

关于VaIN的起源有两种观点。其一，VaIN由CIN延伸而来，这主要是由于部分子宫切除术后患者术后很快发现阴道残端VaIN，因此认为可能是术前子宫颈病变延伸至阴道；其二，VaIN的发生独立于宫颈，这是因为HPV是宫颈、阴道、外阴病变的共同致病因素，VaIN往往呈多发性，病灶常与子宫颈不连续，因此认为其发生独立于宫颈。临床上，阴道镜检查可发现部分子宫颈病变与阴道相连续，但大部分并不相连续，表明VaIN可能自子宫颈病变延伸或与子宫颈病变融合，更可能独立发生。

### 五、临床表现

VaIN多无症状。

### 六、诊断

确诊需组织病理学检查。如细胞学发现异常，应明白异常的脱落细胞主要来自宫颈，也可以来自阴道，甚至子宫内膜以及盆腔，因此，通过阴道镜检查首先明确病变来源于宫颈还是阴道。阴道涂抹3%醋酸可发现白色病灶，碘试验显色快，优势更大。范围大的病灶需做多点活检。应注意全面检查整个阴道，特别是最易发生病变的阴道穹隆部。绝经后阴道萎缩，上皮菲薄，不利于检查，可于检查前局部涂抹雌激素，

2～3周后行阴道镜检查和活检更易发现病灶。

阴道镜下，与宫颈鳞状上皮内病变相似，阴道LSIL可表现薄醋白、细点状血管、细镶嵌、地图样边界（图15-16）。阴道镜下阴道HSIL可表现呈异常红色、厚醋白、粗点状血管、粗镶嵌、边界锐利、内部局限性突起、隆起中的一种或多种表现（图15-17）。阴道鳞癌可表现异型血管（非典型血管）、脆性血管、表面轮廓不规则、外生型病变、坏疽、溃疡、有肿块（赘生物）形成（图15-18）。

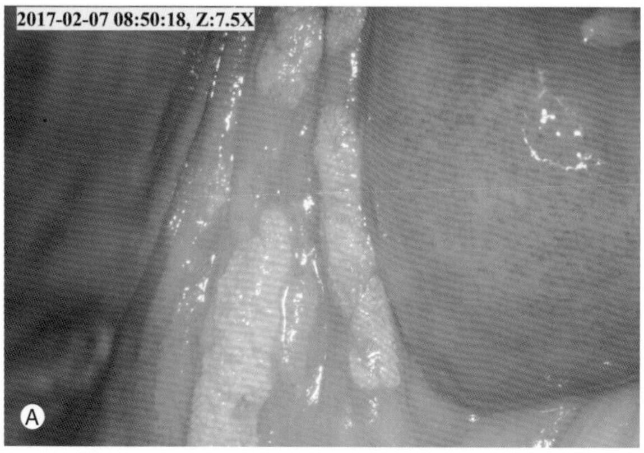


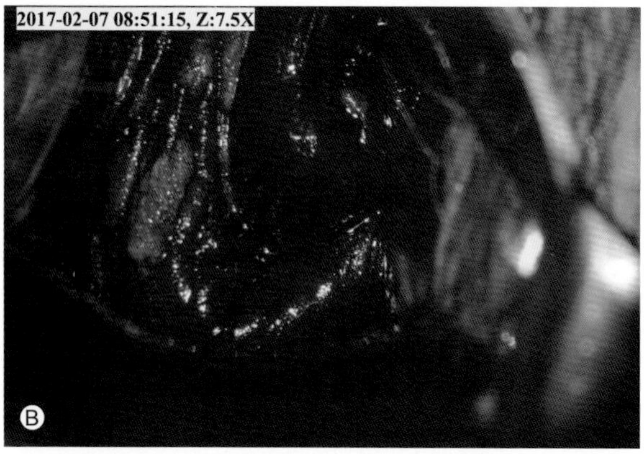


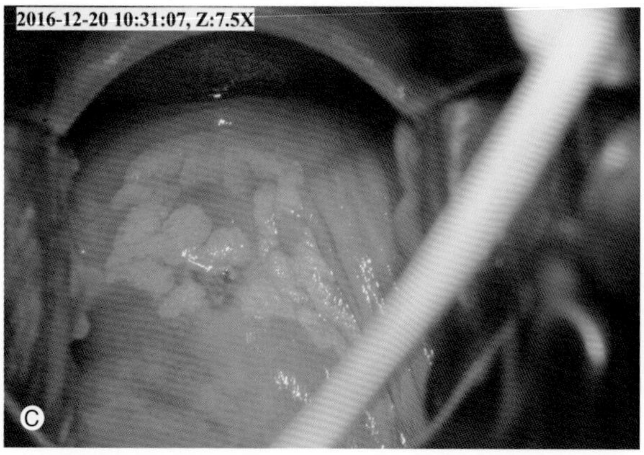


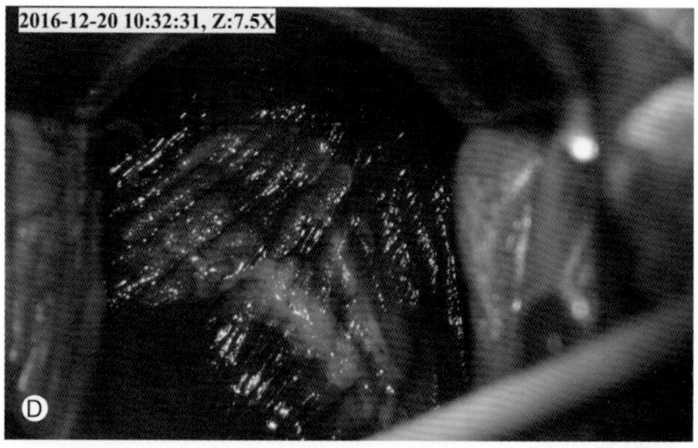


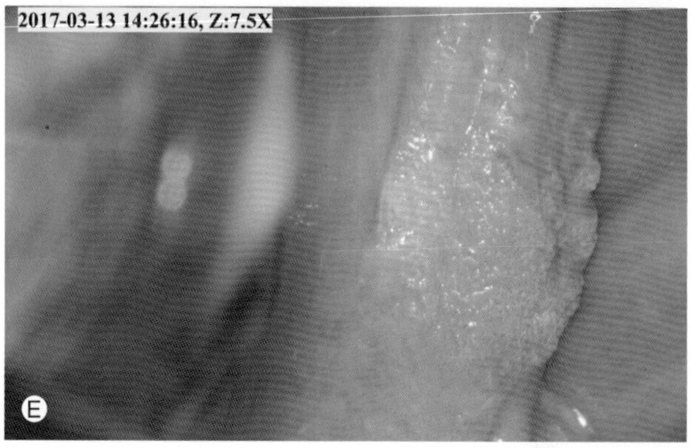


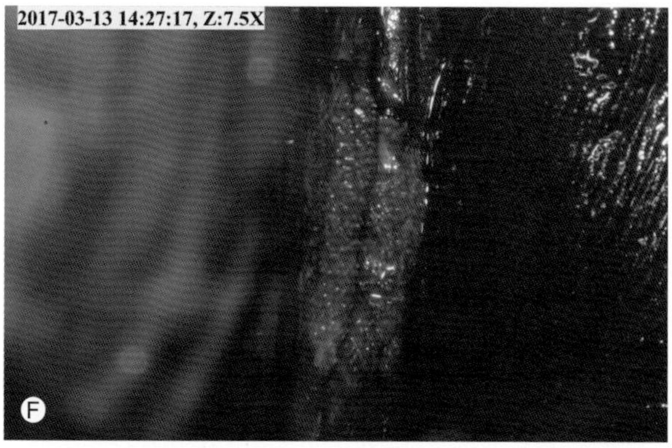


图15-16 阴道LSIL

A、C、E醋酸试验，B、D、F相应碘试验

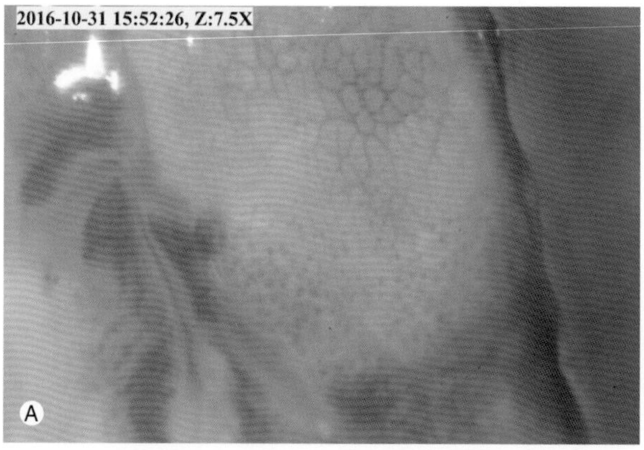


图15-17（1） 阴道HSIL（A）

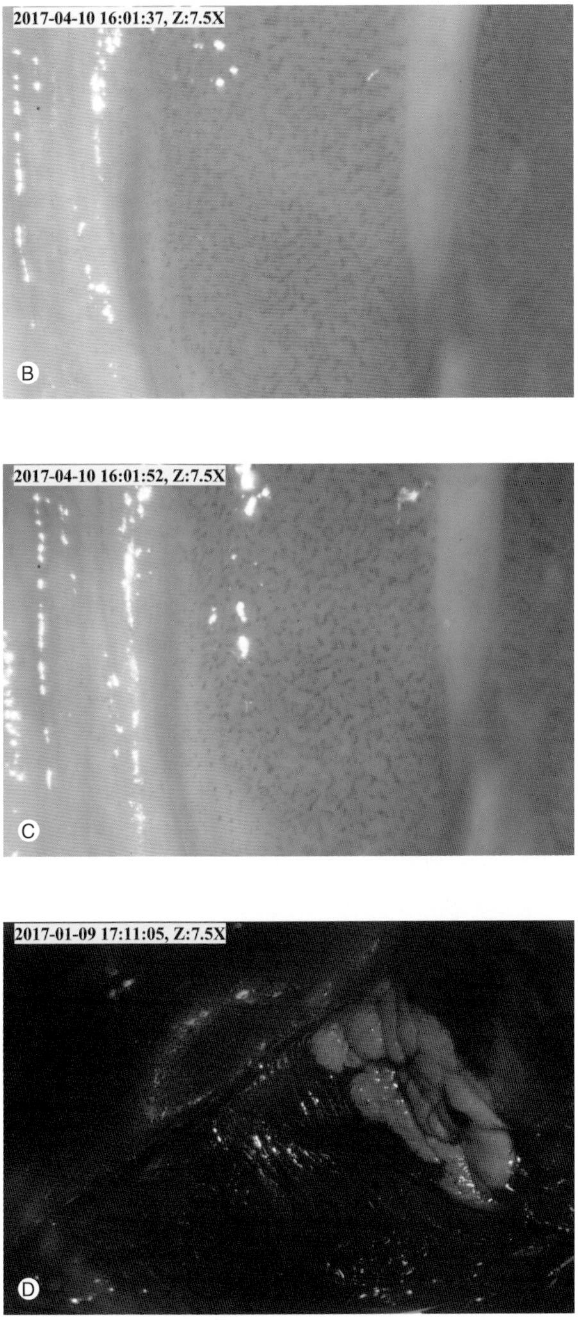


图 15-17（2） 阴道HSIL（B~D）

阴道黏膜变红，见醋白、镶嵌、点状血管，表面可见异型血管，C为使用绿色滤光片吸收红光后观察血管，D为全子宫切除术后患者阴道前壁HSIL

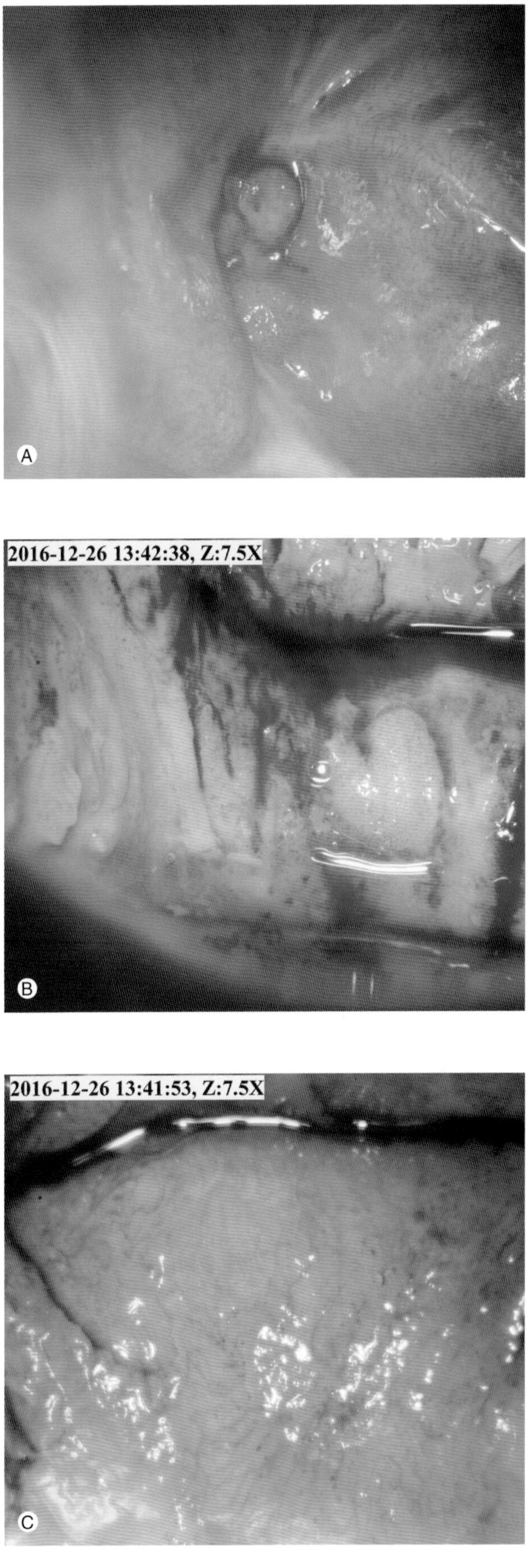


图 15-18（1） 阴道鳞癌（A~C）

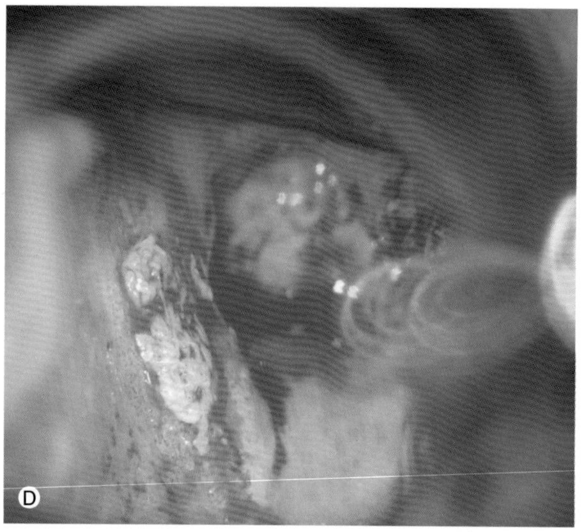


图 15-18（2） 阴道鳞癌（D）

A为宫颈鳞癌广泛子宫切除术后患者，妇科检查见左顶角菜花样赘生物，阴道镜及病理诊断（赘生物）鳞癌，B、C为全子宫切除术后阴道广泛浸润性鳞癌，D为宫颈鳞癌侵犯阴道

## 七、治疗

VaIN有多种治疗方法，包括激光、药物和手术治疗。①LSIL：即VaIN1，属于良性病变，50%～60%可以自行消退，因此，有条件随访者建议定期随访，但对于其中易生长和出血的疣应予处理。②HSIL：即VaIN2和VaIN3，作为癌前病变，应根据病史和阴道镜检查情况选择激光、药物或手术治疗。激光技术用于VaIN治疗已有近40年历史，累积治愈率为69%～96%，其定位准确、安全性好、并发症少、副反应小，是治疗VaIN的有效治疗方法。对于无法行激光治疗者，局部使用氟尿嘧啶和咪喹莫特软膏，治愈率为46%～100%，但存在烧灼感和激惹等副反应。近年一项研究表明，单独使用阴道用雌激素治疗VaIN的治愈率为90%。

值得注意的是，点活检不足以除外浸润癌，子宫颈病变如此，阴道病变诊断中也是如此，尤其是病变位于阴道两侧顶角时，常难以暴露，活检不易达到，易漏诊。文献报道，10%～28%的患者子宫全切除术后因发现VaIN3行阴道上段切除术，术后发现存在早期隐匿性阴道癌。因此，当子宫全切除术后因阴道残端HSIL多次激光治疗无效或阴道镜图像提示阴道癌可能时，即使点活检病理报告提示VaIN2和VaIN3，也应考虑到阴道癌的可能性，此时应手术切除阴道病变以进一步诊断和治疗。

## 八、典型病例

患者，女，32岁，已婚未育。2015年8月，外院因“CIN2-CIN3、VaIN3”行宫颈锥切术，术后复查宫颈炎、VaIN3。2016年10月转诊至我院，阴道镜检查见宫颈正常表现（图15-19A），2型转化区，原始鳞状上皮成熟，柱状上皮外翻，阴道后穹隆大面积HSIL，厚醋白、粗镶嵌、粗点状血管、内部局限性隆起（图15-19B～15-19D）；予阴道镜引导下多点活检。术后病理报告阴道HSIL（图15-19E）。遂予阴道激光治疗，为确保治疗深度，我们的经验是采用两遍气化技术，即第一遍气化、生理盐水清除结痂、第二遍气化（图15-19F～15-19H）。激光术后1个月复查伤口愈合（图15-19I），定期随访中。

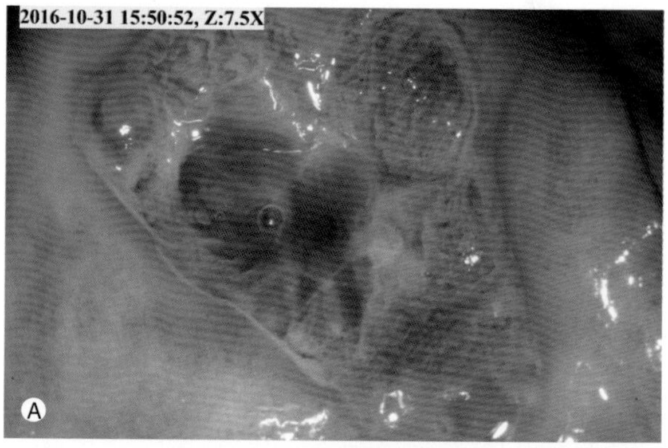


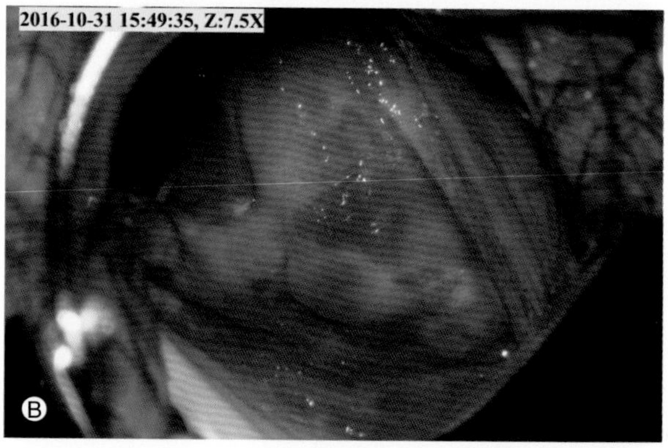


图 15-19（1） A患者宫颈HSIL锥切术后随访宫颈正常，B~D阴道高级别鳞状上皮内病变，B未涂醋酸即可发现阴道壁异常变红、见点状血管，C、D见厚醋白、粗镶嵌、粗点状血管、内部局限性隆起，E组织学诊断HSIL/VaIN3，F、G、H为激光治疗过程，I为术后1个月随访图片（A~B）

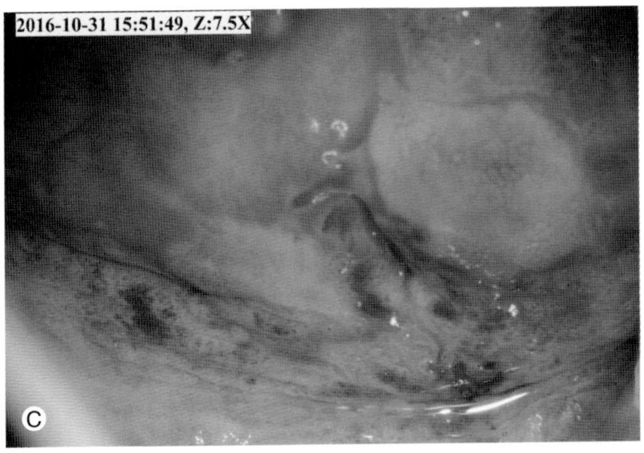


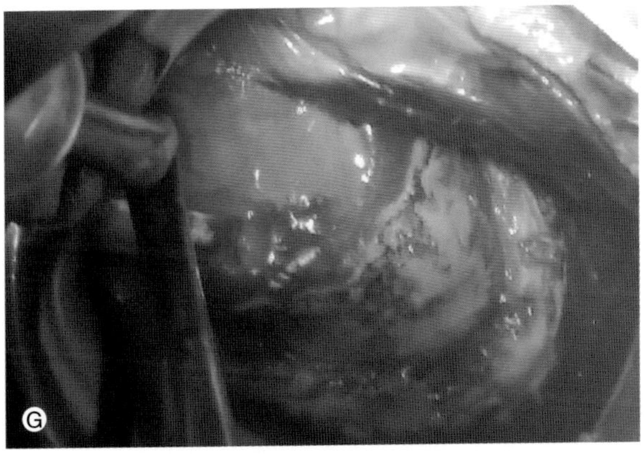


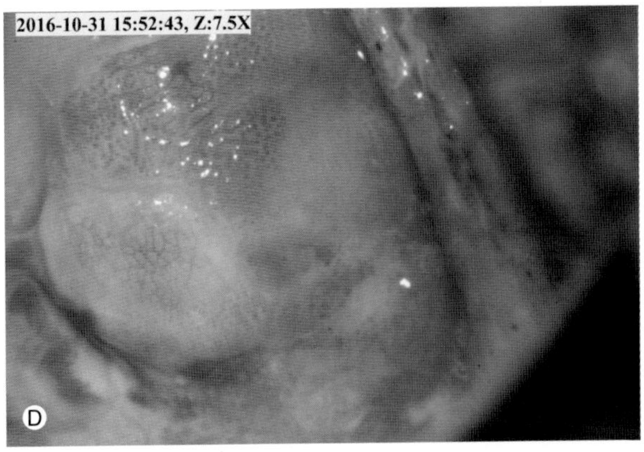


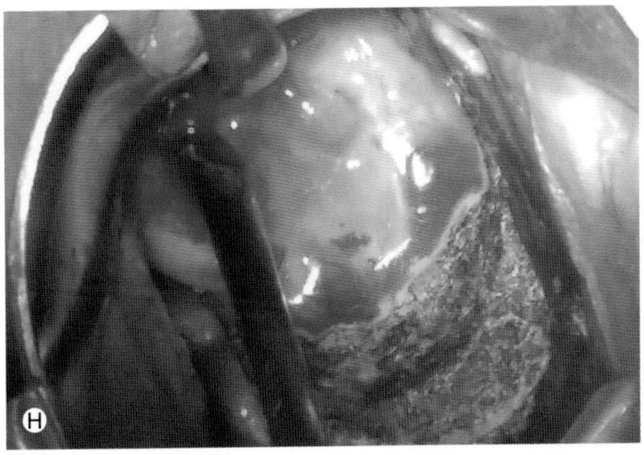




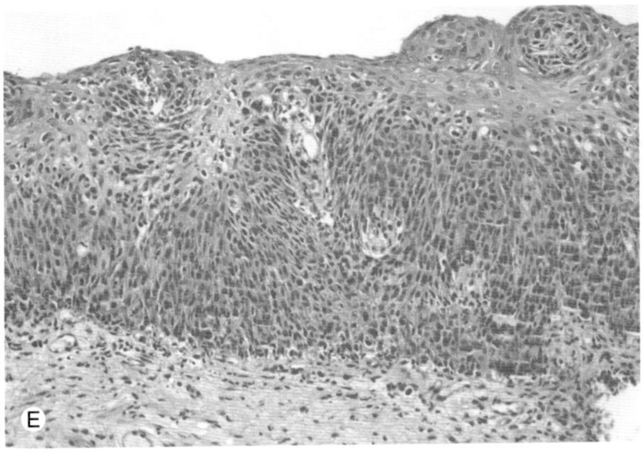


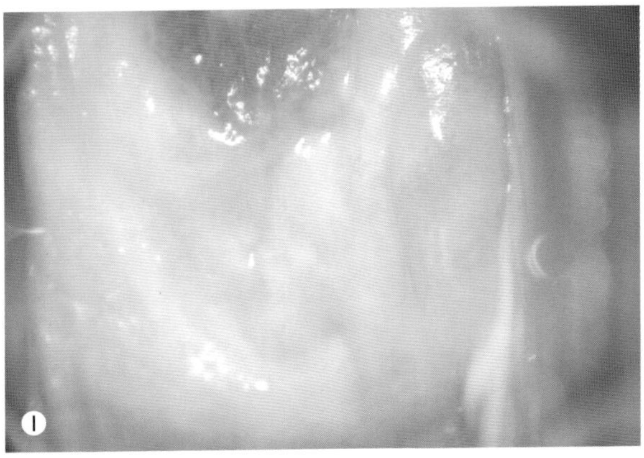


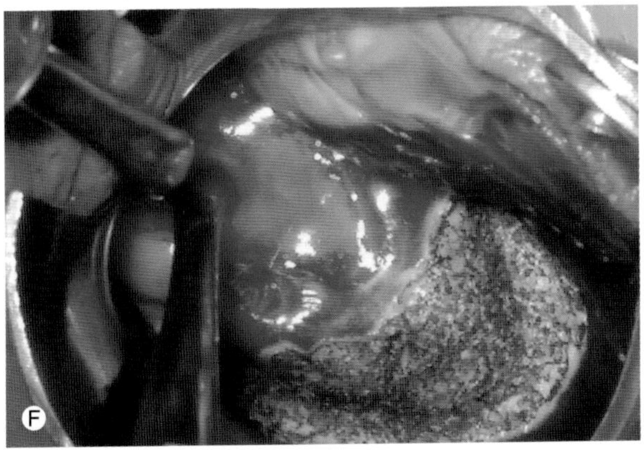


图 15-19（2） A患者宫颈HSIL锥切术后随访宫颈正常，B~D阴道高级别鳞状上皮内病变，B未涂醋酸即可发现阴道壁异常变红、见点状血管，C、D见厚醋白、粗镶嵌、粗点状血管、内部局限性隆起，E组织学诊断HSIL/VaIN3，F、G、H为激光治疗过程，I为术后 1 个月随访图片（C~I）

## 第五节　外阴鳞状上皮内病变和外阴癌

外阴上皮内瘤变（Vulvar Intraepithelial Neoplasia，VIN）指局限于外阴表皮内，未发生间质浸润的上皮内病变。约50%患者伴有其他部位上皮内病变，约38%患者的病变可自行消失，仅2%～4%进展为浸润癌。

外阴癌是继子宫内膜癌、卵巢癌、宫颈癌的妇科第四大恶性肿瘤，占妇科恶性肿瘤的5%。外阴癌主要发生于绝经后女性。在美国，外阴癌的发病率为2.5/10万。过去二十年间，外阴癌的发病率稳定，但VIN的检出率却增加一倍。

### 一、外阴解剖学

外阴指两侧生殖股皱褶内侧、阴阜与肛门之间的区域。哈特线（Hartline）是外阴角化鳞状上皮与非角化鳞状上皮的交界处，代表了一种上皮向另一种上皮的转化，但两种上皮均属于鳞状上皮。前庭是处女膜和哈特线之间的部分，阴蒂至阴唇系带后部及小阴唇内侧的中间部分。角化上皮（大、小阴唇的表皮细胞）起源于外胚层，非角化上皮（前庭和阴道的上皮细胞）起源于内胚层（泌尿生殖窦）。

### 二、外阴胚胎学

妊娠第6周，可识别原始外生殖器，包括生殖结节、泌尿生殖膜、尿生殖皱襞和阴唇阴囊皱襞。第7周，尿生殖皱襞和阴唇阴囊皱襞在前面融合形成阴阜，后面融合将泌尿生殖膜与肛膜分离，形成后阴唇系带和会阴。第7周，泌尿生殖膜消失，尿生殖窦从腹腔中暴露。第10周，男性结构开始出现，如果没有睾酮，则出现女性外阴。生殖结节演变成为阴蒂，尿生殖窦变为前庭的一部分，包括阴道口和处女膜，尿生殖皱襞演变为余下的前庭和小阴唇，阴唇阴囊皱襞演变成大阴唇。

### 三、病因

VIN病因包括HPV感染、吸烟、免疫缺陷、硬化性苔藓等因素。VIN病变中40%～80%HPV检测阳性。HPV与湿疣型和基底细胞样亚型的VIN及外阴癌均有关。同CIN、VaIN相同，吸烟和免疫缺陷是VIN的重要协同因素。一项病例系列研究报道，40例有VIN的女性中有27例为吸烟者，而40例与之年龄匹配的非肿瘤性外阴疾病女性中仅有5例为吸烟者（68% vs 13%），两者之间相关联的机制尚不清楚，而感染人类免疫缺陷病毒（human immunodeficiency virus，HIV）的女性与未感染者相比，前者发生外阴/肛周上皮内瘤变的情况更常见。值得注意的是，分化型VIN与硬化性苔藓有关，和HPV感染无关。

与VIN病因相似，外阴癌具有两种不同的发病机制。第一种是HPV感染，见VIN病因，外阴癌中HPV阳性率为60%，其中最主要的亚型为HPV16和HPV33。第二种是慢性炎症或自身免疫（外阴萎缩，如硬化性苔藓）。外阴癌中，大约20%来源于HPV感染相关的外阴HSIL，而约80%来源于分化型VIN。

### 四、病理特征及分类

2015年，国际外阴阴道疾病协会（International Society for the Study of Vulvovaginal Disease，ISSVD）公布了外阴鳞状上皮内病变的最新术语，将外阴鳞状上皮内病变分为低级别鳞状上皮内病变、高级别鳞状上皮内病变和分化型外阴上皮内瘤变。

#### 1. 外阴LSIL

既往称普通型VIN1、轻度不典型增生、扁平湿疣、不典型挖空细胞等。多见于年轻女性，是HPV感染后的良性变化，病变常自行转归。

#### 2. 外阴HSIL

既往称VIN2、VIN3、中度不典型增生、重度不典型增生、原位癌、鲍文病、鲍文样不典型增生等。如不治疗，复发或进展为浸润癌的风险高。

#### 3. 分化型VIN

既往称分化型VIN、单纯性原位癌。与硬化性苔藓有关（5%的硬化性苔藓患者进展为外阴鳞癌），与HPV感染无关，占VIN 5%。一项前瞻性研究表明，尽早处理硬化性苔藓可减少分化型VIN的发生。多见于老年女性，且常伴鳞癌出现，一旦进展，常在半年内发展为浸润癌。

## 五、临床表现

VIN症状多无特异性，最常见的主诉是瘙痒。其他表现可包括会阴疼痛、烧灼感，或排尿困难。大约50%的女性是无症状的。病灶可发生在外阴任何部位，可见外阴丘疹、斑点、斑块，单个或多个，融合或分散，灰白、粉红色或黑色病变的色素沉着，习惯将VIN按照颜色差异分为：白色病变、红色病变和黑色病变。

不同组织学类型的外阴癌具有相似的症状和体征。大多数患者病灶位于大阴唇，呈单病灶斑块、溃疡或肿块（肉状、结节状或疣状），病灶较少发生于小阴唇、会阴、阴蒂和阴阜。5%患者病灶为多中心，因此，妇科检查中，所有外阴、肛周皮肤以及宫颈和阴道均应检查。22%外阴癌患者合并CIN。瘙痒是外阴疾病的常见症状，尤其在外阴萎缩的情况下。当存在可疑病变或局部治疗无效时应当对硬化性苔藓进行多点活检。晚期时可出现外阴出血、排液、排尿困难或腹股沟淋巴结肿大。也有部分患者没有症状。

## 六、诊断

确诊依靠病理学检查，强调多点活检。局部涂抹3%~5%醋酸，有助于提高病灶活检的准确率，应当对异常血管的醋白区域等所有可疑区域进行钻孔活检，活检时取病变最严重处，注意取材深度，避免遗漏浸润癌。大部分外阴癌为鳞癌，还包括黑色素瘤、巴氏腺癌、肉瘤、Paget病和基底细胞癌。

阴道镜下，外阴LSIL阴道镜下表现薄醋白、细点状血管、地图样边界（图15-20）。外阴HSIL阴道镜下可见厚醋白、丘疹、斑点和白色、红色、黑色病变等一种或多种表现（图15-21）。外阴鳞癌可表现为醋白、红色或褐色的色素沉着，外生型病变，坏疽，溃疡，有肿块（赘生物）形成（图15-22）。

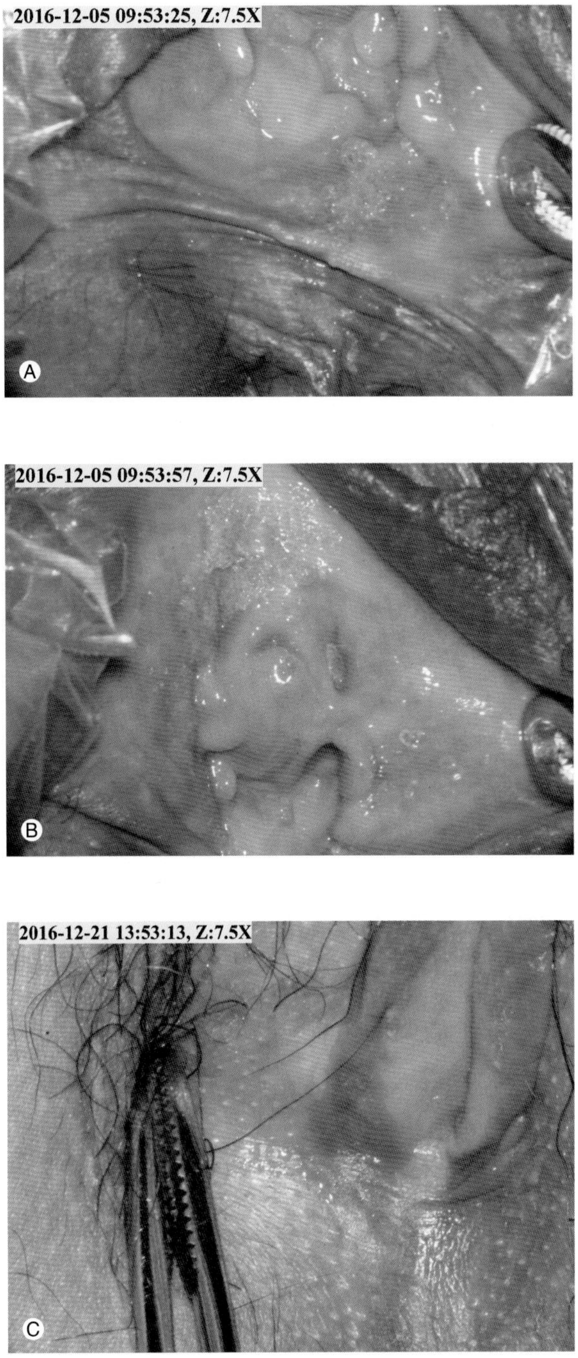


图15-20　外阴LSIL。A、B外阴尖锐湿疣，C会阴后联合处醋白为病灶

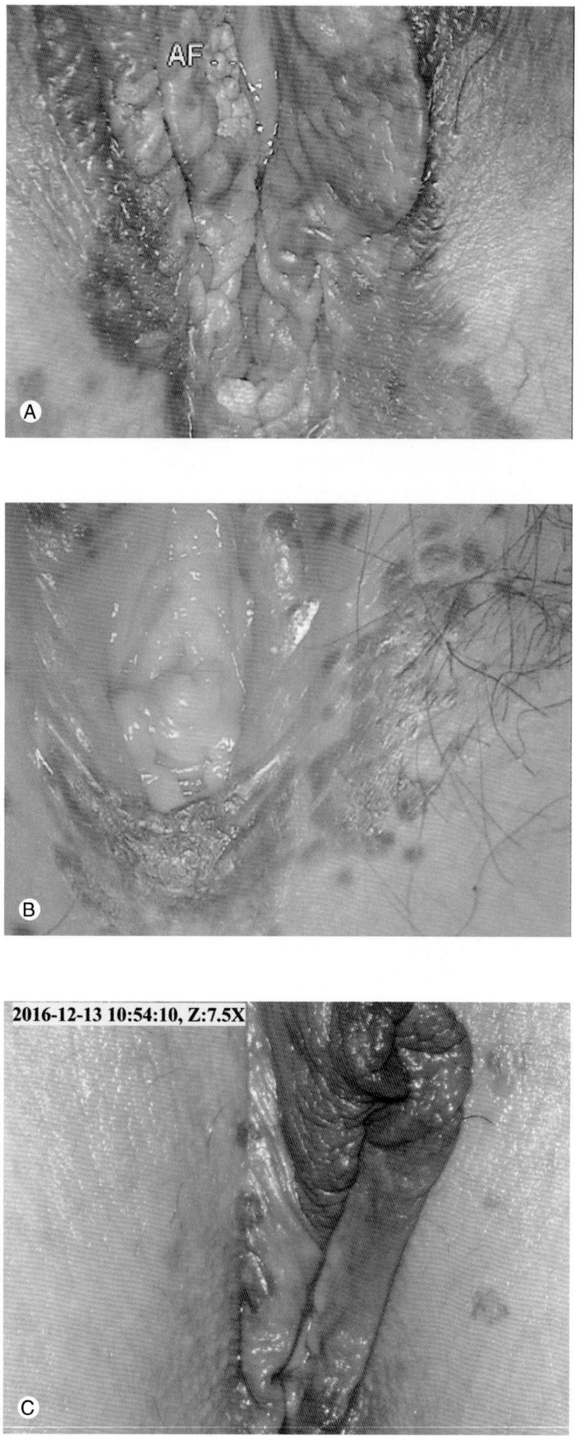


图 15-21　外阴HSIL。见白色、红色、黑色病变，突起于皮肤

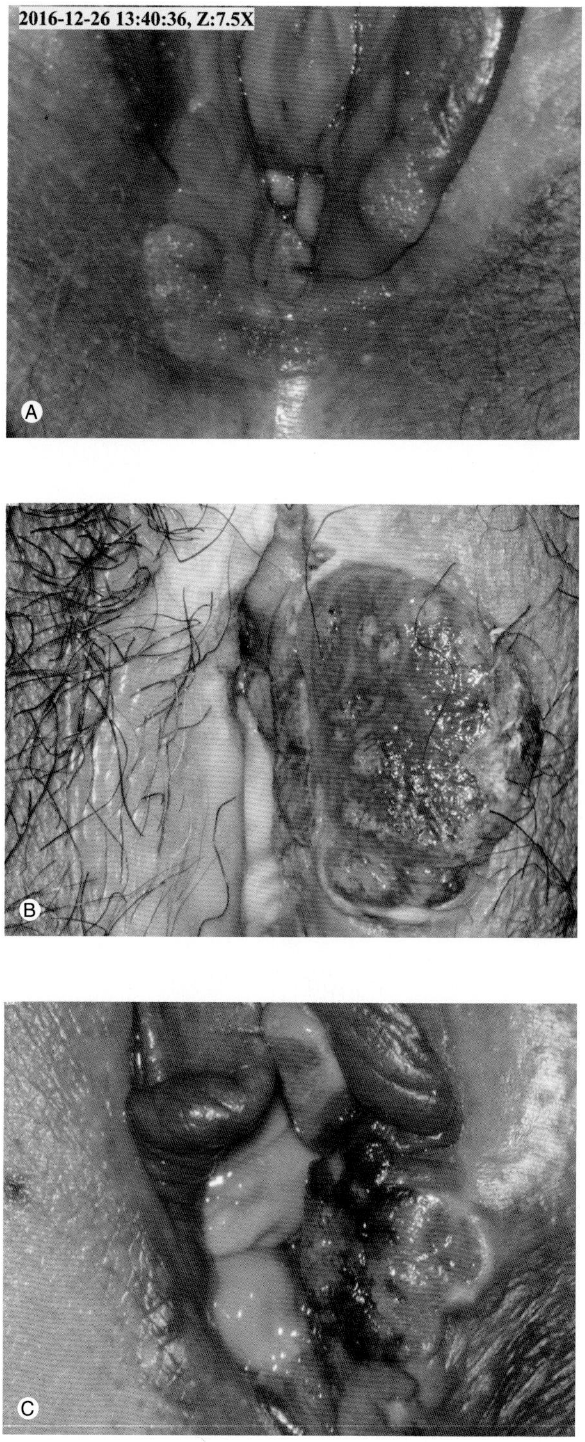


图 15-22（1）　外阴鳞癌（A~C）

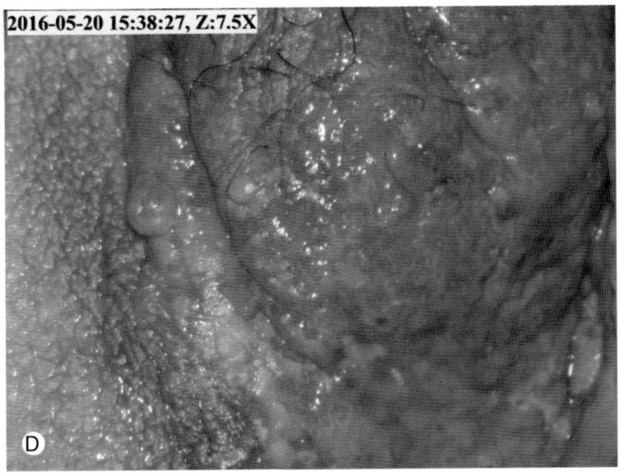

图 15-22（2） 外阴鳞癌（D）

A见散在菜花样赘生物，B、C、D见大阴唇突起红色粗糙肿块，可见白色、红色、黑色病变及溃疡

## 七、处理

治疗目的是预防外阴癌的发生和缓解症状，保留正常的外阴解剖和功能。VIN必须根据活检结果、局灶性、疾病位置和范围及女性的症状进行个体化治疗。

1. 外阴LSIL

若无明显症状可暂不治疗，定期随访；有症状者，可选择局部用药，如咪喹莫特软膏、5-氟尿嘧啶软膏。激光治疗适用于年轻患者病灶广泛时的辅助治疗。激光气化的目的是治疗整个上皮内异常的区域。

2. 外阴HSIL

病灶局限性者宜采用病灶局部激光气化或局部切除术，切缘超过病灶外至少0.5cm。较大融合型病灶或病变较广泛或多灶性，尤其阴道镜检查怀疑早期浸润癌可能，考虑行外阴皮肤切除术。病变累计阴蒂周围或肛周可采用$CO_2$激光气化术。

3. 分化型VIN

可采用单纯外阴切除，切除整个外阴连同会阴组织，通常包括一些皮下组织。适用于老年、病灶广泛的患者。若伴有浸润癌或合并汗腺癌时，需做广泛性外阴切除和双侧腹股沟淋巴结切除术。

4. 妊娠期VIN

关于VIN合并妊娠的数据非常有限。据报道，大约15%的外阴癌发生在40岁以下的女性。出现在妊娠期的任何外阴病变都应按照非妊娠患者的要求进行活检。妊娠期VIN患者的治疗选择主要有两大类。

（1）采用局部切除或消融的外科治疗。应该遵循与非妊娠患者相同的原则。这是妊娠期VIN的优选治疗，特别是对于距分娩时间尚早的患者。

（2）期待治疗直至分娩后。一旦已在组织学上排除浸润癌，可考虑推迟VIN的治疗至产后期，尤其是在妊娠晚期被诊断的患者。

# 第六节　高分辨率肛门镜检查

高分辨率肛门镜检查（High-Resolution Anoscopy，HRA）是将阴道镜检查应用于肛管和肛门周围区域。HRA检查的人群是肛门上皮内瘤变、肛门癌早期患者。HRA通过系统地检查整个肛管鳞柱交界（SCJ）、肛管和肛周皮肤，明确HPV相关疾病的存在与否和程度。完整的检查包括细胞学检查、HPV检测、全面的肛肠指检、使用醋酸和卢戈液的HRA检查、活检以明确疾病的范围和级别。

HRA与外科所用肛门镜的不同之处在于外科肛门镜是靠肉眼观察。但是，肉眼不能发现癌前病变。与阴道镜检查相同，醋酸使异常上皮呈白色因而有助于HRA，HRA下高级别肛门上皮内瘤变（HGAIN）也与宫颈HSIL阴道镜下表现相似。因此，通过HRA，涂以醋酸、碘，观察上皮与血管的改变，能够识别肛门与其周围的癌前病变，及时进行诊断、治疗，早期逆转病程，改善生活质量。

## 一、肛门和肛周解剖学

肛门（也称肛管）长4～6cm，女性肛管偏短。肛管近端起始于直肠进入位于肛门括约肌复合体内侧缘的耻骨直肠悬带，是肛肠指检时可扪及的肛门直肠环。肛管远端延伸至肛缘的肛周皮肤并融合。肛缘是肛门开口。肛管由齿状线分开，齿状线肉眼可见，标志着肛门皮肤鳞状细胞和黏膜的过渡，肛门转化区（Anal

Transformation Zone，AnTZ）和肛门SCJ靠近齿状线。AnTZ一般位于齿状线及其上方1～2cm范围内，位置可变。肛周是从肛缘向外延伸5cm的周边区域。

## 二、HRA发展历史

1991年，旧金山的加利福尼亚大学最先应用HRA技术。1995年开始，在美国的南加州洛杉矶医学中心真正将其作为一门专科建立起来，现在国际上已经有“国际肛门上皮内瘤变学会（International Anal Neoplasia Society，IANS），每年对医生进行规范化的培训。但国内妇科肿瘤领域，HRA几乎是空白。

## 三、HRA适应证、禁忌证和检查前注意事项

### 1.适应证

（1）外阴上皮内瘤变位于会阴、肛周的患者及肛门细胞学检查异常的患者。

（2）HPV感染相关疾病，女性尖锐湿疣发生在会阴、肛门周围。

（3）反复肛门瘙痒、肛门皮肤颜色发生改变等。

（4）原因不明的肛门肿物、肛门出血。

（5）同性恋、HIV阳性患者。

### 2.禁忌证

HRA检查无绝对禁忌证。

### 3.HRA检查前准备

患者检查前24小时之内避免经肛门插入任何东西，包括灌肠、冲洗或接受肛门性交。

## 四、HRA设备和试剂

### 1.HRA设备

（1）高分辨率肛门镜。阴道镜应至少放大到25倍。

（2）试剂。水溶性润滑剂凝胶和利多卡因凝胶（3/4润滑剂加入1/4利多卡因凝胶）混合物、合成聚酯纤维拭子（肛门细胞学采集用）、3%～5%醋酸、2%碘溶液。

（3）辅助器械。金属或一次性塑料肛门窥器（图15-23）、钳口≤3mm的小活检钳。

### 2.HRA试剂

（1）3%醋酸溶液。

| | |
|---|---|
| 纯冰醋酸 | 3ml |
| 蒸馏水 | 97ml |

储存于密封良好的玻璃瓶内备用。

（2）复方碘溶液。

| | |
|---|---|
| 碘 | 1g |
| 碘化钾 | 2g |
| 蒸馏水 | 100ml |

储存于密封良好的棕色玻璃瓶内备用。

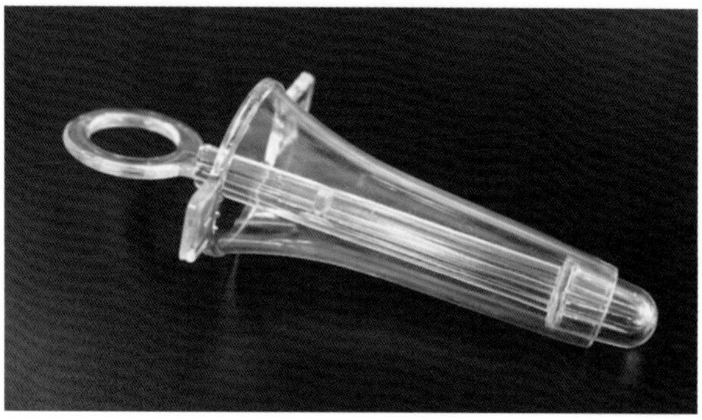

图15-23　高分辨率肛门镜检查肛门窥器

## 五、HRA检查方法

完整的检查包括肛门细胞学检查、肛肠指检、使用醋酸和卢戈液的HRA检查、活检以明确疾病的范围和级别。检查区域包括肛门及肛周。

### 1. 体位

可以采用任何位置检查患者，多数采用左侧卧位。

### 2. 细胞学采集

（1）使用自来水润湿的合成聚酯纤维拭子进行肛门细胞学采集。

（2）方法：自来水预浸湿拭子，轻轻插入肛管直到其绕过内括约肌、邻近直肠的远侧壁。如遇阻力，从不同的角度或位置放入拭子，直到可以无阻力插入。一旦完全插入，以圆圈方式转动拭子360°，取出拭子时施加侧向压力于肛管。

### 3.肛肠指检

肛肠指检可以检测任何可扪及的异常。手套涂抹水溶性凝胶，慢慢插入肛门。从直肠开始，

全面触诊肛管，触诊疣、肿块、硬结、不适或疼痛区域，全面触诊肛周区域。坚硬、固定、硬结或不动的区域应怀疑癌症。疣通常软、可移动、结节状或砂粒感。记录任何异常扪及的位置和大小，并与视检相关联。

4.HRA具体步骤

（1）置入肛门窥器。肛门窥器表面涂抹额外的润滑剂后插入肛门。除去肛门窥器填塞器，插入3%～5%醋酸浸泡、包裹纱布的棉签。移去肛门窥器，留下包裹纱布的棉签，使醋酸浸透肛管上皮1～2分钟。取出棉签和纱布，重新插入肛门窥镜和充填器，再次取出充填器进行检查。

（2）低倍阴道镜检查肛管。肛门窥器完全插入后，首先显示的远端区域是远端直肠，慢慢退出肛门窥器直至肛门SCJ（即AnTZ的最近端面）进入视野。肛管长度2～5cm不等。部分患者SCJ插入肛门窥器后可立即观察到，部分患者SCJ直到肛门窥器几乎退回到肛缘才能观察到。首先要识别肛门SCJ（直肠柱状上皮和肛门鳞状上皮的交界处），位于暗红色柱状上皮紧靠淡粉红色的肛门鳞状上皮处。一旦识别SCJ，使用棉签涂抹醋酸，以检查转化区及周围区域。AnTZ在SCJ的远端，是鳞状上皮化生的区域。与宫颈相似，转化区外观有所不同，可能出现化生的薄白线样、具有腺开口、成熟鳞状上皮内的柱状上皮岛区域，或弥漫的薄醋白上皮区域。

（3）高倍阴道镜检查肛管。定位SCJ和AnTZ后，使用更高的放大倍率（15～25倍或以上）以更好地观察特定区域。调整肛门窥器或使用棉签暴露隐藏在褶皱中的区域、痔疮、正常的肛门乳头或脱垂黏膜，要看到整个SCJ和AnTZ。

（4）检查远端肛管。边取出肛门窥器边检查远端肛管。虽然大多数HGAIN出现在AnTZ，但可以在肛管远端出现。必要时行碘试验，注意卢戈液可以掩盖预先用醋酸确定病变的边缘。

（5）检查肛缘和肛周。继续退出肛门窥器，直至看到肛缘。肛缘可在肛门镜或直视下检查。使用阴道镜观察肛周的其他部分。10倍放大倍率足够检查肛周。如发现异常，可以切换到更高的放大倍率观察。

（6）对肛管、肛周可疑部位，消毒后用活检钳咬取2～4mm直径大小之组织数块送病理检查，肛周活检宜局麻下进行。活检后，一般不需要特别止血，出血或渗血较为活跃者，用纱布压迫出血，必要时电刀电凝止血。

（7）完成检查记录。包括HRA是否充分；病变位置描述：肛门时钟与妇科时钟不同，根据结直肠手术惯例，患者采用俯卧位，肛门后侧为12点。同时，采用解剖学（如右后外侧）和肛门时钟描述病变部位，以减少不同学科之间、临床医生之间关于病变部位的交流错误。

## 六、HRA的相关术语

HRA的术语来源于阴道镜术语。类似于宫颈阴道镜术语，包括：颜色、轮廓、边界、血管和碘染，HRA特有的术语包括上皮蜂窝以及条纹状血管。

# 第七节 肛门鳞状上皮内病变和肛门癌

## 一、肛门胚胎学

胚胎第6～7周，尿囊与后肠之间的间充质增生形成突入泄殖腔的隔膜，称尿直肠隔。尿直肠隔将泄殖腔分为腹、背两部分。腹侧为尿生殖窦，背侧为肛直肠管，发育为直肠和肛管上段。泄殖腔膜被分为腹侧的尿生殖膜和背侧的肛膜。尿直肠隔的尾侧形成会阴体。肛膜外为一浅凹，称肛凹或原肛。肛膜第8周破裂，肛凹加深并演变为肛管的下端。肛管上段上皮来自内胚层，下段上皮来自外胚层，两者分界线为齿状线。

肛管和宫颈具有相似的组织学和病理学特征。两者均为内胚层和外胚层组织形成鳞柱交界处，均具有正常化生和与HPV感染相关的异常改变。

## 二、命名与分类

2012年，作为HPV相关病变的下生殖道鳞状细胞术语标准化项目的一部分，美国病理学家协会（College of American Pathologists，CAP）和ASCCP共同提出了使用两级命名法的修订术语，即LSIL（包括CIN1、VaIN1、VIN1、AIN1）和HSIL（包括CIN2和CIN3、VaIN2和VaIN3、VIN2和VIN3、AIN2和AIN3）。

对于难以明确的AIN2，p16染色阳性归为HSIL，p16染色阴性归为肛门LSIL（也称Low-grade AIN，LGAIN）。肛门LSIL不属于癌前病变，但有可能进展为HSIL。肛门HSIL（也称High-grade AIN，HGAIN）和宫颈HSIL同样属于癌前病变，可能进展为浸润癌。

肛门癌占所有消化道恶性肿瘤的2.5%。美国国家癌症研究所的“监测、流行病学和最终结果项目”（Surveillance，Epidemiology，and End Results Program，SEER）数据显示，与1973—1996年相比，1997—2009年期间美国肛门鳞状细胞癌的年发病率男性增加了2倍（从1/10万人增长至3/10万人），在女性增加了0.7倍（从1.4/10万人增长至2.4/10万人）。

## 三、病因

HPV感染、高危性行为（肛交）、HIV感染是AIN和肛门癌最主要的高危因素，吸烟、性伴侣数也是相关因素。80%～90%的肛门癌患者HPV阳性。一项纳入357名HIV感染的男-男性交者（Man Who Has Sex With Other Man，MSM）的研究中，95%的患者感染HPV，超过80%诊断AIN。值得注意的是，肛交并不是女性肛门感染HPV的唯一途径，一项澳大利亚研究表明，便后从前向后擦拭比从后向前擦拭具有更高的肛门HPV感染率。

## 四、临床表现

AIN一般无症状，可能存在局部瘙痒、出血、排液、刺激和里急后重。

直肠出血是肛门癌最常见的早期症状，存在于约45%的患者。肛肠疼痛或肿块感存在于30%的患者，而20%的患者没有肿瘤相关症状。

## 五、诊断

确诊依靠组织病理学检查。HRA图像与宫颈鳞状上皮内病变相似，肛门LSIL可表现薄醋白、细点状血管、细镶嵌、地图样边界（图15-24）。肛门HSIL可表现厚醋白、粗点状血管、粗镶嵌、边界锐利、内部局限性突起、隆起中的一种或多种表现（图15-25）。肛门癌可表现异型血管（非典型血管）、脆性血管、表面轮廓不规则、外生型病变、坏疽、溃疡、有肿块（赘生物）形成（图15-26）。

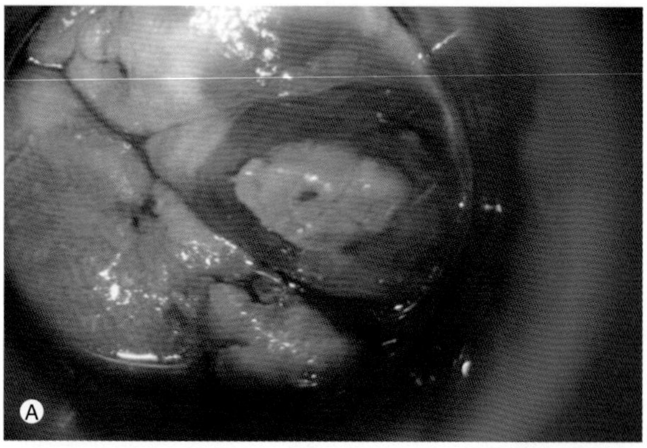


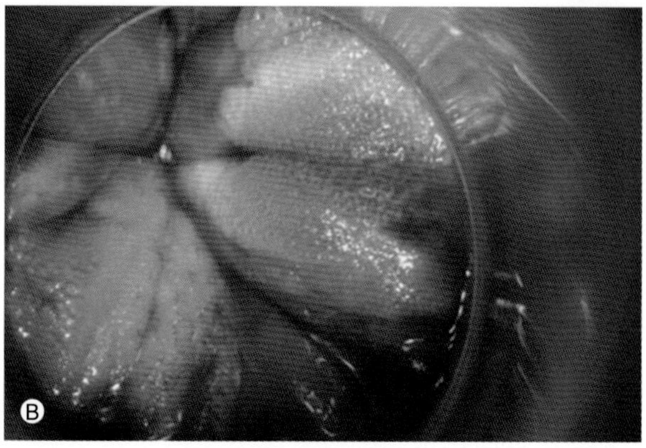


图15-24　肛门LSIL

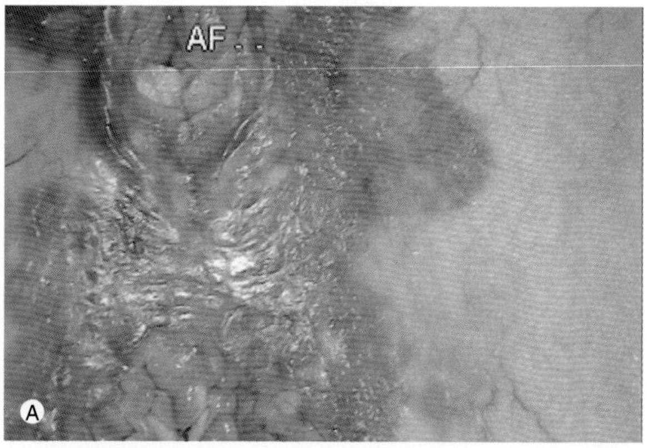


图15-25（1）　肛门HSIL（A）

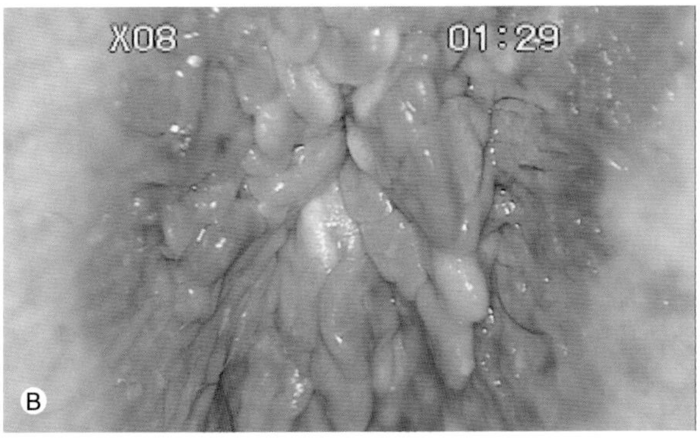


图 15-25（2） 肛门HSIL（B）

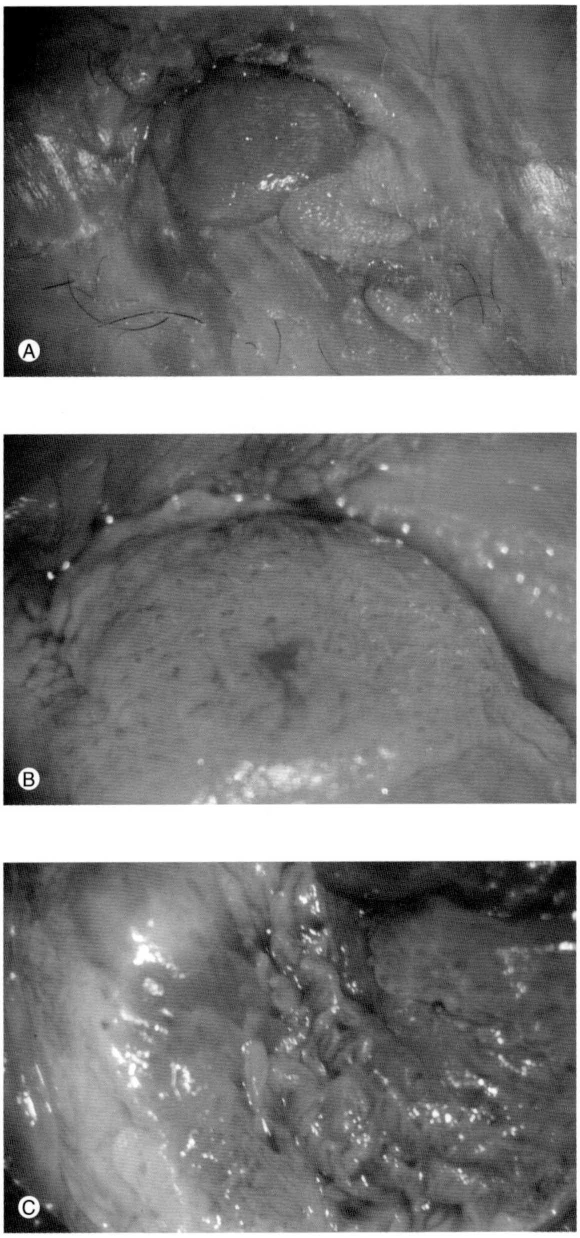


图 15-26 肛门癌。可见肿块形成、外生型病变、表面轮廓不规则、异型血管、厚醋白，C为肛门癌合并尖锐湿疣

## 六、处理

所有患者无论进行治疗与否，均应定期随访，未治疗者 6 个月后随访，治疗者首次治疗 4～6 个月后随访。

肛门肛周 LSIL：无症状患者可选择 6 个月后随访，湿疣、有症状或心理负担重者，可予局部治疗，病灶小者可予三氯乙酸，病灶大者可予行红外线凝固（Infrared Coagulation，IRC，FDA 批准用于治疗痔疮或肛门疣）。

肛门 HSIL：病灶小或病灶小于肛门转化区周长 50% 的患者建议局部治疗，包括应用三氯乙酸、红外线凝固、射频消融、激光气化或电灼。病灶大或病灶大于转化区周长 50% 以上的病变，治疗可采用红外线凝固或激光气化。为避免治疗后狭窄，可采用分步治疗，即任何一次治疗不超过转化区周长的 50%。也可以在肛管内使用免疫调节剂 5% 咪喹莫特或 5% 的氟尿嘧啶，可能完全消除病变，也可能减小病变。

肛周 HSIL：根据病变的范围决定治疗模式。病灶小、不连续的病变可行局部激光气化或手术切除。病灶广泛者在考虑手术治疗之前，可先使用咪喹莫特或氟尿嘧啶治疗并密切观察。

肛门癌：转诊肛肠外科治疗。

（感谢复旦大学附属妇产科医院曹远奎、孙艺华、郭奇桑、郭罗培医生在收集阴道镜、病理资料中给予的帮助与支持。）

### 参考文献

[1] 丛青，汪清，高蜀君，等．阴道上皮内瘤变检出的变化趋势及诊治分析 [J]. 中华妇产科杂志，2017, 52:239-243.

[2] 国家食品药品监督管理总局 (CFDA). 人乳头瘤病毒 (HPV) 核酸检测及基因分型、试剂技术审查指导原则 2015 [EB/OL]. http://www.sda.gov.cn/WS01/CL1421/136488.html.

[3] 华克勤，丰有吉．实用妇产科学 [M]. 3 版．北京：人民卫生出版社，2013.

[4] 李和，李继承．组织学与胚胎学 [M]. 3 版．北京：人民卫生出版社，2015.

[5] 隋龙，李燕云．阴道镜术语的标准化及其意义 [J]. 中华妇产科杂志，2016, 51(9): 663-665.

[6] 肖晶晶，隋龙．高分辨率肛门镜检查技术及其临床应用 [J]. 国际妇产科学杂志，2013,40(4): 310-313.
[7] 谢锋，隋龙，汪清，等．阴道镜引导活检诊断宫颈病变的优势与不足 [J]. 现代妇产科进展，2009, 18(4): 241-244.
[8] IARC. Adapted from Human Papilloviruses. Lyon, France, 2007.
[9] Alemany L, Saunier M, Tinoco L, et al. Large contribution of human papillomavirus in vaginal neoplastic lesions: a worldwide study in 597 samples. Eur J Cancer, 2014, 50: 2846-2854.
[10] Berry JM, Jay N, Cranston RD, et al. Progression of anal high-grade squamous intraepithelial lesions to invasive anal cancer among HIV-infected men who have sex with men. Int J Cancer, 2014, 134: 1147-1155.
[11] Bodelon C, Madeleine MM, Voigt LF, et al. Is the incidence of invasive vulvar cancer increasing in the United States? Cancer Causes Control, 2009, 20: 1779-1782.
[12] Bornstein J, Bentley J, Bosze P, et al. 2011 colposcopic terminology of the International Federation for Cervical Pathology and Colposcopy. Obstet Gynecol, 2012, 120: 166-172.
[13] Bornstein J, Bogliatto F, Haefner HK, et al. The 2015 International Society for the Study of Vulvovaginal Disease (ISSVD) Terminology of Vulvar Squamous Intraepithelial Lesions. Obstet Gynecol, 2016, 127: 264-268.
[14] Castle PE, Schiffman M, Wheeler CM, et al. Human papillomavirus genotypes in cervical intraepithelial neoplasia grade 3. Cancer Epidemiol Biomarkers Prev, 2010, 19: 1675-1681.
[15] Collins CG, Lee FY, Roman-Lopez JJ. Invasive carcinoma of the vulva with lymph node metastasis. Am J Obstet Gynecol, 1971, 109: 446-452.
[16] Conley LJ, Ellerbrock TV, Bush TJ, et al. HIV-1 infection and risk of vulvovaginal and perianal condylomata acuminata and intraepithelial neoplasia: a prospective cohort study. Lancet, 2002, 359: 108-113.
[17] Cranston RD, Baker JR, Liu Y, et al. Topical application of trichloroacetic acid is efficacious for the treatment of internal anal high-grade squamous intraepithelial lesions in HIV-positive men. Sex Transm Dis, 2014, 41: 420-426.
[18] Darragh TM, Colgan TJ, Cox JT, et al. The Lower Anogenital Squamous Terminology Standardization Project for HPV-Associated Lesions: background and consensus recommendations from the College of American Pathologists and the American Society for Colposcopy and Cervical Pathology. Arch Pathol Lab Med, 2012, 136: 1266-1297.
[19] Darragh TM, Colgan TJ, Cox JT, et al. The Lower Anogenital Squamous Terminology Standardization Project for HPV-Associated Lesions: background and consensus recommendations from the College of American Pathologists and the American Society for Colposcopy and Cervical Pathology. J Low Genit Tract Dis, 2012, 16: 205-242.
[20] de Koning MN, Quint WG, Pirog EC. Prevalence of mucosal and cutaneous human papillomaviruses in different histologic subtypes of vulvar carcinoma. Mod Pathol, 2008, 21: 334-344.
[21] de Witte CJ, van de Sande AJ, van Beekhuizen HJ, et al. Imiquimod in cervical, vaginal and vulvar intraepithelial neoplasia: a review. Gynecol Oncol, 2015, 139: 377-384.
[22] Dunne EF, Unger ER, Sternberg M, et al. Prevalence of HPV infection among females in the United States. JAMA, 2007, 297: 813-819.
[23] Fox PA, Nathan M, Francis N, et al. A double-blind, randomized controlled trial of the use of imiquimod cream for the treatment of anal canal high-grade anal intraepithelial neoplasia in HIV-positive MSM on HAART, with long-term follow-up data including the use of open-label imiquimod. AIDS, 2010, 24: 2331-2335.
[24] Fusco E, Padula F, Mancini E, et al. History of colposcopy: a brief biography of Hinselmann. J Prenat Med, 2008, 2: 19-23.
[25] Grulich AE, Poynten IM, Machalek DA, et al. The epidemiology of anal cancer. Sex Health, 2012, 9: 504-508.
[26] Hendrickson MR, Atkins KA, Kempson RL.Histology for pathologists (3rd edition). Philadelphia-New York: Lippincott-Raven Publishers, 2007.
[27] Hoffman MS, DeCesare SL, Roberts WS, et al. Upper vaginectomy for in situ and occult, superficially invasive carcinoma of the vagina. Am J Obstet Gynecol, 1992, 166: 30-33.
[28] Indermaur MD, Martino MA, Fiorica JV, et al. Upper vaginectomy for the treatment of vaginal intraepithelial neoplasia. Am J Obstet Gynecol, 2005, 193: 577-580; discussion 580-581.
[29] Jay N, Berry JM, Hogeboom CJ, et al. Colposcopic appearance of anal squamous intraepithelial lesions: relationship to histopathology. Dis Colon Rectum, 1997, 40: 919-928.
[30] Khan MJ, Massad LS, Kinney W, et al. A Common Clinical Dilemma: Management of Abnormal Vaginal Cytology and Human Papillomavirus Test Results. J Low Genit Tract Dis, 2016, 20: 119-125.
[31] Lamos C, Mihaljevic C, Aulmann S, et al. Detection

of Human Papillomavirus Infection in Patients with Vaginal Intraepithelial Neoplasia. PLoS One, 2016, 11: e0167386.
[32] Larsen WJ.Human Embryology. New York: Churchill Livingstone, 1993.
[33] MacLean JS. The life of Hans Hinselmann. Obstet Gynecol Surv, 1979, 34: 788-789.
[34] Mayeaux EJ, Thomas Cox J.Modern Colposcopy Textbook and Atlas (3rd edition ). LWW, 2011.
[35] Munoz N, Bosch FX. Cervical cancer and human papillomavirus: epidemiological evidence and perspectives for prevention. Salud Publica Mex, 1997, 39: 274-282.
[36] NCCN Clinical Practice Guidelines in Oncology Cervical Cancer (Version 1, 2017)2016.
[37] Nelson RA, Levine AM, Bernstein L, et al. Changing patterns of anal canal carcinoma in the United States. J Clin Oncol, 2013, 31: 1569-1575.
[38] Palefsky JM, Gonzales J, Greenblatt RM, et al. Anal intraepithelial neoplasia and anal papillomavirus infection among homosexual males with group IV HIV disease. JAMA, 1990, 263: 2911-2916.
[39] Palefsky JM, Holly EA, Efirdc JT, et al. Anal intraepithelial neoplasia in the highly active antiretroviral therapy era among HIV-positive men who have sex with men. AIDS, 2005, 19: 1407-1414.
[40] Palefsky JM. Anal human papillomavirus infection and anal cancer in HIV-positive individuals: an emerging problem. AIDS, 1994, 8: 283-295.
[41] Papanicolaou GN, Traut HF. The diagnostic value of vaginal smears in carcinoma of the uterus. Am J Obstet Gynecol, 1941, 42: 193.
[42] Papanicolaou GN, Traut HF.Diagnosis of uterine cancer by the vaginal smear. New York: Commonwealth Fund, 1943.
[43] Perrotta M, Marchitelli CE, Velazco AF, et al. Use of $CO_2$ laser vaporization for the treatment of high-grade vaginal intraepithelial neoplasia. J Low Genit Tract Dis, 2013, 17: 23-27.
[44] Petry KU. Management options for cervical intraepithelial neoplasia. Best Pract Res Clin Obstet Gynaecol, 2011, 25: 641-651.
[45] Piovano E, Macchi C, Attamante L, et al. $CO_2$ laser vaporization for the treatment of vaginal intraepithelial neoplasia: effectiveness and predictive factors for recurrence. Eur J Gynaecol Oncol, 2015, 36: 383-388.
[46] Plummer M, Schiffman M, Castle PE, et al. A 2-year prospective study of human papillomavirus persistence among women with a cytological diagnosis of atypical squamous cells of undetermined significance or low-grade squamous intraepithelial lesion. J Infect Dis, 2007, 195: 1582-1589.
[47] Rhodes HE, Chenevert L, Munsell M. Vaginal intraepithelial neoplasia (VaIN 2/3): comparing clinical outcomes of treatment with intravaginal estrogen. J Low Genit Tract Dis, 2014, 18: 115-121.
[48] Richel O, Wieland U, de Vries HJ, et al. Topical 5-fluorouracil treatment of anal intraepithelial neoplasia in human immunodeficiency virus-positive men. Br J Dermatol, 2010, 163: 1301-1307.
[49] Rodriguez AC, Schiffman M, Herrero R, et al. Rapid clearance of human papillomavirus and implications for clinical focus on persistent infections. J Natl Cancer Inst, 2008, 100: 513-517.
[50] Roldan Urgoiti GB, Gustafson K, Klimowicz AC, et al. The prognostic value of HPV status and p16 expression in patients with carcinoma of the anal canal. PLoS One, 2014, 9: e108790.
[51] Rome RM, England PG. Management of vaginal intraepithelial neoplasia: A series of 132 cases with long-term follow-up. Int J Gynecol Cancer, 2000, 10: 382-390.
[52] Schiffman M, Rodriguez AC, Chen Z, et al. A population-based prospective study of carcinogenic human papillomavirus variant lineages, viral persistence, and cervical neoplasia. Cancer Res, 2010, 70: 3159-3169.
[53] Sillman F, Stanek A, Sedlis A, et al. The relationship between human papillomavirus and lower genital intraepithelial neoplasia in immunosuppressed women. Am J Obstet Gynecol, 1984, 150: 300-308.
[54] Simpson S, Blomfield P, Cornall A, et al. Front-to-back & dabbing wiping behaviour post-toilet associated with anal neoplasia & HR-HPV carriage in women with previous HPV-mediated gynaecological neoplasia. Cancer Epidemiol, 2016, 42: 124-132.
[55] Singh R, Nime F, Mittelman A. Malignant epithelial tumors of the anal canal. Cancer, 1981, 48: 411-415.
[56] Smith JS, Backes DM, Hoots BE, et al. Human papillomavirus type-distribution in vulvar and vaginal cancers and their associated precursors. Obstet Gynecol, 2009, 113: 917-924.
[57] Sopracordevole F, De Piero G, Clemente N, et al. Vaginal Intraepithelial Neoplasia: Histopathological Upgrading of Lesions and Evidence of Occult Vaginal Cancer. J Low Genit Tract Dis, 2016, 20: 70-74.
[58] Walboomers JM, Jacobs MV, Manos MM, et al. Human papillomavirus is a necessary cause of invasive cervical cancer worldwide. J Pathol, 1999, 189: 12-19.
[59] Walker P, Dexeus S, De Palo G, et al. International terminology of colposcopy: an updated report from

the International Federation for Cervical Pathology and Colposcopy. Obstet Gynecol, 2003, 101: 175-177.

[60] Wang SS, Hildesheim A. Chapter 5: Viral and host factors in human papillomavirus persistence and progression. J Natl Cancer Inst Monogr, 2003, 35-40.

[61] Wentzensen N, Walker JL, Gold MA, et al. Multiple biopsies and detection of cervical cancer precursors at colposcopy. J Clin Oncol, 2015, 33: 83-89.

[62] Wilkinson EJ. The histopathology of vulvar neoplasia. Global Library of Women's Medicine, 2008.

[63] Wright TC, Massad LS, Dunton CJ, et al. 2006 consensus guidelines for the management of women with cervical intraepithelial neoplasia or adenocarcinoma in situ. Am J Obstet Gynecol, 2007, 197: 340-345.

[64] Zacur H, Genadry R, Woodruff JD. The patient-at-risk for development of vulvar cancer. Gynecol Oncol, 1980, 9: 199-208.

# 第十六章
# 中国HPV感染的流行病学

赵方辉　赵雪莲

## 第一节　中国HPV感染流行病学特征

### 一、HPV感染疾病负担

人乳头瘤病毒（HPV）感染是世界范围内一种常见的性传播疾病，它能够引起生殖道皮肤/黏膜发生一系列病变，与全球约5%的癌症相关。目前已知HPV型别200余种，其中约40种能够感染生殖道。而在这40种HPV型别中，根据其致病力或致癌危险性大小将其分为低危型和高危型，又称为非致癌性和致癌性两大类。低危型/非致癌性HPV主要引起肛门皮肤及男性外生殖器、女性大小阴唇、尿道口、生殖道的外生性疣类病变。在世界范围内估计由非致癌性HPV（主要是6型和11型）引起生殖器疣的患者有3000万。高危性HPV（HR-HPV）感染引起最严重的疾病是宫颈癌，几乎100%的宫颈癌中可检测到HR-HPV。我国女性HPV阳性人群发生宫颈癌前病变和宫颈癌的风险是阴性者的250倍，归因危险度高达95%。除宫颈癌外，HR-HPV感染与90%的肛门癌、50%的阴茎癌、40%的外阴癌、70%的阴道癌、20%～60%的口咽癌相关。

世界卫生组织国际癌症研究署（WHO/IARC）2012年数据显示，宫颈癌为女性第四大恶性肿瘤，2012年全球宫颈癌新发病例约52.8万，死亡病例约26.6万，其中约85%发生在发展中国家。作为发展中国家之一，宫颈癌同样是危害我国女性居民健康和生命的主要恶性肿瘤之一，自2000年，我国宫颈癌发病率和死亡率总体呈上升趋势，2015年我国宫颈癌新发病例数达9.89万，死亡病例数达3.05万。除宫颈癌外，HPV还可以引起其他部位的恶性肿瘤。据估计，全球HPV相关的肛门癌约2.4万例，外阴及阴道癌约2.1万例，口咽癌约2.1万例，阴茎癌约1.1万例。我国肿瘤登记2014年数据显示，口咽癌新发病例3.9万例，阴茎癌0.4万例，肛门癌0.3万例，外阴癌0.2万例，阴道癌0.1万例。世界范围内关于HPV在上述病变中感染状况的研究较少，尤其在我国，这些研究对预测预防性HPV疫苗防治相关疾病的潜在作用非常重要。

### 二、人群中生殖道HPV感染的流行状况

HPV感染主要通过性行为传播，约90%的妇女在性生活开始后会发生至少一次HPV感染，但绝大多数HPV感染为无症状的一过性感染，超过80%的感染可在6～24个月内被机体清除。由于人群年龄分布、性行为及相关生活方式的不同，导致不同国家及同一国家的不同地区HPV感染情况不同。全球HPV感染率约为11.7%，各地区HPV感染率差别很大，其中撒哈拉以南非洲地区HPV感染率最高（25.6%），其次为拉丁美洲和加勒比地区、东欧、东南亚地区。主要HPV感染型别为HPV16、18、52、31、58，其中HPV16感染率最高，HPV18感染率在很多国家/地区也居于前位，HPV31在欧洲

以及拉丁美洲较为常见，HPV52在南美或亚洲较为常见。

在我国开展的相关研究显示不同经济水平、地域分布地区HPV感染率及常见的HPV感染情况也不尽相同。WHO/IARC与中国医学科学院肿瘤医院（CICAMS）合作在2004—2007年间开展的以人群为基础的多中心横断面研究（山西阳城、深圳和沈阳）显示，15～59岁妇女的HPV感染率为16.1%，世界人口标化感染率为15.9%，最常见的五种HPV亚型包括HPV16、HPV18、HPV52、HPV58和HPV39。一项包括我国9个省市超过3万名15～59岁年龄女性，以人群为基础的宫颈癌筛查研究结果显示，人群高危型HPV感染率为17.7%（世标率为16.8%），城市和农村地区高危型HPV粗感染率分别为18.0%和15.2%（世标率为16.3%和16.0%）。另有报道来自我国37个城市10余万15～60岁的普通人群或企业人群的宫颈癌筛查项目发现，不同城市/地区的HPV感染率范围为18.4%～31.9%，其中西部地区（贵阳、西安）、南部地区（广州、南宁、长沙、深圳）、北部地区（吉林）最常见的三种HPV型别为HPV16、HPV52、HPV58。

## 三、宫颈癌及癌前病变中HPV感染的流行状况

世界卫生组织国际癌症研究署已明确的13种能够导致宫颈癌和高度癌前宫颈上皮内病变的HR-HPV包括HPV16、HPV18、HPV31、HPV33、HPV35、HPV39、HPV45、HPV51、HPV52、HPV56、HPV58、HPV59和HPV68，其中仅HPV68在IARC致癌物分级中属于2A级，其余12种均属于Ⅰ类致癌物。不同型别HR-HPV在宫颈癌发生发展的过程中致癌性不同，导致不同程度宫颈病变中HR-HPV型别分布情况不同。

全球范围内，不论鳞癌还是腺癌，HPV16、HPV18、HPV45和HPV31型是宫颈癌中最常见的型别。我国一项在7个大区19家医院开展的多中心研究显示，子宫颈鳞癌患者中HPV感染率为97.6%，其中HPV16型是最常见的型别（76.6%），其次是HPV18型（7.8%），HPV31型（3.2%），HPV52型（2.2%），HPV58型（2.2%）和HPV59型（2.1%）；子宫颈腺癌患者中HPV感染率为74.5%，HPV16、HPV18型为HPV阳性腺癌患者中最常见的HPV型别，分别占47.1%和41.1%，其次为HPV52型（5.6%），HPV59型（2.2%），HPV31型（1.9%）和HPV58型（1.9%）。这些研究结果与中国以外其他国家的流行病学数据一致，表明HPV16型和HPV18型至少与全球大约70%的宫颈癌相关。虽然HPV16/18型与大部分宫颈癌前病变有关，而其他的HPV型别如HPV33、HPV52、HPV58也在我国宫颈病变中起着比较重要的作用，研究表明HPV阳性的高度病变（CIN2+）患者有71.4%归因于HPV16、HPV18感染，有24.1%归因于HPV33、HPV52、HPV58感染。

一项针对中国妇女子宫颈HPV型别分布的Meta分析结果显示，在宫颈癌、高度上皮病变（HSIL）、低度上皮病变（LSIL）和正常子宫颈标本中，分布最广的均为HPV16型，其感染率分别为61.9%、46.7%、21.0%和3.1%。按型别感染率由高到低排序，宫颈癌中依次为HPV16（61.9%）、HPV18（7.7%）、HPV58（6.4%）、HPV52、HPV31、HPV33、HPV59和HPV45型；HSIL中依次为HPV16（46.7%）、HPV58（16.2%）、HPV52（13.7%）、HPV18、HPV33、HPV31、HPV51和HPV68型；LSIL中依次为HPV16（21.0%）、HPV58（18.9%）、HPV52（12.1%）、HPV18、HPV33、HPV68、HPV31和HPV56型；正常组中依次为HPV16、HPV58、HPV52、HPV18、HPV39、HPV33、HPV68和HPV6型。在宫颈癌、HSIL、LSIL和正常妇女子宫颈中HPV16/18型感染率依次为69.6%、59.1%、32.3%和4.4%。在对我国台湾11923位参加者（30～65岁）16年的随访过程中也发现，与每次随访HR-HPV均阴性的妇女相比，任一种HR-HPV持续感染妇女宫颈癌发病风险显著升高（HR=75.4）。其中HPV16、HPV58和其他

HR-HPV 阳性妇女 16 年宫颈癌累计发病风险分别为：13.5%、10.3% 和 4.0%，而 HR-HPV 阴性妇女仅为 0.26%。

随着时间的变化，宫颈癌中 HR-HPV 型别相对稳定。而人群中 HPV 感染型别及感染率随着干预的实施而变化。一项在我国宫颈癌高发区开展的固定筛查队列的 15 年随访研究揭示：总人群中，HPV16 感染率有所下降，HPV52 感染率相对稳定，HPV33、HPV51 和 HPV58 呈现先下降后上升的趋势；在 CIN2+ 人群中，HPV16 感染率同样呈现下降趋势，HPV33 感染率有升高趋势；其余 HPV 型别感染率在筛查过程中无明显变化。提示未来在针对有宫颈癌筛查史的人群进行 HPV 检测时应考虑 HPV 型别分布动态变化规律并采取针对性预防措施，降低我国人群宫颈癌疾病负担。

### 四、其他疾病中的 HPV 感染流行状况

生殖器疣：全球 90% 以上的生殖器疣由 HPV6、HPV11 感染引起，据统计，美国生殖器疣每年约有 100 万新发病例，在 18～70 岁无症状的男性中生殖器 HPV 感染率约为 65.3%，在 18～65 岁男性中大约有 4% 的患者被诊断为生殖器疣。一项针对我国大陆生殖器疣 HPV 型别分布的 Meta 分析显示，生殖器疣中低危 HPV 感染率为 84.2%，其中 HPV6/11 的阳性百分比为 83.0%。另一项关于生殖器疣的多中心临床流行病学研究结果显示，我国生殖器疣患者好发于性活跃期年龄组人群，男性多于女性；职业不稳定、文化程度低被认为是生殖器疣发生的相关因素，尤其是心理方面的影响。

外阴及阴道癌：ICO 研究显示外阴癌中 HPV 感染率为 40.4%，主要感染型别为 HPV16/33/18；阴道癌中 HPV 感染率为 60.9%，主要感染型别为 HPV16/18/31。一项针对北美、欧洲、亚洲和南美外阴癌及阴道癌中的 HPV 感染情况研究显示：HPV 感染率在阴道癌中高于外阴癌，分别为 65.5%、40.1%；HPV16 是外阴癌和阴道癌最常见的 HPV 感染型别。美国相关研究表明，外阴癌中常见的 HPV 感染型别为 HPV16、HPV33，二者感染率达 55.5%；阴道癌中为 HPV16、HPV18，感染率达 72.7%。我国一项针对原发性外阴癌患者的相关研究表明，外阴癌的发生与 HPV 感染有关，尤其是年轻女性外阴癌，感染亚型以 HPV16、HPV52、HPV58 型为主。

肛门癌：汇总四大洲 93 项研究表明，肛门癌病变中 HPV 感染率为 84.3%，世界不同地区 HPV 感染率不同，亚洲为 80.8%，欧洲为 87.6%，拉丁美洲及加勒比海地区为 90.4%，美国为 95.8%，西非为 61.9%。感染亚型主要为 HPV16（73.4%），HPV18（5.2%），HPV33（4.8%）。ICO 相关研究显示我国肛门癌好发于中老年男性，年龄增高，发病率越高。

## 第二节 HPV 感染的相关危险因素



### 一、HPV 感染的特性

HPV 感染是一种常见的通过性行为传播的疾病，其感染率高低主要取决于人群的年龄和性行为习惯。年轻的性活跃女性 HPV 感染率最高，感染高峰年龄在 20 岁左右。虽然年轻女性的 HPV 感染及其引起的宫颈低度病变的频率很高，但绝大多数都会在短期内自动消失，当然还会反复感染，也可同时感染几种不同亚型的 HPV。随年龄增长，宫颈 HPV 感染率明显下降。第二个感染高峰年龄段在 40～45 岁，一方面，与大年龄段女性免疫功能随年龄增加而下降，对新发和既往感染的清除能力下降，从而更容易发生持续感染有关；另一方面，可能与其本人或配偶与新的性伴侣接触而发生感染有关。我国以人群为基础的多中心女性 HPV 感染和宫颈癌的流行病学调查发现，无论是城市还是乡村的 15～59 岁中国女性，高危型/致癌型 HPV 的感染率都很高（平均感染率为 15.0%）；并且 HPV 感染的年龄分布也呈现两个峰，分别是 20～25 岁和 40～45 岁（图 16-1）。

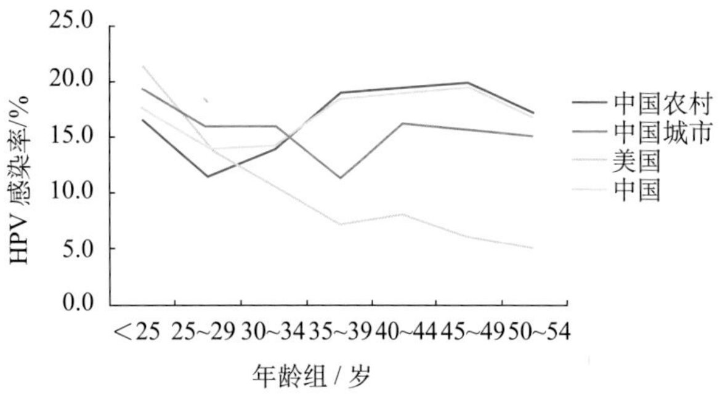


图 16-1　中国及美国妇女年龄别 HR-HPV 感染率

## 二、HPV 感染相关协同因素

在子宫颈发生癌变的过程中，除 HR-HPV 感染为主要因素外，同时还存在其他内源性和外源性因子（协同因素）促使 HPV 感染持续存在并进展为癌。概括来讲，引发宫颈癌的协同危险因素主要包括两大类：一是生物学因素，主要包括细菌、病毒和衣原体等各种微生物的感染，如 HIV 病毒、沙眼衣原体和奈瑟菌等；二是行为危险因素，主要包括性生活过早、多性伴、多孕多产、吸烟、长期口服避孕药、营养不良以及保健意识缺乏，不愿意主动接受宫颈癌筛查等。

1. 生殖道其他微生物感染

HPV 感染常合并其他生殖道病原体同时感染，如细菌、霉菌、滴虫、单纯疱疹病毒、淋球菌、衣原体、支原体、真菌等多种阴道病原菌感染，而这些病原体又进一步增加了生殖道对 HPV 的易感性。针对我国 8798 名 35～50 岁农村妇女的 HPV 感染相关危险因素研究表明，结核菌感染及宫颈炎性病变可增加女性 HPV 感染风险。另有研究显示沙眼衣原体及解脲支原体（＞10000 CCU/ml）感染与 HPV 感染存在显著相关性（$P$ 均＜ 0.01）；并且，感染沙眼衣原体的妇女中 HPV 阳性率达 53.6%，是 HPV 感染的高危因素（OR=2.82，95%CI：1.74～4.57），解脲支原体感染妇女中 HPV 阳性率也高达 53.0%（OR=2.95，95%CI：1.79～4.85）。

人类免疫缺陷病毒（HIV）往往合并 HPV 感染，国外研究表明 HIV 阳性妇女中 HPV 的感染率为 36.3%，而我国 HIV 阳性妇女的 HPV 感染率更高，达 43%，显著高于我国一般女性人群 HPV 感染率（17.7%）。HIV 阳性妇女宫颈癌的发病率也比 HIV 阴性妇女高出 2～22 倍。

2. 个人行为与生活方式

（1）性行为。对于有正常性行为的女性，宫颈感染至少一种 HPV 型别的终生累积概率高达 80%。前瞻性队列研究显示在性行为开始后很快就会发生 HR-HPV 感染，大约有一半的年轻女性在开始性行为后的 3 年内就会感染 HPV。大量的流行病学研究证实性生活过早、多个性伴侣等因素是 HPV 感染的重要协同因素。青春期女孩下生殖道发育尚未成熟，性生活过早会使宫颈上皮多次重复暴露于某些细菌或病毒，产生潜在的细胞变异，数年后可能产生癌变。研究显示，15～16 岁有初始性行为者，其发生 HPV 感染的危险性是不低于 21 岁者的 2.55 倍（95% CI：1.83～3.56），而不足 15 岁即有初次性行为者 HPV 感染危险性是不低于 21 岁者的 3.32 倍（95% CI: 2.44～4.53）。我国宫颈癌高发区的调查研究发现初次性行为年龄过早、多个性伴侣等因素均能增加 HPV 感染的机会，导致宫颈癌的发病风险增加。因此，在中国农村高发区提倡晚婚晚育、注意性卫生均有利于宫颈癌的预防。

（2）口服避孕药。一项对非洲、美洲、欧洲及亚洲的 120 项 HPV 感染相关研究汇总分析结果显示：曾服用口服避孕药者是从未服用者发生 HPV 感染风险的 2.94 倍（95%CI: 2.39～3.62），并且几项病例对照研究均显示随着服用时间的增加，HPV 感染风险增加。口服避孕药可增加妇女体内雌激素水平，促进 HPV DNA 整合入宿主的基因组中，从而促使宫颈病变恶性转化；并且口服避孕药者在性行为中性器官的接触可能增加，HPV 感染的机会。我国农村宫颈癌高发区妇女的主要避孕措施为输卵管结扎术和避孕环，仅有很少一部分（＜ 5%）妇女曾经口服过避孕药，因此，并没有发现口服避孕药是我国农村妇女 HPV 感染的主要危险因素。

（3）多孕多产。多孕多产能增加宫颈癌的患病风险。HPV 感染相关研究的汇总分析结果表明，生育 5 个、3～4 个孩子的妇女是生产小于 3 个孩子者 HPV 感染风险的 3.72 倍和 2.83 倍。原因可能是多孕多产影响妇女体内激素水平的变化，降低机体对HPV感染的免疫应答，导致HPV持续感染或宫颈病变的进展。

（4）营养与饮食。女性营养状况差，缺乏必需的营养素，如叶酸、维生素$B_{12}$、维生素$B_6$、蛋氨酸等，可致HPV持续感染和宫颈癌的发生。这可能是由于叶酸的缺乏，干扰了DNA合成、修复以及甲基化，或改变细胞对致癌基因或化学致癌物的易感性，最终导致肿瘤形成，而正常水平的叶酸盐则可减少这些因素的风险，起到预防CIN的作用。我国宫颈癌高发区多在中西部的边远地区，居民吃新鲜水果蔬菜的时间短，数量少，多种维生素、微量元素缺乏，这很可能是宫颈癌高发的原因之一。

（5）不良习惯和卫生状况。除了早婚、多产等因素，不良卫生状况如共用盥洗器具、不良的性卫生习惯，均会增加HPV感染的风险，最终导致宫颈癌的发病危险上升。一项中国农村的研究表明在公共浴池洗澡的妇女感染HPV的风险是在家里洗浴者的1.23倍（95%CI：1.11 ~ 1.35）；同时发现在家里生产的次数越多，妇女患宫颈癌的风险性越大（OR=4.0，95%CI：1.46 ~ 11.0），可能与家里生产时卫生状况较差及妇女的社会经济状况有关。

在上述协同因素中，行为危险因素是HPV感染的重要影响因素，与经济、文化、宗教习俗等密切相关，针对相应的行为危险因素采取干预措施可以有效降低宫颈癌的疾病负担。

## 参考文献

[1] 李霓，郑荣寿，张思维，等．2003 ~ 2007年中国宫颈癌发病与死亡分析[J]. 中国肿瘤．2012. 21(11): 801-804.

[2] 鲍彦平，李霓，王鹤，等．中国妇女子宫颈人乳头瘤病毒型别分布的Meta分析[J]. 中华流行病学杂志，2007, 28(10): 941-946.

[3] 董丽，胡尚英，张倩，等．山西省宫颈癌筛查队列中人乳头瘤病毒基因型别分布10年动态变化规律研究[J]. 中华流行病学杂志，2017, 38(1): 20-25.

[4] 李志芳，齐淑贞，冯向先，等．生殖器疣城乡地区就诊患者发病特点的现况调查[J]. 中华流行病学杂志，2010, 31(9): 1078-1079.

[5] 熊菊香，王沂峰，陈高文，等．人乳头瘤病毒与外阴癌的相关性研究[J]. 中国妇幼保健，2015, 30(4): 529-532.

[6] 郑美云，赵荷兰，狄君平，等．人乳头状瘤病毒与妇科其他常见病原微生物感染关系的调查[J]. 中华妇产科杂志，2010, 45(6): 424-428.

[7] 张桢华，孙翠梅，刘春君．HPV感染与宫颈病变的关系及相关危险因素分析[J]. 中国继续医学教育，2016, 8(5): 19-21.

[8] Martel CD, Ferlay J, Franceschi S, et al. Global burden of cancers attributable to infections in 2008: a review and synthetic analysis[J]. Lancet Oncology, 2012, 13(6):607-615.

[9] Arbyn M, Castellsagué X, Sanjosé SD, et al. Worldwide burden of cervical cancer in 2008[J]. Annals of Oncology, 2011, 22(12):2675-2686.

[10] Hausen HZ. Papillomaviruses in Human Cancers. ProcAssoc Am Physicians, 1999, 111(6):581-587.

[11] Shi JF, Belinson JL, Zhao FH, et al. Human papillomavirus testing for cervical cancer screening: results from a 6-year prospective study in rural China[J]. American Journal of Epidemiology, 2009, 170(6):708-716.

[12] Herrero R, González P, Markowitz LE. Present status of human papillomavirus vaccine development and implementation[J]. Lancet Oncology, 2015, 16(5):e206.

[13] Chen W, Zheng R, Baade PD, et al. Cancer statistics in China, 2015[J]. Ca A Cancer Journal for Clinicians, 2016, 66(2):115.

[14] Bruni L, Diaz M, Castellsagué M, et al. Cervical human papillomavirus prevalence in 5 continents: meta-analysis of 1 million women with normal cytological findings[J].Journal of Infectious Diseases, 2010, 202(12):1789-1799.

[15] Zhao FH, Lewkowitz AK, Hu SY, et al. Prevalence of human papillomavirus and cervical intraepithelial neoplasia in China: A pooled analysis of 17 population based studies[J]. Int J Cancer, 2012, 131(12):2929-2938.

[16] Wang R, Guo XL, Wisman GB, et al. Nationwide prevalence of human papillomavirus infection and viral genotype distribution in 37 cities in China[J]. BMC Infect Dis, 2015, 15(1):257.

[17] Muñoz N, Bosch FX, De SS, et al. Epidemiologic classification of human papillomavirus types associated with cervical cancer[J]. New England Journal of Medicine, 2003, 348(6):518-527.

[18] Guan P, Howell-Jones R, Li N, et al. Human papillomavirus types in 115,789 HPV-positive women: A meta-analysis from cervical infection to cancer[J]. International Journal of Cancer, 2012, 131(10):2349-2359.

[19] Chen W, Zhang X, Molijn A, et al. Human papillomavirus type-distribution in cervical cancer in

China: the importance of HPV 16 and 18[J]. Cancer Causes Control, 2009, 20(9):1705-1713.
[20] Chen W, Molijn A, Enqi W, et al. The variable clinicopathological categories and role of human papillomavirus in cervical adenocarcinoma: A hospital based nation-wide multi-center retrospective study across China[J]. International Journal of Cancer, 2016, 139(12):2687.
[21] Zhang R, Velicer C, Chen W, et al. Human papillomavirus genotype distribution in cervical intraepithelial neoplasia grades 1 or worse among 4215 Chinese women in a population-based study[J]. Cancer Epidemiology, 2013, 37(6):939-945.
[22] Hui-Chi Chen, Mark Schiffman, Ching-Yu Lin, et al. Persistence of Type-Specific Human Papillomavirus Infection and Increased Long-term Risk of Cervical Cancer[J]. Jnci Journal of the National Cancer Institute, 2011, 103(18):1387.
[23] Alemany L, De SS, Tous S, et al. Time trends of human papillomavirus types in invasive cervical cancer, from 1940 to 2007[J]. International Journal of Cancer Journal International Du Cancer, 2014, 135(1):88-95.
[24] Giuliano AR, Anic G, Nyitray AG. Epidemiology and pathology of HPV disease in males[J]. Gynecologic Oncology, 2010, 117(2):15-19.
[25] De VH, Clifford GM, Nascimento MC, et al. Prevalence and type distribution of human papillomavirus in carcinoma and intraepithelial neoplasia of the vulva, vagina and anus: a meta-analysis[J]. International Journal of Cancer, 2009, 124(7):1626-1636.
[26] Smith JS, Backes DM, Hoots BE, et al. Human papillomavirus type-distribution in vulvar and vaginal cancers and their associated precursors[J]. Obstetrics & Gynecology, 2009, 113(4):917-924.
[27] Insinga RP, Liaw KL, Johnson LG, et al. A systematic review of the prevalence and attribution of human papillomavirus types among cervical, vaginal and vulvar pre-cancers and cancers in the united states[J]. Cancer epidemiology, biomarkers & prevention, 2008, 17(7):1611.
[28] CO Information Centre on Human Papilloma Virus (HPV) and Cancer, 2017.
[29] Zhao FH, Lewkowitz AK, Hu SY, et al. Prevalence of human papillomavirus and cervical intraepithelial neoplasia in China: A pooled analysis of 17 population based studies[J]. International Journal of Cancer, 2012, 131(12):2929-2938.
[30] Zhao FH, Forman MR, Belinson J, et al. Risk factors for HPV infection and cervical cancer among unscreened women in a high-risk rural area of China[J]. International Journal of Cancer, 2006, 118(2):442-448.
[31] Luque AE, Hitti J, Mwachari C, et al. Prevalence of human papillomavirus genotypes in HIV-1-infected women in Seattle, USA and Nairobi, Kenya: results from the Women's HIV Interdisciplinary Network (WHIN) [J]. International Journal of Infectious Diseases, 2010, 14(9): e810-814.
[32] Denny LA, Franceschi S, de Sanjosé S, et al. Human papillomavirus, human immunodeficiency virus and immunosuppression[J]. Vaccine, 2012, 30: F168-F174.
[33] Zhang HY, Tiggelaar SM, Sahasrabuddhe VV, et al. HPV prevalence and cervical intraepithelial neoplasia among HIV-infected women in Yunnan Province, China: a pilot study[J]. Asian Pacific Journal of Cancer Prevention: APJCP, 2012,13(1): 91-96.
[34] Zhao FH, Lewkowitz AK, Hu SY, et al. Prevalence of human papillomavirus and cervical intraepithelial neoplasia in China: A pooled analysis of 17 population based studies[J]. International Journal of Cancer, 2012, 131(12): 2929-2938.
[35] Grulich AE, van Leeuwen MT, Falster MO, et al. Incidence of cancers in people with HIV/AIDS compared with immunosuppressed transplant recipients: a meta-analysis[J]. The Lancet, 2007, 370(9581): 59-67.
[36] Moscicki AB. Impact of HPV infection in adolescent populations[J]. Journal of Adolescent Health Official Publication of the Society for Adolescent Medicine, 2005, 37(6):S3.
[37] Vinodhini K, Shanmughapriya S, Das BC, et al. Prevalence and risk factors of HPV infection among women from various provinces of the world[J]. Archives of Gynecology and Obstetrics, 2012, 285(3):771-777.
[38] Zhao FH, Michele R, Forman, et al. Risk factors for HPV infection and cervical cancer among unscreened women in a high-risk rural area of China[J]. International Journal of Cancer, 2006, 118(2):442-448.
[39] Moreno V, Bosch FX, Muñoz N, et al. Effect of oral contraceptives on risk of cervical cancer in women with human papillomavirus infection: the IARC multicentric case-control study[J]. Lancet, 2002, 359(9312):1085-1092.
[40] Feng CY, Lin M, Lakhaney D, et al. The association between dietary intake and cervical intraepithelial neoplasia grade 2 or higher among women in a high-risk rural area of China[J]. Archives of Gynecology and Obstetrics, 2011, 284(4):973.

# 第十七章

# 中国宫颈癌筛查和结果异常管理的相关问题-CSCCP专家共识

*赵昀 徐海苗 耿力 毕蕙 赵方辉 沈丹华 魏丽惠*

宫颈癌仍然是当代严重威胁女性健康的妇科恶性肿瘤。2014年末我国人口达13.7亿，其中女性约6.67亿人（http://data.stats.gov.cn/search.htm），35～64岁女性约2.93亿，宫颈癌的防治工作任重而道远。自2009年我国政府开始推行宫颈癌筛查试点项目，已经进行了7年多的探索，至今尚无基于中国数据的宫颈癌筛查及结果异常管理指南。为了提高宫颈癌筛查防治效力，有必要提出现阶段我国宫颈癌防治专家共识以规范化指导临床工作。这将为积累中国宫颈癌防治数据，未来制定符合我国国情的指南提供证据。围绕这一目标，结合我国经验和国外文献，经过中国阴道镜和宫颈病理学会（Chinese Society for Colposcopy and Cervical Pathology，CSCCP）专家的四轮讨论，形成中国宫颈癌筛查及结果异常的管理相关问题专家共识。重点包括宫颈癌及癌前病变筛查方案及细胞病理学的质控管理、筛查结果异常者的管理、阴道镜的规范化检查，以及组织学确诊的子宫颈上皮内瘤变和原位腺癌的处理建议。

本共识适用于女性进行常规健康查体、宫颈癌筛查结果异常者的管理。在标本采集时医务人员能够充分观察子宫颈并直接取样，采集的脱落细胞能满足临床检测对标本质量的要求。对于存在接触性出血、不能解释原因的异常阴道出血、盆腔疼痛、分泌物异常或肉眼可见病变的女性，应进行个体化的评价。由于我国地域广阔、人口众多、经济资源及卫生资源分布不均衡，56个民族风俗习惯不同，筛查策略和方法处于多元化状态，尚缺乏有效的质控管理。实际临床工作宜在专家共识的指导下，结合本地、本医院实际情况进行合理的管理，目的在于最大限度降低宫颈癌发病率和死亡率的同时，最大可能地减少诊治不足或过度诊治。

## 第一节 中国宫颈癌的疾病负担和筛查管理现状

根据WHO/IARC估计，2012年我国宫颈癌新发病例约为62000例，占全球新发病例的12%，死亡病例约为30000例，占全球死亡病例的11%。根据中国国家癌症中心公布的最新数据估计，2015年我国宫颈癌新发病例约为98900例，死亡病例约为30500例。目前总体人群筛查率处于低水平，2010年平均宫颈癌筛查率全国城市29.1%，东部经济发达地区约31.3%，农村约16.9%。我国面临着严峻的宫颈癌防治形势。

目前我国拥有国际上常用的宫颈癌筛查、分流、转诊技术，如子宫颈脱落细胞学、HPV检测、肉眼观察（VIA/VILI）、p16/Ki-67双染、阴道镜检查，还有一些本土自主研发的技术方法。我国宫颈癌筛查面临的主要问题是覆盖率不足，无全国性宫颈癌筛查指南和管理规范，筛查诊治不规范，过度医疗、诊疗不足、缺乏随访等情况屡有发生。中国地域辽阔、资源分布不均，更需要采取多元化的筛查策略。目前适宜中国的筛查技术和策略缺乏数据支撑，HPV检测产品众多，缺乏充分的临床验证数据，细胞学、组织病理学、阴道镜医师缺乏规范化培训。在现有条件下，宫颈癌筛查及病变的临床管理多参考欧美国家的指南并结合中国的实际国情进行。

## 第二节 宫颈癌及癌前病变筛查方案及细胞病理学的质控管理

宫颈癌是常见的妇科恶性肿瘤之一，发病率居国内女性恶性肿瘤前列，据估计我国每年新发病例约占世界宫颈癌新发病例总数的四分之一，且发病年龄呈年轻化趋势，宫颈癌的预防、筛查与治疗任重道远。为此根据《中华人民共和国执业医师法》和《医疗机构管理条例》等有关法律、法规，参考中国合格评定国家认可委员会《医学实验室质量和能力认可准则》等大量现有标准与规范，经CSCCP、中华病理学会、卫生和计划生育委员会病理质控中心专家组反复讨论，对宫颈癌及癌前病变筛查方案及质量控制达成以下共识（以下液基细胞学简称LBC，普通巴氏涂片简称CP，高危人乳头状瘤病毒检测简称hrHPV）。

### 一、筛查方案

#### （一）推荐筛查方案

由于我国各地区的实际情况差异较大，本共识推荐以下方案，供不同地区按实际情况进行选择使用。

1. 细胞学+hrHPV（包括DNA或mRNA）联合筛查

（1）30岁及以上妇女首选筛查方案。

（2）特别推荐。

1）医疗机构机会性筛查人员。

2）经济条件允许人员。

2. 单一细胞学检查

推荐小于30岁妇女使用。

3. hrHPV初筛辅助细胞学分流

推荐在细胞学医生缺乏地区或细胞学质控不完善地区使用。

#### （二）有关筛查方法的专家共识

1. 有关HPV筛查的意见

hrHPV感染与宫颈癌及癌前病变的发生两者之间的关系已经明确，hrHPV检测应用于此类病变的筛查价值已被公认，对于此项检测本共识主要有以下意见。

（1）WHO确认的高危HPV亚型检测对宫颈癌及癌前病变筛查有效，其他低危型别的检测对宫颈癌筛查无意义。

（2）不推荐单独hrHPV初筛应用于30岁以下妇女宫颈癌筛查。

（3）推荐使用经过大规模临床验证、并经CFDA批准应用于临床的hrHPV检测方法。

（4）如果条件允许，对于细胞学阴性、hrHPV阳性的30岁及以上妇女，推荐做HPV HPV16、HPV18或HPV18/45分型检测。

（5）应在具有相应检测资质的实验室，由具有相关检测资质的人员进行检测。

2. 有关细胞学筛查的意见

自宫颈细胞学检查应用于宫颈癌的筛查至今，西方发达国家宫颈癌发病率和死亡率的大幅度下降已经确凿地证实了它的有效性。细胞学检查的高特异性，使其在宫颈癌筛查中，尤其是30岁以下妇女筛查中的地位不可替代，本共识意见如下。

（1）若只能选择单一筛查方法，推荐采用敏感性、特异性更高的液基细胞学作为筛查方法。

（2）普通巴氏涂片在严格质量控制下依然是有效的筛查方法。由于成本低，可在资源缺乏的地区推广应用。

（3）国内细胞病理学从业人员数量和诊断水平有待提高，亟待建立细胞学实验室标准和规范化培训制度，进一步加强质量控制。

3. 筛查建议

（1）性生活开始三年后的妇女应进行宫颈癌

筛查。

（2）30岁前如果接受单一细胞学筛查，阴性结果后建议每3年进行1次筛查。

（3）30～65岁妇女建议每5年进行1次细胞学和HPV联合筛查；如采用单一细胞学筛查，建议每3年1次。

（4）65岁以上妇女，如果最近20年内无CIN2、AIS或更严重病变的病史或治疗史，可以停止筛查；如果有如上病史，建议继续筛查至少20年，即便后续筛查过程中已经超过65岁。

（5）接种hrHPV疫苗人员按上述共识方案同样接受筛查。

（6）因CIN2/CIN3、鳞癌、原位腺癌或者浸润性腺癌而行子宫、宫颈切除手术者，应继续筛查至少20年。

（7）出现明显的妇科症状时建议直接去医院就诊，不适于本筛查方案。

上述筛查指南建议主要根据美国癌症学会2011年宫颈癌筛查指南原则而定。如果我们有中国自己的足够的大样本数据，以后可以修订。

## 二、筛查质量控制

经CSCCP、中华病理学会、卫生和计划生育委员会病理质控中心专家组多次讨论，对宫颈癌筛查中细胞病理学质量控制达成以下共识。

### 1. 筛查机构

原则上子宫颈细胞学实验室应隶属于医疗机构的病理科或国家认定的独立实验室内。尚未具备条件或未设立独立细胞病理学实验室的医疗机构，其细胞病理学诊断任务由具备相应资质的病理科医师或二级以上医院或独立医学实验室的相关部门承担完成。工作中按医疗管理条例规定签订合作协议，确保送检资料安全，诊断正确及时。

### 2. 宫颈细胞及组织病理学相关人员

诊断医师由具有医师执业资质、接受过细胞及组织病理学专门培训且考试合格取得岗位培训合格证书者担任。筛查员由具有医学大专及以上学历且经过细胞病理学培训基地专业培训0.5年以上、考试合格获得细胞病理学筛查合格证者担任。细胞及组织病理学技术员由具备医学大专及以上学历，从事相应技术工作者担任。

### 3. 筛查工作量及人员配比

每位细胞病理学工作人员（包括诊断医师和筛查员）每工作日（8小时）妇科细胞学阅片不超过100张；采用电脑辅助阅片的部门每人每工作日（8小时）不超过200张（假设每个细胞片都是完全阴性，阴性片计数为半张片）。如果影像学辅助检查有任何异常，则技术员需人工阅读全片，该病例计数为1.5张片。

### 4. 细胞学及组织病理人员培训

采用现场和网络培训相结合的方式，设置国家及省市培训基地和网络培训机构。CSCCP联合中华医学会病理学分会细胞学组、卫生和计划生育委员会临床病理质控中心及各省级临床病理质控中心建立培训基地。拥有高级职称病理学专科医师、具备教研工作，能力和条件、年细胞学检查量大于10000例，已开展传统涂片、LBP、细胞蜡块制作、HPV检测等项目的三级甲等医院病理科和（或）独立医学实验检测机构等单位具备申请培训基地的资格。经专家评审确定诊断质量和质控优秀的单位给予授牌，行使培训任务。已授牌基地接受CSCCP每2年1次的基地考核，对不能达到要求的单位取消基地资格。

### 5. 质量控制及方案

质量控制方案包括实验室标准、人员资质、整体诊治流程质控、SOP文件、室内质控及室间质控记录等一系列评价体系。如通过数据库及相关文档回顾性评价以下指标。

（1）TBS各级判读的阳性检出率（大于5000例样本统计量）。

（2）ASC/SIL比值（1.5～3.0为良好）。

（3）TBS分级判读为ASC-US、ASC-H、LSIL、HSIL的HR-HPV阳性率（以上判读的阳性率依次为30%～50%、50%～70%、70%～80%、大于90%以上为良好）。

（4）大于100例细胞学阳性标本（包括ASC-US、ASC-H、LSIL、HSIL、AGC、鳞癌、腺癌）组织学最终确认结果符合率（组织学确认结果是指：宫颈切除术或子宫切除术后的子宫颈组织病理学诊断）。

（5）阳性病例的随访登记制度和随访比例。

（6）现场督察随机抽取连续10～20例阳性病例、20～30例阴性病例、20例室间质控标准片做现场考核。

## 第三节 宫颈癌筛查结果异常的管理

宫颈癌筛查结果异常包括子宫颈细胞学异常、高危型HPV阳性（包括HPV16、HPV18型阳性以及其他12型阳性）。

### 一、高危型HPV阳性的处理

HPV做初筛时高危型HPV阳性的处理见图17-1。

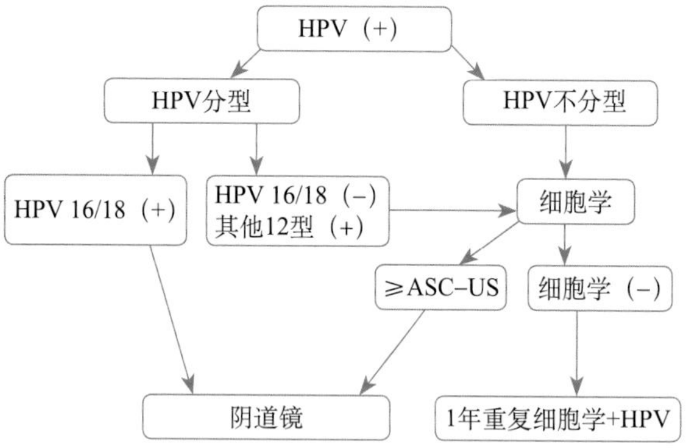


图17-1 高危型HPV阳性的处理流程

因年轻女性处于HPV感染的高峰年龄，建议高危型HPV检测用于30岁以上年龄。

### 二、子宫颈细胞学异常的处理

子宫颈细胞学以形态学变化评估癌瘤的发生发展。子宫颈细胞学的取材是采集子宫颈的脱落细胞。脱落细胞的特征与活体细胞的特征不完全相同，且无组织结构，因此，子宫颈细胞学结果为筛查结果，通常不能作为疾病的确诊诊断指导进一步临床处理。子宫颈细胞学异常的处理指细胞学作为初筛方法的异常细胞学结果处理。

1. 细胞学ASC-US处理

在异常宫颈细胞病例中，ASC-US占50%以上，是最常见的细胞学异常类型。人群中ASC-US的报告率为5%左右。ASC-US妇女中HR-HPV感染率为31%～60%。ASC-US可能反映不同病理变化过程，包括高危型HPV感染、CIN、癌、炎症、萎缩等，其可重复性较差。细胞学ASC-US中经子宫颈活检诊断CIN2、CIN3的概率在10%以下，浸润癌风险低，为0.1%～0.2%。由于造成ASC-US的原因众多，容易发生过度诊断和诊断不足，ASC-US的处理是临床工作中的难题。

（1）细胞学ASC-US的处理见图17-2。

（2）特殊人群的ASC-US处理：妊娠期可以按照图17-2处理，如无特殊的临床表现或体征，也可以延迟至产后处理。21～24岁女性可选择

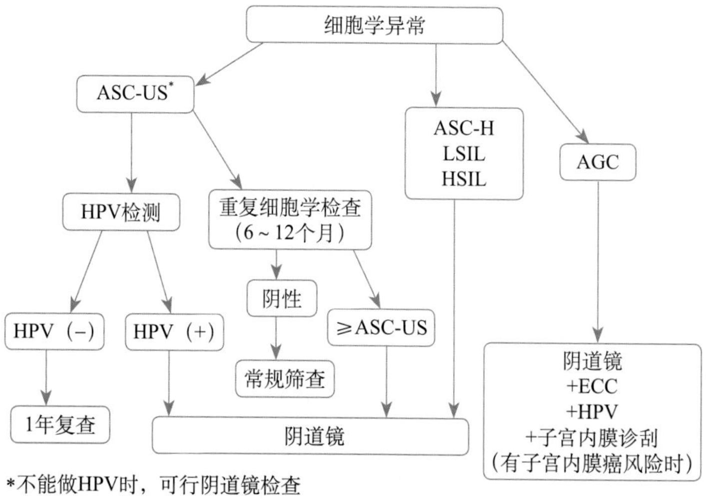


图17-2 细胞学异常的处理流程

细胞学随访。

2. 细胞学ASC-H的处理

ASC-H在人群中的平均检出率为0.42%。在ASC中ASC-US约占90%，ASC-H约占10%。ASC-H的细胞改变具有HSIL的特征，但诊断HSIL的证据不足，多与高危型HPV感染有关。子宫颈活检诊断CIN2、CIN3的概率为24% ~ 94%，不同医疗机构或医师之间变化较大。细胞学ASC-H的处理是不论HR-HPV是阳性或阴性，均直接转诊阴道镜检查（图17-2）。

3. 细胞学LSIL处理

LSIL在人群中平均检出率为0.9%，LSIL大多预示HPV感染。大量研究分析表明LSIL的高危型HPV阳性率为70% ~ 83%。初次阴道镜检查发现≥CIN2病变的概率为12% ~ 16%。

（1）细胞学LSIL通常直接转诊阴道镜，如图17-2所示。

（2）特殊人群的LSIL处理。①妊娠期LSIL可以按照图17-2处理，若孕妇不接受阴道镜检查，也可以延迟至产后处理。② 21 ~ 24岁，可选择细胞学随访，如随访中细胞学异常则转诊阴道镜。③老年妇女，若年龄＞60岁，建议选择高危型HPV检测分流，也可以按照图17-2处理。

4. 细胞学HSIL处理

细胞学HSIL并不常见，国外有报道细胞学HSIL在人群中平均检出率为0.45%。阴道镜指导下子宫颈活检诊断≥CIN2病变的概率为70% ~ 75%，LEEP切除标本诊断≥CIN2病变的概率为84% ~ 97%，浸润癌为1% ~ 2%。细胞学HSIL应立即转诊阴道镜检查（图17-2）。

5. 细胞学AGC处理

细胞学AGC约占受检人群的0.5%，其中高危型HPV感染率为20% ~ 30%。细胞学AGC往往与宫颈癌、子宫内膜癌、卵巢癌、输卵管腺癌等一系列肿瘤性病变相关，但也可由反应性改变、息肉等良性病变造成。有研究报道细胞学AGC经组织病理学诊断CIN2、CIN3病变的概率为9% ~ 54%，AIS为0 ~ 8%，浸润癌为1% ~ 9%，不同医疗机构和医师之间差别较大。临床中细胞学AGC处理见图17-2。如果细胞学考虑为子宫内膜来源的AGC，可以选择先做分段诊刮，如未见异常，再做阴道镜检查。

## 三、细胞学联合高危型HPV检测进行联合筛查时的异常结果的处理

近50年来，子宫颈细胞学对于降低宫颈癌发病率和死亡率的有效性得到了时间的检验。国际上宫颈癌筛查和管理指南主要是基于单独细胞学筛查结果所提示的风险而定。随着HPV检测技术的出现，数据显示其可以显著提高细胞学的敏感性，细胞学和HR-HPV联合检测成为宫颈癌筛查的策略之一。对于联合筛查结果异常者的管理以单独细胞学筛查发生CIN3+的风险为参考依据，采用同等风险同等管理的方案指导临床。

美国KPNC（Kaiser Permanente Northern California）30 ~ 64岁965360例女性的数据显示，细胞学LSIL的5年CIN3+的累积风险为5.2%，临床处理为直接转诊阴道镜。HPV阳性/ASC-US的5年CIN3+的累积风险为6.8%，高于LSIL风险，依据同等风险同等管理，支持直接转诊阴道镜。单独细胞学阴性者的风险为0.26%，3年重复宫颈癌筛查。HPV阴性/细胞学阴性风险为0.08%，远低于0.26%的阈值，提示可以选择更长时间的筛查间隔（如5年）。结合我国目前HPV检测现状及细胞学质量参差不齐的实际情况，提出如图17-3所示流程。

## 四、宫颈癌筛查结果异常的处理中应注意的问题

在宫颈癌筛查结果异常的处理中应遵循规范化的原则，但规范化不能覆盖全部妇女的具体情况，宜在规范化的基础上进行个体化处理。建议参考患者年龄、临床表现、细胞学检查质量、HPV检测、患者意愿、经济条件、随访依从性、医疗设备、医师经验、医疗水平，以及妇科医师、细胞学医师、组织病理学医师的水平等因素进行个体化处理，其目的是最大限度地避免漏诊和过度诊疗的问题。

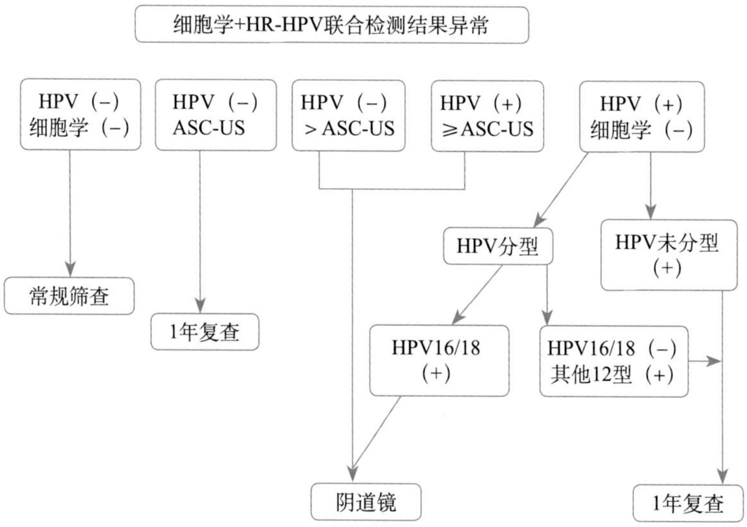


图 17-3　细胞学 +HR-HPV 联合检测结果异常的处理流程

## 第四节　阴道镜检查宫颈的操作规范

阴道镜检查作为宫颈癌筛查异常结果进一步评估的重要辅助检查方式，主要用于对下生殖道可疑病变进行评价。阴道镜检查使用的试剂如 3%～5% 醋酸、卢戈碘液，会造成患者一定程度的不适感，并对患者阴道微环境造成一定的影响，建议进行有一定医学指征的阴道镜检查。此外，每一例阴道镜检查需要花费一定的时间，判断具有主观性且难以评价宫颈管内情况，不推荐作为宫颈癌的筛查方法。对于无条件进行阴道镜检查及活检的单位，建议转诊上级单位。多点活检对于避免漏诊有一定帮助，但应注意中国现有条件下微量活检钳（2～3mm）尚不普及，为避免漏诊而常规无指征的多点活检会增加患者身心和经济方面的损害，同时也会对病理医师资源不足的问题造成更多的压力。CSCCP 专家委员会提出阴道镜检查子宫颈的规范化操作要求，推荐阴道镜指示下有目标的多点活检，同时，建议加强阴道镜培训和质量控制。

### 一、阴道镜检查指征

①筛查异常：高危人乳头瘤病毒（HR-HPV）阳性且不明确意义的非典型鳞状上皮细胞（ASC-US）；连续 2 次（至少间隔 6 个月）细胞学结果 ASC-US；非典型鳞状上皮细胞不除外高度鳞状上皮内病变（ASC-H）；低度鳞状上皮内病变（LSIL）、高度鳞状上皮内病变（HSIL）；非典型腺细胞（AGC）；AIS；癌；无临床可疑病史或体征的细胞学阴性且 HR-HPV 阳性持续 1 年者；细胞学阴性同时 HPV16 或 HPV18 型阳性者。②体征可疑：肉眼可见的子宫颈溃疡、包块（肿物）或赘生物；肉眼可疑或其他检查可疑癌。③病史可疑：不明原因的下生殖道出血；宫内已烯雌酚暴露史；患者性伴侣生殖器官确诊湿疣或上皮内瘤变或癌；子宫颈或阴道上皮内病变治疗后随访；外阴或阴道壁存在 HPV 相关疾病。

### 二、阴道镜检查注意事项

阴道镜检查宜在非月经期*、非急性妇科炎症期进行检查。至少 24 小时内避免性生活、阴道冲洗、上药以及妇科内诊检查等；绝经后女性如果提前局部使用 2～3 周雌激素将有益于阴道镜对于上皮的观察；有一定凝血功能障碍者应在检查前做好相应的活检后止血准备；建议阴道镜之前签署知情同意，尤其是妊娠期女性。（备注*：理论上阴道镜检查可以在月经任何时期进行，由于月经量较多时可能会影响病变的观察，不能除外活检会造成出血多、感染或子宫颈子宫内膜异位等情况的发生，建议尽量避开月经期，尤其是经血量较多的时期。)

## 三、阴道镜检查报告必备要素

①评估有无其他因素存在而影响阴道镜检查的客观性。如有子宫颈暴露困难，或者有炎症、出血、瘢痕、药物残渣等因素干扰，影响检查的全面性，或者由于解剖学因素影响病变的识别、观察或者取材时，应予以注明，必要时待原因去除后复查阴道镜。②转化区类型（1、2、3型）。③鳞柱交界的可见性：全部可见、部分可见、不可见。④阴道镜描述应包括的内容：病变图像的特征性描述，即判读病变程度的依据。病变部位和累及范围，病变是否向子宫颈管内延伸以及是否可见病变的内侧缘（靠近颈管侧边缘），是否存在阴道壁病变以及病变程度（图17-4A，17-4B）。⑤阴道镜报告中附1～4张清晰且能反映检查重点所见的图像。⑥阴道镜拟诊（印象）：子宫颈未见上皮内病变或恶性变（Negative for Intraepithelial Lesion or Malignancy，NILM）；子宫颈鳞状上皮低度病变（Low grade Squamous Intraepithelia Lesion，LSIL）；子宫颈鳞状上皮高度病变（High grade Squamous Intraepithelia Lesion，HSIL）；可疑宫颈癌；可疑子宫颈腺性病变；其他（杂类）：包括湿疣*、炎症、息肉，子宫颈治疗后的改变，如狭窄、变形、扭曲、瘢痕、增厚或者黏膜脆性增加、子宫颈子宫内膜异位等。⑦阴道镜检查后处理建议。（*特指HPV高危型检测阴性的尖锐湿疣。）

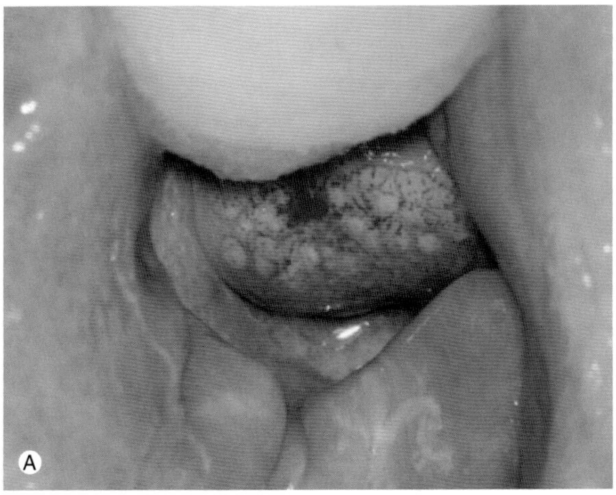

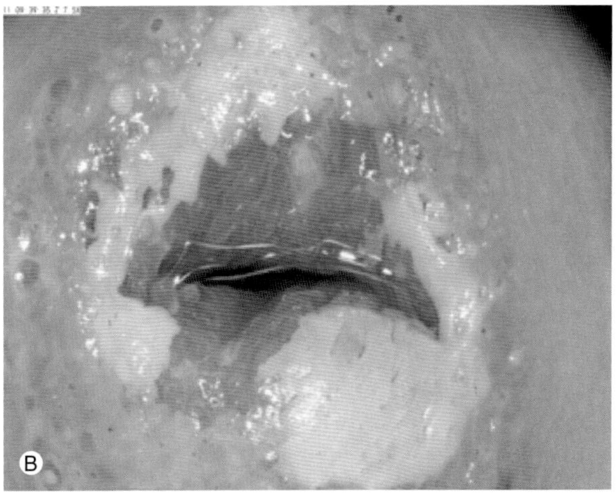

图17-4 醋酸后宫颈可见致密厚醋白上皮

A. 可见粗大点状血管和镶嵌，病变主要位于宫颈上唇，并向宫颈管内延伸，不能窥见其内侧缘。阴道壁未见可疑病变。阴道镜印象：宫颈锥切术后HSIL。B. 病变位于转化区内，累及4个象限，内侧缘位于宫颈表面，未见向宫颈管内延伸。阴道壁未见可疑病变。阴道镜印象：宫颈HSIL

## 四、关于阴道镜活检的建议

①可疑子宫颈高级别病变、可疑腺性病变或可疑癌者，建议阴道镜指引下在病变重的部位多点活检。对于宫颈浸润癌，应注意观察是否存在阴道壁受累，必要时阴道壁取活检。②关于是否活检的理由。如不取活检的病例，可以注明“根据患者病史、体征、辅助检查和阴道镜所见，患者目前未发现宫颈HSIL或更严重疾病，未取活检”。对于阴道镜印象NILM取活检的病例，应注明理由。对于阴道镜印象LSIL的病例，可根据患者和医疗机构的情况个体化决定是否取活检。③转化区为3型或AGC时，可酌情行颈管搔刮（ECC）。④子宫颈细胞学结果可疑存在子宫颈高度病变（如ASC-H、HSIL、非典型腺细胞倾向瘤变AGC-FN、AIS等），阴道镜所见部位未发现可疑相应程度病变时，建议首先尽量暴露子宫颈管观察，同时注意穹隆及阴道壁的观察。如果仍未发现可疑异常病变的存在，建议多点活检并行ECC。如果活检病理学检查没有发现相应级别的病变，会诊细胞学报告，如果和之前报告一致，建议诊断性切除术，如宫颈环形电切除术（LEEP）或宫颈冷刀锥切术（CKC）。

## 五、阴道镜检查的质量评价标准

①阴道镜检查报告具备本共识所要求的基本要素。②对组织学确诊HSIL（CIN2及以上病例）的阳性预测不应低于65%。③大于90%的病检标本（直接活检或者切除性活检）符合病理检查需要。④大于95%的阴道镜检查具有指征。

## 六、建立阴道镜专业门诊的建议

阴道镜门诊空间面积和设施能够满足业务需求。设立阴道镜团队负责人制度，至少一名护士配合医师工作。专人负责病例登记与随访记录、质量控制数据记录、疑难病例会诊讨论记录。

## 七、阴道镜专业医师的要求

专业从事阴道镜工作的医师宜相对固定；每年接受子宫颈细胞学异常而转诊的新病例不少于150例。申请从事阴道镜专业技术工作的医师，执业前应到具备阴道镜专业医师培训资格的培训基地接受至少1～3个月的专业技术培训。

## 八、阴道镜专业医师培训基地资格

阴道镜专业技术培训基地是妇产科医师从事该专业技术上岗前的培训基地。对符合以下资格的三级甲等医院或相应的医疗机构，可向CSCCP申请阴道镜培训基地。①应有专门从事阴道镜专业的医师至少2名。②每年能开展阴道镜检查达1500例及以上。③每年新诊断子宫颈高级别病变（CIN2/3）及宫颈癌至少达200例。④能够开展子宫颈物理治疗（冷冻、激光、微波、高频电波等）、LEEP治疗等。

# 第五节 组织学确诊的宫颈上皮内瘤变及原位腺癌的管理

2014年出版的第4版WHO女性生殖系统肿瘤分类中，将宫颈鳞状上皮癌前病变命名为鳞状上皮内病变（squamous intraepithelial lesion，SIL），并采用两级分类：低级别SIL（low grade squamous intraepithelial lesion，LSIL）和高级别SIL（high grade squamous intraepithelial lesion，HSIL）。LSIL包括CIN1以及以前被命名的轻度非典型增生、HPV感染所导致的扁平湿疣以及挖空细胞等。HSIL包括CIN2和CIN3，以及以前被命名的中度、重度非典型增生及原位癌。当宫颈病变的形态学诊断存在疑问，如部分非肿瘤性病变（不成熟鳞化、萎缩、修复性上皮增生）与高级别SIL相似，以及一些人为技术性问题导致诊断存在疑问时；有疑问的CIN2；不同阅片人之间诊断不一致时；HPV检测、细胞学、阴道镜提示有高级别病变可能但组织学诊断阴性时，建议进行p16免疫组化辅助诊断。对于组织学确诊为LSIL，临床按照CIN1进行管理；组织学确诊为HSIL，临床按照CIN2/3进行管理。另外，对于年轻、有生育要求的女性，只要没有确诊为CIN3，临床可以根据该患者的病例特征、阴道镜图像病变分布等综合考虑，可有选择地进行保守管理。因此，针对该类患者，建议依然按照CIN分级进行判读，以利于临床进行个体化的疾病管理。

## 一、组织学确诊的子宫颈上皮内瘤变的管理

### 1. 组织学确诊的子宫颈鳞状上皮内低级别病变（CIN1）的管理原则

CIN1（LSIL）妇女多为HPV高危亚型一过性感染所致，60%病变可自然消退，30%病变持续存在，约10%的病变2年内进展为CIN2/3（HSIL）。CIN1的处理原则上无需治疗，随诊观察。对于可能隐藏有高级别上皮内瘤变风险的CIN1处理应慎重，必要时应行诊断性锥切术明确。21～24岁女性宫颈癌风险低（21～24岁年发生率1.4／10万），HPV感染常见，CIN1病灶常自然消退，异常管理应相对保守。妊娠期女性管理的主要目的是除外子宫颈浸润癌，管理中应特别对待（图17-5）。

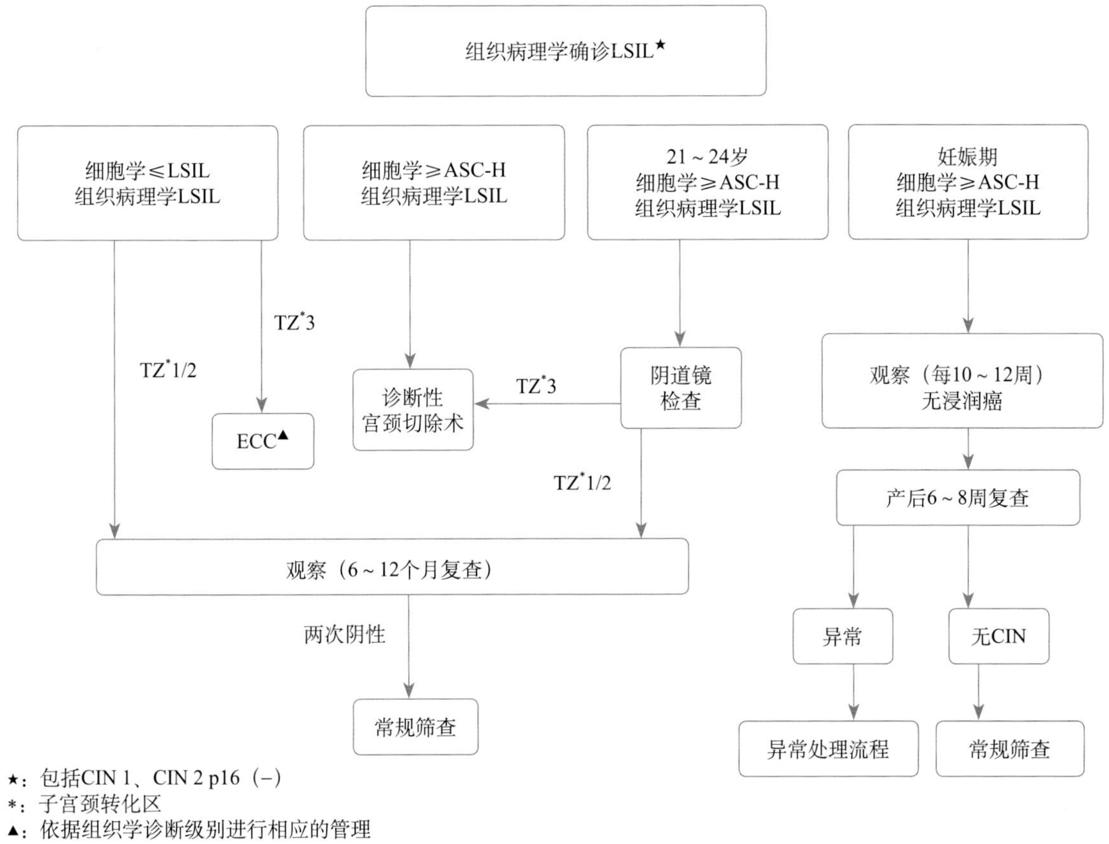


图 17–5 组织病理学确诊LSIL的处理流程

子宫颈低级别病变的随访目的是及时发现病情进展者或高级别病变漏诊者。建议 6～12 个月重复细胞学和 HPV 联合检查，两次检查均阴性，转为常规筛查；任何一项检查异常行阴道镜检查，并按照组织病理学结果进行相应的管理。

2. 组织学确诊的鳞状上皮高级别病变的管理原则

HSIL 多为 HPV 高危亚型的持续感染所致，约 20% 的 CIN2/3（HSIL）可能 10 年内进展为子宫颈浸润癌。组织学确诊的 CIN2/3（HSIL），对于大多数女性而言，CIN2 为干预治疗的阈值。女性有生育要求且经医生评价具有生育能力（无明确年龄限定），如果为 CIN3 则建议切除性或消融治疗（根据病变分布及转化区类型等因素选择治疗方法）。如果为 CIN2 或者没有明确指出级别，可以每 6 个月行细胞学检查和阴道镜。观察过程中如果病变持续 24 个月；或阴道镜检查为 3 型转化区，或病变面积增大或阴道镜评价较前加重，应给予治疗。妊娠女性若无浸润癌证据，可每 10～12 周复查细胞学或阴道镜观察，产后 6～8 周复查。组织学确诊为 HSIL 的处理流程，见图 17–6。

HSIL 治疗后患者采用细胞学联合 HPV 检测的方法随诊 20 年。经过质量控制的术后病理诊断若切缘 HSIL，建议术后 4～6 个月复查并阴道镜评估。若切缘阴性建议术后 6 个月复查，若未发现病变持续存在迹象，建议 6 个月再重复检查，连续 2 次检查未见异常者，建议每年复查。如复查过程中发现异常，按流程进行管理。如随访过程中发现组织学确诊为 CIN 2、CIN 2/3 或 CIN3 的病变，建议行宫颈重复性切除术，不能再次重复性切除者可考虑行全子宫切除术。

## 二、组织学确诊的 AIS 的管理

子宫颈原位腺癌（AIS）为子宫颈腺癌的癌前病变，与鳞癌一样，HPV16、HPV18 型感染是其主要的感染类型。但不同的是，HPV18 型感染在原位腺癌中所占的比例高于其在鳞状上皮高级别病变所占的比例。约 50% 的 AIS 合并有 HSIL。

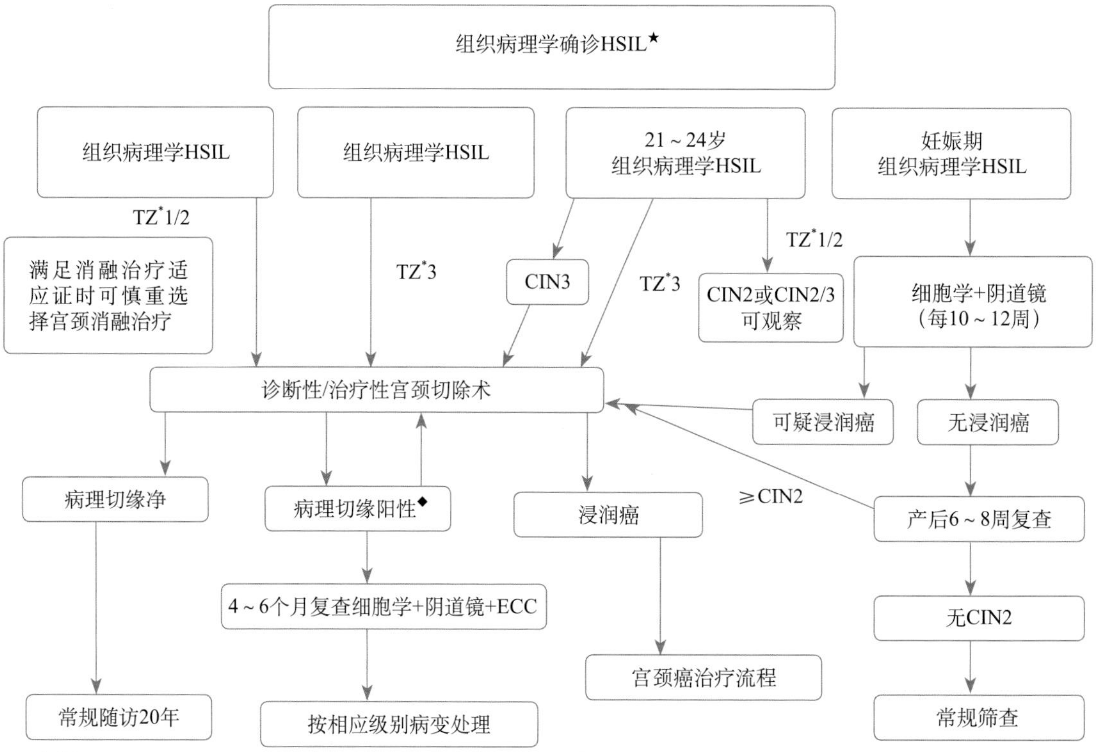


★：包括CIN 1、CIN 2/3、CIN3，若CIN2的组织学免疫组化p16（-），LSIL管理

*：子宫颈转化区

◆：切缘组织病理学报告≥CIN2

图 17-6　组织病理学确诊HSIL的处理流程

现有的宫颈癌筛查方法对子宫颈原位腺癌不敏感；AIS病变阴道镜下的改变常无特异性；病灶多位于子宫颈管内，不在阴道镜检查范围内；AIS病变部分呈多中心或跳跃性特征，即使切除的标本边缘无病变存在，也不能完全排除病变残存的可能性。以上特点要求尽管都是癌前病变，但AIS的临床处理原则不同于HSIL。AIS的临床处理原则是积极治疗，不建议观察。无生育要求者，建议行全子宫切除术；有生育要求者，可行子宫颈锥切术，若切缘存在CIN或AIS病变时，建议重复性切除。AIS锥切治疗后6个月随访，进行细胞学联合HPV检测、阴道镜检查及ECC，若发现异常则按流程进行转诊治疗，如阴性建议长期随访。

## 三、组织学确诊的HSIL和AIS的管理注意事项

治疗方法包括消融治疗和切除性治疗。前者包括冷冻、激光、电凝、冷凝等。后者包括环形电切术（LEEP）或大环电切术（LLETZ）、冷刀锥切术（CKC）、激光锥切术等。对于阴道镜检查TZ1或TZ2者，可行子宫颈切除性治疗，或在排除早期浸润癌的前提下，慎重选择局部消融治疗；阴道镜检查TZ3者，应选择子宫颈切除性治疗。子宫全切术不作为CIN治疗的首选方法。所有治疗必须有完整规范记录，应记录切除性治疗的类型（与1型、2型、3型转化区相对应），切除物长度（从最远端/外界至近端/内界，即锥高）、厚度（切除宫颈表面组织的半径）或周径（如切除宫颈表面不是圆形时）。对切除宫颈的径线进行测量的主要目的在于了解切除组织的体积，其对患者未来的生育存在一定的影响。切除标本进行标记以便于病理医师识别，标本能满足12点连续病理切片的要求。对于术后病理证实为浸润癌者，应转诊妇科肿瘤医师进行进一步管理。

宫颈癌前病变的管理应根据患者年龄、生育要求、随诊条件、医疗资源、阴道镜图像特点及治疗者的经验等决定，在共识管理指南的指导下治疗的同时，应遵循个性化的原则并征得患者的知情同意。无论哪种治疗方式，未来妊娠后早产、胎膜早破、低出生体重儿、剖腹产概率都有

所增加。切除性治疗对未来产生不良影响的风险高于消融性治疗。即便全部去除病灶，未来依然存在病变复发或进展为浸润癌可能，多在手术后3年内，治疗后的病变也应长期随诊。

在宫颈癌筛查异常管理方案中，应注意到该共识意见适合于健康筛查人群，并不一定完全适合临床患者的管理。前者是健康人群，而后者是有症状的个体。前者是在无症状人群中寻找可能的患者，后者是在有症状个体中明确疾病来源。不同人群的检查目标不同，选择的方法不尽相同。对于医院就诊的有症状患者，推荐采用细胞学和HPV联合筛查。目前全国范围细胞学检查质量有限，高危型HPV检测方法众多，在没有获得中国本土临床验证数据之前，建议参考既往的临床验证数据进行分析。临床医师在根据该共识管理病变的同时，应结合当地实际情况对患者进行诊疗，避免漏诊和误诊。

数据显示临床宫颈癌患者约有60%来自于从未筛查或没有规范化筛查的人群。在经济发达的美国，覆盖率不足同样可以造成某些地区宫颈癌的发病率、死亡率和不发达国家相似。美国凯撒中心的宫颈癌病例中有近60%的女性没做过筛查，北京大学人民医院宫颈癌住院患者数据与此相似。为了取得最大筛查效益，真正降低宫颈癌的发病率和死亡率，在选择高效筛查策略和加强筛查阳性者的管理同时，增加筛查覆盖率是关键。

特别感谢CSCCP各位常委和常委会对本共识意见进行多次集体讨论并通过。

## 参考文献

[1] 王临虹，魏丽惠．妇女常见病筛查技术指南 [M]. 北京：人民卫生出版社，2013.

[2] 毕蕙，赵更力．子宫颈癌综合防控技术培训教程 [M]. 北京：人民卫生出版社，2015.

[3] 魏丽惠，吴久玲．子宫颈癌检查质量保障及质量控制指南 [M]. 北京：人民卫生出版社，2015.

[4] 陈万青，郑荣寿，曾红梅，等．2011 年中国恶性肿瘤发病和死亡分析 [J]. 中国肿瘤，2015, 24(1): 1-10.

[5] 胡尚英，郑荣寿，赵方辉，等．1989 至 2008 年中国女性子宫颈癌发病和死亡趋势分析 [J]. 中国医学科学院学报，2014, 36(2): 119-125.

[6] 全国肿瘤防治研究办公室．中国肿瘤死亡报告：全国第三次死因回顾抽样调查 [M]. 北京：人民卫生出版社，2010:6.

[7] 赫捷，陈万青．2012 中国肿瘤登记年报 [M]. 北京：军事医学科学出版社，2012.

[8] 王春芳，魏丽惠．子宫颈癌患者就医前后认知度的变化及筛查状况与诊断时临床分期的关系 [J]. 中华妇产科杂志，2012, 47(5): 361-363.

[9] CSCCP 专家委员会．中国子宫颈癌筛查及异常管理相关问题专家共识 [J]. 中国妇产科临床杂志，2017, 18(2): 190-192.

[10] Freeman H, Wingrove B. Excess Cervical Cancer Mortality: A Marker for Low Access to Health Care in Poor Communities. Rockville, MD: National Cancer Institute, 2005.

[11] Leyden WA, Manos MM, Geiger AM, et al. Cervical cancer in women with comprehensive health care access: attributable factors in the screening process. Journal of the National Cancer Institute, 2005, 97(9): 675-683.

[12] Zhao FH, Hu SY, Zhang Q, et al. Risk assessment to guide cervical screening strategies in a large Chinese population.Int J Cancer, 2016 Jun 1, 138(11): 2639-2647.

[13] Zhao YQ, Chang IJ, Zhao FH, et al. Distribution of cervical intraepithelial neoplasia on the cervix in Chinese women: pooled analysis of 19 population based screening studies. BMC Cancer, 2015 Jun 27, 15: 485.

[14] Chen W, Zheng R, Baade PD, et al. Cancer statistics in China. CA Cancer J Clin, 2016 Mar, 66 (2): 115-132.

[15] Ferlay J, Soerjomataram I, Ervik M, et al. FGLOBOCAN 2012 v1.0, Cancer Incidence and Mortality Worldwide: IARC CancerBase No. 11 [Internet]. Lyon, France: International Agency for Research on Cancer, 2013. Available from: http://globocan. iarc. fr, accessed on 15/5/2015.

[16] WHO guidelines for screening and treatment of precancerous lesions for cervical cancer prevention. Retrieved on March 07, 2016, from: http:/ /www.who.int/reproductivehealth/publications/cancers/screening_and_treatment_of_precancerous_lesions/en/

[17] Zhao FH, Lin MJ, Chen F, et al. Performance of high-risk human papillomavirus DNA testing as a primary screen for cervical cancer: a pooled analysis of individual patient data from 17 population-based studies from China[J]. The lancet oncology, 2010, 11(12): 1160-1171.

[18] Wang B, He M, Chao A, et al. Cervical Cancer Screening Among Adult Women in China, 2010. Oncologist, 2015 Jun, 20(6): 627-634.

[19] Edgerton N, Cohen C, Siddiqui MT. Evaluation

of CINtec PLUS® testing as an adjunctive test in ASC-US diagnosed SurePath® preparations. Diagn Cytopathol, 2013 Jan, 41(1): 35-40.

[20] Wright TC Jr, Cox JT, Massad LS, et al. 2001 Consensus Guidelines for the management of women with cervical cytological abnormalities. JAMA, 2002, April 24, 287(16).

[21] Cox JT. American Society for Colposcopy and Cervical Pathology. The clinician's view: role of human papillomavirus testing in the American Society for Colposcopy and Cervical Pathology Guidelines for the management of abnormal cervical cytology and cervical cancer precursors. Arch Pathol Lab Med, 2003 Aug, 127 (8): 950-958.

[22] Wright TC Jr, Massad LS, Dunton CJ, et al. 2006 consensus guidelines for the management of women with abnormal cervical cancer screening tests. Am J Obstet Gynecol, 2007 Oct, 197(4):346-355.

[23] Wright TC Jr, Massad LS, Dunton CJ, et al. 2006 consensus guidelines for the management of women with cervical intraepithelial neoplasia or adenocarcinoma in situ. Am J Obstet Gynecol, 2007 Oct, 197 (4):340-345.

[24] Apgar BS, Kittendorf AL, Bettcher CM, et al. Update on ASCCP consensus guidelines for abnormal cervical screening tests and cervical histology. Am Fam Physician, 2009, Jul 15, 80 (2): 147-155.

[25] Saslow DL, Solomon D, Lawson HW, et al. American Cancer Society, American Society for Colposcopy and Cervical Pathology, and American Society for Clinical Pathology screening guidelines for the prevention and early detection of cervical cancer. Am J Clin Pathol, 2012 Apr, 137(4): 516-542.

[26] Massad LS, Einstein MH, Huh WK, et al. 2012 updated consensus guidelines for the management of abnormal cervical cancer screening tests and cancer precursors. J Low Genit Tract Dis, 2013 Apr, 17(5 Suppl 1): S1-S27.

[27] Darragh TM, Colgan TJ, Cox JT, et al. The Lower Anogenital Squamous Terminology Standardization Project for HPV-Associated Lesions: background and consensus recommendations from the College of American Pathologists and the American Society for Colposcopy and Cervical Pathology. J Low Genit Tract Dis, 2012 Jul, 16(3): 205-242.

[28] Bornstein J, Bentley J, Bösze P, et al. 2011 colposcopic terminology of the International Federation for Cervical Pathology and Colposcopy. Obstet Gynecol, 2012 Jul, 120(1): 166-172.

[29] E.J. Mayeaus, Jr. J. Thomas Cox. Modern Colposcopy: textbook & atlas.3rd ed. Alphen aan den Rijn: Wolters Kluwer, 2014.

[30] Waxman AG, Chelmow D, Darragh TM, et al. Revised terminology for cervical histopathology and its implications for management of high-grade squamous intraepithelial lesions of the cervix. Obstet Gynecol, 2012 Dec, 120(6): 1465-1471.

[31] Ghaem-Maghami S, Sagi S, Majeed G, et al. Incomplete excision of cervical intraepithelial neoplasia and risk of treatment failure: a meta-analysis. Lancet Oncol, 2007 Nov, 8(11): 985-993.

[32] Practice Bulletin No. 157: Cervical Cancer Screening and Prevention. Obstet Gynecol, 2016 Jan, 127(1): e1-e20.

[33] Katki HA, Schiffman M, Castle PE, et al. Benchmarking CIN 3+ risk as the basis for incorporating HPV and Pap cotesting into cervical screening and management guidelines. J Low Genit Tract Dis, 2013 Apr, 17 (5 Suppl 1): S28-S35.

[34] Huh WK, Ault KA, Chelmow D, et al. Use of primary high-risk human papillomavirus testing for cervical cancer screening: interim clinical guidance. Gynecol Oncol, 2015 Feb, 136(2): 178-182.

[35] Wright TC, Stoler MH, Behrens CM, et al. Primary cervical cancer screening with human papillomavirus: end of study results from the ATHENA study using HPV as the first-line screening test. Gynecol Oncol, 2015 Feb, 136(2):189-197.

# 第十八章
# 美国宫颈癌筛查和临床处理的最新共识指南解读

*杨怀涛　赵澄泉（Zhao C）*

美国遵循的子宫颈处理指南有“2012 美国最新宫颈癌筛查指南”“2012 最新的宫颈癌筛查异常女性的临床处理指南”“2006 宫颈上皮内瘤变或原位腺癌处理指南”以及最近的 2016 年 1 月美国妇产科医师学会（ACOG）发布的“2016 ACOG 宫颈癌的筛查和预防实践指南”。本章节尽量在参考原指南的基础上，概括简要地分别将这些在美国临床医生普遍参考的指南介绍如下。在每部分，我们都列出其“要点总结”，供读者以在临床操作上快速有效地参考学习。我们希望读者注意，这些指南是针对美国的国情和医疗情况制定的适合美国本土的临床应用。不同的国家和地区有不同的指南，并且最近世界卫生组织也发表了相关的指南。美国指南可能有不适合我们中国国情的地方。请各位医疗工作者参考这些指南时意识到这些潜在的差别。

## 第一节　2012 美国最新宫颈癌筛查指南

### 一、指南简介

近年来，宫颈癌的病因学研究已经取得了重要进展。目前已明确，高危型 HPV 的持续感染是宫颈癌癌前病变和宫颈癌发生的重要因素。巴氏涂片自问世以来，在宫颈癌筛查中的作用已达成共识；随着新的采集技术和计算机辅助读片技术［如液基细胞学检查（TCT）等］的应用，细胞学检查的敏感度和准确率进一步提高，大量的研究表明，HPV 检测联合细胞学检查，可以提高宫颈上皮内瘤变和宫颈癌的检出率。2011 年，美国癌症学会（ACS）联合美国阴道镜和子宫颈病理学会（ASCCP）和美国临床病理学会（ASCP）等多个专业学会，对美国宫颈癌筛查指南进行了更新。针对一般人群：① 21～29 岁妇女，目前的筛查方法仍是宫颈液基细胞学检查；HPV 检测不作为常规检查，但可用于未明确诊断意义的不典型鳞状上皮细胞（ASC-US）的分流诊断。② 30～65 岁妇女每隔 3 年筛查 1 次细胞学，或细胞学和高危型 HPV 共同检测每 5 年 1 次。

2012 年，美国癌症学会（American Cancer Society，ACS）、美国阴道镜和子宫颈病理学会（American Society for Colposcopy and Cervical Pathology，ASCCP）和美国临床病理学会（American Society for Clinical Pathology，ASCP）联合其他一些专业学会，通过严格循证、广泛研讨，并根据过去 60 年宫颈癌细胞学筛查和近 10 年 HPV 作为辅助检查的经验，对预防和早期发现宫颈癌的筛查指南进行了大量的修改和更新。本节对更新的指南进行简要介绍。

### 二、历史和现状

20 世纪 50 年代起，美国开始使用宫颈细胞学检查方法进行宫颈癌的筛查。在过去60年中，宫颈癌筛查的方法、手段、处理指南都发生了很大的变化。1988年，美国国家癌症研究院（NCI）在马里兰州Bethesda市组织了多个有关学术机构和学会代表共同召开会议，制定了宫颈和阴道细胞学判读结果的统一命名系统，称之为Bethesda系统分类法（the Bethesda system，TBS）。TBS经过多次改编、修订，现已被大多数国家采纳、应用。1996年，液基细胞学检查（liquid-based cytology，LBC）方法首次通过美国食品和药物管理局（FDA）认证应用于宫颈细胞学检查，现在美国LBC基本上已取代了传统的巴氏细胞学涂片，广泛应用于宫颈细胞学检查。2001年，ASCCP联合其他一些专业学会，发布了2001女性宫颈细胞学异常结果处理的共识指南。在2006年，此共识指南被讨论、修改，制定出了2006宫颈细胞学筛查异常的处理共识指南。

在美国，宫颈细胞学筛查的广泛应用已使宫颈鳞癌所致的病死率明显下降，宫颈癌的死亡率现在仅为恶性肿瘤引起美国女性死亡的第14位。目前，美国大约50%的宫颈癌发生在从未进行过细胞学筛查的女性中，另有10%发生在过去5年未进行过宫颈细胞学筛查的女性中。据估计，2012年有12170例新发浸润性宫颈癌患者，有4220例患者死于宫颈癌。考虑到目前美国宫颈癌发生率大幅下降，尤其是参加常规筛查妇女的宫颈癌发生率很低，高危型HPV（HR-HPV）检测在筛查中的应用，综合平衡筛查费用与减少患者损伤等因素，所以，应用了60年的每年1次宫颈癌细胞学筛查方案应该停止了。

## 三、最新筛查指南产生的过程

2009年和2011年ACS、ASCCP和ASCP 3个学会共同组织邀请专家讨论和修订宫颈癌筛查指南，由专家组成6个工作小组分别讨论了6个主要专题：①最佳细胞学筛查间期；② 30岁及以上女性的筛查策略；③细胞学和HPV共同检测结果不一致的临床处理；④何时停止筛查；⑤HPV疫苗对未来筛查的影响；⑥分子学方法筛查的潜在应用。

对于目前有很多争议的问题，广泛收集研究资料，多方论证，找出最佳解决方案。对HR-HPV检测作为将来主要和初始筛查方法的可能性进行了深入讨论。参加的专家经过2年多对大量文献的评估和论证，利用推荐评估、发展及评价分级（Grading of Recommendations Assessment，Development and Evaluation，GRADE）系统（用于卫生保健领域的系统评价和指南中证据质量评价及推荐强度评级）作为新指南制定的主要方法，草案于2011年10月19日—11月9日公布在ASCCP网站上接受公众的评估和建议。2011年11月17—19日在美国马里兰州Rockvill市召开了新指南研讨会，ACS、ASCCP、ASCP 3个学会以及其他25个学会、学术机构的代表参加了会议，指南的各条内容必须经过超过2/3的参会专家、代表投票同意方能被接受。核心写作小组将被接受的筛查指南归纳、提炼并撰写出文章，分别发表在*American Journal of Clinical Pathology, CA*：*a Cancer Journal for Clinicians*和*Journal of Lower Genital Tract Disease* 3种专业期刊上。

新的宫颈癌筛查指南重点强调与年龄相关的筛查方案，包括细胞学和HR-HPV共同检测、筛查之后随访的问题以及何时停止筛查等。对于在宫颈癌筛查中发现的结果异常的患者，其处理仍然基本参照前述的2006年的处理共识指南。

## 四、ACS、ASCCP和ASCP宫颈癌最新筛查指南

### 1. 开始筛查的年龄

**新的筛查指南推荐**

宫颈癌筛查应该从21岁开始。

小于21岁的女性不应该筛查（任何年龄不论初次性交的年龄或有无其他危险因素）。

无论采用何种方式都不应该进行每年1次的筛查。

新的筛查指南推荐女性在21岁时开始初筛，无论初次性交的年龄或其他危险因素，21岁以下女性不应该行宫颈癌筛查。主要原因是年轻妇

女罹患宫颈癌非常少见，过去的筛查资料表明，年龄< 21 岁妇女宫颈癌的发生率无明显变化。筛查可能造成不必要的阴道检查或治疗。而且绝大部分HPV感染引起的宫颈病变能自然消退。如果21岁开始初筛仍可以发现这些极个别有罹患宫颈癌危险的妇女。过度治疗和潜在的影响生育的问题将造成对年龄< 21 岁妇女的损害，弊大于利。

筛查周期：现在，无论采用何种筛查方法，并没有更多的证据支持每年1次的筛查，无论什么年龄的女性，每年的筛查，不仅不能显著降低宫颈癌的发病率，反而明显增加不必要的检查及治疗带来的巨大花费。大部分良性HPV感染及其相关变化都是一过性的。往往会在1～2年消退。所以，对任何年龄的女性，无论采用何种方式都不应该进行每年1次的筛查。

### 2. 21～29 岁女性的筛查

**新的筛查指南推荐**

对21~29岁的女性，推荐单独用每3年1次细胞学筛查。

对有2次或2次以上的阴性细胞学结果的21~29岁的女性，不推荐大于3年以上的筛查周期。

建议对此年龄组女性每3年1次行细胞学筛查，HR-HPV筛查无论单独应用或同细胞学共同检测都不应该用于此年龄组女性。主要原因是HR-HPV在年龄< 30 岁妇女中的流行率很高，并且绝大多数为一过性感染。报告HR-HPV阳性还可能对妇女造成精神心理方面的影响。如果细胞学检查结果为未明确诊断意义的不典型鳞状上皮细胞（ASC-US），则可行反馈性HPV检测，如果细胞学检查结果为低度鳞状上皮内病变（LSIL）及更严重者、ASC-US且HPV阳性者，均应按2006ASCCP指南进行阴道镜检查。

每2年或每3年1次的筛查周期，在降低宫颈癌方面，二者没有显著性的差别。每3年1次的筛查周期可以在本年龄段提供最好的收益与损害平衡。

### 3. 30～65 岁女性的筛查

**新的筛查指南推荐**

30~65岁的女性，可采用每5年1次的细胞学和HPV联合检查（共同检测-cotesting）（优选）或单独用每3年1次细胞学筛查（可以接受）。

当单独用细胞学筛查时，对于30~65岁的女性，即使是筛查为阴性的历史，也没有证据支持大于3年的筛查周期。3年筛查周期可提供最适当的收益与损伤的平衡。

大量的研究表明，在细胞学检查的同时进行HR-HPV检测可以增加重度宫颈上皮内瘤变（CIN 3）的检出率并减少宫颈癌的发生。另外，共同检测方法也可增加宫颈原位腺癌和浸润性宫颈腺癌的检出率。问题是为什么共同检测方案的间期选择5年？研究表明，对40岁及以上妇女采用共同检测的筛查方案，经10年随访患宫颈癌的危险度，3年筛查1次的妇女比5年筛查1次者仅稍微下降（分别为0.39%、0.61%），但是阴道镜评估的次数却明显增加。同一研究也证实，对40岁及以上妇女比较3年间期的单独细胞学筛查方案与5年间期的共同检测筛查方案两组，经10年随访患宫颈癌的危险度相似。所以，新的筛查指南认为，共同检测的间期为5年较妥。这样可以减少花费，减少患者的损伤，且并不降低宫颈癌的检出率。

### 4. 共同检测时细胞学检查阴性而HR-HPV阳性女性的处理

**新的筛查指南推荐**

当采用HPV和细胞学同时检测筛查时，如果HPV阳性而细胞学阴性，有两种处理方法。

（1）12个月内重复HPV和细胞学同时检测筛查。

1）如果在12个月做的同时检测的HPV或细胞学任何一个阳性（HPV阳性或LSIL及以上），都应该做阴道镜。

2）如果12个月内做的同时检测的HPV或细胞学都阴性（HPV阴性或ASC-US及阴性），回归常规筛查。

（2）马上做HPV基因型检测。单独HPV16或者HPV16/18同时检查。

1）如果HPV基因型检测HPV16阳性或者HPV16/18阳性，应该直接做阴道镜。

2）如果HPV基因型检测HPV16阴性或者HPV16/18阴性，应该12个月内重复HPV和细胞学同时检测。

如果对30～65岁女性进行细胞学和HPV共同检测，不可避免会出现少部分妇女细胞学检查结果阴性但HR-HPV检测阳性。新的筛查指南对这些妇女提供了2种方案：①在12个月时重复细胞学和HR-HPV共同检测。如果重复共同检测时HPV阳性或细胞学检查结果为LSIL或更严重者，则应行阴道镜检查；如果重复共同检测为双阴性（包括细胞学检查结果为ASC-US）时，则应转为常规筛查。②另一种处理方案是，立即行HPV基因分型检测（HPV16或HPV18）。如果HPV16或HPV16/18阳性则应直接行阴道镜检查；如HPV16或HPV16/18阴性，则应在12个月时重复细胞学和HR-HPV共同检测，根据检测结果同①处理。

5. HR-HPV阴性而细胞学检查为ASC-US女性的临床处理

**新的筛查指南推荐**

HR-HPV阴性而细胞学检查为ASC-US女性应该根据她们的相关年龄段继续常规筛查。

ASC-US表明细胞学形态的不确定性，ASC-US判读的重复性很差，所以是一不确定的细胞学判读类别。由于ASC-US而行反馈性HPV检测以及共同检测方案的推广使用，使许多妇女可出现细胞学检查结果为ASC-US而HR-HPV检测阴性的情况。研究表明，HPV阴性而细胞学为ASC-US妇女宫颈癌及其癌前病变的危险度非常低，与双阴性者无明显差异。所以，新的筛查指南强调，对这些妇女应根据其相应的年龄进行常规的筛查，例如，21～29岁妇女每3年1次细胞学筛查，30～65岁每3年1次细胞学筛查或每5年1次共同检测。

6. 采用HR-HPV检测进行筛查

**新的筛查指南推荐**

在绝大多数临床情况下，对30～65岁女性，都不应该采用单独HPV筛查作为每5年1次的联合筛查或每3年1次的细胞学单独筛查的替代方式。

采用HR-HPV检测方法作为宫颈癌的初始筛查而取代现行的筛查方案，有明显的争议。在一些国家进行的临床试验表明，与标准的细胞学筛查比较，单独HR-HPV检测可以增加CIN2和（或）CIN3的检出率。

新的筛查指南认为，在现阶段的美国用HR-HPV检测取代细胞学检查作为宫颈癌的主要筛查方法仍缺乏经验且不够成熟。对HR-HPV检测结果阳性者缺乏肯定、一致的处理方案，这阻碍了单独HR-HPV检测作为主要筛查方法在临床的应用。所以，新的指南建议对30～65岁妇女不应单独采用HR-HPV检测进行筛查，其不能取代每3年1次的细胞学筛查或每5年1次的共同检测。未来HR-HPV检测是否会取代细胞学检查作为主要的筛查方法，这将取决于临床研究结果、证据、专家和公众的认同等。

7. 65岁以上女性的筛查

**新的筛查指南推荐**

对65岁以上的女性，如果先前筛查足够的证据为阴性而且20年内无CIN2+的历史，则不应该进行任何形式的筛查。一旦筛查停止，就没必要再恢复筛查，即使对有新的性伴侣的妇女。

在美国，宫颈癌主要发生于从未筛查或筛查不规律的女性，而有常规筛查史的65岁以上女性患CIN2/3的概率非常低。筛查造成的患者损伤包括取样的不适、假阳性结果、可能完全没有必要的阴道镜检查及精神心理因素等。权衡利弊，继续筛查的获益少于筛查造成的损伤。所以，新的筛查指南建议，对有常规筛查阴性结果史和过去20年无CIN2及以上病史的65岁以上妇女应停止进行宫颈癌筛查。常规筛查阴性结果史定义为：在停止筛查前10年中，有3次连续的阴性细胞学检查结果，或2次连续的细胞学和HR-HPV共同检测双阴性，并且最近的1次筛查在5年之内。

8. 65岁以上有CIN2、CIN3或AIS病史的女性的筛查

**新的筛查指南推荐**

自然消退或经过适当治疗的CIN2、CIN3或AIS患者，常规筛查应该维持至少20年（即使超过65岁）。

9. 行子宫切除并且无CIN2及以上病史的女性的筛查

**新的筛查指南推荐**

行子宫切除加上子宫颈切除并且无CIN2及以上病史的女性，不应该进行任何形式的筛查。

阴道癌是一种少见的妇科恶性肿瘤，其发生率与一些不需要筛查的恶性肿瘤（如男性乳腺癌）的发生率相似或更低。所以，新的筛查指南建议，对于行子宫全切除术并且无CIN2及以上病史的妇女，无论年龄为何应停止阴道癌筛查，且不需要有适当的常规筛查阴性结果史。

10. 接种HPV疫苗女性的筛查

**新的筛查指南推荐**

对于接种HPV疫苗的妇女筛查方案与未接种疫苗的妇女完全相同。

现在有3种HPV疫苗已经在美国应用于年轻妇女，HPV16、HPV18引起了大约70%的宫颈癌，约30%的宫颈癌由其他HR-HPV感染所致，现用的2价或者4价HPV疫苗对非HPV16、HPV18感染并不能起到预防保护作用。另外，许多妇女可能在接种疫苗时已有HPV感染。事实上，在美国2010年适宜接种HPV疫苗的年轻妇女中，仅32%接受了3次疫苗接种（即完整的疫苗接种）。新的筛查指南建议，不应该根据HPV疫苗接种与否而改变筛查方案。对于接种HPV疫苗的妇女及未接种疫苗的妇女，发现各种异常细胞学检查结果的临床处理完全相同。

11. 特殊人群的筛查

最新的宫颈癌筛查指南特别强调，筛查方案是为一般人群的宫颈癌筛查而制定，对一些特殊的高危人群需要一些经常修订的或其他筛查方案。特殊高危人群包括：①有宫颈癌病史者；②宫内暴露己烯雌酚者；③免疫抑制患者（如HIV感染者）。

## 第二节 2012美国最新宫颈癌筛查异常女性的临床处理指南介绍

### 一、背景资料

宫颈癌筛查的重要性已被我国广大妇产科医师所认知，各种先进的宫颈癌筛查方法也在不断普及，但如何合理使用细胞学和HPV检测两种筛查方法，如何正确解释宫颈癌筛查结果，如何恰当处理宫颈癌筛查结果出现的异常仍是十分突出的问题，应引起更多的关注和重视。深入了解美国的这一最新指南，无疑对我国宫颈癌筛查异常处理的规范化和整体水平的提高，具有重要的借鉴意义。但我国人口众多，宫颈癌筛查出现异常的人群数量巨大，每年新发生的宫颈癌和因宫颈癌死亡的人数也远远高于美国；中、美两国之间从合格的细胞病理学医师和技术人员的数量和质量，及至医疗体系、经济发展和社会人文等方面均存在着很大差异。因此，我们应借鉴欧美的经验和观念，僵硬照搬、盲目推广是我们所反对的。应该尽早根据中国国情和循证证据出台自己的相关指南。

2001年9月，ASCCP首次通过了“子宫颈细胞学检查异常妇女的临床处理指南”，该指南对宫颈癌筛查结果的临床处理起到了统一化和标准化的作用；根据美国国家癌症研究院资助的未明确诊断意义的不典型鳞状上皮细胞（ASC-US）/低度鳞状上皮内病变（LSIL）分类研究（ALTS）的结果，ASCCP于2006年重新修订了指南，新规定了应用HPV与细胞学共同检测作为30岁以上妇女宫颈癌筛查的方法，并将青少年（年龄＜21岁）设为特殊人群予以特别对待。由于美国宫颈癌的发生率大幅下降，常规筛查人群宫颈癌的发生率很低，美国癌症学会（ACS）、ASCCP和美国临床病理学会（ASCP）于2011年共同制定了新的美国宫颈癌筛查指南。2011宫颈癌筛查指南对初次筛查的年龄、不同年龄组的筛查方法、最佳细胞学筛查间期、

共同检测（细胞学加HPV）的应用等都有了新规定，因此，对宫颈癌筛查结果异常妇女的临床处理方案也必须进行相应的修改，由此产生了“2012 ASCCP宫颈癌筛查异常及癌前病变的处理指南”。

指南有关临床处理的术语包含5类，依次为：①推荐（recommendation）：有可靠资料支持的唯一方法；②优选（prefer）：在可选择的几种方法中最好的方法；③可接受（acceptable）：是可选择的几种方法中的一种，且没有资料表明另一种方法更好或哪一种方法好；④不推荐（unrecommendation）：较弱的证据反对使用该方法；⑤不可接受（unacceptable）：有充分的证据反对使用该方法。字母A、B、C、D、E是“推荐力度”（从A到E，推荐强度依次减弱）。罗马数字Ⅰ、Ⅱ、Ⅲ被用来标明“证据质量”（从Ⅰ到Ⅲ依次减弱）。指南的每一条建议后面的圆括号里都给出了“推荐力度”和“证据质量”。

## 二、共识指南制定的过程

共识指南制定的过程要点总结如下。

共识指南回顾了大量出版发表的相关文献并公开讨论。

2012指南有关宫颈癌筛查或临床处理需要权衡利弊。

临床处理的术语包含5类：推荐、优选、可接受、不推荐和不可接受。

字母从A到E标明指南的“推荐力度”；罗马数字Ⅰ～Ⅲ标明建议的“证据质量”。

特殊人群包括青春期女性（21～24岁），其相应的临床处理有别于一般人群。

“2012 ASCCP宫颈癌筛查异常及癌前病变的处理指南”的制定是由众多宫颈癌防治专家组成的委员会主持完成的，共设立了5个工作小组负责具体的问题，广泛收集资料，研究文献，特别研究分析了美国北加州凯瑟永久医疗集团（Kaiser Permanente Northern California Health Maintenance Organization，KPNC）140万例妇女自2003年1月至2010年12月的筛查和随访资料。各个工作小组起草的指南草案发布在ASCCP网站供广大医师和有关人士评论。来自23个专业学会、国家和国际卫生组织的47位专家代表参加了2012年9月14—15日在马里兰州Bethesda由美国国家卫生研究院（NIH）召开的会议，讨论指南草案。草案中的各个项目必须获得2/3的专家投票同意才能被纳入正式的最新指南。2012年的指南（即“第3版”指南），于2013年3月下旬发表在ASCCP的核心期刊*Journal of Lower Genital Tract Disease*。

宫颈癌筛查或临床处理需要权衡利弊，2012指南特别强调在现阶段试图使宫颈癌的发生率降为零是不现实的，过度筛查或治疗很可能对妇女造成不必要的伤害。对细胞学标本不满意或细胞学阴性但缺乏子宫颈管／转化区（EC/TZ）成分妇女的临床处理虽然在个别论文中讨论过，但在2001或2006指南中均未提及，而2012指南针对上述情况的临床处理进行了专门叙述。2012指南对子宫颈细胞学检查阴性但高危型HPV检测阳性妇女的临床处理方案进行了详细规定，而且，明确规定了在宫颈癌筛查中HPV检测只能使用美国食品和药物管理局（FDA）批准的几种方法。检测低危型HPV对评估细胞学异常或宫颈癌的防治没有意义，所以不提倡检测低危型HPV。出于对妊娠安全的考虑，针对子宫颈细胞学异常孕妇的临床处理与一般人群有所不同。另外，年轻妇女HPV感染很常见，但大多数在1～2年内自行清除HPV，并且，25岁以下妇女宫颈癌的发生率非常低，故2006临床处理指南设20岁及以下青少年女性为一特殊人群组，对其处理与一般人群不同；而2011宫颈癌筛查指南进一步建议对20岁及以下的女性不必要进行宫颈癌筛查，所以2012临床处理指南未涉及20岁及以下青少年女性人群，但将21～24岁妇女新列为一组特殊年轻人群，其相应的临床处理有别于一般人群。2012临床处理指南的详细的临床处理流程图发表在ASCCP的网站上供公众及医疗机构工作者参考，在此不再重复描述。

## 三、子宫颈细胞学异常女性的临床处理

### 1. 不满意的细胞学

**要点总结**

以下情况要 2~4 个月后重复细胞学。

无论年龄，不满意的细胞学。

HPV 阴性，年龄≥ 30 岁。

HPV 阳性，年龄≥ 30 岁。

如果细胞学不正常，以 ASCCP 指南处理。

HPV 阳性，年龄≥ 30 岁，除 2~4 个月后重复细胞学，阴道镜检查也可接受。

细胞学不满意标本占所有细胞学检查的 1% 或更多，液基制片的不满意细胞学标本主要是因为鳞状细胞量不足，应用不满意的细胞学标本检测子宫颈上皮细胞是不可靠的。2001 和 2006 指南对细胞学不满意的情况处理没有设置具体的规定。

2012 指南指出，细胞学不满意而未行 HPV 检测或 HPV 检测阴性者，推荐于 2~4 个月时重复细胞学检查；重复检查若异常则按指南相应条款处理，若重复检查阴性则转至常规筛查，若仍为不满意细胞学则做阴道镜检查。30 岁以上妇女则推荐行细胞学加 HPV 共同检测，若细胞学不满意但 HPV 阳性，可选择于 2~4 个月时重复细胞学检查或直接进行阴道镜检查。不推荐对细胞学不满意者进行反馈性（reflex）HPV 检测以替代指南推荐的临床处理。

### 2. 细胞学阴性，但缺乏 EC/TZ 成分

**要点总结**

以年龄而定。

21~29 岁女性，继续常规筛查。

年龄≥ 30 岁者，要看 HPV 检查状况。

HPV 阴性：做常规筛查。

HPV 未知：优选 HPV 检测，但 3 年后重复细胞学也可接受。

HPV 阳性：1 年内细胞学和 HPV 联合检测，或者 HPV 基因分型检测。

对于传统涂片或液基制片，“足够的 EC/TZ 成分”是指查见至少 10 个保存完好的单个或成簇的子宫颈管腺细胞或鳞状化生上皮细胞，以前的指南建议对细胞学阴性但缺乏 EC/TZ 成分的妇女应提前做细胞学检查。最近的文献分析发现，即使 EC/TZ 成分不足或缺乏，细胞学阴性结果仍然有较高的特异性和阴性预示价值，此类妇女患 CIN3 的危险并不高于细胞学满意（即伴 EC/TZ 成分）的妇女，为此 2012 指南进行了相应的修订。2012 指南对此类妇女的临床处理内容如下。

（1）21~29 岁妇女。推荐常规筛查，不推荐进行 HPV 检测。

（2）30 岁及以上妇女。①最好进行 HPV 检测。因为一些研究表明，HPV 检出率与是否存在 EC/TZ 成分无关，HPV 检测有助于预测发生子宫颈病变的危险。HPV 检测结果阴性，则推荐常规筛查；若阳性，则可选择在 12 个月时进行细胞学加 HPV 共同检测或是立即进行 HPV 基因分型；若 HPV16 或 HPV18 阳性，可进行阴道镜检查；若 HPV16 或 HPV18 阴性，则 12 个月时重复共同检测。②如果不进行 HPV 检测，可选择 3 年时重复细胞学检查。

### 3. 细胞学阴性伴 HPV 阳性

**要点总结**

30 岁或者以上女性细胞学阴性伴 HPV 阳性处理要点如下。

以下 2 种处理方式都可接受：HPV 基因型检测，或者 1 年后细胞学和 HPV 联合检测。

HPV 基因型检测内容如下。

如果 HPV16 或 HPV18 阳性，阴道镜检查。

如果 HPV16 或 HPV18 阴性，1 年后细胞学和 HPV 联合检测。

细胞学和 HPV 都阴性，在第 3 年细胞学和 HPV 联合检测。

如果细胞学 ASC 或以上，或者 HPV 阳性，就做阴道镜检查。

2012 指南建议对 30~65 岁妇女最好的筛查办法是共同检测（细胞学加 HPV），所以会发现细胞学阴性而 HPV 阳性的状况。这些妇女尤其是 HPV16 和 HPV18 阳性者以后发生 CIN3 的概率高于共同检测结果为双阴性者。对这些妇女的临床处理有 2 种可选择的方法。

（1）在 12 个月时重复共同检测。如果 HPV 仍然阳性或细胞学为 ASC-US 或以上，推荐阴道镜检查；如果双阴性，则推荐在 3 年时重复共同检测。

（2）进行 HPV 基因分型。如果 HPV16 或 HPV18 阳性，推荐阴道镜检查；如果 HPV16 和 HPV18 阴性，推荐在 1 年时重复共同检测。

4. 细胞学 ASC-US

**要点总结**

细胞学为 ASC-US，优选反馈性 HPV 检测，但在 1 年时重复细胞学检查也可以接受。

如果做 HPV 检测：

HPV 阳性，阴道镜检查。

HPV 阴性，在第 3 年细胞学和 HPV 联合检测。

如果在 1 年时重复细胞学：

细胞学阴性，常规细胞学 3 年时筛查。

细胞学 ASC-US 或以上时，阴道镜检查。

如果 21 ~ 24 岁女性细胞学为 ASC-US，优选在 12 个月重复细胞学，或者 HPV 反馈性检测。

如果在 12 个月重复细胞学：

重复细胞学 ASC-H，AGC，HSIL 时，做阴道镜检查。

重复细胞学阴性，ASC-US，LSIL 时，在 12 个月时重复细胞学。

如果做 HPV 反馈检测：

HPV 阳性，在 12 个月重复细胞学，重复细胞学是 ASC-H，AGC，HSIL 时，做阴道镜检查。

HPV 阴性，做常规联合筛查，每 3 年 1 次。

ASC-US 是最常见的细胞学异常发现，1/3 ~ 2/3 的 ASC-US 妇女 HPV 阴性；与高度鳞状上皮内病变（HSIL）伴高危型 HPV 阳性者相比，ASC-US 伴高危型 HPV 阳性者中 HPV16 或 HPV18 所占的比例要低得多。所以，ASC-US 妇女患 CIN3 的概率也相对低。2012 指南制定时也针对 ASC-US 伴高危型 HPV 阳性妇女是否进行 HPV 基因分型的问题进行了研究，考虑到对这组妇女进行 HPV 基因分型并不对临床处理方案产生影响，所以不建议对 ASC-US 伴高危型 HPV 阳性妇女再进行 HPV 基因分型。2012 指南对孕妇和绝经后 ASC-US 妇女的处理方案与 2006 年指南相同。

2012 指南对 ASC-US 妇女的临床处理如下。

（1）最佳方案。反馈性 HPV 检测。如果 HPV 检测为阴性（无论是反馈性检测或共同检测），推荐在 3 年时重复共同检测。如果 HPV 检测为阳性，推荐做阴道镜检查。如果阴道镜检查未见 CIN，在 12 个月时重复共同检测。如果共同检测双阴性，在 3 年时恢复与年龄相对应的筛查。如果 3 年时所有检查均为阴性，则可继续常规筛查。

（2）可选择的方案。不进行 HPV 检测，在 1 年时重复细胞学检查。如果重复细胞学检查结果阴性，则推荐恢复 3 年间期的细胞学筛查；如果重复细胞学检查为 ASC-US 或以上结果，则推荐做阴道镜检查。

（3）21 ~ 24 岁妇女。最佳方案是在 12 个月时行单独细胞学复查。可选择的方案是反馈性 HPV 检测，如果反馈性检测结果高危型 HPV 阳性，推荐在 12 个月时重复细胞学检查。不推荐马上进行阴道镜检查或重复 HPV 检测。如果反馈性 HPV 检测高危型阴性，推荐恢复常规 3 年间期的细胞学筛查。

（4）65 岁及以上的妇女。对绝经后妇女 ASC-US 的处理与一般人群基本相同。但是，65 岁及以上妇女 ASC-US 伴 HPV 阴性时不应终止筛查，还应继续监测。推荐在 1 年时复查，且最好的方案是共同检测，但也可以选择单独细胞学检查。

5. 细胞学 LSIL

**要点总结**

要依据 HPV 的状况而定：阴性，阳性，未知。

HPV 阳性的 LSIL 和 HPV 未知的 LSIL：阴道镜检查。

HPV 阴性的 LSIL：优选在 12 个月重复细胞学，阴道镜也可接受。

12 个月重复细胞学，细胞学阴性和 HPV 都阴性，常规细胞学在 3 年内筛查。

12 个月重复细胞学，细胞学 ASC-US 或以上，或者 HPV 阳性，阴道镜检查。

如果 21 ~ 24 岁女性细胞学为 LSIL，优选在

12个月重复细胞学。

如果在12个月重复细胞学：

重复细胞学是ASC-H，AGC，HSIL时，做阴道镜检查。

重复细胞学是阴性，ASC-US，LSIL时，在24个月重复细胞学。

如果妊娠女性细胞学为LSIL，优选马上阴道镜检查，或者生产后6个月后阴道镜检查也可接受。

LSIL妇女HPV感染率为70%～80%，发生CIN2及以上病变的概率为10%～20%。2012指南对LSIL妇女的处理原则如下。

（1）一般人群。对未行HPV检测或HPV阳性者，推荐阴道镜检查。如果共同检测结果为细胞学LSIL而HPV阴性，最佳方案是在1年时重复共同检测，可选择的方案是直接进行阴道镜检查。若1年时共同检测结果为非双阴性，即细胞学ASC-US（或以上）和（或）HPV阳性，则推荐阴道镜检查；若1年时重复共同检测结果为双阴性，推荐在3年时再次进行共同检测，如仍为双阴性，则推荐常规筛查。

（2）21～24岁妇女（包括同年龄段的孕妇）。临床资料表明，21～24岁LSIL妇女患CIN3的危险低于年龄较大的妇女，所以对此年龄组LSIL妇女，推荐12个月间期的细胞学复查，不推荐阴道镜检查。如果在12个月时细胞学复查为ASC-H或HSIL，才推荐进一步阴道镜检查。如果在第24个月时细胞学复查为ASC-US或以上，也推荐阴道镜检查。如果连续2次复查均为阴性，则推荐恢复常规筛查。

（3）孕妇（不包括21～24岁的孕妇）。细胞学LSIL的孕妇，最佳的处理办法是阴道镜检查，也可选择在产后6周行阴道镜检查；禁止进行子宫颈管搔刮术（ECC）。对于细胞学、组织学或阴道镜下未见可疑CIN2及以上病变的孕妇，则推荐产后随访，在妊娠期间不宜再次进行阴道镜或细胞学检查。

（4）绝经后妇女。绝经后LSIL妇女的高危型HPV阳性率低于年轻LSIL妇女，所以临床处理有所不同。可选择的处理方法有3种：①HPV检测。②在6、12个月时重复细胞学检查。③直接行阴道镜检查。如果HPV检测为阴性或阴道镜下未见CIN，推荐在12个月时重复细胞学检查。如果HPV检测为阳性或重复细胞学检查为ASC-US及以上，则推荐进一步阴道镜检查。如果连续2次重复细胞学检查均为阴性，则推荐恢复常规筛查。

6. ASC-H

**要点总结**

无论HPV状况如何，做阴道镜检查。

如果没有CIN2、CIN3，按ASCCP指南处理。

如果是CIN2、CIN3，按ASCCP指南处理。

年龄21～24岁的年轻女性的ASC-H也是行阴道镜检查。

如果是CIN2、CIN3，按ASCCP指南处理。

如果没有CIN2、CIN3，阴道镜和细胞学观察，6个月的间隔，到2年。

ALTS研究结果表明，ASC-H妇女HPV阳性率为85%。KPNC最近的报道显示，ASC-H妇女HPV阳性率为71%，5年随访结果CIN2及以上病变在HPV阳性组为38%，而HPV阴性组为9%。ASC-H妇女发生宫颈癌的危险为2%。2001年、2006年和2012年3个版本的ASCCP指南对ASC-H的临床处理方案都基本相同，即无论HPV结果如何，ASC-H妇女均应进行阴道镜检查，也不推荐反馈性HPV检测。本文作者进行了许多ASC-H相关研究表明ASC-H/HPV阴性妇女组织学随访高级别病变的发生率非常低（1.6%）。另外在美国大多数实验室资料表明ASC-H/HPV妇女HPV阳性率为50%～60%，并且CAP调查显示大约一半的实验室对ASC-H行反馈性HPV检测。事实上美国许多医院对ASC-H妇女常规选择反馈性HPV检测，作者认为对ASC-H妇女进行反馈性HPV检测是必要的，部分HPV阴性患者可能不需要进行阴道镜检查。

7. 细胞学HSIL

**要点总结**

立即做LEEP，或者做阴道镜检查加内宫颈管评估。

如果没有CIN2、CIN3，按ASCCP指南处理。

如果是CIN2、CIN3，按ASCCP指南处理。

年龄21～24岁的年轻女性的HSIL处理指南和21～24岁的年轻女性的ASC-H处理指南相同。

细胞学HSIL的妇女中HPV阳性率超过90%，其中60%～70%可发现CIN2及以上病变，2%的患者可为宫颈癌。

（1）一般人群。2012指南对HSIL的一般人群处理方案与旧版指南相似，无论其HPV结果如何都要进行阴道镜检查。另1个可选择的方案是直接行子宫颈环形电切术（LEEP）。不宜进行重复细胞学检查或反馈性HPV检测。如果阴道镜检查发现CIN2及以上病变，则按相应的治疗方案处理。

（2）21～24岁妇女。对此年轻组HSIL妇女，推荐阴道镜检查，不宜立即进行LEEP。如果阴道镜检查发现CIN2及以上病变则按2012指南中对年轻妇女CIN的治疗方案来处理。如果阴道镜下活检未见CIN2及以上病变，可以随诊观察，每间隔6个月进行阴道镜和细胞学检查直至24个月。在观察期间如果阴道镜改变似高级别病变或细胞学检查为HSIL持续1年，则推荐活检。如果细胞学HSIL持续24个月，但组织学活检没有发现CIN2及以上病变，则推荐诊断性子宫颈锥切或LEEP。如果阴道镜检查不满意或发现CIN2或CIN3或不可以分级别的CIN病变，则推荐诊断性子宫颈锥切或LEEP。如果连续两次细胞学阴性且阴道镜检查未见高级别病变的证据，可恢复常规筛查。

8. 不典型腺细胞（AGC）

**要点总结**

所有AGC亚类（不包括不典型子宫内膜细胞）。

阴道镜检查（及内宫颈取材）及子宫内膜取材活检（如果大于或等于35岁或者有子宫内膜新生物的危险）。

不典型子宫内膜细胞：

子宫内膜取材活检及内宫颈取材活检，如果没有子宫内膜病变，就做阴道镜检查。

子宫颈细胞学原位腺癌（AIS）、不典型腺细胞（AGC）或良性腺细胞的判读的重复性很差，大多数AGC妇女随访结果为良性病变（包括息肉和化生性改变等），但是10%～20%可见高级别病变。此外，大多数细胞学AGC相关的病变为鳞状上皮病变，子宫颈AIS或浸润性腺癌在AGC中所占比例为1%～4%。本文作者认为，对AGC妇女进行反馈性HPV检测对于子宫颈腺癌或AIS的患病风险评估有一定的作用，HPV阴性者罹患子宫颈腺癌或AIS的概率非常低。HPV检测对识别患子宫内膜腺癌的危险没有帮助。

2012指南对AGC或细胞学AIS妇女的处理与2006指南相似，简介如下。

（1）初始工作。①除了不典型子宫内膜细胞，其他所有类型的AGC或AIS均推荐阴道镜检查并ECC，不推荐反馈性HPV检测，不宜进行重复子宫颈细胞学检查。②35岁及以上的AGC或AIS妇女，除阴道镜检查和ECC外，同时应进行子宫内膜诊刮检查。③35岁以下的AGC妇女，如果存在疑似的子宫内膜病变，也应进行子宫内膜诊刮检查。④细胞学见不典型内膜细胞的妇女，最好首选子宫内膜诊刮和ECC检查。如果子宫内膜诊刮和ECC检查阴性，则推荐阴道镜检查。

（2）随后的临床处理。①对于AGC妇女如果未见CIN2及以上病变，推荐12个月和24个月时进行细胞学加HPV共同检测。如果2次共同检测均为阴性，推荐3年以后再行共同检测。②如果初始处理时发现CIN2及以上病变，但未见腺上皮病变，则按2012指南有关CIN的内容进行处理。③细胞学结果为AGC倾向肿瘤（AGC favor neoplasia，AGC-FN）或子宫颈AIS者，如果初始阴道镜检查没有发现浸润癌，推荐进行诊断性子宫颈切除术。

（3）特殊人群伴AGC。①孕妇：初始处理与非妊娠妇女相同，但不宜进行ECC或子宫内膜诊刮。②21～24岁妇女：与一般妇女相同。

9. 子宫正常内膜细胞

绝经前妇女发现正常子宫内膜腺细胞、子宫内膜间质细胞或组织细胞，不需要进一步处理。

本文作者研究表明，无论月经周期状况如何，绝经前妇女子宫颈细胞学检查发现正常子宫内膜细胞者发生子宫内膜病变的危险都非常低。绝经后妇女发现正常子宫内膜细胞，则推荐进行子宫内膜评估。

## 四、组织学诊断为CIN或AIS的临床处理

2012指南中有关组织学诊断为CIN和AIS的临床处理与2006指南基本相似，但对年轻妇女（指21～24岁女性）有新的规定。

### 1. 21～24岁女性活检阴性或者为CIN1的处理指南

21～24岁女性活检阴性或者为CIN1的处理指南，依据初始细胞学是ASC-US或LSIL，或者ASC-H或HSIL不同处理不同。

（1）初始细胞学是ASC-US或LSIL者。

—12个月后重复细胞学：如果＜ASC-H或HSIL，12个月后重复细胞学，如果≥ASC-US，做阴道镜。

—12个月后重复细胞学：如果＞ASC-H或HSIL，做阴道镜。

（2）初始细胞学是ASC-H或HSIL者，以阴道镜满意与否而定。

—阴道镜足够，以下三选都可以：活检，阴道镜细胞学联合观察（6个月间隔，1年），重新复读过去的病理片。

—阴道镜不足够，要做活检。

### 2. 21～24岁女性活检阴性或者为CIN2、CIN3的处理指南

21～24岁女性活检阴性或者为CIN2、CIN3的处理指南，以阴道镜满意与否而不同。

（1）阴道镜满意：切除或者消融/剥除T区，然后在12与24个月做细胞学和HPV联合筛查。

（2）阴道镜不满意：诊断切除，然后在12与24个月做细胞学和HPV联合筛查。

另外，复发的CIN2、CIN3或者子宫颈取材为CIN2、CIN3，也要做诊断切除，然后在12与24个月做细胞学和HPV联合筛查。

### 3. 常规人群的CIN1的处理指南

**要点总结**

CIN1代表了HPV感染后的病变，高危型HPV的分布在低度与高度病变中的分布有差异，CIN1可以与非高危型的HPV感染有关。

CIN1宫颈病变有很高的自然消退概率，CIN1进展为CIN2/3，特别是在初期少见CIN1处理取决于其最初先前的Pap细胞学诊断结果，即先前的细胞学诊断有“较轻的异常”和“ASC-H或者HSIL”特殊人群的CIN1，处理方式和常规人群不同。

CIN1代表了一种HPV感染后的组织学病变。虽然绝大多数的CIN1与高危型HPV感染有关，但在CIN1中，高危型HPV的分布与其在CIN2/3中的分布却有差异。HPV16在CIN1所占比例远低于CIN3。另外，CIN1还可以与非高危型的HPV感染有关。即使不治疗，CIN1宫颈病变有很大的机会自然消退，特别是在年轻患者中。青春期和年轻女性中低度的宫颈病变消退概率更高。不论HPV型别如何，超过90%的青春期和年轻女性的CIN1会在36个月内自行清除。

最新的数据表明CIN1进展为CIN2/3，特别是在最初的24个月内，是很少见的。在对ASC-US和LSIL的分类研究中，许多被诊断为CIN1的女性随后又被确认存在CIN2和CIN3病变，这是由于高度病变在最初的阴道镜检查中被遗漏。在最初的阴道镜检查中被确认为组织学CIN1或者阴道镜检查和活检结果为阴性的女性在随后的2年内被确认为CIN2/3的危险率分别在13%和12%。应该注意到，据估计，CIN2/3或原位腺癌病变未被发现的风险，先前细胞学结果为HSIL或不典型腺细胞者，要高于先前细胞学结果为ASC-US或LSIL者。细胞学为HSIL的妇女，采用LEEP进行评估，其中84%～97%确诊为CIN2/3。

常规人群的CIN1的处理指南分为两种情况：CIN1或者无病变女性初始细胞学为“轻度异常”（即ASC-US，LSIL细胞学，HPV+16或者HPV18+，持续的HPV+）；CIN1女性初始细胞学为ASC-H或者HSIL。

（1）CIN1 初始细胞学判读为“轻度的异常”（“轻度异常”包括 ASC-US, LSIL 细胞学，HPV+16 或者 HPV18+，持续的 HPV+）的处理。

**要点总结**

初始细胞学为“轻度的异常”处理指南。

随访，无需治疗。随访联合检测，间隔 12 个月。

1）如 12 个月后 HPV 检测 HPV 阴性而且细胞学阴性，那么 3 年后再检查，处理视细胞学和 HPV 结果而定。

如细胞学阴性、HPV 阴性，回归年龄相关的常规筛查。

如检测细胞学结果 ASC 或者 ASC 以上，做阴道镜活检，相关处理取决于 CIN 级别。

2）如每 12 月检测细胞学结果 ASC 或者 ASC 以上，做阴道镜活检，相关处理取决于 CIN 级别。

3）阴道镜活检。

如果为 CIN1，持续两年以上，随访或者治疗。

如果为 CIN2/3 或者无 CIN，处理依据 ASCCP 指南。

初始细胞学结果为“轻度异常”系 ASC-US，LSIL 细胞学，HPV+16 或者 HPV18+，持续的 HPV+，建议每 12 个月随访做宫颈细胞学和 HPV 联合检测（B Ⅱ）。若 HPV 检测为阳性，或重复细胞学检查结果报告为 ASC-US 或以上改变，建议阴道镜检查。若 HPV 阴性，3 年后检查。

若 CIN1 持续至少 2 年，可以继续随访，接受治疗亦可（C Ⅱ）。若选择治疗，并且阴道镜检查满意，可以采用切除或破坏疗法（A Ⅰ）。若阴道镜检查不满意，宫颈管取材活检有 CIN，或者患者以前接受过治疗，建议实施诊断性切除术（A Ⅲ）。

具体治疗方式的选择应该取决于临床医师的判断，还要考虑到治疗经验、诊治资源以及特殊患者的治疗价值等（A Ⅰ）。如果患者存在 CIN1，且镜检不满意，不应该采用表面破坏的治疗方式（E Ⅰ）。阴道内或宫颈上一般不采用鬼臼树脂（Podophyllin，一种腐蚀物）或与之相关的药物（E Ⅱ）。对于组织学诊断为 CIN1 的患者，原则上初期不采用子宫切除术（E Ⅱ）。

（2）初始细胞学为 HSIL 或者 ASC-H 的 CIN1。

**要点总结**

初始细胞学为 HSIL 或 ASC-H 的 CIN1，有 3 种可接受的选择：在 12、24 个月做联合检测；诊断性切除；或者重新判读所有的细胞学和组织学病理，和阴道镜发现。

1）在 12、24 个月做联合检测（小于 30 岁，细胞学检测；30 岁和 30 岁以上，联合检测）。

如细胞学阴性、HPV 阴性，3 年内回归年龄相关的常规筛查。

如 HPV 阳性或有任何细胞学异常（HSIL 除外），做阴道镜检查。

如有任何一次 HSIL，诊断性切除。

2）或者重新判读所有的细胞学和组织学病理，和阴道镜发现，处理依据 ASCCP 指南。

细胞学为 HSIL 或者 ASC-H 的 CIN1 患者，如果没有 CIN2，处理推荐诊断性切除，或者细胞学相联合检查（12、24 个月），均可采用（B Ⅲ）。在这种情况下，也可以采用再次阅读评判先前的细胞学、先前的组织学以及阴道镜检查的结果，如果先前的阅读评判不同于复查的结果，那么处理方式应该遵循 ASCCP 复查结果处理指南（B Ⅱ）。

## 五、CIN2/3

### 1. CIN2/3 病变处理指南

CIN2/3 包括以往中度不典型增生（如 CIN2）和重度不典型增生 / 原位癌（如 CIN3）。尽管 CIN2 病变更具异质性，而且与 CIN3 相比较，在长期随访的过程当中消退的可能性更大，但要从组织学上区分 CIN2 和 CIN3，其重复性较差。现在也建议将 CIN2 和 CIN3 统称为 HSIL，处理指南将组织学 CIN2 和 CIN3 的处理方法也合二为一。

### 2. CIN2/3 的处理指南

（1）首次治疗处理。

**要点总结**

活检确诊 CIN2/3 处理包括首次治疗处理和治疗后的随访。首次 CIN2/3 的女性治疗处理，取决于阴道镜检查满意与否。阴道镜镜检满意者，破坏病变TZ区或切除病变。然后做治疗后的随访（在12、24个月联合检测）。但对阴道镜检查不满意者，不可以实施破坏疗法。

除特殊情况外，对于组织学活检诊断为CIN2/3且阴道镜镜检满意的患者，表面破坏和病变切除的方式均可采用（AⅠ）。复发的CIN2/3，建议行诊断性切除术（AⅡ）。组织学诊断为CIN2/3，但阴道镜检查不满意者，不可以实施破坏疗法，建议行诊断性切除术（AⅡ）。除了特殊情况，对CIN2/3妇女，不应采用系列的细胞学和阴道镜检查进行观察（EⅡ）。不可以将全子宫切除术作为CIN2/3的首要的或初始的治疗手段（EⅡ）。

（2）治疗后的随访。

**要点总结**

CIN2/3女性治疗后的随访：在12、24个月做细胞学和HPV联合检测）。如果在12、24个月做细胞学和HPV联合检测有任何不正常的联合检测结果，都要做阴道镜检查及内宫颈取材活检。如果是在12、24个月做细胞学和HPV联合检测两次全阴性，那么3年内重复细胞学和HPV联合检测，回归常规筛查。

对于CIN2/3的患者的治疗后的随访，推荐HPV和细胞学联合检测（BⅡ）。连续2次重复联合检查结果为阴性，回复常规筛查。

如果切除标本边界CIN2/3阳性或者切除后马上获取的子宫颈管标本中（ECC）确诊有CIN2/3，那么手术切除后4~6个月子宫颈管重新取材细胞学和ECC应该优选（BⅡ）。诊断性重复切除术是可以接受的（CⅢ）。如果再次诊断性切除术难以实施，可以行全宫切除术（CⅢ）。组织学诊断的复发或者持续性CIN2/3，可以重新行诊断性切除或全子宫切除术（BⅡ）。

（3）特殊人群。

1）青春期和年轻女性。组织学诊断为CIN2/3的青少年与年轻妇女，无特别注明是2或3的，只要阴道镜检查满意，可以治疗；采用细胞学和阴道镜检查进行观察亦可，间隔6个月1次，共12个月（BⅢ）。当组织学诊断是CIN2时，最好是观察，但也可以治疗。当组织学诊断是CIN3或者阴道镜检查不满意时，建议治疗（BⅢ）。

如果阴道镜下所见恶化或者细胞学结果为HSIL或者高度阴道镜病变持续达一年，建议再次活检（BⅢ）。连续两次细胞学结果为“无上皮病变或癌”，阴道镜检查正常，1年后联合检测（BⅢ）。如果后续检查确诊为CIN2，或者CIN2/3持续达24个月，建议治疗（BⅢ）。

2）妊娠妇女。组织学诊断为CIN2、CIN3、无浸润性病变或者妊娠已届晚期，以不少于12周的间隔进行阴道镜和细胞学检查（BⅡ）。只有在病变表现恶化，或者细胞学提示为浸润性癌时，才建议再次活检（BⅡ）。可以在分娩至少6周后，再做评估（BⅡ）。只有怀疑为浸润癌时，才建议行诊断性切除术（BⅡ）。除非确诊为浸润癌，否则，不可以治疗（EⅡ）。采用细胞学与阴道镜检查进行重新评估，不应少于分娩后6周（CⅢ）。

3. 原位腺癌（AIS）

与CIN2，CIN3相比较而言，原位腺癌较少碰到。在1991—1995年间，美国白人妇女中，宫颈原位鳞癌总的发生率为41.4/10万，而原位腺癌的发生率只有1.25/10万。尽管原位腺癌的发生率依然很低，但是，从20世纪70年代到90年代，发生率大约增加了6倍。原位腺癌的处理，具有挑战性和富有争议。针对CIN2/3采取的保守处理方式，多数并不适用于原位腺癌。例如，阴道镜下原位腺癌的改变可能不明显，因此，难以判断病变的范围。原位腺癌的病变常常深入到宫颈管的深部，完全切除病灶较为困难。原位腺癌也常为多灶性，常为“跳跃性病变”（比如病灶并非融为一体）。因此，诊断性切除标本的边缘为阴性，并不一定意味着病变已经切除干净。基于这些考虑，对完成生育的女性，全子宫切除术仍然是原位腺癌治疗的选择。然而，原位腺癌常发生于欲保留生育者。现在，多数研究已经明确指出，对绝大多数患者而言，诊断性切除术是根治手段。切除术后的失败率（比如，原位腺癌的复发／持续存在，或者浸润性腺癌）为0～9%。2001年发表了一篇全面复习文献的综述，在确定的16项研究中，总共有296名原位腺癌的妇女接受了诊断性切除术，总的失败率是8%。边缘状态是临床上最有价值的预测残余病灶指标。最新的研究资料提示，在切除活检时，行子宫颈管取材也可以预测是否有残留。有些研究，并非全部结果提示与冷刀锥切相比较，使用LEEP者，术后复发率增加，边缘阳性的发生率也增加。不管选择哪一种锥切方法，临床医生都应牢记，边缘状态以及边缘是否可以准确判读，对下一步治疗方案的制定与处理都非常重要。另外，应该强调的是，在制定任何后续处理决策之前，所有原位腺癌妇女都必须先接受切除活检。

AIS处理指南

对完成生育的女性，诊断性切除术标本，组织学诊断的原位腺癌，最好行全子宫切除术（CⅢ）。欲保留生育功能者，可以采取保守措施（AⅡ）。选择保守处理者，如果边缘阳性或者与切除活检同时施行的子宫颈管取样标本提示有CIN或AIS，最好是再次切除，这样就有可能完全切除病灶。在这种情况下，每6个月一次联合采用宫颈细胞学检查、HPV检测、阴道镜检查与宫颈管取材术等手段进行重新评估是可以接受的。对未行全宫切除术的妇女，建议长期随访（CⅢ）。

## 六、指南应用的相关问题

世界范围内宫颈癌是女性第3位常见的癌症和第4位最常致死的癌症，2012年新增大约53万病例、死亡275100例，80%的新发和死亡病例发生在包括中国和印度在内的发展中国家。根据相关统计文章，2015年中国宫颈癌新增病例数为近10例、死亡数为约3万例；估计美国2015年新增宫颈癌1.2万例，死亡数为4万例。

2012 ASCCP宫颈癌筛查异常及癌前病变的处理指南特别指出，其是根据美国最佳的宫颈癌筛查系统、特定的细胞学和组织学术语、诊断标准、阴道镜检查的专业训练、患者的期望、医患配合以及医疗法律上的风险等多种国情因素而制定的，尽管ASCCP指南在国际上有很大影响，但其他国家的临床医师还是应该根据本国的国情来参照和使用这一处理指南。当然，美国最新的2011宫颈癌筛查指南和2012临床处理指南，在美国国内也需要被患者和医师逐渐接受和应用的过程。

美国宫颈癌筛查已有60年的历史，现在绝大多数采用液基制片细胞学检查，传统细胞学检查已很少用，临床应用的液基制片方法FDA只批准了两种，即ThinPrep（美国Hologic公司）和SurePath（美国BD公司）。高危型HPV的检测只认可FDA批准通过的4种方法，即HC2（德国Qiagen公司）、Cervista（美国Hologic公司）、Cobas4800（瑞士Roche公司）和最近批准的Aptima（美国Hologic公司）。

美国的病理医师是在继非医学类本科毕业之后再经4年医科大学毕业的基础上，经历4年严格的病理住院医师和1～2年专科病理医师训练，经过考核后才能成为病理执业医师。要进行为期1年的细胞学专科培训并通过考核，才能成为具有细胞病理学执业资格的细胞病理学医师。细胞技术员（cytotechnologist），需要普通大学毕业后进入经有关部门认证的细胞技术员学校，系统学习培训1年，通过专业技能考试取得证书之后方可担任。即便如此，细胞技术员查到任何有异常的子宫颈细胞涂片（包括反应性改变、炎性改变或微生物感染）时，都必须提交病理医师（或细胞病理学医师）审核，最后由病理医师签发报告。所有从事子宫颈细胞学检查的病理医师和细胞技术员每年都必须参加美国病理学家协会（CAP）组织的每年1次的子宫颈细胞学阅片技能考试（CAP PAP proficiency test），以确保细胞学检查人员的执业水平，从而保证子宫颈细胞学诊断质量。

中国的宫颈癌筛查与美国相比起步较晚，尽管随着液基细胞学和高危型HPV检测工作的开展，正逐步与国际接轨，但由于国情有别，在筛查、诊断和治疗各方面都难免存在差距。较长时期内，中国的一些病理医师还是不重视细胞学检查（包括子宫颈细胞学）。不少从事子宫颈细胞学检查的病理医师（或细胞病理学医师）缺乏系统培训；没有专门的细胞技术员学校，使得现从事细胞学筛查工作的技术员基本无准入门槛，也无法进行正规的资质培训。不同医院之间，子宫颈细胞学检查的专业水平差别明显，病理医师和细胞技术员的诊断水平差别悬殊。一些医院的子宫颈细胞学诊断长期隶属于妇产科，子宫颈细胞学报告由未经专科培训的非病理专业人员签发。未经权威机构论证的诸多国产液基细胞学和HPV检测试剂在临床较为广泛地应用，后者明显缺乏统一的监管和质控。在患者方面，由于经济、文化及观念的差异，城乡或地域的差别，人们对宫颈癌及宫颈癌筛查的认知程度也不同，城市流动人口多、医患之间信任不足等因素都在一定程度上影响到了宫颈癌筛查及临床处理的标准和规范。中国一项关于HPV感染和CIN发生率的大宗的研究报告表明，高危型HPV总体阳性率为17.7%CIN2和CIN3总体发生率分别为1.5%和1.6%。针对宫颈癌筛查和临床处理工作，中国可能迫切需要多部门、多学科的合作，根据科学的证据制定适合本国国情的宫颈癌筛查方案和临床处理指南。虽然中国和美国医疗卫生体制不同，但参考和借鉴美国宫颈癌筛查和临床处理的指南及其制定经验无疑是有益的。

## 第三节 2016美国妇产科医师学会（ACOG）宫颈癌筛查指南简介

### 一、背景资料

2016年1月，美国妇产科医师学会（ACOG）发布了宫颈癌的筛查和预防实践指南（ACOG Practice Bulletin No. 157, Obstet Gynecol, 2016, 127:185-187），以替代2012年11月发布的第131号实践指南。ACOG实践指南主要是对妇产科医疗实际工作各领域最新技术及临床治疗信息进行总结。实际上各个学会推出的子宫癌的筛查指南主要依据是2012年发表的由ACS，ASCCP和ASCP共同发表基于大量证据基础上的更适合自己学会的指南。在新技术新方法层出不穷的今天，美国临床医生和患者现存在着一个更加疑惑的问题，宫颈癌筛查该采取什么样的方案？HPV检测是否可以代替细胞学筛查？根据不同年龄制订筛查方案时，不同年龄女性的风险-获益比该如何平衡？2016 ACOG的157号实践指南非常全面地总结了美国妇女宫颈癌筛查和预防的历史及现状，宫颈细胞学应用和发展，细胞学TBS报告修订更新，高危HPV检查及基因分型在宫颈癌筛查中的应用，细胞学和HPV检查有异常的妇女临床处置指南的修订等。我们仅将ACOG 157号实践指南最后建议和结论的总结章节做一介绍。

### 二、新版本的主要更新

强调了宫颈癌筛查和预防推荐中的改变，包括讨论了单一使用HPV测试筛查的作用、HPV疫苗的药效更新以及修改了HIV阳性女性的癌症筛查指南。新版本的主要更新如下。

美国食品和药物管理局（FDA）2014年4月，批准罗氏HPV检测可用于25岁及以上女性宫颈癌的初筛，所以ACOG将此内容写进了其筛查指南，超过65岁的女性如果既往筛查结果为阴性，可以停止筛查。同时更新了疫苗的使用，指南包括了九价HPV疫苗的使用指导，这样就覆盖了另外5种高危HPV型。如果已完成三针系列的四价HPV疫苗或二价疫苗后不常规推荐再次接种九价HPV疫苗。另外也更新了HIV感染女性的宫颈癌筛查策略。筛查应在有性生活开始，无论HIV病毒的传播方式如何，但应不迟于21岁开始。

HIV感染女性的宫颈癌筛查应持续终生，而不是到65岁就停止。小于30岁的HIV感染者，应在初次诊断HIV时进行宫颈细胞学检查。如果初始细胞学检查结果是正常的，下一次细胞学检查应该在12个月内。如果连续3年的宫颈细胞学检查结果正常，应该每3年随访宫颈细胞学检查等。不推荐年龄小于30岁的HIV女性行联合筛查。30岁以上的HIV女性可行单独细胞学检查或联合筛查。单独细胞学检查，如果连续3年每年的检查结果是正常的，可以每3年随访复查。HIV感染女性联合筛查结果为正常的细胞学和HPV阴性，可以3年内做下一次宫颈癌筛查。HIV感染女性，联合筛查为细胞学阴性而HPV阳性，则按普通人群处理。HIV感染女性，细胞学结果是LSIL或更高级别病变建议行阴道镜检查。HIV感染女性，细胞学是ASC-US，HPV阳性，建议行阴道镜检查。如果HPV检测结果无效，建议在6～12个月重复宫颈细胞学检查，如结果仍是ASC-US或更高级别病变，建议行阴道镜检查。

## 三、ACOG指南要点总结

1. ACOG根据良好及一致性科学证据（A级）提出下述建议及结论

• 女性应从21岁起开始进行宫颈癌筛查，除非有HIV感染，则不必进行宫颈癌筛查，无论初次性生活年龄何时或有无其他相关危险因素。

• 21～29岁女性只用单独宫颈细胞学筛查，每3年1次。30岁以下的女性不要进行联合筛查，也不必每年进行筛查。

• 30～65岁女性优选细胞学加HPV检测的联合筛查，每5年进行1次；每3年进行1次细胞学筛查也是可以接受的。不必每年进行筛查。

• 液基及传统涂片法对于筛查来说都是可以接受的。

• 对于此前筛查结果为足够阴性且无CIN2或更高级别病变病史的女性，65岁以后应停止所有方式的筛查。此前筛查结果为足够阴性定义为细胞学结果连续3次阴性，或者最近10年内两次连续的联合筛查结果阴性，而且最近一次筛查应在5年内。

• 对于行子宫全切术（无宫颈）且无CIN2或更高级别病变病史的女性，应停止进行常规细胞学筛查及HPV检测，而且无需因任何原因重新开始筛查。

• 具有下列危险因素的女性可能需要做比指南规定的常规筛查的频率更频繁的宫颈癌筛查：HIV感染女性；免疫功能低下女性（如实体器官移植受体女性）；出生前有过乙烯雌酚接触者；曾经治疗过的CIN2、CIN3或宫颈癌病史者。

2. ACOG根据有限及缺乏一致的科学证据（B级）提出下述建议

• 具有CIN2、CIN3或原位腺癌病史的女性应从自发消退或恰当治疗后连续筛查满20年，即使超过65岁也应筛查。

• 对于有子宫全切术的妇女，如果过去20年内有CIN2或更高级别病变或宫颈癌的病史，则应连续进行筛查。每3年进行一次单独细胞学筛查连续20年的方案似乎对这组女性也是合理的。

• 对于25岁及以上的女性，采用FDA批准的以HPV筛查为主的方式可以代替目前的以细胞学为主的宫颈癌筛查方案。然而目前在大多数学会的指南中，单独细胞学筛查或联合筛查仍为首选推荐方案。

• 对于细胞学结果为ASC-US且HPV检测阴性女性，不管是在联合筛查，还是ASC-US反馈性HPV检测，发生CIN3的风险都比较低，但相比联合筛查结果为双阴性女性来说风险稍高，因此，建议第3年进行一次联合检查。

• 30岁及以上的女性中，联合检测结果细胞学为阴性、HPV阳性者应按照下述两种方案之一进行：方案一是12个月后重复进行联合检测。如果复查细胞学结果为ASC-US及以上异常，或HPV检测仍为阳性，则应进行阴道镜检查。否则第3年进行一次联合筛查。方案二是可以立即行HPV基因分型检测查HPV-16及HPV-18感染情况。两种HPV基因型任一阳性者应直接进行阴道镜检查。两种HPV型均阴性者应在12个月后进行联合筛查，根据相应结果，按照2012年ASCCP修正的宫颈癌筛查结果异常处理指南进行临床处治。

3. ACOG主要根据共识及专家意见（C级），提出下述建议

• 接种过HPV疫苗者筛查指南和未接种疫

苗者的相同。

由上述资料可以看出，ACOG 157 号实践指南与 2012 ACS，ASCCP，ASCP宫颈癌筛查指南几乎完全一致：细胞学筛查为主，反馈性高危 HPV 检查（ASC-US），30～65 岁女性推荐细胞学/HPV 检测的联合筛查。但提出对于 25 岁及以上的女性，也可以考虑用 2014 年FDA批准的 HPV 为主的筛查【根据有限及欠一致的科学证据（B级）提出】。

## 参考文献


[1] Saslow D, Solomon D, Lawson HW, et al. American Cancer Society, American Society for Colposcopy and Cervical Pathology, and American Society for Clinical Pathology screening guidelines for the prevention and early detection of cervical cancer. Am J Clin Pathol, 2012, 137(4): 516-542.

[2] Diane Solomon, Ritu Nayar, D.D. Davey, et al. The Bethesda System for Reporting Cervical Cytology: Definitions, Criteria, and Explanatory Notes. 2nd ed. Springer, 2004.

[3] Ritu Nayar, David C. Wilbur. The Bethesda System for Reporting Cervical Cytology: Definitions, Criteria, and Explanatory Notes. 3rd ed. Springer, 2015.

[4] Castle PE, Carreon JD. Practice improvement in cervical screening and management: symposium on management of cervical abnormalities in adolescents and young women. J Low Genit Tract Dis, 2010, 14: 238-240.

[5] Sasieni P, Castanon A, Cuzick J. Effectiveness of cervical screening with age: population based case-control study of prospectively recorded data. BMJ, 2009, 339: b2968.

[6] Kulasingam S, Havrilesky L, Ghebre R, et al. Screening for Cervical Cancer: A Decision Analysis for the US Preventive Services Task Force. Rockville, MD: Agency for Healthcare Research and Quality, 2011. AHRQ Pub. No. 11-05157EF-1.

[7] Miller MG, Sung HY, Sawaya GF, et al. Screening interval and risk of invasive squamous cell cervical cancer. Obstet Gynecol, 2003, 101: 29-37.

[8] Sawaya GF, McConnell KJ, Kulasingam SL, et al. Risk of cervical cancer associated with extending the interval between cervical-cancer screenings. N Engl J Med, 2003, 349: 1501-1509.

[9] Kjaer SK, Frederiksen K, Munk C, et al. Long-term absolute risk of cervical intraepithelial neoplasia grade 3 or worse following human papillomavirus infection: role of persistence. J Natl Cancer Inst, 2010, 102: 1478-1488.

[10] Khan MJ, Castle PE, Lorincz AT, et al. The elevated 10-year risk of cervical precancer and cancer in women with human papillomavirus (HPV) type 16 or 18 and the possible utility of type-specific HPV testing in clinical practice. J Natl Cancer Inst, 2005, 97: 1072-1079.

[11] Massad LS, Einstein MH, Huh WK, et al. 2012 ASCCP Consensus Guidelines Conference. 2012 updated consensus guidelines for the management of abnormal cervical cancer screening tests and cancer precursors. J Low Genit Tract Dis, 2013, 17(5 Suppl 1): S1-S27.

[12] http://www.asccp.org/asccp-guidelines.

[13] ASC-US-LSIL Triage Study (ALTS) Group. Results of a randomized trial on the management of cytology interpretations of atypical squamous cells of undetermined significance. Am J Obstet Gynecol, 2003, 188(6): 1383-1392.

[14] Cox JT1, Schiffman M, Solomon D; ASCUS-LSIL Triage Study (ALTS) Group. Prospective follow-up suggests similar risk of subsequent cervical intraepithelial neoplasia grade 2 or 3 among women with cervical intraepithelial neoplasia grade 1 or negative colposcopy and directed biopsy. Am J Obstet Gynecol, 2003, 188(6): 1406-1412.

[15] Arbyn M, Sasieni P, Meijer CJ, et al. Chapter 9: Clinical applications of HPV testing : a summary of meta-analyses.Vaccine, 2006, 24 Suppl 3:S3/78-89.

[16] Cohen D, Austin RM, Gilbert C, et al. Follow-up outcomes in a large cohort of patients with human papillomavirus-negative ASC-H cervical screening test results. Am J Clin Pathol, 2012, 138(4): 517-523.

[17] Zhao C, Moriarty AT, Ghofrani M, et al. Human papillomavirus testing and reporting rates in 2012: results of a College of American Pathologists national survey. Arch Pathol Lab Med, 2015, 139(6): 757-761.

[18] Katki HA, Schiffman M, Castle PE, et al. Five-year risks of CIN 2+ and CIN 3+ among women with HPV-positive and HPV-negative LSIL Pap results. J Low Genit Tract Dis, 2013, 17(5 Suppl 1): S43-49.

[19] Zhao FH, Lewkowitz AK, Hu SY, et al. Prevalence of human papillomavirus and cervical intraepithelial neoplasia in China: A pooled analysis of 17 population-based studies. Int J Cancer, 2012, 131(12): 2929-2938.

[20] ACOG. Practice Bulletin No. 157: Cervical Cancer Screening and Prevention. Obstet Gynecol, 2016, 127(1): e1-e20.

[21] ACOG. Practice Bulletin No. 157 Summary: Cervical Cancer Screening and Prevention. Obstet Gynecol, 2016 Jan, 127(1): 185-187.
[22] ACOG. Practice Bulletin Number 131: Screening for cervical cancer. Committee on Practice Bulletins—Gynecology. Obstet Gynecol, 2012, 120(5): 1222-1238.
[23] https://www.fda.gov/downloads/ advisorycommittees/committeesmeetingmaterials/medicaldevices/medicaldevicesadvisorycommittee/microbiologydevicespanel/ucm388565. pdf.
[24] Petrosky E, Bocchini JA Jr, Hariri S, et al. Centers for Disease Control and Prevention (CDC). Use of 9-valent human papillomavirus (HPV) vaccine: updated HPV vaccination recommendations of the advisory committee on immunization practices. MMWR Morb Mortal Wkly Rep, 2015, 64(11): 300-304.

# 第十九章
# 英国宫颈癌筛查和阴道镜管理最新指南简读

钱德英

英国从 20 世纪 60 年代中期已经开始宫颈细胞学筛查，自 1988 年实行由全民健康服务体系（NHS）主导的全民宫颈筛查，成立了全民健康服务体系宫颈筛查项目（NHSCSP），通过以细胞学为主的宫颈筛查，使英格兰宫颈癌的发病及死亡率分别从 1988 年的 16.2/10 万和 6.4/10 万，降到 2008 年的 8.3/10 万和 2.2/10 万，新发病例从 1988 年 4132 例降到 2008 年 2369 例。这主要得益于广覆盖全民筛查和筛查质量控制，在筛查项目实施过程中有比较明确的管理指南，包括细胞学质控、筛查妇女的召回制度、转介阴道镜检查要求和筛查异常的干预处理路径，对宫颈癌防治起到重要作用。英国全民健康服务体系在 2004 年发布了首版《阴道镜检查和宫颈筛查项目管理》指南，2010 年 5 月修改发布第 2 版指南，2016 年 3 月发布了指南的第 3 版，新版指南最大的亮点是在宫颈筛查中明确引入高危型 HPV 检测，从而引致筛查策略、筛查方案、筛查间隔、阴道镜转诊条件及随访观察等一系列的改变。

## 第一节 筛查方案和筛查策略

英国全民健康服务体系宫颈筛查项目（NHSCSP）依据女性年龄列出了不同的筛查间隔（表 19–1）。

表 19–1 不同年龄女性的宫颈筛查频率

| 年龄组/岁 | 筛查频率 |
|---|---|
| < 24.5 | 不用筛查 |
| 24.5 | 首次筛查时间（确保可以在 25 岁生日前进行第一次筛查） |
| 25 ~ 49 | 每 3 年 1 次 |
| 50 ~ 64 | 每 5 年 1 次 |
| ＞ 65 | 近期筛查结果异常的女性需筛查，50 岁以后未进行足够筛查的女性可能需要筛查 |

这一筛查年龄及筛查频率是基于对筛查历史分析，长期以来，关于常规宫颈筛查的最适起始年龄已成为讨论的议题。2003 年，宫颈癌筛查咨询委员会（ACCS）建议健康机构将宫颈筛查起始年龄从 20 岁提高到 25 岁。2009 年 3 月，ACCS 举办了专门会议，回顾了年轻女性行宫颈筛查的获益和风险的相关证据。会议通过投票决定筛查起始年龄仍为 25 岁，国际癌症研究机构同样建议 25 岁以下的女性不应该进行宫颈筛查。

充分的证据表明，对 20 ~ 24 岁的女性进行筛查导致检测出大量的细胞学异常，这些细胞学异常大部分病变会自然消退，从而造成大量的阴道镜转诊及后续的治疗，25 岁以下行宫颈筛查获益很少或没有获益。有良好筛查记录的女性，在其 50 岁时已有连续 3 次的阴性结果，65 岁终止筛查可能是安全的。

目前 NHSCSP 的标准筛查方案是液基细胞学。过往英国一直使用宫颈巴氏涂片检查，英国国家临床技术研究所（NICE）的一份2003年综述指出，液基细胞学替代巴氏涂片，是更具经济效益的方法，在不降低特异性的前提下提高检测敏感度，且减少不满意检测报告的数量。英国在2004年开始使用液基细胞学检查，2007年几乎完全使用液基细胞学检查，细胞学不满意率从2005年的9.0%下降到2011年2.7%的低水平。

HPV检测在英国首先于2001年进行了一项先导试验，对有交界性或低级别细胞学病变女性采用HR-HPV分流，使有病变者得到快速诊断，减少了重复细胞学取样，但出现短暂的阴道镜转诊率上升（48%）。2007年开始了6个哨点监测，对常规筛查的25～64岁女性所有细胞学低级别病变样本行HR-HPV检测，评估HPV在分流和治疗后随访监测中的价值。研究证实了HR-HPV检测的高阴性预测值，可明显减少重复细胞学检查的数量，根据先导试验和哨点监测的研究结果，英格兰已在全区范围内推广HPV分流和治疗后检测随访的应用。考虑到HPV作为初筛的进一步应用，继临床试验之后，HR-HPV筛查正在英格兰6个哨点监测中进行，用以评估该方式如何与筛查项目融为一体。

## 第二节　阴道镜管理和转诊

NHSCSP有癌症候诊和转诊标准，当筛查女性被发现异常筛查结果，按照转诊标准转介相关医疗部门行进一步诊治（表19-2）。

**表19-2　转诊/候诊时间标准**

| 细胞学/HPV | NHSCSP转诊约见医生标准 |
| --- | --- |
| 连续3次取样不足 | 6周内约见阴道镜医生 |
| 交界性改变/HR-HPV阳性 | 6周内约见阴道镜医生 |
| 低级别病变/HR-HPV阳性 | 6周内约见阴道镜医生 |
| 高级别病变（中度） | 2周内约见阴道镜医生 |
| 高级别病变（重度） | 2周内约见阴道镜医生 |
| 可疑浸润性鳞状细胞癌 | 2周内约见阴道镜医生 |
| 可疑浸润性鳞状细胞癌<br>颈管来源细胞<br>→NHSCSP内部转诊 | 2周内约见阴道镜医生 |
| 其他部位来源细胞<br>→NHSCSP外部转诊 | 2周内约见妇科医生 |
| 异常宫颈（NHSCSP之外） | 2周内约见妇科医生 |
| 有症状的（NHSCSP之外） | 2周内约见妇科医生 |

规范的转诊标准和轮候时间保证了患者能够得到足够的医疗服务，转诊时限是按宫颈细胞学异常程度的轻重缓急给予安排，体现医疗的可及性和公平性，既能保证足够的医疗服务又不至于浪费医疗资源，使患者能够在需要的情况下得到专科医生的及时处理，是三级医疗转诊服务的良好体现。

阴道镜属于诊断性检查，筛查项目要求阴道镜诊所应该具有良好的质量标准，每个阴道镜团队应有一名领导者，其职责是保证良好操作及流程的监控，以使所有宫颈筛查项目能满足质量标准。阴道镜诊所需要配备足够的医生、护士员工，所有阴道镜医生都应通过BSCCP及皇家妇产科学院（RCOG）的考核认证，且须每3年重新认证，以维持阴道镜医生专业技能，并确保他们可完成足够的病例。护士也需要培训，负责保证临床检查顺利进行，协助做好患者宫颈取样、活检及治疗的准备工作。

英国NHS规定阴道镜团队应有工作会议制度，至少每3个月安排一次，讨论临床策略、审核过往病例，通过多学科同行评议了解是否存在任何质量标准的临床缺陷。工作会议需要对浸润性宫颈癌进行回顾性审核，了解为何在宫颈筛查存在的情况下还会出现宫颈癌，发现筛查项目需修正之处，以降低浸润性宫颈癌的发生率，审核包括此前5年内任何阴道镜检查以及阴道镜转诊情况。多学科合作，对组织学、细胞学和阴道镜检查结果异常的患者制订管理计划，有利于提高患者的整体管理水平。这种多学科的工作会议制度值得我们参考借鉴，是保证宫颈筛查管理的重要环节。

## 第三节 阴道镜诊断标准

NHS指出阴道镜检查应有规范统一的标准。所有阴道镜检查前应有宫颈细胞学检查结果，这有利于阴道镜对高级别病变的识别，细胞学和阴道镜检查联合应用可提高诊断高级别病变的敏感度。阴道镜检查时应记录以下内容，并建议使用IFCPC的阴道镜专用术语。

（1）转诊原因（100%）。

（2）细胞学异常级别（100%）。

（3）检查是否充分——因为充分的检查整个宫颈必须清晰可见（100%）。

（4）病变是否向阴道或宫颈管延伸。

（5）任何病变的阴道镜特征。

（6）阴道镜图像的病变级别。

（7）宫颈转化区的类型，例如，1型，2型或3型。

（8）阴道镜下活检的部位。

阴道镜检查中活检或不活检应该说清楚理由，活检应在病变最严重的部位，而点活检也存在其局限性，为防止浸润性病变漏诊，出现下面情况时建议行切除性活检。

（1）大部分宫颈阴道部被高级别病变覆盖。

（2）阴道镜下为低度病变而细胞学结果为高级别或以上。

（3）病变延伸至宫颈管时，应切除足够范围的宫颈组织，包括宫颈管内的全部病变。

充分的阴道镜检查对诊断高级别病变的阳性预测值应不低于65%，一项系统性回顾调查显示CIN3的阴道镜检查阳性预测值是78%，而随着CIN的严重性降低，阳性预测值也随之下降。阴道镜检查受主观因素影响，宫颈浸润癌和（或）高级别CIN通常被认为是可重复的终点，可用于评估宫颈筛查的准确性，病变的大小和CIN的严重程度呈正相关，对高级别病变的阴道镜诊断准确性也与病变的范围大小呈正相关。

在决定是否需要治疗（特别是考虑是否行破坏性治疗时）时，细胞学和阴道镜检查的结果与直接活检的结果同等重要。所有活检包括直接活检或切除，提供组织应＞90%能适合病理组织学评估。所有患者在进行破坏性治疗前都应有组织学诊断。

## 第四节 宫颈上皮内病变的治疗

宫颈上皮内病变的治疗主要有消融治疗和切除性治疗。

消融技术只适用于下述情况。

（1）整个转化区皆可见（100%）。

（2）无腺上皮异常的证据（100%）。

（3）无浸润性病变的证据（100%）。

（4）细胞学和组织学结果间没有重大差异。

所有的妇女在接受破坏性治疗前，必须有确定的组织学诊断（100%）。需要对细胞学、阴道镜和定点活检病理结果评估并能排除癌浸润，才可行破坏性治疗。对破坏性治疗后发生浸润性疾病的回顾性研究提示，在治疗前未能排除浸润性癌是最重要的因素。

对宫颈切除性手术，NHS指出至少80%的患者应取得完整独立标本，标本破碎将增加组织病理评估的难度。如存在微小浸润病变，可能无法在破碎的标本中定位或确定镜下是否完全切除。切除的目的是去除所有的异常上皮，考虑宫颈不同类型转化区病灶位置的特点，不同类型转化区需要切除的深度/长度有所区别。Ⅰ型宫颈转化区：病灶主要位于宫颈阴道部，应切除超过7mm的深度/长度的组织（95%），但在生育年龄的妇女中应小于10mm。Ⅱ型宫颈转化区：根据宫颈管内鳞柱交界的位置，除应切10～15mm的深度/长度的组织。Ⅲ型宫颈转化区：病灶位于宫颈管内，应切除15～25mm，的深度/长度的组织。

切除深度将影响其后的妊娠结局，环形切除深度＞10mm将增加早产风险。在一项研究中，环形切除深度超过12mm，早产风险将增加3倍，在NHSCSP中的一项近期的病例对照研究中，切除10~14mm的早产绝对风险为8%，切除深度/长度超过20mm的风险上升至18%。CIN3病变累及切缘侧面或深部（或切缘状态不确定）的患者复发率较高，需要考虑再次切除，但在以下情况时并不需常规行再次切除术。①无腺上皮异常的证据；②无浸润性病变的证据；③患者年龄小于50岁。年龄超过50岁的妇女，若发现CIN 3病变累及切缘侧面或深部，或细胞学、HR-HPV分型及阴道镜检查结果不满意，都应再次切除以获得阴性切缘。

FIGO临床分期Ⅰa1的微小浸润鳞状细胞癌，在下列情况下可采用局部切除治疗。①切缘无CIN及浸润性病变；②妇科癌症中心的病理学家和医学专家已复核过组织学病理。如果切除浸润性病灶后发现CIN病变累及切缘，那么应再次手术以确认CIN已完整切除并排除进一步的浸润性病变。即使是原计划行子宫切除术的患者也应再次切除，以排除需行根治性手术的隐匿浸润性病灶。

所有需要治疗的妇女，必须签署知情同意书和治疗前阴道镜评估，治疗过程应有文字记录。要求治疗过程的麻醉比例应≥80%，组织学证据证实CIN2/3或cGIN的妇女首诊治疗率必须≥90%，高级别CIN妇女在活检病理报告4周内得到治疗的比例应≥90%。

宫颈细胞学筛查可检测宫颈腺上皮异常，虽然阴道镜对于腺上皮病变的诊断缺乏敏感性，阴道镜的阴性预测值（12.5%）和敏感性（9.8%）均差。但阴道镜评估仍至关重要，已经注意到腺上皮异常时阴道镜可见鳞柱交界部绒毛状融合及醋酸白色试验阳性和腺上皮病变特征性的血管和表面结构。阴道镜证实50%患者伴随CIN病变，阴道镜检查有助于确定合适的治疗方法与活检部位。阴道镜下的点活检对诊断腺上皮病变的灵敏度较低，且不能用于准确诊断，难以排除是否存在浸润性疾病。宫颈管搔刮（ECC）被推荐用于评估非典型腺上皮细胞学异常，然而，ECC对CGIN诊断的敏感性低，且假阴性率波动于59%~78%。

建议宫颈病灶切除术作为对所有高级别非典型腺上皮细胞的初始治疗，对于年轻和（或）有强烈生育愿望且阴道镜下可见完整鳞柱交界部的妇女，应行宫颈圆柱形切除术，切除范围包括整个转化区和鳞柱交界部以上至少1cm宫颈管。对于年龄较大或阴道镜下鳞柱交界部不可见的女性，应行宫颈圆柱形切除，切除范围应包括整个可见的转化区和20~25mm长的宫颈管，如病变被完整切除仍应密切随访观察。对于高级别非典型腺上皮细胞学，且已排除宫颈病变的妇女，应该考虑进行子宫内膜活检+/-盆腔影像学检查。

在下列情况下可考虑行单纯子宫切除术。①无生育要求；②充分的切除后切缘为阳性；③锥切治疗后存在高级别细胞学异常；④患者不愿意接受保守治疗；⑤因某些原因无法进行充分的细胞学检查，如宫颈管狭窄；⑥患者存在行子宫切除术的其他临床适应证；⑦已排除浸润性疾病。

治疗后的妇女比普通人群患宫颈癌风险高2~5倍以上，这可能与随访依从性差有关。建议宫颈手术后6个月行宫颈细胞学及高危型HPV检测，阴性者未来两年罹患CIN2+级的风险低于0.5%。随访阳性则需阴道镜再次评估。

妊娠期宫颈细胞学异常应行阴道镜检查评估，若阴道镜下可疑为浸润癌应活检以明确诊断。妊娠期已行阴道镜检查，存在异常宫颈细胞学或活检证实CIN病变的妇女在产后进行评估是必要的。

2016年版的阴道镜和宫颈筛查管理指南主要针对引入HPV检测后宫颈筛查间隔和分流策略的改变，使患者能在较短时间内得以明确诊断，缩短轮候时间，宫颈病变治疗后加入HPV作为随访，可使随访间隔延长。HPV在宫颈筛查应用是在完成了相应临床研究并考虑经济卫生学成本效益和安全性前提下，在NHS的指导下不断完善实施。虽然不同的国情在宫颈筛查和阴道镜管理上不尽相同，但完善的筛查管理和质量控制值得我们借鉴学习。

## 参考文献

[1] Profile of Cervical Cancer in England: Incidence,

Mortality and Survival, February 2011.
[2] The Health and Social Care Information Centre. Cervical Screening Programme, England-2013-2014. http://www.hscic.gov.uk/pubs/cervical1314.
[3] NHS Cervical Screening Programme Colposcopy and Programme Management (NHSCSP Publication No 20) Third Edition March 2016. http://www.gov.uk/topic/population-screening-programmes.
[4] Minutes of an extraordinary meeting of the ACCS to re-examine current policy on cervical screening for women aged 20 to 24 years taking account of any new evidence and to make recommendations to the National Cancer Director and Ministers, 19 May 2009. Available at: www.cancerscreening.nhs.uk/cervical/cervical-review-minutes- 20090519.pdf. Accessed 6 August 2013.
[5] IARC handbooks of cancer prevention volume 10: cervix cancer screening. Lyon: IARC Press, 2005. Available at: www.iarc.fr/en/publications/pdfs-online/prev/handbook10/handbook10-chap8.pdf. Accessed 6 August 2013.
[6] Guidance on the use of liquid-based cytology for cervical screening (Technology Appraosal Guidance 69). London: NICE, 2003.
[7] R S Kelly, J Patnick, H C Kitchener, and S M Moss, on behalf of the NHSCSP HPV Special Interest Group. HPV testing as a triage for borderline or mild dyskaryosis on cervical cytology: results from the Sentinel Sites study. Br J Cancer, 2011 September 27, 105(7): 983-988.
[8] Hopman EH, Kenemans P, Helmerhorst TJ. Positive predictive rate of colposcopic examination of the cervix uteri: an overview of the literature. Obstet Gynecol Surv, 1998, 53(2): 97-106.
[9] Benedet JL, Anderson GH, Boyes DA. Colposcopic accuracy in the diagnosis of microinvasive and occult invasive carcinoma of the cervix. Obstet Gynecol, 1985, 65(4): 557-662.
[10] Buxton EJ, Luesley DM, Shafi MI, et al. Colposcopically directed punch biopsy: a potentially misleading investigation. Br J Obstet Gynaecol, 1991, 98(12): 1273-1276.
[11] Parham DM, Wiredu EK, Hussein KA. The cytological prediction of cervical intraepithelial neoplasia in colposcopically directed biopsies. Cytopathology, 1991, 2(6): 285-290.
[12] Anderson MC. Invasive carcinoma of the cervix following local destructive treatment for cervical intraepithelial neoplasia. Br J Obstet Gynaecol, 1993, 100(7): 657-663.
[13] Shumsky AG, Stuart GC, Nation J. Carcinoma of the cervix following conservative management of cervical intraepithelial neoplasia. Gynecol Oncol, 1994, 53(1): 50-54.
[14] Khalid S, Dimitriou E, Conroy R, et al. The thickness and volume of LLETZ specimens can predict the relative risk of pregnancy-related morbidity. Br J Obstet Gynaecol, 2012,119: 685-691.
[15] Castanon A, Landy R, Brocklehurst P, et al; PaCT Study Group. Risk of preterm delivery with increasing depth of excision for cervical intraepithelial neoplasia in England: nested case-control study. BMJ, 2014, 349:g6223. doi: 10.1136/bmj.g6223.
[16] Ostor AG, Duncan A, Quinn M, et al. Adenocarcinoma in situ of the uterine cervix: an experience with 100 cases. Gynecol Oncol, 2000, 79(2): 207-210.
[17] DeSimone CP, Day ME, Dietrich CS, et al. Risk for residual adenocarcinoma in situ or cervical adenocarcinoma in women undergoing loop electrosurgical excision procedure/conization for adenocarcinoma in situ. J Reprod Med, 2011, 56(9-10): 376-380.
[18] Kitchener H, Walker P, Nelson L, et al. HPV testing as an adjunct to cytology in the follow up of women treated for cervical intraepithelial neoplasia. BJOG, 2008, 15(8): 1001-1007.

# 第二十章

# 加拿大宫颈癌筛查和临床处理的最新共识指南

*周　倩（Zhou Q）*

## 第一节　简介

加拿大是位于北美洲的一个经济发达国家，其领土面积位居世界第二，但其人口总数却只有3600万。加拿大是一个公费医疗国家，其联邦政府和各省政府都严格遵循公费医疗政策。联邦政府每年为各省调拨一定额度的医疗经费，但医疗服务是各省为主导开展的。各省根据税收状况为本省医疗服务拨款。在公费医疗政策管理下，加拿大绝大多数的医院和医疗机构都是公立机构，其经费来自省卫生局或省政府的拨款。加拿大公民，移民或者合法居民都可以向省政府医保局申请医疗服务卡，只需交纳相对较低的医疗保险费就可以享受免费就医。医疗保险费可以由其雇主代交也可以由个人交纳。低收入家庭和个人则无需缴付医疗保险费用，由省政府民政局为其代缴。所以，加拿大的肿瘤防治，包括宫颈癌和其他肿瘤的筛查项目都是公费开支，不需个人支付。

由于加拿大的医疗服务是各省独立开展，加拿大各省的宫颈癌筛查的组织方式、开始时间、筛查方法和策略是不相同的（表 20-1）。不列颠哥伦比亚省是加拿大最早开展有组织的宫颈癌筛查省份，为加拿大其他省份的宫颈癌筛查提供了宝贵经验。在加拿大 13 个省/区中，有九个省份开展有组织的宫颈癌筛查；有三个北部地区，因为人口极其稀少，无法采用有组织的宫颈癌筛查方式；另一个省份魁北克省，基本是采取机会性筛查。因此，除魁北克省外，加拿大各省的宫颈癌筛查采取的是基于人群的有组织的筛查方式，这些省份不仅有专门进行宫颈癌筛查的组织机构，有全省宫颈癌筛查和处理指南，有储存全省宫颈细胞学和筛查结果的计算机信息系统，而且还有邀请妇女参加筛查和追踪筛查结果的措施。虽然是有组织的筛查，各个省份采用的细胞学方法是不一样的。其中六个省份一直使用传统巴氏涂片进行筛查，五个省份已经采用液基细胞学进行筛查，另外二个省份既使用传统巴氏涂片，同时也使用液基细胞学进行筛查。在 HPV 诊断方面，有七个省份提供 HPV 分流诊断，两个省份提供治疗后 HPV 检测，另外四个省份不提供任何免费 HPV 检测。

长期以来，联邦政府对各省的宫颈癌筛查积极提供指导。1973 年，加拿大各省常务卫生部长会议建议各省开展有组织的宫颈癌筛查。1976 年，联邦政府成立的宫颈癌筛查工作小组发布了一份指导文件。该文件是 Dr.Walton 起草的著名的沃顿报告（“Walton Report”）。该报告指出在加拿大可以通过有组织的筛查来预防宫颈癌。1982 年工作小组发布了第二份指导文件，建议对 35 岁到 65 岁的女性进行每年一次宫颈癌筛查，同时对实验室质量控制和临床处理也给出建议。1989 年加拿大全国宫颈癌筛查工作会议对 1982 年的宫颈癌筛查建议和当时加拿大各省的宫颈癌筛查情况进行了评估。评估结果显示当时的宫颈癌筛查存在不少问题：有风险的妇女没有全部被筛查；有些医生缺乏获取合格宫颈细胞学标本的经验；

表 20-1　加拿大各省及地区有组织的宫颈癌筛查的开始时间、方式和方法

| 省份 | 筛查方式 | 筛查建立时间 | 筛查指南 | 中心数据系统 | 通知筛查，追踪结果 | 筛查方法 | HPV检测 |
|---|---|---|---|---|---|---|---|
| 不列颠哥伦比亚省 | 组织筛查 | 1960 | 有 | 有 | 有 | 传统细胞学 | 治疗后测试 |
| 阿尔伯塔省 | 组织筛查 | 2000 | 有 | 有 | 有 | 液基细胞学 | ASC-US分流 |
| 萨斯喀彻温省 | 组织筛查 | 2003 | 有 | 有 | 有 | 传统细胞学 | 无 |
| 曼尼托巴省 | 组织筛查 | 1999 | 有 | 有 | 有 | 传统细胞学 | 治疗后测试 |
| 安大略省 | 组织筛查 | 2000 | 有 | 有 | 有 | 液基细胞学 | 无 |
| 魁北克省 | 机会性 | | 有 | 无 | 无 | 传统和液基细胞学 | ASC-US分流 |
| 新不伦瑞克省 | 组织筛查 | 2014 | 有 | 有 | 有 | 传统和液基细胞学 | ASC-US分流 |
| 新斯科舍省 | 组织筛查 | 1991 | 有 | 有 | 有 | 传统细胞学 | 无 |
| 爱德华王子岛省 | 组织筛查 | 2001 | 有 | 无 | 有 | 传统细胞学 | ASC-US分流 |
| 纽芬兰省 | 组织筛查 | 2003 | 有 | 有 | 有 | 液基细胞学 | ASC-US分流 |
| 育空地区 | 机会性 | | 无 | 无 | 无 | 传统细胞学 | 无 |
| 西北地区 | 机会性 | | 无 | 无 | 有 | 液基细胞学 | ASC-US分流 |
| 努纳武特地区 | 机会性 | | 无 | 无 | 无 | 液基细胞学 | ASC-US分流 |

有些细胞实验室太小，细胞技术人员没有机会提高诊断水平，也无法进行质控；另外，有些妇女被过度筛查而浪费了宝贵资源。因此，工作会议建议：对 18 岁以上有性生活的女性进行宫颈癌筛查。建议前 2 年每年筛查 1 次，然后每 3 年筛查 1 次，一直到 69 岁为止。对细胞学低级别病变，只需要重复细胞学检查。但这一建议引起当时加拿大妇产科学会，妇科肿瘤学会和阴道镜学会的质疑和反对。这些学会认为在健全高质量的患者信息系统和高质量的细胞实验室之前，应该实行每年 1 次的宫颈癌筛查。1995 年在加拿大全国宫颈癌筛查工作会议召开后，成立了全国宫颈癌预防网（Cervical Cancer Prevention Network）。加拿大细胞学会于 1996 年也发表了细胞学质量控制指南文件。1998 年，加拿大全国宫颈癌预防网成立了质量控制小组，发布了加拿大宫颈癌筛查的质量控制文件。文件针对宫颈癌筛查起始和终止年龄，筛查频率，取样医生的培训，细胞实验室的人员训练和质量控制，阴道镜检查的培训和质量控制，癌前病变和子宫癌的规范治疗都提出了建议。2009 年，加拿大宫颈癌预防网下属的筛查效果评价指标工作小组发布了加拿大宫颈癌筛查效果指标评价指南（图 20-1 和附录）。指南要求各省的宫颈癌防治机构组织，对参与率与重筛率、细胞学标本满意率和异常率、阴道镜检查率和活检率、细胞学和组织学结果的相符率、癌前组织病变的检出率、宫颈癌发病率、早期宫颈癌的比例和癌症患者的筛查史进行统计和评价。2013 年，该工作小组进一步对这些筛查质量指标进行了解释和评判，订出了这些质量指标的理想目标。由于加拿大各省开展的基本是有组织的宫颈癌筛查，政府的指导重点也是制订针对有组织的筛查的质量评估指标。

经过多年的努力，加拿大各省宫颈癌筛查

的质量指标已经接近和达到质控的理想目标。目前，各省宫颈癌筛查的参与率是 70%~80%，接近或者超过 80% 的这一理想目标。加拿大妇女的宫颈癌发病率和死亡率也已经显著下降（图 20-2）。近十来年，加拿大各省宫颈癌的发病率也接近 7.5/100000 这个目标。根据加拿大肿瘤协会，国家统计局和各省肿瘤登记资料显示，2016 年加拿大的宫颈癌发病率为十万分之八（8/100000）。宫颈癌是妇科肿瘤中第三常见肿瘤，占所有女性肿瘤的 2%。宫颈癌也是所有肿瘤中第 13 种常见肿瘤。宫颈癌的死亡率是十万分之二（2/100000），是所有肿瘤中第 16 种致命肿瘤。根据加拿大肿瘤协会的估算，加拿大人一生中，每 5 个人中有 2 个会发生癌症；每 4 个人中有 1 个会

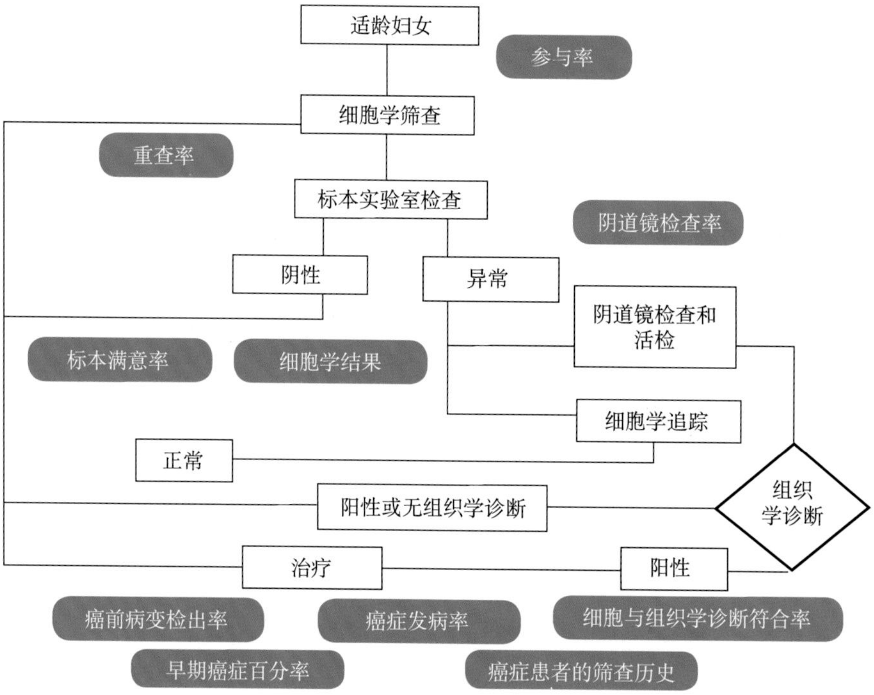


图 20-1　有组织的宫颈癌的质量评价指标

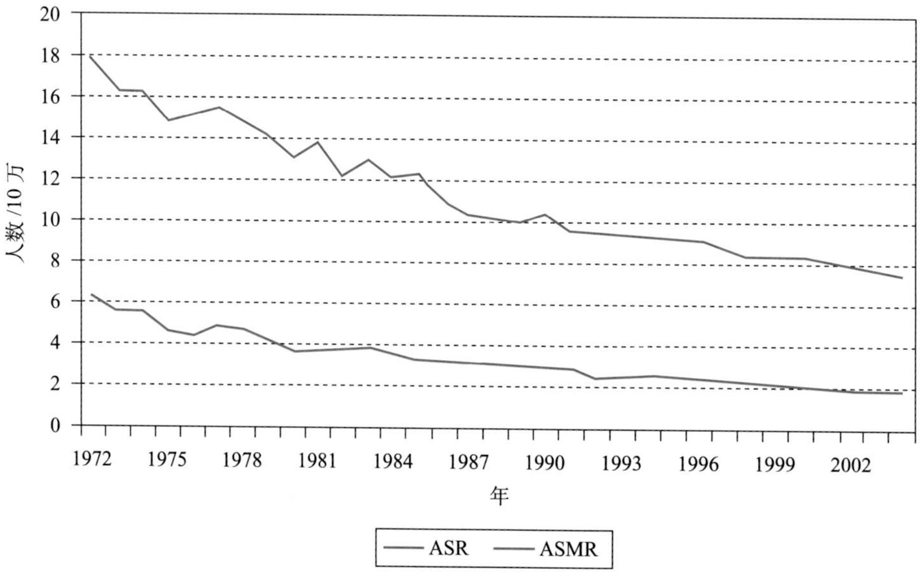


图 20-2　加拿大宫颈癌的发病率和死亡率

死于癌症。加拿大妇女一生中，152个妇女当中有1个会发生宫颈癌，475个妇女当中有1个会死于宫颈癌。在所有的西方发达国家中，加拿大的宫颈癌的发病率和死亡率是相对较低的。

在加拿大各省当中，由于不列颠哥伦比亚省是最早开展有组织的宫颈癌普查的省份，比较其他省份，其宫颈癌的发病率和死亡率是最早达到相对较低的水平。不列颠哥伦比亚省宫颈癌的筛查方法，筛查结果和经验为加拿大其他省份的宫颈癌筛查，也为世界上其他国家和地区的宫颈癌筛查提供了宝贵经验。因此，本章将重点介绍不列颠哥伦比亚省的宫颈癌筛查。

## 第二节　加拿大不列颠哥伦比亚省的宫颈癌普查历史和发展

加拿大不列颠哥伦比亚省是加拿大面临太平洋的一个自然资源丰富，风景秀丽的西部省份。全省人口总数2016年统计为475万。省内中心城市温哥华以其风景优美，气候宜人和华人人口众多闻名于世。在医学界，特别是肿瘤防治领域，不列颠哥伦比亚省以其在肿瘤防治方面的成就，特别是在宫颈癌筛查和预防方面的成果，多年来受到医学界人士的好评。

不列颠哥伦比亚省是北美第一个开展有组织的宫颈癌筛查的省份。1943年细胞学的奠基人，美国的George Papanicolaou医生和美国妇产科医生HelbertTraut联合出版了用巴氏涂片诊断宫颈癌的专著（Diagnosis of Uterine Cancer by the Vaginal Smear）。这本专著对于宫颈癌的诊断和筛查具有重大意义。一些西方国家的妇产科医生开始采用巴氏涂片来诊断宫颈癌。但是作为一门新技术，巴氏涂片和细胞学诊断，在早期并没有得到病理医生的重视和及时采用。1949年，在温哥华的不列颠哥伦比亚省肿瘤防治中心（不列颠哥伦比亚省肿瘤医院的前身机构）工作的病理医生Fidler开展了用巴氏涂片来检测该省妇女宫颈癌前病变的试点项目。试点项目开展后不久，该中心的Boyes医生也参与了这个项目的研究。1955年，在初步证实巴氏涂片细胞学技术的有效性后，决定在全省范围内对20岁以上的女性使用巴氏涂片进行宫颈癌筛查。

这个项目进行宫颈癌筛查的流程如下（图20-3）：首先，家庭医生为适龄妇女做妇科检查，用宫颈刷或者宫颈刮片采取宫颈细胞样本，涂抹制作细胞涂片。家庭医生随后会将细胞涂片和细胞申请单一起邮寄到位于温哥华的不列颠哥伦比亚省肿瘤医院的中心细胞实验室。细胞涂片在实验室里进行巴氏染色后，由有资质的细胞学

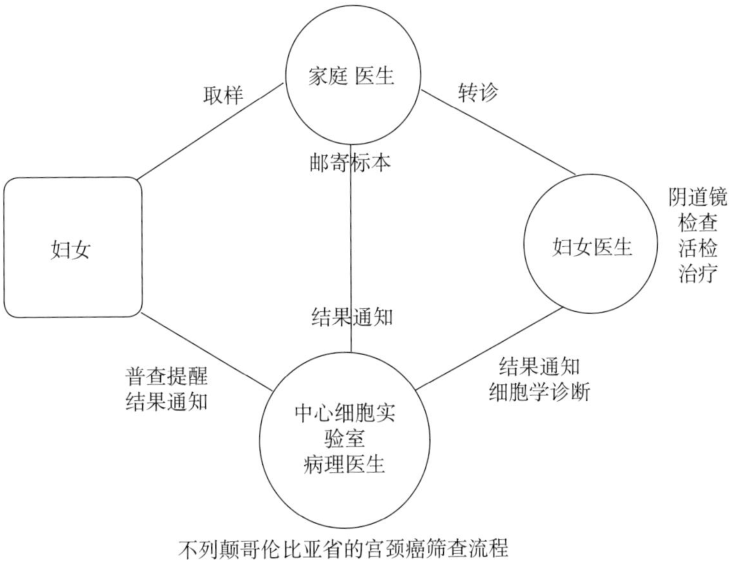


图20-3　加拿大不列颠哥伦比亚省有组织的宫颈癌筛查方法流程

技术员进行读片。阴性片子由细胞学技术员直接发出诊断报告。阳性片子（ASC-US+以上）由高级细胞技术员审核后，交给细胞病理医生进一步做出细胞学诊断和临床处置建议，包括建议阴道镜检查、宫颈搔刮或者子宫内膜活检。家庭医生收到建议妇女做阴道镜的细胞学报告后，随即为她安排阴道镜检查和妇科医生门诊。妇科医生在对细胞学阳性妇女进行阴道镜检查时，会对阴道镜结果进行评估，对阳性或者疑似病变采取活检。病理活检结果同时送给妇科医生和家庭医生。对于高级别病变以上的活检结果。妇科医生根据情况进行LEEP或者冷刀锥切。切除标本的病理报告，则立即送给治疗该妇女的妇科医生。病理报告结果有过高级别以上病变的妇女，需要参加更频繁的细胞学筛查。治疗后最初的宫颈细胞学涂片，即使是阴性结果，也需要细胞病理学医生审核后才能发出细胞学报告。

由于宫颈癌筛查是以细胞学技术进行的以及细胞病理医生在筛查流程中所处的中心地位，不列颠哥伦比亚省的宫颈癌筛查项目组织的负责人一直是省肿瘤医院中心细胞学实验室的医务主任，也是资深细胞病理医生。细胞学中心实验室的医务主任除了管理实验室的正常运行外，其主要职责是采取各种措施来保证细胞学诊断的准确性，特别是细胞技术员诊断的准确性。

为了保证细胞技术人员的质量，多年来，省宫颈癌筛查项目组织在中心实验室内建立了细胞学学校，为实验室培养细胞学技术人员。学校建立早期的入学要求只是高中毕业即可。但在20世纪90年代以后，入学要求改为大学毕业。学校学制为两年，第一年学习相关的医学知识和细胞学课程，细胞学课程由学校的细胞学教学老师和细胞学病理医生讲授。第二年为实习。实习期间，学生在学校的教学老师和实验室的高级细胞学技术员指导下，参加细胞实验室的日常实际工作。学生毕业后，需要参加加拿大细胞学技术员的统一资格考试，通过考试后才可以获得细胞学技术员执照。

由于是有组织的宫颈癌筛查，所以全省的细胞学片子都集中在一个中心实验室进行染色，阅片和诊断。近十几年来，中心实验室每年接收60万左右的传统巴氏细胞涂片，拥有60名左右的细胞筛查技术员和辅助技术人员。根据技术员的细胞学训练，筛查经验和诊断水平，技术员分为初级技术员、监督技术员和高级技术员。刚毕业的细胞技术员筛查的细胞涂片需要由监督技术员重新审查，经过三个月审查合格后才能成为初级技术员。监督技术员随时抽查初级技术员刚筛查的细胞涂片，并且重点抽查曾经发生过漏诊的技术员看过的细胞涂片。初级技术员、监督技术员和高级技术员都可以单独报告细胞阴性结果。而阳性报告需要由高级技术员审核。对于细胞学高级别的病变（HSIL+，ASC-H）和腺病变（AGO），需要提交给细胞病理医生发细胞学报告。在2008年以前，对初次发生的细胞学低级别的病变（LSIL）和ASC-US，高级技术员可以单独报告细胞学结果。但两年内持续发生的LSIL或者ASC-US，则必须交给细胞病理医生报告诊断结果。2008年，中心细胞实验室通过了美国CAP认证，此后所有ASC-US+阳性片子，都必须交给细胞病理医生报告细胞学结果。由于细胞涂片是集中在一个中心细胞实验室进行统一阅片和诊断，有效提高和保证了细胞学诊断质量，质量控制和质量管理也易于开展进行。

这种有组织的集中筛查同时也方便数据集中储存、统计、管理和利用。妇女的个人信息、宫颈细胞学筛查时间、细胞学诊断结果、阴道镜检查时间和结果、活检或LEEP病理诊断结果、癌前病变、宫颈癌的治疗时间和方法都保存在中心实验室的计算机资料库中。从妇女的细胞学筛查时间，可以知道该妇女何时需要再次参加宫颈细胞学涂片检查，可以及时通过邮件方式提醒其继续参加宫颈癌筛查，提高再次参加宫颈癌筛查的重查率。细胞技术员和细胞病理医生，在阅片过程中，可以了解妇女过去的细胞学诊断结果、病理诊断结果和治疗结果，避免误诊和推荐不适合的检查和治疗，提高细胞学诊断的准确性和质量。对于细胞学和活检病理诊断不相符的病例，可以立即调取细胞学涂片或宫颈病理活检组织片进行审核，提高诊断的准确性。对于需要做阴道镜检查的细胞学高级别阳性结果，可以追踪并提醒妇女参加阴道镜检查，提高阴道镜检查率。对于病理活检为CIN 2以上的妇女，可以追踪并提醒其接受治疗。数据存储的中心化和计算机化，不但方便了宫颈癌筛查效果指标的统计，而且也提高了覆盖率、细胞和病理诊断准确性，阴道镜检查率和高级别病变的治疗率，进一步增强了宫颈癌筛查的效果。

为了保障及时进行阴道镜检查和有效治疗癌前病变，不列颠哥伦比亚省除了宫颈癌筛查项目组织外，还成立了省阴道镜项目组织，对阴道镜检查提供阴道镜培训和进行质量控制。全省至今共有24个阴道镜诊所，由受过专门培训并有合格证书的妇科医生开展阴道镜检查。阴道镜的适应证是细胞学HSIL+，ASC-H，AGC+，持续的LSIL或ASC-US。在进行阴道镜检查时，妇科医生记录和评估阴道镜检查的质量指标，保证诊断准确性和治疗有效率。

不列颠哥伦比亚省的宫颈癌筛查项目，从1955年开始，参与筛查的人数不断增加，从1955年起初的12000人，到1985年已经达到465676人。1985年的巴氏细胞涂片，也达到536800张标本，筛查参与率超过80%。从20世纪90年代到现在，全省参加筛查的妇女每年有60万左右，参与率保持在70%~80%。1988年，当时的不列颠哥伦比亚省宫颈癌筛查项目的负责人Anderson医生发表文章，回顾和总结了从1955年到1985年筛查的运行和结果。从筛查开始至1985年，有26000宫颈鳞状上皮原位癌被查出并治疗。临床上浸润性宫颈鳞癌的发病率减少了78%，宫颈癌的死亡率减少了72%（图20-4）。在1985年，不列颠哥伦比亚省的宫颈癌发病率已经下降到十万分之八（8/100000）左右，宫颈癌的死亡率已经下降到十万分之二（2/100000）左右。与加拿大其他省份和西方包括美国在内的一些国家比较，不列颠哥伦比亚省的宫颈癌筛查项目提前10~20年有效降低了宫颈癌的发病率和死亡率。

Anderson医生对该省437例在1985—1988年期间发生的宫颈癌患者的筛查历史调查证明，鳞癌病例中有39%患者从来没有参加过筛查，35%的病例有阳性细胞诊断，而26%的病例细胞学是阴性的。在细胞学阴性病例中，有一半左右患者没有在5年之内参加过细胞学检查。因此，细胞学假阴性率只有15%。这个调查结果证明，在有宫颈癌筛查的地区，宫颈癌大部分是发生在没有筛查和没有充分筛查的妇女中。

进入20世纪80年代，美国媒体报道了美国个别细胞实验室漏诊传统细胞涂片而引发的宫颈癌案例，引起医疗和政府机构对传统细胞涂片漏诊的调查和关注。对漏诊导致宫颈癌而引起的法律诉讼和巨额赔偿使当时宫颈癌细胞学筛查工作成为医学界中的高危职业。相反，不列颠哥伦比亚省的宫颈癌筛查项目，因为拥有高素质的细胞技术人员和细胞病理医生，严格的管理和质量控制，因此没有受到影响。尽管如此，省宫颈癌筛查项目仍然对筛查政

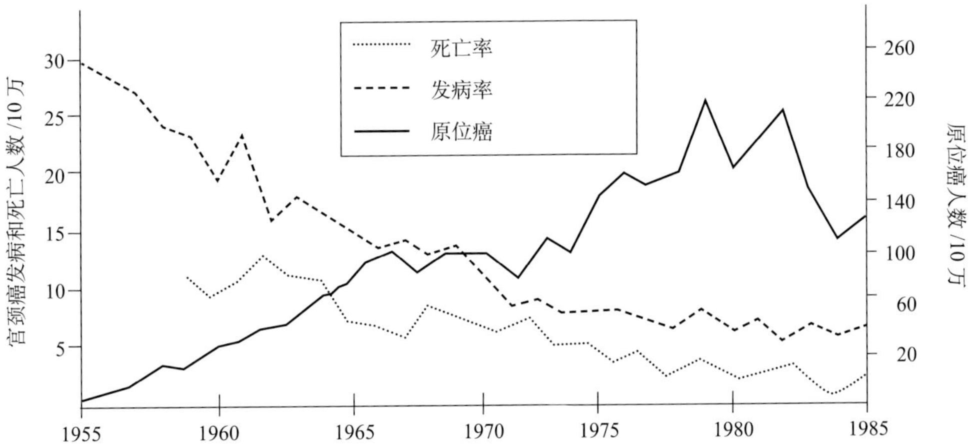


图20-4 加拿大不列颠哥伦比亚省1955—1985年宫颈癌发病率、死亡率和宫颈原位癌检出的变化

策进行了个别修改，放宽了推荐阴道镜检查的细胞学标准。从目前细胞学诊断标准来看是ASC-H的病例，20世纪90年代以前是建议重复细胞学检查，如果6个月后细胞学病变持续存在，才建议阴道镜检查。而20世纪90年代以后，对于这种细胞学病例，立即建议阴道镜检查。

进入21世纪，特别是近15年来，液基细胞学已经成为宫颈癌筛查的一种新方法。尽管液基细胞学技术已经出现多年，不列颠哥伦比亚省的宫颈癌筛查还在沿用传统细胞涂片方法。因为中心细胞实验室接收的细胞样本量巨大，在1995年至2005年期间，每年的宫颈细胞标本量都超过60万，采取液基细胞学方法有实际困难。第一代液基细胞制备仪器每次只能制作一张细胞片，不适合标本量巨大的细胞实验室。中心细胞实验室曾经做过比较传统细胞学和液基细胞学筛查方法的内部研究，结果发现传统细胞学的异常细胞检出率与液基细胞学方法比较没有差别。这个结果和当时的一些文献报道相似。开展传统细胞学多年，并配有有经验的细胞技术员的医疗机构所做的对比研究，也证明了传统细胞学和液基细胞学的敏感性无显著差别。当然这个结论是在特定条件下产生的，那就是细胞技术员具有多年传统细胞学阅片经验。很明显，这个结论并不适用没有传统细胞学培训条件和没有传统细胞学阅片经验的地区和国家。液基细胞学由于在减少标本不满意率、提高筛查效率、减少技术人员工作疲劳方面有明显优势，已经被越来越多的国家和地区（包括加拿大其他省份）所采用。

近年来，HPV检测已经成为宫颈癌筛查的一种最新技术。不列颠哥伦比亚省的宫颈癌筛查项目也积极探讨HPV作为宫颈癌初筛的可能性，申请和进行了HPV检测作为宫颈癌初筛的国家级研究项目。在以FOCAL POINT为名称的前瞻性HPV宫颈癌筛查研究中证实，HPV作为宫颈癌初筛，可以增加癌前病变的检出率，减少宫颈癌的发病率，但同时也增加了阴道镜检查患者，增加了宫颈癌筛查的费用。目前，HPV作为全省宫颈癌初筛的建议，已经送交不列颠哥伦比亚省卫生局，等待省卫生局的审核和批准。

几十年来，不列颠哥伦比亚省虽然采用传统巴氏涂片进行宫颈癌筛查，但筛查质量一直良好。中心细胞实验室的巴氏涂片不满意率多年来在0.9%～1.9%，低于2%这一质量指标。图20-5～20-9列出近年来该省宫颈癌筛查的效果指标。图20-5是近30年来该省宫颈癌的发病率和死亡率，从图可见，该省的宫颈癌的发病率和死亡率近十几年来都在低位水平。图20-6是近年该省不同年龄妇女参与宫颈癌筛查的百分比。图20-7是近年该省妇女参与宫颈癌筛查的回访重查率。从图20-6和图20-7可见，该省的宫颈癌筛查的覆盖率介于70%～80%。高覆盖率是保

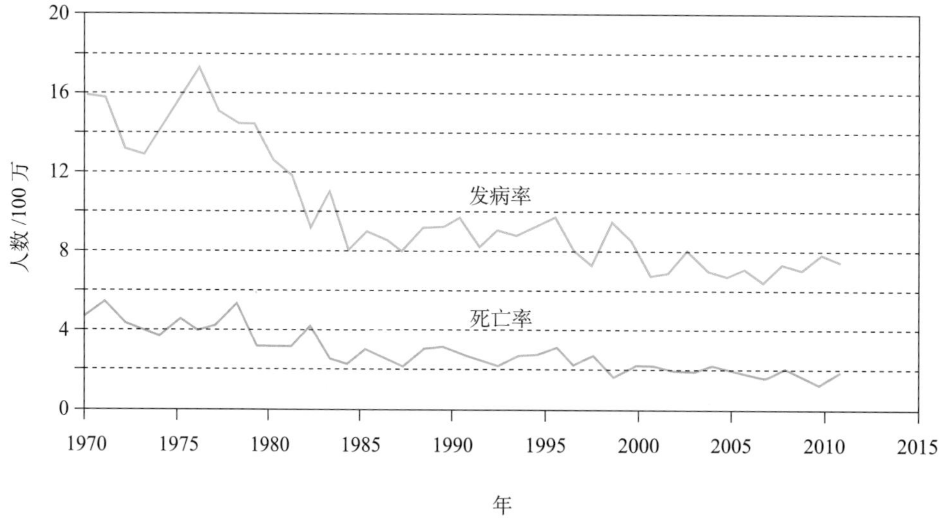


图20-5　近30年来不列颠哥伦比亚省宫颈癌的发病率和死亡率

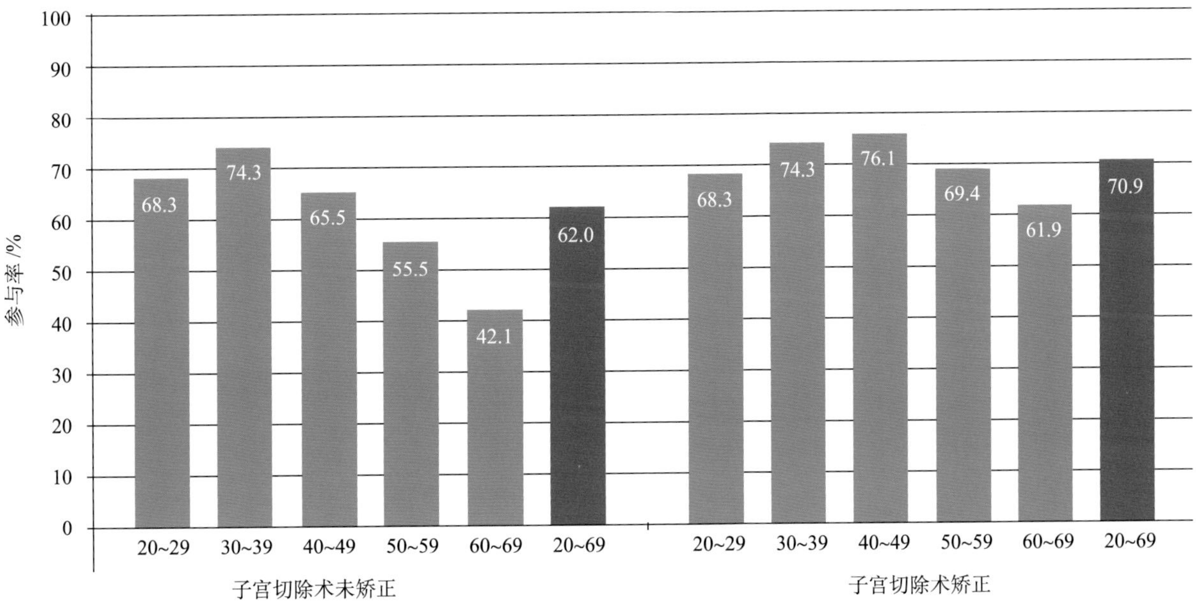


图 20-6　近年来不列颠哥伦比亚省宫颈癌筛查的参与率

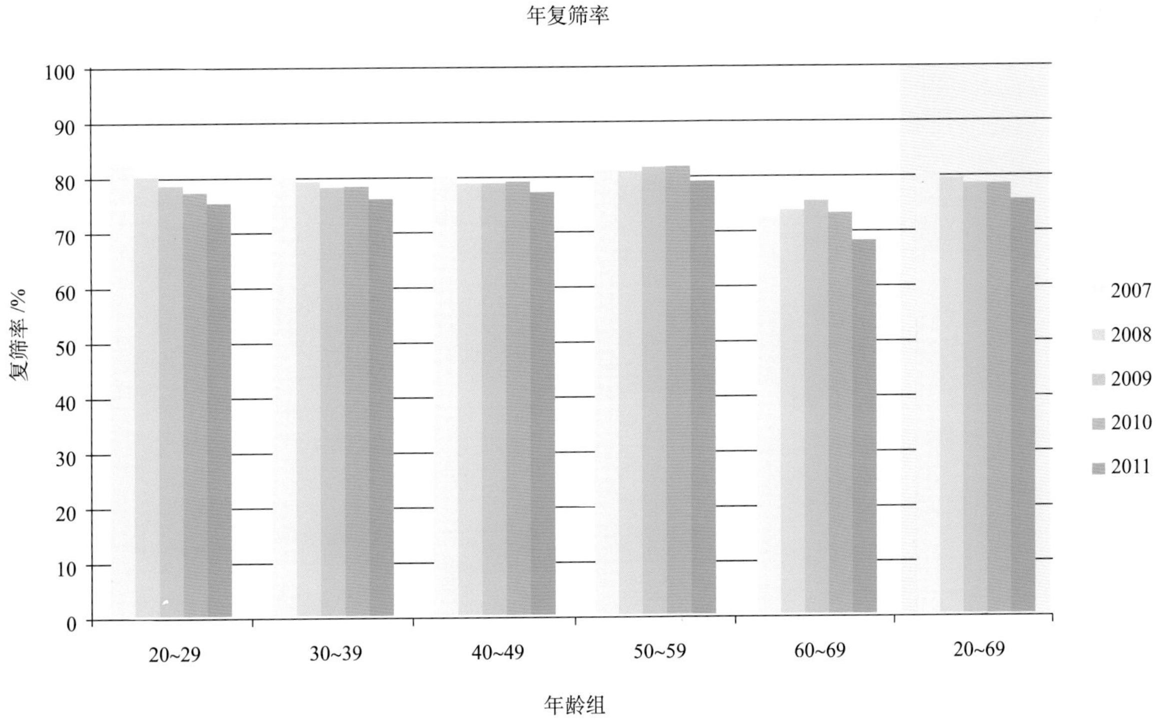


图 20-7　近年来不列颠哥伦比亚省妇女参与宫颈癌筛查的回访重查率

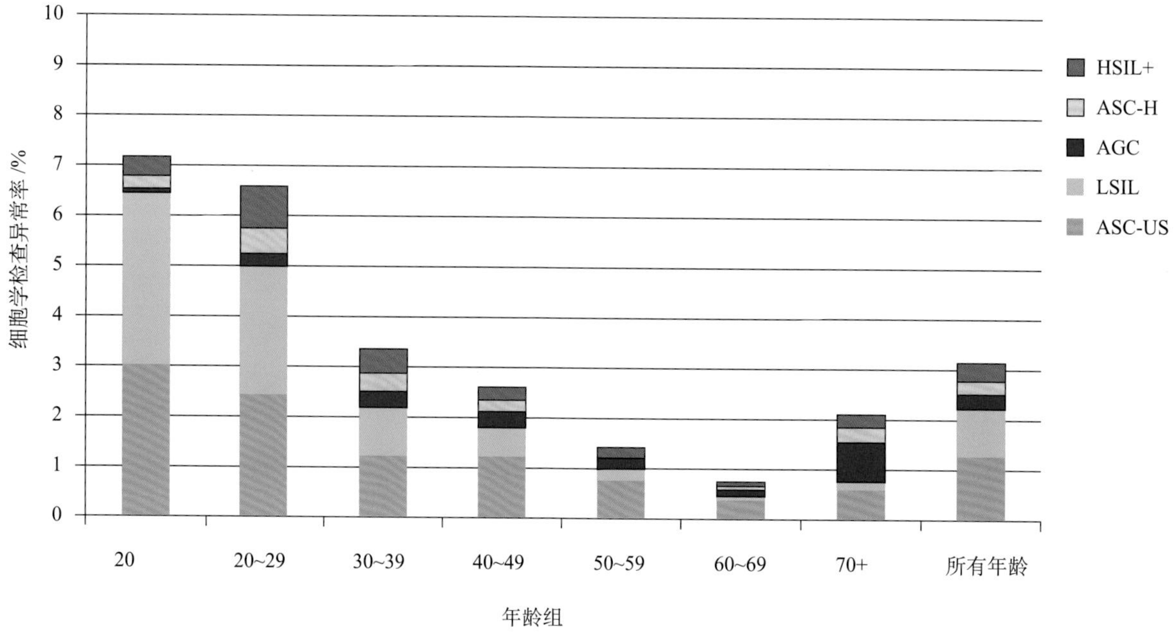


图 20-8　2014 年不列颠哥伦比亚省不同年龄妇女细胞学的异常率

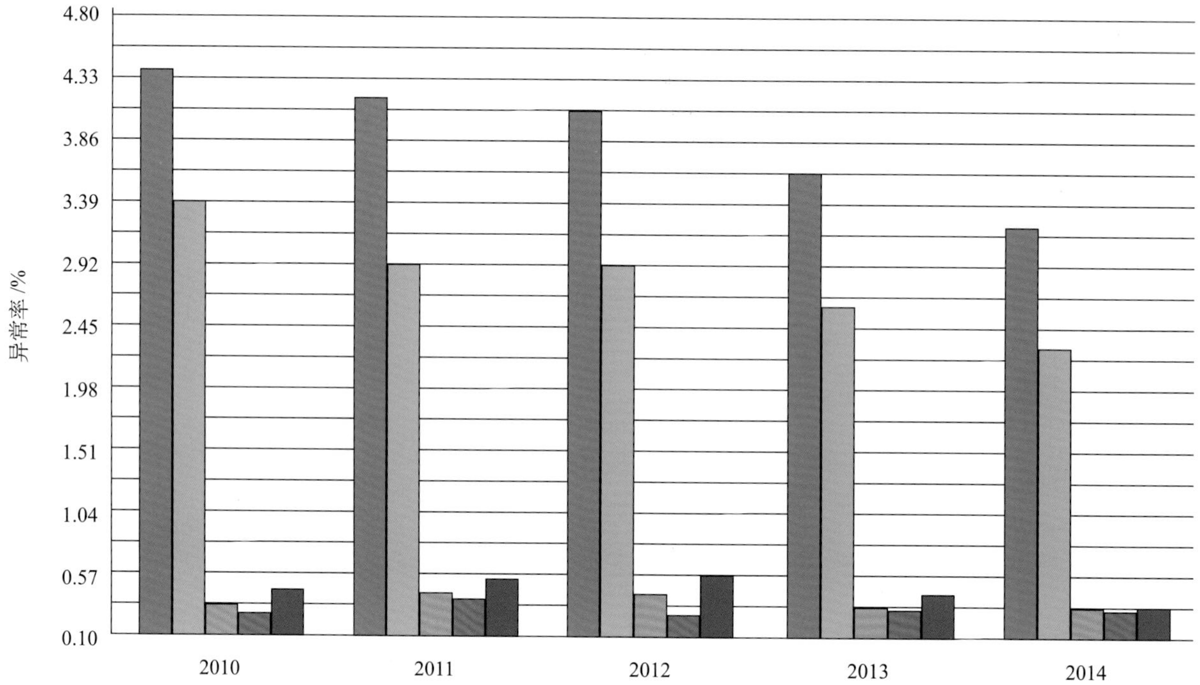


图 20-9　2010—2014 年，不列颠哥伦比亚省妇女宫颈细胞异常率的变化
（从左到右：总异常率，ASC-US 和 LSIL，AGC，ASC-H，HSIL）

证宫颈癌筛查效果的最重要指标。不列颠哥伦比亚省的肿瘤发病率和死亡率，也是伴随着筛查覆盖率的增高而下降的。图 20–8 列出了 2014 年该省不同年龄妇女细胞学的异常分布率。2014 年细胞异常率，已经明显低于以前的水平（图 20–9）。

近年来HPV疫苗的广泛接种，对宫颈癌筛查造成一定的正面影响。不列颠哥伦比亚省从 2006 年开始，在省内免费提供HPV疫苗接种。2006 年，对学校 6 年级和 9 年级女学生免费提供四价 HPV 疫苗接种。2008 年，改为只对 6 年级女学生接种疫苗。2014 年九价疫苗上市后，接种疫苗改为九价疫苗，同时对 6 年级的男学生也免费提供HPV疫苗接种。虽然疫苗接种是免费的，全省适合接种儿童的接种率只有 70%。在此期间，加拿大其他省份，也免费提供HPV疫苗接种。加拿大各省 HPV 疫苗接种率是 60% ~ 80%。大面积HPV疫苗的接种后，不列颠哥伦比亚省年轻女性宫颈细胞病变的检出率明显下降。对 2010—2014 年全省宫颈细胞的异常率分析表明，总异常率，LSIL 和 ASC–US 异常率都有明显下降趋势。2014 年的 HSIL 和 ASC–H 比较 2010 年也有明显下降（图 20–9）。这些发现提示，不列颠哥伦比亚省将来的宫颈癌发病率和死亡率会进一步下降。

总结不列颠哥伦比亚省宫颈癌筛查的成功经验，有 4 个关键组成部分。①有集中筛查的组织机构，即有组织的筛查。②高覆盖率。③训练有素的细胞技术员。④及时的阴道镜检查和治疗。不同的国家，有不同的国情。世界各个国家和地区根据自身的经济条件、医务人员的训练和素质以及对宫颈癌筛查技术的掌握情况，制定了不同的宫颈癌筛查方法和政策。此处重点介绍的不列颠哥伦比亚省的宫颈癌筛查方法，是属于有组织的筛查。它不同于美国和中国城市里所开展的机会性筛查，但它的经验和方式可以为中国农村的宫颈癌筛查或者政府组织的宫颈癌筛查提供参考和借鉴。

## 第三节　2016 加拿大和不列颠哥伦比亚省宫颈癌筛查和处理指南

### 一、最新筛查指南

2016 年，不列颠哥伦比亚省宫颈癌筛查项目计划更新了该省筛查指南（表 20–2）。宫颈细胞学筛查年龄从女性 25 岁开始，细胞学阴性后每 3 年筛查 1 次，一直到 69 岁。这一变更，是根据该省从 1986 到 2009 年 25 岁以下女性宫颈癌的发病结果决定的。25 岁以下女性的宫颈癌发病率只有 1.35/10 万，远远低于 25 岁以上女性的宫颈癌发病率（7.24/10 万）。筛查指南的变更，将会大量减少每年细胞学标本数和阴道镜检查人数，以及筛查费用，更加有效使用筛查资源，和提高筛查的经济效益。

### 二、对于细胞学异常的处理

2016 年不列颠哥伦比亚省宫颈癌筛查项目指南仍然沿用过去的方法。对于细胞学高级别以上病变（HSIL+ 和 ASC–H），建议阴道镜检查。对于细胞学低级别病变（LSIL）和意义不明的鳞状细胞病变（ASC–US），建议 6 个月后重复细胞学检查，如果在 2 年之内，出现两次 LSIL 或者 ASC–US，建议阴道镜检查。对于细胞学低级别病变，不能排除高级别病变（LSIL–H），建议阴道镜检查。对于颈管腺细胞异常（AGC+，endocervical cell），建议阴道镜检查和颈管搔刮。对子宫内膜腺细胞病变（AGC+，endometrial cell），建议子宫内膜活检。

### 三、对于有过宫颈病变史和治疗史的患者

筛查和临床处理指南见表 20–3。对于宫颈活检 CIN2+，HPV 阳性并治疗过的患者，在今后 5 年内是高风险患者。因此，需要每年筛查 1 次，直到 5 年内连续 3 次细胞学阴性或者是 HPV 阴性，然后继续每 3 年 1 次的细胞学筛查。对于

表 20-2 2016 年加拿大联邦政府和各省宫颈癌筛查和临床处理指南

| 省份 | 更新时间 | 筛查开始年龄 | 间隔年数 | 终止年龄和条件 | 初次 ASC-US | 初次 LSIL | 阴道镜检查 |
|---|---|---|---|---|---|---|---|
| 联邦政府 | 2016 | 25 岁 | 3 年 | 69 岁，10 年内连续 3 次阴性 | 重复细胞学 | 重复细胞学 | 高级别病变 |
| 不列颠哥伦比亚省 | 2016 | 25 岁 | 3 年 | 69 岁，10 年内连续 3 次阴性 | 6~12 个月重复 2 次 | 6~12 个月重复 2 次 | 高级别病变<br>持续低级别病变 |
| 阿尔伯塔省 | 2016 | 25 岁 | 3 年 | 69 岁，10 年内连续 3 次阴性 | 6~12 个月重复 2 次 | 6~12 个月重复 2 次 | 高级别病变<br>持续低级别病变<br>ASC-US-HPV+ |
| 萨斯喀彻温省 | 2016 | 21 岁或 3 年性生活 | 2 年 1 次连续 3 次后每 3 年 1 次 | 69 岁，10 年内连续 3 次阴性 | 6~12 个月重复 2 次 | 6~12 个月重复 2 次 | 高级别病变<br>持续低级别病变 |
| 曼尼托巴省 | 2016 | 21 岁并有性生活 | 3 年 | 70 岁，10 年内 3 次阴性 | 6~12 个月重复 2 次 | 6~12 个月重复 2 次 | 高级别病变<br>持续低级别病变 |
| 安大略省 | 2016 | 21 岁并有性生活 | 3 年 | 70 岁，10 年内 3 次阴性 | 6~12 个月重复 2 次 | 6~12 个月重复 2 次 | 高级别病变<br>持续低级别病变<br>ASC-US-HPV+ |
| 魁北克省 | 2013 | 21 岁 | 2~3 年 | 65 岁，10 年连续 2 次阴性 | 6~12 个月重复 2 次 | 阴道镜检查 | 高级别病变<br>持续低级别病变<br>ASC-US-HPV+ |
| 新不伦瑞克省 | 2013 | 21 岁或 3 年性生活 | 3 年阴性后每 2~3 年 1 次 | 69 岁，10 年内连续 3 次阴性 | 6~12 个月重复 2 次 | 6~12 个月重复 2 次 | 高级别病变<br>持续低级别病变<br>ASC-US-HPV+ |
| 新斯科舍省 | 2013 | 21 岁或 3 年性生活 | 3 年阴性后每 3 年 1 次 | 70 岁，10 年内 3 次阴性 | 6~12 个月重复 2 次 | 6~12 个月重复 2 次 | 高级别病变<br>持续低级别病变 |
| 爱德华王子岛省 | 2016 | 21 岁并有性生活 | 2 年 | 65 岁，10 年连续 2 次阴性 | 6~12 个月重复 2 次 | 6~12 个月重复 2 次 | 高级别病变<br>持续低级别病变<br>ASC-US-HPV+ |
| 纽芬兰省 | 2016 | 21 岁 | 3 年阴性后每 3 年 1 次 | 70 岁，10 年内连续 3 次阴性 | 6~12 个月重复 2 次 | 6~12 个月重复 2 次 | 高级别病变<br>持续低级别病变<br>ASC-US-HPV+ |
| 育空地区 | 2013 | 21 岁或 3 年性生活 | 3 年阴性后每 2 年 1 次 | 69 岁，10 年内连续 3 次阴性 | 6~12 个月重复 2 次 | 6~12 个月重复 2 次 | 高级别病变<br>持续低级别病变 |
| 西北地区 | 2013 | 21 岁或 3 年性生活 | 3 年阴性后每 2 年 1 次 | 69 岁，10 年内连续 3 次阴性 | 6~12 个月重复 2 次 | 6~12 个月重复 2 次 | 高级别病变<br>持续低级别病变<br>ASC-US-HPV+ |
| 努纳武特地区 | 2013 | 21 岁并有性生活 | 3 年阴性后每 2 年 1 次 | 69 岁，10 年内连续 3 次阴性 | 6~12 个月重复 2 次 | 6~12 个月重复 2 次 | 高级别病变<br>持续低级别病变<br>ASC-US-HPV+ |

表 20-3 加拿大不列颠哥伦比亚省宫颈病变患者的细胞结果和筛查处理原则

| 细胞结果 | 筛查条件 | 筛查间隔 | 阴道镜 |
|---|---|---|---|
| CIN2+，HPV+ | ＜5 年 3 次阴性 | 1 年 | |
| | ＞5 年 3 次阴性 | 3 年 | |
| CIN2+，HPV − | | 3 年 | |
| CIN2+，未治，无细胞学 | | | 阴道镜检查 |
| CIN2+，拒绝治疗 | ＜5 年 3 次阴性 | 1 年 | |
| | ＞5 年 3 次阴性 | 3 年 | |
| CIN2+，子宫切除 | ＜5 年 3 次阴性 | 1 年 | |
| | ＞5 年 3 次阴性 | 3 年 | |
| | 诊断后＞25 年或者≥69 岁，10 年内 3 次阴性 | 终止筛查 | |
| AIS 或者 AGC（neo） | 诊断后＜25 年 | 1 年 | |
| | 诊断后＞25 年 | 3 年 | |
| 子宫颈管根治术 | 诊断后 25 年 | 1 年 | |

注：AGC（neo）：不典型腺病变，倾向肿瘤。

宫颈活检CIN2+但没有治疗患者，立即转诊阴道镜检查;对CIN2+，但拒绝阴道镜检查患者，每年重复筛查 1 次，一直到 5 年内连续 3 次阴性，然后第 3 年筛查 1 次。对于宫颈活检有原位腺癌（AIS）或者腺病变，倾向肿瘤以上病变妇女，在今后 25 年内都是高风险患者，因此，需要进行每年筛查，一直连续 25 年后再每 3 年筛查 1 次，或者一直筛查到患者到达 69 岁并且在 10 年内有连续 3 次阴性细胞学结果为止。对子宫切除的患者，良性原因并不需要继续进行宫颈癌筛查。患者如果有高风险病变相关的CIN2+病史，5 年内每年筛查一次，连续 3 次细胞学阴性后每 3 年筛查一次，一直持续到高风险阳性病变诊断后 25 年或者一直筛查患者到 69 岁并且在 10 年内有连续 3 次阴性细胞学结果为止。对于接受根治性宫颈切除术（trachelectomy）治疗的患者，由于今后风险不确定，因此，必须在阳性病变诊断后连续 25 年每年进行宫颈细胞学筛查或者一直筛查患者到 69 岁并且在 10 年内有连续 3 次阴性细胞学结果为止。

## 四、50 岁及以上女性

由于老龄化的影响，50 岁及以上的老年女性，在不列颠哥伦比亚省所有参加宫颈癌筛查的女性中已经占有 1/3。因为老年女性普遍存在宫颈细胞生理萎缩现象，经常和宫颈细胞学病变难以区分。对于老年女性宫颈细胞萎缩与宫颈细胞学病变难于区分的病例，建议用雌激素外用治疗 1～2 周后再进行宫颈取样和细胞学检查。经过雌激素治疗后，宫颈细胞萎缩现象消除，可以容易发现宫颈细胞病变是否存在。这种方法，虽然不如 HPV 分流筛查更有效率，但有助于无法或者不想做 HPV 检查的病例诊断，还可以发现与 HPV 感染无关的宫颈细胞病变。

## 五、其他省份

对于加拿大其他省份的宫颈癌筛查指南，请见表 20-2。阿尔伯塔省的宫颈癌筛查，在筛查起止时间和间隔方面，与不列颠哥伦比亚省一致。与加拿大全国预防医学工作小组推荐的 25 岁开始筛查，每 3 年筛查 1 次，到 69 岁终止的筛查方法一致。其他各省包括安大略省，筛查开始年龄是 21 岁，有些省份还要求 3 年连续阴性后，每 3 年筛查 1 次。这点和美国的宫颈癌筛查指南略有不同。除了魁北克省和爱德华王子岛省外，各省筛查的终止年龄是 69 岁或者 70 岁，大于美国筛查指南的65岁终止年龄。

## 六、加拿大各省的宫颈细胞学临床处理指南

对细胞学高级别病变（HSIL+，ASC-H，AGC+，endocervical）和持续的低级别病变（LSIL，ASC-US），一致要求阴道镜检查，这点完全和美国筛查处理指南一致。对于低级别病变，加拿大各省的处理方法倾向重复细胞学检查。除魁北克省外，对初次低级别病变（LSIL），根据患者年龄每6月或者12月后重复2次宫颈细胞学检查。2次细胞结果正常后，恢复至每3年筛查1次。对于初次ASC-US的妇女，在有HPV分流测试的省份，HPV测试阳性者接受阴道镜检查，HPV测试阴性妇女接受重复细胞学检查；没有开展HPV分流测试的省份，妇女接受重复细胞学检查。有初次LSIL或者ASC-US的阳性妇女，重复筛查发现持续ASC-US+细胞病变，则需要阴道镜检查。

总之，加拿大不同省份现行的宫颈癌筛查指南和处理方法略有不同，但基本上大同小异。与美国筛查指南和处理方法比较，加拿大有些省份筛查起始年龄是25岁，大部分省份筛查终止年龄是69岁；加拿大有些省份没有开展HPV测试，对于初次LSIL和ASC-US患者，只做重复细胞学筛查。而美国在筛查中，广泛使用HPV测试，对于LSIL患者，又进行阴道镜检查。尽管有这些差异和不足，因为加拿大开展的是有组织的宫颈癌筛查，各省的宫颈癌发病率和死亡率相对较低，整个国家的宫颈癌发病率和死亡率还略低于美国的宫颈癌发病率和死亡率。

### 参考文献


[1] Canadian Partnership Against Cancer: Cervical Cancer Screening Guidelines Across Canada. March, 2016.

[2] British Columbia Cancer Agency. Cervical Screening Program. 2014 Annual Report.

[3] Alberta Cervical Cancer Screening Program: Toward Optimized Practice: Cervical Cancer Screening Clinical Practice Guideline. May, 2016.

[4] Saskatchewan Screening Program for Cervical Cancer. Revised Guideline, March, 2017.

[5] CancerCare Manitoba: CervixCheck Screening Guideline. February, 2016.

[6] Cancer Care Ontario: Ontario Cervical Screening Guidelines Summary. Revised October, 2016.

[7] Institute National De Sante Publique Du Quebec. Recommendations on Optimizing Cervical Cancer Screening in Quebec. June, 2011.

[8] Cervical screening Initiative Program: Cervical Screening Guidelines for Newfoundland & Labrador.

[9] New Brunswick Cervical Cancer Prevention and Screening Program: Clinical Practice Guidelines. 2011.

[10] Cancer Care Nova Scotia Cervical Cancer Prevention Program: Cervical Screening Practice Guideline. 2013.

[11] Walton RJ, Blanchet M, Boyes DA, et al. Cervical Cancer Screening Programs: the Walton Report. Can Med Assoc J, 1976, 114(11): 1003-1033.

[12] Cervical Cancer Screening Programs. Summary of the 1982.Canadian Task Force Report. Can Med Assoc J, 1982, 127(7): 581-589.

[13] Canadian Society of Cytology. Guidelines for Practice and Quality Assurance in Cytopathology. 1995—1996.

[14] Health Canada. Programmatic Guidelines for Screening for Cancer of the Cervix in Canada. 1998.

[15] Screening Performance Indicators Working Group, Cervical Cancer Prevention and Control Network(CCPCN). Performance Monitoring for Cervical Cancer Screening Programs in Canada. January, 2009.

[16] Canadian Partner Against Cancer: Guidelines on the Performance Measurement for Organized Cancer Screening Programs, 2008.

[17] Pan-Canadian Cervical Screening Network. Cervical Cancer Screening in Canada: Setting Targets for Program Performance. Novenber, 2013.

[18] Canadian Partner Against Cancer: Cervical Cancer Screening in Canada: Monitoring & Evaluation of Quality Indicators: Result Report January 2011 December 2013. July, 2016.

[19] Canadian Cancer Society and Statistics Canada. Canadian Cancer Statistics: 2016. October, 2016.

[20] Dickson JA, Stankiewics A, Popadiuk C, et al. Reduced Cervical Cancer Incidence and Mortality in Canada: National Data from 1932 to 2006. PMC Public Health, 2012, 12:992.

[21] Fidler HK, Boyes DA, Auersperg N, et al. The Cytology Program in British Columbia. I. An Evaluation of the Effectiveness of Cytology in

the Diagnosis of Cancer and its Application to the Detection of Carcinoma of the Cervix. Can Med Assoc J, 1962, 86(17):779-784.

[22] Fidler HK, Boyes DA, Lock DR, et al. The Cytology Program in British Columbia. II. The Operation of the Cytology Laboratory. Can Med Assoc J, 1962, 86(18):823-830.

[23] Anderson GH, Boyes DA, Benedet JL, et al. Organisation and results of the cervical cytology screening programme in British Columbia, 1955—1985. Brit Med J, 1988, 296：975-978.

[24] Anderson GH, Benedet JL, LeRiche JC, et al. Invasive Cancer of the Cervix in British Columbia: A Review of Demographic and Screening Histories of 437 Cases Seen from 1985—1988. Obstet Gynecol, 1992, 80(1): 1-4.

[25] Arabian M, Bergeron C, Klinkhamer P, et al. Liquid Compared with Conventional Cervical Cytology: A Systemic Review and Meta-analysis. Obst&Gyn, 2008, 111(1): 167-177.

[26] Ogilvie GS, Naus M, Money DB, et al. Reduction in Cervical Intraepithelial Neoplasia in Young Women in British Columbia after Introduction of the HPV Vaccine: An Ecological Analysis. Int J Cancer, 2015, 137: 1931-1937.

[27] Coldman AJ, Gondara L, Smith LW, et al. Disease Detection and Resource Use in the Safety and Control Arms of the HPV FOCAL Cervical Cancer Screening Trial. Br J Cancer, 2016, 115(12): 1487-1497.

[28] Ogilvie GS, Krajden M, van Niekerk D, et al. HPV for Cervical Cancer Screening (HPV FOCAL) : Complete Round 1 Results of a Randomized Trial Comparing HPV-based Primary Screening to Liquid-based Cytology for Cervical Cancer. Int J Cancer, 2017, 140(2): 440-448.

[29] Nieminen P, Kallio M, Anttila A, et al. Organised vs. Spontaneous Pap-smear Screening for Cervical Cancer: A Case-control Study. Int J Cancer, 1999, 83(1): 55-58.

[30] Canadian Task Force on Preventive Health Care. Recommendations on Screening for Cervical Cancer. Can Med Assoc J, 2013, 185(1): 35-45.

[31] Dickinson JA, Ogilvie G, van Niekerk D, et al. Evidence that Support Policies to Delay Cervical Screening until after Age 25 Years. Can Med Asso J, 2017, 189(10): E380-E381.

[32] Saslow D, Solomon D, Lawson HW, et al. American Cancer Society, American Society for Colposcopy and Cervical Pathology, and American Society for Clinical Pathology: Screening Guidelines for the Prevention and Early Detection of Cervical Cancer. CA Cancer J Clin, 2012, 62(3): 147-172.

# 第二十一章
# 人乳头状瘤病毒疫苗进展及中国疫苗发展现状

*赵方辉　张　莉*

## 第一节　HPV疫苗概述

人乳头瘤病毒（human papillomavirus，HPV）是一种嗜上皮组织的双链环状DNA病毒，根据与恶性肿瘤特别是宫颈癌的相关性，分为高危型和低危型。国际癌症研究署（IARC）明确将HPV16/18/31/33/35/39/45/51/52/56/58/59/68归为高危型HPV，其中仅HPV68为2A级致癌物，其余12种均为1级致癌物。世界范围内，约70%的宫颈癌是由HPV16/18引起，另外5型（HPV31/33/45/52/58）可导致约20%的宫颈癌。而低危型如HPV6/11可导致超过90%的尖锐湿疣。

HPV疫苗根据功效不同分为预防性HPV疫苗和治疗性HPV疫苗。截至目前世界范围内，有三种预防性HPV疫苗研制成功并分别于2006、2007和2014年相继上市，分别是美国默沙东公司研制生产的针对HPV6/11/16/18的四价疫苗–Gardasil®，英国葛兰素史克公司研制生产的针对HPV16/18的二价疫苗–Cervarix®和美国默沙东公司研制生产的针对HPV6/11/16/18/31/33/45/52/58的九价疫苗–Gardasil®9（表21–1），其中二价疫苗Cervarix®于2016年7月、四价疫苗Gardasil®于2017年5月分别在我国批准上市。上述三种国外上市的预防性HPV疫苗均为重组L1类病毒颗粒（virus–like particle，VLP）基因工程疫苗，不带有病毒活性物质或病毒DNA，不具有感染性。HPV包括L1和L2两种衣壳蛋白，其中L1含有诱导中和抗体的主要表位。L1蛋白能够在多种

**表21–1　国际已上市预防性HPV疫苗的基本特征**

| 商品名 | Gardasil® | Gardasil®9 | Cervarix® |
|---|---|---|---|
| 制造商 | Merck | Merck | GSK |
| VLP型别 | 6/11/16/18 | 6/11/16/18/31/33/45/52/58 | 16/18 |
| 表达系统 | 酿酒酵母 | 酿酒酵母 | 杆状病毒 |
| 抗原含量/μg | 20/40/40/20 | 30/40/60/40/20/20/20/20/20 | 20/20 |
| 佐剂 | 铝佐剂 | 铝佐剂 | AS04 |
| 免疫量/ml | 0.5 | 0.5 | 0.5 |
| 免疫程序 | 0,2,6 | 0,2,6 | 0,1,6 |
| 国外上市时间 | 2006年6月 | 2014年12月 | 2007年5月 |
| 获批准的国家/地区 | 130+ | 北美/欧盟 | 130+ |

表达系统中自我组装成VLP，VLP表面能高密度展示外源性表位，并与不同佐剂结合进而激活人体免疫系统，产生中和抗体，抵抗HPV入侵。

治疗性疫苗主要通过诱发强力的细胞免疫反应来控制HPV感染，清除已被HPV感染的或已变异的细胞来治疗疾病。治疗性疫苗主要以HPV早期基因（E2/E5/E6/E7）为靶点，研究热点主要集中在载体疫苗、多肽和蛋白疫苗、DNA疫苗等几方面。国内外已经开展了HPV治疗性疫苗的研制工作，多种已进入临床研究，具有广阔的应用前景。

## 第二节 预防性HPV疫苗的有效性和安全性

### 一、HPV疫苗的有效性

疫苗有效性的数据首先来自临床试验。四价疫苗的一项Ⅲ期临床试验招募12167名15～26岁女性，在随访的3年内，以HPV16/18相关的高度宫颈癌癌前病变（CIN2+）为研究终点，在符合方案集（per-protocol set，PPS）的疫苗组出现1例CIN3，而对照组出现42例CIN2+。PPS分析中，四价疫苗对HPV16/18相关的CIN2，CIN3和原位癌的保护效力分别为100%（95%CI: 86%～100%），97%（95%CI: 79%～100%），和100%（95%CI：＜0～100%）。意向性分析集（intention to treat，ITT）由于纳入在基线状态已感染疫苗型别HPV，且部分对象未能全程接种，导致在ITT数据集保护效果有不同程度下降。四价疫苗另一项临床试验显示对HPV6/11所致尖锐湿疣的保护效力达到100%（95%CI：92%～100%）。综合四价疫苗的两项临床试验，在PPS分析集中，四价疫苗对HPV6/11/16/18相关的CIN2、CIN3、原位癌、VIN2/3或VaIN2/3+的保护效力分别为100%（95%CI：94.7%～100%）、96.8%（95%CI：88.1%～99.6%）、100%（95%CI：30.9%～100%）和100%（95%CI：82.6%～100%）。

二价疫苗的Ⅲ期临床试验纳入16162名15～25岁女性的PPS中，以HPV16/18相关的CIN2+为主要研究终点，以HPV16/18的持续感染为次要研究终点，接种3剂后的平均随访时间为34.9个月（SD：6.4个月）。对CIN2+、CIN3+的保护效力分别为98.1%（95%CI：88.4%～100%）、100%（95%CI：36.5%～99.6%）。对6个月HPV16/18持续感染、12个月HPV16/18持续感染的保护效力分别为94.3%（95%CI%：91.5%～96.3%）和91.4%（95%CI：86.1%～95.0%）。

九价疫苗Ⅲ期临床试验纳入14215名妇女，通过与对照组（接种四价疫苗）进行免疫原性的非劣效性比较，进而判断对HPV6/11/16/18相关病变的保护效力。在临床试验的第7个月，即接种第3剂疫苗后的1个月，九价疫苗诱导HPV6/11/16/18的抗体滴度与四价疫苗的比值分别是1.02（95%CI：0.99～1.06）、0.80（95%CI：0.77～0.83）、0.99（95%CI：0.96～1.03）和1.19（95%CI：1.14～1.23）。九价疫苗对新增5型HPV的保护效果通过比较PPS中疫苗组和对照组出现相关病变/感染来判定。在随访的48个月内PPS中疫苗对HPV31/33/45/52/58相关的高度宫颈、阴道和外阴病变总的保护效力为96.7%（95%CI：80.9%～99.8%），对HPV31/33/45/52/58相关的高度宫颈癌前病变和宫颈癌的保护效力96.3%（95%CI：79.5%～99.8%），HPV31/33/45/52/58 6个月持续感染的保护效果为96.0%（95%CI：94.4%～97.2%）。对疫苗覆盖之外的HPV型别未观察到交叉保护作用。

对于疫苗上市后，针对其保护时长和人群效果也开展了多项研究。目前研究显示四价疫苗和二价疫苗在接种后的6年、9.4年后血清抗体滴度仍然保持较高水平。一项纳入20项研究，随访时间超过1.4亿人年的Meta分析显示，当HPV疫苗接种覆盖率至少为50%时，13～19岁女孩接种前后HPV16和18的感染率下降了68%（RR 0.32，95%CI: 0.19～0.52），HPV31/33/45的感染率下降了28%（RR 0.72，95%CI: 0.54～0.96），显示了预防性HPV疫苗的交叉保护作用。该研究也发现在上述高接种率地区，13～19岁女性尖锐湿疣的发病率降低了61%；同样在20～39岁女性和年轻男性中也出现了降低的趋势，证明了疫苗群体效应的存在；而在低接种率地区仅观察到20岁以下女性HPV感染率的降低，并未观察到群体效果。澳大利亚是最早将HPV预防性疫苗纳入国家免疫接种计划的国家之一，国家监测数据表明18岁以下女性的CIN2+的发病率显著下降，在18岁以上女性中未观察到下降，可能与该群体接种率尚未达到很高的水平有关。

HPV疫苗Ⅲ期临床试验是以CIN2+作为主要研究终点，国内外研究已经充分证实高危型HPV的持续感染是宫颈癌的主要病因。因此，为了加快候选疫苗上市的进程，使得更多妇女受益，在2015年10月，世界卫生组织（WHO）提出把对疫苗有效性评价的标准由组织学病变终点更改为病毒学终点、免疫学终点，即以病毒持续感染、抗体水平的数据取代癌变的数据作为终点指标。在HPV疫苗试验上，印度和日本均采用了WHO推荐的“持续感染”作为终点标准，缩短了临床试验时间，加快疫苗上市。我国目前采用的仍然是组织学病变终点。



## 二、HPV疫苗的安全性

临床试验中发现的常见的局部不良反应主要包括接种部位疼痛、肿胀及全身不良反应如发热、恶心等。目前世界范围内至少有1.2亿支四价疫苗和4千万支二价疫苗被使用，大量监测数据证明了疫苗的长期安全性。疫苗上市后监测数据显示常见的不良反应为接种部位疼痛及头晕、头痛，且发生率并不高于其他种类疫苗，但其中头晕和静脉栓塞略高于既往水平，是否与HPV疫苗相关尚有待研究。WHO全球疫苗安全顾问委员会（GACVS）2013年系统审查了HPV疫苗的安全性数据，认为已上市的2个疫苗均是安全的。GACVS特别审查了日本报告的24例接种后慢性全身疼痛，尚不能确认其与疫苗接种的因果关系。国际妇产科联盟（FIGO）审查了现有数据后，支持HPV疫苗在适用人群中的继续使用。



# 第三节 预防性HPV疫苗接种剂次

基于预防性HPV疫苗3剂接种程序的临床试验的证据，起初推荐的均为3剂接种程序，目前学者开始探讨2剂疫苗的接种效果。基于二价疫苗临床试验随访4年，其中部分妇女仅接种1剂或2剂，3剂、2剂和1剂对HPV16/18感染的保护效力分别是77.0%（95%CI：74.7%～79.1%）、76.0%（95%CI：62.0%～85.3%）和85.7%（95%CI：70.7%～93.7%），且2剂接种程序对31/33/45的交叉保护作用与3剂疫苗类似。在印度开展的一项关于HPV四价疫苗的多中心队列研究发现，2剂疫苗接种程序产生的相关抗体水平与3剂疫苗类似，HPV16、18抗体比值为1.12（95%CI：1.02～1.03）和1.04（95%CI：0.92～1.19）；发表在JAMA杂志上的一项研究发现，9～14岁的女孩和男孩在第0、6个月或第0、12个月接种2剂九价疫苗，在接种的4周内，其免疫原性非劣效于3剂接种程序。基于各种最新研究，欧洲药品管理局（EMA）在2013年12月正式批准二价疫苗在9～14岁女性人群中按“0–6”免疫接种程序。2014年2月欧洲人用药品委员会（CHMP）批准9～13岁女性可以按照“0–6”或“0–1–6”程序接种。可否使用1剂疫苗接种的免疫程序，证据尚在积累之中。

# 第四节 预防性HPV疫苗接种策略

研究发现，对于9～14岁间的男孩或女孩，间隔6个月接种2剂次疫苗（二价或四价）均可以诱发机体产生不劣于15～26岁年轻女性/男性接种3剂次疫苗产生的血清抗体滴度。基于此，WHO在2014年更新的HPV疫苗立场文件中推荐在15岁以下青春期男孩或女孩中接种2剂疫苗。由于WHO发布立场文件时九价疫苗尚未上市，因此，并未对九价疫苗进行讨论。具体如下。

（1）二价疫苗：对于 9～14 岁的女孩，推荐采用 2 剂的接种程序（第 0、6 个月各接种一剂）。第二剂可在首剂后 5～7 个月间接种。如在首剂接种时，年龄为 15 岁及以上，推荐采用 3 剂接种程序（第 0、1、6 个月各接种一剂）。第 2 剂可在首剂后 1～2.5 个月间接种；第 3 剂在首剂后 5～12 个月间接种。在任何年龄，若第 2 剂接种与首剂接种的间隔时间短于 5 个月，则须接种第 3 剂。目前尚未证实需要再给予一剂加强接种。

（2）四价疫苗：对于 9～13 岁的女孩和男孩，该疫苗可采用 2 剂的接种程序进行接种（第 0、6 个月各接种一剂）。如接种第 2 剂的间隔时间短于 6 个月，则应接种第 3 剂。对于 14 岁及以上的女孩和男孩，该疫苗应采取 3 剂次接种程序进行接种（第 0、2、6 个月各接种一剂）。在接种第 1 剂后，应至少间隔 1 个月才能接种第 2 剂；在接种第 2 剂后，应至少间隔 3 个月才能接种第 3 剂。目前尚未证实需要再给予一剂加强接种。

（3）推荐对免疫功能低下者，包括艾滋病毒感染者实施 3 剂免疫程序。

有关九价疫苗的研究数据也提示在 9～14 岁男孩/女孩中可以产生相似的抗体滴度，因此，按照之前二价及四价疫苗的接种 2 剂与 3 剂的桥接或接种策略，九价疫苗应该也可以进行 2 剂接种，同时，2 剂的间隔时间为 6 个月内或 12 个月内（±1 个月），但是目前尚未有指南更新推荐。

## 第五节　预防性 HPV 疫苗应用情况

世界卫生组织（WHO）对已成为全球公共卫生问题的宫颈癌和其他 HPV 相关疾病高度重视，建议具备条件的国家引入预防性 HPV 疫苗进行常规接种，并将其作为预防宫颈癌和其他 HPV 相关疾病防控策略的一部分。截止到 2016 年，全球很多国家和地区已经引进了预防性 HPV 疫苗，其中有 69 个国家和地区已经将预防性 HPV 疫苗接种纳入本国的国家免疫计划体系（图 21-1）。

## 第六节　中国预防性 HPV 疫苗发展现况

我国于 2008 年和 2009 年才开始在大陆地区开展二价疫苗和四价疫苗的临床注册试验。二

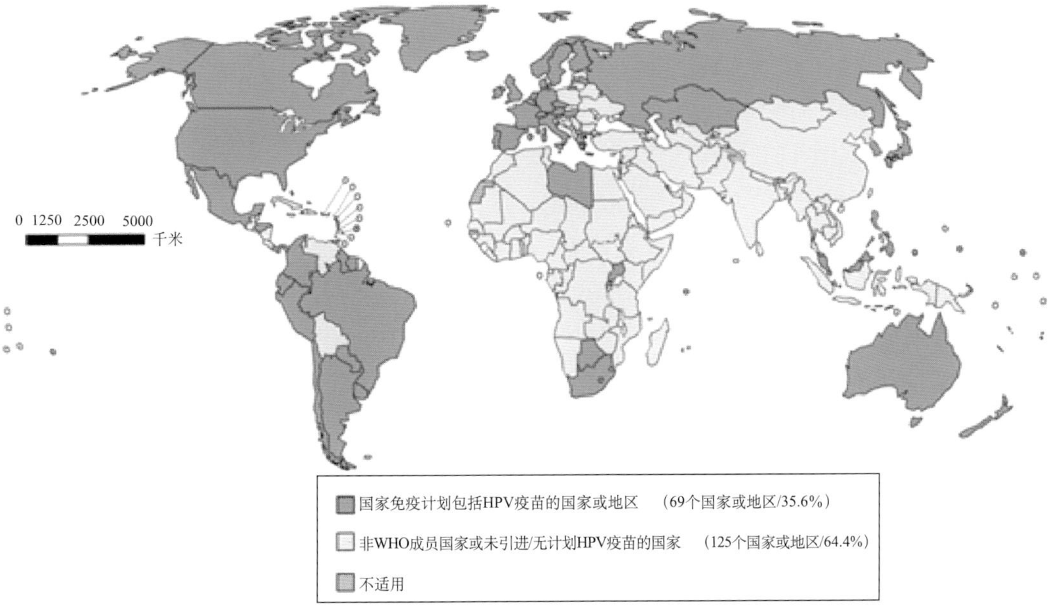


图 21-1　HPV 预防性疫苗被纳入国家免疫接种计划（NIP）的国家分布

价疫苗招募6051名18～25岁女性，四价疫苗招募3006名20～45岁女性，目前两个临床试验均已结束。二价疫苗和四价疫苗分别于2016年7月、2017年5月获得CFDA批准，在我国大陆成功上市。二价疫苗临床试验的基线数据显示：HPV16/18血清抗体阳性率较高，分别是30.5%和16.0%，突出了二价疫苗对我国18～25岁女性的重要意义。在PPS分析集中，接种3剂次后的平均随访时间为15个月，对HPV16/18的6个月持续感染的保护效力为94.2%（95%CI：62.7%～99.9%），期间疫苗组未发现宫颈癌前病变，对照组出现4例CIN1+和3例CIN2+，对HPV16/18相关的CIN2+的保护效力高达100%（95%CI：-140.2%～100%）。安全性事件在疫苗组和实验组发生情况不具有统计学差异。研究结果显示了二价疫苗对我国女性良好的有效性和安全性。而随访72个月的结果显示其对CIN1+和CIN2+病变的保护率分别是93.3%和87.3%，并对HPV31/33/45的持续感染的保护率也达到51.6%；此外，疫苗安全性也是可以接受的，与其他国家临床试验报告一致。

在HPV疫苗尚未在我国上市之前，国内的学者已经开展了相关的调查，了解我国人群对HPV疫苗的认知，分析影响疫苗接受度的主要原因，为上市后的人群应用提供科学证据。一项汇总在我国19个省市开展的58项有关HPV疫苗认知和接受度研究的Meta分析显示，我国人群对HPV疫苗的评价知晓率和认知率仅有16%和18%，女性人群的HPV疫苗认知率高于男性人群（17.4% vs 1.8%）。67.3%的调查对象愿意接种HPV疫苗，安全性和有效性是不愿意接种疫苗的主要原因，此外，疫苗价格也影响着接种意愿。通过开展相关健康教育活动，可以提高群众对HPV及HPV疫苗的认知度。一项在我国5个城市的16家单位的1146名职业女性和557名女大学生中开展的研究发现，通过健康教育，对HPV疫苗的接受度在职业女性中由77%提升至90%，在女大学生群体中，接受度由73%增高至82%。在开展健康教育之前，仅44%的女性愿意给女儿接种HPV疫苗，在活动结束后，这一比例增加至81%。此外，新闻媒体、政府部门在对群众的健康教育过程中，同样也发挥重要作用。

具有我国自主知识产权的国产疫苗也在积极的研发之中，以降低疫苗价格，争取早日让预防性HPV疫苗可以惠及我国更多妇女，其中厦门万泰研发的以大肠杆菌为表达系统的基因重组二价疫苗HPV16/18已经在2012年底开始Ⅲ期临床试验，是国内首家自主研发的HPV疫苗。2014年上海泽润生物科技有限公司的HPV16/18二价疫苗也开始了Ⅲ期临床试验。此外，其他诸多厂家，如中生集团，也在积极研发当中。国产九价疫苗（厦门万泰，上海博唯，上海泽润）已于最近两年申报临床。

预防性HPV疫苗的成功上市揭开了我国宫颈癌防控的新篇章。但疫苗上市后，仍然面临一系列工作，比如HPV疫苗接种的实施以及接种之后的监测。相信通过政府、医疗机构、学者等社会各方的通力协作，HPV疫苗定会取得良好的预防效果。





## 参考文献

[1] Combes J D, Guan P, Franceschi S, et al. Judging the carcinogenicity of rare human papillomavirus types[J]. International journal of cancer, 2015, 136(3): 740-742.

[2] Muñoz N, Bosch F X, de Sanjosé S, et al. Epidemiologic classification of human papillomavirus types associated with cervical cancer[J]. New England Journal of Medicine, 2003, 348(6): 518-527.

[3] Serrano B, Alemany L, Tous S, et al. Potential impact of a nine-valent vaccine in human papillomavirus related cervical disease[J]. Infectious agents and cancer, 2012, 7(1): 38.

[4] Godínez J M, Nicolás Párraga S, Pimenoff V N, et al. Phylogenetically related, clinically different: human papillomaviruses 6 and 11 variants distribution in genital warts and in laryngeal papillomatosis[J]. Clinical Microbiology and Infection, 2014, 20(6): 406-413.

[5] Future II Study Group. Quadrivalent vaccine against human papillomavirus to prevent high-grade cervical lesions[J]. N Engl J Med, 2007, 2007(356): 1915-1927.

[6] Garland S M, Hernandez-Avila M, Wheeler C M, et al. Quadrivalent vaccine against human papillomavirus to prevent anogenital diseases[J]. New England Journal

of Medicine, 2007, 356(19): 1928-1943.
[7] Schiller J T, Castellsagué X, Garland S M. A review of clinical trials of human papillomavirus prophylactic vaccines[J]. Vaccine, 2012, 30: F123-F138.
[8] Paavonen J, Naud P, Salmeron J, et al. Efficacy of human papillomavirus (HPV)-16/18 AS04-adjuvanted vaccine against cervical infection and precancer caused by oncogenic HPV types (PATRICIA): final analysis of a double-blind, randomised study in young women[J]. The Lancet, 2009, 374(9686): 301-314.
[9] Luna J, Plata M, Gonzalez M, et al. Long-term follow-up observation of the safety, immunogenicity, and effectiveness of Gardasil ™ in adult women[J]. PLoS one, 2013, 8(12): e83431.
[10] Naud P S, Roteli-Martins C M, De Carvalho N S, et al. Sustained efficacy, immunogenicity, and safety of the HPV-16/18 AS04-adjuvanted vaccine: final analysis of a long-term follow-up study up to 9.4 years post-vaccination[J]. Human vaccines &immunotherapeutics, 2014, 10(8): 2147-2162.
[11] Drolet M, Bénard É, Boily M C, et al. Population-level impact and herd effects following human papillomavirus vaccination programmes: a systematic review and meta-analysis[J]. The Lancet infectious diseases, 2015, 15(5): 565-580.
[12] Brotherton J M L, Fridman M, May C L, et al. Early effect of the HPV vaccination programme on cervical abnormalities in Victoria, Australia: an ecological study[J]. The Lancet, 2011, 377(9783): 2085-2092.
[13] Angelo M G, Zima J, Tavares Da Silva F, et al. Post licensure safety surveillance for human papillomavirus 16/18 AS04 adjuvanted vaccine: more than 4 years of experience[J]. Pharmacoepidemiology and drug safety, 2014, 23(5): 456-465.
[14] World Health Organization. Weekly epidemiological record[M]. Geneve: World Heath Organization, 2014.
[15] Hanley S J B, Yoshioka E, Ito Y, et al. HPV vaccination crisis in Japan[J]. The Lancet, 2015, 385(9987): 2571.
[16] Scheller N M, Svanström H, Pasternak B, et al. Quadrivalent HPV vaccination and risk of multiple sclerosis and other demyelinating diseases of the central nervous system[J]. Jama, 2015, 313(1): 54-61.
[17] Kreimer A R, Struyf F, Del Rosario-Raymundo M R, et al. Efficacy of fewer than three doses of an HPV-16/18 AS04-adjuvanted vaccine: combined analysis of data from the Costa Rica Vaccine and PATRICIA trials[J]. The Lancet Oncology, 2015, 16(7): 775-786.
[18] Sankaranarayanan R, Prabhu P R, Pawlita M, et al. Immunogenicity and HPV infection after one, two, and three doses of quadrivalent HPV vaccine in girls in India: a multicentre prospective cohort study[J]. The Lancet Oncology, 2016, 17(1): 67-77.
[19] Iversen O E, Miranda M J, Ulied A, et al. Immunogenicity of the 9-valent HPV vaccine using 2-dose regimens in girls and boys vs a 3-dose regimen in women[J]. JAMA, 2016, 316(22): 2411-2421.
[20] Herrero R, González P, Markowitz LE. Present status of human papillomavirus vaccine development and implementation.The Lancet Oncology, 2015, 16(5):e206-e216.
[21] Human papillomavirus vaccines: WHO position paper, October 2014-Recommendations.Vaccine, Aug 26 2015, 33(36):4383-4384.
[22] Van Damme P, Bonanni P, Bosch FX, et al. Use of the nonavalent HPV vaccine in individuals previously fully or partially vaccinated with bivalent or quadrivalent HPV vaccines. Vaccine, Feb 3 2016, 34(6):757-761.
[23] WHO/IVB Database, as of 11 January 2016 Map production Immunization Vaccines and Biologicals (IVB), World Health Organization.
[24] Zhao F H, Zhu F C, Chen W, et al. Baseline prevalence and type distribution of human papillomavirus in healthy Chinese women aged 18–25 years enrolled in a clinical trial[J]. International journal of cancer, 2014, 135(11): 2604-2611.
[25] Zhu F C, Chen W, Hu Y M, et al. Efficacy, immunogenicity and safety of the HPV16/18 AS04 adjuvanted vaccine in healthy Chinese women aged 18–25 years: Results from a randomized controlled trial[J]. International journal of cancer, 2014, 135(11): 2612-2622.
[26] Zhang Y, Wang Y, Liu L, et al. Awareness and knowledge about human papillomavirus vaccination and its acceptance in China: a meta-analysis of 58 observational studies[J]. BMC public health, 2016, 16(1): 216-240.
[27] Chang I J, Huang R, He W, et al. Effect of an educational intervention on HPV knowledge and vaccine attitudes among urban employed women and female undergraduate students in China: a cross-sectional study[J]. BMC Public Health, 2013, 13(1): 916-923.

# 第二十二章
# 后疫苗时代的宫颈癌筛查

*R. Marshall Austin（马歇尔·奥斯汀）* 赵澄泉（*Zhao C*）

## 第一节 简介

人乳头瘤病毒（HPV）16 和 18 型疫苗的开发应用是预防宫颈癌的一项重大进展，未受感染女性接种 HPV 疫苗，可以预防大多数与 HPV16，18 相关的生殖道癌前病变和相关癌症。近几十年来，美国和其他一些发达国家控制宫颈癌发生的措施取得了重大进展。

宫颈癌曾经是引起女性死亡的主要原因之一，但 2016 年美国只有大约 12000 名女性患宫颈癌，4000 名女性因宫颈癌而死亡。宫颈癌发生率和死亡率的大幅降低主要得益于巴氏涂片的广泛应用及对宫颈巴氏细胞学检查异常结果处理指南的制定。约 70% 宫颈癌及癌前病变由 HPV16 和 18 型引起，现今的 HPV 疫苗可特异性预防 HPV16/18 感染，从而减少宫颈癌前病变的发生。虽然目前的宫颈癌筛选指南尚未根据 HPV 疫苗的应用做出变动，但 HPV 疫苗有望对将来的筛查和治疗指南的制定产生重大影响。本文对 HPV 疫苗的普及如何影响美国未来的筛查建议进行了综述。中国的情况与之不同，缺乏系统的、全国性癌症登记机构，没有宫颈癌预防的全国性计划，也没有巴氏细胞学技术标准化和质量控制的全国性标准。但由于引进了 TBS 系统和液基细胞学技术，在过去的 10 多年间中国已逐步建立了一些宫颈细胞学筛查机构，越来越多的人认识到巴氏筛查的重要性，宫颈液基细胞学和 HPV 检测已在许多大中城市推广使用，HPV2 价疫苗 2017 年 8 月已开始在中国使用。从历史来看，疫苗是根除病毒性疾病的有效方法，医务工作者有必要了解 HPV 疫苗对 HPV 筛查的影响。本章简要介绍美国最新的 HPV 疫苗应用状况、存在的问题和挑战，以及疫苗应用对未来宫颈癌筛查策略的潜在影响，希望美国的经验和研究有助于 HPV 疫苗在中国未来的广泛应用。

## 第二节 美国当前巴氏筛查状况

目前美国宫颈癌筛查指南建议女性在 21 岁开始巴氏筛查，21 ~ 30 岁前，宫颈细胞学 3 年筛查 1 次，30 ~ 65 岁可 3 年 1 次细胞学，或细胞学和 HPV 双检查 5 年 1 次。美国很多临床医生仍然对适龄女性每年进行筛查。临床研究表明，对以前进行过常规筛查的女性继续每年检查的成本效益并非最佳；年轻女性患宫颈癌的风险很低，研究表明宫颈癌筛查对极少见的发生于 25 岁以前女性的早期癌的影响较小；因其他良性病变而行子宫切除术后的女性进行阴道细胞学筛查也是得不偿失。过度筛查会产生负面影响，如不能工作、精神紧张焦虑、增加医疗开销、声誉受损，以及因治疗良性病变而导致的妇科及外科并发症。在美国虽然有些女性被过度筛查，但另一方面也有相当大比例的女性因缺乏有组织的筛查而被排除在这个预防系统以外。在美国约 50% 诊断为宫颈癌的患者从未做过宫颈细胞学检查或常规筛查。考虑到成本效益，对已接受常规医疗检查的女性增加筛查强度，作用并不显著，同时整体医疗费用的增加也会减少对高危女性的筛查次数。因为巴氏检查漏诊的病例增加，成为对美国病理医生医疗事故索赔最常见原因的第三位；临床医生害怕漏诊引起医疗纠纷而增加宫颈细胞学筛查次数和使用更加敏感但缺乏特异性的筛查方法，也造成过度筛查。宫颈细胞学筛查中大多数细胞异常改变是非典型（ASC-US）和低度细胞学结果（LSIL）。LSIL 相对应的宫颈上皮内瘤变 1 级（CIN1）实际上不是癌前病变，而是一过性 HPV 感染的临床表现。如果不处理，这些异常中仅有极少数可能发展为癌，但所有异常结果都应进行定期随访追踪，患者或临床医师感到随访观察很麻烦时，会导致不必要的过度治疗。

## 第三节　传统巴氏涂片与液基细胞学及 HPV 检测的比较

根据传统巴氏涂片检查和 HPV 检测比较的临床研究提示，在宫颈癌预防计划中，一些国家将推荐应用致癌性 HPV 感染的病因检测替代或辅助传统细胞学筛查。然而，采用 HPV 筛查存在许多困难，在美国更是如此。目前，美国食品和药物管理局（FDA）已批准应用 HPV 检测作为细胞学的辅助检查，并广泛应用。据报道，美国 85% 以上 ASC-US 结果可疑的女性现在采用反馈性（reflex）高危 HPV 检测，然后根据 HPV 检查阳性与否对其进行不同的临床处理。例如 ASC-US 结果可疑的女性如果 HPV 检查阳性可行阴道镜检查，如 HPV 检查阴性可常规巴氏检查随访。美国食品和药物管理局（FDA）批准对 30 岁及以上女性可联合进行细胞学和 HPV 检测筛查宫颈癌，其应用正在逐渐推广。研究结果显示共同检测对宫颈癌前病变或癌的检测敏感性超过 99%，而单独采用 HPV 检测或采用最优化细胞学检测却不能取得类似结果。目前在美国液基细胞学检查占细胞学筛查的 95% 以上，基本取代了传统巴氏涂片。尽管国际上一些实验室（对液基经验有限）的研究提示，与传统巴氏涂片相比，液基细胞学并不能提高筛查的敏感性。但许多研究表明液基细胞学检查的优化使用能提高宫颈癌前病变和癌检测的敏感性，与杂交捕获 2HPV 检测的敏感性等同，而传统细胞学涂片的研究从未有类似结果报道。在欧洲液基细胞学（作为一种增加标本满意度、计算机辅助筛查的平台和方便分子生物学检测）方法被广泛接受和应用。定期做宫颈细胞学检查必要性的观点已深入人心，让人们改变这一传统观念将是对公众教育的一个挑战。

美国 FDA 2014 年也批准可以用罗氏 HPV 检查方法，对于 25 岁及以上年龄妇女做为一线筛查。对 HPV 检测阳性但细胞学阴性的病例进行何种适当的随访还处于调查研究阶段，没有明确的答案。理论上可能包括间断性重复 HPV 检测、高危型 HPV 检测、反馈（reflex）细胞学、细胞增殖指标（如 p16 检测）、染色体标记物（如 3q 扩增）检测及阴道镜检查等其他措施。要确定任何新方法的有效性，都需要进行大规模临床资料证实。新的以 HPV 检测作为单独初筛方法的成本和效益问题可能依赖于临床试验的设计和计算方式，临床医生和患者对这一新方法的认知和接受等问题还远未解决，需要加强对患者进行 HPV 检测教育。有些人认为 HPV 完全是一种性传播性疾病，其诊断可导致患者羞辱、焦虑和愤怒。另一些人则高估了致癌 HPV 感染所致的患癌风险，导致过度治疗。宫颈细胞学检测可因人为失误、程序繁杂、取材错误和病变部位生物学特性而受到限制。作为一种分类检测方法，通过对 ASC-US 女性 2 年的随访观察发现，阴道镜检查可以漏诊 1/4 CIN3 病变。阴道镜下的发现有其局限性，即使对妇科专家来说阴道镜诊断的准确性也不确切，妇科医生需要进行培训提高阴道镜检查和治疗技能才能检测和根治病变。当疫苗广泛应用以后，宫颈严重病变比例将明显减少，主要的宫颈异常则为轻微变化，所以评判细胞学和阴道镜检查的问题可能会增加。有些患者不知道任何检查都不是十全十美的，一次的阴性检测结果并非意味着绝对没有癌症风险，即使每年进行筛查，有些癌症也会漏诊。对筛查不切实际的高预期值会增加医疗纠纷问题，并导致过度筛查。

总体说来，在美国现在利用HPV作为一线筛查的妇女还极少，仍然是以细胞学筛查为主，ASC-US反馈性HPV检查，但有一明显趋势，30岁及以上妇女，细胞学和HPV双检查的病例增加。另外细胞学筛查间期逐渐延长，由原来的1年1次，逐渐延长为2年或3年1次。

## 第四节 疫苗对宫颈细胞学筛查的影响

由于宫颈癌可能发生于HPV感染10年或10年以后，因此，即使现在普遍接种HPV疫苗，对宫颈癌发生率的影响在数十年内也不会明显显现。目前的临床试验尚不能完全证实疫苗预防宫颈癌的有效性，正在进行的群体研究也将需数十年的时间观察其效果。疫苗临床试验已证实对宫颈癌前病变有影响，这种作用很快会在系统接种疫苗的普通群体中体现出来。最近调查显示大约25%的13～17岁女性接种了针对HPV16、18的疫苗，随着这些女性年龄增长，疫苗接种对宫颈癌筛查和预防的影响将变得越来越重要。尽管消除HPV16和18相关病变最终可使宫颈癌发生的风险降低70%（宫颈癌70%因感染HPV16和18引起），但还需要继续进行宫颈癌的筛查，因为除HPV16和18型外，还有其他型别的HPV会引发癌症。疫苗接种对选择阴道镜治疗的影响需从流行病学和统计学角度了解。非16或18型HPV在宫颈癌前病变所占比例高于宫颈癌中所占比例，表明由这些HPV引发的癌前病变发展为癌的风险相对较低。由于多种HPV基因型可以同时感染，对HPV16和18所致宫颈病变的比例进行估计也因此变得复杂。在筛查人群中，30%～54%HPV阳性的女性患有多种HPV基因型感染，在进行阴道镜检查或治疗的人群中可能超过50%。所有研究中，HPV16是最常见的基因型，但经常与其他高危型HPV共同感染。从宫颈活检标本中分析HPV基因型可能会增加单一基因型的比例，有利于宫颈癌的病因分析，所以确定宫颈病灶HPV特异基因型非常重要，但现有资料还非常有限。虽然对宫颈癌中多种类型HPV感染的比例和机制还不确定，但对青少年女性HPV感染前接种疫苗，可使癌前病变的发生率下降70%。临床试验资料提示HPV16、18的消除将使巴氏检查异常总数降低17%，其中ASC-US、LSIL、HSIL和浸润性癌分别减少8%、23%、45%和72%。由此可见，疫苗接种对细胞学诊断最大的影响是减少HSIL的检出率，而对非典型和低度细胞学检出率的影响较小。因非典型细胞和低度病变而进行阴道镜检查的病例占所有阴道镜检查病例的大多数，即使癌前病变和癌症的检出率下降，疫苗接种后阴道镜检查的使用可能不会因此减少。虽然在接种疫苗的人群中癌前病变的发生率降低，但筛查的准确性预计不会有明显改变，因HSIL的检出率从目前的0.5%继续下降会有困难。由于真正的癌前病变减少，而检测的准确性保持不变，阴性预测值就会非常高，同时阳性预测值（PPV）将会下降。

除了2价和4价疫苗，最近美国FDA又批准了9价疫苗的应用。9价疫苗虽然可保护更多型高危型HPV感染，但仍然并非所有型HPV感染，并且中国HPV感染类型与西方国家也可不同。

## 第五节 延长疫苗接种女性的初次筛查时间和筛查间隔时间

尽管HPV疫苗可预防特定HPV型别的感染，但无治疗作用，其预防癌症的功效对于在首次性生活前接种该疫苗的女性最为有效。疫苗广泛接种后，筛查策略是推迟对这些女性首次筛查的时间，并减少筛查次数。由于宫颈癌在25岁前罕见，且细胞学检查对小于25岁女性的宫颈癌预防价值有限，因此，延迟初次筛查时间不会造成漏诊。鉴于巴氏细胞学或HPV检查中大多数异常改变由低危型HPV一过性感染引起，这些HPV引起的病变不需治疗也可自愈，所以初次筛查时间延迟也将降低假阳性率。而假阳性较少又意味着减少不必要的治疗和随访检查，降低医疗费用，减少可能对人体造成伤害的癌症预防治疗。事实上，基于年轻女性患宫颈癌的概率极低，以及对有异常的年轻女子随访所造成的负面影响，ACOG在2009年12月修订时建议：无论初次发生性行为的年龄如何早，所有女性都可以于21岁开始做宫颈细胞学筛查，美国癌症学会，ASCP和ASCCP 2011筛查指南也采纳这一方案。

延长筛查的时间间隔有助于一过性HPV感染病变的复原。这些病变是真正的异常（如细胞学检查为ASC-US或LSIL或HPV DNA检测阳性），但绝大多数这些低度病变在1~2年内可以自愈，发展成癌症的可能性很小，从癌症预防的角度上可认为这些细胞学的异常或HPV检测阳性是假阳性（因为绝大多数不可能进展成癌症）。研究提示对未接种疫苗的女性，即使高频率的筛查能降低癌症的发病率和死亡率，但考虑到成本效益，每隔3~5年筛查一次为最佳方案。在HPV16和（或）HPV18阳性而巴氏涂片阴性的成年女性中，大多数CIN3病变和癌症发现于10年内。疫苗接种可使病变发生率降低而增加了正常巴氏检测的阴性结果，对已经接种疫苗的女性延长筛查间隔应该是相对安全的。

## 第六节 接种疫苗的年龄

女性接种HPV疫苗制定指南的困难是难以确定特定的接种人群。现在建议对11~12岁女孩进行常规HPV疫苗接种，总之，对于9~26岁女孩疫苗接种是可以接受的。随年龄增长接触各种HPV类型概率增加，但感染所有型别的概率较低，对这些女性接种疫苗总体利大于弊。研究已表明疫苗效能随着年龄增长、性伴侣数量增加及出现异常的宫颈细胞学检查结果而下降。在临床试验的意向治疗中，治疗效果从90%下降约30%。最近的一项成本效益研究中，对性生活后接种疫苗的女性减少筛查次数实际上增加了高危因素女性患宫颈癌的风险。当疫苗接种次数不完全时效能也可下降，对没有全部接种3次疫苗的女性减少筛查次数可增加患宫颈癌的危险性。有些青少年女性多年后可能忘记接种过疫苗，有些女性可能将已接种预防其他疾病的疫苗误以为HPV疫苗。为青少年和成年人建立综合疫苗登记表，可使临床医师了解疫苗接种情况。目前对非儿童人群的疫苗接种登记并不全面或根本没有登记。部分原因是有些HPV疫苗由临床专科医生（如妇科医生）进行接种，他们通常不给儿童或青少年常规接种疫苗，更没有登记接种疫苗的习惯。美国的一些州有计算机网络登记的疫苗接种信息也不够完整和全面。专科医师应参与现有的疫苗接种登记计划，各机构应通力合作，促使那些尚未建立疫苗终生登记的州编制疫苗接种资料。美国国家癌症中心最新资料显示，全美大约60%的适龄女孩和50%的适龄男孩已接受了一次及以上HPV疫苗，且各州接种率明显不同。

## 第七节 理解疫苗效能需要更多研究

虽然人们对HPV疫苗的接受比其他的疫苗要快，但很多人并没有完成3次接种或没有遵守3个时间间隔按时接种，即使受教育程度较高并对疫苗和感染了解较多的接受者也是如此。对接种2次与3次疫苗的女性，疫苗效能的研究正在进行，或许可提供完全和不完全疫苗接种间效能的差异。正在进行的由美国疾病控制中心（CDC）资助和一些大学或医疗保健机构协助的基于人群的研究，为HPV疫苗时代改变宫颈癌筛查方法提供支持资料。登记机构协调HPV疫苗接种单位和其他医疗保健机构信息的交流，以保证疫苗接种记录的准确性。登记机构有HPV疫苗接种资料，细胞学和HPV基因型检测资料，美国的临床医师通常没有患者HPV基因型检测的资料，登记机构为临床医师提供最全面的患者资料，以确定在未来的HPV疫苗时代宫颈癌的筛查策略。建立这些登记需要公共资金，也需要各种资料的输入，包括现存的登记、电子和医疗文字记录和各类数据。如果疫苗接种、筛查和诊断信息能与病史相联系，这种数据的价值会更大。由于有保护个人健康信息的隐私法，建立这样的综合登记较为困难。增加公共基金的需求又有额外的制约。

对人群进行HPV基因型分析可帮助确定HPV疫苗接种对HPV流行可能造成的早期影响，内容如下。

①比细胞学或组织学更敏感的评估疫苗影响的指标。②对观察者依赖性较少。③适合进行标准化、自动化和必须的大规模评估。尽管HPV基因分型对单个病例没有价值，但疫苗接种时和接种后以群体为基础的各HPV基因型发病率的研究，将有助于了解宫颈癌筛查中阳性预测值改变。在广泛接种疫苗的群体中，跟踪HPV基因型能确定疫苗交叉保护作用或鉴别HPV16、HPV18型是否被其他类型所取代。





## 第八节 建立独立筛查指南的困难

确定女性的疫苗接种情况，为接种疫苗的女性建立独立的筛查指南目前尚不可行。接种疫苗的女性仍要按未接种疫苗女性的建议继续进行宫颈癌筛查。对未接种的女性，科学研究证据支持21～29岁女性每3年应进行液基细胞学筛查，30岁及以上者每3年进行1次细胞学筛查或每5年进行1次双筛查。许多美国临床医生未采纳筛查间隔超过1年的建议，而且不愿考虑成本效益。女性可能认为延迟初筛年龄及减少筛查频率的建议是出于费用而非安全性的综合考虑，也会影响她们采纳新的筛查建议。以上种种原因，疫苗接种将导致美国临床医生放弃现行的每年一度的巴氏细胞学检测。随着HPV疫苗接种人群增加及HPV16、HPV18型感染率的下降，延迟初筛年龄及减少筛查次数的建议将会成为必然，特别是对那些早期完成全部疫苗接种的女性。这些女性是否可以在25岁或25岁以后开始筛查，或者间隔筛查期限为5年，依然是有待研究的课题。只有在疫苗接种被社会和各个经济阶层所广泛接受，或临床医生能确定女性已接种疫苗，延迟初筛年龄及减少筛查次数才可能成为国家的公共政策。确定已接种疫苗的女性需要建立疫苗接种登记并让广大临床医生参与，目前二者都无法满足需要。因文化的差异导致低风险女性优先接种疫苗，在有高风险的农村、少数民族和贫穷地区的女性则拒绝接种疫苗，在这些人群中减少筛查次数就会增加宫颈癌的发病率。政策制定者们仍在考虑HPV疫苗接种对宫颈癌预防策略的影响，根据种族、社会经济地位和地理区域对不同年龄组女性疫苗接种状况进行认真监测是非常重要的。

## 参考文献


[1] The Future Ⅱ Study Group. Effect of prophylactic human papillomavirus L1 viruslike- particle vaccine on risk of cervical intraepithelial neoplasia grade 2, grade 3, and adenocarcinoma in situ: a combined analysis of four randomised clinical trials. Lancet, 2007, 369: 1861-1868.

[2] Paavonen J, Jenkins D, Bosch FX, et al. Efficacy of a prophylactic adjuvanted bivalent L1 virus-like-particle vaccine against infection with human papillomavirus types 16 and 18 in young women: an interim analysis of a phase Ⅲ double-blind, randomized controlled trial. Lancet, 2007, 369: 2161-2170.

[3] Jemal A, Siegel R, Ward E, et al. Cancer statistics, 2008. CA Cancer J Clin, 2008, 58: 71-96.

[4] Saslow D, Runowicz CD, Solomon D, et al. American Cancer Society Guideline for the early detection of cervical neoplasia and cancer. CA Cancer J Clin, 2002, 52: 342-362.

[5] American College of Obstetricians and Gynecologists. Routine cancer screening. ACOG Committee Opinion No. 356. Obstet Gynecol, 2006, 108: 1611-1613.

[6] Wright TC, Massad LS, Dunton CJ, et al. 2006 consensus guidelines for the management of women

with abnormal cervical cancer screening tests. J Lower Genit Tract Dis, 2007, 11: 201-222.
[7] Saslow D, Castle PE, Cox JT, et al. American Cancer Society guideline for human papillomavirus (HPV) vaccine use to prevent cervical cancer and its precursors. CA Cancer J Clin, 2007, 57: 7-28.
[8] Sirovich BE, Welch HG. The frequency of Pap smear screening in the United States. J Gen Intern Med, 2004, 19: 243- 250.
[9] Sawaya GF, McConnell J, Kulasingam SL, et al. Risk of cervical cancer associated with extending the interval between cervical-cancer screenings. N Engl J Med, 2003, 349: 1501-1509.
[10] Quinn M, Babb P, Jone J, et al. Effect of screening on incidence of and mortality from cancer of cervix in England: evaluation based on routinely collected statistics. BMJ, 1999, 318: 904-908.
[11] Stokes-Lampard H, Wilson S, Waddell C, et al. Vaginal vault smears after hysterectomy for reasons other than malignancy: a systematic review of the literature. BJOG, 2006, 113: 1354-1365.
[12] Meissner HI, Tiro JA, Haggstrom D, et al. Does patient health and hysterectomy status influence cervical cancer screening in older women? J Gen Intern Med, 2008, 23: 1822-1828.
[13] Ferenczy A, Choukroun D, Arseneau J. Loop electrosurgical excision procedure for squamous intraepithelial lesions of the cervix: advantages and potential pitfalls. Obstet Gynecol, 1996, 87: 332-337.
[14] Arbyn M, Kyrgiou M, Simoens C, et al. Perinatal mortality and other severe adverse pregnancy outcomes associated with treatment of cervical intraepithelial neoplasia: meta-analysis. BMJ, 2008, 337: a1284.
[15] Spence AR, Goggin P, Franco EL. Process of care failures in invasive cervical cancer: systematic review and meta-analysis. Prev Med, 2007, 45: 93-106.
[16] Frable WJ. Error reduction and risk management in cytopathology. Semin Diagn Pathol, 2007, 24: 77-88.
[17] Cuzick J, Clavel C, Petry KU, et al. Overview of European and North American Studies on HPV testing in primary cervical cancer screening. Int J Cancer, 2006, 119: 1095-1101.
[18] Kitchener HC, Almonte M, Thomson C, et al. HPV testing in combination with liquid-based cytology in primary cervical screening (ARTISTIC): a randomised controlled trial. Lancet Oncol, 2009, 10: 672-682.
[19]Ferreccio C, Bratti MC, Sherman ME, et al. A comparison of single and combined visual, cytologic, and virologic tests as screening strategies in a region at high risk of cervical cancer. Ca Epid Biom Prev, 2003, 12: 815-823.
[20] Belinson J, Quao YL, Pretorius R, et al. Shanxi Province cervical cancer screening study: a cross sectional comparative trial of multiple techniques to detect cervical neoplasia. Gynecol Oncol, 2004, 83: 439-444.
[21] Waller J, Marlow LA, Wardle J. The association between knowledge of HPV and feelings of stigma, shame, and anxiety. Sex Transm Infect, 2007, 83: 155-159.
[22] Boronow RC. Death of the Papanicolaou smear? A tale of three reasons. Am J Obstet Gynecol, 1998, 179: 391-396.
[23] Gage JC, Hanson VW, Abbey K, et al. Number of cervical biopsies and sensitivity of colposcopy. Obstet Gynecol, 2006, 108: 264-272.
[24] Kim JJ, Brisson M, Edmunds WJ, et al. Modeling cervical cancer prevention in developed countries. Vaccine, 2008, 26(Suppl 10): 76-86.
[25] Vaccination coverage among adolescents aged 13~17 years — United States, 2007. Morb Mort Wkly Rep, 2008, 57: 1100-1103.
[26] Huh WK, the Quadrivalent HPV Vaccine Phase Ⅱ B/ Ⅲ Investigators. Impact of quadrivalent human papillomavirus (HPV) L1 virus-like particle vaccine on the incidence of abnormal pap tests and cervical procedures. Gynecol Oncol, 2008, 108: S10.
[27] Insinga RP, Liaw KL, Johnson LG, et al. A systematic review of the prevalence and attribution of human papillomavirus types among cervical, vaginal, and vulvar precancers and cancers in the United States. Cancer Epidemiol Biomarkers Prev, 2008, 17: 1611-1622.
[28] Klug SJ, Hukelmann M, Hollwitz B, et al. Prevalence of human papillomavirus types in women screened by cytology in Germany. J Med Virology, 2007, 79: 616-625.
[29] Kovacic MB, Castle PE, Herrero R, et al. Relationships of human papillomavirus type, qualitative viral load, and age with cytologic abnormality. Cancer Res, 2006, 66: 10112-10119.
[30] Sargent A, Bailey A, Almonte M, et al. for the ARTISTIC Study Group. Prevalence of type-specific HPV infection by age and grade of cervical cytology: data from the ARTISTIC trial. Br J Cancer, 2008, 98: 1704-1709.
[31] Kjaer SK, Breugelmans G, Munk C, et al. Population-based prevalence, type-and age-specific distribution of HPVinwomen before introduction of an HPV-vaccination program in Denmark. Int J Cancer, 2008, 123: 1864-1870.
[32] Wheeler CM, Hunt WC, Schiffman M, et al;

Atypical Squamous Cells of Undetermined Significance/Low-grade Squamous Intraepithelial Lesions Triage Study Group. Human papillomavirus genotypes and the cumulative 2-year risk of cervical precancer. J Infect Dis, 2006, 194: 1291-1299.
[33] Briolat J, Dalstein V, Saunier M, et al. HPV prevalence, viral load, and physical state of HPV- 16 in cervical smears of patients with different grades of CIN. Int J Cancer, 2007, 121: 2198-2204.
[34] Wentzensen N, Schiffman M, Dunn ST, et al. Grading the severity of cervical neoplasia based on combined histopathology, cytopathology, and HPVgenotype distribution among 1, 700 women referred to colposcopy in Oklahoma. Int J Cancer, 2009, 124: 964-969.
[35] Gravitt PE, van Doorn LJ, Quint W, et al. Human papillomavirus (HPV) genotyping using paired exfoliated cervicovaginal cells and paraffin-embedded tissues to highlight difficulties in attributing HPV types to specific lesions. J Clin Microbiol, 2007, 45: 3245-3250.
[36] Sherman ME, Wang SS, Wheeler CM, et al. Determinants ofhuman papillomavirus load among women with histological cervical intraepithelial neoplasia 3: dominant impact of surrounding low-grade lesions. Cancer Epidemiol Biomarkers Prev, 2003, 12: 1038-1044.
[37] Schifman M. Integration of human papillomavirus vaccination, cytology, and human papillomavirus testing. Cancer, 2007, 111: 145-153.
[38] Kiviat NB, Hawes SE, Feng Q. Screening for cervical cancer in the era of the HPV vaccine — the urgent need for both new screening guidelines and new biomarkers. JNCI, 2008, 100(5): 308-320.
[39] Khan MJ, Castle PE, Lorincz AT, et al. The elevated 10-year risk of cervical precancer and cancer in women with human papillomavirus (HPV) type 16 or 18 and the possible utility of type- specific HPV testing in clinical practice. J Natl Cancer Inst, 2005, 97: 1072-1079.
[40] Markowitz LE, Dunne EF, Saraiya M, et al. The Centers for Disease Control and Prevention Advisory Committee on Immunization Practices. Quadrivalent human papillomavirus vaccine: recommendations of the advisory Committee on Immunization Practices. MMWR Recomm Rep, 2007, 56 (RR2): 1-24.
[41] Kim JJ, Goldie SJ. Health and economic implications of HPV vaccination in the United States. N Engl J Med, 2008, 359: 821-832.
[42] Tugetman J, Reimers LL, Ginsberg MS, et al. Sociodemographic and HPV risk factor assessment of early-adopting users of the HPV vaccine in the late catch-up population (ages 19-26) in an ethnically diverse, urban population. Presented at the 40th Annual SGO meeting San Antonio, TX, 2009.
[43] Cooper CP, Saraiya M, McLean TA, et al. Pap test intervals used by physicians serving low-income women through the National Breast and Cervical Cancer Early Detection Program. J Women's Health, 2005, 14: 670-678.
[44] Ubel PA, Jepson C, Baron J, et al. The influence of cost-effectiveness information on physicians' cancer screening recommendations. Social Sci Med, 2003, 56: 1727-1736.
[45] Sirovich BE, Woloshin S, Schwartz LM. Screening for cervical cancer: will women accept less? Am J Med, 2005, 118: 151-158.
[46] Wright TC, Stoler MH, Behrens CM, et al. The ATHENA human papillomavirus study: design, methods, and baseline results. Am J Obstet Gynecol, 2012, 206:46. e1-11.
[47] Garland SM, Cheung TH, Mcneill S, et al. Safety and immunogenicity of a 9-valent HPV vaccine in females 12-26 years of age who previously received the quadrivalent HPV vaccine. Vaccine, 2015, 33: 6855-6864.

# 第二十三章
# 妇科细胞学新技术

*李再波（Li Z） 陈晓莉（Chen X） 赵澄泉（Zhao C）*

## 第一节 液基妇科细胞学

### 一、液基细胞学简要历史

最初开发液基细胞学（LBC）是用以满足细胞学自动化检查的需要。这样的样本应能够对单个细胞进行分析，以适用于计算机筛查的需要。用液基细胞学技术制成的“薄层”片使计算机进行细胞识别和分类成为可能。后来人们发现液基巴氏检查除了适用于自动化筛查外，与传统涂片相比，也可增加异常上皮细胞检测的敏感性。现在美国液基巴氏宫颈细胞学检查已基本取代传统巴氏涂片。

在细胞学检查的历史中，一个重要的里程碑是1996年美国食品和药物管理局（FDA）同意ThinPrep™（Hologic，Marlborough，Mass）可替代传统宫颈阴道涂片。1999年及2006年又批准了AutoCyte Prep™（现称为SurePath™；Becton Dickinson/TriPath，Burlington，NC）和MonoPrep™（MonoGen，Inc，Lincolnshire，Ⅲ）应用于临床。2008年底MonoGen公司宣布破产倒闭。

### 二、传统涂片与LBC的比较及LBC的优点

虽然LBC细胞学检查与传统巴氏涂片大致相同，但仍存在一些重要差别。与传统方法相比，LBC不仅增加异常鳞状细胞和腺细胞的检出率，降低细胞学的不满意率，提供细胞学重新制片的可能，并可将细胞学样本制成细胞蜡块，进行反馈性HPV检测、衣原体及淋病检测以及实现自动化。并且液基细胞学样本提高了细胞学实验室工作效率和工作满意度。传统涂片和LBC的比较见表23–1。

表23–1 传统涂片和液基细胞学的比较

| 技术指标 | 传统涂片 | 液基制片 |
|---|---|---|
| 取样 | 木制的匙状小竹板、细胞刷 | 塑料板、细胞刷、宫颈刷 |
| 固定 | 手工喷雾固定；延迟固定会造成干燥假象 | 即刻固定和均匀固定 |
| 实验室处理 | 不需其他处理即可染色 | 半自动化仪器制片及在制片前需要手工处理(surepath)才可染色 |
| 染色 | | 标准化的细胞分布，均一染色 |
| 背景 | 不干净，检测细胞会被红细胞和炎性细胞遮盖 | 相对干净 |
| 样品收集的有效性 | 80%以上的样品被丢弃 | 100%样品保存在小瓶中 |
| 细胞保存 | 有差异 | 好 |

### 三、三种LBC方法的比较

在美国，FDA批准了三种LBC方法用于巴氏筛查。虽然它们大多数特征相似，但还是有一些不同。生产MonoPrep™巴氏检测系统的MonoGen公司在2008年底宣布破产。现在美国市场仅有2种LBC产品，其中ThinPrep™占市场70%～80%，SurePath™占市场20%～25%。液基制片的特点概

括于表 23-2，另见图 23-1 ~ 23-7。

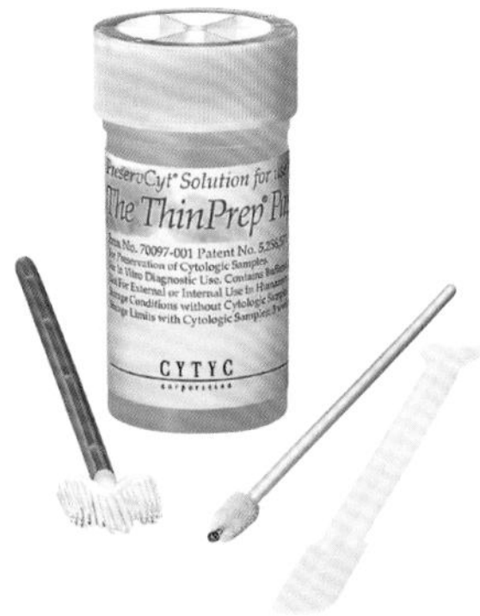

图 23-1 ThinPrep 运输小瓶及样品收集装置

扫帚形装置，塑料板和宫颈内膜细胞刷（Hologic, Inc. 提供）

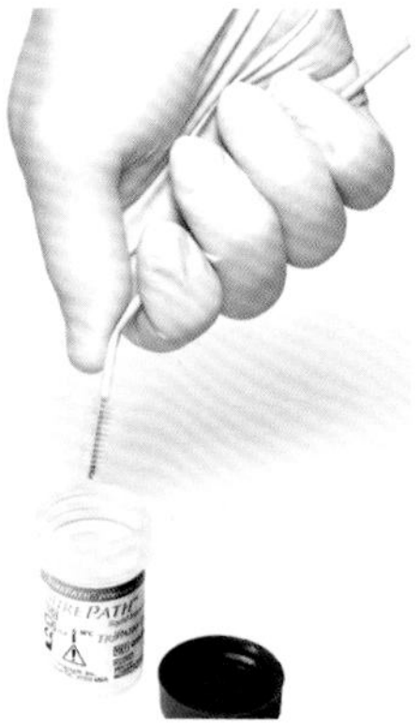

图 23-2 SurePath 运输小瓶及样品收集装置

此收集装置，头部可分离（BD Diagnostics 提供）

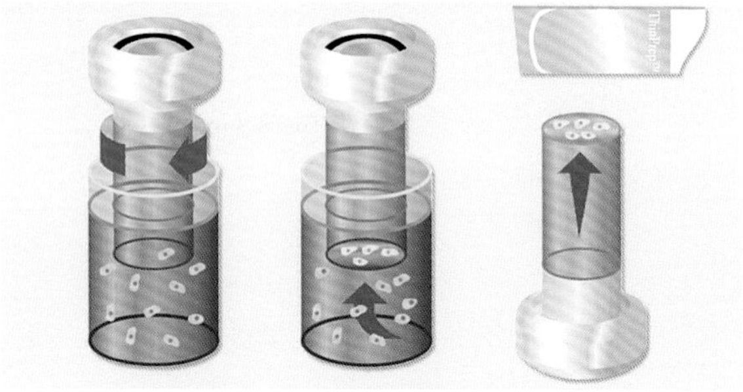

图 23-3 ThinPrep 细胞处理过程

带有过滤膜的塑料圆管伸入 Perservcyt 小瓶，旋转使细胞均匀化，黏液和血液等杂质和细胞分开。负压条件，细胞被过滤到过滤膜上。细胞在过滤膜的数量由压力监控，给予适当压力，塑料圆管从小瓶退出，颠倒方向，与玻片接触。正压条件，过滤膜上细胞被转移到玻片直径为 20mm 的圆形区域。以上过程由单个标本装载装置（T2000 模式）（图 23-4）或自动化多载装置（T3000 模式）完成

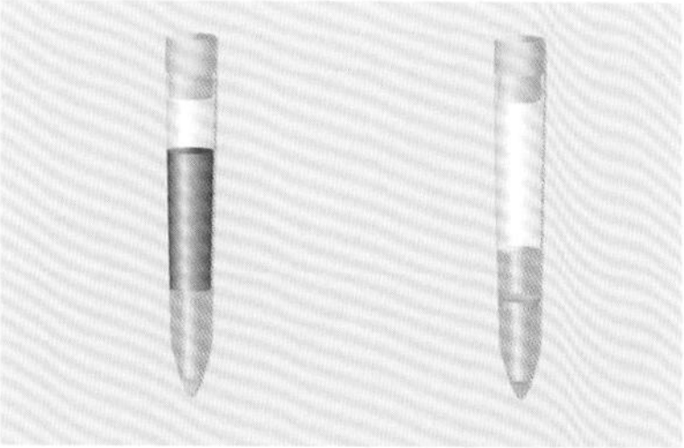

图 23-4 SurePath 细胞浓集过程

匀浆化的 8~10ml 细胞悬液（红色）放入具有 2ml 密度梯度的离心机试管内。此过程由 PrepMate 装置（图 23-6）完成。经过离心，上皮细胞小球沉淀在试管的最底层。血液、蛋白杂质和炎性细胞经密度梯度与上皮细胞分开。而后上皮细胞沉淀小球被转移到 PrepStain 装置（图 23-7）（BD Diagnostics 提供）

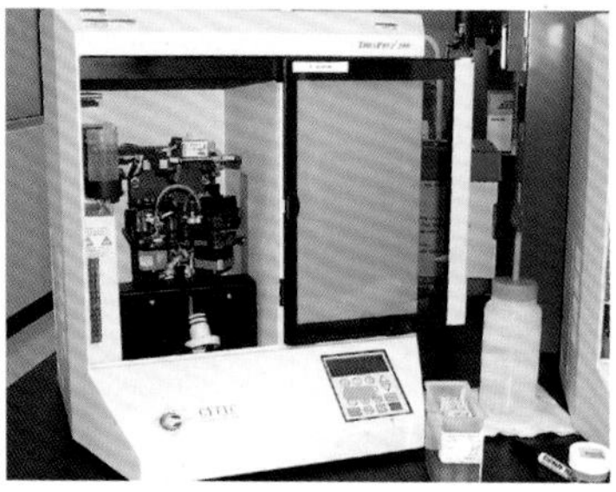

图 23-5 ThinPrep 2000 单个标本装置（Hologic, Inc. 提供）

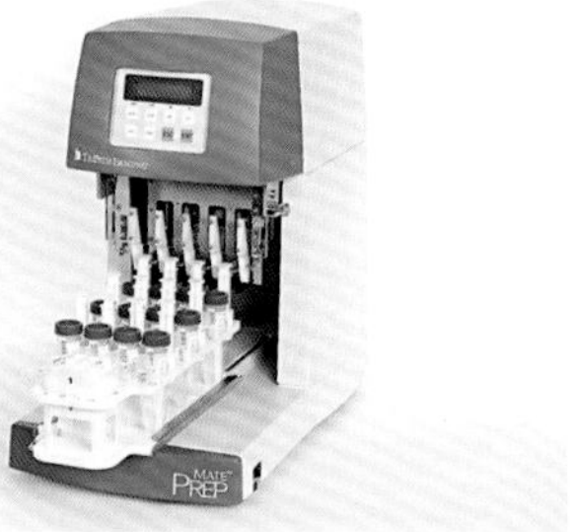

图 23-6 PrepMate 装置

用注射器使细胞在小瓶内均匀化并将随机的细胞悬液转移到离心试管内（BD Diagnostics 提供）

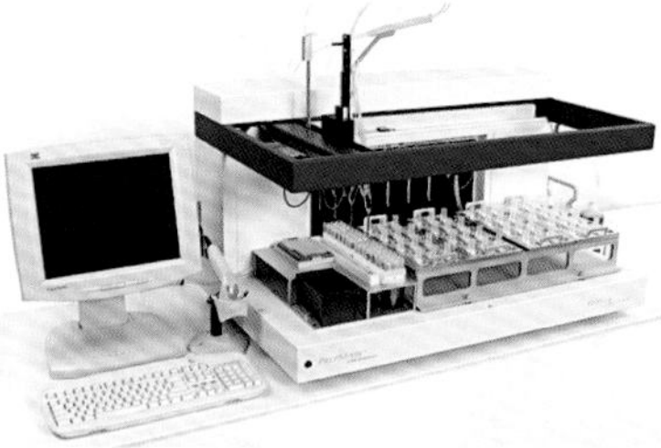

图 23-7 PrepStain 装置

上皮细胞沉淀小球被转移到此装置中，而后细胞被转移到玻片直径 13mm 的圆形区域内，玻片的黏合性只允许单层细胞覆盖于玻片。此装置也可完成自动化染色（变更的巴氏染色）（BD Diagnostics 提供）

表 23-2　液基制片的特点

| 特征 | Cytyc ThinPrep | BD/TriPath SurePath | MonoGen MonoPrep |
|---|---|---|---|
| 美国FDA批准的时间（年） | 1996 | 1999 | 2006 |
| 样品收集 | 扫帚形的装置或塑料板和宫颈内膜细胞刷两者结合（图 23-1） | 宫颈样品收集装置（图 23-2） | 与ThinPrep方法相同 |
| 样品收集装置 | 收集装置上的细胞被漂洗到运输小瓶中，收集装置废弃（图 23-1） | 宫颈样品收集装置带有可分开的头部（收集装置头部可从手柄处分离，并存放到运输小瓶中）。所有细胞均被保存在小瓶中是这种方法的优势（图 23-2） | 与ThinPrep方法相同 |
| 运输小瓶 | Perservcyt固定液甲醇固定（图 23-1） | SurePath保存液乙醇固定（图 23-2） | MPPT样本运输（MPPT-STS）甲醇固定 |
| 工作原理（图 23-3） | 细胞悬液匀浆化，随机化（图 23-3） | 细胞悬液匀浆化，随机化，具有诊断性价值的细胞被浓集（图 23-3） | 细胞悬液匀浆化，随机化 |
| 血液样本 | 过滤中血液会排斥上皮细胞；为提高满意度，可使用预处理程序（最常为冰醋酸）除去血液 | 利用密度梯度预处理和冲洗步骤，消除血液干扰，从而提高检测的满意度（图 23-3） | 大量血液或坏死碎片能减少细胞数量，使制片模糊或干扰检测。用醋酸处理血样本还未验证 |
| 自动化 | T2000 模式：单个样本装载装置（图 23-4）。T3000 模式：自动化多载装置 | 预处理：半自动化PrepMate装置（图 23-6）。处理后：自动化PrepStain装置（图 23-7） | MonoPrep处理器制片设备是完全自动化并带有一个多载装置，以“无人”模式 8 小时内可处理 324 个样本 |
| 小瓶和制片有条形码便于准确识别患者样本 | 无 | 无 | 有 |
| 最后产品 | 制片上有直径 20mm 的圆形区域，内有薄层细胞 | 制片上有直径 13mm 的圆形区域，内有薄层细胞 | 制片上有直径为 20mm 的圆形区域，内有薄层细胞 |
| 美国FDA临床试验资料与传统细胞学比较 | LSIL+：增加 18%；HSIL+：增加 58%；不满意率：1.9% | LSIL+：增加 7%；HSIL+：增加 64%；不满意率：0.6% | ASC-US+：增加 15%；ASC-H/AGC+：增加 23%；LSIL+：增加 26%；HSIL+：增加 4%；不满意率：1.2% |
| 由授权人对制片和读片进行培训 | 需要 | 需要 | 需要 |

注：AGC—非典型腺细胞；ASC-H—非典型鳞状细胞，不除外高度鳞状上皮内病变；ASC-US—意义未明的非典型鳞状细胞；HSIL—高度鳞状上皮内病变；LSIL—低度鳞状上皮内病变。

## 第二节 妇科细胞学自动化

筛选过程的最终目标是找到具有癌前病变的女性，使得她们可以在恶性肿瘤发展成潜在致死性侵袭性癌症之前进行治疗。当运行常规的视觉筛选过程时，细胞技术人员可以将大多数标本分类为明显正常，不需要进一步审查。当向整个筛选装置添加自动筛选装置时，其可以以不同方式使用。最初的概念是自动预先筛选确定大部分标本是正常的，只有很少的假阴性，即没有丢失任何或只非常少的真阳性标本。为了达到低假阴性率，可以接受相对高的假阳性率，因为这些样品会被进一步的人工筛选。使用自动化系统的另一种方式是与人工筛选并行运行。由于人和机器最有可能产生不同的错误，因此，组合系统将提高整个筛选过程的灵敏度，即降低假阴性率。

### 一、自动化优点

细胞学自动化有两个最终目标：一是提高诊断的准确性；二是提高技术人员和检测人员的工作效率。妇科细胞学自动化是以液基细胞学制片技术为基础并结合计算机自动化筛查，理论上能提高宫颈细胞学检查的准确性，并且提高工作效率。

1. 液基细胞学通过下列途径增加细胞学检查的准确性

（1）降低假阴性率。通过全部（或几乎全部）获取所收集的患者细胞、制片过程中样品随机化，以及细胞限制在片中固定区域内。

（2）降低假阴性率和假阳性率。通过改善细胞保存，提高对每个细胞的识别，以及减低血液等干扰因素。

2. 计算机自动化筛查通过下列途径增加细胞学检查的准确性

（1）降低假阴性率。通过筛查整张细胞片而不遗漏任何视野（FOVs）。另外，在用定位指导筛查装置时，筛查人员对可疑异常区域的警觉，会增加检测的敏感性，从而降低假阴性的可能。

（2）降低假阴性率和假阳性率。通过对所有细胞和视野应用同样一套标准来检测。

（3）降低假阳性率。在用切片分级筛查装置时，可被认定为不需人工再筛查，这样增加检测的特异性，从而减少人工检测造成的假阳性的可能。

3. 采用自动化细胞学提高工作效率的表现

（1）不论人工或自动化装置，筛查液基细胞学制片所需时间均少于筛查传统细胞学涂片所需的时间。

（2）切片分级筛查装置会减少人工复查阅片的数量。

（3）定位指导筛查装置会减少阅片的平均时间。

### 二、自动筛选装置

目前有 2 种方法用于自动化筛查。①切片分级筛查装置：应用这个装置进行切片分选，分出需要人工复查阅片组或不需要人工复查阅片组。每张切片出现异常细胞的可能性由该装置给出的分数来定。分数越大（趋近 1）可能性越大；分数越小（趋近 0）可能性越小（Becton Dickinson /TriPath，FPPS）。②定位指导筛查装置：识别并定位切片中可疑的异常区域以便人工阅片和诊断（Cytyc ThinPrep Imaging System，Neuromedical Systems PapNet，Becton Dickinson/ TriPath FocalPoint GS Imaging System）。

自动筛选系统被分类为需要上市前批准的医疗器械类别，这意味着没有 FDA 批准，在美国此类系统不可以出售。Tripath 在 1998 年获得 FDA 批准，是最早获得批准此类筛查产品。Tripath 公司在 2006 年被 BD 收购，系统更名为 BD FocalPoint Slide Profiler。虽然它也可以分析常规涂片，但主要用来分析 SurePath 液基涂片。根据 FDA 的批准，该系统可用于识别约 25% 的涂片为正常，无需进一步审查;其余 75% 则分为五种有异常风险的类别。同时该系统还可用于质量控制并提高灵敏度。Cytyc 也开发了一个具有计算机预筛分的交互系统。这个系统能够选择 ThinPrep 涂片上异常的细胞，以便于细胞技术人员的进一步检查。2003 年，这个成像系统获得了 FDA 批准，2007 年他们成为 Hologic 公司的一部分。

自动化筛查装置的操作特点概括于表 23-3。

**表 23-3 自动化筛查装置的操作特点**

| 操作特点 | BD/TriPath FPPS（BD Diagnostics-TriPath, Burlington, NC）（图 23-8） | Holgic/Cytyc ThinPrep Imaging System（Marborough, MA）（图 23-10） | PapNet（Neuromedical Systems, Suffern, NY） | BD/TriPath GS Imaging System（BD Diagnostics-TriPath, Burlington, NC）（图 23-8~23-9） |
|---|---|---|---|---|
| 基本方法 | 切片分级筛查 | 定位指导筛查 | 定位指导筛查 | 切片分级和定位指导筛查相结合 |
| 可应用于质量控制重复筛查 | 1996 年美国 FDA 批准 | | 1995 年美国 FDA 批准 | |
| 可应用于初级筛查 | 1998 年美国 FDA 批准 | 2003 年美国 FDA 批准 | 仅在欧洲和亚洲使用 | 2008 年美国 FDA 批准 |
| 使用的样本 | 传统巴氏涂片或 BD SurePath 巴氏制片 | ThinPrep 巴氏制片 | | BD SurePath 巴氏制片 |
| 使用的染色 | 传统巴氏涂片 - 由实验室选择；BD SurePath 巴氏制片 -PrepStain 装置或由实验室选择 | 采用 ThinPrep Imager 染色，细胞核深染，类似于巴氏染色方法，但有 DNA 定量染色的特性（Feulgen） | | PrepStain 装置或由实验室选择 |
| 自动化读片结果 | ①最多到 25% 没有进一步人工复查；②人工复查 | 所有制片人工复查：①仅复查选出的视野（FOVs）；②全部人工复查 | 对计算机选出的细胞进行人工复查 | 所有制片人工复查：①仅复查选出的视野（FOVs）；②全部人工复查 |
| 质量控制重复筛查 | 人工复查后，15% 最有可能出现异常的阴性片再进行人工复查 | 人工复查后，10% 阴性片随机和靶向再次复查，类似于全人工筛查 | | 人工复查后，15% 最有可能出现异常的阴性片再进行人工复查 |
| 美国 FDA 工作负荷量限度 | 8 小时内最多人工复查 100 张片 | 8 小时内最多读 200 张有选出视野的片 | | 8 小时内最多读 200 张有选出视野的片 |
| 美国 FDA 临床试验与常规人工筛查数据比较 | 传统涂片<br>ASC-US+：敏感性增加；LSIL+：敏感性增加；HSIL+：敏感性相当；SurePath 制片 HSIL+：敏感性增加 | ASC-US+：敏感性增加，特异性相当；<br>LSIL+：敏感性和特异性相当；<br>HSIL+：敏感性相当，特异性增加 | | ASC-US+：无统计学差异；LSIL+：增加 9.8%；HSIL+：增加 19.6%；不满意率：无统计学差异 |
| 由授权人培训自动化装置的使用 | 需要 | 需要 | | 需要 |

注：细胞技术员或初筛病理医生最大工作负荷量 = 100 张片 /24 小时。

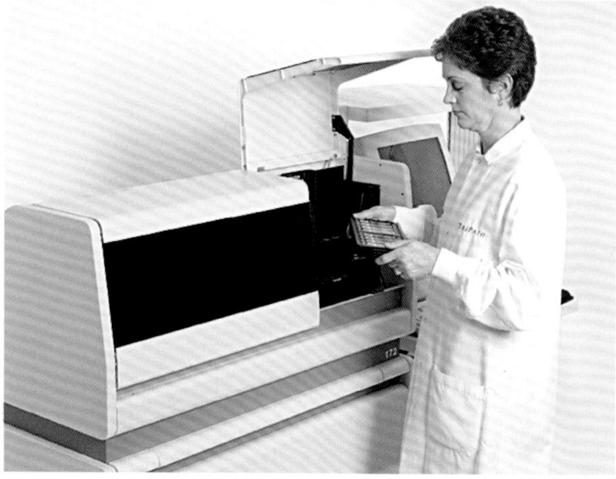

图 23-8　FocalPoint Slide Profiler计算机控制的自动化显微镜读片，24 小时内可读 300 张传统涂片或 SurePath 制片（BD Diagnostics提供）

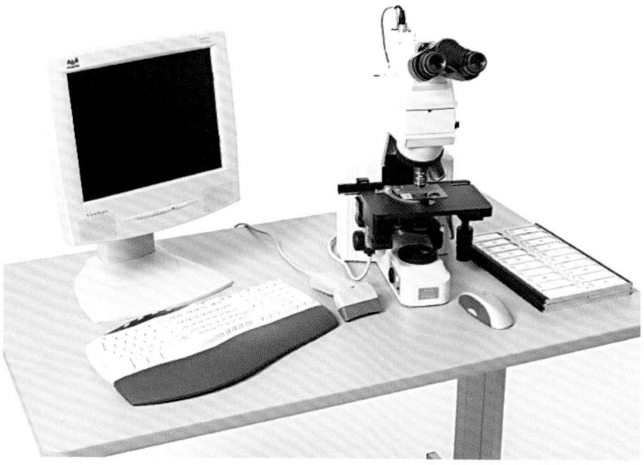

图 23-9　FocalPoint Review Station

由 FocalPoint Slide Profiler（图 23-8）识别和定位制片中可疑异常的区域，在显示屏上显现和通过显微镜由细胞技术员阅读。图 23-8 和图 23-9 两个装置组成 BD FocalPoint GS Imaging System（BD Diagnostics 提供）

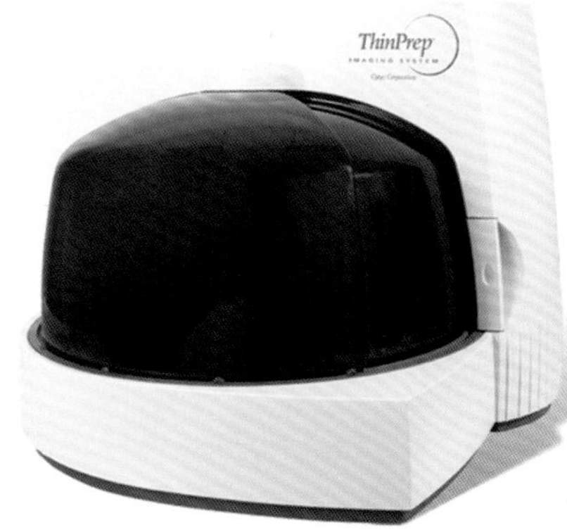



图 23-10　ThinPrep Imaging System自动化读片装置（Hologic, Inc.提供）

## 三、自动化装置使用相关的实验室问题

### 1. 自动化装置验证

实验室在实施新的自动化装置用来检测患者样本之前，如妇科液基制片和自动化筛查，应验证该装置在自己的实验室内是否工作正常。验证过程应遵照制造商所提供的程序手册并有所记录。

### 2. 病理结果报告

最终的病理报告应标明被筛查的是何种类型样本，举例如下。

—妇科传统巴氏检查

—妇科液基巴氏检查（ThinPrep）

—妇科液基巴氏检查（SurePath）

如果使用自动筛查装置，病理报告应标明：使用仪器的类型，自动筛查后的处理，举例如下。

—自动化筛查：初步筛查采用ThinPrep图像系统。

—自动化筛查：初步筛查采用FocalPoint初步筛查系统，初步筛查后无人工复查。

—自动化筛查：初步筛查采用BD FocalPoint GS筛查系统，初步筛查后人工复查。

### 3. 样本未能成功筛查

不是所有制片都能使用自动化仪器做出诊断。如制片因质量或其他原因而出现问题，仪器可能会拒绝阅片。对于所有被拒绝的样本，需要人工阅片。

### 4. 自动化筛查工作负荷量

自动化筛查工作负荷量与人工筛查工作负荷量应分开限定。实验室应遵照制造商对工作负荷量的指南。例如，ThinPrep图像系统要求 8 小时工作时间内最多可读有选出视野的细胞学片 200 张（假设每个细胞片都是完全阴性，阴性片计数为半张片）。如果影像学辅助检查有任何异常，则技术员需人工阅读全片，这个病例就计数为 1.5 张片。人工筛查工作负荷量详见第二十四章。

### 5. 性能要求及法律问题

大多数国家都有在批准用于临床使用之前如何测试自动筛选系统的强制性规定。在美国，自动筛选系统必须经过FDA批准，才能出售用于临床筛选。获得这样的批准涉及机器的所有方面的详细文档，以及在大规模详细的研究中对其性能广泛测试的结果。如果机器未能检测到存在于样品中的高级病变，并且因此导致女性罹患癌症，患者可以对该机器的制造商起诉，这可能是非常昂贵的和制造商不能承受的风险。因此，自动筛选系统往往会被设计成使这种风险最小化。一种方式是需要人类进一步检查来自每个样本的一些数据，从而把异常标本被错误叫作“正常”的责任从制造商传送给用户。另一种方法是与常规人类筛选并行运行，其原理是机器和人所做的错误是不同的，因此，用于检测恶性肿瘤的总体灵敏度增加。制造商一般通过保守地设置何时调用样品“正常”的阈值来降低假阴性率到被认为可接受的风险。在美国，目前的阈值一般在25%的水平;即75%的样本将必须由机器和人进行筛选。所有这些法律预防措施旨在保护妇女免受不必要的癌症获得风险，但它们也明显促成了自动化筛选迄今为止未能对筛选成本产生实际影响的事实。

总之，自动筛选系统几乎与人类的最佳视觉筛查一样好，并且成本显著降低。但是，这样的设备是否会被法律制度所接受还不清楚。也许很难在美国被接受，但也许会在其他的国家，特别是一些还没有宫颈癌筛查机构和项目的国家被接受。随着人乳头状瘤病毒疫苗的接种，异常细胞学病例预计会有所降低，人工筛查敏感性也将随之降低。使用辅助的自动化筛查系统可能会提高检查的敏感性，其重要性也会得以提升。

## 第三节 辅助检查在妇科细胞学中的应用

一直以来，巴氏检查是宫颈癌筛查的主要手段，然而分子生物学技术和免疫细胞化学技术在妇科细胞学领域应用的越来越多。人乳头状瘤病毒（HPV）感染诊断的准确性随着辅助方法如HPV检测和p16检测而明显增高。

### 一、高危型和低危型HPV

HPV分型以核苷酸序列同源性为基础，目前已发现100多种HPV类型。约有40种类型HPV易于感染生殖道黏膜，形成形态独特的病变，如乳头状瘤和尖锐湿疣。根据HPV与宫颈癌及其癌前病变的关系，流行病学领域里HPV被分为高危型和低危型。低危型HPV主要见于生殖器疣，包括6，11，40，42，43，44，54，61，70，72，81和CP6108型。高危型HPV因常与癌前病变和宫颈癌有关而被认为是致癌因子。这些高危型HPV包括16，18，31，33，35，39，45，51，52，56，58，59，68，73和82型。

### 二、HPV检测的临床应用

与细胞学比较，HPV检测具有高度的重复性，较容易监测，检测结果客观，并易于自动化。理论上细胞学检测和HPV检测最适当的使用，首选最敏感的检测方法，然后将更加特异性的检测方法用于最初检测阳性的患者。表23-4概括了这两种方法的比较。在我们从细胞学为基础的筛查转移到HPV为基础的筛查后，HPV基因分型在区分HPV阳性女性是否有高级别CIN、癌的发病风险或早期病变，以及选择最佳临床处理方法方面会起到重要作用。

**表23-4 HPV检测和细胞学检测的比较**

| | HPV检测 | 细胞学 |
|---|---|---|
| 敏感性 | 较高<br>在有规律筛查的人群中，仍有些人在筛查间期发生病变，这部分人可通过更加敏感的筛查方法而发现病变 | 较低 |
| 特异性 | 较低<br>尤其在较年轻女性中因为有较高的瞬时感染 | 较高 |
| 阳性预测值（PPV） | 较低 | 较高<br>减少了相继阴道镜检查而产生的费用 |
| 阴性预测值（NPV） | 较高<br>HPV检测使筛查间隔期能安全地延长 | 较低 |

与其他DNA病毒不同，常规细胞培养物不能检测HPV。由于有限的灵敏度和特异性，经典的直接病毒学诊断技术，例如电子显微镜和免疫组织化学，不能常规地用于检测HPV。抗HPV抗体的血清学检测由于其有限的分析准确性而未能用于临床诊断。因此，所有市售的用于临床的HPV测试方法都是检测标本中的HPV核苷酸。虽然许多HPV核酸检测方法已经在全世界的研究实验室中成功使用超过二十年，但它们中的大多数未被FDA批准用于临床应用。目前的HPV测试方法可以使用残余的液基细胞学样品，因此，容易结合到筛选过程中。当设计用于临床使用的新的HPV测试方法时，建议以下考虑：①应包括所有13种高危HPV类型（16，18，31，33，35，39，45，51，52，56，58，59和68），并且优选包括HPV 16型。②不应包括低危HPV类型。③不应包括HPV类型53，因为其相对高的感染率和与宫颈癌的低关联性。

1. 临床使用的HPV测试方法

目前的HPV测试方法可以分为以下几类。①FDA批准的基于高危HPV DNA的测定（筛选和基因分型测定），其不提供病毒整合信息。②FDA批准的基于HR HPV E6 / E7 mRNA的测定（筛选和基因分型测定），其提供病毒整合信息。③未经FDA批准的测试方法;其中一些是CE（欧洲）批准的。

FDA批准的基于HR HPV DNA的测定包括：①杂交捕获2 HPV DNA（Hybrid Capture 2）；②Cervista HPV HR测试；③Cervista HPV 16/18基因分型测试；④Cobas 4800 HPV测试。FDA批准的基于HR HPV E6 / E7 mRNA的测定包括：①用于检测E6和E7mRNA的Aptima HPV测定；②APTIMA 16/18/45基因型测定。所有这些测试都被批准可用于PreservCyt溶液（ThinPrep；Hologic Inc.，Bedford，MA）中收集的样品，最近FDA也批准Cobas 4800 HPV测试可用于在SurePath溶液（BD，Franklin Lakes，NJ）中收集的样品。

（1）杂交捕获2 HPV DNA测试。杂交捕获2（HC2）HPV DNA测试首先由Digene Corp.（Gaithersburg，MD）在1997年开发，目前由Qiagen销售。FDA于1999年批准了该测试，用于具有非典型鳞状细胞（ASC-US）的细胞学结果的标本的反射测试。FDA于2003年进一步批准其在30岁以上妇女与常规巴氏细胞学结合使用。目前，HC2高危HPV DNA检测是世界上最常用的HPV检测手段。

HC2 HPV DNA测试是一种体外核酸杂交测定，使用微板化学发光进行信号扩增，用于定性检测13种高危型HPV DNA（16，18，31，33，35，39，45，51，52，56，58，59和68）。HC2只检测高危型HPV的存在，但不能确定特定的HPV基因型。HC2使用特定高危HPV RNA探针混合物来杂交含有靶DNA的子宫颈样品。将所得的RNA探针和靶向的高危HPV DNA的杂交体捕获在用针对RNA-DNA杂合物的特异性抗体包被的微孔板上。在碱性磷酸酶缀合的抗体与固定的杂交体结合后，通过化学发光底物检测信号。多个缀合的抗体结合每个捕获的杂交体，导致实质性的信号放大，并且随后的发射光在发光计上作为相对光单位（RLU）测量。等于或大于预验证截止值（CO）的RLU测量表明在临床标本中存在高危HPV DNA序列。小于截止值的RLU测量值表明没有高危HPV DNA序列或高危HPV DNA水平低于HC2测定的检测低限。RLU/CO比率≥ 1.0的标本被认为是阳性，反之RLU/CO比率< 1.0的样品被认为是阴性的。

HC2高风险HPV DNA测试使用HC2 DNA收集装置或HC子宫颈采样器（子宫颈扫帚）收集标本，存放在Digene样品运输培养基或Cytyc PreservCyt小瓶中。宫颈细胞学标本可以在室温下储存长达两个星期。两个星期后，标本还可以在2～8℃下再保存一周。如果测定不能在收集后三周内进行，则可在测试前将样品在-20℃下储存长达三个月。收集的样品置于Cytyc PreservCyt溶液中，用于制备Cytyc ThinPrep Pap试验载玻片，同时可用于HC2高危HPV DNA测试。对于HC2高危HPV DNA测试，必须存在至少4ml的PreservCyt溶液。PreservCyt溶液中的样品可以在收集后和处理HC2高危HPV DNA测试之前在

2～30℃的温度下储存长达三个月。PreservCyt溶液中的样品不能冷冻。但是HC2测试也存在几个问题，包括由于其探针混合物与非靶向HPV类型的交叉反应性导致的分析不准确性（HPV 11，53，54，55，66）和缺乏内部控制来评估样品的充分性或潜在干扰物质的存在。当与高灵敏度宽范围的PCR测试相比时，HC2测试具有5%的额外假阳性率。

（2）Cervista HPV HR测试。Cervista HPV HR测试（Hologic，Bedford，Mass）于2009年获得FDA批准，为ASC-US宫颈细胞学检查结果的30岁及以上的女性进行辅助筛查高危HPV类型的存在，以确定是否需要阴道镜检查。FDA批准Cervista HPV HR测试可用于在ThinPrep PreservCyt溶液中收集的宫颈细胞学标本。类似于HC2测试，Cervista HPV HR测试只检测高危HPV是否存在，但不能确定特定的HPV基因型。它可用于在宫颈细胞学标本中定性检测14种高危HPV DNA（16，18，31，33，35，39，45，51，52，56，58，59，66和68）。

Cervista HPV HR测试是一种使用Invader技术来检测特定核酸序列的信号扩增方法。该测试使用两种类型的等温反应：在靶向DNA序列上发生的初级反应和产生荧光信号的次级反应。在初级反应中，探针寡核苷酸和Invader寡核苷酸与靶向DNA序列结合。当这些寡核苷酸在靶向DNA序列上重叠至少一个碱基对时形成侵入性结构。切割酶在重叠序列的位置切割探针的5’部分。探针以非常大的过量存在，反应在靶向DNA序列上和非靶向DNA序列上持续进行。它们会产生许多裂解的5’部分，可结合通用发夹荧光共振能量转移（FRET）寡核苷酸，产生由切割酶作为底物识别的另一种侵入结构。荧光团和猝灭剂分子之间的FRET寡核苷酸被酶切割后，会产生荧光信号。Cervista HPV HR测试中包含了检测高危HPV类型的三种寡核苷酸混合物的试剂。与HC2测试不同，Cervista HPV HR测试包括内外对照，以及阴性和阳性对照来用作质量控制。而且每次测定中都要运行对照。只有当阳性和阴性对照都产生正确的结果时，样品结果才是有效的。阳性结果表明在宫颈细胞学标本中存在14种高危HPV类型中的至少一种。对于Cervista HPV测试，应使用扫帚形装置或子宫颈刷/刮刀将宫颈标本收集在ThinPrep保存系统的PreservCyt溶液中。保存在PreservCyt中的样品可以在20～30℃下储存长达18周。PreservCyt溶液样品不能冷冻。与HC测试类似，Cervista HPV HR测试会与其他非高危HPV类型（例如HPV 67型和70型）具有潜在的交叉反应性。

（3）Cervista HPV16/18测试。Cervista HPV 16/18测试（Hologic）是用于定性检测宫颈标本中HPV16型和（或）18型DNA的体外诊断测试。同Cervista HPV HR测试一样，该测试也使用Invader方法。在初步反应中，探针寡核苷酸只与HPV16和（或）HPV18的靶向DNA序列结合。Cervista HPV16/18测试已经过FDA批准，可与Cervista HPV HR测试结合在30岁女性中来评估宫颈细胞学标本中是否存在高危型HPV16型和18型。同时也在具有ASC-US细胞学结果的患者中与Cervista HPV HR检查结合来评估是否存在高危型HPV16型和HPV18型。样本收集和储存要求与HPV HR的相同。Cervista HPV16/18测试的局限性包括交叉反应性和假阴性。高水平高危HPV31型的存在可引起该测试显示交叉反应性，同时低水平高危HPV感染可导致假阴性结果。

（4）Cobas 4800 HPV测试。Cobas 4800 HPV测试（Roche Molecular Diagnostics，Pleasanton，加利福尼亚州）最初于2009年在欧洲推出，并于2011年获得FDA批准。它使用实时PCR方法扩增靶向HPV序列，然后使用荧光信号以检测扩增的核酸。该测试使用Cobas 4800系统进行，此系统由两个独立的仪器组成：Cobas z 480和Cobas x 480分析仪。FDA最初批准Cobas 4800 HPV测试只可用于在Cobas PCR Cell Collection Media（Roche）或ThinPrep PreservCyt溶液中收集的宫颈标本，但最近也批准可用于在SurePath溶液（BD，Franklin Lakes，NJ）中收集的样品。Cobas 4800系统软件将样品制备，扩增和检测以及结果管理集成为一个统一的过程。该软件有两个不同的测试选项：针对所有14种靶向高风险HPV类型的汇集测试，和针对HPV16和HPV18的单独个体基因分型。Cobas 4800 HPV测试使用靶向DNA的PCR扩增和随后的核酸杂交来检测14种高风险HPV类型。该测试可以特异性鉴定HPV类型16和/或18，同时也检测其他12种高危类型（31，33，35，39，45，51，52，56，58，59，66和68）。Cobas 4800 HPV测试被批准用于：①21岁及以上ASC-US患者的HPV的感染。②21岁及以上ASC-US患者HPV16和（或）HPV18的基因定型。③辅助筛选并评估30岁及以上女性中HR HPV的感染。④评价30岁及以上女性中HPV16和（或）HPV18的基因定型。该测定是FDA批准用于在Cobas PCR Cell Collection Media（Roche）或ThinPrep PreservCyt溶液中收集的宫颈标本。FDA于2014年批准Cobas 4800 HPV测试可单独作为25岁及以上女性的宫颈癌初始筛查手段。

Cobas 4800 HPV测试的优势包括质量控制（内部对照，每次运行中的阳性和阴性对照以验证结果），高容量（每天可处理280个样品），自动化（装载和卸载微孔板是唯一的手动干预）和LIS兼容性（Cobas 4800系统可以连接到实验室信息系统）。由于该测试相对较新，关于其分析和临床验证的数据比较有限。但Cobas 4800 HPV与HC2相比显示类似的灵敏度和特异性。

（5）Aptima HPV HR测定。Aptima HPV HR测定（Hologic，加利福尼亚州）是FDA批准的最新HPV测试。该系统是现今唯一的全自动HPV测试系统。与上面提到的其他HPV测试不同，Aptima HPV是一种转录介导的基于扩增的测试，用于检测14种高危HPV类型的E6/E7 mRNA转录物（HPV 16，18，31，33，35，39，45，51，52，56，58，59，66和68）。该测试不测定HPV基因定型。Aptima HR HPV包括三个主要步骤：捕获寡聚体的靶向捕获，通过转录介导的扩增（TMA）的靶扩增和通过杂交保护测定（HPA）的扩增子检测。当样品中的细胞裂解后，靶向mRNA被捕获寡聚体核酸所捕获，捕获寡聚体结合高危HPV mRNA靶向分子的特定区域并形成捕获寡聚体/靶体复合物。捕获寡聚体连接到磁性微粒，其可以固定捕获寡聚体/靶体复合物。随后，捕获的高危HPV mRNA通过转录介导而扩增。TMA反应使用两种酶：MMLV逆转录酶和T7RNA聚合酶。MMLV逆转录酶用于产生包含用于T7RNA聚合酶的启动子序列的靶向高危HPV mRNA序列的DNA拷贝。随后，T7 RNA聚合酶从DNA拷贝模板产生RNA扩增子的多个拷贝。最后通过杂交保护测定来实现扩增子的检测。HPA使用与扩增子互补的化学发光标记的单链核酸探针，从标记的RNA / DNA杂交体发射的光作为光子信号测量并报告为相对光单位。

Aptima HPV HR可用于收集在PreservCyt溶液或Aptima宫颈标本收集和运输试剂盒的ThinPrep Pap试验瓶中的宫颈细胞学标本。在转移到Aptima标本转移管之前，PreservCyt液体Pap标本应储存在2～8°C，在室温下不应超过30天。如果收集在PreservCyt液体中的样品已转移到Aptima样品转移管中，可以在2～30℃下储存长达60天。如果需要更长的储存时间，PreservCyt液体中的标本可以在-20°C或更冷的条件下储存长达24个月。如果标本被收集和存储在Aptima收集和运输工具箱中，标本可以在2～30°C下存储长达60天。如果需要长期储存，标本可以在-20°C储存长达24个月。

Aptima HPV HR检测靶向mRNA序列，从而去除与任何其他HPV类型或可能在宫颈样品中出现的正常菌群和机会性生物体的交叉反应性。Aptima HPV HR也显示出高度的灵敏度和特异性。该测试与HC2同样敏感，但比HC2更特异。

（6）Aptima 16/18/45基因定型测试。该测试是检测HPV16，HPV18和HPV45的E6/E7 mRNA的定性测定。该测试可区分类型16与类型18和45，但不能区分类型18与45。基因定型测试用于管理Aptima HR阳性的，同时具有ASC-US细胞学结果的患者群体。该定型测试需要1ml样品，可在细胞学处理前作为等分试样或从残余样品中取出。像APTIMA HPV一样，基因定型测试利用转录介导的扩增和化学发光检测。结果可能报告为HPV 16阳性，HPV 18/45阳性，或HPV 16和18/45阳性。外部质量控制不包括在内，但提供了阴性及阳性对照。对于3种靶向HPV类型中的每一种，分析灵敏度为每个反应< 100拷贝。现今还没有报道与其他HPV类型的交叉反应性。

（7）非FDA批准的HPV检测（PCR，实时PCR等）。PCR测序可以通过靶向HPV L1检测HPV DNA，但是不能确定整合状态。这包括如下系统：linear array HPV genotyping（Roche，Basel，Switzerland），reverse line blot（Roche），PapilloCheck（Greiner Bio-One，Monroe，NC），SPF10-INNO LIPA HPV genotyping Extra（Innogenetics，Ghent，Belgium），和Amplicor HPV test（Roche）。实时PCR包括Abbott Real-time HPV assay，Geno ID real time，Roche Amplicor PCR。PCR和循环测序方法可提供HPV类型和序列信息，比FDA批准的测试更便宜，比杂交捕获2需要更少量的样品。实时PCR还可以提供病毒量信息。

2. HPV原位杂交技术

（1）HPV DNA原位杂交。该方法可以提供HPV整合状态和HPV定型信息。然而其灵敏度不确定，并且未经FDA批准。如果HPV已整合到宿主基因组，则仅检测到一个信号。当HPV游离存在时，将检测到多个信号。然而，当游离HPV病毒和整合HPV都存在时，整合信号不能与周围游离的HPV信号区分开。使用这种技术的测试为Ventana INFORM（Roche），包括用于探测HPV 6/11和HPV 16/18/31/33/35/39/45/51/52/56/58/66的探针。

（2）HPV RNA的原位杂交。该方法检测HPV E6 / E7 mRNA，然后使用靶向E6 / E7 mRNA序列的原位杂交探针来确定整合状态。使用这种技术的测试包括Advanced Cell Diagnostics，Affymetrix和InCellDx测定法。Advanced Cell Diagnostics和Affymetrix使用显微检测，而InCellDx使用流式细胞术检测。

## 三、p16/ki-67免疫组织化学染色（HPV替代检测）

HPV整合到宿主基因组中后，E7蛋白将表达。E7表达刺激p16的增强表达，从而抑制细胞周期蛋白D依赖性激酶4和6（CDK4/6）复合物磷酸化。作为CDK4/6复合磷酸化抑制的结果，Rb蛋白超磷酸化被抑制，进而阻止细胞周期。然而，E7蛋白与Rb的结合刺激Rb磷酸化会独立释放E2F，并且由p16过表达引起的细胞周期停滞被旁路。证据表明p16在宫颈上皮细胞中的表达可充当检测高级别宫颈上皮癌前病变和宫颈癌的生物标志物。p16在大多数CIN2+中过表达，但在良性和低级别病变中不会过表达。但是衰老（萎缩）或基因组应激引起的鳞状化生有时也会出现p16过表达，然而，由于缺乏HPV感染，Rb蛋白的低磷酸化不被E7诱导的E2F释放抵消，细胞周期停滞在这些病变中不会被旁路，因此，增殖标志物ki-67表达不像在具有HPV相关的高级别宫颈上皮内病变的细胞中那样增加。研究表明p16和ki-67的共表达只发生在高级别病变，而不会发生在良性病变。多项研究还发现通过使用p16和ki-67免疫染色的组合在组织学和细胞学标本中检测CIN2+具有高灵敏度和特异性。跟细胞学相比，p16/ki-67免疫染色具有类似的特异性和更高的灵敏度。跟HPV测试相比，p16/ki-67免疫染色具有显著高特异性，但灵敏度稍低。尽管目前缺乏数据，p16/ki-67双重免疫染色的潜在用途主要是用于初步筛选后对HPV阳性子宫颈细胞学标本的进一步检查。

## 四、其他生物标志物

1. DNA非整倍体

基因组不稳定性发生在几乎所有的癌症中。在HPV感染细胞中，E7蛋白引起的p53功能缺陷可导致DNA损伤，其通常在病毒整合之前发生。作为E6和E7蛋白表达的结果，异常数量的中心体会导致多极有丝分裂象，造成非整倍体或多倍体。由于E6和E7蛋白会促使细胞通过细胞周期检查点而进一步分裂，基因组异常不会被修复，并将存在于以后的细胞繁殖中。因此，通过核型分析，FISH，短串联重复的定量PCR，比较基因组杂交（CGH）和DNA测序来检测DNA非整倍性将有助于鉴定癌前病变。使用化学计量染色对所有核的积分光密度的直方图分析将显示正常细胞的二倍体分布和恶性细胞的不同的非整倍体分布。这种修饰的化学计量染色可以用于宫颈细胞学的自动化筛选。这种方法已经在中国开始使用于临床。由于该方法基于密度测量，所以对样品染色的一致性和控制以及成像的校准有相当高的要求。同时确保DNA测量只来自单一，未成叠的保存良好的细胞核。该技术也可以与常规PAP染色一起使用，但是由于缺乏化学计量染色，倍性测量将不太可靠。

2. ProExC（BD TriPath Imaging，Burlington，NC）

ProExC免疫细胞化学测定是使用针对拓扑异构酶Ⅱ（TOP2A）和微染色体维持蛋白2（MCM2）的单克隆抗体的混合物的商业测试试剂盒（TriPath Imaging，Burlington，NC）。TOP2和MDM2在异常的S期细胞周期会被诱导而过表达。MCM2通过将复制前的蛋白质复合物连接到DNA，并通过解旋酶活性解旋DNA以允许DNA合成，从而在DNA复制中发挥作用。TOP2A在DNA复制过程中酶切DNA链。这两种蛋白质在S期间DNA复制的调节中起到重要作用，并且在宫颈癌前病变和宫颈癌中发生的异常S期细胞周期诱导中过表达。最近的研究已经证明MCM2和TOP2A在评估宫颈活检标本和细胞学标本中是有用的，其中HSIL检测的灵敏度为78.6%至85.3%，特异性为71.0%至71.7%。

3. 基因启动子甲基化测定（CADM1，MAL和其他基因位点）

染色体重塑（组蛋白的修饰和某些基因启动子区域的CpG岛的甲基化）可以在高危HPV感染的细胞中发生。例如，E7过表达引起p16基因位的组蛋白结构的修饰，从而导致p16表达。研究调查表明细胞黏附分子1（CADM1）基因和T淋巴细胞成熟相关蛋白（MAL）基因启动子的甲基化与CIN3+关联，其灵敏度为70%，特异性为78%。另一项研究中发现一组6个基因，包括MAL，CADM1和其他四个基因（EPB41L3，EDNRB，LMX1和DPYS），在CIN2和CIN3（CIN2/3）比在CIN1有显著升高的甲基化。他们还发现EPB41L3甲基化是分辨高危HPV阳性和阴性样品中CIN2/3的最佳单一分类标志物。

4. TERC（3q26）和CTNND2（5p15.2）FISH

E6蛋白可刺激端粒酶逆转录酶（TERT）的转录，其可修复重复的端粒DNA序列以维持端粒完整性。研究已经证明在宫颈癌中分别包含端粒酶RNA成分（TERC）和TERT序列的染色体3q和5p会增加。具体来说，TERC基因扩增和染色体多体性与低级别病变进展为高级别病变和癌症相关，而它们的缺失与缺乏进展和甚至消退相关。Cervical BioStrat® Assay（BioVentra LLC）通过荧光原位杂交（FISH）在液基细胞学标本中来检测TERC（3q26.2）和CTNND2（5p15.2）区域的拷贝数以及染色体7（CEP7）的拷贝数。具有增加的TERC和CTNND2基因拷贝数的阳性结果表明有更高的风险进展为高级别病变和侵袭性癌症。阴性结果的患者进展风险较低，可以保守随访。阳性定义为检测到大于1%的细胞具有多拷贝的TERC（3q26）和（或）CTNND2（5p15）基因区域。与Pap和HPV检测结合使用，Cervical BioStrat® Assay可以帮助确定哪些LSIL和ASC-US HPV+患者可能有进展高级别病变或癌症的风险。

5. 细胞周期调节标记

pRb和p53：E7蛋白可以结合和灭活pRB，然后通过G1/S检查点允许细胞周期进展（13，14）。pRb的缺乏或低阳性预示着宫颈上皮病变的持续或进展（47，48）。虽然E7蛋白可以增加p53水平，导致凋亡和生长抑制，但这种效应被E6蛋白抵消，E6蛋白可以与p53和E3泛素连接酶E6相关蛋白形成复合物，然后刺激p53泛素化和降解。来自E6和E7蛋白与p53的相互作用的净结果是p53功能性的降低。研究人员对pRb和p53作为高级别宫颈上皮病变的可能生物标志物进行了调查，然而，由于在低级和高级病变中的相似的染色模式，它们的诊断价值很有限。

细胞周期蛋白E、细胞周期蛋白A和细胞周期蛋白B：所有这些蛋白质都在鳞状细胞宫颈癌形成中显示表达增加。细胞周期蛋白A和细胞周期蛋白B在子宫颈腺癌及癌前病变中也被证明表达增加。然而，这些蛋白质的过表达发生于低级和高级别子宫颈上皮病变的事实限制了它们在检测高级别病变中的用途。事实上，它们中没有一个具有足够的灵敏度或特异性来准确检测高级别宫颈病变和作为独立的分子标志物用于临床上。

细胞周期蛋白D1：一项研究调查了宫颈病变中的细胞周期蛋白D1表达，并发现细胞周期蛋白D1 mRNA和蛋白质在宫颈癌前病变和癌症中表达降低。在28/28（100%）的正常对照，1/31（3%）的CIN3和9/32（28%）侵袭性癌（57）的病例中观察到细胞周期蛋白D1的阳性免疫组织化学染色。

细胞周期蛋白A1启动子甲基化：最近的一项研究调查了细胞周期蛋白A1基因启动子甲基化状态，并且证明细胞周期蛋白A1基因启动子超甲基化在宫颈癌中很常见，与癌前病变相比，更加特异于浸润癌。正常细胞和低级别鳞状上皮病变均未显示细胞周期蛋白A1甲基化。相比之下，细胞周期蛋白A1甲基化分别在36.6%，60%和93.3%的高级别鳞状上皮病变，微浸润和浸润癌症中被发现。

微染色体维持（MCM）蛋白：MCM蛋白通过将复制前复合物加载到DNA上并使解旋酶活性解旋双链DNA以允许DNA合成，而在DNA复制中起作用。高危HPV感染可导致这些蛋白的过表达，随后不受控制的基因转录激活和通过E2F转录因子途径介导的异常S期诱导。最近的研究显示通过使用这些蛋白质的免疫化学染色在细胞学标本，特别是MCM-5，可以检测宫颈上皮病变。早期研究显示MCM-5免疫染色能够检测宫颈癌前病变，然而也在低级别宫颈病变和增殖性病变中表达，所以并没有检测高级别宫颈病变的特异性。其他研究表明MCM-7可能是检测高级别宫颈病变的特异性标志物，但在应用于临床之前尚需进行验证研究。

6. HPV L1 检测

HPV L1蛋白是HPV的主要衣壳蛋白，其形成具有T = 7对称性和50nm直径的二十面体衣壳。HPV衣壳由72个L1五聚体组成，它们通过二硫键彼此连接并与次要衣壳蛋白L2相连。L1衣壳蛋白是在病毒生命周期的生产期结束时合成的。L1蛋白在细胞质内产生并转移到中间和浅表鳞状上皮细胞的细胞核中，免疫化学染色可清楚见到强且均匀的核染。多个研究已经证明在LSIL中HPV L1蛋白表达更多，在HSIL中的表达则相对较少。此外，回顾性研究和前瞻性研究表明，HPV L1蛋白染色阴性的CIN1或CIN2比HPV L1阳性的病变更可能进展为CIN3或浸润性癌。HPV L1阴性CIN1或CIN2的高进展率提示为HPV基因整合到宿主基因组中的永久性感染，而HPV L1阳性CIN1或CIN2的低进展率表明为没有基因组整合的短暂HPV感染。HPV L1蛋白检测可以容易地在宫颈细胞学标本上进行，同时ThinPrep成像仪可以自动检查HPV L1染色的玻片。

7. 其他

随着以核苷酸为基础的检测方法的大量出现，被开发并可能应用于液基细胞学样本中的检测方法有：沙眼衣原体（CT）和淋病奈瑟球菌（NG）、单纯疱疹病毒、B组链球菌、阴道毛滴虫和囊性纤维化。如果实验室常规从液基细胞学样本中取材进行其他检测，那么液基细胞学筛查宫颈癌的有效性就可能会受影响，因为其他检测必会消耗一些宫颈细胞学样本。液基细胞学筛查与附加其他检测的利弊需要权衡。另外，实验室采用核酸方法必须知道交叉污染造成假阳性的危险，因此，如使用液基细胞学样本必须认真操作以避免交叉污染。

## 参考文献

[1] Fremont-Smith M, Marino J, Griffin B, Spencer L, Bolick D. Comparison of the SurePath liquid-based Papanicolaou smear with the conventional Papanicolaou smear in a multisite direct-to-vial study. Cancer, 2004, 102(5): 269-279.

[2] Angstetra D, Tait T, Tan J, Symonds I. Should liquid-based cytology be performed prior to colposcopy? A comparison of the accuracy, unsatisfactory rates and cost in a tertiary referral setting. Aust N Z J Obstet Gynaecol, 2009, 49(6): 681-684.
[3] Kirschner B, Simonsen K, Junge J. et al. Comparison of conventional Papanicolaou smear and SurePath liquid-based cytology in the Copenhagen population screening programme for cervical cancer. Cytopathology, 2006, 17(4): 187-194.
[4] Fremont-Smith M, Marino J, Griffin B, et al. Comparison of the SurePath liquid-based Papanicolaou smear with the conventional Papanicolaou smear in a multisite direct-to-vial study. Cancer, 2004 Oct 25, 102(5): 269-279.
[5] Karnon J, Peters J, Platt J, et al. Liquid-based cytology in cervical screening: an updated rapid and systematic review and economic analysis. Health Technol Assess, 2004 May; 8(20): iii, 1-78.
[6] Cibas ES, Alonzo TA, Austin MR, et al. The MonoPrep Pap Test for the Detection of Cervical Cancer and Its Precursors: Part I: Results of a Multicenter Clinical Trial. Am J Clin Pathol, 2008, 129(2): 193-201.
[7] Bibbo M, Wilbur DC. Comprehensive Cytopathology. 3nd ed. Philadelphia: Saunders, 2008. 1021-1040. [8] BD FocalPointTM GS Imaging System Product Insert 779-06922-00.
[8] BD PrepStainTM System Product Insert 779-10002-03.
[9] Clavel C, Masure M, Bory JP, et al. Human papillomavirus testing in primary screening for the detection of high grade cervical lesions: a study of 7932 women. Br J Cancer, 2001, 89: 1616-1623.
[10] Shroyer KR, Homer P, Heinz D, et al. Validation of a novel immunocytochemical assay for topoisomerase II-α and minichromosome maintenance protein 2 expression in cervical cytology. Cancer Cytopathology, 2006, 108(5): 324-330.
[11] Wilbur DC, Henry MR. College of American Pathologists Practical Guide to Gynecologic Cytopathology: Morphology, Management, and Molecular Methods. Northfield, Illinois: College of American Pathologists, 2008.
[12] ThinPrep Pap Test Package Insert. Marlborough, Mass: Cytyc Corp. 2001.
[13] Munoz N, Bosch FX, de Sanjose S, et al. Epidemiologic classification of human papillomavirus types associated with cervical cancer. N Engl J Med, 2003, 348: 518-527.
[14] Clifford GM, Gallus S, Herrero R, et al. Worldwide distribution of human papillomavirus types in cytologically normal women in the International Agency for Research on Cancer HPV prevalence surveys: A pooled analysis. Lancet, 2005, 366: 991-998.
[15] Siddiqui MT, Cohen C, Nassar Aziza. Detecting high-grade cervical disease on ASC-H cytology: role of BD ProEx C and Digene Hybrid Capture II HPV DNA Testing. Am J Clin Pathol, 2008, 130: 765-770.
[16] Chang AR, Lin WF, Chang A, et al. Can technology expedite the cervical cancer screening process? A Hong Kong experience using the AutoPap Primary Screening System with location-guided screening capability. Am J Clin Pathol, 2002, 117: 399-437, 443.
[17] Wilbur DC, Parker EM, Foti JA. Location-guided screening of liquid-based cervical cytology specimens: A potential improvement in accuracy and productivity is demonstrated in a preclinical feasibility trial. Am J Clin Pathol, 2002, 118: 399-407.
[18] Doyle B, O'Farrell C, Mahoney E, et al. Liquid-based cytology improves productivity in cervical cytology screening. Cytopathology, 2006; 17: 60-64.
[19] Biscotti CV, Dawson AE, Dziura B, et al. Assisted primary screening using the automated ThinPrep Imaging System.Am J Clin Pathol, 2005, 123: 281-287.
[20] LeeKR, Ashfaq R, Birdsong GG, et al. Comparison of conventional Papanicolaou smears and a fluid-based, thin-layer system for cervical cancer screening. Obstet Gynecol, 1997, 90: 278-284.
[21] Bolick D, llman DJ. Laboratory implementation and efficacy assessment of the ThinPrep cervical cytology screening system. Acta Cytol, 1998, 42: 209-213.
[22] Altiok S. Molecular markers in cervical cytology. Clinics in Lab Med, 2003, 23: 709-728.
[23] HPV Genotyping Clinical Update. American Society for Colposcopy and Cervical Pathology, 2009.
[24] Wright TC, Massad LS, Dunton CJ, et al. 2006 consensus guidelines for the management of women with abnormal cervical cancer screening tests, 2007, 197: 346-355.
[25] Katki HA, Kinney WK, Fetterman B, Lorey T, Poitras NE, Cheung L, Demuth F, Schiffman M, Wacholder S, Castle PE. Cervical cancer risk for women undergoing concurrent testing for human papillomavirus and cervical cytology: a population-based study in routine clinical practice. Lancet Oncol, 2011, 12(7):663-672.
[26] Chauhan S, Jaggi M, Bell M, Verma M, Kumar D. Epidemiology of human papillomavirus in cervical mucosa. Methods Mol Bio, 2009, 471:439-456.
[27] Einstein M, Schiller J, Viscidi R, Strickler H,

Coursaget P, Tan T, et al. Clinician's guide to human papillomavirus immunology: knowns and unknowns. Lancet, 2009, 9:347-356.
[28] American Cancer Society. Cancer facts and figures. Atlanta: American Cancer Society, 2008.
[29] zur Hausen H. Papillomaviruses in the causation of human cancers—a brief historical account. Virol, 2009, 384:260-265.
[30] Lizano M, Berumen J, Garcia-Carranca A. HPV-related carcinogenesis: Basic concepts, viral types and variants. Arch Med Res, 2009, 40:428-434.
[31] De Villiers E, Fauquet C, Broker T, Bernard H, Zur Hausen H. Classification of papillomaviruses. Virol, 2004, 324:17-27.
[32] Ho G, Bierman R, Beardsley L, Chang C, Burk R. Natural history of cervicovaginal papillomavirus infection in young women. N Engl J Med 1998; 338:423-8.
[33] Lehoux M, D'Abramo C, Archambault J. Molecular mechanisms of human papillomavirus-induced carcinogenesis. Pub Health Genomics 2009, 12:268-80.
[34] Doorbar J. Molecular biology of human papillomavirus infection and cervical cancer. Clin Sci 2006, 110:525-41.
[35] Hebner C, Laimins L. Human papillomaviruses: Basic mechanisms of pathogenesis and oncogenicity. Rev Med Virol 2006, 16:83-97.
[36] Letian T, Tianyu Z. Cellular receptor binding and entry of human papillomavirus. Virol J 2010, 7:1-7.
[37] Giroglou T, Florin L, Schafer F, Streeck R, Sapp M. Human papillomavirus infection requires cell surface heparan sulfate. J Virol 2001, 75:1565-70.
[38] Hamid N, Brown C, Gaston K. The regulation of cell proliferation by the papillomavirus early proteins. Cell Mol Life Sci 2009, 66:1700-17.
[39] Schiffman M, Rodriguez A, Chen Z, Wacholder S, Herrero R, Hildesheim A, et al. A population-based prospective study of carcinogenic human papillomavirus variant lineages, viral persistence and cervical neoplasia. Cancer Res 2010, 70:3159-69.
[40] Ho G, Bierman R, Beardsley L, Chang C, Burk R. Natural history of cervicovaginal papillomavirus infection in young women. N Engl J Med 1998, 338:423-8.
[41] Wang S, Hildesheim A. Viral and host factors in human papillomavirus persistence and progression. J Nat Cancer Inst Monogr 2003, 31:35-40.
[42] Saslow D, Solomon D, Lawson HW, et al. American Cancer Society, American Society for Colposcopy and Cervical Pathology, and American Society for Clinical Pathology screening guidelines for the prevention and early detection of cervical cancer. Am J Clin Pathol. 2012, 137:516–542.
[43] Anttila A, Kotaniemi-Talonen L, Leinonen M, et al. Rate of cervical cancer, severe intraepithelial neoplasia, and adenocarcinoma in situ in primary HPV DNA screening with cytology triage: randomised study with organised screening programme. BMJ 2010, 340:c1804.
[44] Stoler MH, Castle PE, Solomon D, et al. The expanded use of HPV testing in gynecologic practice per ASCCP-guided management requires the use of well validated assays. Am J Clin Pathol. 2007, 127:335-337.
[45] Stanley M. Pathology and epidemiology of HPV infection in females. Gynecol Oncol. 2010 May;117(2 Suppl):S5-10. doi: 10.1016/j.ygyno.2010.01.024. Review
[46] von Knebel Doeberitz M, Reuschenbach M, Schmidt D, Bergeron C. Biomarkers for cervical cancer screening: the role of p16(INK4a) to highlight transforming HPV infections. Expert Rev Proteomics. 2012, 9(2):149-163.
[47] Reuschenbach M, Seiz M, von Knebel Doeberitz C, Vinokurova S, Duwe A, Ridder R, Sartor H, Kommoss F, Schmidt D, von Knebel Doeberitz M. Evaluation of cervical cone biopsies for coexpression of p16INK4a and Ki-67 in epithelial cells. Int J Cancer. 2012,130(2):388-94.
[48] Petry KU, Schmidt D, Scherbring S, Luyten A, Reinecke-Lüthge A, Bergeron C, Kommoss F, Löning T, Ordi J, Regauer S, Ridder R. Triaging Pap cytology negative, HPV positive cervical cancer screening results with p16/Ki-67 Dual-stained cytology. Gynecol Oncol. 2011, 121(3):505-9.
[49] Schmidt D, Bergeron C, Denton KJ, Ridder R; European CINtec Cytology Study Group. p16/ki-67 dual-stain cytology in the triage of ASCUS and LSIL papanicolaou cytology: results from the European equivocal or mildly abnormal Papanicolaou cytology study. Cancer Cytopathol. 2011, 119(3):158-66.
[50] Bergeron C, Ordi J, Schmidt D, Trunk MJ, Keller T, Ridder R; European CINtec Histology Study Group. Conjunctive p16INK4a testing significantly increases accuracy in diagnosing high-grade cervical intraepithelial neoplasia. Am J Clin Pathol. 2010, 133(3):395-406.
[51] Moody CA, Laimins LA. Human papillomavirus oncoproteins: pathways to transformation. Nat Rev Cancer. 2010, 10(8):550-60.
[52] Bibbo M, Dytch HE, Alenghat E, Bartels PH, Wied GL. DNA ploidy profiles as prognostic indicators in CIN lesions. Am J Clin Pathol. 1989, 92(3):261-5.
[53] Steinbeck RG. Proliferation and DNA aneuploidy

in mild dysplasia imply early steps of cervical carcinogenesis. Acta Oncol. 1997, 36(1):3-12.

[54] Duensing S, Duensing A, Crum CP, Münger K. Human papillomavirus type 16 E7 oncoprotein-induced abnormal centrosome synthesis is an early event in the evolving malignant phenotype. Cancer Res. 2001, 61(6):2356-60.

[55] Duensing S, Lee LY, Duensing A, Basile J, Piboonniyom S, Gonzalez S, Crum CP, Munger K. The human papillomavirus type 16 E6 and E7 oncoproteins cooperate to induce mitotic defects and genomic instability by uncoupling centrosome duplication from the cell division cycle. Proc Natl Acad Sci U S A. 2000, 97(18):10002-10007.

[56] Gibbons D, Fogt F, Kasznica J, et al. Comparison of topoisomerase Ⅱ alpha and MIB-1 expression in uterine cervical squamous lesions. Mod Pathol.1997, 10:409-413.

[57] Shi J, Liu H, Wilkerson M, et al. Evaluation of p16INK4a, minichromosome maintenance protein 2, DNA topoisomerase IIalpha, ProEX C, and p16INK4a/ProEX C in cervical squamous intraepithelial lesions. Hum Pathol. 2007, 38:1335-1344.

[58] Pinto AP, Schlecht NF, Woo TY, et al. Biomarker (ProEx C, p16INK4A, and MiB-1) distinction of high-grade squamous intraepithelial lesion from its mimics. Mod Pathol. 2008, 21:1067-1074.

[59] Badr RE, Walts AE, Chung F, et al. BD ProEx C: a sensitive and specific marker of HPV-associated squamous lesions of the cervix. Am J Surg Pathol. 2008, 32:899-906.

[60] Walts AE, Bose S. p16, Ki-67, and BD ProExC immunostaining: a practical approach for diagnosis of cervical intraepithelial neoplasia. Hum Pathol. 2009, 40:957-964.

[61] Overmeer RM, Louwers JA, Meijer CJ, van Kemenade FJ, Hesselink AT, Daalmeijer NF, Wilting SM, Heideman DA, Verheijen RH, Zaal A, van Baal WM, Berkhof J, Snijders PJ, Steenbergen RD. Combined CADM1 and MAL promoter methylation analysis to detect (pre-)malignant cervical lesions in high-risk HPV-positive women. Int J Cancer, 2011, 129(9):2218-2225.

[62] Hesselink AT, Heideman DA, Steenbergen RD, Coupé VM, Overmeer RM, Rijkaart D, Berkhof J, Meijer CJ, Snijders PJ. Combined promoter methylation analysis of CADM1 and MAL: an objective triage tool for high-risk human papillomavirus DNA-positive women. Clin Cancer Res, 2011,17(8):2459-2465.

[63] Vasiljevi N. Credentialing of DNA methylation assays for human genes as diagnostic biomarkers of cervical intraepithelial neoplasia in high-risk HPV positive women Gynecol Oncol, 2014, 132(3):709-714.

[64] Andersson S, Sowjanya P, Wangsa D, et al. Detection of genomic amplification of the human telomerase gene TERC, a potential marker for triage of women with HPV-positive, abnormal Pap smears. Am J Pathol, 2009, 175(5):1831-1847.

[65] Jalali GR, Herzog TJ, Dziura B, Walat R, Kilpatrick MW. Amplification of the chromosome 3q26 region shows high negative predictive value for nonmalignant transformation of LSIL cytologic finding. Am J Obstet Gynecol. 2010, 202(6):581 e581-585.

[66] Heselmeyer-Haddad K, Janz V, Castle PE, et al. Detection of genomic amplification of the human telomerase gene (TERC) in cytologic specimens as a genetic test for the diagnosis of cervical dysplasia. Am J Pathol. 2003, 163(4):1405-1416.

[67] Wright TC, Jr., Massad LS, Dunton CJ, et al. 2006 consensus guidelines for the management of women with abnormal cervical screening tests. Journal of lower genital tract disease. 2007, 11(4):201-222.

[68] Ko V, Nanji S, Tambouret RH, Wilbur DC. Testing for HPV as an objective measure for quality assurance in gynecologic cytology: positive rates in equivocal and abnormal specimens and comparison with the ASCUS to SIL ratio. Cancer. 2007, 111(2):67-73.

[69] Arbyn M, Sasieni P, Meijer CJ, Clavel C, Koliopoulos G, Dillner J. Chapter 9: Clinical applications of HPV testing: a summary of meta-analyses. Vaccine. 2006 Aug 31;24 Suppl 3:S3/78-89.

[70] Day SP, Hudson A, Mast A, Sander T, Curtis M, Olson S, Chehak L, Quigley N, Ledford J, Yen-Lieberman B, Kohn D, Quigley DI, Olson M. Analytical performance of the Investigational Use Only Cervista HPV HR test as determined by a multi-center study. J Clin Virol. 2009, 45 Suppl 1:S63-72.

[71] Dockter J, Schroder A, Eaton B, Wang A, Sikhamsay N, Morales L, Giachetti C. Analytical characterization of the APTIMA HPV Assay. J Clin Virol. 2009 Jul;45 Suppl 1:S39-47.

[72] Duensing S, Munger K. Mechanisms of genomic instability in human cancer: insights from studies with human papillomavirus oncoproteins. Int. J. Cancer, 157-162.

[73] Clarke B, Chetty R. Cell cycle alterations in the pathogenesis of squamous cell carcinoma of the uterine cervix, Gynecol. Oncol., 238-246.

[74] Keating T J, Cviko A, Riethdorf S, et al. Ki-67, cyclin E and p16IKN4A are complimentary surrogate

biomarkers for human papillomavirus-related cervical neoplasia. Am. J. Surg. Pathol., 884-891.

[75] Erlandsson F, Wahlby C, Ekholm-Reed S, et al. Abnormal expression pattern of cyclin E in tumor cells. Int. J. Cancer, 369-375.

[76] Van de Putte G, Kristensen B G, Lie K A, et al. Cyclins and proliferation markers in early squamous cell cervical carcinoma. Gynecol. Oncol., 40-46.

[77] Skomedal H, Forus A, Holm R. Deregulation of D-type cyclins in uterine cancers. Cyclin D1/D3 is differentially expressed in cervical cancer. Anticancer Res., 3929-3935.

[78] Bae S D, Cho B S, Kim J Y, et al. Aberrant expression of cyclin D1 is associated with poor prognosis in early stage cervical cancer of the uterus. Gynecol. Oncol., 341-347.

[79] Kitkumthorn N. Cyclin A1 promoter hypermethylation in human papillomavirus-associated cervical cancer. BMC Cancer, 2006, 6:55.

[80] Malinowski DP. Molecular diagnostic assays for cervical neoplasia: emerging markers for the detection of high-grade cervical disease. Biotechniques. 2005, Suppl:17-23.

[81] Williams H G, Romanowski P, Morris L, et al. Improved cervical smear assessment using antibodies against proteins that regulate DNA replication. Proc. Natl. Acad. Sci. USA, 14932 - 14937.

[82] Brake T, Connor P J, Petereit G D, et al. Comparative analysis of cervical cancer in women and in a human papillomavirus-transgenic mouse model: identification of minichromosome maintenance protein 7 as an informative biomarker for human cervical cancer. Cancer Res., 8173-8180.

[83] Samson SJ, Parker MR, Hessling JJ, et al. Data comparison of three molecular markers (MCM7, p16 and integrin beta) for the detection of cervical dysplasia in SurePath cytology specimens. Acta Cytol, 2004, 43:658.

[84] Galgano MT, Castle PE, Atkins KA, et al. Using biomarkers as objective standards in the diagnosis of cervical biopsies. Am J Surg Pathol 2010 Aug, 34(8): 1077-1087.

[85] Mehlhorn G, Obermann E, Negri G, et al. HPV L1 detection discriminates cervical precancer from transient HPV infection-a prospective international multicenter study. Mod Pathol, 2013, 26(7):967-974.

[86] Melsheimer P, Kaul S, Dobeck S, et al. Immunocytochemical detection of human papillomavirus high risk L1 capsid proteins in LSIL and HSIL as compared with detection of HPV L1 DNA. Acata Cytol, 2003, 47: 124-128.

[87] Griesser H, Sander H, Hilfrich R, et al. Correlation of immunochemical detection of HPV L1 capsid protein in Pap smears with regression of high risk HPV DNA positive mild/moderate dysplasia. Anal Quant Cytol Histol, 2004, 26:241-245.

[88] Rauber D, Mehlhorn G, Fasching PA, et al. Prognostic significance of the detection of the human papillomavirus L1 protein in smears of mild to moderate cervical intraepithelial lesions. Eur J Obstet Gynecol Reprod Biol, 2008, 140(2):258-262.

[89] Griesser H, Sander H, Walczak C, et al. HPV vaccine protein L1 predicts disease outcome of high-risk HPV+ early dysplastic lesions. Am J Clin Pathol, 2009 Dec, 132(6):840-845.

# 第二十四章
# 美国细胞病理学质量管理和控制

*陈晓莉（Chen X） 赵澄泉（Zhao C）*

## 第一节 引言

细胞学实验室在美国所有临床检测实验室中最为规范。为了有效地管理和工作，细胞实验室的工作人员必须熟悉监管部门和专业机构的明文规定及了解与执照、资格鉴定、质量控制和安全条例有关的文件。本章的目的是根据美国1988年临床实验室改进修正案（Clinical Laboratory Improvement Amendments of 1988，CLIA'88）和美国病理学家学会实验室资格鉴定计划（College of American Pathologists Laboratory Accreditation Program）来阐述美国细胞实验室的管理和质量控制标准，供国内病理同行参考。

细胞病理学质量管理包含三个概念：质量控制（quality control），质量保证（quality assurance）、质量改进/持续质量改进（quality improvement/continuous quality improvement）。①质量控制：确保样本检验阶段实验室仪器和人员操作具有规范和标准。②质量保证：不仅关系到样本检验阶段的质量，也关系到样本检验前阶段和后阶段的质量，以确保患者有一个完善的医疗服务。③质量改进/持续质量改进：在质量控制和质量保证基础上，不断发现问题、解决问题和预防问题，给患者和临床医生最及时、最准确、最完整及最满意的细胞病理学诊断报告。质量管理最终目标是提供给患者最佳的服务。

细胞病理学质量管理分三个步骤：制订与明确计划和目标、实施与监测所定的指标、解决和预防所发现的问题。计划和目标可以是政府的明文规定，也可以是适合自己实验室的规章制度；实施与监测所定的指标是整个过程的关键；解决和预防所发现的问题是一个过程，在此过程中，包括重新制订或修改计划和目标，实施与监测所定的指标，以观实效。

细胞病理学质量管理要点：记录在案。用于记录的示例表格可供参考。

## 第二节 细胞病理学质量管理的要素

### 一、细胞实验室人员组成

1. 实验室主任（laboratory director）

由正规训练的解剖病理学或细胞病理学认证的病理医生担任。实验室主任或其指定的病理医生主要负责所有细胞病理诊断、质量管理、批准实验室操作程序和规章制度，确保它们的实施。

2. 技术主管（technical supervisor）

由正规训练的解剖病理学或细胞病理学认证的病理医生担任。技术主管必须根据需要为实验室技术和学术方面的问题把关。在许多实验室，实验室主任和技术主管常由一人担任。技术主管职责：建立质量控制程序，解决技术问题，评价人员能力，监督实验检查结果，对执行细胞技术员每半年评估，制定每位细胞技术员工作负荷量，对其进行至少每隔6个月的重新评价。

3. 一般主管（general supervisor）

每个细胞实验室必须有一位一般主管。一般

主管可以是一名病理医生，或由最近 10 年具有至少 3 年以上全职经验的细胞技术员担任。一般主管除了履行细胞技术员的职责，还需负责监管日常实验室运作，履行实验室人员职责，和细胞技术员读片及签发报告。此外，对实验室发生的技术问题随时提供解决办法。

4. 细胞技术员（cytotechnologist）

细胞技术员需具备专业培训（毕业于Commission on Accreditation of Allied Health Education Programs——CAAHEP认证的细胞技术学校）和相关部门认证（如ASCP）的条件。大多数细胞学学校学制一年。在过去近 10 年里美国宫颈癌筛查指南由每年 1 次变成现在的 3 年一次，所以总的宫颈细胞学检查数量减少很多，以及人们延迟退休年龄。所以细胞技术员需求量减低。细胞学校由十几年前 40 多个减少为现在（2017 年）24 个细胞学校。

（1）目前一般进入细胞技术员学校的要求是：需有学术委员会认可的学院或大学学士学位（BA/ AS），并且最低有 20 个学分的生物学课程，8 个学分的化学课程，3 个学分的数学课程。

（2）细胞技术员的工作在不同实验室不完全相同。大多数细胞技术员参与宫颈细胞学筛查，部分也可参与教学、科研、质量控制、细胞制片和协助细针穿刺标本评价。

（3）细胞技术员需要承担的职责：细胞技术员必须记录以下内容。①自己筛查的每位患者细胞病理片诊断结果。② 24 小时内读片总数（请参照表 24–1），包括 24 小时内所有工作过的实验室。③ 24 小时内读片所用小时数（表 24–1）。

表 24–1　每日读片记录

| | |
|---|---|
| 日期 | |
| 妇科读片数 | |
| 非妇科读片数 | |
| 读片总数 | |
| 所用小时数 | |

## 二、实验室操作程序和规章制度手册

细胞实验室应有两种类型的程序手册：客户服务手册和实验室程序手册。客户服务手册是一种书面或电子版指南，指导客户用适当的方法获取、贮存和运输样本到细胞实验室。客户服务手册内容：患者准备，样本收集，样本标记，样本保存，运输条件。实验室程序手册包括：样本收集和处理的程序，拒收的标准，显微镜检查的程序，含有每个具体步骤的操作程序。

实验室操作程序和规章制度代表实验室的标准作业程序（standard operating procedures）。该手册应放于工作台或在工作区域内供参考使用，实验室每项实际操作应与该手册的内容相符，所有实验室人员都应熟悉该手册自己工作范围内的内容。所有程序都必须由细胞学主任批准、签名和注明日期，如果管理者职位发生改变，程序必须重新批准、签名和注明日期。不再使用的程序必须保存 2 年。教科书和制造商的操作手册虽能作为参考，但不能代替实验室本身制订的程序。

## 三、样本历经的三个阶段—检验前阶段、检验阶段和检验后阶段

1. 样本检验前阶段

（1）样本采集。每个实验室应有样本采集手册，对如何妥善收集、处理、运输及制备细胞学涂片做出具体指示，特别是涂片和样本固定的首选方法及涂片和样本容器的标记。该手册应发给所有样本取材的地方，如医院护士站、诊所及医生办公室等。该手册应包括所有细胞病理学样本，如宫颈阴道细胞学，痰、灌洗液、刷检、体液及细针穿刺等。

（2）样本接收和拒收。

1）样本标记。涂片或容器应清楚地标记患者姓名和独特而完整的识别信息（如患者出生日期、病历号等）及取材部位。

2）样本检验申请单。包括患者姓名、出生日期或年龄、性别、检测项目、样本采集日期、取材部位/来源、提交样本的临床医生姓名和地址及相关临床信息。对于妇科样本，临床信息包括末次月经日期，激素使用情况和其他疗法，以往宫颈阴道细胞学检查和活检结果等。

3）样本登记。样本记录在接收登记本或输

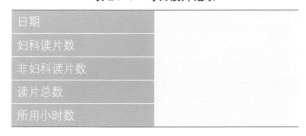

入计算机，给予一个编号。登记时，接收人员需核对样本标记与检验申请单信息是否符合，检查样本状态。

4）样本拒收。每个实验室应有样本拒收的标准，例如：检验申请单信息不全，标记与检验申请单信息不符，样本未标记，只有样本而没有检验申请单。对于这样的样本，应由原申请人尽量补充信息，如不能补全或样本信息无法确认时应拒收。拒收应登记在拒收登记本并写明拒收原因。

对于不合格的样本（例如：没有适当固定，液体泄漏在容器外，破碎的涂片），应在病理报告注明："样本拒收无法检验，因为……（注明原因）"。

实验室只能接收医生或经授权人员所提交的样本。拒收样本时应通知提交样本的临床医生。

2. 样本检验阶段

（1）样本制备和染色。妇科样本（宫颈阴道涂片）需用巴氏染色方法。非妇科样本（痰、灌洗液、刷检、体液及细针穿刺等）用巴氏染色方法或其他适当的永久染色方法。实验室使用的染色溶剂和化学试剂都应标明试剂含量，截止日期和（或）更换日期/过滤日期。染色溶剂和化学试剂应按照制造商要求保管并在截止日期前使用。为避免涂片交叉污染，染色溶剂应经常过滤或定期更换。对有高度交叉污染可能性的非妇科样本，应单独染色，用过的染色溶剂要过滤或更换。每一天使用的染色溶剂都应检查是否达到预期的染色效果。制作好的涂片或液基薄片需贴适当标记。

（2）仪器和设备。实验室所有仪器和设备都应当妥善操作，常规维修、服务和监测，以确保仪器和设备无故障，从而不影响检查结果。对有些仪器和设备（如液基薄层制片技术和检查系统、自动筛查仪），操作人员应接受正规技能培训。读片应用双目显微镜。

（3）制片的技术质量。病理医生或主管级细胞技术员应对每一天的制片技术质量进行评价，并做记录。制片技术质量的评价包括制片仪器和染色。

（4）样本描述。实验室工作人员要对样本类型、形态、数量、固定方法、制备和染色有所记录。描述举例如下。

1）收到一瓶液基薄片液体，制作液基薄片一张并用巴氏染色。

2）收到一张酒精固定涂片和一张风干固定涂片。一张用PAP染色，一张用Diff-Quik染色。同时收到一瓶 35ml Cytolyt固定的粉红色液体，制作液基薄片一张并用巴氏染色。

3）收到一瓶 500ml 没有固定的黄色混浊液体。制作液基薄片一张并用巴氏染色，制作细胞块一个。

（5）读片和报告。

1）细胞技术员。妇科（宫颈阴道涂片）筛查，报告筛查的阴性结果。帮助病理医生做非妇科筛查。

2）主管级细胞技术员。妇科（宫颈阴道涂片）筛查，重复筛查，报告筛查的阴性结果。帮助病理医生做非妇科筛查。

3）病理医生。检查非正常妇科和所有非妇科样本，签发报告。非正常妇科包括：可疑恶性细胞或恶性细胞（suspicious or malignant cells），低度和高度鳞状上皮内病变（LSIL和HSIL），非典型鳞状上皮细胞（ASC-US，ASC-H）和非典型腺细胞（atypical glandular cells），反应性或修复性改变（reactive or repair）。其他妇科样本也可要求病理医生检查，再发报告（如样本量不满意；45岁及以上年龄女性有子宫内膜细胞，某些感染如疱疹病毒，筛查者不确定的细胞，临床医生要求等等）。总之任何有异常发现的宫颈细胞学都必须由病理医生读片和签发报告。细胞技术员提交给病理医生的非正常妇科样本可记录在表 24-2。

**表 24-2 层次读片（hierarchic review）记录**

| | |
|---|---|
| 细胞病理样本号 | |
| 原始筛查结果 | |
| 原始筛查人员 | |
| 上级读片结果 | |
| 病理医生 | |
| 是否相符 | |
| 解释及最后诊断 | |

4）重复筛查（rescreen）。每位细胞技术员或主管级细胞技术员筛查的妇科阴性病例，至少10%需要重复筛查。重复筛查病例应包括高危患者（标准由实验室主任确定）和随机抽查的阴性患者。选做重复筛查的病例，需等重复筛查完成再发报告。重复筛查必须由病理医生、技术主管、一般主管或在过去10年至少有3年全职经验的细胞技术员进行。重复读片若与原始筛查结果不符，重复筛查人员应和原始筛查人员一起读片。如果读片后意见仍不一致，病理医生读片并做最终诊断。如果实验室仅有病理医生没有细胞技术员，不需要重复筛查。重复筛查的结果和分析应有所记录，参照表24–3。

**表24–3 重复筛查记录**

| | |
|---|---|
| 细胞病理样本号 | |
| 原始筛查结果 | |
| 原始筛查人员 | |
| 重复筛查结果 | |
| 重复筛查人员 | |
| 是否相符 | |
| 解释及最后诊断 | |

5）细胞病理报告（cytopathology reports）。报告内容包括患者姓名，独特的识别号码，出生日期或年龄，性别，样本采集日期，编号，提交样本的临床医生姓名和（或）临床单位，负责读片的细胞技术员和（或）病理医生姓名，样本检查所在实验室的名称和地址，报告签发日期，检查项目，取材解剖部位和（或）样本类型，对细胞形态有所描述和解释，对样本或涂片不满意时明确说明，修正/修订报告的依据。实验室收到日期/登记日期，样本类型描述，指定所使用的自动筛查仪和相关的临床信息。

细胞病理报告必须清楚地表明疾病是存在、不存在或不确定（不确定的原因应当注明）。妇科细胞病理报告多采用Bethesda报告系统；非妇科细胞病理报告应提供明确的描述性诊断，或者使用与组织病理学相似的术语，或者使用分类和描述相结合的诊断。脱落细胞学病理报告可用"未见恶性细胞"作为诊断。若有可疑细胞或可疑性诊断，建议重复检查、组织活检或其他检查。

对于质量或数量不满意的妇科样本（例如，超过75%的细胞被血液或其他因素所覆盖，鳞状细胞不足）应在病理报告注明：样本经过处理和检查，但对上皮异常改变无法做出评价，因为……（注明原因）。对于质量或数量不满意的非妇科样本，也应在病理报告注明。不满意样本，若查出非典型细胞，或更严重的病变细胞，样本即为"满意"，可在报告中对样本的质量或数量加以评述。

### 3. 样本检验阶段和样本检验后阶段

以下工作有可能涉及样本检验阶段和（或）样本检验后阶段。

（1）细胞病理检查与组织病理检查相对照。细胞病理检查应与组织病理检查以及其他特殊检查（如流式细胞学和分子生物学）相对照。细胞病理医生可在对照后再发报告，若时间不允许，细胞病理报告需先发。即使细胞病理报告发出，也应该完成与其他检查的对照。如果细胞病理结果与其他检查结果有显著不符，甚至可能影响患者的治疗方案，细胞病理医生应再发一份报告对有冲突的结果加以解释。如果细胞病理检查误差，应通知临床医生，并发修正/修订报告。细胞病理检查与组织病理检查相比较的结果和分析应有所记录，参照表24–4。

（2）随访制度。细胞病理检查应定期与后续的组织病理检查及其他特殊检查（如流式细胞学和分子生物学）相对照。随访结果和分析应有所记录，参照表24–4。

**表24–4 细胞病理诊断与组织病理诊断对照记录**

| | |
|---|---|
| 细胞病理样本号 | |
| 细胞病理诊断 | |
| 组织病理标本号 | |
| 组织病理诊断 | |
| 是否相符 | |
| 不符原因* | |
| 解释及所应采取的行动 | |

注：*不符原因有：①细胞样本取样误差；②细胞病理筛查误差；③细胞病理诊断误差；④组织标本取样误差；⑤组织病理诊断误差。

对非妇科样本，选择随访所有可疑或阳性病例，或重点随访某一类型的标本/器官类型（如乳腺细针穿刺）。对妇科样本，应随访所有高度鳞状上皮内病变（HSIL）或可疑恶性细胞和恶性细胞（suspicious or malignant cells）的病例。若本医院没有后续相关信息，应把随访过程加以记录（如以写信或电话的方式向有关临床科室询问）。

（3）细胞病理检查与临床信息相联系。诊断妇科样本，应对临床病史有所了解，如患者年龄、末次月经日期、孕产史，以往宫颈阴道细胞学和活检异常史和子宫手术史。对特殊临床病史的阴性病例可以选择重复筛查（rescreen）。

诊断非妇科样本，应综合考虑临床病史和体检结果、放射检查结果、微生物或其他检查结果。例如，诊断乳腺细针穿刺标本，需考虑临床病史、乳房体检、乳房X线照片的结果。

在诊断过程中，病理医生有任何不清楚的地方，应与临床医生沟通。细胞病理报告发出后，也应与相继得到的临床信息相对照。例如：通过临床放射病理讨论会，检查细胞病理报告是否与临床或放射结果相符。

（4）院内外会诊。

1）院内会诊。对新诊断的恶性肿瘤或不确定诊断，可能影响患者进一步检查和治疗方案的病例，最好请另外一位病理医生复查后再发报告。如有条件，可利用多目显微镜集体阅片。若不能达到相同的诊断，应请院外会诊。

2）院外会诊。院外会诊包括病理医生对疑难病例做出诊断前请专家会诊，也包括病理报告发出后根据患者或临床医生的要求，将病理切片和报告带到外院会诊。院外会诊结果应与本院初步诊断或原始诊断相对照。如果院外会诊结果与本院原始诊断显著不符，可能影响患者的治疗方案，细胞病理医生应再发一份报告对有冲突的结果加以解释。如果本院检查失误，需发修正/修订报告。参照表24-5。

**表24-5　本院诊断与外院诊断对照记录**

| | |
|---|---|
| 细胞病理样本号 | |
| 本院诊断 | |
| 外院诊断 | |
| 解释及所应采取的行动* | |

注：*解释及所应采取的行动：①两者诊断相符；②两者诊断略有不符，但不影响患者目前的治疗；③两者诊断不符并影响患者目前的治疗，需通知临床医生并做相应处理。

### 4. 样本检验后阶段

（1）回顾复读阴性片。当首次诊断患者有高度鳞状上皮内病变（中度或重度非典型增生，原位癌，CIN2级或CIN3级）或恶性病变时，该患者过去5年所有阴性或正常涂片应复读。若复读发现原始诊断有误并影响到患者目前的治疗，需发修正/修订报告。复读结果和分析应有所记录，参照表24-6。

**表24-6　原始诊断与回顾复读诊断对照记录**

| | |
|---|---|
| 细胞病理样本号 | |
| 原始细胞病理诊断 | |
| 原始诊断人员 | |
| 复读细胞病理诊断 | |
| 复读诊断人员 | |
| 是否相符 | |
| 解释及所应采取的行动 | |

（2）工作负荷量。每位筛查人员在24小时内读片总数不应超过100张（包括妇科或非妇科），参照表24-1。最大工作负荷量（100张）应在不少于8小时工作日完成。妇科阅片包括未筛查片，10%重复筛查片，5年回顾复读阴性片。此工作量适用于做初筛工作的任何人员，包括细胞技术员、细胞病理医生或病理医生。每24小时最多100张不作为业绩指标，而作为法律允许的绝对指标。如果利用计算机辅助的影像学系统（如新柏氏TIS等），计算方法稍有不同。如果完全阴性片，技术员发报告，这计作0.5个片子。如果有异常细胞片，需细胞技术员手动全片重新筛查，这就计作1.5个片子。

实际工作负荷量表（表24-7）由技术主管

或实验室主任根据每位筛查人员的工作表现限定，此评定应每6个月进行一次。筛查表现根据个人10%重复筛查记录（表24–3）和个人筛查的阳性检出结果与病理医生的读片结果相比较（表24–2）。若重复筛查发现漏诊率升高，或个人筛查结果与病理医生读片结果不符率升高，此筛查人员的最大工作负荷量应减少。

**表24–7　实验室筛查人员最大工作负荷限量**

| 筛查人员 | 读片总数/24小时 |
|---|---|
| | |

（3）筛查人员表现评定。实验室应对每位筛查人员的筛查统计结果与整个实验室的统计结果相比较，说明偏差的原因，并酌情给予纠正（如增加重复筛查的样本，减少工作负荷量或给予适当的培训）。筛查人员包括宫颈阴道细胞学筛查的细胞技术员、一般主管和病理医生。请参照表24–8。

**表24–8　个人筛查统计结果与整个实验室统计结果相比较**

| 统计结果 | 筛查个人 | 实验室 | 分析及所应采取的行动 |
|---|---|---|---|
| 重复筛查漏诊率 | 2% | 0.5% | 漏诊率高，增加重复筛查样本数 |
| 异常检出率 | 3% | 5% | 检出率低，减少工作负荷量 |
| 非典型鳞状上皮细胞/鳞状上皮内病变比例 | 2.8% | 1.5% | 过度非典型鳞状上皮细胞诊断，重新学习诊断标准 |

（4）实验室间比较和水平测试。细胞实验室应积极参加院外或全国范围内的细胞学水平测试或教育计划，以考察本实验室的诊断水平（详见第二十五章）。

（5）细胞病理检查周转时间。从实验室收到样本时间到病理报告发出时间。90%非妇科常规细胞病理检查周转时间应在2个工作日内。妇科细胞学检查周转时间可由实验室自行而定。

（6）实验室记录、细胞病理报告、病理玻片的保留。实验室记录、细胞病理报告、病理玻片要妥善保管。若病理玻片和报告被借出，实验室应有记录。

以下保留期限可供参考。

实验室记录（检验申请单，样本登记记录，质量控制记录，仪器维修记录，质量管理记录）：2年。

妇科和非妇科玻片：5年。

细针穿刺玻片：10年。

细胞块：10年。

细胞病理报告：10年。

现在美国很多医院患者的检验申请单，样本登记记录等全部扫描及电子病例报告，长期存在计算机中。

（7）年度统计分析。CLIA88要求细胞实验室有以下年度统计分析。

1）细胞病理样本总数。

2）妇科细胞病理。

a．妇科细胞病理样本总数。

b．妇科细胞病理样本数按诊断类别分。

（a）不满意（unsatisfactory）。

（b）阴性/反应性（negative/reactive）。

（c）非典型鳞状上皮细胞（ASC–US）。

（d）非典型腺细胞（AGC）。

（e）低度鳞状上皮内病变（LSIL）。

（f）高度鳞状上皮内病变/癌变（HSIL/carcinoma）。

c．细胞病理检查与组织病理检查显著不符的样本数。

d．重复筛查阴性片导致重新分类为癌前病变或恶性样本数。

e．回顾复读阴性片导致重新分类为癌前病变或恶性样本数。

f．细胞病理恶性或高度鳞状上皮内病变并得到组织病理结果样本数。

g．非典型鳞状上皮细胞/鳞状上皮内病变比例（ASC/SIL）。

3）非妇科细胞病理。

a．非妇科细胞病理样本总数。

b．非妇科细胞病理样本数以类型/来源分（如痰、灌洗液、刷检、体液、细针穿刺等）。

# 第三节 细胞学质量管理评价

## 一、假阳性和假阴性检测结果

宫颈细胞学检测是一种筛查试验，像其他任何筛查检测一样，准确性不是100%。即使训练有素的病理医生或细胞技术员，也可能出现假阳性和假阴性的结果。尽管假阳性和假阴性结果不是经常发生，但它们可引起患者焦虑，也影响女性的健康。假阳性结果意味着细胞病理报告有异常细胞，但这些细胞实际是正常的。假阴性结果将有明显异常细胞的患者报告为正常，也延误了癌前病变或癌的诊断和治疗。研究显示约一半假阴性由于不恰当样本采集导致，另一半则是由于不能正确判读而引起。

采样错误可能由于采集器没有采集到病变细胞，或者没有将采集器中的病变细胞转运到玻片或运输小瓶所致。

实验室错误是将异常细胞筛查中被遗漏或将异常细胞误判读为正常细胞。

## 二、重新检查细胞片

正如第二节所介绍，以下3种细胞片重新检查与Pap检测结果相关，也是美国所有实验室实行质量控制所必须的检查。

### 1. 前瞻性10%阴性重复筛查

前瞻性即指在正式发细胞学报告之前，进行重复筛查。重复筛查的病例升级为鳞状上皮内病变或浸润性癌的比例为0.2%～5%。然而，有些报告显示重复筛查的病例即使升级为非典型鳞状上皮细胞或更严重病变，这种发生率仍低至0.18%。重新筛查升级的百分比取决于不同的实验室和不同的女性群体。

### 2. 回顾性复读阴性片（5年回顾）

不同的研究显示重新复读5年之内阴性的病例，分类为不满意、非典型鳞状上皮细胞或更严重病变的百分比有所不同，大多数为10%～30%。重新复读的强度越高，发现异常的可能性越大。据估计许多发表的文章复读发现错误的频率被扩大，这是由于复读者已经知道此患者有HSIL或更严重的Pap结果。当复读者不知道患者目前的结果，被重新分类病例的百分比较低。实验室应有判读原始结果和复读结果之间存在明显差异的标准。一些研究显示2年回顾性复读已满足于质量控制的目的，因为它能识别出75%假阴性。另一些研究注意到3年回顾性复读可识别出94%过低诊断。

### 3. 细胞学与组织学对照

细胞学-组织学相关性检查是细胞学质量控制的一个主要部分。对于Pap细胞学来说，组织学结果被假设认为是金标准。然而，完全的细胞学-组织学相关性并不现实。细胞学和组织活检之间存在差异比较常见，其中最常见的原因是“取样误差”。ASCUS/LSIL协助分类研究（ALTS）发现33%～36%组织学为CIN2或更严重病变被阴道镜检查遗漏。实验室比较Pap和宫颈活检报告，确定二者诊断不一致的原因是必须的。至少，CLIA88要求所有Pap报告为高度鳞状上皮内病变（HSIL）或有可疑恶性细胞和恶性细胞（suspicious or malignant cells）的病例，必须与随后组织病理学报告相对照。Pap细胞片和组织学标本应独立检查。由于组织学活检不一定总是准确的，因而应寻找它们之间存在差异的原因。Pap检测和宫颈活检均可受取样误差的影响。有些病例Pap检测比组织活检能更好地代表宫颈病理改变。对于Pap诊断为HSIL或以上病变而活检为阴性的病例，如果Pap复读证实了原有的诊断，应需要LEEP锥切进一步检查和确定治疗方法。细胞学-组织学对照对患者采取适当的处理方案很重要，如发现显著不符需要与临床医生沟通。有些实验室要求所有宫颈活检应与以前的Pap检测结果相比较，其结果应在宫颈活检报告中记录。

## 三、细胞技术员工作的评价

技术主管每天与细胞技术员一起工作，他们对每一个细胞技术员的筛查能力非常了解。但对细胞技术员的工作进行客观定期（每个月或每6个月）评价会更有价值。这些评价应根据细胞技术员个人的筛查统计结果与整个实验室的统计结果相比较。每位细胞技术员的结果与实验室平均结果是否存在显著性差异可以通过统计学方法如$Z$值，也称为标准正态偏差（$SD$）来评价。对$Z$值超过2 $SD$或低于2 $SD$的细胞技术员应调查偏差的原因，并采取补救措施。

1. 筛查技术水平

细胞技术员筛检能力，从10%阴性巴氏细胞片重新筛查检出的假阴性和异常检出率得以评价。

（1）假阴性比例（FNP）。患有宫颈瘤变/癌前病变/癌变的女性，她们巴氏涂片检查为阴性的百分比，即FNP=FN/（TP+FN），其中FN是假阴性，TP是真阳性。文献中FNP为0～28%。每位细胞技术员的FNP与整个实验室的FNP相比较，可用于工作考核。由于重新筛查的结果因不同实验室之间筛查的仔细程度不同而有差异，因而FNP不能用于不同实验室之间的比较。

（2）异常检出率。细胞技术员检查的所有病例中判读为异常病例（ASC、AGC、SIL和癌）的百分比。每位细胞技术员的异常检出率对工作考核有帮助，因为它能够与实验室平均异常检出率进行比较。明显低于平均异常检出率提示有些病例可能被漏诊，高于平均异常检出率表明有些病例可能被过诊。

2. 细胞技术员与病理医生检查结果相对比

CLIA88要求细胞技术员应提交非正常妇科涂片给病理医生做最后诊断。细胞技术员与病理医生检查结果可通过定量测量，如$k$值来评价。确定细胞技术员工作量和评定细胞技术员筛查能力时使用此结果。以下数值与细胞学结果相对应以便用于定量测量。

| | |
|---|---|
| 阴性 | 0 |
| 修复/反应性 | 1 |
| ASC-US/ASC-H/AGC | 1.5 |
| LSIL/CIN1 | 2 |
| HSIL/CIN2 | 3 |
| HSIL/CIN3 | 4 |
| 鳞癌/腺癌 | 5 |

病理医生诊断的数值减去细胞技术员的数值，其结果为这个病例的差异积分。差异积分越低，细胞技术员与病理医生检查结果的一致程度越高。

3. 不满意率

指细胞技术员判读不满意巴氏涂片占所有巴氏涂片的百分比。与整个实验室不满意率相比较，较低不满意率提示缺乏严格的样本满意标准。

## 第四节 细胞学质量管理计划

制订与实施细胞学质量管理计划需考虑以下五个要点。

### 一、质量测量/评估的指标

制订细胞学质量管理计划首先要有质量测量/评估的指标。年度统计分析的结果及前面讨论的质量要素（样本检验前阶段、检验阶段、检验后阶段）都可作为指标。与指标相关的数据可按月、季或年为单位收集。收集数据要有专人负责。

### 二、质量测量/评估的分析

实验室主任或指定的一般主管应定期对收集的数据加以分析。

### 三、质量测量/评估的标准

每一个指标所要达到的标准（benchmark level）可根据本实验室的情况来定，也可根据国内外文献来定。若指标达到标准，考虑提高标准或增加新的指标（预防行动，preventive action）。若指标没达到标准，应分析问题的所在并制订解决问题的方案（纠正行动，corrective action）。

### 四、改进的实施

实验室制订的解决问题的方案应按计划实施。

### 五、信息沟通

信息沟通在细胞学质量管理中是一个很重要的环节，包括实验室内部的沟通，与临床医生的沟通，以及向院级质量改进委员会的汇报。

## 参考文献


[1] Nakhleh RE, Fitzgibbons PL, eds. Quality Management in Anatomic Pathology. Promoting Patient Safety through Systems Improvement and Error Reduction. Northfield, Illinois: College of American Pathologists, 2005.

[2] Kline TS, Nguyen GK, eds. Critical Issues in Cytopathology. New York: Igaku-Shoin, 1996.

[3] Silverberg SG, et al, eds. Silverberg' s Principles and Practice of Surgical Pathology and Cytopathology. 4th ed. Philadelphia: Churchill Livingstone, 2006. 9-10.

[4] Clinical Laboratory Improvement Amendments of 1988. Final Rule. Fed Reg, 1992, 57: 7001-7186.

[5] Current CLIA regulations (including all changes through 01/24/2004) available at: http: //www. phppo. cdc. gov/ clia/ regs/toc. aspx. Accessed August, 2009, 24.

[6] College of American Pathologists. Laboratory Accreditation Program. Cytopathology Checklist. Last Revised Date: September 27, 2007.

[7] Bibbo M, Wilbur DC, eds. Comprehensive Cytopathology. 3th ed. Philadelphia: Saunders, 2008. 59-62.

[8] Solomon D, Nayar R, eds. The Bethesda System for reporting Cervical Cytology. 2nd ed. New York: Springer-Verlag, 2004.

[9] Koss LG, Melamed MR, eds. Koss' Diagnostic Cytology and its Histopathologic Bases. 5th ed. Philadelphia: Lippincott Williams & Wilkins, 2006. 1627-1630.

[10] Montes MA, Cibas ES, DiNisco SA, et al. Cytologic characteristics of abnormal cells in prior "normal" cervical/ vaginal Papanicolaou smears from women with a high grade squamous intraepithelial lesion. Cancer (cytopathology), 1999; 87: 56-59.

[11] Jones BA. Rescreeening gynecikiguc cytology: rescreening 3762 previous cases fri cyrrent high-grade squamous intraepithelial lesions and carcinoma- a College of Americab Oathilogists Q-Probe study if 312 institutions. Arch Pathol Lab Med, 1995, 119: 1097-1103.

[12] Allen KA, Zaleski S, Cohen MB. Review of negative Papanicilaou tests: Is the retrospective 5-year review necessary? Am J Clin pathol, 1994, 101: 19-21.

[13] Tabbara SO, Sidawy MK. Evaluation of the 5-year review of negative cervical smears in patients with high grade squamous intraepithelial lesions. Diagn Cytopathol, 1996, 15: 7-11.

[14] A randomized trial on the management of low-grade squamous intraepithelial lesion cytology interpretations. Am J Obstet Gynecol, 2003, 188: 1393-1400.

# 第二十五章
# 美国宫颈细胞学执业人员资质与技能测试

*陈晓莉（Chen X） 赵澄泉（Zhao C）*

在美国各类医务人员都必须参加训练并通过考试，获得一定的专业执照和证书才可以开始行医工作。例如，病理医生需要至少4年住院医师培训，通过美国病理学委员会（American Board of Pathology，ABP）的病理学专业考试才能获得ABP的病理医师资格证书；细胞病理医生需要至少4年病理住院医师和1年细胞病理学专业培训，先通过ABP病理学考试获得ABP的病理医师资格证书，再通过ABP细胞病理学考试获得ABP的细胞病理学医师资格证书；细胞学技术员大学本科毕业后需要1年细胞学技术员学校的培训学习，绝大多数参加美国临床病理学会（American Society of Clinical Pathology，ASCP）的资格考试，获得ASCP的细胞学技术员证书。

过去几年，所有参与宫颈细胞学筛查和判读人员（包括细胞技术员和病理医生）都必须参加每年一次的妇科细胞学执业资格与技能测试（gynecologic cytology proficiency test，PT）。这应归属细胞学质量控制范畴。在美国普遍实行这种测试已有10多年历史，作者认为这种技能测试对目前中国细胞学具有一定借鉴参考价值，所以将此内容单列为一章节加以介绍。

## 第一节　美国细胞学执业人员资格与技能测试的历史

1988年，美国临床实验室改进修正案（CLIA'88），首次提出全国妇科细胞学执业资格/技能测试（gynecologic cytology proficiency test，PT）这一概念。同年10月31日，里根总统签发CLIA'88（Clinical Laboratory Improvement Amendment of 1988）法律条文。当时细胞学PT明文规定：必须定期评定所有参与细胞学筛查和判读人员的读片水平，包括预先通知及并不预先通知的水平测试。此测试应在正常工作条件下完成。美国医疗保险和医疗补助服务中心（The Center for Medicare and Medicaid Services，CMS）决定，CLIA'88条例中的PT从1992年开始生效。然而历经17年之久，2004年秋，CMS才正式批准中西部医学教育学院（Midwest Institute for Medical Education，Inc，MIME）提交的妇科细胞学执业资格测试项目，并于2005年开始执行。这是第一个全国性细胞学技能测试项目。2006年，美国临床病理学会（ASCP）获得了包括PT在内的所有MIME细胞学有关的项目。1988年，美国病理学家学会（CAP）开始邮寄宫颈细胞学涂片到不同实验室，进行不同实验室妇科细胞学相互对比的研究（Interlaboratory Comparison Program in Cervicovaginal Cytology，PAP），用于细胞实验室和细胞学执业人员的质量改进和培训。根据PAP十多年的经验和统计数据表明这种测试评估方法已趋成熟。从PAP延伸而来的妇科细胞学执业资格测试（PAP PT）已于2006年被CMS批准为全国性资格测试。

1995年，CMS批准了马里兰州推出的妇科细胞学执业资格测试，这是最早应用的细胞学技能测试，但它只适用于马里兰州的执业者。目前所有参与巴氏宫颈细胞学的执业者（病理医生、细胞病理医生、细胞技术员）和细胞实验室都必须参加每年一次的PT测试（考片由马里兰州，ASCP，或CAP提供）。

即使细胞实验室、病理医生、细胞技术员每年只签发一例宫颈细胞学报告，也必须参加这种细胞学资格与技能测试。美国大多数细胞学执业人员和实验室选择参加CAP PAP PT测试。实行资格与技能测试目的在于培训细胞学执业人员，保证诊断质量。

## 第二节　妇科细胞学执业资格与技能测试的一般说明

（1）每位应试者必须在2小时内完成10张宫颈细胞学片；或4小时内完成20张细胞学片的判读。

（2）每次测试中至少有一张细胞学片代表以下分类。

1）分类A－不满意样本（UNSAT）：细胞量少、存在空气干燥现象、上皮细胞被覆盖（见Bethesda 定义）。查见异常细胞的样本，即便制片不很满意，也应视为满意样本。

2）分类B－阴性（NEG）：无上皮内病变/恶性病变、萎缩、病原微生物感染（滴虫、真菌、放线菌属、单纯疱疹病毒等），非肿瘤所见（炎症、放化疗所致的反应性/修复性改变）。

3）分类C－低度鳞状上皮内病变（LSIL）：与HPV感染相关的鳞状上皮变化，包括“轻度异型增生”和“宫颈上皮内瘤变1级”。

4）分类D－高度鳞状上皮内病变（HSIL）及以上病变或其他肿瘤：中度异型增生、重度异型增生/原位癌、浸润性鳞状细胞癌、腺癌及其他恶性肿瘤。

（3）评分标准：水平测试个人得分取决于每张细胞学片得分的总和，除以所有细胞学片应得分的总和，再乘以100。水平测试通过分数为90分及以上。病理医生和细胞技术员使用不同的判分标准。表25-1和表25-2为病理医生和细胞技术员10张细胞学片测试得分表，表25-3和表25-4为病理医生和细胞技术员20张细胞学片测试得分表。

**表25-1　病理医生（10张细胞学片测试）**

| 正确答案 | 应试者答案 | | | |
|---|---|---|---|---|
| | UNSAT | NEG | LSIL | HSIL |
| 不满意 | 10 | 0 | 0 | 0 |
| 阴性 | 5 | 10 | 0 | 0 |
| LSIL | 5 | 0 | 10 | 5 |
| HSIL | 0 | −5 | 5 | 10 |

**表25-2　细胞技术员（10张细胞学片测试）**

| 正确答案 | 应试者答案 | | | |
|---|---|---|---|---|
| | UNSAT | NEG | LSIL | HSIL |
| 不满意 | 10 | 0 | 5 | 5 |
| 阴性 | 5 | 10 | 5 | 5 |
| LSIL | 5 | 0 | 10 | 10 |
| HSIL | 0 | −5 | 10 | 10 |

无论病理医生还是细胞技术员，如将HSIL或以上病变判为阴性则视为不合格（自动淘汰）。例如，答对9张涂片，应得90分。如果将一张具有HSIL或以上病变判读为阴性，则还要倒扣5分，实际得分为85分，测试失败/自动淘汰。

1）对病理医生：如果以下误诊只发生一次尚可以接受（只扣掉10分，无倒扣分）：HSIL误判读为不满意样本，LSIL误判读为阴性，阴性误判读为LSIL或HSIL，不满意样本误判读为阴性、LSIL或HSIL。

2）对细胞技术员：如果以下误诊只发生一次尚可以接受（只扣掉10分）：HSIL误判读为不满意样本，LSIL误判读为阴性，不满意样本误判读为阴性。与病理医生不同，细胞技术员如将阴性涂片过诊为LSIL或HSIL，不满意样本涂片过诊为LSIL或HSIL，仍然可以得5分。

表 25-3 病理医生（20 张细胞学片测试）

| 正确答案 | 应试者答案 | | | |
|---|---|---|---|---|
| | UNSAT | NEG | LSIL | HSIL |
| 不满意 | 5 | 0 | 0 | 0 |
| 阴性 | 2.5 | 5 | 0 | 0 |
| LSIL | 2.5 | 0 | 5 | 2.5 |
| HSIL | 0 | −10 | 2.5 | 5 |

表 25-4 细胞技术员（20 张细胞学片测试）

| 正确答案 | 应试者答案 | | | |
|---|---|---|---|---|
| | UNSAT | NEG | LSIL | HSIL |
| 不满意 | 5 | 0 | 2.5 | 2.5 |
| 阴性 | 2.5 | 5 | 2.5 | 2.5 |
| LSIL | 2.5 | 0 | 5 | 5 |
| HSIL | 0 | −10 | 5 | 5 |

（4）细胞技术员及初筛病理医生测试没有任何标记的制片；复查病理医生（常规细胞技术员初筛后复查者）测试细胞技术员初筛后标记的制片，也可以是未作标记的制片。

（5）每张制片均提供简要临床资料，包括患者年龄及末次月经等。举例如下。

46 岁，常规检查，月经第 10 天。

50 岁，子宫切除术后。

60 岁，停经后出血。

（6）所有实验室必须保证，每位细胞学人员接受宫颈细胞学测试，每年一次，2 小时 10 张细胞学片。

1）测试未通过者必须接受 10 张细胞学片的再测试。接到不合格通知 45 天内，实验室必须安排未通过者接受一次再测试。通过第二次测试者，仍同其他人一样于下一年再接受每年一次的常规测试。

2）未通过第二次测试者，随后需参加 4 小时 20 张细胞学片的再测试。实验室要对不合格者筛查过的所有细胞学片进行重新筛查。另外，应提供未通过者有记录的并针对不合格领域的必要补救学习培训，直到培训者再次通过 20 张细胞学片测试并得到 90 分。再测试必须记录在案。

3）未通过第三次测试者，自接到未通过通知起，必须立即停止妇科细胞学工作，不得重新开始妇科细胞学检查，直到未通过者已参加至少 35 小时有记录的正规妇科细胞学继续教育培训，再次通过 20 张细胞学片测试并得到 90 分。

（7）如果实验室不能保证细胞执业人员每年接受测试，测试失败者接受再测试，不能提供必要的补救学习培训措施，政府会立即实行制裁：取消实验室妇科细胞学检查资格，中止支付实验室妇科细胞学检查的费用。

图 25-1 示个人巴氏制片执业资格与技能测试程序概要。

## 第三节 CAP PAP 测试结果分析

### 一、细胞技术员测试失败的概率很低

2005 年数据显示，初筛病理医生（没有细胞技术员帮助完成初筛）与复查病理医生（有细胞技术员帮助完成初筛）在初次 PT 测试未通过率存在相当大的差距。没有细胞技术员帮助完成初筛的病理医生未通过率为 30%，有细胞技术员帮助完成初筛的病理医生未通过率仅为 10%。参加 2006 PAP PT 测试的 9060 人，细胞技术员、初筛病理医生和复查病理医生的初次未通过率分别为 5%、16% 和 6%（表 25-5）。这些数据表明，细胞技术员初次测试的通过率高于病理医生；而复查病理医生的通过率又高于初筛病理医生。通过三轮测试后，参加 2006 PAP PT 测试的 9 060 人，共有 9029 名应试者成功通过 PT 测试，通过率达 99.6%。制片类型对初次失败率无明显影响，传统涂片、新柏氏片和 SurePath 片初次平均失败率均为 6%。

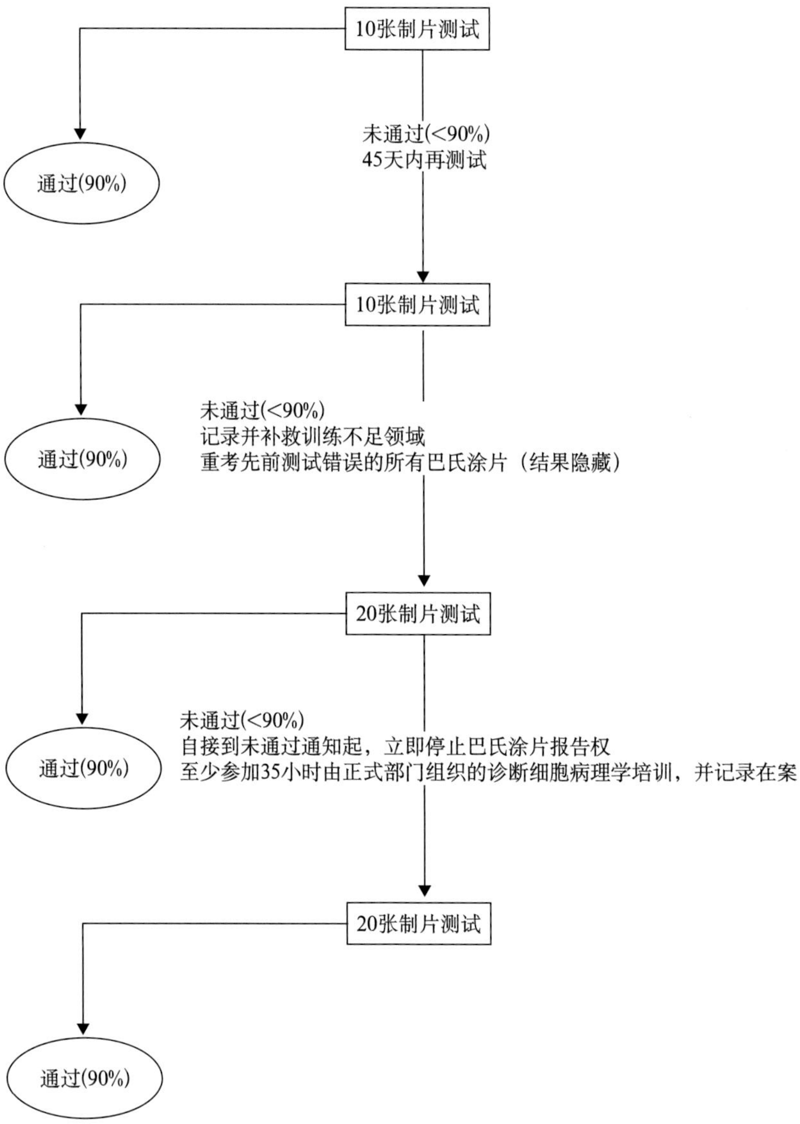


图 25-1　个人巴氏制片执业资格与技能测试程序概要

**表 25-5　2006 年美国病理学家学会，妇科细胞学执业资格测试结果（不同类型应试者初次测试的通过 / 失败率）**

| 参加测试者 | 筛查类型 | 初次测试，10 张涂片，2 小时 | | |
|---|---|---|---|---|
| | | 通过人数（通过率 /%） | 未通过人数（失败率 /%） | 总体人数 |
| 细胞技术员 | | 4452（95） | 227（5） | 4679 |
| 病理医生 | 初筛* | 259（84） | 50（16） | 309 |
| 病理医生 | 复查** | 3831（94） | 246（6） | 4077 |
| 临时代理人员 | | 4（100） | 0（0） | 4 |
| 合计 | | 8546（94） | 523（6） | 9069 |

注：*初筛病理医生，无细胞技术员帮助独立辨别并定位细胞片中的异常细胞；**复查病理医生，审查细胞技术员已经初筛过的细胞片；临时代理人员包括细胞技术员和病理医生，为便于统计分析，将代理医务人员划分为细胞技术员或复查病理医生。

## 二、自动淘汰（一票否决）

无论细胞技术员还是病理医生，如果将一例HSIL或癌细胞片误判读为阴性，PT将判为测试失败，类似于一票否决或淘汰制（100-10-5=85分）。2小时10张细胞片测试，应试者如将HSIL或以上病变误判为阴性，将被倒扣5分（100-10-5=85分）。对漏诊HSIL或以上病变的严重处罚反映了这类假阴性诊断对临床患者的严重影响。

美国病理学家学会的统计数据表明，此类错误2006年CAP PAP PT测试中大约占1%，2007年测试统计数据结果显示，这类错误出现率相对于2004年CAP PAP测试结果有显著性下降，$P < 0.001$（表25-6）。细胞技术员与病理医生犯此类错误的比例无明显差异。这种自动淘汰率的减少，可能因为低水平受试者减少，测试氛围不同，以及去除测试细胞片中有异议的制片。随着时间推移，测试所用细胞片类型（液基巴氏制片和传统巴氏涂片）差距逐渐减小。

**表25-6 年度自动淘汰率比较分析**

| 年度 | 测试人数 | 自动淘汰率/% |
|---|---|---|
| 2004 CAP PAP | 30610 | 1.3 |
| 2006 PAP PT | 35713 | 1.2 |
| 2007 PAP PT | 29551 | 0.8[a] |

注：CAP PAP—美国病理学家学会不同实验室妇科细胞学相互对比；PAP PT—美国病理学家学会妇科细胞学执业资格测试。

## 三、测试环境影响测试结果

因为正式资格与技能测试出现判读错误比接受培训出现判读错误的后果严重得多，所以相同制片在两种环境可能出现不同判读结果。美国病理学家学会的研究数据表明（表25-7），受试者会以不同的态度对待PT测试和培训或实验室资格鉴定训练。在正式资格与技能测试氛围影响下，所有细胞技术员和病理医生都倾向于保护性策略，其结果必然会导致对阴性制片过高诊断（即判读为阴性明显减少），这种倾向细胞技术员更为突出。相同制片判读结果不同与人为造成的测试氛围有关，主要表现为过高评估异常或潜在异常的细胞制片。深入评估此现象可帮助设计更合理的测试方式，判断细胞执业人员的诊断水平。

**表25-7 各种错误判读类型百分率在妇科细胞学PAP训练和PAP PT中的比较***

| | PAP训练/%（$n$=109 856） | PAP资格/%（$n$=43 080） |
|---|---|---|
| 病理医生测试结果 | | |
| 无错误 | 97.71 | 97.27 |
| 阴性判读为LSIL/HSIL | 0.70 | 1.59 |
| LSIL判读为阴性 | 0.38 | 1.08 |
| HSIL判读为阴性 | 0.56 | 0.42 |
| HSIL判读为LSIL | 0.65 | 0.65 |
| | PAP训练/%（$n$=109470） | PAP资格/%（$n$=44218） |
| 细胞技术员测试结果 | | |
| 无错误 | 98.47 | 95.82 |
| 阴性判读为LSIL/HSIL | 0.50 | 2.15 |
| LSIL判读为阴性 | 0.10 | 0.09 |
| HSIL判读为阴性 | 0.29 | 0.50 |
| HSIL判读为LSIL | 0.64 | 1.43 |

注：*合计数据。LSIL指低度鳞状上皮内病变；HSIL指高度鳞状上皮内病变或更高级别病变。

## 参考文献


[1] College of American Pathologists. Gynecologic Cytology Proficiency Testing Program. Kit Instructions, p1-4.

[2] Current CLIA regulations (including all changes through 01/24/2004) available at: http: //wwwn.cdc.gov/clia/regs/ subpart_i.aspx#493.945 Accessed February 7, 2010.

[3] Current CLIA regulations (including all changes through 01/24/2004) available at: http: //wwwn.cdc.gov/clia/regs/toc. aspx#493.855 Accessed February 7, 2010.

[4] Moriarty AT, Crothers BA, Bentz JS, Souers RJ, Fatheree LA, Wilbur DC. Automatic failure in gynecologic cytology proficiency testing. Results from the College of American Pathologists proficiency testing program. Arch Pathol Lab Med, 2009, 133(11): 1757-1760.

[5] Hughes JH, Bentz JS, Fatheree L, et al. Cytopathology

Resource Committee, College of American Pathologists. Changes in participant performance in the "test-taking" environment: observations from the 2006 College of American Pathologists Gynecologic Cytology Proficiency Testing Program. Arch Pathol Lab Med, 2009; 133(2): 279-282.
[6] Bentz JS, Hughes JH, Fatheree LA, et al.For the Cytopathology Resource Committee, College of American Pathologists. Summary of the 2006 College of American Pathologists Gynecologic Cytology Proficiency Testing Program. Arch Pathol Lab Med, 2008, 132: 788-794.
[7] http: //www3.cms.gov/CLIA/02_Cytology Proficiency Testing.asp Assessed July 3, 2010.
[8] Jones BA, Davey DD. Quality management in gynecologic cytology using interlaboratory comparison. Arch Pathol Lab Med, 2000, 124(5): 672-681.

# 第二十六章
# 美国宫颈细胞学检查诉讼案病例教训：200 多例宫颈癌诉讼案例剖析

*R. Marshall Austin（马歇尔·奥斯汀） 黄文斌 王军臣 赵澄泉（Zhao C）*

## 第一节 美国巴氏宫颈细胞学检查诉讼的简要介绍

### 一、巴氏宫颈细胞学检查是法律诉讼案中最常见的医学专科项目之一

20 世纪 80 年代末和 90 年代初，美国女性巴氏涂片检查的诉讼案显著增加。那时，美国各大报刊发表的文章和立法机构审理的案例引起美国广大民众和审案律师的注意，认识到巴氏涂片宫颈筛查试验有很大的局限性，其检测宫颈病变的敏感性低于公众期望值。“医生公司（doctor company）”当时作为美国病理学家学会（CAP）首选的责任保险公司，该机构报告声称，最近几年对病理医生诉求重赔的案例增加，赔付率也大为提高，由 1987 年的 0.5% 上升至 1993 年的 202.5%。1995 年全年，巴氏检查索赔案例数量仍在迅速上升，每例赔付的金额持续增加，投诉巴氏涂片误诊一度成为增长最快的医疗诉讼领域之一。在美国，自 2000 年开展液基制片（LBC）和 HPV 检测以后，因巴氏检查而索赔的案例总数才逐渐减少。中国宫颈细胞学全国范围内缺乏统一标准，质量控制，容易发生漏诊，而且大众的法律意识逐渐增加，所以我们编写此章节，采用美国引起官司的病例，提供经验教训，供国内病理医生借鉴。

### 二、巴氏细胞学检查的准确性与公众期望之间的矛盾

固守侵权意识的美国公众期望巴氏细胞学检查结果准确无误，美国审理侵权行为的法律常注重个体利益，不关注团体权益，并且在举证方面因已知最终临床结果而对细胞制片的回顾性复诊有偏见倾向，常有失公正。所有这些问题纠结在一起，引致巴氏检查准确性和公众期望之间的矛盾与日俱增。要对不同实验室之间巴氏筛查的准确性进行比较，并按照美国医疗法律体系指定的“行医诊断治疗标准”进行评估，这些均面临许多难题。巴氏检查降低宫颈癌发病率成效显著，其有效率已超过 80%，尽管如此，却远未达到公众期望的 100%。巴氏检查预防宫颈癌的实际作用与公众心目中的期望值仍有一段差距。公众这种不切实际的过高期望在法律体系也有体现，例如，曾有一位代表患者方的审案律师在笔录文书中宣称：“除非该女性完全没有做过定期巴氏宫颈细胞学检查，否则任何一个发生宫颈癌并做子宫切除或死亡的病例，几乎一定可以发现提起诉讼的医疗差错。”这里体现一种奢望，即巴氏检查是一份宫颈癌保险单，依此，医院方将赔付一大笔钱给任何一个做过巴氏检查并发生宫颈癌的女性。令人遗憾的是，代表患者方的细胞学专家举证使问题更加复杂化，他们的举证是在已知患者结果后复诊巴氏涂片，他们提供的复诊报告作为法庭证据常常有偏倚，这样的举证有失公正。由非专业人士组成的陪审团最终根据该举

证，比照“行医诊断治疗标准”，做出最终判决和赔偿。然而，科学资料现已清楚地表明，巴氏细胞学筛查结果具有明显的局限性。

### 三、细胞病理医生和细胞学技术员有两个不同的规范标准

任何医疗事故诉讼的判决很大程度取决于所违反诊疗规范中的适用条款。原告要想诉讼成功，必须依法举证所违反的诊疗规范适用条款、因果关系及例举损害索赔。广义上讲，诊疗规范标准就是审核医疗工作者在相同或类似情况所应该做的诊断和治疗内容。因此，美国细胞病理学领域有两个规范标准，一个是审核细胞学技术员在相同或类似情况应该做到的标准，另一个是审核细胞病理学医生在相同或类似情况应该做到的标准。显然，细胞学技术员和细胞病理医生在细胞学评估过程中发挥着不同的作用，担负着不同的职责；但是，细胞病理医生可能要做或必须做的一件事，就是对整个实验室包括细胞学技术员在内，行使监管职能。在美国1996年的一次专业会议上对细胞学检查的质量标准做了如下阐释：宫颈细胞学检查的质量标准难以确定，但有两点可以帮助判定执业人员是否遵守了标准的医疗职业规范，一是在日常的细胞学检查工作中细胞检查人员是否以高度的可能性发现那些异常细胞；二是病理医生和细胞技术员对细胞学的判读水准是否与同级别人员（病理医生和病理医生；细胞技术员和细胞技术员）一致。如果回答是肯定的，我们就认为达到了细胞学检查的质量标准。

### 四、中国宫颈细胞学检测概况

在中国，目前还没有实现全国性宫颈癌筛查计划，尤其是在边远贫困地区，一些女性可能从未做过宫颈细胞学筛查。在中国的某些地区，30～59岁女性常规宫颈癌筛查已被纳入国民健康计划，但一些农村女性并未完全包括在内。在全国范围内实施计划，需要对宫颈细胞病理医生及技术员进行专门培训，需要进一步掌握巴氏细胞学检查的标准规程。由于历史诸多因素，许多医院，包括省市级三甲医院及北京和上海的某些大医院，将宫颈细胞学实验室归属于妇产科，而没有归属于病理科，有的单位甚至由实验室技术员签发细胞病理报告，这都很容易导致误判或漏诊。尽管许多医院宫颈细胞学检查由病理医生签发，但很多医院领导、妇科医生和病理医生对宫颈细胞学检查的重要性认识不足，认为巴氏细胞检查不大可能引起法律诉讼。中国宫颈癌发生率、医疗保健、经济发展情况及病理医生诊断水平存在着区域性差异，各个地区不尽相同。随着广大民众对宫颈癌筛查意义的逐渐了解和法律意识的逐渐增强，与巴氏检查相关的法律诉讼问题可能将成为未来重要的话题之一。

## 第二节　诉讼可能涉及的宫颈异常细胞类型

对于诊断为LSIL的病例，诉讼案例很少，甚至没有发生过诉讼案例。对于诊断为典型HSIL的病例，诉讼案例也很少。大多数诉讼案例是有关很难识别癌前病变（HSIL/AIS）还是浸润性癌的漏诊与过度诊断病例。

### 一、难以识别的癌前病变（HSIL/AIS）细胞类型

宫颈癌诉讼案例，对确诊为宫颈癌的病例复查以前所做的巴氏细胞片结果显示，常见问题是宫颈细胞片细胞数量少，以至于难以判读为HSIL、ASC-H、鳞状细胞癌、AIS、非典型腺细胞（AGC），尤其是宫颈管腺癌。在诉讼案例回顾性审片复查中，最常见的遗漏是难以解释的HSIL变异型（特别是原位癌）和原位腺癌（AIS）。

1. 深染拥挤的细胞群（HCG）

许多含HCG的病例可能很难判读（图26-1）。为了检出异常细胞，区分这些HCG与月经期剥脱的子宫内膜细胞群，应在高倍镜下认真观察这些重叠的细胞。有些病例，要确定HCG代表鳞状上皮细胞病变还是腺细胞病变常很困难，甚至不可能。病理医生能够做到的是要识别这些HCG是否为高级别病变。

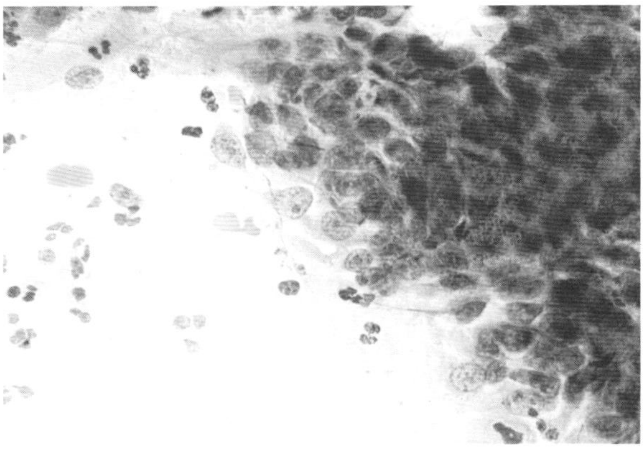

图 26-1　深染拥挤的细胞群（HCG）（CP）

细胞拥挤，胞核深染，三维排列，核质比高，细胞形态学似高度病变，但难以鉴别宫颈鳞状上皮或腺上皮病变或子宫内膜病变，此涂片原判读为反应性变化。2 年以后，发现浸润性鳞状细胞癌

### 2. 宫颈原位腺癌（AIS）

AIS通常缺乏典型的“羽毛状”或“菊形团”特征（图 26-2，26-3）。对于不能明确诊断的病例，细胞学报告“非典型鳞状细胞，不除外高级别病变（ASC-H）”“非典型不成熟转化区细胞，不除外高级别病变”“AGC”或“AGC 倾向肿瘤（AGC-FN）”。对于上述报告的异常宫颈细胞，如果妇科医生和患者能遵从相应的处理规范，都应该给患者做适当的微创性诊断评估（阴道镜下宫颈活检与颈管内膜活检）和子宫内膜活检（针对腺上皮细胞异常的 35 岁以上女性）。这样，AIS之类的病变就不至于漏检。

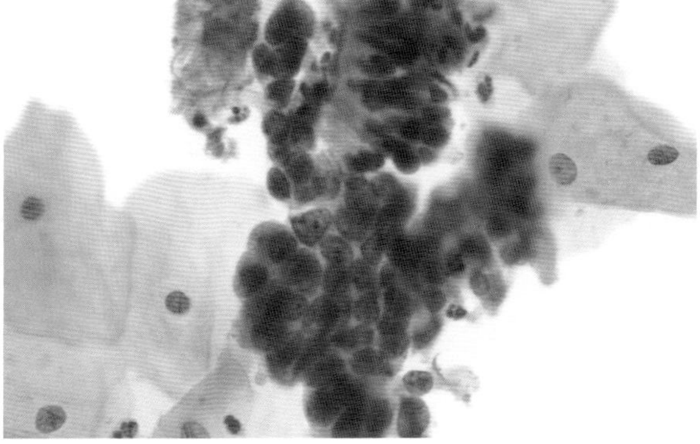

图 26-2　非典型宫颈腺细胞（CP）

细胞拥挤，胞核深染，核仁可见，局部细胞排列似栅栏状，最低应判读为AGC。此涂片原判读为阴性，遗判。1 年以后，发现浸润性子宫颈腺癌

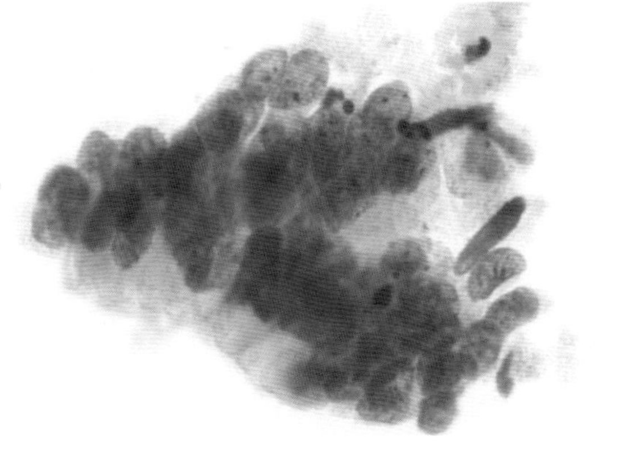

图 26-3　宫颈原位腺癌（CP）

细胞拥挤，核深染，核质比高，细胞边界不清，呈栅栏状。此涂片原判读为阴性，遗判。3 年后，发现浸润性宫颈腺癌

### 3. 易被忽略的少量HSIL细胞

细胞片仅含少量HSIL细胞也在巴氏检查诉讼案例常见，这种类型的案例可能只存在 10 个左右的HSIL细胞，它们分散于传统巴氏涂片中，而易被细胞技术员或病理医生忽略。几年后，患者发现患宫颈癌，将病理医生告上法庭。因为这些细胞体积小、形态相对温和，所以在常规筛查中很易被漏诊（图 26-4）。传统巴氏涂片，如果HSIL细胞数量少于 50 个，其假阴性判读率可能是细胞数多于 50 个的 25 倍。手工制备的液基细胞学制片，HSIL细胞少的病例更有可能被忽略而漏诊。巴氏检查诉讼案例回顾，另一个常见问题是难以诊断或不确定性HSIL（ASC-H）。例

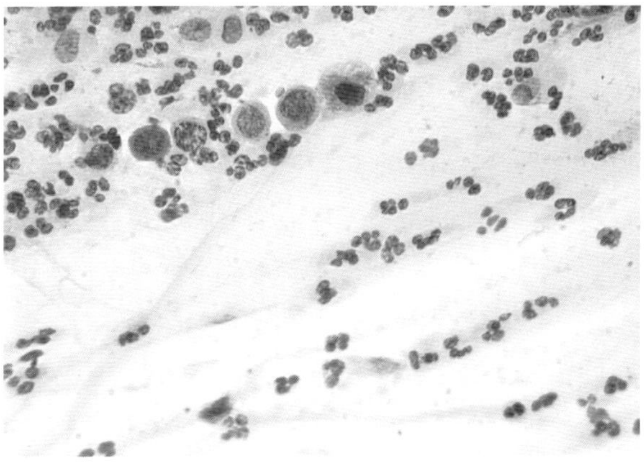

图 26-4　少量HSIL细胞（CP）

炎性背景，散在分布几个HSIL细胞，细胞很小，核膜不规则，核质比高。因细胞数量很少，极易遗漏。这种情况，异型细胞具有HSIL细胞特征，判读ASC-H较为合理，但原判读为阴性。2 年后宫颈涂片复查为HSIL，组织学诊断为原位癌

如，有一例巴氏涂片报告为HSIL（CIS），并且随访宫颈活检显示病变区有微浸润，但在1年前传统巴氏涂片报告为“阴性”。在回顾性复查中，涂片中发现孤立的非典型不成熟鳞状化生细胞团，这些细胞可能正是HSIL细胞（图26-5）。

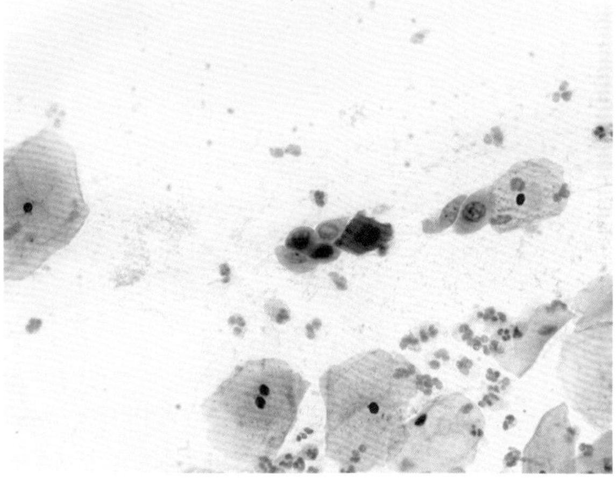

图26-5　少量ASC-H细胞（CP）

几个鳞状化生细胞似不成熟，非典型鳞状上皮细胞呈橘红色胞质，不规则细胞核，应判读为ASC-H。如判读为ASC-US，患者将行反馈性HPV检查，判读ASC-US也可以接受，因为ASC-US，HPV阳性患者应行阴道镜检查。此例原判读为阴性，1年后，患者宫颈涂片复查为HSIL，组织学活检诊断为微浸润性鳞状细胞癌





## 二、难以识别的宫颈浸润性鳞癌细胞学特征

其他经常在巴氏检查诉讼案例中遇到的问题：误判读或忽略了异常细胞，而这些异常细胞复审被认为具有浸润性癌细胞的特征。例如，一名女性宫颈涂片含有HCG，当时被误判读为子宫内膜细胞，后来证实为低分化宫颈癌。只有花时间认真地在高倍镜下仔细观察和分析这些拥挤细胞团的细胞学特征，才有可能发现可疑的胞核特征。在临床诊断晚期宫颈鳞状细胞癌之前，浸润性癌在传统巴氏涂片可能被误诊为非典型修复性改变（图26-6）。浸润性鳞状细胞癌的部分病例，以前的细胞学检查也可能被判读为重度萎缩伴非典型性（图26-7），对此类病例的细胞学检查要特别谨慎。非典型修复和非典型萎缩均属于非典型鳞状细胞范畴，所有这些病例均应有高危HPV DNA检测来印证，并要密切随访，这样才有可能或尽可能减少悲剧的发生。

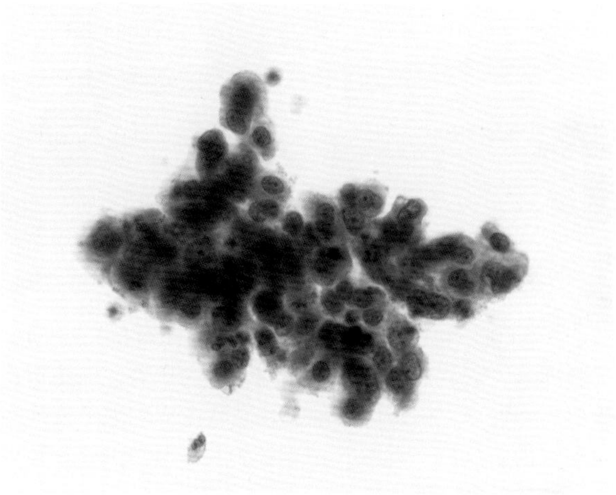

图26-6　误判读为非典型修复（CP）

细胞核深染但不明显，核质比增加，核膜略显不规则，可见小核仁，似修复性宫颈腺上皮细胞。此例原判读为非典型修复，无组织学随访。1年后，组织学确诊为浸润性鳞状细胞癌。作者认为此例判读为ASC-H或AGC，进行组织学检查较为合理

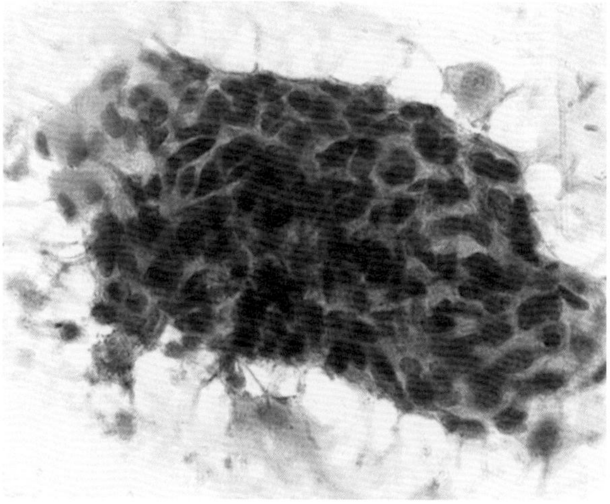

图26-7　误判读为萎缩性变化

患者70岁，宫颈涂片呈萎缩性改变，少许细胞团，核深染拥挤，核质比高，易判读为萎缩性基底细胞团。但在萎缩性变化，胞核一般大小一致，核膜平滑。此例胞核多型性，大小不一，核膜不规则，为浸润性鳞状细胞癌

## 三、应特别注意宫颈腺细胞病变

在美国，尽管宫颈腺癌仅占宫颈癌的少数（20%～33%），但宫颈腺细胞病变在诉讼巴氏宫颈细胞学检查案例中所占比例却高达80%。巴

氏宫颈细胞学筛查的目的是为了预防宫颈鳞状细胞癌。历史资料也证明，巴氏细胞学筛查明显减低了宫颈鳞状细胞癌的发生率和死亡率，却从未证实巴氏检查可以有效降低腺癌的发病率或死亡率。虽然目前发达国家女性宫颈癌发病率因巴氏筛查明显下降，但腺癌的相对和绝对发病率却均有所上升。然而，应用液基细胞学检查（提高检测的敏感性）、高危HPV DNA检测（80%或90%以上宫颈原位腺癌和浸润性腺癌显示阳性）及计算机辅助图像分析（提高检测的敏感性）方法，将有望降低子宫颈腺癌的发病率。在巴氏检查中，分析可疑细胞时一定要牢记以下几点：①这可能是难以识别的HSIL或AIS细胞吗？②这可能是难以识别的浸润性癌细胞吗？这是病理医生在分析和判读巴氏细胞学检查时应该具有的“思维模式”，因为如果漏诊、误诊这些有临床意义的病变，很可能丧失最佳的治疗时机，对患者将造成损害。

## 四、LSIL很少引起诉讼案

巴氏检查诉讼案例的回顾性复审，发现LSIL漏诊的病例相当少见，这与我们目前的认识一致，即LSIL是非进展性或缓慢进展性病变。在筛查中，通常容易检出大量LSIL细胞或HPV感染的成熟鳞状上皮细胞（挖空细胞）（图26-8）。LSIL的检出仍然显得非常重要，因为高达25%（10%～25%）巴氏宫颈细胞学诊断为LSIL的女性，随后阴道镜宫颈组织活检可发现高级别鳞状上皮内病变，这意味着LSIL的病例有可能隐匿着HSIL。美国联邦政府要求巴氏细胞片必须至少保留5年。对这些细胞片复审时发现，诊断为LSIL的病例很少涉及宫颈癌之类的病变。然而就像小说描述的神秘故事，被认为不会发生的事情将有可能发生，这就需要我们全面寻找有可能成为漏诊事件的最重要线索。所以，LSIL的诉讼案例，漏诊的主要临床意义不是漏诊了LSIL，而是没能检测出高级别病变（HSIL、AIS）或浸润性癌细胞。因此宫颈癌诉讼案例，所有引起法律诉讼的原因几乎都不是因为病理医生没能检测出明确的LSIL细胞，而是漏诊了HSIL或癌。LSIL是一种非进展性或缓慢进展性异常病变，基于这种基本观点，漏诊现象的发生不能完全用LSIL进展为更高级别的病变来解释。

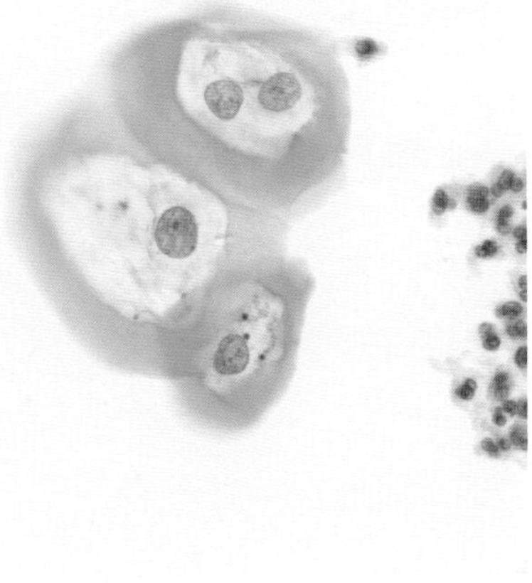

图26-8　典型的LSIL细胞（挖空细胞）

HPV感染的细胞诊断为挖空细胞，现在统一归为LSIL。挖空细胞，胞质空泡，透明，边界清晰，胞质外周浓集。胞核可增大，深染，常见双核

## 五、要警惕极其少见的病例

临床有时会遇到罕见的宫颈细胞学病例，对此要提高警惕，不要想当然而被忽视，造成漏诊误诊。现列举一个非常特殊的诉讼案例。女，24岁，产后5周做常规宫颈细胞学检查（图26-9A），细胞技术员和病理医生均判读为反应性或修复性改变。与此同时，妇科检查宫颈也未见明显异常。1年后，患者出现性交出血和疼痛症状。妇科检查宫颈口处查见坏死组织，CT示子宫近宫颈处有10cm大小的肿块，活检组织和免疫组化确诊为胎盘部位滋养细胞肿瘤（PSTT）（图26-9B～26-9D）。3个月后该患者死亡，其家属将宫颈细胞学病理医生告上法庭。本例漏诊因为细胞病理医生主观武断，只考虑到患者年轻及产后变化的因素。

请牢记：阅片无论多认真都不过分。有些诉讼案例明显由病理医生或细胞技术员没有认真阅片造成。如果细胞病理医生和细胞技术员有基本的诊断技能并能认真阅片，许多诉讼案例可以避免。

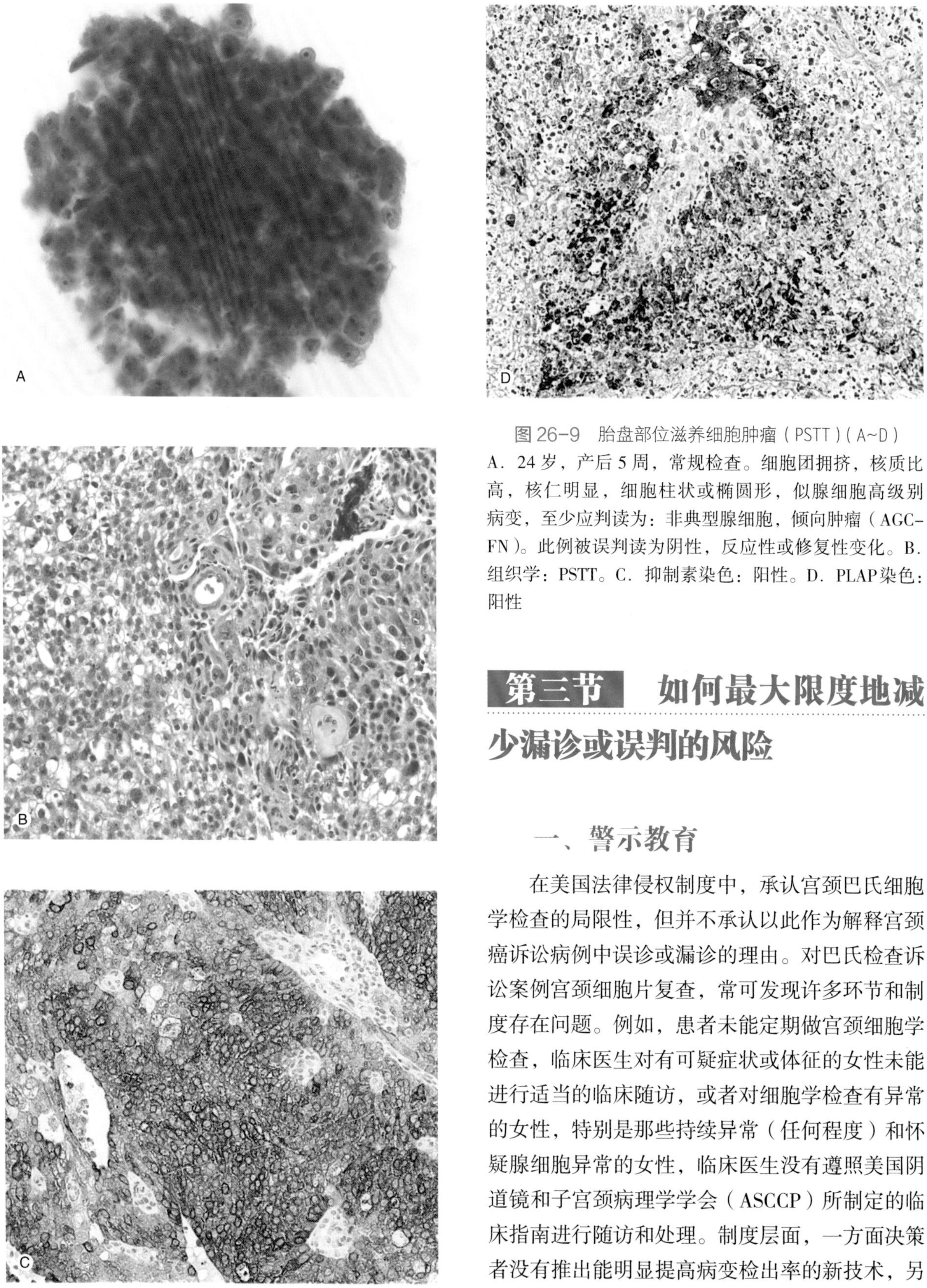

图 26-9　胎盘部位滋养细胞肿瘤（PSTT）（A~D）

A. 24 岁，产后 5 周，常规检查。细胞团拥挤，核质比高，核仁明显，细胞柱状或椭圆形，似腺细胞高级别病变，至少应判读为：非典型腺细胞，倾向肿瘤（AGC-FN）。此例被误判读为阴性，反应性或修复性变化。B. 组织学：PSTT。C. 抑制素染色：阳性。D. PLAP 染色：阳性

## 第三节　如何最大限度地减少漏诊或误判的风险

### 一、警示教育

在美国法律侵权制度中，承认宫颈巴氏细胞学检查的局限性，但并不承认以此作为解释宫颈癌诉讼病例中误诊或漏诊的理由。对巴氏检查诉讼案例宫颈细胞片复查，常可发现许多环节和制度存在问题。例如，患者未能定期做宫颈细胞学检查，临床医生对有可疑症状或体征的女性未能进行适当的临床随访，或者对细胞学检查有异常的女性，特别是那些持续异常（任何程度）和怀疑腺细胞异常的女性，临床医生没有遵照美国阴道镜和子宫颈病理学学会（ASCCP）所制定的临床指南进行随访和处理。制度层面，一方面决策者没有推出能明显提高病变检出率的新技术，另一方面病理医生没能将巴氏细胞学检查结果进一步结合妇科活检组织病理分析来验证等。这些都要引起足够的重视。

## 二、在宫颈细胞学检查报告中需注明随访或处理建议

按照ASCCP临床指南，对各种异常宫颈细胞学检查结果的女性应该进行适宜的专门随访和处理，这样将会使多数病例避免严重的不良后果。现在2014版TBS报告系统为巴氏检查报告的推荐版本。我们应特别关注该系统对有可能进展为癌的异常细胞学的建议，也要关注那些可以提高细胞学检测敏感性的方法。无论是需要检测HPV DNA，还是建议适当地随访与临床处理，都需在报告中注明。临床医生对巴氏细胞学检查结果采用的最合适随访时间与患者发生癌症的危险程度密切相关。在宫颈细胞学病理报告中注明适当的随访与处理建议，可增加对患者实行随访的可能性。这些建议对有异常宫颈腺细胞的女性尤为重要，如非典型腺细胞（AGC）、原位腺癌和腺癌的病例，即便细胞学形态常不明确，但它提示患者可能有高级别病变。遗憾的是，许多临床医生常低估了AGC存在的重要性，对其临床随访或处理采用类似于ASC-US的方法。没有认识到AGC和ASC-US具有根本不同的临床意义。目前的ASCCP临床指南建议，对所有35岁以上的宫颈细胞学检查为AGC的女性，均应进行阴道镜检查、宫颈管搔刮和子宫内膜活检。我们最近研究发现：即使在大的医疗中心，也有相当高比例的AGC女性没有进行有效的组织学随访。对于宫颈细胞学病理报告，病理医生可加注警示性的解释。可以指出巴氏细胞学检查的敏感性、阴性巴氏检测结果的局限性、强调该项检查是筛查试验而不是诊断性检查，根据ASCCP临床指南原则对异常巴氏细胞学检查结果提出应有的随访和处理建议。对部分病例（如ASC-US）如果临床医生没有要求做反馈性HPV DNA检测，病理医生可以在报告中增加这样的说明：要想检出临床有意义病变，如果在做ThinPrep®巴氏检查的同时，加做HPV DNA检测，可达到接近100%的敏感性。FDA核准ThinPrep®保存液对样本的保存时间为4周，如你想申请做HPV DNA检查，请立即通知本实验室。虽然这样的说明不会减少实验室的法律风险，但它们能提供有用的信息，提醒临床医生和患者，使他们知道有关巴氏细胞学检查的实际预期价值，使先进检查方法得以正确利用。总之，任何能促进病理医生和临床医生之间更好沟通的方法，不仅对临床医生设定治疗方案有帮助，而且最终使广大女性患者受益。我们应该永远首先考虑妇科患者的利益，其次也为实验室、病理医生和临床医生减少风险。然而，沟通是双向的，临床医生也需要尽量提供患者相关的临床信息，从而有助于病理医生对巴氏细胞学检查做出最合适的判读和对检查结果做出最合理的解释。在我们实验室，当临床患者出现可疑的临床表现和症状（如性交后出血）或临床医生直接见到病变时，我们在宫颈细胞学检查报告中都要做出额外的注释。

## 三、反馈性高危型HPV检测

虽然每一类宫颈细胞学异常都有一定的定义和诊断标准，但是病理医生之间对一些细胞学形态异常的判读可重复性较差或有限，换言之，对一些病例的判读有一定的主观性。然而，美国公众对宫颈细胞学检测方法的敏感度期待值却甚高。高危型HPV DNA检测敏感性好，阴性预测值非常高，相对客观，所以高危型HPV DNA检测在美国应用广泛。它可以作为细胞学检查之后的反馈性检测（reflex testing），或与细胞学同时检测（co-testing）。根据文献报道，在美国宫颈细胞学检查判读为ASC-US的女性，85%以上进行了反馈性高危型HPV DNA检测。2003年美国食品和药品管理局批准对30岁及以上女性，可进行巴氏宫颈细胞学和高危型HPV DNA共同检测。据报道，30岁及以上女性已有25%～30%同时进行这两项检查。虽然这种筛查方法费用较高，但它可使CIN3及以上病变的检出敏感性达到99%以上，所以在30岁及以上女性，进行巴氏宫颈细胞学和高危型HPV DNA共同检测女性所占比例呈逐年增加趋势。

## 四、长期计划

长期的教育规划应明确规定要达到的效果、遵守的规程和标准、检测试验成本和局限性。细胞学工作者（病理医生和技术员）、临床医生、公众和法律体系之间的互相合作沟通，可有助于防止一些情况下可能出现的某些侵权制度的负面影响。

## 五、几个要点

（1）在美国病理医生或细胞病理医生必须了解ASCCP最新临床指南，不要认为处理和治疗患者只是临床医生的工作，与病理医生无关。

（2）妇科医生或其他临床医生必须提供更加详细的临床信息。

（3）病理医生和临床医生应有很好的交流。

（4）对一些病例病理医生在宫颈细胞学报告中应注明适当的随访与处理建议。

（5）临床医生需要懂得和遵循ASCCP临床指南。

（6）最重要的一点“巴氏试验是筛查试验，不是诊断性检查”。不管巴氏细胞学检查结果如何，任何可疑的临床表现和症状均应保证有随访性组织病理诊断。

# 第四节 多张细胞片多盲性重复筛查

## 一、什么是MSBR

多张细胞片多盲性重复筛查（multiple slide blinded re-screening，MSBR）是指在诉讼背景下细胞学专业机构认可的诉讼之前的复查，由多名细胞学技术员或医生对多张巴氏细胞片进行盲评（包括有问题的细胞片）。MSBR也可帮助纠正社会公众对细胞学检查应为零误差标准的错误观念，另外可以保护被告实验室及病理医生，防止某些原告方聘请的细胞病理学专家因经济利益而提供不公正的证据。

MSBR的优点如下。

（1）复查者模拟了常规的筛查。

（2）巴氏细胞片的数量模拟了8小时工作日内阅片的数量。

（3）通常需要10名细胞技术员/病理医生参与复查。

（4）复查者在正常工作环境中，确定可能有问题的细胞片是否真的有明显异常。

## 二、MSBR是一种无偏倚的方法

MSBR是一种提供无偏倚的客观评估的方法，模拟在实际筛查环境中如何判读一张特定的巴氏细胞片。然而专家对诉讼片的复查易受结果和背景的影响。尽管如此，MSBR仍是一种客观、无偏倚和公正的方法，对患者和被告的卫生保健提供者（病理医生和细胞技术员）都是公平的。这是目前唯一的公正而客观地评估特定的细胞阅片方法。之所以认为这种方法客观，因为该方法遵照了临床指南而不会违背行医准则，不会低于指南规定的标准。MSBR所得出的结果在模拟当时的情景下获得，如果只是一名医者阅片，即便是训练有素、有能力和谨慎的行医者，难免会犯错误，这似乎情有可原。结果表明，在正常工作环境用MSBR方法评估正式提交的有问题细胞片，其被判读为异常的情况可能要多于原来的判读。

MSBR得到全美细胞病理学相关的主要组织机构［美国细胞病理学协会（ASC）、美国临床病理学协会（ASCP）、美国病理学家学院（CAP）和美国细胞技术员协会（ASCT）］和绝大多数州及地方病理学和细胞学学会的认可。多盲性复查的环境应模拟在案讨论的质疑病例当初筛查的情形，细胞学结果的判读必须由在日常工作中常规进行宫颈细胞学“筛查”或“判读”的对等同行来进行。如果原来由细胞学技术员造成的可能误判读，盲审复片的专家组则应该仅由细胞技术员同行组成。同样，由病理医生引起的错误，则应由病理医生同行们在同样双盲背景阅片复审。

## 三、细胞技术员和病理医生被指控的常见原因

根据我们的经验，大多数指控是由于细胞技术员的“错误”所致的假阴性判读。针对细胞技术员最常见的指控如下。

（1）没有发现异常细胞。

（2）发现了异常细胞，但没有交给病理医生做进一步判读。

（3）细胞技术员没有将“反应性”或“修复性”病例交给病理医生复查。病理医生犯“错”导致指控的原因：明显异常细胞没有报准确，常被低报一级或被判读为良性，以致临床没有进行相应的随访和处理。

# 第五节 个案介绍与分析

下面列举4例美国诉讼细胞学异常的真实案例，供国内同行参考。复审宫颈癌诊断之前的细胞学片，经常是被告病理医生或细胞技术员、原告和被告所聘请的细胞病理专家所争辩的主要议题之一。这些专家必须要判定原来的细胞学判读是否符合指南标定的临床规范。

患者被临床诊断为宫颈癌以后，这些案例原始宫颈细胞片要接受原实验室或原告所聘请的专业细胞病理医生或细胞技术员重新阅片。事实上，在知道这些患者最终结果的情况下，或者知道这些病例将有可能被起诉或已被起诉的背景下，一旦律师要求复审某些巴氏细胞片，大多数参与复审的医务人员（无论被告方还是原告方聘请的人员，无论细胞病理医生还是细胞技术员）都会更容易发现细胞片中的异常细胞。如果仅提供所拍摄的图片，则更易明显觉得这些细胞异常，结果对外行的陪审团成员来说，同样认为这是很明显的错误事实，虽然这些陪审团成员中绝对没有细胞病理学专家，甚至其中的一些人可能从未听说过宫颈癌筛查或巴氏宫颈细胞学检查，不知道究竟是怎么一回事。一旦这些病例以图片形式诉至法庭，就成了诉讼难题，原告的专家在陪审团面前将这些图片展示于法庭，以证明这些就是漏误诊的有问题或异常的细胞。

总之，之所以成为诉讼难题，难就难在都围绕着被指控为遗漏细胞或误判细胞的放大图片上，包括与公认的细胞病理教科书中的图片做对照和比较。所以，以这种形式提供证据有时有失公正，而MSBR则是提供公正和客观的评审结果的方法。

## 一、34岁，宫颈鳞状细胞癌患者，巴氏细胞学检查漏诊（图26-10）

患者女性，34岁。在某医院实验室进行巴氏细胞学筛查时判读为阴性（图26-10A～26-10F）。患者2年后被诊断为ⅡB期宫颈鳞状细胞癌，并死于宫颈癌。由10名细胞技术员在正常工作环境中盲读10张细胞片（其中一张是诉讼病例），评估原细胞技术员的阅片结果是否符合行医指南标准。参审人员是比照同等技艺水平的技术员。共盲审10张细胞片（其中含有诉讼病例细胞片，称为目标细胞片）。10名细胞技术员各自写出10张宫颈细胞片中每个细胞片的判读结果。

### 1. 提供给MSBR的宫颈细胞片类型

巴氏制片1：阴性，子宫内膜细胞。

巴氏制片2：阴性，修复性改变。

巴氏制片3：HSIL。

巴氏制片4：阴性，修复性改变。

巴氏制片5：真正要评估的标本（目标细胞片）。

巴氏制片6：阴性，修复性改变。

巴氏制片7：阴性，肉芽组织。

巴氏制片8：阴性，修复性改变。

巴氏制片9：鳞状细胞癌。

巴氏制片10：阴性，修复性改变。

### 2. MSBR结果

10名细胞技术员，6名对诉讼病例当时的细胞片诊断为HSIL，3名判读为AGC，1名判读为阴性。

### 3. MSBR的陈述

根据ASCCP临床指导纲要，细胞学报告为HSIL和AGC的患者需进行阴道镜检查和活检。该MSBR结果表明，一名谨慎称职的细胞技术员不应将此细胞学制片判读为阴性，属正常细胞变化范围，所以原细胞技术员的表现偏离了标准的行医规范。

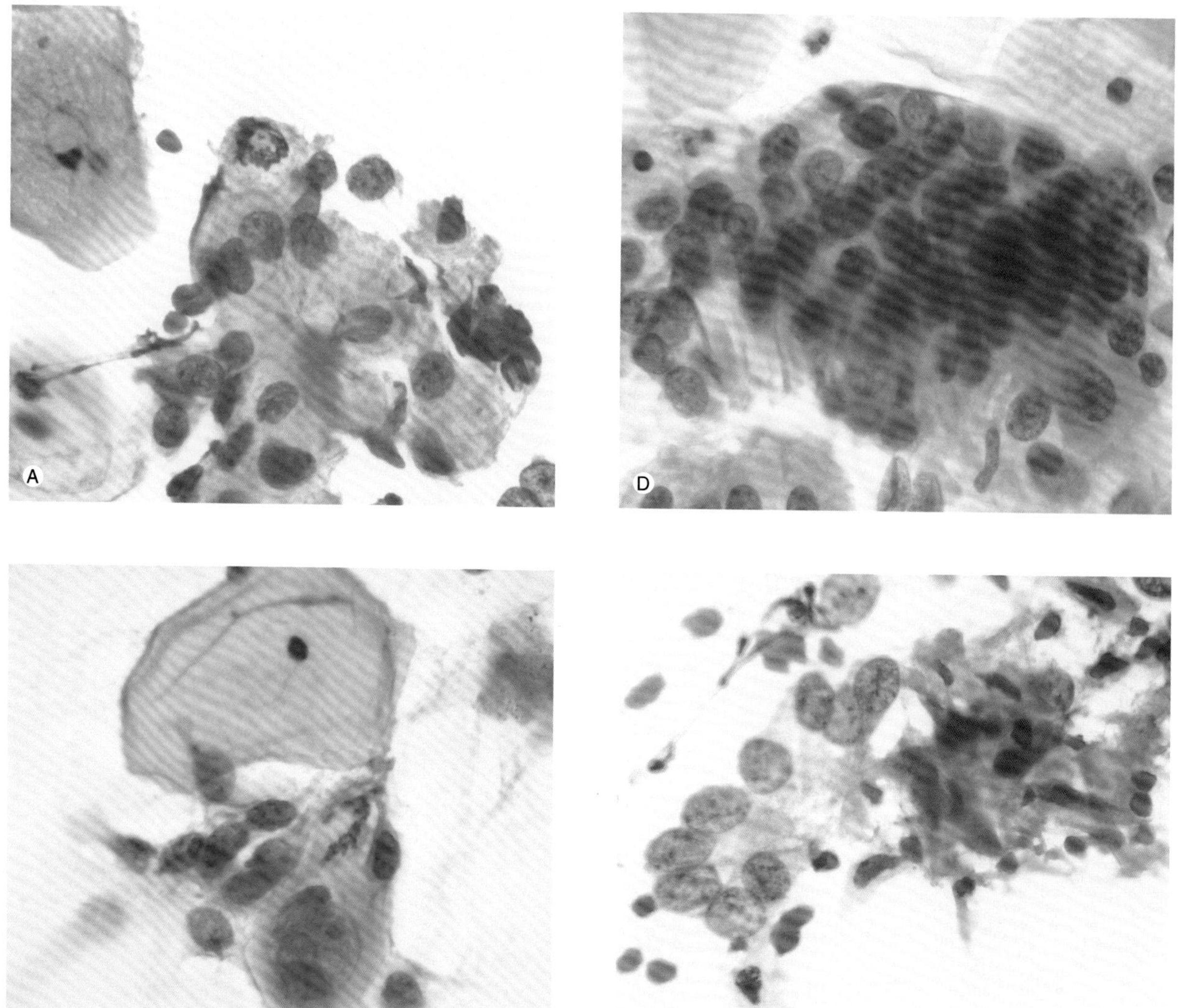

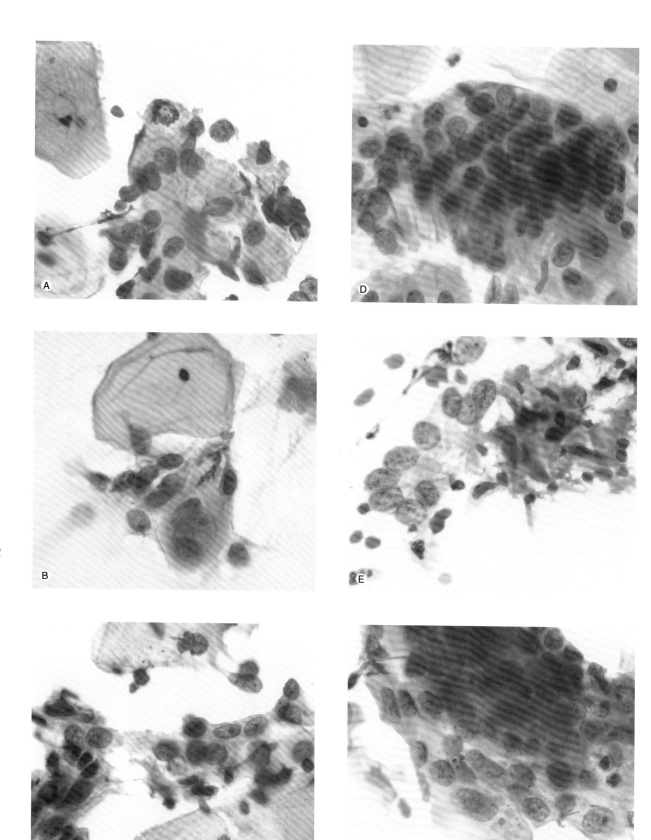

图 26-10　鳞状细胞癌（A ~F）

34 岁，宫颈涂片判读为阴性，2 年后，确诊为子宫颈浸润性鳞状细胞癌

## 二、45 岁，宫颈鳞状细胞癌患者，以前两次宫颈细胞学检查为阴性（图 26-11）

患者女性，45 岁，2001 年 8 月巴氏宫颈细胞学检查报告为阴性，无上皮内病变或恶性病变，无宫颈管腺细胞（图 26-11A ~ 26-11C）。2001 年 9 月再次巴氏细胞学检查仍报告为阴性，有宫颈管腺细胞（图 26-11D~ 26-11F）。2003 年 9 月患者被确诊为 Ⅰ B2 宫颈鳞状细胞癌。

1. 提供给MSBR的宫颈细胞片类型

巴氏制片 1：明确的LSIL。

巴氏制片 2：阴性。

巴氏制片 3：明确的HSIL 。

巴氏制片 4：有疑问的宫颈微偏腺癌（恶性腺瘤）。

巴氏制片 5：明确的鳞癌。

巴氏制片 6：阴性。

巴氏制片 7：目标细胞片 1，2001 年 8 月判读为阴性，无宫颈管腺细胞。

巴氏制片 8：有疑问的宫颈微偏腺癌（恶性腺瘤）。

巴氏制片 9：阴性。

巴氏制片 10：目标细胞片 2，2001 年 9 月巴氏涂片判读为阴性，有宫颈管腺细胞。

2. MSBR结果

9 名细胞技术员对 2001 年 8 月巴氏细胞片判读为阴性，1 名判读为ASC-H。7 名细胞技术员对 2001 年 9 月巴氏细胞学片判读为阴性，3 名判读为ASC-H。

3. MSBR的陈述

10 名细胞技术员盲读阅片的结果支持原实验室判读的阴性细胞学报告是合理的，属于在训练有素的谨慎的细胞技术员标准行医规范内。所以不能认为宫颈癌患者的阴性细胞学报告一定是错误的。本例法庭判原实验室及其细胞学技术员无医疗诊断过失。

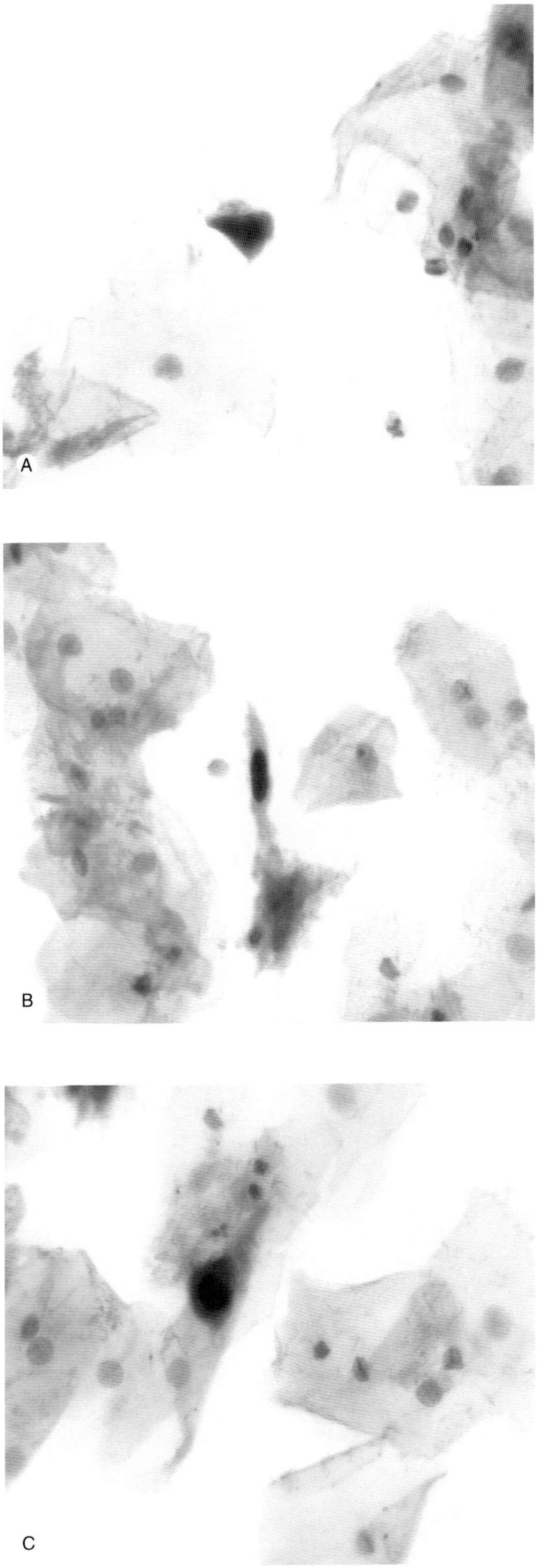


图 26-11（1） 鳞状细胞癌（A~C）

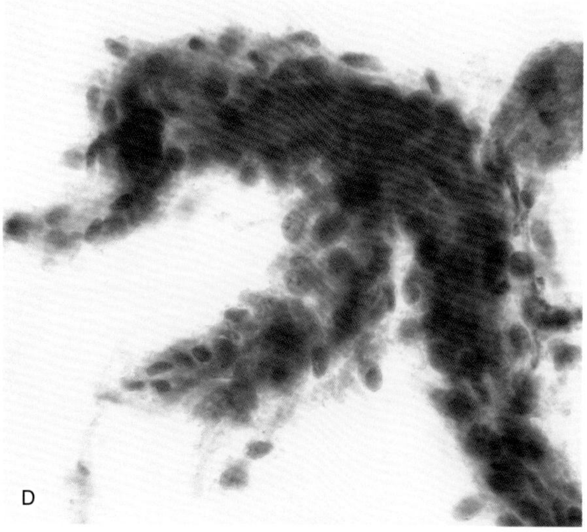

D

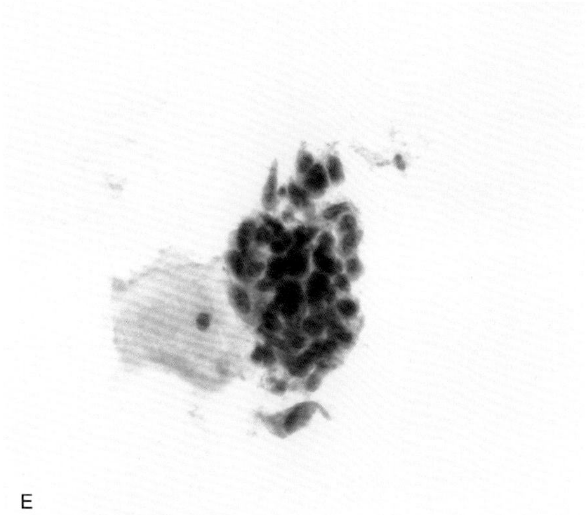

E

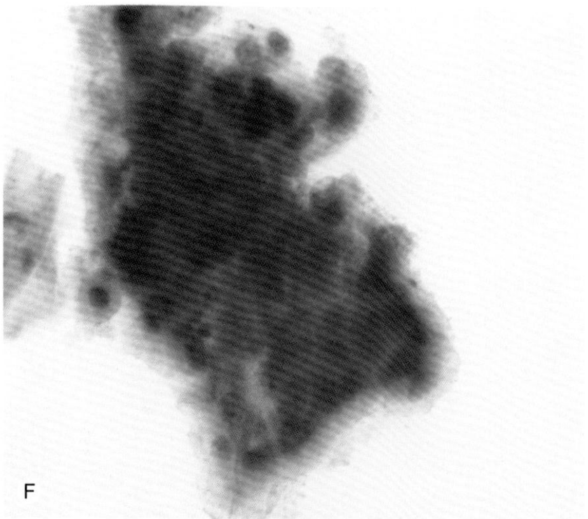

F

图 26-11（2） 鳞状细胞癌（D~F）

45 岁，宫颈细胞学检查判读为阴性（A、B、C），1 个月后复查，仍判读为阴性（D、E、F）。2 年后确诊为子宫颈浸润性鳞状细胞癌

## 三、32 岁，子宫颈腺癌患者，细胞学检查漏诊（图 26-12）

患者女性，32 岁，分别在 2002 年 5 月和 2003 年 3 月两次薄层液基细胞学检查均报告为阴性，无上皮内病变或恶性病变（图 26-12A ~ 26-12G，2003 年液基片）。2004 年 7 月薄层液基细胞学检查报告为 AGC，倾向肿瘤（图 26-12H ~ 26-12I）。患者于 2004 年 9 月组织学被诊断为Ⅰ B1 期子宫颈腺癌（图 26-12J），2006 年发现有远处转移。

1. 提供给 MSBR 的宫颈细胞片类型

巴氏制片 1：腺癌。

巴氏制片 2：阴性。

巴氏制片 3：HSIL。

巴氏制片 4：剥脱性子宫内膜/子宫颈腺细胞。

巴氏制片 5：目标细胞片 1，2004 年 7 月。

巴氏制片 6：阴性。

巴氏制片 7：目标细胞片 2，2003 年 3 月。

巴氏制片 8：阴性，子宫内膜细胞。

巴氏制片 9：目标细胞片 3，2002 年 5 月。

巴氏制片 10：非典型修复性细胞。

2. MSBR 结果

7 名细胞技术员判读 2002 年 5 月巴氏细胞片为阴性，仅 1 名诊断为 ASC-H，2 名诊断为 AGC。1 名细胞技术员对 2003 年 3 月巴氏细胞片判读为阴性，4 名判读为 AGC，2 名判读为疑癌，3 名诊断为腺癌。

3. MSBR 的陈述

既然大多数参加盲评的细胞技术员认为 2002 年 5 月的巴氏细胞片为阴性，那么对于受过较好训练的美国细胞技术员来说，当初判读为阴性，属于正常允许范围的细胞学判读和报告，应判定为遵守常规的行医规范。但是，对于 2003 年巴氏检查时判读为阴性，则不是一个谨慎的细胞技术员应该做出的合理诊断，所以，判定当时阅片的细胞技术员没有遵守指南规范的判读标准。

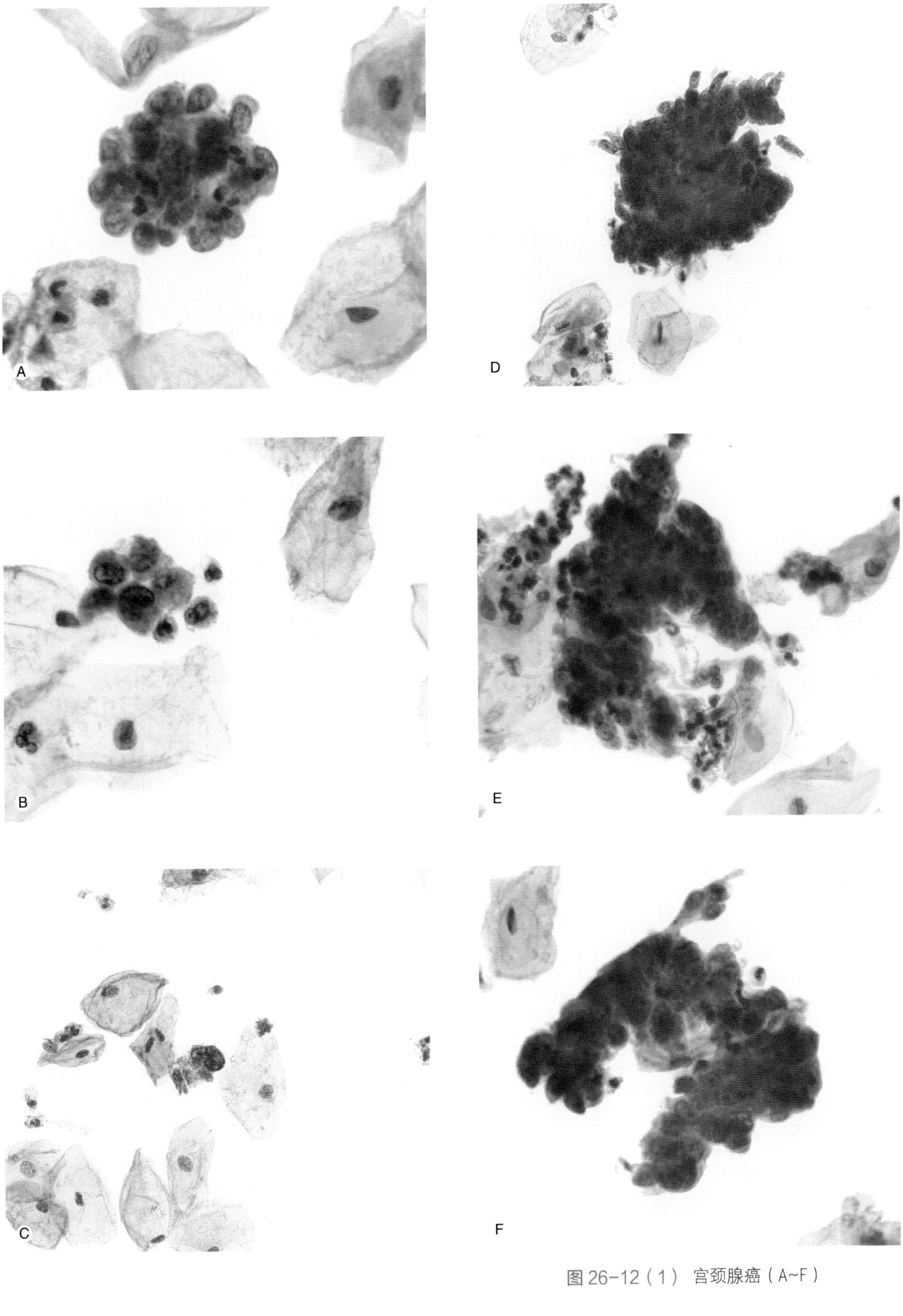


图 26-12（1） 宫颈腺癌（A~F）

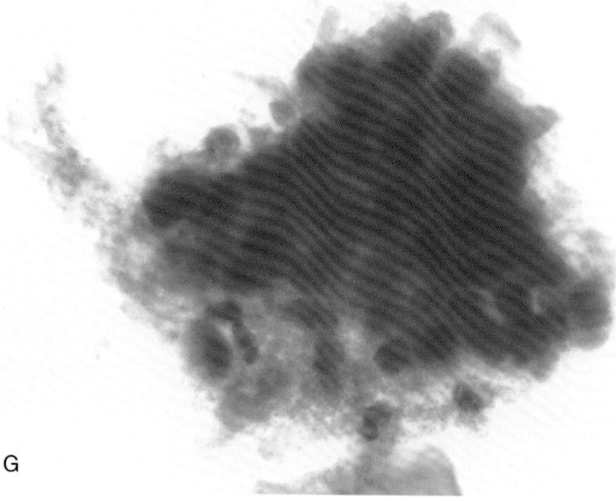

G

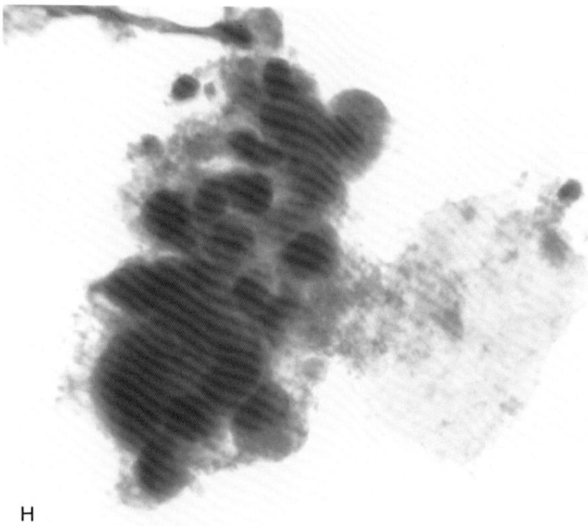

H

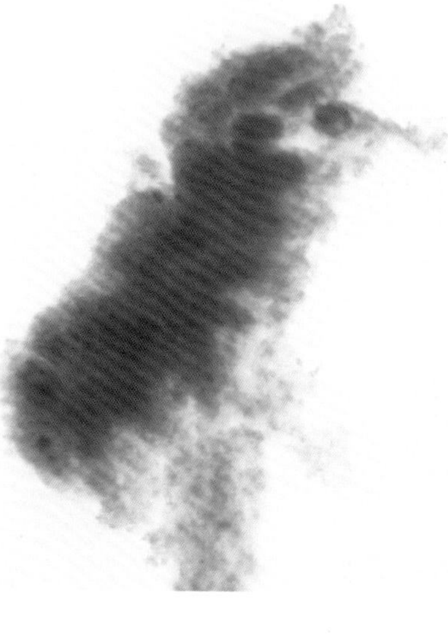

I

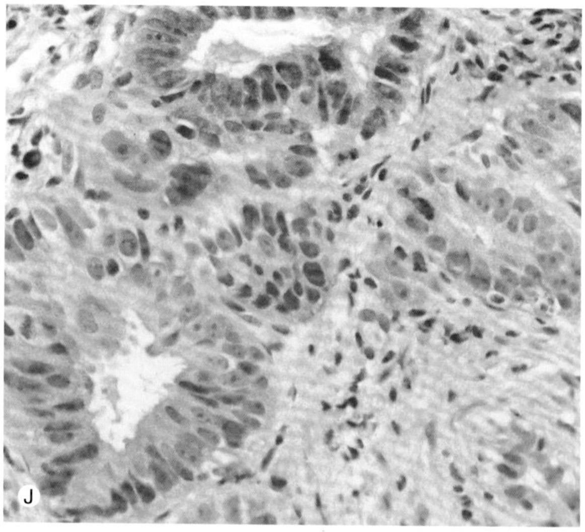

J

图 26-12（2） 宫颈腺癌（G~J）

32 岁，连续 2 年宫颈液基细胞学检查，均判读为阴性。第 3 年，继续检查判读为 AGC-FN，活检明确为浸润性子宫颈腺癌。图 A、B、C、D、E、F、G 显示第 2 次细胞学检查所见，图 H、I 显示第 3 次细胞学检查所见，图 J 为组织学宫颈腺癌

## 四、34 岁，宫颈微偏腺癌，两次细胞学检查阴性而漏诊（图 26-13）

患者女性，34 岁，分别在 2000 年 5 月和 2003 年 9 月两次薄层液基细胞学检查均报告为阴性（图 26-13A ~ 26-13C，2000 年细胞片；图 26-13D ~ 26-13F，2003 年细胞片）。2004 年 2 月因阴道持续排液而行子宫切除术，术后病理诊断为Ⅰ B 期宫颈微偏腺癌（恶性腺瘤）。

1. 提供给 MSBR 的宫颈细胞片类型

巴氏制片 1：明确的 LSIL。

巴氏制片 2：阴性。

巴氏制片 3：明确的 HSIL。

巴氏制片 4：目标细胞片 1，2000 年 5 月细胞片。

巴氏制片 5：明确的癌切片。

巴氏制片 6：阴性。

巴氏制片 7：阴性。

巴氏制片 8：目标细胞片 2，2003 年 9 月细胞片。

巴氏制片 9：阴性。

巴氏制片 10：阴性。

2. MSBR结果

8 名细胞技术员（占参审人员的 80%）对上述 2 个目标细胞片均判读为阴性，没有任何一位细胞技术员对上述 2 个目标细胞片诊断为腺癌、疑癌或AGC倾向癌变，仅个别将其判读为AGC。

3. MSBR的陈述

多名细胞技术员的盲评结果支持当初实验室的诊断是合理的，符合训练有素的谨慎细胞技术员从业规范，遵守了指南规范的判读标准。

事实上，宫颈细胞学是细胞病理学中最难掌握的一个领域，很容易漏诊和误诊，曾是美国病理医生涉及诉讼最常见的领域之一。随着人们认识的提高，液基细胞制片和HPV检测的广泛应用，情况已有所好转。本章我们将美国涉及法律诉讼的病例和经验教训介绍给中国同行，望大家引以为戒，切记宫颈细胞学的判读不能仅仅局限于细胞阅片，应仔细而又认真地综合分析被检者的全面的病史和其他辅助检查资料，做出合理的判读，最大限度减少医疗纠纷的发生。

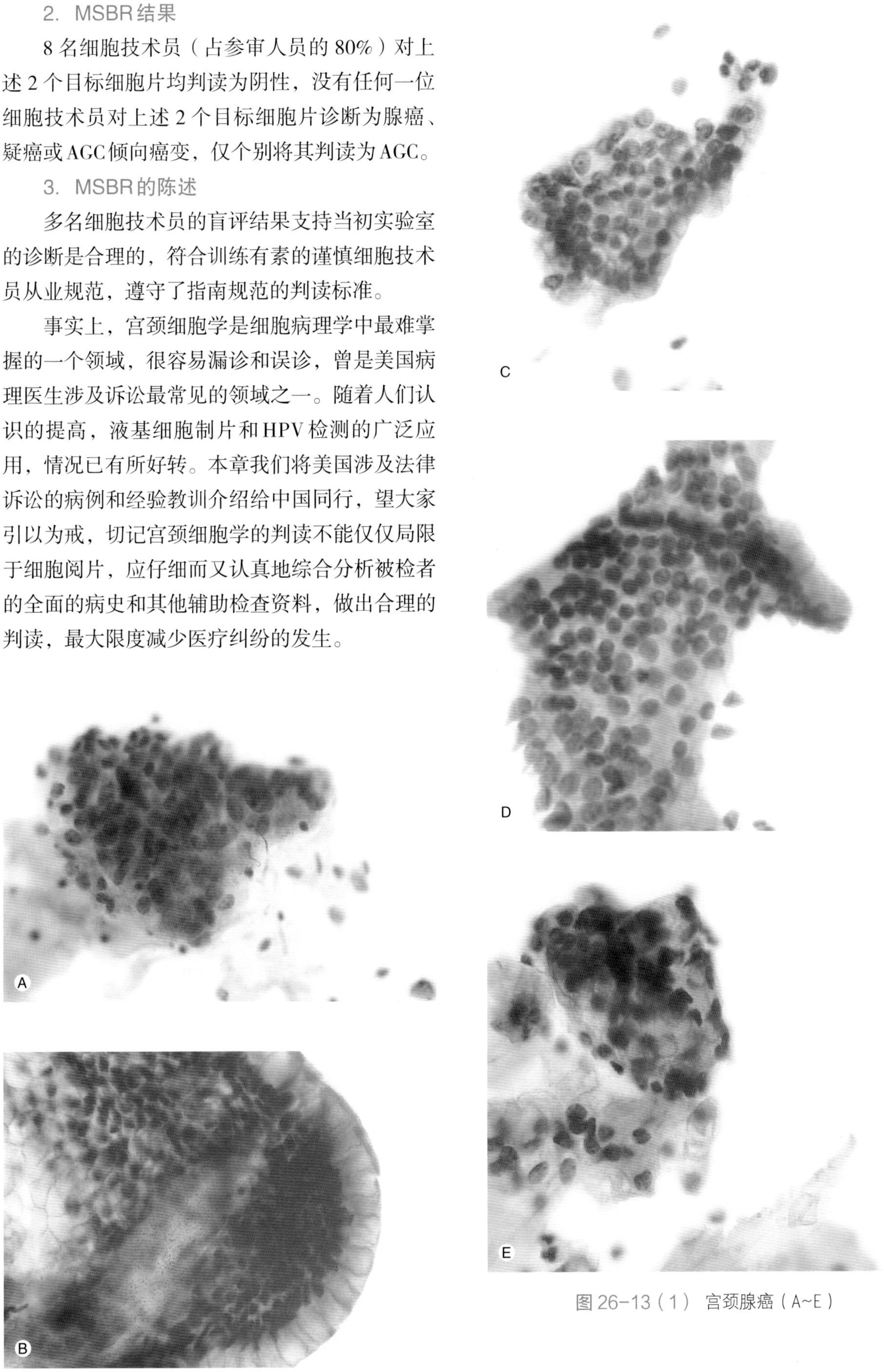


图 26-13（1） 宫颈腺癌（A~E）

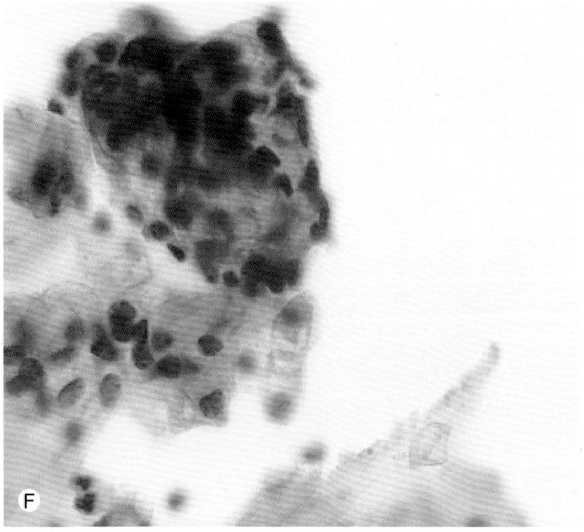

图 26-13（2） 宫颈腺癌（F）

34 岁，在 2000 年（A、B、C），2003 年（D、E、F）两次宫颈液基细胞学检查，均判读为阴性。2004 年因阴道分泌物增多，阴道镜检查和子宫切除证实为微偏子宫颈腺癌

## 参考文献


[1] Koss L. The Papanicolaou test for cervical cancer detection. A triumph and a tragedy. JAMA, 1989, 261: 737-743.

[2] Austin RM, Holladay EB. Chapter X. Lessons from Litigation. In the Pap Test by RM DeMay, ASCP Press, 2005.

[3] The International Collaboration of Epidemiological Studies of Cervical Cancer. Comparison of risk factors for invasive squamous cell carcinoma and adenocarcinoma of the cervix: collaborative reanalysis of individual data on 8, 097 womenwith squamous cell carcinoma and 1, 374 women with adenocarcinoma from 12 epidemiological studies. Int J Cancer, 2006; 120: 885-891.

[4] Mitchell H, Hocking J, Saville M. Improvement in protection against adenocarcinoma of the cervix resulting from participation in cervical screening. Cancer Cytopathol, 2003; 99: 336-341.

[5] Austin R M. Blinded Rescreening Versus Biased Retrospective Review. Arch Pathol Lab Med, 1997; 127: 311-314.

[6] Renshaw AA, Young ML, Holladay EB. Blinded review of Papanicolaou smears in the context of litigation: using statistical analysis to define appropriate thresholds. Cancer Cytopathol, 2004; 102: 136-141.

[7] Frable WJ. Blinded review of Papanicolaou Smears, 2004; 102: 133-135.

[8] Austin RM, Holladay EB, Gill GW. Blinded Pap Slide Reviews Gain Acceptance as Key Legal Test: A Report of the Coalition for Objective Blinded Rescreening Assessment. ASC Bulletin, 2005; 62: 99-110.

[9] ACOG Practice Bulletin, Clinical Management Guidelines for Obstetrician-Gynecologists . Cervical Cytology Screening. Number 109, December 2009.

[10] Bray F, Carstensen B, Møller H, Zappa M, Zakelj MP, Lawrence G, Hakama M, Weiderpass E. Incidence trends of adenocarcinoma of the cervix in 13 European countries. Cancer Epidemiol Biomarkers Prev, 2005; 14: 2191-2199.

[11] Thomas DB, Ray RM. Oral Contraceptives and Invasive Adenocarcinomas and Adenosquamous Carcinomas of the Uterine Cervix. Am J Epidemiol, 1996; 144: 281-289.

[12] International Collaboration of Epidemiological Studies of Cervical Cancer. Cervical cancer and hormonal contraceptives: collaborativereanalysis of individual data for 16 573 women with cervical cancer and 35 509 women without cervical cancer from 24 epidemiological studies. Lancet, 2007; 370: 1609-1621.

[13] Kalir T, Simsir A, Demopoulos HB, Demopoulos RI. Obstacles to the early detection of endocervical adenocarcinoma. Int J Gynecol Pathol, 2005; 24: 399-403.

[14] Elsheikh TM, Kirkpatrick JL, Cooper MK, Johnson ML, Hawkins AP, Renshaw AA. Increasing cytotechnologist workload above 100 slides per day using the ThinPrep imaging system leads to significant reductions in screening accuracy. Cancer Cytopathol, 2010; 118: 75-82.

[15] Belsley NA, Tambouret RH, Misdraji J, Muzikansky A, Russell DK, Wilbur DC. Cytologic features of endocervical glandular lesions: comparison of SurePath, ThinPrep, and conventional smear specimen preparations. Diagn Cytopathol, 2008; 36: 232-237.

[16] Zhao C, Florea A, Onisko A, Austin RM. Histologic follow-up results in 662 patients with Pap test findings of atypical glandular cells: results from a large academic womens hospital laboratory employing sensitive screening methods. Gynecol Oncol, 2009; 114: 383-389.

[17] Chute DJ, Lim H, Kong CS. BD FocalPoint Slide Profiler performance with atypical glandular cells on SurePath Papanicolaou smears. Cancer Cytopathol, 2010; 118: 68-74.

[18] Zhao C, Florea A, Austin RM. Clinical Utility of Adjunctive High Risk HPV DNA Testing in Women with Pap Test findings of Atypical Glandular Cells. Archives of Pathology and Laboratory Medicine, 2010; 134: 103-108.

[19] Castellsagué X, Díaz M, de Sanjosé S, et al.

International Agency for Research on Cancer Multicenter Cervical Cancer Study Group. Worldwide human papillomavirus etiology of cervical adenocarcinoma and its cofactors: implications for screening and prevention. J Natl Cancer Inst, 2006; 98: 303-315.

[20] Davey E, d' Assuncao J, Irwig L, et al. Accuracy of reading liquid based cytology slides using the ThinPrep imager compared with conventional cytology: prospective study, BMJ, 2007; 335: 31.

[21] DeMay RM. Hyperchromatic Crowded Groups. Pitfalls in Pap Smear Diagnosis. AJCP, 2000; 114S; S36-S43.

[22] Davey DD, Greenspan D, Kurtycz DFI, Husain M, Austin RM. Atypical Squamous Cells, Cannot exclude High-Grade Squamous Intraepithelial Lesion: Review of Ancillary Testing Modalities and Implications for Follow-up. In Press. (Accepted for publication to Journal of Lower Genital Tract Disease on November 30, 2009).

[23] Atkins KA, Jeronimo J, Stoler MH; ALTS Group. Description of patients with squamous cell carcinoma in the atypical squamous cells of undetermined significance/low-grade squamous intraepithelial lesion triage study. Cancer, 2006; 108: 212-221.

[24] Ronco G, Giorgi-Rossi P, Carozzi F, et al. New Technologies for Cervical Cancer screening (NTCC) Working Group. Efficacy of human papillomavirus testing for the detection of invasive cervical cancers and cervical intraepithelial neoplasia: a randomised controlled trial. Lancet Oncol, 2010; 11: 249-257.

[25] Austin RM. Exhortations to Abandon the Pap Test as a Routine Initial Cervical Screening Test Are Still Premature and Carry Significant Risks. Diagnostic Cytopathology, 2010; In Press. (Accepted for publication in Diagnostic Cytopathology on January 12, 2010).

[26] Castle PE, Stoler MH, Solomon D, Schiffman M. The relationship of community biopsy-diagnosed cervical intraepithelial neoplasia grade 2 to the quality control pathology-reviewed diagnoses: an ALTS report. Am J Clin Pathol, 2007; 127: 805-815.

[27] Sharpless KE, Schnatz PF, Mandavilli S, Greene JF, Sorosky JI. Lack of adherence to practice guidelines for women with atypical glandular cells on cervical cytology. Obstet Gynecol, 2005; 105: 501-506.

[28] DeSimone CP, Day ME, Tovar MM, Dietrich CS 3rd, Eastham ML, Modesitt SC. Rate of pathology from atypical glandular cell Pap tests classified by the Bethesda 2001 nomenclature. Obstet Gynecol, 2006; 107: 1285-1291.

[29] Jones BA, Novis DA. Follow-up of Abnormal Gynecologic Cytology A College of American Pathologists Q-Probes Study of 16, 132 Cases From 306 Laboratories. Arch Pathol Lab Med, 2000; 124: 665-671.

[30] Walker JL, Wang SS, Schiffman M, Solomon D; ASCUS LSIL Triage Study Group. Predicting absolute risk of CIN3 during post-colposcopic follow-up: Results from the ASCUS-LSIL Triage Study (ALTS) American Journal of Obstetrics and Gynecology, 2006; 195: 341-348.

[31] Kapala J, Jang D, Patel J, Biers K, Smieja M, Chernesky M. Pap cytopathology and the presence of high-risk human papillomavirus in SurePathTM liquid preservative and Digene cervical sampler specimens. Journal of Virological Methods, 2007; 142: 223-225.

[32] Tsiodras1 S, Georgoulakis J, Chranioti A Z, Psyrri A, Tsivilika A, Panayiotides J, Karakitsos P. Hybrid capture vs. PCR screening of cervical human papilloma virus infections. Cytological and histological associations in 1270 women. BMC Cancer, 2010; 10: 53.

[33] Frable WJ. Litigation in Gynecologic Cytology. Pathology case Reviews, 2005; 10: 106-114.

[34] American Society of Cytopathology. Cervical Cytology Practice Guidelines. Acta Cytol, 2001; 45: 201-226.

[35] Cuzick J, Clavel C, Petry KU, et al. Overview of the European and North American Studies on HPV testing in primary cervical cancer screening. Int J Cancer, 2006; 119: 1095-1101.

[36] Kitchener HC, Almonte M, Thomson C, et al. HPV testing in combination with liquid-based cytology in primary cervical screening (ARTISTIC): a randomised controlled trial. Lancet Oncol, 2009; 10: 672-682.

[37] Kinney WK, Fetterman B, Cox T, Flanagan T, Lorey T, Castle PE. Characteristics of 55 cervical Cancers diagnosed following Pap negative hpv positive screening in routine clinical practice. J Lower Genital Tract Disease, 2010; (Abstract) in press.

[38] Ge Y, Smith D, Schwartz MR, Mody DR. Image-guided ThinPrep Papanicolaou tests and co-testing with high- risk Human Papillomavirus in women aged 30 years and older in a low-risk private practice population. Cancer Cytopathol, 2009; 117: 326-332.

[39] Castle PE, Fetterman B, Poitras N, Lorey T, Shaber R, Kinney W. Relationship of atypical glandular cell cytology, age, and human papillomavirus detection to cervical and endometrial cancer risks. Obstet Gynecol, 2010; 115: 243-248.

# 第二十七章

# 细胞学和妇科病理常见缩写与简介

赵澄泉（Zhao C） 杨 敏

近年来宫颈细胞学在预防宫颈癌方面的作用越来越被重视，随着宫颈液基薄层细胞学技术和TBS分类系统逐渐推广和应用，国内细胞病理学工作者整体诊断水平不断提高，并能更好地与国际接轨。许多病理工作者工作中需要参阅英文文献，常会遇到一些缩写词，此章我们总结妇科细胞学和病理学一些常见缩写词并进行翻译和简要介绍，仅供国内病理同道参考。

ACOG（American College of Obstetriciansan Gynecologists）：美国妇产科医师学会，成立于1951年，现有52000多名会员，一个自发的非盈利性组织，女性卫生保健治疗的主要专业协会。总部在华盛顿特区，其核心杂志为《妇产科学》（Obstetrics & Gynecology）。

ADCA（adenocarcinoma）：腺癌。

AIDS（acquired immuno deficiency syndrome）：获得性免疫缺陷综合征，由HIV引起。

AIS（adenocarcinoma in situ of endocervix）：子宫颈管原位癌。

ALTS（ASCUS/LSIL Triage Study）：意义不明确的非典型鳞状细胞/低度鳞状上皮内病变分类研究。

这是由美国癌症研究院主持的一项大规模临床研究，对细胞学判读为ASCUS/LSIL的女性进行组织学随访和HPV检测，研究对象来自于4个大型医疗中心。ASCCP对异常宫颈细胞学女性的处理指导原则主要根据此试验的研究资料。

AGC（atypical glandular cells）：非典型腺细胞。

AGC，NOS（atypical glandular cells，not otherwise specified）：非典型腺细胞，无进一步分类。

AGC，FN（atypical glandular cells，favor neoplasia）：非典型腺细胞，倾向于肿瘤。

AGUS（atypical glandular cells of undetermined significance）：意义不明确的非典型腺细胞。1988年TBS应用这一命名，因易与意义不明确的非典型鳞状细胞（ASC-US）混淆，所以2001 TBS将其改名为AGC。

AIN（anal intraepithelial neoplasia）：肛门上皮内瘤变。

ANSC（anucleated squamous cells）：无核鳞状上皮细胞。

ARC（anal-rectal cytology）：肛门-直肠细胞学。判读标准与宫颈细胞学相似，用于AIDS患者肛门癌筛查。

ACS（American Cancer Society）：美国癌症学会。全国性质独立的卫生机构。宗旨：通过研究、教育、宣传和服务预防治疗癌症。成立于1913年，现总部在佐治亚州亚特兰大，设有13个分科，美国有3400个办事机构。

ASC（atypical squamous cells）：非典型鳞状上皮细胞。

ASC（American Society of Cytopathology）：美国细胞病理学学会。成立于1951年，现有会员3000名，包括病理医生、细胞技术员和科学家。宗旨：通过教育、科研、宣传细胞病理学，提高细胞病理诊断水平，提高患者医疗保健标准。学会核心期刊：*Journal of the American Society of*

*Cytopathology*（Cancer，Cytopathology）。

ASCCP（American Society of Colposcopy and Cervical Pathology）：美国阴道镜和宫颈病理学会。成立于1964年，总部设在华盛顿特区。宗旨：研究、预防、诊断和治疗女性下生殖道疾病，学会核心期刊：《下生殖道疾病杂志》（Journal of Lower Genital Tract Disease）。

ASCCP Consensus Guideline：ASCCP对异常宫颈细胞学的处理纲要。第一版公布于2001年，2006年根据更多临床资料对第一版内容进行修改补充，称之为2006指导纲要。2012年又发表了更新的指南，目前是美国异常宫颈细胞学临床处理的标准依据，被世界许多国家采用。

ASCP（American Society for Clinical Pathology）：美国临床病理学会。成立于1922年，现有会员13万，包括病理医生、实验室技术员、检验和科学研究员。制定一些实验室操作规范和证书，对实验技术人员尤其重要。学会核心期刊：《美国临床病理学杂志》（American Journal of Clinical Pathology）和《实验室医学》（Laboratory Medicine）。

ASC-H（atypical squamous cells，cannot exclude high-grade squamous intraepithelial lesion）：非典型鳞状上皮细胞，不除外高度鳞状上皮内病变。

ASC-US（atypical squamous cells of undetermined significance）：意义不明确的非典型鳞状上皮细胞。

ASCUS-R（atypical squamous cells of undetermined significance，favor reactive）：用于1988 TBS系统，2001 TBS系统将其删除，如果是反应性则不称之为ASC-US，如果细胞学性质不确定，则称之为ASC-US。

ASR（Arias-Stella reaction）：Arias-Stella反应，1954年由澳大利亚Arias-Stella医生（当时为住院医生）首次描述，子宫内膜或宫颈腺细胞发生的局部内分泌变化，见于妊娠、激素药物治疗或避孕药使用者。

AV（atrophic vaginitis）：萎缩性阴道炎。多见于绝经后女性。

BCC（benign cellular change）：良性细胞改变。

BCH（basal cell hyperplasia）：基底细胞增生。

BCP（birth control pill）：避孕药。

BEF（benign endometrial fragments）：良性子宫内膜片段。

BMI（body mass index）：身高体重指数。

BSCCP（British Society for Colposcopy and Cervical Pathology）：英国阴道镜和宫颈病理学会。

BSM（benign squamous mucosa）：良性鳞状黏膜。

BV（bacterial vaginosis）：细菌性阴道病，主因菌群失调所致。

CA（carcinoma）：癌症。

CAP（College of American Pathologists）：美国病理学家学会。成立于1947年，总部在伊利诺伊州。世界共有会员17000人，最大的病理医生学会，6000多个实验室经由CAP认证，23000个实验室参与CAP组织的职业技能考试（proficiency test）项目。

CDC（Centers for Disease Control and Prevention）：疾病控制和预防中心。政府机构，隶属于卫生部。

CFC（chronic follicular cervicitis）：慢性滤泡性宫颈炎。

CGIN（cervical glandular intraepithelial neoplasia）：子宫颈腺上皮内瘤变。与AIS意义相同，为不同分类方法。分低级和高级两类。英国广为应用，美国很少应用此术语。

CIS（carcinoma in situ）：原位癌。

CIN（cervical intraepithelial neoplasia）：子宫颈上皮内瘤变。

CIN1（cervical intraepithelial neoplasia 1）：子宫颈上皮内瘤变1级，低度非典型增生。

CIN2/3（cervical intraepithelial neoplasia2/3）：子宫颈上皮内瘤变2～3级，高度非典型增生。

CLIA'88（Clinical Laboratory Improvement Amendments of 1988）：1988年由美国国会通过

的实验室改善修正案，此修正案建立了联邦统一的实验室试验管理规定，1992 年公布，1995 年全面执行。此为美国实验室规定的最重要的法律条款。

CMS（Centers for Medicare and Medicaid Services）：美国医疗保险和医疗辅助中心。为美国政府联邦机构。第 36 届美国总统约翰逊（Lyndon B.Johnson）于 1965 年 7 月 30 日签署社会保障法（Social Security Act）。Medicare指对退休人员的医疗保险，Medicaid指对低收入家庭人员的医疗补助保险。现在美国医疗保险系统面临着极大的问题。

CME（continue medical education）：继续医学教育。为保证医生专业水准的维持和提高，所有执业医生每年必须选修一定的CME学分。

CMV（cytomegalovirus）：巨细胞病毒。

CP（conventional preparation）：传统涂片。

CT（Chlamydia trachomatis）：沙眼衣原体。

CT（cytotechnologists）：细胞学技术员，一般指大学本科毕业后，细胞技术员学校学习一年，毕业后通过认证考试，成为正式的细胞技术员。

DES（diethylstilbestrol）：己烯雌酚。

DUB（dysfunctional uterine bleeding）：功能障碍性子宫出血。

EC（endocervix）：子宫颈内膜。

ECC（endocervical curettage）：子宫颈内刮除术。

ECM（extra cellular matrix）：细胞外基质。

EC/TZ（endocervical/transformation zone）：子宫颈管/转化区。

ECP（endocervical polyp）：子宫颈管息肉。

EGD（endocervical glandular dysplasia）：子宫颈管腺体非典型增生。指腺细胞异常，不足以诊断AIS，临床很少应用此诊断术语，诊断标准不统一。

EGN（endocervical glandular neoplasia）：子宫颈管腺上皮内瘤变，见CGIN。有争议，美国病理界很少用此术语。

EIA（early invasive adenocarcinoma）：早期浸润性腺癌。宫颈腺癌，深部浸润小于 5mm。

EIC（endometrial intraepithelial carcinoma）：子宫内膜上皮内癌。类似原位癌，子宫内膜浆液性癌的早期病变。不要将EIC与下面所提及的EIN相混淆。

EISCC（early invasive squamous cell carcinoma）：早期浸润性鳞状细胞癌。

EIN（endometrial intraepithelial neoplasia）：子宫内膜上皮内瘤变。子宫内膜样癌癌前病变，描述子宫内膜腺体增生的另外一种方式。病理医生George L Mutter（Brighamand Women's Hospital, Boston）最早提出。美国东部部分医院，包括哈佛大学相关医院应用此命名，但大多数医院仍用子宫内膜增生。

EM（endometrium）：子宫内膜。

EMB（endometrial biopsy）：子宫内膜活检。

EMC（endometrial curettage）：子宫内膜刮宫。

EMP（endometrial polyp）：子宫内膜息肉。

FDA（Food and Drug Administration）：美国食品和药物管理局。

FIGO（International Federation of Gynecology and Obstetrics）：国际妇产科联合会。全球性妇产科医生协会，成立于 1954 年瑞士日内瓦，现有包括中国在内 124 个国家和地区妇产科医生协会加盟。

FNA（fine needle aspiration）：细针抽吸穿刺。应用于一些器官占位性病变的诊断，简单、方便、创伤小，但需要经验丰富的病理医生做出诊断。

FOV（fields of view）：显微镜观察视野。

FSH（follicular stimulating hormone）：卵泡刺激激素。

GI（gastrointestin）：胃肠道。

GOG（Gynecologic Oncology Group）：妇科肿瘤研究组。非盈利组织，在全国范围组织大规模妇科肿瘤的临床研究，获得美国国家癌症研究院支持和资助。

HC2（hybride Capture 2 test）：杂交捕获实验 2。检测宫颈液基细胞学 13 型高危HPV方法。

HCG（hyperchromatic crowded group）：深染拥挤细胞团。

HIV（human immunodeficiency virus）：人体免疫缺陷病毒。引起AIDS。

HK（hyperkeratosis）：角化过度。子宫颈上皮细胞因炎性或其他慢性刺激所致。

HLA（human leukocyte antigen）：人白细胞抗原。

HPF（high power field）：显微镜高倍视野400×。

HPV（human papilloma virus）：人乳头瘤病毒。

HRHPV=hrHPV（high risk human papilloma virus）：高危人乳头瘤病毒。可引起宫颈癌。

HRT（hormone replacement therapy）：激素替换疗法。

HSIL（high-grade squamous intraepithelial lesion）：高度鳞状上皮内病变，包括CIN2和CIN3。通常将鳞状上皮内病变（SIL）作为细胞学诊断术语，而将CIN作为组织学诊断术语。但也有部分病理学工作者将鳞状上皮内病变应用于组织学诊断。

HSV（herpes simplex virus）：单纯疱疹病毒。

IAC（International Academy of Cytology）：国际细胞学会。成立于1957年比利时布鲁塞尔，会员包括病理医生和细胞技术员等，学会核心期刊为：Acta Cytologia。

ICC（invasive cervical cancer）：浸润性宫颈癌。

ICL（intracytoplasmic lumen）：胞质内管腔。

ISGP（International Society of Gynecological Pathologists）：国际妇科病理医生学会，成立于1976年。会员是对妇科病理有兴趣的病理科医生，1981年学会创办了核心期刊：《国际妇科病理杂志》（Internatioal Journal of Gynecological Pathology）。

ISCC（invasive squamous cell carcinoma）：浸润性鳞状细胞癌。

ISH（in situ hybridization）：原位杂交。

IUD（intrauterine device）：宫内避孕器。

IUO（investigation use only）：仅用于研究。

LBC（liquid-based cytology）：液基细胞学。

LBP（liquid-based preparation）：液基制片。

LCA（leukocyte common antigen）：白细胞共同抗原。

LEEP（loop electrosurgical excision procedure）：环形电刀切除术。

LH（luteinizing hormone）：促黄体（生成）激素。

LIS（laboratory information system）：实验室信息系统。

LMP（last menstrual period）：末次月经。

LN（lymphnode）：淋巴结。

LUS（lower uterine segment）：子宫下段。

LSIL（low-grade squamous intraepithelial lesion）：低度鳞状上皮内病变。

LVSI（lympho vascular-space invasion）：淋巴血管腔侵入。

MAC（malignancy associated change）：恶性相关的变化。

MGH（microglandular hyperplasia）：微腺体增生，良性宫颈腺上皮增生，多发于有生殖能力女性，与口服避孕药有关。

MI（maturation index）：上皮成熟指标。

MicroCA（microinvasive carcinoma）：微浸润性癌，与早期浸润性癌同义。

MMMT（malignant mixed mesodermal tumor）：恶性中胚叶混合性肿瘤，也称之为癌肉瘤。

MSE（mature squamous epithelium）：成熟鳞状上皮。

MSGC（multinucleated stromal giant cells）：多核间质巨细胞，常见于宫颈息肉疏松间质，属良性反应性变化。

MSM（mature squamous metaplasia）：成熟性鳞状化生。

MSM（men who have sex with men）:男同性恋者。

N/C ratio（nuclear to cytoplasmic ratio）：细胞核质比。

NCI（National Cancer Institute，Bethesda，

MD )：国立癌症研究所，由美国国会授权组建于1937年。归属NIH。

NIH ( National Institute of Health )：美国国家卫生研究院，归属美国卫生部。医学研究机构，也负责国家医学科研基金的管理和发放。

NILM ( negative for intraepithelial lesion or malignancy )：无上皮内病变或恶性病变。

NOS ( not otherwise specified )：无需进一步分类。

NOSIL ( no evidence of squamous intraepithelial lesion )：无鳞状上皮内病变的证据。

NSPC ( no significant pathologic change )：无明显的病理变化。

NTZ ( no transformation zone seen )：未见宫颈转化区。

OME ( menstrual endometrium )：月经期子宫内膜。

Pap test ( Papanicolaou test )：宫颈巴氏试验。

PCR ( polymerase chain reaction )：聚合酶链反应。

PE ( proliferative endoemtrium )：增殖期子宫内膜。

PIM ( papillary immature metaplasia )：乳头状不成熟性化生。组织学名称，不要与宫颈乳头状癌或移行细胞癌相混淆。

PK ( parakeratosis )：角化不良。

PPK ( pseudo parakeratosis )：假性角化不良，见于口服避孕药女性，为宫颈微腺体增生的主要细胞学特征之一。

RB ( retinoblastoma )：视网膜母细胞瘤。

RCOG ( Royal College of Obstetricians and Gynecologists )：皇家妇产科医生学院，英国的妇产科医生学会，有12000名会员，半数会员为其他国家医生。学会期刊为：BJOG。

RCH ( reserve cell hyperplasia )：储备细胞增生，储备细胞被认为是腺上皮的生发细胞，似鳞状上皮的基底层细胞，储备细胞增生可继续发展成为鳞状细胞化生或微腺体增生。

REP ( reparative epithelial change )：修复性上皮变化。

REACT ( reactive epithelial change )：反应性上皮变化。

Reflex HPV DNA testing：反馈性HPV DNA检测，指宫颈细胞学检查如有异常发现（例如ASC-US），液基标本可做HPVDNA检测。

RUO ( research use only )：仅用于研究（不用于临床）。

Rx ( therapy )：治疗。

SCC ( squamous cell carcinoma )：鳞状细胞癌。

SCC ( small cell carcinoma )：小细胞癌。

SCJ ( squamous columnar junction )：鳞状上皮与柱状上皮交界，例如子宫颈或食管鳞柱交界。

SCUC ( small cell undifferentiated carcinoma )：小细胞未分化癌。

SE ( secretory endometrium )：分泌期子宫内膜。

SEM ( scanning electron microscopy )：扫描电镜。

SIL ( squamous intraepithelial lesion )：鳞状上皮内病变。

Spp ( species )：种。

SRC ( sarcoma )：肉瘤。

STD ( sexually transmitted disease )：性传播疾病，如HPV。

SurePath Pap Test：SurePath巴氏细胞学检测。

TBS ( The Bethesda System )：Bethesda系统，指宫颈细胞学分类报告系统。

TEM ( transmission electron microscopy )：透射电镜。

TPPT ( ThinPrep Pap Test )：新柏氏巴氏细胞学检测。

TIFD ( not issue identified )：未发现组织。

TIS ( ThinPrep Imaging System )：新柏氏液基图像系统。

TM ( tubual metaplasia )：输卵管上皮化生。

TME ( tuboendometrioid metaplasia )：输

卵管内膜样上皮化生，指化生的上皮具有输卵管上皮和子宫内膜腺上皮形态学特征。

TCC（transitional cell carcinoma）：移行细胞癌。

TCM（transitional cell metaplasia）：移行细胞上皮化生。

TV（trichomonas vaginalis）：阴道滴虫，滴虫为性传播疾病。

TVU（transvaginal ultrasound）：经阴道超声。

T zone（transformation zone）：转化区。

USCAP（United States & Canadian Academy of Pathology）：美国加拿大病理学会。成立于1986年华盛顿特区，宗旨：提供病理医生解剖和分子病理领域的继续教育和研究。USCAP年会为最大的病理学大会。

VaIN（vaginal intraepithelial neoplasia）：阴道上皮内瘤变。

VEGF（vascular endothelial growth factor）：血管内皮生长因子。

VIN（vulvar intraepithelial neoplasia）：外阴上皮内瘤变。

VLP（virus-like particle）：病毒样颗粒。指一些病毒疫苗，如HPV。

WHO（World Health Organization）：世界卫生组织。

WNL（within normal limits）：在正常范围内。